浙江省普通高校"十三五"新形态教材

供护理、助产专业用

Surgical Nursing

外科护理

主　编　周淑萍　叶国英

副主编　韩慧慧　方志美　徐　琳

U0221344

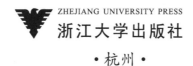

ZHEJIANG UNIVERSITY PRESS

浙江大学出版社

·杭州·

图书在版编目（CIP）数据

外科护理 / 周淑萍，叶国英主编. — 杭州：浙江大学
出版社，2022.7（2023.7重印）
ISBN 978-7-308-22820-6

Ⅰ．①外… Ⅱ．①周… ②叶… Ⅲ．①外科学－护理学
Ⅳ．①R473.6

中国版本图书馆CIP数据核字（2022）第123547号

外科护理

WAIKE HULI

周淑萍　叶国英　主编

责任编辑	秦　瑕	
责任校对	徐　霞	
封面设计	春天书装	
出版发行	浙江大学出版社	
	（杭州市天目山路148号　　邮政编码　310007）	
	（网址：http://www.zjupress.com）	
排　　版	杭州林智广告有限公司	
印　　刷	浙江省邮电印刷股份有限公司	
开　　本	889mm×1194mm　1/16	
印　　张	33	
字　　数	953千	
版 印 次	2022年7月第1版　2023年7月第3次印刷	
书　　号	ISBN 978-7-308-22820-6	
定　　价	88.00元	

编委会

主　编　周淑萍　叶国英

副主编　韩慧慧　方志美　徐　琳

编　委（按姓氏笔画排序）

王　颖（宁波卫生职业技术学院）

王卫红（宁波大学附属第一医院）

方志美（金华职业技术学院）

叶国英（宁波卫生职业技术学院）

乔　乔（宁波卫生职业技术学院）

李静静（宁波卫生职业技术学院）

沈开忠（宁波卫生职业技术学院）

张　黎（宁波市医疗中心李惠利医院）

金占萍（宁波大学附属第一医院）

周淑萍（宁波卫生职业技术学院）

赵春阳（宁波卫生职业技术学院）

徐　琳（漯河医学高等专科学校）

韩慧慧（宁波卫生职业技术学院）

数字资源编者名单
（以姓氏笔画排序）

宁波卫生职业技术学院

王　颖　叶国英　乔　乔　孙慧芳　李静静
杨　爽　沈开忠　周淑萍　赵春阳　韩慧慧

金华职业技术学院

王航赛　方志美　杨晓仙　傅晓君

宁波市医疗中心李惠利医院

王敏芳　方　芳　卢叶挺　叶可欣　朱　瑞
杨金华　余招平　张　琦　张　黎　张伟丹
张梦佳　张梦颖　陈慧亭　金　溢　周　波
周新华　赵　静　胡程程　姜　燕　姚丹丹
钱晓红　徐红烨　桑文文　黄　敏　赖晓龙
虞伟明

宁波大学附属第一医院

王卫红　朱玉峰　杨盼盼　陈慧慧　金占萍

二维码资源
目录

前　言

为深入学习贯彻党的二十大精神、国务院办公厅《国家职业教育改革实施方案》和教育部《职业教育提质培优行动计划（2020—2023年）》，在注重职业院校思想政治工作改革与创新、信息技术与教育教学深度融合，吸收临床护理发展的新知识、新技术、新工艺、新方法的基础上，校企双元合作开发了此《外科护理》教材。

外科护理是护理专业重要的临床课程，也是护理及助产专业学生必修的核心课程。本教材的编写遵循三基（基本知识、基本理论、基本技能）、五性（思想性、科学性、先进性、启发性、适用性）、三特定（特定学制、特定目标、特定对象）的原则，以现代信息技术为支撑，结合临床护理工作的现状与发展趋势，突出外科护理专业特征和专业需要，优化教学内容，扩充教学资源，促进教学改革创新，突出思政育人元素，融传授知识、培养能力、提升素质为一体。编写过程中，我们力求做到教材内容与学科教育有机融合，教材内容与护理工作岗位需求相对接，推进产教融合，落实立德树人根本任务，培养德智体美劳全面发展的社会主义建设者和接班人。

本教材结合我国护理教育和临床护理工作的现状，以人的健康为中心，以整体护理为导向，以护理程序为框架进行编写。全书分理论篇和实训篇，理论篇共41章，前10章为外科护理概论，主要介绍外科护理的普遍性问题和常规性操作技术；后31章为分论部分，具体介绍外科各系统常见病、多发病病人的护理。实训篇共17个实训项目，包括实训内容、操作流程和考核评分标准，通过具体的实训操作培养学生实际操作能力。每一章都包含学习目标和案例导入，注重护理规范性和实用性体现，注重临床思维锻炼，让学生去发现问题，并思考可能的解决方法，从而进一步提升学生的临床实战能力和沟通表达能力。

本教材是浙江省普通高校"十三五"新形态教材，配套开放式的云学习平台，通过二维码将纸质教材和教学资源库的线上线下教育资源有机衔接，为读者提供学习指南、电子课件、电子教案、案例资源库、疾病相关知识拓展、教学微视频、在线测试等大量资源。在编写过程中融入了"育人学堂"，教书的同时做到育人，推进思政育人与专业职业素养教育有机融合；嵌入了"护考情报站"，紧扣护士执业资格考试大纲，提升应试能力，提高护考通过率；插入了"原创临床情景案例视频"，力求将教材内容与护理工作岗位需求相对接，提升学生临床综合运用能力。

本教材由宁波卫生职业技术学院周淑萍、叶国英担任主编，宁波卫生职业技术学院韩慧慧、金华职业技术学院方志美、漯河医学高等专科学校徐琳担任副主编。在编写本教材过程中还得到了宁波卫生职业技术学院、金华职业技术学院、漯河医学高等专科学校等各位专业教师的大力支持，也得到了宁波市医疗中心李惠利医院、宁波大学附属第一医院等医疗单位中具有丰富临床经验的一线临床专家和护理专家的倾心帮助，在此一并致以衷心的感谢。

本教材在编写过程中，借鉴了大量国内外学者的学术观点，参阅了大量专业教材、期刊、网络资料，符合护理教育规范性和实用性的要求，所有编者都进行了大量的调研并倾心编写。但由于水平和时间有限，书中难免还有不足之处，恳请各位专家、同行、广大读者批评指正并提出宝贵意见。

主编

2023 年 7 月

目 录 C O N T E N T S

	理 论	
第一章	绪论	1
第二章	水、电解质及酸碱平衡失调病人的护理	7
第三章	外科营养支持病人的护理	28
第四章	外科休克病人的护理	38
第五章	麻醉病人的护理	48
第六章	手术室护理工作	63
第七章	手术前后病人的护理	80
第八章	外科感染病人的护理	96
第九章	损伤病人的护理	113
第十章	肿瘤病人的护理	130
第十一章	腹外疝病人的护理	139
第十二章	急性化脓性腹膜炎病人的护理	148
第十三章	腹部损伤病人的护理	153
第十四章	胃十二指肠疾病病人的护理	159
第十五章	急性阑尾炎病人的护理	171
第十六章	肠梗阻病人的护理	177
第十七章	结、直肠癌病人的护理	184
第十八章	直肠肛管疾病病人的护理	193
第十九章	肝脏疾病病人的护理	206
第二十章	门静脉高压症病人的护理	216
第二十一章	胆道疾病病人的护理	223
第二十二章	胰腺疾病病人的护理	236
第二十三章	周围血管疾病病人的护理	247
第二十四章	颅脑疾病病人的护理	258
第二十五章	颈部疾病病人的护理	285
第二十六章	乳腺疾病病人的护理	295
第二十七章	胸部疾病病人的护理	310
第二十八章	泌尿、男性生殖系统外科疾病的常用检查及护理	335
第二十九章	泌尿系统损伤病人的护理	341
第三十章	泌尿系统结石病人的护理	352

第三十一章　泌尿、男性生殖系统结核病人的护理　362

第三十二章　泌尿、男性生殖系统肿瘤病人的护理　369

第三十三章　良性前列腺增生症病人的护理　380

第三十四章　肾移植病人的护理　387

第三十五章　骨折病人的护理　394

第三十六章　常见关节脱位病人的护理　414

第三十七章　骨与关节感染病人的护理　420

第三十八章　颈肩痛与腰腿痛病人的护理　434

第三十九章　常见骨肿瘤病人的护理　444

第四十章　断肢（指）再植病人的护理　449

第四十一章　关节置换病人的护理　454

实　训

实训一　外科手消毒技术　462

实训二　穿脱无菌手术衣、戴无菌手套技术　466

实训三　常用手术器械识别与传递技术　469

实训四　手术体位安置技术　471

实训五　手术区皮肤准备　474

实训六　普通引流管护理技术　477

实训七　清创缝合术　480

实训八　换药技术　484

实训九　胃肠减压技术　487

实训十　结肠造口护理技术　490

实训十一　T 型引流管护理技术　493

实训十二　脑室外引流护理技术　497

实训十三　胸腔闭式引流护理技术　501

实训十四　膀胱冲洗护理技术　505

实训十五　小夹板固定护理技术　508

实训十六　石膏固定护理技术　511

实训十七　牵引固定护理技术　514

参考文献　519

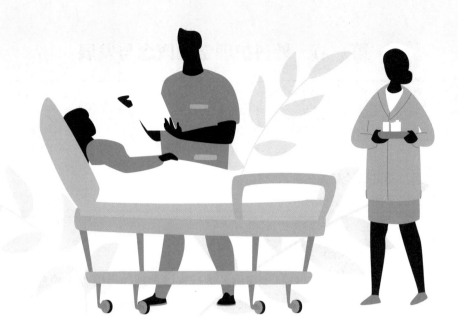

第一章 > 绪 论

1-1数字资源

学习目标

◎ **知识目标**

　　1.掌握外科护理学的概念与范畴、外科护士应具备的素质。

　　2.熟悉学习外科护理学的方法和要求。

　　3.了解外科护理学的发展。

◎ **能力目标**

　　能应用外科护理学的学习方法学习本课程。

◎ **素质目标**

　　热爱护理事业，具有"以人的健康为中心"、全心全意为外科病人提供整体护理的意识，具有高度的责任感和使命感。

第一节　外科护理学的概念与发展

案例导入

　　高先生，35岁。1h前骑电瓶车跌倒致右小腿受伤，小腿有长约7cm伤口，伴有局部疼痛、出血，自行简单包扎止血后前来医院就诊。

　　请思考：

　　1.作为导医，你该指导高先生到哪个诊室就诊？

　　2.外科护士的工作任务是什么？

一、外科护理学的概念与范畴

　　外科护理学是阐述和研究如何对外科疾病病人进行整体护理的一门临床护理学科。它既包括医学基础理论、外科学基础理论、专科护理学基础理论和技术，又包括护理心理学、护理伦理学和社会学等人文科学知识。

　　外科护理学是护理学的重要分支，它以创伤、感染、肿瘤、畸形、梗阻（如肠梗阻、尿路梗阻等）、结石（如胆石症、尿路结石等）、内分泌功能失调（如甲状腺、甲状旁腺功能亢进等）、寄生虫病（如胆道蛔虫病、肝棘球蚴病等）、血液循环障碍（如下肢静脉曲张、门静脉高压症等），以及不同原因引起的大出血等需要外科治疗的病人为研究对象，在现代医学模式和护理观的指导下，以人的健康为中心，应用护理程序，根据病人的身心健康需求和社会家庭文化需求提供整体护理，以达到去除疾病、预防残障、促进康复的目的。

护考情报站

下列哪种疾病病人不是外科护理学的研究对象

A.肺炎　　B.肝脓肿　　C.肠梗阻

D.下肢静脉曲张　　　　E.急性梗阻性化脓性胆管炎

【答案】A

　　解析：外科护理学以创伤、感染、肿瘤、畸形、梗阻（如肠梗阻、尿路梗阻等）、结石（如胆石症、尿路结石等）、内分泌功能失调（如甲状腺、甲状旁腺功能亢进等）、寄生虫病（如胆道蛔虫病、肝棘球蚴病等）、血液循环障碍（如下肢静脉曲张、门静脉高压症等），以及不同原因引起的大出血等需要外科治疗的病人为研究对象。

二、外科护理学的发展

　　中国的外科学有着悠久的历史。商代的甲骨文中就有"疥""疮"等记载。至周代，外科已成为独立学科，外科医生被称为"疡医"。秦汉时代的医学名著《内经》中已有"痈疽篇"的外科专章。汉末，医家华佗擅长外科医术，使用麻沸汤为病人进行死骨剔除术、剖腹术等。南北朝，龚庆宣的《刘涓子鬼遗方》（483年）是中国最早的外科学专著。到清末，高文晋的《外科图说》（1856年）一书显示我国的外科学具有悠久的历史和丰富的实践经验。但当时的外科学仅限于浅表疮、疡和外伤的诊治，且医学专著中几乎未提到"护理"一词。

　　16世纪欧洲文艺复兴时期，人体解剖学、生理学、病理学不断发展，为近代外科学的建立奠定了基础。但当时由于外科医生地位低下、学识有限，外科学的发展处于停滞状态。直到19世纪40年代，人类先后解决了消毒、灭菌、止血、输血、麻醉技术等阻碍外科学发展的问题，外科学才进入了新的发展阶段，现代外科学由此奠基。同期，克里米亚战争爆发，现代护理学创始人弗洛伦斯·南丁格尔和她的同事们在前线医院看护伤病员的过程中，成功应用清洁、消毒、包扎伤口、换药、改善休养环境等护理手段，注重伤病员的心理调节、营养补充，使伤病员的病死率从42%降至2.2%，充分证实了护理工作在外科疾病病人治疗过程中的独立地位和意义，由此创建了护理学，并延伸出外科护理学。

走进历史

南丁格尔奖章简介

弗洛伦斯·南丁格尔（1820—1910）为英国女护士，近代护理学和护理教育奠基人。她1854—1856 年在克里米亚战争中从事战地救护工作，将个人安危置之度外，以人道、博爱、奉献的精神为伤病员服务，成为护理工作者的楷模。

在她生前，1907 年国际红十字会在伦敦大会上就拟议设立南丁格尔奖章。1912 年，即南丁格尔去世后第二年，在华盛顿举行的第 9 届国际红十字大会正式确定颁发南丁格尔奖章并首次颁发。

南丁格尔奖章是由国际红十字会于1912 年设立的国际护理界的最高荣誉奖。奖章章程规定，每两年颁发一次，每次最多50 名，授予各国最优秀的红十字护士、助理护士、护理工作组织者（包括以身殉职的护理人员），以表彰他们在平时或战时的卓越成就和献身精神。

我国从1983 年第29 届国际红十字大会开始参加南丁格尔奖章评选，至2021 年第48 届已有83 名护士获此殊荣。83 位南丁格尔奖章获得者，是我们的先辈和师长，更是我们学习的楷模。

我国外科护理学的发展与外科学的发展相辅相成、密不可分。1958 年首例大面积烧伤病人的成功抢救，1963 年世界首例断肢再植在上海获得成功等，既体现了我国外科学的发展，也是我国外科护理学发展的结果。

现代外科学在原有的基础上，在新的领域不断拓展。各种新材料（如组织工程材料、纳米生物材料、人工关节、人工心脏瓣膜）、新技术（如腹腔镜外科技术、内镜外科技术以及放射介入和B超介入等微创外科技术、克隆技术、基因工程等）、新理论、新方法不断涌现，为外科学的发展提供了条件，救治了许多以前无法治疗或治愈的病人，也大大减少了手术给病人带来的创伤和疼痛。手术机器人和机器人护士的运用则提高了手术的操控性、精确性和稳定性，节省了人力资源，降低了感染风险。

与此同时，外科护理学也紧跟外科学的发展，正在朝更专业、更深层次、更细致的方向发展。相应领域的专科护士（如手术室专科护士、创伤造口专科护士、疼痛专科护士等）不断涌现，以促进病人快速康复，减少术后并发症的发生，增加病人舒适感和治愈率，提高医疗护理质量。

第二节　学习外科护理学的方法和要求

随着现代科学技术的迅速发展，如生命科学新技术的不断引入、信息技术的广泛应用、医学分子生物学和基因研究的不断深入，外科学和外科护理学的发展也迎来了新的机遇和挑战。因此，外科护理工作者应充分认识现代护理的发展趋势，勇于承担起时代赋予的历史重任，加强国际交流与合作，学习先进的技术和理论，发展成功的专科护理模式，为外科护理学的发展做出应有的贡献。

一、树立崇高的职业理想

学习外科护理学，不仅要掌握外科病人术前、术中和术后护理的基本知识、基本理论和基本技能，以便在今后的护理工作中为外科病人提供全方位的护理服务，而且必须树立良好的职业理想。职业理想是护士社会价值和理想价值的具体表现，要与护士的工作紧密结合。一方面，要热爱护理专业，认同并热爱今后将从事的护理事业；另一方面，在临床护理工作中要运用知识，奉献爱心，自觉树立起全心全意为全人类健康服务的职业理想，这是学好外科护理学的前提和保障。

二、熟悉外科护士的工作任务

外科护士主要在病房和手术室，对外科病人进行术前、术中和术后的护理。外科护士的工作任务具体包括：①向外科病人提供有关疾病的预防、治疗、护理和康复的咨询、指导；②协助外科病人接受各种诊断性检查、各项手术和非手术治疗；③评估和满足外科病人的基本需要；④协助外科病人预防并发症、康复锻炼和预防残障；⑤促进外科护理理论和实践的发展。熟悉外科护士的工作任务有利于明确学习的目标和方向，从而促进外科护理学的学习。

三、坚持以现代护理观为指导

现代护理学理论包括人、环境、健康、护理等4个基本要素。人是生理、心理和社会、精神、文化等多方面因素构成的整体。世界卫生组织（WHO）将"健康"定义为："健康不仅是没有身体上的疾病和缺陷，还要有完整的心理状态和良好的社会适应能力。"1977年美国的恩格尔（G. L. Engel）提出了生物—心理—社会医学模式。随着医学模式的不断发展，护理的内涵不断丰富，护士的职能也在不断拓宽。1980年，美国护士学会指出：护理是诊断和处理人类对现存的或潜在的健康问题的反应，护理的宗旨是帮助病人适应和改造内外环境，达到最佳的健康状态。

在新的医学模式下，护士不仅是照顾者、管理者、沟通者、保护者，还是教育者、研究者；不仅要帮助和护理病人，还要为病人提供健康教育和指导服务；不仅要为病人提供舒适的医疗护理环境，还要为病人提供温馨的心理指导，与病人建立良好的信任关系，调动病人的积极性，主动参与治疗护理过程。外科护士针对外科病人术前、术中、术后的不同身心需要和社会文化需要提供最佳的护理服务。术前外科护士要通过观察和交流了解外科病人对疾病、治疗和护理配合等相关知识的认知程度，消除或减轻其焦虑，增强其信心，使病人以最佳的身心状态配合手术和治疗。术中外科护士主要配合医师为病人实施手术。术后外科护士主要通过病情观察、疼痛护理、伤口护理、营养支持、并发症预防和心理护理等护理手段促进病人康复。

总之，外科护士在护理实践中应以人为本，以现代护理观为指导，以护理程序为框架，收集、分析资料，明确病人现有的或潜在的护理问题，采用有效的护理措施，最终帮助病人解决健康问题。

四、坚持理论与实践相结合

外科护理学是一门实践性很强的应用性学科。因此，学习外科护理学必须遵循理论与实践相结合的原则。一方面，要学好外科护理学的基本理论、基本知识和技能；另一方面，必须参加外科护理学实践活动，多学习、多思考、多观察和多动手。通过不断实践，提高病情观察能力和临床护理操作能力；同时，通过独立思考，结合临床案例，将书本知识与临床护理实践相结合，强化书本知识，巩固所学知识，提高分析问题、解决问题的能力。总之，理论是实践的基础，实践是促进理论学习的有效途径，两者相辅相成，在学习过程中，应坚持理论和实践相结合。

第三节　外科护士应具备的素质

外科疾病复杂多变，麻醉与手术又存在潜在并发症的风险。外科疾病的突发性或病情演变的急、危、重等特点，对外科护士的综合素质提出了很高的要求。

一、高尚的职业道德与工匠精神

护士的职责是治病救人，维护生命，促进健康。这就要求外科护士充分认识护理工作的重要性，具备高尚的思想品德和无私的奉献精神，要有爱心、耐心、同情心，全心全意地为病人服务。同时，外科病人的病情瞬息万变，外科护士应具有强烈的责任心和使命感，工作中具有爱岗敬业、精益求精、一丝不苟的工匠精神，即道技合一、追求卓越，守护病人的生命和健康。

二、扎实的专业知识与技能

扎实的专业知识和技能是护士做好护理工作的基础和前提。外科护士不仅要具备护理工作所需的基本理论、基本知识和基本技能，还需掌握外科常见疾病的防治知识、护理知识和技能，以及外科急、危、重症救护等知识和技能，将知识融会贯通。外科护士要具有敏锐的观察能力和判断能力，掌握外科病人的护理评估方法，能及时发现病人现有或潜在的护理问题，并能正确运用外科护理学的知识和技能为外科病人提供整体护理。

三、健康的身心状态

外科护理工作具有急诊多、病情急且变化快、突发事件多、工作量大等特点。当发生工伤、交通事故或特发事件时，短时间内可能有大批伤员送达并需立即治疗和护理。这就要求外科护士具备健康的体魄、良好的心态、较强的应急能力、饱满的精神状态，否则难以保证有效、及时地参与抢救和护理工作。因此，外科护士必须具备良好的身体素质。

此外，外科护士还应具备良好的心理素质。外科护士应具有积极向上的精神面貌，平和、乐观的心理状态，开朗的性格。同时，外科护士要善于自我调节，通过自己积极向上、乐观自信的内心情感鼓舞病人，以增进护患之间的情感交流，取得病人主动积极的配合。

四、厚实的人文修养

目前病人对护理服务的要求越来越高，"以人为本、人文关怀"成为现代护理的主题。这就要求外科护士在护理工作中坚持"以人为本"的核心理念，尊重病人、关心病人和理解病人，用爱心、耐心、细心、诚心、责任心和同情心为病人服务，让病人感受到人文关怀和医学抚慰生命的善意和诚意。要达到这样的要求，就必须以厚实的人文修养为基础。因此，外科护士应自觉加强社会学、心理学、伦理学等人文学科知识的学习，自觉增强自身的人文修养，为今后从事外科护理工作奠定坚实的基础。

五、良好的法律意识

我国医疗制度的不断改革和完善，以及病人法律意识的不断提高，对外科护士的法律素质要求也越来越高。因此，外科护士要自觉地学习相关的法律知识，并通过对典型案例的分析和学习讨论，总结经验，接受教训，增强自我保护意识，维护自身和病人的合法权利。

（叶国英）

? 思考题

　　随着护理工作范围和服务领域的不断扩大，相应领域的专科临床护理门诊不断涌现，如伤口造口门诊、疼痛管理门诊等。这些领域需要相应的具有丰富工作经验、扎实专业知识和高超临床技能的护士。

　　请思考：

　　（1）你想成为哪个护理领域的专科护士或专家？

　　（2）从一名新手成长为某一护理领域的专科护士或专家，在成长过程中，应如何要求自己？

1-2 思路解析及在线测试（二维码）

育人学堂

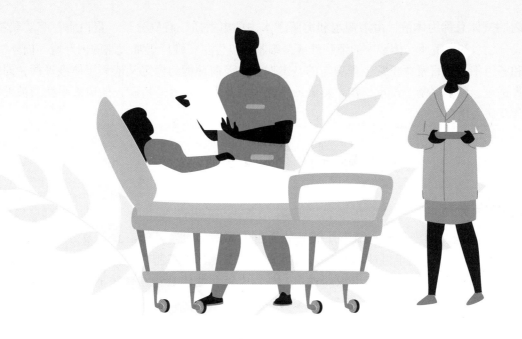

第二章 ▷ 水、电解质及酸碱平衡失调病人的护理

2-1 数字资源

学习目标

◎ **知识目标**

1. 掌握等渗性缺水、低渗性缺水、高渗性缺水、水中毒、低钾血症、高钾血症、代谢性酸中毒、代谢性碱中毒的护理措施。

2. 熟悉等渗性缺水、低渗性缺水、高渗性缺水、水中毒、低钾血症、高钾血症、代谢性酸中毒、代谢性碱中毒的概念、护理评估、常见护理诊断/问题。

3. 了解体液概念、体液组成与分布、体液平衡及调节；了解体液平衡失调的类型、病因及病理生理；了解呼吸性酸中毒、呼吸性碱中毒的概念、护理评估和护理措施。

◎ **能力目标**

1. 能正确运用体液平衡失调的知识评估外科最常见的体液平衡失调（等渗性缺水、低钾血症、代谢性酸中毒）病人的病情。

2. 能初步提出常见体液平衡失调的主要护理诊断/问题。

3. 能基本叙述与执行常见体液平衡失调的护理措施、护理要点。

◎ **素质目标**

1. 培养现代整体护理理念、关心爱护病人的职业情感、敬佑生命的护理美德。

2. 使学生具有护理工作过程中的无菌观念、良好的护患沟通能力、认真负责的职业态度。

人体内的液体总称为体液，由溶剂水和溶解于水中的电解质、有机分子、蛋白质等溶质颗粒组成，主要成分是水和电解质。体液中的细胞外液是细胞赖以生存和维持正常代谢的内环境，内环境稳定是细胞和各组织、器官发挥正常生理功能的基本保证。而内环境的稳定又依赖于体液平衡，即水、电解质及渗透压、酸碱平衡。严重损伤、感染、恶性肿瘤及大手术等外科病人的体液平衡易被破坏，严重者可危及病人生命。

第一节　体液平衡

一、体液组成与分布

体液分细胞内液和细胞外液。细胞外液又分为组织间液和血浆。体液总量及分布因性别、年龄等因素有一定的差异。成年男性体液量约占体重的60%，其中细胞内液占体重的40%，细胞外液占20%。细胞外液中血浆占5%，组织间液占15%。成年女性体液量占体重的55%，其中细胞内液占体重的35%，细胞外液占20%。年龄越小，体液越多，婴幼儿的体液量占体重的比例可高达70%～90%，随着年龄的增长和脂肪组织的增多，体液逐渐减少。

二、体液平衡及调节

（一）水平衡

体液的主要成分是水和电解质，人体每日摄入的水量与排出的水量基本相当，人体内环境处于相对稳定状态（表2-1）。

表2-1　正常成人24h水分出入量

项目	摄入量（ml）	项目	排出量（ml）
饮水	1000～1500	尿	1000～1500
食物水	700	粪	150
内生水	300	皮肤蒸发	500
总量	2000～2500	呼吸蒸发	350
		总量	2000～2500

（二）电解质及渗透压平衡

细胞内、外液的渗透压相等，正常为290～310mmol/L。渗透压是指体液中溶质颗粒对水的吸引力，渗透压的高低取决于体液中溶质颗粒的数量。体液中起渗透作用的溶质颗粒主要是电解质，包括Na^+和K^+，其次是Ca^{2+}、Mg^{2+}、Cl^-、HCO_3^-、有机酸、蛋白质等。细胞外液中的主要阳离子为Na^+，细胞内液中的主要阳离子为K^+，分别对细胞内、外液的渗透压起决定性作用。Na^+和K^+随正常饮食而摄入，Na^+主要是通过食盐，K^+主要是通过肉、蛋、新鲜的蔬菜和水果等摄入。正常成人对钠的日生理需要量为4～6g、钾的日生理需要量为3～4g，Na^+和K^+排出人体的主要途径是肾脏分泌尿液（大部分）和皮肤出汗（小部分）。人体正常血清Na^+参考浓度为135～145mmol/L，血清K^+浓度为3.5～5.5mmol/L。

（三）酸碱平衡和调节

正常人动脉血酸碱度（pH）稳定在7.35～7.45，保证人体维持正常的代谢和生理功能。人体主要通过血液缓冲系统、肺、肾脏三条途径来维持体液酸碱度的稳定。①血液缓冲系统最主要的缓冲对是HCO_3^-/H_2CO_3，两者的比值为20∶1，血浆pH维持在7.40，其缓冲作用迅速而有效；②肺主要通

过排出 CO_2 来调节血浆中 H_2CO_3 的浓度，其作用快速而且强大，但仅调节挥发性酸；③肾脏主要通过 Na^+-H^+ 交换、HCO_3^- 重吸收、分泌 NH_3 与 H^+ 结合成 NH_4^+ 排出、分泌有机酸四种方式调节酸碱失衡。肾脏具有强大的排酸功能，是水、电解质、酸碱平衡调节的最终器官。

（四）体液平衡的调节

体液的平衡和稳定是由神经-内分泌系统来调节的。机体血容量和渗透压改变主要通过神经-内分泌系统产生抗利尿激素（ADH）和醛固酮两种激素作用于肾脏控制水、钠的重吸收来反馈调节。渗透压改变是通过下丘脑-神经垂体后叶-抗利尿激素系统来反馈调节的，血容量改变是通过肾素-血管紧张素-醛固酮系统来调节的。当体内大量失液致血容量锐减时，体液调节先保证恢复血容量为主，以保证重要生命器官的血液灌流。

第二节　水和钠代谢紊乱病人的护理

案例导入

　　王先生，32 岁。因高热 2 日未能进食，自诉口渴、口干、尿少色黄。查体：意识清楚，口唇干燥、皮肤弹性差、眼窝凹陷。测尿比重为 1.028，血清钠浓度为 156mmol/L。

　　请思考：

　　1. 该病人可能发生了哪种水、钠代谢紊乱？

　　2. 补液应首先选用何种液体为宜？

　　水和钠代谢紊乱包括水、钠缺失和水、钠过多两种情况。根据水、钠缺失的程度不同，常可分为高渗性缺水、低渗性缺水、等渗性缺水三种类型，外科以等渗性缺水最为常见。水、钠过多包括水中毒和水肿。

一、缺水病人护理

【概念】

（一）高渗性缺水

机体水和钠同时缺失，但缺水多于缺钠，使血清钠浓度高于 150mmol/L，细胞外液呈高渗状态（> 310mmol/L）。

（二）低渗性缺水

机体缺水少于缺钠，使血清钠浓度低于 135mmol/L，细胞外液呈低渗状态（< 290mmol/L）。

（三）等渗性缺水

机体水和钠按比例缺失，血清钠浓度和细胞外液渗透压维持在正常范围之内，细胞外液呈等渗状态。

【病因】

（一）高渗性缺水

大多数由原发病直接引起，故又称为原发性缺水。

1. 水摄入不足　如水源断绝，食管癌致吞咽困难，昏迷、禁食病人，脑外伤渴中枢受损者。

2. 水分丢失过多　如在高温下劳动、高热者大量出汗（汗液以水分为主，为低渗液），大面积烧伤，暴露疗法创面蒸发大量水分，呼吸深快排出大量水分，糖尿病未控制致大量排尿等。

3. 医源性失水　大量应用高渗液体如反复静脉内输注甘露醇、高渗葡萄糖液或高浓度的肠内营养液等致渗透性利尿，高热、昏迷者补水不足，气管切开致不显性失水增多。

（二）低渗性缺水

大多由慢性或长期原因引起，或缺水病人仅补充水分，故又称慢性或继发性缺水。

1.水摄入过多　出汗仅饮水，输入葡萄糖溶液而未补充电解质。

2.含盐液丢失过多　如长期胃肠减压、反复呕吐、严重腹泻、慢性肠梗阻或肠瘘致含大量钠盐的消化液呈持续性丧失，大面积烧伤创面的慢性渗液。

3.医源性因素　如应用排钠利尿剂依他尼酸（利尿酸）、氯噻酮等，能抑制肾小管对 Na^+ 的重吸收，使 Na^+ 和水共同随尿排出，治疗等渗性缺水时补充水分过多而未注意补钠。

（三）等渗性缺水

等渗性缺水又称急性缺水或混合性缺水。

1.水、钠摄入不足　如禁食、厌食等。

2.水、钠急性丧失　如大量呕吐、胃肠减压、急性腹膜炎、急性胰腺炎、急性肠梗阻、肠瘘的消化液丧失，大面积烧伤早期、腹腔内或腹膜后感染、胸腔积液、腹水等的等渗性体液丢失。

【病理生理】

（一）高渗性缺水

1.细胞外液呈高渗状态，使细胞内液向细胞外液转移，细胞内液量减少较细胞外液量明显，即以细胞内液丧失为主。可因脑细胞缺水严重而发生脑功能障碍。

2.细胞外液的高渗状态直接刺激视丘下部的渴中枢，使病人明显感到口渴，从而主动饮水，以增加体内水分而降低渗透压。

3.细胞外液高渗透压刺激下丘脑–神经垂体后叶，使ADH分泌增加，促进肾小管重吸收水分，尿量减少，尿比重增高，以恢复细胞外液渗透压；缺水严重致血容量锐减时又刺激醛固酮分泌，促使肾小管对 Na^+、水的重吸收，以维持血容量。

（二）低渗性缺水

1.细胞外液呈低渗状态，使细胞外液向细胞内液转移，细胞水肿，细胞外液量减少非常明显，即以细胞外液丧失为主。

2.细胞外液呈低渗状态，渴中枢受抑制，病人不会感到口渴。

3.细胞外液的低渗透压，使缺水早期ADH分泌减少，肾小管重吸收水减少，尿量增多，以提高细胞外液渗透压，导致血容量下降，早期低渗性缺水易出现低血容量性休克。缺水后期血容量减少，机体将不再维持体液渗透压，通过兴奋肾素–醛固酮系统分泌醛固酮，也刺激ADH分泌增多，以增加肾小管对 Na^+、水的重吸收，尿量减少，尿比重降低。

（三）等渗性缺水

1.细胞外液呈等渗状态，早期细胞内、外液也无代偿性转移，细胞外液量明显减少。

2.细胞外液减少，血容量下降，肾脏入球小动脉壁的压力感受器和远曲小管致密斑的钠感受器刺激，兴奋肾素–血管紧张素–醛固酮系统分泌醛固酮增多，使远曲小管对 Na^+、水的重吸收增加，以恢复和维持血容量及细胞外液量。

【护理评估】

（一）健康史

1.年龄　老年人常伴有各类慢性疾病和各类药物服用史，且老年人器官功能逐步衰退、新陈代谢减慢，对疾病所致内环境失衡的代偿能力相对较弱，易诱发体液平衡失调。

2.体重　评估病人的体重变化。若在短期内体重迅速增加或减轻，往往提示有水、钠代谢紊乱。

3.生活习惯　评估近期饮食、饮水或液体摄入及运动等生活习惯情况，以寻找体液失调的原因。

4.既往史　既往是否存有腹泻、糖尿病、肝肾疾病、充血性心力衰竭、消化道梗阻或瘘、严重感染、脑外伤、异常行为等导致水、钠代谢紊乱的相关因素。

5.治疗史　评估是否存在长期胃肠减压、快速输注高渗液体、应用利尿剂或强效泻剂、重大手术等易诱发体液失调的治疗史。

（二）身体状况

1.高渗性缺水　口渴是最早、最突出的症状；主要体征是唇舌干燥、皮肤弹性差、眼窝凹陷等脱水貌征象；高渗性缺水以细胞内缺水为突出症状，病人较早会并发烦躁不安、躁狂、幻觉、谵妄甚至昏迷等脑功能障碍的表现，并发血容量下降的表现较晚。高渗性缺水的程度可分为轻、中、重三度，见表2-2。

表2-2　高渗性缺水的严重程度分类

程度	症状、体征及并发症	缺水量（占体重的百分比）
轻度	仅口渴症状	2%～4%
中度	明显口渴+缺水貌体征+尿少、尿比重高	4%～6%
重度	上述症状体征外+脑功能障碍或休克	＞6%

2.低渗性缺水　主要症状是乏力、软弱、手足麻木、头晕、恶心呕吐，但不口渴；主要体征是脉搏细速、血压不稳定或下降、脉压变小、尿量减少等血容量下降的表现，另外可有视物模糊、浅静脉瘪陷、站立性晕倒的表现；重度缺钠常并发休克，以及神志不清、肌痉挛性疼痛、腱反射减弱或消失，出现四肢发凉、木僵，甚至发生惊厥或昏迷。根据低渗性缺水的缺钠程度其可分为轻、中、重三度，见表2-3。

表2-3　低渗性缺水的严重程度分类

程度	症状、体征及并发症	缺钠量（g/kg体重）	血清钠浓度（mmol/L）
轻度	缺钠症状，不口渴，尿量正常或增多、尿比重低、尿中钠和氯减少	0.50	130～135
中度	缺钠症状+血容量下降体征+尿少、尿比重低、尿中无钠和氯	0.50～0.75	120～129
重度	以上症状加重+休克或昏迷，肌痉挛性疼痛	0.75～1.25	＜120

3.等渗性缺水　兼有缺水、缺钠的表现，出现恶心、呕吐、厌食、口唇干燥、眼窝凹陷、皮肤弹性降低和尿少等症状、体征，但口渴不明显，可有可无，较高渗性缺水轻。当短期内体液丧失达体重的5%时，出现心率加快、脉搏减弱、血压不稳定或降低、肢端湿冷和组织灌注不良等血容量不足的表现。当丧失体液为体重的6%～7%时，出现明显的休克表现，常伴代谢性酸中毒，但周围循环衰竭出现比低渗性缺水晚。

（三）辅助检查

1.血清钠浓度测定　高渗性缺水$Na^+＞145mmol/L$，低渗性缺水$Na^+＜135mmol/L$，等渗性缺水在正常范围。

2.血常规检查　呈现浓缩现象，高渗性缺水者红细胞计数、血红蛋白、血细胞比容轻度增高；低渗性缺水者红细胞计数、血红蛋白、血细胞比容均增高；等渗性缺水者红细胞计数、血红蛋白和血细胞比容均明显增高。

3.尿液检查　高渗性缺水者尿少、尿比重高（＞1.025）。低渗性缺水者早期尿量正常或增多，以后尿少，尿比重降低（＜1.010），尿中Na^+、Cl^-含量明显减少。等渗性缺水者尿量减少，甚至少尿，尿比重高。

（四）心理–社会状况

该因素主要评估病人及家属对原发疾病及缺水症状、体征的认知程度、心理反应和承受能力，以便采取针对性措施，促进适应性反应。

（五）处理原则

根本措施是尽早去除病因。对短时间无法去除病因、手术治疗前或严重的体液紊乱病人，需进行适当的液体疗法纠正及处理并发症，以恢复和发挥机体自身代偿、调节体液平衡能力。

1.高渗性缺水　轻度病人鼓励饮水补充，中、重度者宜静脉补充水或低渗液，如5%葡萄糖溶液或0.45%氯化钠溶液，补液过程中适量补钠。补充已经丧失量一般可采用估算法和公式法计算：①估算法：根据临床表现确定缺水程度，估计出丧失水量占体重的百分比，然后按每丧失体重的1%补液400～500ml估算。②公式法：根据血清钠浓度计算，补水量（ml）=[测得血钠值（mmol/L）–正常血钠值（mmol/L）]×体重（kg）×4。

2.低渗性缺水　以补充等渗盐水或高渗盐溶液为主。轻、中度缺钠病人，可输注0.9%氯化钠溶液或5%葡萄糖氯化钠溶液；重度缺钠病人应抗休克先恢复血容量，可先输注晶体液（复方乳酸氯化钠溶液、等渗盐水）和胶体液（血浆、白蛋白、羟乙基淀粉、右旋糖酐）补足血容量，然后输高渗盐溶液（如3%～5%氯化钠溶液）纠正细胞外液低渗状态，并进一步恢复血容量和渗透压。低渗性缺水的补钠量计算公式：需补钠量（mmol）=[正常血钠值（mmol/L）–测得血钠值（mmol/L）]×体重（kg）×0.6（女性为0.5）。

3.等渗性缺水　主要输注等渗含盐溶液，包括平衡盐溶液（乳酸钠和复方氯化钠溶液、碳酸氢钠和等渗盐水溶液两种）或等渗盐水，以尽快补充血容量。

【常见护理诊断／问题】

1.体液不足　与高热、大汗、呕吐、腹泻、腹膜炎、胃肠减压、肠梗阻、大面积烧伤等缺水因素导致的大量体液丢失有关。

2.焦虑　与对原发疾病及缺水症状、体征的认知有关。

3.潜在并发症：失液性休克、脑功能障碍。

【护理目标】

1.病人体液恢复平衡，无缺水的症状和体征。

2.病人情绪稳定，无过度焦虑、紧张心理反应。

3.病人未出现各种并发症，或已发生的并发症得到及时发现和处理。

【护理措施】

1.病情观察　准确记录24h出入水量，以供调整补液方案参考。入水量包括饮食、饮水、管饲经胃肠道摄入的量和静脉输液的液体量；出水量包括大小便量、呕吐物、汗液、引流液以及从呼吸道、创面蒸发的液体量等。

2.纠正缺水　实施液体疗法补充水、钠，维持机体体液平衡。

（1）补液量的确定：补液量由"缺多少，补多少"的原则来确定。补液量包括累计损失量、继续损失量和生理需要量三部分。

1）累计损失量：指在制定补液计划前已经丢失的体液量。按缺水的严重程度来确定补液量：高渗性缺水和等渗性缺水按丧失量占体重的百分比可简单计算，轻度缺水需补充的液体量为体重的2%～4%，中度为4%～6%，重度为6%以上。低渗性缺水可按缺钠程度计算，如轻度缺钠为0.5g/kg体重，中度缺钠为0.75g/kg体重，重度缺钠为0.75～1.25g/kg体重，也可按公式法计算。通常第1个24h只需补充1/2量，第2日再根据病情及辅助检查结果补充其余的1/2，补液过程中再按病情变化进行适当加减调整。

2）继续损失量：指补液当天体液继续损失的量。可按前一日额外损失量的记录量及估计量来指导补液量。如不显性失水可按以下依据估计：体温每升高1℃，失水量为3～5ml/kg，出汗湿透一套内衣裤失水量为1000ml，气管切开者每日经呼吸道呼出的水分是正常人的2～3倍，失水量为700～1000ml。如胸、腹腔内积液及胃肠道内积液等内在性失液，虽体重不减轻，可根据病情变化适当估计。

3）生理需要量：简易的计算公式为：每日生理需要量（ml）=体重的第1个10kg×100ml/（kg·d）+体重的第2个10kg×50ml/（kg·d）+其余体重×20ml/（kg·d）。成人平均为2000～2500ml，小儿平均为100ml/（kg·d）。可根据年龄、体重进行适当增加或减少，65岁以上的老年人或心脏病病人，实际补液量应少于计算所得量。

（2）补液性质的确定：补液性质由"缺什么，补什么"的原则来确定。

1）累计损失量：高渗性缺水时补充5%葡萄糖溶液或0.45%氯化钠溶液。低渗性缺水时补充生理盐水或5%葡萄糖盐溶液，重度缺钠时补充高渗盐溶液（3%～5%氯化钠溶液）。等渗性缺水主要输注平衡盐溶液或等渗盐水。

2）继续损失量：以根据继续损失体液的成分进行配制补充为原则。发热、气管切开的不显性失水补充5%葡萄糖溶液，消化液丢失补充平衡盐溶液或林格溶液或按不同消化液（胃、小肠液、胆汁胰液等）成分丢失的配制液。

3）生理需要量：补钠用等渗盐溶液，补钾用氯化钾制剂，补水以葡萄糖溶液代替。

（3）补液途径与原则：可经胃肠道或静脉补液。鼓励病情允许的病人口服补液。病情重、治疗时间长者经管饲肠内营养支持途径补充。临床上不能口服者以静脉输液为多。静脉输液应遵循"先盐后糖，先晶后胶，先快后慢，液种交替，见尿补钾"的补液原则。

1）先盐后糖：先输入含盐溶液有利于恢复细胞外液的渗透压和细胞外液的容量。但高渗性缺水应先输入葡萄糖液，以迅速降低细胞外的高渗状态。

2）先晶后胶：先输入一定量的晶体液，扩充血容量，改善血液浓缩状态，疏通微循环。首选平衡盐溶液。切忌大量输入生理盐水以免血Cl⁻增高，从而产生高氯性酸中毒。

3）先快后慢：输液量及速度应根据体液丧失的量、速度及心、肺、肝脏、肾等重要脏器的功能状态来决定。一天24h补液分配可以按第1个8h补充总量的1/2，剩余1/2量在后16h内均匀输入。

4）液种交替：含盐溶液与含糖溶液、晶体液与胶体液应间隔交替输入，以防止一种液体在短时间之内大量输入引起的医源性体液失调。

5）见尿补钾：一般在尿量超过40ml/h时，静脉补钾较为安全。

（4）补液疗效观察：严密观察补液的疗效，边补液边观察边调整，注意不良反应的发生。①生命体征：血压、脉搏、呼吸、体温的改善情况。②精神状态：如乏力、萎靡、烦躁、嗜睡等症状的改善情况。③缺水征象：如口渴、皮肤弹性下降、眼窝内陷等表现的恢复程度。④辅助检查：如尿量和尿比重等尿常规检查、血常规检查、血清电解质和肝肾功能等血生化检查等指标的变化情况。

3.心理护理　由于病人及家属对疾病和手术治疗的恐惧，易产生紧张、焦虑、烦躁等心理上的变化和反应，护士应做好解释、照顾、关心、安慰工作，加强对病人及其家属的心理支持和疏导，最大限度地减轻其不适，以增强其对治疗及护理的信心，以利于早日康复。

4.健康指导

（1）高温环境作业者和进行高强度体育活动者出汗较多时，应及时补充水分，宜饮用含盐饮料。

（2）有进食困难、呕吐、腹泻和出血等导致体液失衡症状者应及早就诊和处理。

【护理评价】

1.病人体液是否恢复平衡，缺水症状和体征有无改善或消失。

2.病人情绪是否稳定，有无过度的心理反应。

3.病人有无出现休克、意识障碍等严重并发症，并发症是否得到及时发现与处理。

二、水中毒病人护理

水中毒指水过多、水潴留，机体总入水量超过排出量，又称为稀释性低钠血症。临床上较少发生。

【病因】

1.机体肾功能不全、肾衰竭致排尿能力下降，不能有效排出多余水分。

2.机体摄入水分过多，静脉输入大量不含电解质的液体或低渗液体，某些腔内治疗过程中吸收水分过多，如电切综合征，又称过度水化综合征。

3.疼痛、失血、休克、创伤及大手术等原因引起ADH分泌过多致水潴留体内。

【病理生理】

体内水分过多或排出减少，细胞外液骤增。血清钠浓度被稀释而降低、渗透压下降，细胞外液向细胞内转移，发生细胞内水肿。细胞外液量的增加抑制醛固酮的分泌，使远曲小管和肾小球对Na^+和水重吸收减少，尿量增加，Na^+从尿中排出增多，血清钠和细胞外液渗透压进一步下降。

【护理评估】

（一）健康史

评估有无引起水中毒的各种病因或因素。

（二）身体状况

1.急性水中毒　起病急骤，以脑水肿为突出表现。脑水肿可引起颅内压增高的一系列神经、精神症状，如头痛头晕、视物模糊、焦虑、精神紊乱、定向力障碍、嗜睡、躁动，甚至抽搐或谵妄、昏迷。有时可发生脑疝的症状和体征，甚至出现肺水肿、心衰的心血管表现。

2.慢性水中毒　在原发病的基础上逐渐呈现体重增加，可出现软弱无力、恶心、呕吐、嗜睡等症状，往往被原发疾病的症状所掩盖。可呈现皮肤苍白而湿润、泪液和唾液增多等现象和体征，但一般无凹陷性水肿。

（三）辅助检查

1.血红细胞计数、血红蛋白量、血细胞比容、血浆蛋白量均降低。

2.血清Na^+、K^+、Cl^-、Ca^{2+}下降，血浆渗透压降低，红细胞平均容积增加，平均血红蛋白浓度降低，提示细胞内、外液量均增加。

（四）处理原则

积极治疗原发病。限制水的入量，迅速增加排水，防重于治。

【常见护理诊断/问题】

1.体液过多　与大量体液进入体内有关。

2.焦虑　与对原发疾病及水中毒的认知有关。

3.潜在并发症：脑功能障碍。

【护理措施】

1.病因护理　对水分摄入过多引起水中毒者，应立即停止水分摄入。对程度较轻者，在机体排出多余的水分后，水中毒即可解除。

2.纠正水中毒　快速静脉滴注脱水剂、利尿剂以加速排出体内水分，减轻脑细胞水肿症状等。脱水剂首选20%甘露醇或25%山梨醇200ml静脉快速滴注，利尿剂如呋塞米和依他尼酸静脉注射。每日限制摄水量在700～1000ml或以下。在输液过程中，严格控制输液量，注意避免过量，尤其是对急性肾功能不全和慢性心功能不全者。为迅速改善体液的低渗状态和减轻脑细胞肿胀，可静脉滴注3%或5%氯化钠溶液。同时纠正低钠、低钾、低钙等电解质紊乱，发挥机体体液代偿调节机制。常规予以吸氧，保持呼吸道通畅，防止急性水中毒引起肺水肿、心力衰竭。

3.病情观察　严密观察病人生命体征，监测血氧饱和度，观察神志、精神、瞳孔大小的变化，观察记录病人体液的出入量，尤其尿量、尿色及性状。及时进行血液检测水、电解质、血糖的变化及血气分析检查，以便及时发现继发的水电解质及酸碱紊乱。

4.心理护理　对突然发生的急性水中毒症状体征，病人及家属会产生烦躁、焦虑、紧张等心理变化，护理人员应及时做好病人及家属相应的解释、安慰工作。

第三节　钾代谢异常病人的护理

案例导入

吴先生，45岁。有"溃疡病"十余年，近3个月来饮食后腹胀、呕吐，加重1周，呕吐大量酸臭宿食，门诊以"幽门梗阻"收住入院。体检：消瘦，体重53kg，实验室检查：血清钠132mmol/L，钾3.1mmol/L，氯96mmol/L，pH7.5，心电图显示T波倒置，ST段下降。

请思考：

1.该病人有哪种钾代谢异常？

2.除了钾代谢异常，还伴有哪些水、电解质、酸碱紊乱？

机体钾总量的98%存在于细胞内，是细胞内液的主要阳离子。细胞外液中钾的含量极少，正常血清钾浓度为$3.5 \sim 5.5$mmol/L。钾具有多种生理功能，参与细胞内的物质代谢，是细胞内合成代谢的重要原料，维持细胞内渗透压、酸碱平衡。同时钾又是参与和维持神经、肌肉的应激性及心肌的生理功能的重要离子。钾代谢异常包括低钾血症和高钾血症，外科以低钾血症为常见。

一、低钾血症病人护理

血清钾浓度低于3.5mmol/L称为低钾血症。

【病因】

1.摄入不足　外科疾病或大手术需较长时间禁食、饮食不足或静脉补充钾盐不够等因素引起。一般术后禁饮食2日以上即可出现低钾血症。

2.丢失过多　呕吐、腹泻、持续胃肠减压、消化道瘘等从胃肠消化液中丢失，长期使用排钾利尿剂及肾上腺皮质激素、急性肾功能衰竭多尿期等原因使钾离子肾性排出增多。

3.细胞内、外分布异常　如碱中毒时，H^+和Na^+与K^+的交换增加，H^+和Na^+从细胞内移出，K^+向细胞内移入，引起低钾。大量输入葡萄糖和胰岛素时，合成代谢增加，K^+向细胞内移入参与合成代谢，故而出现低钾血症。

【护理评估】

（一）健康史

评估有无导致低钾血症的各种原因及诱发因素，如长期禁食、胃肠消化液丢失，有无长期使用排钾利尿剂及肾上腺皮质激素等药物史，有无手术史，有无周期性低钾症状发作史和家族史等。

（二）身体状况

主要表现为神经、肌肉的应激性改变和心肌受累。

1.骨骼肌影响　最早的表现为肌无力。一般先累及四肢肌肉，可出现软弱无力、疲乏，甚至腱反射减弱、消失或软瘫。以后延及躯干肌和呼吸肌，出现抬头翻身困难、吞咽困难及饮食或饮水呛咳，出现呼吸困难甚至窒息。

2.胃肠道平滑肌影响　表现为厌食、恶心、呕吐、腹胀甚至便秘、胃肠道蠕动减弱、肠麻痹等症状，肠鸣音减弱或消失。

3.心肌影响　心肌兴奋性增高、传导性降低、自律性增高、收缩性增强，表现为心率加快、心律失常，出现心动过速、心悸、心音低钝，甚至室性期前收缩、心室纤颤。

4.神经系统影响　低钾使脑细胞代谢功能障碍，可出现精神萎靡、疲倦、表情淡漠、反应迟钝、定向力差，甚至嗜睡、昏迷的症状。

5.代谢性碱中毒、反常性酸性尿　低钾血症时，细胞内 K^+ 外流，细胞外的 Na^+ 和 H^+ 交换性移入细胞内，使细胞外液的 H^+ 浓度下降，出现低钾性碱中毒。其次，低钾时肾脏为保存钾离子，肾远曲小管常以增加 Na^+–H^+ 交换来代替 Na^+–K^+ 交换，使肾排 H^+ 增多，尿液反而呈酸性，称为反常性酸性尿。

🔍护考情报站

膝腱反射消失，肠鸣音减弱，该病人发生了

A.高钾血症　　　B.低钾血症　　　C.低钙血症

D.高钙血症　　　E.低磷血症

【答案】B

解析：低钾血症病人表现为四肢软弱无力，消化道功能障碍，出现恶心、呕吐、腹胀和肠麻痹（肠鸣音减弱或消失），中枢神经抑制症状等。

（三）辅助检查

1.血清钾测定　血清钾＜3.5mmol/L，可确定存在低钾血症。

2.心电图检查　典型心电图改变为早期T波宽而低平或倒置，随后出现ST段降低，Q–T间期延长和U波出现。出现U波提示存在低钾血症（图2-1）。

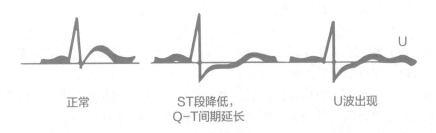

正常　　　　　　ST段降低，　　　　U波出现
　　　　　　　　Q–T间期延长

图2-1　低钾血症典型心电图

🔍护考情报站

某病人因腹泻、呕吐入院，心电图ST段水平压低，T波倒置，出现U波，最可能的病因是

A.高钾血症　　　B.低钾血症　　　C.高钙血症

D.洋地黄效应　　　E.洋地黄中毒

【答案】B

解析：低血钾症的心电图是Q–T间期延长，ST段下降，T波低平、增宽、双向、倒置，U波出现。

（四）心理—社会状况

评估病人和家属对低钾血症产生症状的认知程度、心理反应和承受能力，以便采取针对性护理措施，促进适应性反应。

（五）处理原则

积极治疗原发疾病，控制钾的继续丢失；适当补充钾离子进行对症治疗，提高血清钾浓度，维持钾代谢平衡。

【常见护理诊断／问题】

1.活动无耐力　与低钾血症代谢紊乱引起的肌无力表现有关。

2.有受伤的危险　与低钾血症引起的肌无力和意识障碍有关。

3.知识缺乏：缺乏引起低钾血症的原因及防治知识。

4.潜在并发症：心律失常。

【护理目标】

1.病人血清钾水平恢复正常，活动耐力增强。

2.病人对受伤危险的认知程度增加，并能采取有效措施加以预防，避免意外受伤现象。

3.病人了解有关低钾血症的防治知识且防治意识增强。

4.病人未出现心律失常等并发症或得到预防。

【护理措施】

1.一般护理　根据病情让病人在卧床休息时采取合适的体位，生命体征平稳者可取半卧位；协助肌无力病人在床上翻身和做被动活动，注意活动方式，动作宜缓慢，加强陪护，避免意外受伤。病情允许时，尽早恢复病人饮食。

2.病情观察　严密观察病人神志、生命体征、肌力、尿量，监测血钾水平及必要时心电图检查，尤其注意监测肾功能及循环功能的变化。

3.纠正低钾血症

（1）恢复病人正常饮食，鼓励摄取豆类、奶类、鱼、肉、蛋及新鲜蔬菜、水果类等含钾丰富的食物。这是机体补钾最好的方法。

（2）病人饮食不足，可口服10%氯化钾溶液10ml，每日3次，口服补钾是最安全的方法。

（3）外科临床上病人不能口服者，多采用静脉补钾。静脉补钾应遵循以下"四不"原则。

1）补钾不过量：一般性缺钾每日补钾3～6g（40～80mmol/d），严重缺钾时每日可补钾6～8g。按氯化钾分子量计算，每克氯化钾相当于13.4mmol。

2）浓度不过高：静脉滴注补充氯化钾的安全浓度不超过0.3%，相当于不超过40mmol/L。

3）补钾不过早：见尿补钾，尿量超过40ml/h时，静脉补钾较为安全。

4）滴速不过快：静脉补钾应缓慢滴注，补钾速度不宜超过20mmol/h，滴速一般不宜超过60滴/min。

5）静脉补钾时绝对禁止直接静脉推注或中心静脉补钾。否则病人有突然高钾导致心脏骤停而死亡的危险。

4.心理护理　向病人与家属解释说明病情有关问题及防治知识，尊重理解病人，加强护患沟通，缓解其心理压力、减轻恐惧或焦虑心理，增强病人的治疗信心。

5.健康指导

（1）认识维持钾代谢平衡的重要意义，注意饮食平衡，保障含钾饮食的正常摄入。长期禁食、控制饮食摄入者或近期有呕吐、腹泻、胃肠道引流者，应注意及时补钾，以防发生低钾血症。

（2）禁食而尿畅者适时静脉补钾，不能自行调整滴速；能口服补钾者，尽量经口补充，10%氯化钾溶液口服尽量稀释浓度或饭后服用，减轻对胃黏膜的刺激。

（3）长期使用利尿药者应监测血钾水平，防止钾排出过多或滞留，避免钾代谢平衡失调。

【护理评价】

1.病人血清钾是否恢复正常，能否耐受正常活动。

2.病人有无受伤，是否掌握预防受伤的有效措施。

3.病人是否了解有关低钾血症的知识及防治意识是否增强。

4.病人是否出现心律失常等并发症并得到预防。

二、高钾血症病人护理

血清钾浓度高于5.5mmol/L称为高钾血症。

【病因】

1.摄入过多　静脉补钾过量、过快、浓度过高反而引起高钾，大量输库血及含钾药液。

2.排泄减少　常见于急性肾功能衰竭的少尿或无尿期及慢性肾功能不全，应用保钾利尿剂（螺内酯、氨苯蝶啶），糖皮质激素缺乏使钾离子肾性排出障碍或减少。

3.细胞内、外分布异常　如酸中毒时，H^+和Na^+向细胞内移入，K^+从细胞内移出引起高钾。严重挤压伤或挤压综合征、大面积烧伤等组织细胞破坏，使K^+大量从细胞内释放出来，出现高钾血症。

【护理评估】

（一）健康史

评估有无导致高钾血症的各种诱因，如有无大手术、严重创伤，有无肾功能不全或衰竭、酸碱代谢紊乱，有无使用药物。

（二）身体状况

高钾血症与低钾血症类似，主要也表现为神经、肌肉的应激性改变和心血管系统损害。但高钾血症较低钾血症更为严重且稍有差异。

1.骨骼肌影响　主要表现为四肢软弱无力，腱反射减弱或消失甚至软瘫，呼吸困难及呼吸肌麻痹而窒息。但轻度高钾血症时，表现为手足感觉异常、疼痛、肌肉轻度震颤或抽搐。

2.胃肠道平滑肌影响　表现为恶心、呕吐、小肠绞痛、腹泻，肠鸣音活跃，可能为肌肉的应激性增强引起。

3.心肌及传导束影响　心肌兴奋性呈双相变化、传导性降低、自律性降低、收缩性减弱，表现为心动过缓、心律失常（如房室传导阻滞），心肌收缩力减弱，甚至心室颤动及舒张期心搏骤停。心脏骤停致病人死亡是高钾血症最危险的并发症。

4.神经、周围血管影响　高钾刺激神经末梢及微循环血管收缩，出现皮肤苍白湿冷或青紫，甚至表情淡漠或神志恍惚、全身麻木、肌肉酸痛、感觉异常，早期血压升高，晚期血压下降。

5.代谢性酸中毒　高钾血症时，K^+从细胞外向细胞内移动，Na^+和H^+交换性移出细胞内，使细胞外液的H^+浓度升高，引起代谢性酸中毒的症状。

（三）辅助检查

1.血清钾测定　血清钾＞5.5mmol/L，可确定存在高钾血症。

2.心电图检查　血清钾＞7mmol/L时，几乎都有异常心电图表现，即早期T波高尖和Q-T间期延长，随后出现QRS波增宽和P-R间期延长（图2-2）。

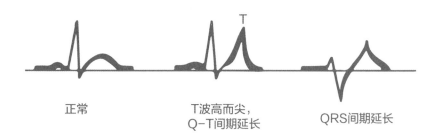

图2-2 高钾血症典型心电图

（四）心理-社会状况

评估病人和家属对疾病及其伴随症状的认知程度、心理反应和承受能力，以便采取针对性措施，促进适应性反应。

（五）处理原则

积极治疗原发疾病和改善肾功能。采取"禁、转、抗、排"的对症治疗措施，控制血清钾升高。

1. 禁钾　立即停止使用一切含钾药物，禁输库存过久血液，避免进食含钾量高的食物，减少钾的摄入。

2. 转钾　使用促进钾向细胞内转移药物，降低血清钾浓度。①静脉输注5%碳酸氢钠（NaHCO₃）溶液以碱化细胞外液，促进K^+向细胞内转移和增加肾小管对钾的排泄，也有利于纠治高钾血症合并的酸中毒。②静脉滴注高渗葡萄糖加胰岛素溶液，如25%葡萄糖溶液100～200ml，每5g葡萄糖加入胰岛素1U，予以静脉滴注，促使K^+转移入细胞内参与糖原合成，降低血清钾浓度。

3. 抗钾　使用钙剂对抗K^+对心肌的毒性作用，如遵医嘱缓慢静脉推注10%葡萄糖酸钙溶液20ml，防治高钾血症引起的心律失常。但其作用持续时间短（＜1h），必要时可重复推注。钙剂不能与碱性药液同时输入，以免出现药液沉淀。

4. 排钾　口服阳离子交换树脂，促使钾从肠道排出，同时口服甘露醇或山梨醇导泻，效果更好。对无肾功能障碍者，使用利尿剂如呋塞米或噻嗪类利尿剂，可促使钾从肾排出。血清钾离子浓度超过6.0mmol/L的严重高钾血症时，应尽快采用血液透析或腹膜透析排出钾离子，血液透析是最有效的排钾方法。

【常见护理诊断/问题】

1. 活动无耐力　与钾代谢紊乱和肌无力有关。

2. 有受伤的危险　与软弱无力和意识不清有关。

3. 潜在并发症：心律失常、心搏骤停。

【护理目标】

1. 病人血清钾水平恢复正常，活动耐力增强。

2. 病人对受伤危险的认知程度增加，并能采取有效措施加以预防，未出现受伤现象。

3. 病人未出现心律失常和心搏骤停等并发症。

【护理措施】

1. 一般护理　鼓励病人进食高热量、高蛋白、高维生素饮食，必要时可予肠外营养支持，保证病人足够热量摄入，要限制含钾高的食物摄入。协助肌力减退病人各项活动，加强陪护，防止受伤。

2. 病情观察　观察病人精神状态、生命体征、四肢肌力、胃肠道症状等病情变化，尤其注意监测尿量及24h尿钾，以观察肾功能状态；严密监测血钾水平及心电图检查，及时发现严重高钾血症及对心功能损害的并发症。

3. 纠正高钾血症　采取与"禁、转、抗、排"四种处理原则相对应的护理措施。

4.心理护理　关心、照顾、安慰病人，密切观察病情变化，消除其焦虑、紧张、恐惧心理，促进病人积极配合治疗。

5.健康指导

（1）告知病人及家属保护和改善肾功能的医学知识，避免钾代谢平衡失调的危险因素。

（2）肾功能不全者和长期使用抑制排钾的利尿剂，如螺内酯（安体舒通）、氨苯蝶啶等病人，应限制含钾高食物和药物的摄入。

（3）按医嘱定期复诊，监测血钾浓度变化，以防发生高钾血症的并发症。

【护理评价】

1.病人血清钾是否恢复正常，能否耐受正常活动，或能否恢复对原活动程度和活动量的耐受性。

2.病人有无受伤，是否掌握预防受伤的有效措施。

3.病人有无出现心律失常、心搏骤停等并发症。

第四节　酸碱平衡失调病人的护理

案例导入

郑先生，42岁，体重72kg。因"急性化脓性胆管炎"急诊入院。BP 85/60mmHg，P 120次/min，高热、头昏，呼吸深而快，化验pH7.30，HCO_3^- 12mmol/L，PCO_2 40mmHg。

请思考：

1.该病人出现了什么类型酸碱平衡失调？

2.针对该酸碱平衡失调，应采取哪些护理措施？

pH、HCO_3^- 及 $PaCO_2$ 三个基本因素反映机体酸碱平衡。其中，HCO_3^- 反映代谢性因素，HCO_3^- 的原发性减少或增加，可引起代谢性酸中毒或代谢性碱中毒。$PaCO_2$ 反映呼吸性因素，$PaCO_2$ 原发性增加或减少，可引起呼吸性酸中毒或呼吸性碱中毒。临床上将原发性酸碱平衡失调分为四种基本类型：代谢性酸中毒、代谢性碱中毒、呼吸性酸中毒和呼吸性碱中毒。如果两种或两种以上的原发性酸碱平衡失调同时存在，即为混合型酸碱平衡失调。临床常做血气分析来判断机体是否有酸碱平衡失调及低氧血症（图2-3）。

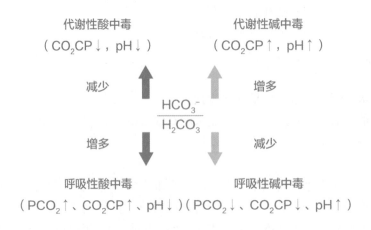

图2-3　原发性酸碱平衡失调四种基本类型

一、代谢性酸、碱中毒病人护理

【概念】

代谢性酸中毒是指细胞外液 H^+ 浓度增加和（或）HCO_3^- 丢失而引起的以血浆 HCO_3^- 减少为特征的酸碱平衡失调。代谢性因素使 HCO_3^- 原发性减少，是外科临床最常见的一种酸碱平衡失调。

代谢性碱中毒是体内 H^+ 丢失或 HCO_3^- 增多所致，以血浆 HCO_3^- 原发性升高为特征的酸碱平衡失调。

【病因】

（一）代谢性酸中毒

1.代谢性产酸增多　严重损伤、严重感染（如弥漫性腹膜炎）、休克、高热、心搏骤停、饥饿、脱水等使机体分解代谢、无氧酵解增强产生大量的乳酸、丙酮酸等酸性物质，中和和消耗体内的 HCO_3^-，是代谢性酸中毒最主要的原因。

2.碱性物质丢失过多　常见于腹泻、肠梗阻、胆瘘、肠瘘或胰瘘等引起含 HCO_3^- 的大量碱性消化液丢失，造成 HCO_3^- 排出过多。

3.肾功能不全或衰竭　肾功能障碍、肾中毒、醛固酮缺乏等使肾小管排泄 H^+ 减少，肾远曲小管重吸收 HCO_3^- 下降。

4.其他　高钾血症致 K^+ 与细胞内 H^+ 交换增加，细胞内 H^+ 移出引起酸中毒。大量输入生理盐水致高氯性酸中毒。

（二）代谢性碱中毒

1.酸性胃液丧失过多　幽门梗阻反复呕吐、胃肠减压丢失大量胃液，胃液不仅含大量胃酸（即含有 HCl），且含高浓度 K^+，易引起低钾低氯性碱中毒。这是外科代谢性碱中毒最常见的原因。

🔍 **护考情报站**

高位肠梗阻易发生的酸碱失衡是

A.代谢性酸中毒　　　　B.呼吸性酸中毒　　　　C.代谢性碱中毒

D.呼吸性碱中毒　　　　E.代谢性酸中毒合并呼吸性碱中毒

【答案】C

解析：高位肠梗阻呕吐出大量胃液，丢失 H^+，病人发生代谢性碱中毒。

2.碱性物质摄入过多　长期服用碱性药物（$NaHCO_3$）或输入过多 $NaHCO_3$，大量输注含抗凝剂的库血，所含抗凝剂可氧化产生大量 HCO_3^- 引起碱中毒。

3.其他　低钾血症时，细胞 K^+–H^+ 交换增加，细胞内 K^+ 向细胞外转移，H^+ 移入细胞内，引起代谢性碱中毒。醛固酮增多症及应用利尿剂呋塞米和依他尼酸等可抑制肾远曲肾小管对 Na^+ 和 Cl^- 的重吸收，泌 H^+、K^+ 及重吸收 HCO_3^- 增加，发生低钾性碱中毒。

【病理生理】

（一）代谢性酸中毒

1.血液缓冲系统的调节　细胞外液中增多的 H^+ 可迅速被体内的 HCO_3^- 所缓冲，使 HCO_3^- 不断被消耗，反应过程中产生的 CO_2 由肺排出。

2.肺的呼吸性代偿反应　代谢性酸中毒时体内 HCO_3^- 减少，H_2CO_3 相对增加。体内增高的 H^+ 浓度刺激颈动脉体和主动脉体化学感受器，反射性引起呼吸中枢兴奋，使肺的呼吸加深加快，以加速 CO_2 排出、降低动脉血二氧化碳分压（$PaCO_2$），促使 HCO_3^-/H_2CO_3 缓冲对的比值接近于 $20:1$，维持血液 pH 于正常范围。

3.肾的调节　代谢性酸中毒时肾脏肾小管上皮细胞中的碳酸酐酶和谷氨酰胺酶活性增加，促进H^+和NH_3生成而形成NH_4^+经尿排出。肾脏增加H^+和NH_4^+的分泌排出的同时，HCO_3^-重吸收亦增加，可调节酸中毒。

4.细胞的代偿调节　代谢性酸中毒时，细胞外液中过多的H^+进入细胞内，与细胞内的缓冲物质结合。随着H^+的移入细胞内，K^+移出细胞外，以维持细胞内、外的离子电平衡，故代谢性酸中毒时常伴有高钾血症。

（二）代谢性碱中毒

1.肺的呼吸代偿　代谢性碱中毒时体内HCO_3^-增加，H_2CO_3相对减少。血浆H^+浓度下降抑制呼吸中枢，呼吸变浅变慢，CO_2排出减少，$PaCO_2$升高，使HCO_3/H_2CO_3的比值接近20：1，从而维持血液pH在正常范围。

2.肾的调节　代谢性碱中毒时肾的代偿调节较慢，肾小管上皮细胞中的碳酸酐酶和谷氨酰胺酶活性降低，肾脏H^+排泌和NH_3生成减少，HCO_3^-重吸收亦减少，从而使血浆HCO_3^-减少。

3.细胞的代偿调节　代谢性碱中毒时细胞外液的H^+浓度降低，细胞内液中的H^+逸出以进行代偿。作为交换，细胞外的K^+进入细胞内而使得细胞外液的K^+浓度降低，故碱中毒常伴有低钾血症。

【护理评估】

（一）健康史

评估病人有无导致酸碱失衡的基础疾病，如呕吐、腹泻、肠梗阻、消化道瘘、严重损伤、感染、休克、幽门梗阻、持续胃肠减压等；有无过量应用利尿剂、酸性或碱性药物等；有无钾代谢紊乱；有无手术史和既往类似疾病发作史等。

（二）身体状况

1.代谢性酸中毒　轻者表现不明显，常被原发病掩盖，重者可出现明显症状。

（1）呼吸系统代偿表现：呼吸加深加快，呼出气体带有酮味（烂苹果味）是代谢性酸中毒最突出的表现。典型者为深大呼吸（Kussmaul呼吸），呼吸频率可高达50次/min，使CO_2呼出增多，对酸中毒有一定程度的代偿缓解作用。

（2）中枢神经系统表现：中枢神经系统代谢障碍而呈抑制状态，表现为疲乏、眩晕、嗜睡，感觉迟钝或烦躁不安。严重者可神志不清或昏迷，伴对称性肌张力降低，腱反射减弱或消失。

（3）心血管系统表现：由于代谢性酸中毒可影响心收缩力和周围血管对儿茶酚胺的敏感性，病人表现面色潮红，口唇樱红，心率加快，血压偏低，易发生休克、心律不齐和急性肾功能不全。一旦发生难以纠正。

🔍 **护考情报站**

代谢性酸中毒的表现是

A.呼吸深快，口唇发绀　　B.呼吸深快，口唇樱红　　　　C.呼吸深慢，口唇发绀

D.呼吸浅快，口唇樱红　　E.呼吸深慢，口唇樱红

【答案】B

解析：代谢性酸中毒是酸碱平衡失调中最常见的类型，表现为呼吸深快，口唇樱红。

2.代谢性碱中毒

（1）呼吸系统表现：呼吸变浅、变慢，是代谢性碱中毒时肺的代偿性呼吸改变，可使CO_2排出减少，$PaCO_2$升高。但轻者常无明显表现，易被原发病的症状如呕吐等掩盖。

（2）神经、肌肉表现：有时可有精神方面的异常，如谵妄、精神错乱或嗜睡等。由于碱中毒使

蛋白结合钙增加、游离钙减少，乙酰胆碱释放增多，神经肌肉兴奋性增高，常有面部及四肢肌肉抽动、手足抽搐，口周及手足麻木。碱中毒时血红蛋白对氧的亲和力增加，使氧不易从血红蛋白中释放，易致脑细胞供氧不足而出现头昏、躁动、谵妄乃至昏迷。伴低钾血症时，可表现为软瘫、心律失常。

（三）辅助检查

主要行动脉血血气分析和血电解质、尿液检查。

1.代谢性酸中毒

（1）血气分析：pH、CO_2CP、HCO_3^-（AB、SB）、BB、BE均下降。$PaCO_2$正常，代偿后$PaCO_2$下降。

（2）血电解质测定：血清K^+浓度升高。

（3）尿液检查：尿呈酸性。

2.代谢性碱中毒

（1）血气分析：pH、CO_2CP、HCO_3^-（AB、SB）、BB、BE均升高。$PaCO_2$正常，代偿后$PaCO_2$升高。

（2）血电解质测定：血清K^+、Cl^-、Ca^{2+}浓度降低。

（四）心理-社会状况

代谢性酸、碱中毒病人往往伴随严重基础疾病，倍感焦虑或恐惧，应及时评估病人和家属对疾病及其伴随症状的认知程度、心理反应和承受能力。

（五）处理原则

1.代谢性酸中毒　积极处理原发疾病，消除病因。对症治疗，纠正代谢性酸中毒：①轻度代谢性酸中毒：血浆HCO_3^-在16～18mmol/L者，经消除病因和适当补液后可自行纠正，常无须使用碱性药物治疗。②重度代谢性酸中毒：血浆HCO_3^-＜15mmol/L者，给予补液的同时应用碱性药物治疗。同时纠正K^+等电解质平衡失调。

2.代谢性碱中毒　代谢性碱中毒治疗的关键是处理原发疾病，去除病因。对轻症者可输入等渗盐水或葡萄糖盐水加钾盐进行补液，借助机体自身的代偿调节机制一般可恢复，不必使用酸性药物治疗。严重代谢性碱中毒者，如pH＞7.65，血浆HCO_3^-为45～50mmol/L，可应用稀释的盐酸溶液（0.1～0.2mmol/L）等酸性药物，尽快中和细胞外液中过多的HCO_3^-。

【常见护理诊断/问题】

1.低效性呼吸型态　与酸、碱中毒时呼吸加深加快、呼吸变浅变慢的代偿性呼吸改变有关。

2.潜在并发症：意识障碍，电解质异常。

【护理目标】

1.病人能维持正常的气体交换，呼吸恢复正常。

2.病人未出现各种并发症，或已发生的并发症得到及时发现和处理。

【护理措施】

1.病情观察　除了密切观察代谢性酸、碱中毒病人的生命体征、主要症状体征外，还应注意观察治疗过程中的病情变化。如使用碱性药物纠正代谢性酸中毒后，应关注是否有低钾、低钙症状的发生。及时复查动脉血气分析和血浆电解质的变化，以便动态观察酸、碱紊乱的纠治情况及并发症的发生。

2.纠正代谢性酸中毒　补液、使用碱性药物纠正代谢性酸中毒，遵循逐步、边纠正边调整的原则。①碱性药物：常用碱剂有5% $NaHCO_3$溶液及11.2%乳酸钠溶液等，首选5% $NaHCO_3$溶液，乳酸钠的乳酸根要经肝脏代谢排出，故在肝功能不良或乳酸酸中毒时不宜使用。②用量：5% $NaHCO_3$溶液应分次补碱，补碱量宜小不宜大，首次剂量100～250ml。③速度：5% $NaHCO_3$溶液为高渗性液体，静脉输注速度不宜过快，以免导致高钠血症和血浆渗透压升高。④防止药液渗漏：周围静脉输注时若局部出现疼痛、肿胀，应立即更换注射部位，局部用50%硫酸镁溶液进行湿热敷，以免引起局部软组织坏死。⑤补钙和补钾：代谢性酸中毒时血Ca^{2+}增多，酸中毒纠正后Ca^{2+}减少，可因低钙血症引起手足抽搐、惊厥和神志改变，应及时补充10%葡萄糖酸钙10～20ml，缓慢静脉注射。过快纠正酸中毒时，大量K^+从细胞外又移回至细胞内，易引起低钾血症，应注意适当补钾。

3.纠正代谢性碱中毒　碱中毒的纠正不宜过于迅速，一般不要求完全纠正。碱中毒者都伴有低钾血症，应注意补充氯化钾。使用稀盐酸溶液输注时，应经中心静脉导管输注，禁止经周围静脉输入，以防渗漏导致皮下组织坏死。输注速度不宜过快，应缓慢滴入，25～50ml/h，每4～6h重复监测动脉血气分析及血清电解质，根据检查结果调节输注速度，以逐步纠正碱中毒。

4.健康指导

（1）高度重视易导致酸碱平衡失调的原发疾病和诱因的治疗。

（2）发生呕吐、腹泻、高热者应及时就诊。

【护理评价】

1.病人有无恢复正常的呼吸及气体交换型态。

2.病人有无出现意识障碍、电解质异常等并发症，或已出现的并发症是否得到及时治疗和护理。

二、呼吸性酸、碱中毒病人护理

【概念】

呼吸性酸中毒是指CO_2排出障碍或吸入过多引起的以血浆H_2CO_3浓度原发性增高（$PaCO_2$升高）为基本特征的酸碱平衡失调类型。其本质是体内CO_2蓄积所致的高碳酸血症。

呼吸性碱中毒是由于肺泡通气过度，体内CO_2排出过多，引起原发性$PaCO_2$降低为基本特征的酸碱平衡失调类型。其本质是体内CO_2排出过多，致H_2CO_3浓度下降的低碳酸血症。

【病因】

（一）呼吸性酸中毒

凡能引起肺通气不足或换气功能减弱的疾病，不能充分排出体内生成的CO_2，致血液中$PaCO_2$增高，均可导致呼吸性酸中毒。

1.呼吸中枢抑制或呼吸肌麻痹　如全身麻醉过深、镇静剂过量、颅脑损伤等呼吸中枢受抑制，由重症肌无力、重度低钾血症等呼吸肌麻痹引起。

2.呼吸道阻塞或肺部疾病　如喉头或支气管痉挛和水肿、支气管异物等致呼吸道阻塞。由慢性阻塞性肺部疾病（肺组织广泛纤维化、重度肺气肿）、急性肺水肿、肺炎肺不张等肺部疾病引起。

3.其他　如胸部活动受限(严重胸壁损伤、严重气胸、胸腔积液）、急性呼吸窘迫综合征(ARDS)、心搏骤停、呼吸机管理不当等。

（二）呼吸性碱中毒

凡引起过度通气、换气的因素均可导致呼吸性碱中毒。

1.中枢性因素

（1）癔症、脑部疾病（外伤、感染、肿瘤、脑血管意外等）、药物中毒（水杨酸盐等）、高热、肝性脑病等中枢神经系统疾病引起过度换气。

（2）低氧血症（高空、高原、潜水、剧烈运动等缺氧）、阻塞性肺疾病（肺炎、肺间质疾病、支气管阻塞、胸膜及胸廓疾病、肺气肿）、脑供血不足（心力衰竭、休克、严重贫血等），因机体缺氧刺激呼吸中枢而导致换气过度。

2.周围性因素　胸外伤、肋骨骨折、胸廓或腹部手术后、呼吸机辅助通气过度、呼吸道阻塞突然解除、妊娠或使用黄体酮药物等。

【病理生理】

（一）呼吸性酸中毒

1.血液缓冲系统的代偿调节　血液中 H_2CO_3 与 Na_2HPO_4 结合，形成 $NaHCO_3$ 和 NaH_2PO_4，后者从尿中排出，使 H_2CO_3 减少，HCO_3^- 增多。此代偿作用较弱。

2.肾的代偿调节　肾小管上皮细胞的碳酸酐酶和谷氨酰胺酶活性增加，促使肾小管排出 H^+ 和 NH_4^+ 增加，同时 $NaHCO_3$ 的重吸收亦增加。此代偿过程较缓慢。

3.细胞的代偿调节　是急性呼吸性酸中毒时主要的代偿方式，呼吸性酸中毒往往伴有高钾血症。

（二）呼吸性碱中毒

1.肺的呼吸代偿　呼吸性碱中毒时 $PaCO_2$ 降低抑制呼吸中枢，使呼吸变浅、变慢，CO_2 排出量减少，血浆 H_2CO_3 代偿性增高。

2.肾的代偿调节　肾小管上皮细胞排泌 H^+、NH_4^+ 和 $NaHCO_3$ 的重吸收均减少，使血浆 HCO_3^- 的代偿性降低，从而保证 HCO_3^-/H_2CO_3 的比值及 pH 接近或维持于正常范围。

3.细胞的代偿　呼吸性碱中毒时也可伴发低钾血症。

【护理评估】

（一）健康史

评估病人有无呼吸中枢抑制、呼吸道梗阻、肺部疾病等引起通气足而导致呼吸性酸中毒的病史或相关因素。评估病人有无癔症、脑部疾病、药物中毒、高热、低氧血症、胸肺疾病或外伤或手术等引起过度换气而导致呼吸性碱中毒的病史或相关因素。

（二）身体状况

1.呼吸性酸中毒

（1）胸闷、气促、呼吸困难、发绀：为病人出现缺氧的表现，严重者可伴血压下降、谵妄、昏迷等。

（2）持续性头痛：为 CO_2 潴留引起脑血管扩张、颅内压增高的表现，严重脑缺氧可致脑水肿、脑疝，甚至呼吸骤停。

（3）心律失常、突发性心室纤颤：为严重酸中毒导致的高钾血症的表现，血钾浓度的急剧升高引起心肌应激性改变而出现心律失常和心室颤动的危险。

慢性呼吸性酸中毒的临床表现常被原发疾病所掩盖，只有严重的 CO_2 滞留时才出现上述症状。

2.呼吸性碱中毒

（1）呼吸系统：病人表现为胸闷、呼吸急促，使肺的换气过度，CO_2 排出过多。

（2）神经、肌肉：碱中毒可刺激神经肌肉兴奋性增高，表现为手足、口周针刺麻木感，甚至肌震颤、手足抽搐，肌腱反射亢进。严重者出现眩晕、头晕、视力模糊、晕厥、意识障碍等脑缺氧症状，甚至伴低钾血症时的心率加快、心律失常、血压改变等心血管表现。

（三）辅助检查

1.呼吸性酸中毒

（1）血气分析：pH 降低，$PaCO_2$ 增高。CO_2CP 增高，HCO_3^-（SB）正常，代偿后 HCO_3^- 增高。

（2）血电解质测定：血清 K^+ 浓度升高。

2.呼吸性碱中毒

（1）血气分析：pH 增高，$PaCO_2$ 降低。CO_2CP 降低，HCO_3^-（SB）正常，代偿后 HCO_3^- 降低。

（2）血电解质测定：血清 K^+ 可降低。

（四）心理-社会状况

评估病人和家属对疾病及其伴随症状的认知程度、心理反应和承受能力。

（五）处理原则

1.呼吸性酸中毒　积极治疗原发疾病；解除呼吸道梗阻，保持呼吸道通畅，改善通气、换气功能；必要时行气管插管或气管切开并使用呼吸机辅助呼吸。

2.呼吸性碱中毒　重点在预防，去除病因，正确使用呼吸机，同时对症治疗。

【常见护理诊断/问题】

1.低效性呼吸型态　与酸、碱中毒时胸闷、气促、呼吸困难等呼吸状态改变有关。

2.潜在并发症：意识障碍，电解质异常。

【护理目标】

1.病人能维持正常的气体交换，呼吸恢复正常。

2.病人未出现各种并发症，或已发生的并发症得到及时发现和处理。

【护理措施】

1.纠正呼吸性酸中毒

（1）病情观察：持续监测呼吸频率、深度和呼吸肌运动情况以评估呼吸困难的程度，定期监测生命体征、动脉血气分析、血清电解质等。

（2）改善通气与换气：解除呼吸道梗阻，促进排痰，控制感染，扩张小支气管，协助医师进行气管插管或气管切开，做好相应护理；呼吸机辅助通气者，注意调节呼吸机的各项参数，严格执行呼吸机使用的护理常规，促使体内蓄积的CO_2排出。

（3）持续给氧：给予低流量持续给氧，注意浓度不宜过高，以免减弱呼吸中枢对缺氧的敏感性而导致呼吸抑制。

2.纠正呼吸性碱中毒

（1）病情观察：定期监测生命体征、意识、动脉血气分析、血清电解质等，尤其密切监测呼吸状态、血pH和$PaCO_2$。

（2）维持正常气体交换型态：现场反复屏气或用纸袋或双手掌围拢成袋形罩住口鼻呼吸，增加呼吸道无效腔以减少CO_2的呼出且使呼出CO_2回吸。解除癔症病人的顾虑，适当吸氧，严重者给予镇静药物及吸入含5%CO_2的氧气，从而增加血液$PaCO_2$。院内正确使用加面罩呼吸及呼吸机辅助呼吸。若呼吸机使用不当引起，应立即调整呼吸机频率、潮气量等参数，防止过度换气与缺氧。

3.健康指导

（1）指导病人深呼吸，教会病人使用纸袋呼吸的方法。

（2）若发生脑胸肺疾病、高热、外伤、中毒者应及时就诊。

【护理评价】

1.病人有无恢复正常的呼吸及气体交换型态。

2.病人有无出现意识障碍、电解质异常等并发症，或已出现的并发症是否得到及时治疗和护理。

（沈开忠）

? **思考题**

1.秦女士，36岁，体重50kg。腹痛伴剧烈呕吐1日，门诊拟"急性肠梗阻"入院。病人诉口渴，软弱无力，皮肤弹性差，眼窝内陷，脉细速，血压下降，尿少且呈酸性，测CO_2CP 13.3mmol/L。

请思考：

（1）该病人有哪些水、电解质及酸碱平衡失调？

（2）进一步评估病情，可参考什么辅助检查？

（3）如需输液，应补充何种性质的液体及补充多少量？

2.董女士，45岁。因"急性胆囊炎、胆石症合并急性腹膜炎"住院。病人诉口渴、厌食、呕吐、乏力、头昏，血压偏低、尿少。实验室检查报告：血清钠137mmol/L，血清钾3.5mmol/L，pH7.32，实际和标准HCO_3^-均为10mmol/L，准备行手术治疗。医嘱中有抗感染治疗、补液治疗，给予5% GNS 1500ml、10% GS 3000ml、5% $NaHCO_3$ 250ml、10% KCl 30ml输液。

请思考：

（1）分析该病人为何种类型、程度的缺水？

（2）该病人伴有何种类型酸碱平衡失调？

（3）该病人是否有潜在电解质紊乱？为什么补液中还需补钾？

2-2思路解析及在线测试（二维码）

育人学堂

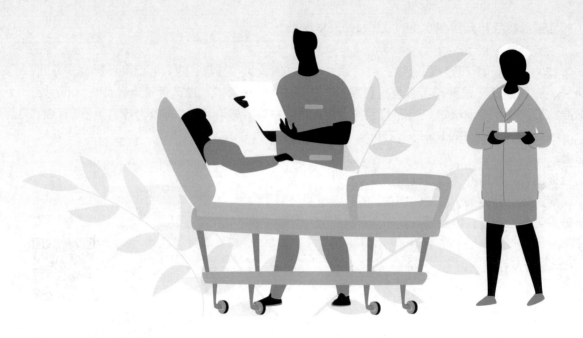

第三章 外科营养支持病人的护理

3-1 数字资源

学习目标

◎ **知识目标**

　　1.掌握肠内、肠外营养支持的适应证和护理措施。

　　2.熟悉营养状况的评定,肠内外营养支持的护理评估。

　　3.了解外科病人代谢特点,营养不良分类,肠内外营养支持中营养制剂分类、输注途径和方式。

◎ **能力目标**

　　1.能对外科病人进行营养状态评估。

　　2.能对肠内外营养支持病人进行护理评估,并实施整体护理。

◎ **素质目标**

　　1.在配制营养液和护理操作时具有无菌观念和认真负责的态度。

　　2.具有敏锐的观察能力和人文关怀意识。

　　营养支持(nutritional support,NS)是指在不能进食或饮食摄入不足的情况下,通过肠内或肠外途径补充或提供维持人体必需营养的一种技术。外科病人因疾病和手术创伤,机体会发生明显的代谢改变,易导致营养不良,影响组织、器官结构和功能以及机体康复过程,严重者会导致多器官功能衰竭,影响病人预后。临床营养支持已成为重症病人救治中不可缺少的重要措施。外科护士要了解外科病人的代谢特点,及时对病人的营养状况做出评估,制定相应的护理计划,做好营养代谢支持病人的护理，有效改善代谢状况，阻止疾病发展，促进创伤愈合，使病人早日痊愈。

第一节　概述

案例导入

　　李女士，46岁。因进行性吞咽困难3个月，加重2周入院。病人3个月前感觉吞咽不适，有哽噎感，未予重视。近2周症状加重，为进行性吞咽困难，伴消瘦明显、乏力。经体格检查、实验室检查和纤维食管镜检查提示食管癌。

　　请思考：

　　1. 护士应从哪些方面评估该病人的营养状态？

　　2. 病人围手术期是否需要营养支持？应选择何种营养支持方式？

一、正常情况下的物质代谢

　　正常生命活动中需要不断摄取各种营养物质，如碳水化合物、脂肪、蛋白质、水、电解质、微量元素和维生素等，通过转化和利用来维持机体新陈代谢。

　　1.碳水化合物　主要生理功能是供能，也是细胞结构的重要成分。

　　2.蛋白质　主要生理功能是参与构成各种细胞组织，维持其生长、更新和修复，参与多种重要生理功能及氧化供能。

　　3.脂肪　主要生理功能是提供能量、构成机体组织、供给必需脂肪酸并携带脂溶性维生素等。

　　营养物质中的能源物质包括蛋白质、脂肪和碳水化合物，正常状态下，碳水化合物（60%）、脂肪（25%）提供主要热量，蛋白质（15%）作为人体合成代谢原料，仅提供少量热量。应激状态下，蛋白质（25%）、脂肪（30%）供能增加，碳水化合物（45%）供能减少。

二、外科病人代谢变化

　　手术、创伤、感染后，机体通过神经-内分泌系统发生系列应激反应，使体内营养素处于分解代谢增强、合成代谢降低的状态，主要表现为：①静息能量消耗增加；②高血糖，伴胰岛素阻抗；③蛋白质分解增加，负氮平衡；④脂肪分解增强；⑤水、电解质及酸碱平衡失调，微量元素、维生素代谢紊乱。

三、营养状况评定

　　营养状况评定是通过临床检查、人体测量、实验室检查及多项综合营养评价等手段，判定机体营养状况，确定营养不良类型和程度，预测营养不良风险，并检测营养支持疗效。

（一）临床检查

　　临床检查是通过病史采集和体格检查发现是否存在营养不良。病史采集包括膳食调查、病史、精神史、用药史、生理功能史等，用来了解病人有无慢性消耗性疾病、手术创伤、感染等应激状态，有无厌食、进食量及体重改变，评估是否有呕吐、腹泻等消化道症状。体格检查可以发现病人肌肉萎缩、毛发脱落、皮肤损害、水肿或腹水等营养缺乏体征并判定程度。

（二）人体测量

　　1.体重　是评价营养状况中最简单、直接又可靠的方法。因体重个体差异较大，临床上通常用体重改变作为评价指标。无主观意识控制体重情况下，无时间限定体重丢失>10%或3个月体重丢失>5%，即提示有营养不良。

2.体重指数（body mass index，BMI） 是反应营养不良及肥胖的可靠指标，BMI＝体重（kg）/身高^2（m^2），中国肥胖问题工作组提出中国成人BMI正常参考值为18.5kg/m^2≤BMI＜24kg/m^2，BMI≥24kg/m^{2}为超重，BMI＜18.5kg/m^{2}为消瘦。

3.握力测定 握力是反映肌肉功能的有效指标，与机体营养状况和手术后恢复程度相关，可在病程中重复测定，随访其变化，是机体营养状况评价中良好的客观测量指标。正常男性握力≥35kg，女性握力≥23kg。

4.其他 肱三头肌皮皱厚度可间接判断体内脂肪量，上臂肌围可判断骨骼肌或体内瘦体组织群量。采用生物电阻抗分析法分析人体成分，可反映机体构成和营养状况，还能反映疾病的严重程度。

（三）实验室检查

1.血浆蛋白 反映机体蛋白质营养状况、疾病的严重程度和预测手术风险程度。常用的血浆蛋白指标有白蛋白、转铁蛋白、前白蛋白等。白蛋白浓度降低是营养不良最明显的生化特征，但半衰期（18日）较长，对营养状态的短期变化不敏感；转铁蛋白、白蛋白半衰期短、血清含量少，是营养不良早期诊断、营养支持效果评价的敏感指标。

2.氮平衡 是评价机体蛋白质代谢状况的可靠指标。氮平衡＝摄入氮－排出氮。氮摄入量大于排出量为正氮平衡，机体蛋白合成代谢大于分解代谢；反之为负氮平衡，分解代谢大于合成代谢，常见于慢性消耗性疾病、创伤或手术。

3.免疫指标 ①总淋巴细胞计数：正常值为（2.5～3.0）×10^9/L，低于1.8×10^9/L为营养不良，是评价细胞免疫功能的简易方法，测定简便、快速，适用于各年龄段。②延迟型皮肤超敏试验：接种5种抗原，观察皮肤迟发超敏反应，了解免疫功能，但影响因素较多，特异性较差。

四、营养风险筛查

营养风险（nutritional risk）是指现存或潜在的营养和代谢状况对疾病或手术有关的不良临床结局的影响，与生存率、病死率、并发症发生率、住院时间、住院费用、成本–效果比、生活质量等临床结局密切相关。营养风险筛查2002（nutritional risk screening 2002，NRS 2002）是目前住院病人营养风险筛查首选工具，从疾病评分、营养状况和年龄3方面进行评分。NRS评分≥3存在营养风险，需要结合临床制定营养支持计划。NRS评分＜3无营养风险，每周进行一次营养风险筛查。

五、营养不良的分类

营养不良（malnutrition）是指能量或蛋白质摄入不足或吸收障碍造成的特异性营养缺乏症状，即蛋白质–能量营养不良，有3种类型。

1.消瘦型营养不良 因蛋白质和能量摄入不足，肌肉组织和皮下脂肪被消耗，表现为体重下降，人体测量值较低，但血浆蛋白指标基本正常。

2.低蛋白型营养不良 因疾病应激状态下分解代谢增加、营养摄入不足，表现为血清白蛋白、转铁蛋白测定值降低，总淋巴细胞计数及皮肤超敏试验结果异常。

3.混合型营养不良 是长期慢性营养不良发展的结果，兼有上述2种类型的表现，可致器官功能损害、感染等并发症。

六、营养支持指征及营养支持途径

营养支持指征是机体长期处于饥饿状态、发生严重创伤或感染后，致分解代谢加速，出现营养不良。

营养支持途径包括肠内营养（enteral nutrition，EN）和肠外营养（parenteral nutrition，PN）。

第二节 肠内营养支持病人的护理

案例导入

刘先生，69岁，因"胃占位性病变"行胃大部切除术。术后第3日，经空肠造瘘管滴注肠内营养液后，病人主诉发生了腹泻。

请思考：

1. 该病人腹泻的可能原因有哪些？

2. 如何处理该病人目前的情况？

肠内营养（enteral nutrition，EN）是指通过胃肠道途径提供营养的方式。它具有符合生理状态，能维持肠道结构和功能的完整，费用低，使用和监护简便，并发症较少等优点，是临床营养支持的首选方法。

【肠内营养的条件】

临床上肠内营养的可行性取决于病人的胃肠道是否具有吸收各种营养素的能力及胃肠道能否耐受肠内营养制剂。只要具备这两个条件，在病人因原发疾病或治疗需要不能或不愿经口摄食，或摄食量不足以满足机体合成代谢需要时，均可采用肠内营养。

【肠内营养制剂】

根据组成，肠内营养制剂可分为非要素型、要素型、组建型、疾病专用型4类。

1.非要素型制剂 以整蛋白或蛋白质游离物为氮源，渗透压接近等渗，口感较好，口服或管饲均可，使用方便，耐受性强。适于胃肠道功能较好的病人，应用最广泛。

2.要素型制剂 是氨基酸或多肽类、葡萄糖、脂肪、矿物质和维生素的混合物，成分明确、营养全面、无需消化即可直接或接近直接吸收、残渣少、不含乳糖，适合胃肠道消化、吸收部分受损的病人。

3.组建型制剂 以某种或某类营养素为主，是对完全型肠内营养制剂的补充或强化，以适合病人的特殊需要。主要有蛋白质组件、脂肪组件、糖类组件、维生素组件和矿物质组件等。

4.疾病专用型制剂 是根据不同疾病特征设计的特殊病人专用制剂。主要有糖尿病、肝病、肿瘤、婴幼儿、肾病、创伤等专用制剂。

【输注途径】

肠内营养有口服营养补充和管饲两种方式，多数病人因经口摄入受限或不足而采用管饲，有鼻胃/十二指肠置管、鼻空肠置管、胃造瘘、空肠造瘘等，具体输注的选择取决于疾病情况、喂养时间长短、病人精神状态及胃肠道功能（图3-1）。

1.鼻胃/十二指肠管、鼻空肠管 经鼻置管喂养管简单易行，是临床上使用最多的方法，适用于短期（<2周）营养支持的病人。

2.胃及空肠造瘘管 适用于长期营养支持的病人，可采用手术或经皮内镜辅助放置胃/空肠造瘘管。

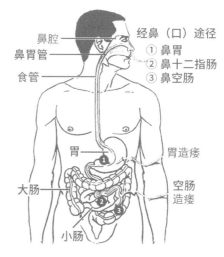

图3-1 肠内营养支持

【输注方式】

1.按时分次给予　适用于喂养管尖端位于胃内及胃肠功能良好者。将配好的肠内营养液用注射器分次缓慢注入，每次200ml左右，在10～20min完成，每次间隔2～3h，每日6～8次。

2.间歇性重力滴注　将配好的营养液经输液管与喂养管连接，借助重力缓慢滴注，每次250～400ml，每日4～6次。

3.连续经泵输注　应用输液泵12～24h均匀持续输注，是临床上推荐的输注方式，适用于病情危重、胃肠道功能和耐受性较差、经十二指肠或空肠造瘘管管饲的病人。

【护理评估】

（一）健康史

了解病人年龄、意识，近期饮食情况，如饮食习惯和食欲有无改变、有无厌食、饮食种类和进食量；是否因检查或治疗需禁食，禁食时间；是否存在不能经胃肠道摄食的疾病或因素，如消化道梗阻、出血、严重腹泻或腹部手术等；有无额外体液丢失。

（二）身体状况

评估生命体征是否平稳，有无呛咳、呼吸急促，有无休克、脱水或水肿等；评估有无腹部胀痛、恶心、呕吐、腹泻，有无压痛、反跳痛和肌紧张等腹膜炎体征；了解肠鸣音、胃肠蠕动及功能情况。

（三）辅助检查

了解人体测量指标和实验室检查结果，以评估病人的营养状况及对营养支持的耐受性。

（四）心理-社会状况

了解病人及家属对营养支持重要性和必要性的认识程度，对营养支持的接受程度和对费用的承受能力。

【护理诊断/问题】

1.有误吸的危险　与病人意识、体位、胃排空障碍和喂养管尖端位置等有关。

2.有胃肠动力失调的危险　与不能经口摄食、管饲、病人不耐受等有关。

3.有皮肤完整性受损的危险　与长期留置喂养管有关。

4.潜在并发症：感染。

【护理目标】

1.病人未发生误吸或发生误吸的危险性降低。

2.病人接受肠内营养期间能维持正常的排便型态，未出现腹胀或腹泻。

3.病人未发生皮肤、黏膜的损伤。

4.病人未发生与肠内营养支持相关的感染，或得到及时发现和处理。

【护理措施】

（一）一般护理

1.体位　根据情况采取合适体位，伴有意识障碍、胃排空迟缓、经鼻胃管或胃造口管输注营养液的病人取半卧位，经鼻肠管或空肠造口管滴注者可取自由体位。

2.确定喂养管尖端位置　首次置管后借助X线检查确定管端位置，输注前观察管道在体外的标记有无变化，判断管道是否移位。

3.保持喂养管通畅　①病人翻身、床上活动时防止压迫、折叠、扭曲、拉扯喂养管。②每次输注前后、连续输注过程中每间隔4h、特殊注药前后，均以温开水30ml冲洗管道，防止营养液残留堵塞管腔。③喂养管通常只用于营养液的输注，如需注入药物，务必参考药物说明书，药物经研碎、溶解后再注入，避免与营养液混合而凝结成块附着在管壁或堵塞管腔。④一旦发生堵管，立即用温开水反复脉冲式冲管并回抽，必要时更换喂养管。

4.做好口腔护理　定时帮助病人用水或漱口液漱口，昏迷病人进行口腔护理，每日2～3次。

5.加强心理护理　倾听病人主诉，向病人及其家属说明留置肠内营养管的重要性、必要性及注意事项，减轻病人的焦虑、恐惧。

（二）密切观察病情

严密观察病人的生命体征、皮肤黏膜情况、尿量变化，准确记录液体出入量；观察病人有无呛咳、呼吸困难、口渴、腹痛、腹泻、腹胀等情况；定期测体重；定期监测血糖、尿糖、电解质、肝肾功能等，动态评价肠内营养支持效果和安全性，发现并发症及时处理，必要时调整营养支持方案。

（三）并发症的预防及护理

1.误吸

（1）妥善固定：将营养管妥善固定，防止脱出及移位。在导管插入时一定要做X线检查以确定导管的正确位置，以后每次输注营养液、经管给药前及巡视病人时均应检查营养管的位置，以确定有无移位。如果是连续输注，至少每8h检查一次。

（2）合适体位：进行肠内营养时，抬高床头取半卧位有助于防止营养液反流和误吸。

（3）及时估计胃内残留量：在每次输注前用注射器抽吸胃内容物，检查和记录残留量，输注期间每隔4h抽吸一次。如果残留量大于100 ml，延迟或暂停输注，以防胃潴留引起反流而致误吸。

（4）注意观察：若病人突然出现呛咳、呼吸急促或咳出类似营养液的痰液，怀疑有管道移位并致误吸的可能，立即停止输注，将病人置于右侧卧位并将床头放低，立即通知医生。鼓励和刺激病人咳嗽，必要时经鼻导管或气管镜清除误吸物。

2.胃肠道并发症

（1）腹泻：腹泻是肠内营养较常见的并发症。①严格按医嘱控制营养液量、浓度和输注速度，一般由少量、低浓度开始输入，速度宜慢，使病人在3～4日逐渐适应。②控制好营养液的温度，以接近正常体温为宜。③防止营养液污染，营养液现用现配，配制时遵守无菌操作原则；每日更换输注管或专用泵管；暂不用时置于4℃冰箱保存，并于24h内用完。

（2）便秘：常见原因为脱水、长期卧床、肠蠕动减慢。脱水常因液体入量不足导致。如伴有呕吐、腹胀、肠鸣音亢进，应考虑肠梗阻，停止喂养，告知医师。

3.皮肤、黏膜损伤

长期留置鼻胃管、鼻肠管，可压迫鼻咽部黏膜产生溃疡，每日用油膏涂拭鼻腔黏膜。胃、空肠造瘘者，保持造瘘口周围皮肤干燥、清洁，用无菌敷料覆盖，至少每日更换一次。

4.感染性并发症的护理

（1）吸入性肺炎：肠内营养最严重的并发症，多见于经鼻胃管行肠内营养发生误吸者，防止胃内容物潴留及反流是预防吸入性肺炎的重要措施。

（2）急性腹膜炎：多见于经空肠造瘘置管进行肠内营养者，与导管移位有关。①观察：若病人突然出现腹痛、造瘘管周围渗出或腹腔引流管引流出类似营养液的液体，应怀疑喂养管移位导致营养液进入腹腔。②处理：立即停止输注并报告医师，尽可能协助清除或引流出渗漏的营养液；遵医嘱合理应用抗生素，避免继发性感染或腹腔脓肿。

（四）健康教育

1.提高依从性　告知病人肠内营养的重要性和必要性。

2.饮食指导　告知病人术后恢复经口饮食是循序渐进的过程，指导病人和家属饮食护理的内容，保持均衡饮食。

3.家庭护理指导　指导携带喂养管出院的病人及家属掌握居家喂养和自我护理方法，包括营养液的输注技术、导管的护理、营养状况的自我监测等。

4.定期随访　监测家庭肠内营养支持的效果。

【护理评价】

通过治疗与护理，病人是否：①发生误吸，或误吸时得到及时发现和处理；②维持正常的排便型态，是否发生胃肠道并发症，或得到及时发现和处理；③皮肤、黏膜的损伤得以预防；④与肠内营养支持相关的感染得以预防，或得到及时发现和处理。

第三节　肠外营养支持病人的护理

案例导入

陈女士，56岁，车祸致脑挫裂伤，手术后病人一直处于昏迷，给予肠外营养支持、降低颅内压、对症等处理。

请思考：

1.在肠外营养过程中可能会出现哪些并发症？

2.针对置管相关的并发症应如何护理？

肠外营养（parenteral nutrition，PN）是指通过静脉途径提供人体代谢所需的营养素。所有营养素完全经肠外获得的营养支持方式，称全胃肠外营养（total parenteral nutrition，TPN）。

【适应证】

凡需要营养支持而不能或不宜接受肠内营养支持的病人，包括预计一周以上不能进食，或因胃肠功能障碍不能耐受肠内营养支持，或通过肠内营养支持无法达到机体需要目标量者，均是肠外营养的适应证。

【禁忌证】

严重水、电解质紊乱及酸碱平衡失调、休克、脂肪代谢障碍、出凝血功能紊乱、重度肝肾功能衰竭等病人不宜应用或要慎用。

【肠外营养制剂】

1.葡萄糖　是肠外营养的主要能源物质，供给量 $3 \sim 3.5g/(kg \cdot d)$，供能约占总热量的50%。

2.脂肪乳剂　是肠外营养的另一种重要能源，还可提供必需脂肪酸维持细胞膜结构，剂量为 $0.7 \sim 1.3g$ 甘油三酯/（kg·d），供给机体总热量的30%～40%。因其渗透压与血液相似，可经外周静脉输入，但输注速度不宜过快，应先从 1ml/min（<0.2g/min）开始。

3.复方氨基酸　是肠外营养的唯一氮源，供给机体合成蛋白质及其他生物活性物质的氮源。氨基酸摄入量为 $1.2 \sim 1.5g/(kg \cdot d)$，严重应激、创伤时可增至 $1.5 \sim 2.0g/(kg \cdot d)$。输注时应同时提供足量非蛋白热量以保证氨基酸能被机体有效利用。

4.电解质　可补充钾、钠、氯、钙、镁、磷，以维持水电解质酸碱平衡，保持人体内环境稳定，维护各种酶的活性和神经、肌肉的应激性。

5.维生素　①水溶性维生素：在体内无储备，肠外营养时应每日给予。②脂溶性维生素：在体内有一定储备，禁食时间超过2～3周才需补充。

6.微量元素　复方微量元素静脉用制剂，含人体所需锌、铜、锰、铁、铬、钼、硒、氟、碘9种微量元素。短期禁食者可不予补充，全肠外营养超过2周时需给予补充。

【肠外营养液的输注】

（一）输注途径

1.经周围静脉肠外营养支持（peripheral parenteral nutrition，PPN）　操作较简单、并发症较少，适用于肠外营养时间小于2周、部分补充营养素的病人。

2.经中心静脉肠外营养支持（central parenteral nutrition，CPN）包括经锁骨下静脉或颈内静脉穿刺置管入上腔静脉途径，以及经外周置入中心静脉导管（peripherally inserted central catheter，PICC）途径，需有严格的技术与物质条件。适用于肠外营养时间大于10日、营养素需要量较多及营养液的渗透压较高（超过900mOsm/L）的病人（图3-2）。

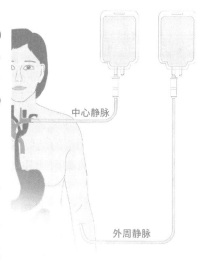

中心静脉

外周静脉

图 3-2　肠外营养支持

（二）输注方式

1.全营养混合液（total nutrients admixture，TNA）输注　是将各营养素配制于3L塑料袋中，优点：①多种营养成分搭配更合理，可降低代谢并发症的发生率；②降低了高浓度葡萄糖的渗透压和刺激性，可经周围静脉输注；③单位时间内脂肪乳剂输入量少于单瓶输注，可避免因脂肪乳剂输注过快引起的副作用；④使用过程中无需排气和更换输液瓶，简化了输注步骤；⑤全封闭的输注系统减少了污染和空气栓塞的机会。

2.单瓶输注　不具备全营养混合液输注条件时，可采用单瓶输注。但由于各营养素非同步输入，不利于营养素的有效利用。

【护理评估】

1.健康史　了解病人的年龄、近期饮食习惯、有无较大的手术创伤史、严重感染和消耗性疾病。确定病人入院因检查或治疗所需禁食天数，病人胃肠道功能情况，是否存在不能经胃肠道摄食的因素或病症。

2.身体状况　病人的生命体征是否平稳，有无脱水或休克等征象。病人周围静脉显露是否良好，颈部和锁骨上区皮肤有无破损。根据辅助检查结果和营养评定指标，了解病人的营养状况、各脏器功能及对营养支持的耐受程度，以便制定护理计划。

3.心理-社会支持状况　了解病人及其家属对营养支持重要性和必要性的认知程度；了解病人的家庭经济状况，有无能力承担营养支持的费用。

【主要护理诊断/问题】

1.营养失调：低于机体需要量　与疾病消耗、补充不足有关。

2.潜在并发症　包括气胸、血管损伤、空气栓塞，导管性脓毒症、肠源性感染，高血糖和高渗性非酮症性昏迷、低血糖，肝功能异常、高脂血症或脂肪超载综合征，血栓性静脉炎等。

【护理目标】

1.病人营养状况得到改善。

2.病人未发生并发症或发生并发症得到及时处理。

【护理措施】

（一）合理输注

合理安排输液顺序和控制输注速度：①对已有缺水者，先补充部分平衡盐溶液；已有电解质紊乱者，先予纠正。②输注速度不超过200ml/h，连续匀速输注，不可突然大幅度改变输液速度。③根据病人24h出入水量，合理补液，维持水、电解质、酸碱平衡。

（二）定期监测和评价

最初3日每日监测血清电解质、血糖水平，3日后视情况每周测1～2次。

（三）并发症的护理

1.置管相关并发症　病人可能出现气胸、血管损伤、胸导管损伤、空气栓塞、导管移位或堵塞等。置管并发症重在预防，必须做好静脉导管护理。

（1）掌握静脉导管留置技术，遵循静脉治疗临床实践指南规范。

（2）妥善固定静脉导管，防止导管扭曲、移位，查看体外导管长度，确保输注装置、接头紧密连接。

（3）在静脉穿刺置管、输液、更换输液装置、冲管以及导管拔除过程中，严格遵守操作流程，防止空气进入血液，引发空气栓塞。

（4）在应用不相溶的药物或液体前、后采用脉冲式冲管，确保导管畅通。

（5）停止输注时采用脉冲式正压封管技术，防止回血凝固致导管堵塞。

2.感染

（1）导管性脓毒症：与输入液污染、插管处皮肤感染或其他部位感染的病原菌经血行种植于导管有关。

护理措施：①管道维护：遵守无菌操作原则，每日更换输液管道；按要求消毒置管口皮肤，更换透明敷贴。②规范配制和使用全肠外营养混合液：配制过程由专人负责，在层流环境、按无菌操作技术要求进行；按医嘱将各种营养素均匀混合，注意配伍禁忌，保证混合液中营养素的理化性质保持在正常状态；营养液现配现用，不得加入抗生素、激素、升压药等；全肠外营养混合液在24h内输完，暂时不用者保存于4℃冰箱内，输注前0.5～1h取出置室温下复温后再输。③怀疑出现导管性脓毒症者，应做营养液细菌培养及血培养；更换输液袋及输液管；观察8h后仍不退热者，拔除静脉导管，导管尖端送培养；24h后仍不退热者，遵医嘱用抗生素。

（2）肠源性感染：与长期全肠外营养时肠道缺少食物刺激引起肠黏膜萎缩、肠屏障功能减退、肠内细菌和内毒素移位有关。因此，当病人胃肠功能恢复后，应尽早开始肠内营养。

3.代谢性并发症

（1）高血糖和高渗性非酮性昏迷：较常见。与外科应激病人对葡萄糖的耐受力及利用率降低、输入葡萄糖浓度过高、速度过快有关。病人出现血糖异常升高、渗透性利尿、脱水、电解质紊乱和神志改变等。

护理：①预防：葡萄糖的输注速度应小于5mg/（kg·min）。②处理：一旦血糖异常升高，立即报告医师，停止输注葡萄糖液或含大量糖的营养液；静脉输注低渗或等渗盐水以纠正高渗环境，加适量胰岛素以降低血糖，但应避免血浆渗透压下降过快引发急性脑水肿。

（2）低血糖：较少见。外源性胰岛素用量过大，或高浓度葡萄糖输入促使机体持续释放胰岛素，若突然停止输注葡萄糖后可出现低血糖。病人出现脉搏加速、面色苍白、四肢湿冷和低血糖性休克。若发生应协助医师处理，推注或输注葡萄糖溶液。

（3）肝功能异常：主要是葡萄糖超负荷引起肝脂肪变性。病人出现转氨酶升高、碱性磷酸酶升高、高胆红素血症等。肠内营养是预防和治疗肝脏损伤最有效的措施，一旦出现肝功能异常和胆汁淤积应设法改用肠内营养。

（4）高脂血症或脂肪超载综合征：由脂肪乳剂输入速度过快或总量过多并超出人体代谢能力引起。表现为发热、急性消耗性溃疡、血小板减少、溶血、肝脾大、骨骼肌疼痛等。输注脂肪乳剂时要控制滴速，不宜过快；一旦发生，立即停止输注脂肪乳剂。

4.血栓性静脉炎　多见于经周围静脉肠外营养支持的病人。由静脉管径细小，血流缓慢，输入的高渗营养液不能得到有效稀释，血管内皮受损引起；或静脉穿刺针或留置的导管对血管壁的摩擦刺激引起损伤。表现为局部红肿，疼痛，可触及索状硬条或串珠样结节等。一般经局部湿热敷、更换输液部位或外涂经皮吸收的抗凝消炎软膏后可逐渐消退。

（四）健康教育

1.告知病人及家属合理输注营养液及控制输注速度的重要性，不能自行调节速度；告知保护静脉导管的方法，避免翻身、活动、更衣时将导管脱出。

2.在病人胃肠功能恢复或允许摄食情况下，鼓励病人经口摄食或行肠内营养，以降低和防治肠外营养相关并发症。

3.出院时制定饮食计划，指导均衡营养，定期到医院复诊。

【护理评价】

通过治疗和护理，病人是否：①营养状况得到改善；②未发生并发症，或发生并发症时得到及时处理。

（韩慧慧　周淑萍）

? 思考题

吴女士，63岁，因胰腺肿瘤行胰十二指肠切除术。术后经预置的空肠造瘘管行肠内营养支持。护士巡视病房时发现肠内营养输注泵报警，显示"堵塞"。

请思考：

（1）引起输注泵报警"堵塞"可能的原因有哪些？

（2）如何处理和排除故障？

3-2思路解析和在线测试题（二维码）

育人学堂

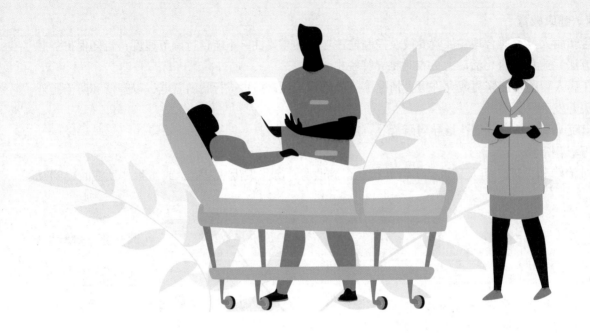

第四章 外科休克病人的护理

4-1数字资源

学习目标

◎ **知识目标**

1. 掌握外科休克的概念、各期休克的身体状况评估和护理措施。

2. 熟悉外科休克的病因、分类、处理原则及常见护理诊断／问题。

3. 了解外科休克各期微循环改变、全身炎症反应综合征、细胞代谢改变和重要器官功能障碍的病理生理。

◎ **能力目标**

1. 能运用所学知识判断外科休克各种类型，评估外科休克代偿期、抑制期的病情变化。

2. 能根据中心静脉压、血压变化正确调节补液速度。

3. 能对休克病人的实施有效的整体化护理。

◎ **素质目标**

1. 培养现代整体护理理念，尊重、关心、爱护病人的职业情感，敬佑生命、救死扶伤的医学美德。

2. 护理工作过程中具有良好的护患沟通能力、高度责任心、耐心细致的职业态度。

朱先生，35岁。因脾破裂致失血性休克，急症行脾切除术。术后送回病房，病人意识尚清楚，面色苍白，四肢凉，BP 90/75mmHg，R 26次/min，P 120次/min。

请思考：

1.病人首先的护理诊断/问题是什么？

2.你应立即采取哪些护理措施？

休克（shock）是机体受到强烈致病因素侵袭后，有效循环血容量锐减，组织灌注不足引起的以微循环障碍、细胞代谢紊乱和功能受损为特点的病理生理综合征。有效循环血容量是指单位时间内通过心血管系统进行循环的血量，不包括贮存于肝、脾的淋巴血窦中或停留于毛细血管中的血量。有效循环血容量有赖于三个因素：①充足的血容量。②有效的心搏出量。③良好的周围血管张力。临床上若不及时采取相应的防治措施，可发展成严重的多器官功能障碍综合征（MODS），甚至多器官功能衰竭（MOF），导致病人死亡。

【病因及分类】

休克的分类方法很多，根据病因可将休克分为低血容量性休克、感染性休克、心源性休克、神经性休克和过敏性休克五类。其中低血容量性休克和感染性休克在外科中最为常见，所以临床上将这两类休克称为外科休克。

【病理生理】

有效循环血量锐减、组织血液灌流不足以及产生炎症介质是各类休克共同的病理生理基础。休克的基本病理改变是微循环障碍，细胞缺血缺氧和功能受损是休克的本质或实质。

（一）微循环变化

1.微循环收缩期　当循环血量锐减时，血管内压力下降，主动脉弓和颈动脉窦的压力感受器反射性使延髓心跳中枢、血管舒缩中枢和交感神经兴奋，作用于心脏、小血管和肾上腺等，使心跳加快，提高心排出量。肾上腺髓质和交感神经节后纤维释放大量儿茶酚胺，使外周（皮肤、骨骼肌）和内脏（肝、脾等）的小血管和微血管的平滑肌（包括毛细血管前括约肌）强烈收缩，动静脉短路和直接通路开放，结果是微动脉的阻力增高，毛细血管的血流减少，静脉回心血量尚可保持，血压仍维持在正常范围。脑和心的微血管 α 受体较少，故脑动脉和冠状动脉收缩不明显，重要生命器官仍得到较充足的血液灌流。毛细血管的血流减少，使血管内压力降低，组织间液进入血管内，血量得到部分补偿。微循环收缩期，主要是周围组织、器官的微循环血流"只出不进"，相当于临床上休克的代偿期。

2.微循环扩张期　随着微循环收缩期的继续，长时间的广泛微动脉收缩、动静脉短路及直接通路开放，使进入毛细血管的血量继续减少。由于组织灌流不足，氧和营养物质不能带进组织，出现了组织代谢紊乱，无氧代谢所产生的酸性物质（如乳酸、丙酮酸等）增多，使毛细血管前括约肌失去对儿茶酚胺的反应能力，进而微动脉及毛细血管前括约肌舒张。但毛细血管后小静脉对酸中毒的耐受性较大，仍处于收缩状态，以致大量血液滞留在毛细血管网内，循环血量进一步减少。毛细血管网内的静水压增高，水分和小分子血浆蛋白渗至血管外，血液浓缩、血液黏稠度增加。同时组织缺氧后，毛细血管周围的肥大细胞受缺氧的刺激而分泌出多量的组织胺，促使处于关闭状态的毛细血管网扩大开放范围，甚至全部毛细血管同时开放，使毛细血管容积大增，血液滞留其中而回心血量大减，心排出量进一步降低，导致血压下降。此时即微循环扩张状态，微循环血流特点为"只进不出"，表示临床上已进入休克抑制期。

3.微循环衰竭期　滞留在微循环内的血液，其黏稠度增加和酸性血液的高凝特性，使红细胞和血小板容易发生凝集，同时毛细血管内皮细胞本身也因缺氧而损伤，从而在微循环毛细血管内启动凝血过程，形成大量微血栓，产生弥散性血管内凝血（DIC）。DIC使血液灌流停止，加重组织细胞缺氧，使细胞内的溶酶体崩解，释放出蛋白溶解酶。蛋白溶解酶除直接消化组织蛋白外，还催化蛋白质形成各种激肽，造成细胞自溶，并且损伤其他细胞，引起各组织、器官的功能性和器质性损害。此期如继续发展，受害细胞的代谢即停止，细胞死亡；DIC消耗了各种凝血因子，且激活了纤维蛋白溶解系统，结果出现严重出血倾向；最终重要组织、器官发生广泛的缺氧和坏死而发展为MOF。休克发展到出现DIC，微循环血流特点为"不进不出"，表示进入了微循环衰竭期，即DIC期，病情重。

（二）炎症介质释放和全身炎症反应综合征

在外科严重感染或感染性休克发生过程中，细菌大量繁殖及其释放的毒素可刺激机体产生过量炎性介质，如肿瘤坏死因子、白介素、干扰素、氧自由基、一氧化氮等，这种炎性介质"瀑布样"连锁放大反应即可导致机体严重的全身炎症反应综合征（SIRS），产生组织或脏器损害和功能障碍，进一步发展即引起感染性休克的MODS。出现以下四点中两点以上即可判定有SIRS：①体温＞38℃或＜36℃；②心率＞90次/min；③呼吸急促＞20次/min或过度通气，$PaCO_2$＜4.3kPa（32.3mmHg）；④白细胞计数＞12×10^9/L或＜4×10^9/L，或未成熟白细胞百分比＞10%。

（三）内脏器官继发性损害

随着休克的发展，可继发内脏器官损害，产生由SIRS发展而来的MODS，进而出现MOF。

1. 肺　休克时的缺血缺氧，使肺泡毛细血管内皮细胞和上皮细胞受损，血管壁通透性增加，血浆自血管内大量渗出，肺泡表面活性物质生成减少，造成肺间质、肺泡内水肿，使部分肺泡萎缩、肺不张。肺泡灌注不足及微循环栓塞，使肺泡通气与肺毛细血管血液灌流量的比例失调，肺分流和无效腔通气增加，病人出现进行性呼吸困难，严重的低氧血症，称为急性呼吸窘迫综合征（ARDS），即为急性呼吸衰竭。

2. 肾　休克时肾血液灌流不足及交感–肾上腺轴兴奋，导致肾小动脉痉挛、肾小球滤过率下降，同时肾血流由肾皮质重新分布转向肾髓质，抗利尿激素和醛固酮释放增多，使水钠重吸收增加，尿量减少，引起肾前性肾功能衰竭。如果休克持续时间长且严重，可导致肾皮质肾小管缺血性坏死而引起急性肾功能衰竭（ARF）。

3. 心　休克时血压低和心率快，导致心室舒张期缩短、心肌供血不足；缺氧和酸中毒导致心肌损害；心肌微血栓形成、心肌缺血再灌注损伤和细菌毒素引起局灶坏死使收缩力下降；高血钾等电解质紊乱，减弱心肌收缩力。上述诸多因素造成心功能不全而最终发展为心力衰竭。

4. 脑　休克早期，兴奋性的神经激素对脑血流的影响不大，一般不会引起脑功能障碍。当血压持续下降导致脑灌注不足而缺血缺氧、二氧化碳潴留、酸中毒时，可引起脑细胞肿胀、血管壁通透性增高而继发脑水肿、颅内压增高和脑功能障碍。

5. 肝　休克时肝缺血、淤血、缺氧，使肝细胞功能受损，解毒和代谢能力均下降；肝窦和中央静脉内微血栓形成，造成肝细胞坏死，使肝脏受损；受损肝解毒和代谢能力均下降引起内毒素血症及酸中毒，加重已有的代谢紊乱和酸中毒，促使休克恶化，最终导致肝功能衰竭。

6. 胃肠道　胃肠道缺血、缺氧致其运动减弱、黏膜水肿、糜烂而形成应激性溃疡；肠道屏障功能严重受损，肠道内大量繁殖的细菌及其毒素经门静脉途径或肠淋巴途径侵害机体其他部位，即为肠道菌群移位，形成肠源性感染，使休克加重发展，从而诱发MODS。

【护理评估】

（一）健康史

评估病人有无胃十二指肠溃疡、门静脉高压症等所致上消化道出血而引起的失血性休克的病史，评估有无腹部损伤、复杂性骨折、挤压伤或大手术等损伤而引起的低血容量性休克病史。评估有无胆道感染、绞窄性肠梗阻、大面积烧伤创面感染、尿路感染、急性弥漫性腹膜炎、脓毒症等引起感染性休克的病史。

（二）身体状况

根据休克的发病过程，可将休克临床表现分为休克代偿期和抑制期。代偿期即休克早期或轻度休克，抑制期为休克中、晚期或中、重度休克（表4-1）。

1.休克代偿期　此期相当于微循环收缩期。由于机体的代偿作用，病人中枢神经系统兴奋性增高，交感-肾上腺轴兴奋。临床表现为精神紧张、兴奋或烦躁不安，面色苍白、四肢湿冷，心率加快，动脉血压变化不大，但舒张压升高致脉压缩小（＜30mmHg），呼吸加快，尿量减少（一般＜30ml/h）等。脉压缩小、尿量减少是此期较为客观的临床表现，休克代偿期为时较短，如能及时发现与处理，休克容易纠正。否则，休克将进入抑制期。

2.休克抑制期　病人表现为神情淡漠、反应迟钝，甚至出现意识模糊或昏迷，出冷汗、口唇肢端发绀，脉搏细速，血压进行性下降且脉压更小（＜20mmHg），并出现代谢性酸中毒。休克最常见的临床表现是血压下降（一般＜90/60mmHg），休克进入微循环扩张期，此期虽病情严重，如能积极抢救，仍有可能好转。若出现少尿甚至无尿，且尿比重低而固定，提示急性肾衰；若皮肤黏膜容易出现瘀点、瘀斑或便血、呕血等消化道出血征象，则提示并发DIC；若出现进行性呼吸困难、皮肤发绀、烦躁，虽给予吸氧仍不能改善，则提示并发ARDS。心、肺、肾等MOF是休克病人死亡的主要原因。

表4-1　休克的临床表现和程度

分期	程度	神志	口渴	皮肤黏膜色泽	皮肤黏膜温度	脉搏	血压	体表血管	尿量	*估计失血量
休克代偿期	轻度	神志清楚，伴有痛苦的表情，精神紧张	明显	开始苍白	正常或发凉	100次/min以下，尚有力	收缩压正常或稍升高，舒张压增高，脉压缩小	正常	正常或减少	20%以下（＜800ml以下）
休克抑制期	中度	神志尚清楚，表情淡漠	很明显	苍白	发冷	100～120次/min	收缩压为70～90mmHg，脉压小	表浅静脉塌陷，毛细血管充盈迟缓	尿少	20%～40%（800～1600ml）
休克抑制期	重度	意识模糊，神志不清，昏迷	非常口渴，可能无主诉	显著苍白，肢端青紫	厥冷（肢端更明显）	速而细弱，或摸不清	收缩压＜70mmHg或测不到	毛细血管充盈更迟缓，表浅静脉塌陷	少尿或无尿	40%以上（1600ml以上）

*成人的低血容量性休克

3.感染性休克的临床表现　感染性休克按血流动力学的改变不同，有高动力型（高排低阻型）和低动力型（低排高阻型）两种，临床表现为暖休克和冷休克。外科常见的是冷休克，常由革兰阴性菌感染引起。暖休克见于部分革兰阳性菌感染的早期休克。两者有不同的临床表现（表4-2）。

表4-2　感染性休克的临床表现

临床表现	冷休克	暖休克
神志	躁动、淡漠或嗜睡	清楚
皮肤色泽	苍白、发绀或花斑样发绀	淡红或潮红
皮肤温度	湿冷或冷汗	温暖、干燥
毛细血管充盈时间	延长	正常
脉搏	快、弱	慢、有力
脉压（kPa）	<4	>4
尿量（ml/h）	<25	>30

（三）辅助检查

1.实验室检查　①测定红细胞计数、血红蛋白和红细胞比容，可了解血液稀释或浓缩程度。②动脉血气分析，可了解肺功能和酸碱平衡状况。③血尿素氮、尿比重、尿常规测定，可了解肾功能。④血清电解质测定，可了解电解质紊乱情况。⑤可测定血小板计数、凝血酶原时间、纤维蛋白原含量以及做3P试验，反应DIC情况。

2.特殊检查　如中心静脉压测定、肺动脉楔压测定等项目，见休克病情监测的内容。

（四）心理-社会状况

休克病人起病急，病情重，并发症多，加之抢救过程中使用的监护仪器多，病人及家属容易产生病情危重及面临死亡的感受，出现不同程度的紧张、焦虑或恐惧。

（五）处理原则

休克时应尽早去除病因，迅速恢复有效循环血量，纠正微循环障碍，增强心肌功能，恢复正常代谢。随着休克病理生理研究的深入，治疗上也有新的观点和理念，提出治疗重点是恢复组织灌注和有效的细胞氧供，最终目的是防止MODS或MOF。

1.处理方法

（1）一般紧急治疗：保持呼吸道通畅并吸氧；原发病处理如创伤大出血应止血；采取休克体位（中凹位），即头及躯干抬高20°～30°，下肢抬高15°～20°；注意保暖，尽量减少搬动。

（2）补充血容量：即扩充血容量，简称扩容，是抗休克的基本措施，是纠正休克的关键。首先快速输入平衡盐溶液，接着输入全血，以改善贫血和组织缺氧，加速组织细胞的灌注。对低血容量休克，及时补充血容量，迅速恢复血流灌注。

○护考情报站

治疗休克的基本措施是

A.治疗原发病　　　　B.补充血容量　　　　C.应用血管活性药物
D.纠正代谢紊乱　　　E.增强心功能

【答案】B

解析：补充血容量是抗休克的基本措施。

（3）积极处理原发病：是治疗休克的根本措施。在快速扩容后，应尽早采取去除原发病的措施。外科休克常常需要手术处理原发病，如出血的手术止血、消化道穿孔修补、坏死肠袢切除、切开引流脓液等手术处理。急症休克往往是在补充血容量的同时，进行手术治疗，才能从根本上控制休克。

（4）纠正酸碱平衡失调：纠正休克引起的酸中毒。早期轻度酸中毒可不采用缓冲剂，经生化检查有严重的酸中毒时，可使用碱性药物5%碳酸氢钠纠正。纠正休克的酸中毒一般主张宁酸毋碱，因为碱性环境不利于氧从血红蛋白中释出，反而加重组织缺氧。而酸性环境有利于氧与血红蛋白解离，增加组织的供氧，故微酸性环境对休克复苏是有利的。

（5）应用血管活性药物：在充分扩充血容量的前提下应用血管活性药物，以维持脏器灌注。血管活性药物包括血管收缩剂、血管扩张剂、强心药三类。血管收缩剂有多巴胺、间羟胺和去甲肾上腺素等，血管扩张剂有硝普钠、酚妥拉明、酚苄明、阿托品、山莨菪碱（654-2）等，强心药有西地兰等。

（6）DIC处理：控制诱发DIC的因素是防治的重要方面。抗休克的基础上，根据DIC的情况，使用山莨菪碱、东莨菪碱、酚苄明等解除微动脉痉挛，改善微循环；使用潘生丁、阿司匹林等血小板解聚剂及低分子右旋糖酐等，减少血小板聚集，防治微血栓形成；应用肝素抗血凝，应用氨甲苯酸抗纤溶等处理。

（7）皮质类固醇和其他药物的应用

1）皮质类固醇的作用：①阻断α受体，扩张血管，改善微循环。②保护细胞内溶酶体，防止破裂。③增强心肌收缩力，增加心排量。④增进线粒体功能，防止血细胞凝集。⑤促进糖原异生，使乳酸转化葡萄糖，减轻酸中毒。皮质类固醇药物有地塞米松等。

2）其他药物：钙通道阻断剂如维拉帕米；吗啡类拮抗剂如纳洛酮；氧自由基清除剂如超氧歧化酶（SOD）；调节体内前列腺素，如输注前列腺素（PGI2）以改善微循环。

2.失血性休克处理原则　失血性休克病因单一，主要应用补充血容量和止血、积极原发病处理两方面。若及时处理得当，往往休克纠正不难。

3.感染性休克处理原则　首先是病因治疗，往往需要外科手术处理病灶。在休克纠正以前，应着重纠正休克，同时抗感染；在休克纠正后，则应着重治疗感染。综合运用抗休克措施及有效应用抗菌药物抗感染，提高感染性休克疗效。

【常见护理诊断/问题】

1.体液不足　与大量失血、失液等有关。

2.组织灌注不足　与有效循环血量减少、微循环障碍有关。

3.心输出量减少　与体液不足或心功能下降有关。

4.气体交换受损　与肺微循环障碍、缺氧等有关。

5.有感染的危险　与免疫力降低、侵入性治疗等有关。

6.体温失调　与组织灌注不足或感染有关。

7.焦虑　与病情危重有关。

【护理目标】

1.病人体液不足得以纠正，生命体征平稳。

2.病人呼吸、循环稳定，血气分析各项指标接近正常。

3.病人感染得到预防或控制。

4.病人体温恢复正常。

5.病人情绪稳定，焦虑减轻或消失。

【护理措施】

（一）一般护理

1.体位　取去枕平卧位或中凹位（头和躯干抬高20°～30°，下肢抬高15°～20°）。中凹位，有利于下肢静脉血回流，增加回心血量，也有利于呼吸。平卧位是简便易得、舒适的体位，可根据病情选取。

2.休息　保持病人安静，卧床休息，通常不需用镇静剂。必须避免过多搬动病人，以免加重休克，甚至造成死亡。

3.保持呼吸道通畅和给氧　应及时清除呼吸道分泌物，必要时可做气管插管或气管切开行机械辅助呼吸。为了改善细胞缺氧，应常规吸氧，一般氧流量为6～8L/min，待病情好转后，可间歇给氧。

（二）病情观察

1.一般监测

（1）精神状态：即意识或神志状态的监测，可反映脑组织血液灌流和全身循环状况。若由烦躁不安转为安静，或由意识模糊、反应迟钝转为清楚，对外界刺激反应良好，表明循环血量已基本补足。若精神由兴奋转为抑制，表情淡漠，反应迟钝，意识模糊甚至昏迷，表明休克加深。

（2）皮肤色泽、温度：观察口唇、面部、肢端的色泽、温度变化，能反映体表血液灌注情况。若皮肤、口唇颜色由苍白或发绀转为红润，四肢由湿冷转为温暖、干燥，表明末梢循环已恢复，休克好转。若皮肤黏膜由苍白转为青紫、湿冷，表明病情加重；从青紫发展至瘀点、瘀斑，表明已有DIC可能。

（3）血压（BP）：血压下降是休克的主要表现之一，但不是反映休克程度最敏感的指标。通常认为收缩压＜90mmHg、脉压＜20mmHg是休克存在的表现。血压回升、脉压增大是休克逐渐好转的征象。

（4）脉率（P）：脉率的变化多出现在血压变化之前。休克早期脉率即可出现增快，随着病情加重，脉搏细速甚至摸不到。抗休克时，当血压还较低，但脉率已恢复且肢体温暖，表明休克趋向好转。常用脉率/收缩压（mmHg）计算休克指数，指数为0.5左右提示无休克；在1.0～1.5提示有休克；＞2.0为严重休克。

（5）尿量：能直接反映肾血液灌注情况的有效指标，间接反映其他周围组织器官血液灌注情况，也是观察休克时补液是否充足的简便、有效的指标。尿少通常是早期休克和休克复苏不完全的表现，当尿量＜25ml/h、比重增加，表明仍存在肾血管收缩和供血不足；当血压正常，但尿量仍少且比重低，提示有急性肾衰竭可能；当尿量维持在30ml/h以上时，常表明休克已纠正。

2.特殊监测

（1）中心静脉压（CVP）：CVP代表着右心房或胸腔段腔静脉内的压力。连续监测可较准确反映右心前负荷的情况，也可反映全身血容量与右心功能之间的关系。CVP的正常值为0.49～0.98kPa（5～10cmH$_2$O）。当CVP＜5cmH$_2$O时，表示血容量不足；当CVP升高在15～20cmH$_2$O时，则提示右心功能不全、周围静脉血管过度收缩或肺循环阻力增高；当CVP＞20cmH$_2$O时，则提示充血性心力衰竭。

🔍 护考情报站 ─────────────────────────────────────

当中心静脉压小于5cmH$_2$O时，常提示的是

A.右心功能不良　　　　　B.左心功能不良　　　　C.右心房充盈不佳或血容量不足

D.左心房充盈不佳或血容量不足　　　　　　　　　E.血容量过多

【答案】C

解析：CVP代表着右心房或胸腔段腔静脉内的压力。CVP的正常值为 5 ～ 10cmH$_2$O。当CVP < 5cmH$_2$O时，表示血容量不足。

（2）肺毛细血管楔压（PCWP）：PCWP代表肺静脉、左心房和左心室的压力，反映其功能状态。PCWP的正常值为0.8 ～ 2kPa（6 ～ 15mmHg）。若PCWP降低，反映血容量不足（较CVP敏感）；PCWP升高，反映肺循环阻力（如急性肺水肿时）或左房压力增高。

（3）心排出量（CO）和心脏指数（CI）：CO是心脏每搏排出量与心率的乘积，成人CO的正常值为4 ～ 6L/min；CI是指单位体表面积的心排出量，正常值为2.5 ～ 3.5L/（min·m^2）。了解和监测该参数对及时发现并调整异常的血流动力学变化有重要参考意义，但也属于一项有创伤性检查。

（4）动脉血气分析：动脉血氧分压（PaO$_2$）正常值为10.7 ～ 13kPa（80 ～ 100mmHg），氧饱和度（SaO$_2$）正常值为91% ～ 99%，PaO$_2$、SaO$_2$降低，反映机体出现低氧血症。另外可监测pH、PaCO$_2$、BE、BB和SB等指标，有助于动态了解休克时机体的肺功能、酸碱平衡、严重程度及休克复苏的情况。

（5）动脉血乳酸盐测定：乳酸盐正常值为1 ～ 1.5mmol/L，乳酸盐水平可反映休克的无氧代谢变化、高乳酸血症及预后，＞2mmol/L表示休克病情危重。乳酸盐/丙酮酸盐（L/P）正常比值为10∶1，在休克无氧代谢时明显升高。

（6）DIC的检测：以下三项以上检测异常时，结合临床可判断有DIC：①血小板计数低于80×10^9/L；②凝血酶原时间比对照组延长3s以上；③血浆纤维蛋白原低于1.5g/L或呈进行性降低；④3P（血浆鱼精蛋白副凝）试验阳性；⑤血涂片中破碎红细胞超过2%。

（7）胃肠黏膜内pH（pHi）监测：早期测量pHi可及时而较准确地反映该局部组织的缺血、缺氧状态，以便于发现休克时肠道细菌的移位而诱发脓毒症或MODS。

（三）恢复血容量

迅速建立2条及以上静脉通路，立即按输液原则给予输液、输血，先快速输入晶体液（平衡液首选），然后给予一定比例的胶体液，如血浆、全血、低分子右旋糖酐，以迅速维持渗透压和恢复血容量，快速而足量的扩充循环血量。严重休克病人输液量大，为保证心、肺功能安全，在快速输液时最好依据中心静脉压监测来指导补液（表4-3）。

表4-3 中心静脉压、血压和补液的关系

BP	CVP	原因	处理原则 输液调整
低	低	血容量严重不足	充分补液，加快输液速度
正常	低	血容量不足	适当补液，维持原输液速度
低	高	心功能不全/血容量相对过多	强心药，减慢输液及扩血管
正常	高	容量血管过度收缩	扩张血管
低	正常	血容量不足/心功能不全	补液试验

*补液试验：取等渗盐水250ml，于5 ～ 10min经静脉注入。若BP升高而CVP不变，提示血容量不足；若BP不变而CVP升高，则提示心功能不全。

护考情报站

病人陈某，因车祸外伤导致出血，入院测得中心静脉压为4cmH$_2$O，血压80/45mmHg，应采取的措施是

A.大量输液，加快滴速　　B.控制滴速，减慢输液　　C.暂停输液，用强心剂
D.用升压药物　　E.用扩血管药物

解析：中心静脉压、血压和补液的关系：CVP↓、BP↓代表血容量严重不足，处理应充分补液，输液应加快输液速度。

（四）改善组织灌注

在补充血容量的基础上，遵医嘱静脉给予血管活性药物，改善组织灌注。药物应用从低浓度、慢速度开始，保证液体均匀输入，以防血压骤升或骤降引起不良后果。血压平稳后，逐渐降低药物浓度、减慢速度后撤除，以防突然停药引起不良反应。每15分钟观察一次血压、脉搏、呼吸，根据血压测定值调整药物浓度和滴速。血管扩张剂只能在血容量补足的情况下使用；使用血管收缩剂时，要防止药物外渗引起局部组织坏死，一旦发生外渗，可用盐酸普鲁卡因或扩血管药物局部封闭。使用强心药前要了解病人近2周内是否有强心苷类药物服药史，以准确把握药物剂量，同时观察心律和心率，严防低血钾发生。

（五）保持正常体温

休克病人往往出现体温下降、畏寒，需采取加盖被褥和调节病室内温度的保暖措施，一般室温以20℃左右为宜。但切忌给休克病人用热水袋、电热毯等作任何形式的局部体表加温，以免局部皮肤血管扩张而增加组织细胞耗氧量，加剧局部缺氧，或干扰、破坏机体自身的调节作用，对纠正休克不利。输入低温保存的库存血时，应放置于常温下复温后再输入，以防病人体温降低。对感染性休克的高热病人，须采用物理降温，甚至药物降温的措施。

🔍 **护考情报站**

女性病人，38岁。突然感到腹痛难忍，面色苍白、出冷汗来院就诊，在医生未确诊之前，值班护士的做法不妥的是

A.测量生命体征　　　B.与医生沟通，留血标本　　　C.了解病史，进行护理评估

D.给予热水袋保暖　　　E.开放静脉通道，准备急救物品

【答案】D

解析：切忌给休克病人使用热水袋、电热毯等任何形式的局部体表加温，以免局部皮肤血管扩张而增加组织细胞耗氧量，加剧局部缺氧。

（六）心理护理

尊重、理解病人，多加关心、照顾、爱护病人，耐心、细致解释病情与治疗，减轻或消除病人与家属的紧张、焦虑情绪，促进病人早日康复。

（七）健康指导

向病人和家属解释或介绍休克发生的原因，讲解病情监测、治疗、护理的目的与重要性，指导病人加强自我防护，预防感染，避免意外损害的发生。

【护理评价】

1.病人体液不足是否得以纠正，生命体征是否平稳。

2.病人呼吸、循环是否稳定，血气分析各项指标是否接近正常。

3.病人感染是否得到预防或控制。

4.病人体温是否恢复正常。

5.病人情绪是否稳定，焦虑是否减轻或消失。

（沈开忠）

❓ **思考题**

1.吴先生，42岁。4h前因车祸伤送来，急诊入院。伤后发现左小腿肢体明显肿胀、疼痛，中段处出现假关节样活动。同时伴有左侧腰部胀痛，局部饱满、触痛明显，并排出红色尿液。T 36.8℃，P 128次/min，R 32次/min，BP 72/55mmHg。病人烦躁不安，表情紧张，面色苍白，四肢冰冷，4h尿量70ml。

请思考：

（1）该病人发生了什么危急情况？

（2）请判断目前病人处于病情的哪期？

（3）为配合救治，可以采取哪些护理措施？

4-2思路解析及在线测试题（二维码）

育人学堂

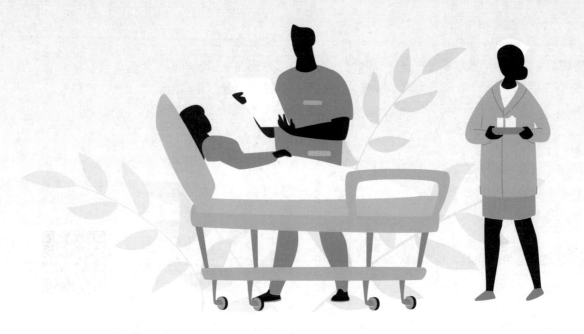

学习目标

◎ **知识目标**

　　1.掌握局部麻醉、椎管内麻醉和全身麻醉病人的护理措施，以及各种麻醉常见并发症的预防、急救处理和护理措施。

　　2.熟悉局部麻醉、椎管内麻醉、全身麻醉的概念、适应证、禁忌证，麻醉前准备项目及其意义。

　　3.了解麻醉常用药品；局部麻醉、椎管内麻醉、全身麻醉的方法、操作要点。

◎ **能力目标**

　　1.能对麻醉前病人实施正确地护理评估。

　　2.能根据不同局部麻醉要求，合理选择局部麻醉药物。

　　3.能运用麻醉前后的护理知识对麻醉病人实施整体护理。

　　4.能识别各种麻醉中或麻醉后出现的常见并发症并协助医生处理。

　　5.能配合麻醉师进行麻醉意外处理及救治。

◎ **素质目标**

　　1.培养护理工作中严谨、认真、善于观察的工作态度。

　　2.注重人文关怀，能与病人进行恰当有效的沟通。

　　麻醉（anesthesia）是指用药物或其他方法使病人的整体或局部暂时失去感觉，以达到无痛的目的，为手术治疗或其他医疗检查治疗提供条件。根据麻醉作用部位和所用药物的不同，临床上分为局部麻醉（local anesthesia）、椎管内麻醉（intrathecal anesthesia）和全身麻醉（general anesthesia）

第一节　麻醉前准备工作

案例导入

> 　　徐先生，72岁。2个月前开始出现上腹部隐痛不适，进食后明显，伴饱胀感，食欲逐渐下降，无明显恶心、呕吐及呕血，近半个月自觉乏力，体重较2个月前下降3kg。经胃镜取活检做病理学检查确诊为"胃癌"。既往有高血压、冠心病病史10余年。现择期在全麻下行胃癌根治术。
>
> 　　请思考：
>
> 　　1.麻醉前如何评估徐先生对手术的耐受性？
>
> 　　2.徐先生麻醉前该如何进行胃肠道的准备？

　　做好麻醉前病情评估和麻醉前准备工作，可以消除手术和某些诊疗操作时的疼痛和不适，减少手术等引起的不良反应，提供良好的手术或操作条件，有利于保障病人在围术期的安全和防治并发症的发生。

【护理评估】

（一）健康史

　　详细了解病人的既往史，特别是与麻醉有关的疾病，如高血压、冠心病、脑血管疾病、哮喘等及其相应的治疗情况，既往麻醉史和手术史、药物过敏史、药物使用情况（如心血管药、抗凝药、类固醇及精神类药等）、吸烟史、饮酒史等。

（二）身体状况

　　了解病人的全身状况，观察有无发育不全、营养障碍、贫血、脱水、水肿、发热等。了解近期体重变化，明确心、肺、肝、肾等重要脏器功能状况，检查脊柱有无畸形或病变，穿刺部位有无感染，检查牙齿有无缺损、修补、松动及假牙，了解麻醉方法。了解是否需要特殊的麻醉技术。了解拟实施的手术部位、手术难易程度、出血程度、手术时间长短和手术危险程度等。

　　美国麻醉医师协会（American Society of Anesthesiologists，ASA）在麻醉前根据病人体质状况和对手术危险性分为六级，对病情的判断有重要参考价值（表5-1）。

表5-1　ASA病情分级和围术期死亡率

分级	标　准	死亡率（%）
Ⅰ级	体格健康，发育营养良好，各器官功能正常	0.06～0.08
Ⅱ级	除外科疾病外，有轻度并存疾病，功能代偿健全	0.27～0.40
Ⅲ级	并存疾病情较严重，体力活动受限，但尚能应付日常活动	1.82～4.30
Ⅳ级	并存疾病严重，丧失日常活动能力，经常面临生命威胁	7.80～23.0
Ⅴ级	无论手术与否，生命难以维持24h的濒死病人	9.40～50.7
Ⅵ级	确诊为脑死亡，其器官拟用于器官移植手术	—

*急诊病例在相应ASA分级后加注"急"或"E"（emergency），表示风险较择期手术增加。

（三）辅助检查

1. **实验室检查** 血、尿、大便常规，出、凝血时间，血液电解质，肝、肾功能，血气分析等。
2. **仪器检查** 心电图检查、胸部X线检查。
3. **特殊项目检查** 选择性的、针对疾病的特殊项目检查。

（四）心理-社会状况

评估病人的精神状态及其合作程度，是否紧张和焦虑，病人及家属对疾病、麻醉、手术的认知度对麻醉和手术的顾虑、经济状况、家庭社会的支持系统等。

【常见护理诊断/问题】

1. **焦虑/恐惧** 与不了解疾病性质，缺乏手术和麻醉的相关知识，担忧麻醉效果、安全性、并发症及经济负担、疾病预后有关。
2. **知识缺乏**：缺乏麻醉有关方面的知识，缺乏麻醉配合的知识。
3. **潜在并发症**：局麻的毒性反应、过敏反应。

【护理目标】

1. 病人焦虑或恐惧症状减轻，情绪放松，解除恐惧心理。
2. 病人掌握麻醉有关的知识，能配合麻醉和手术。
3. 病人麻醉前心肺疾病或麻醉药物不良反应得以预防或被及时发现和处理，麻醉前准备顺利。

【护理措施】

（一）病人的准备

1. **心理护理** 麻醉前病人必然对其安全性和可能出现的一些并发症感到紧张、焦虑甚至恐惧，术前应针对性地给以关心和鼓励以消除其思想顾虑和缓解其焦虑心情；必要时可酌情解释麻醉方法、可能发生的不适感及如何配合等；耐心听取和解答病人提出的问题，对于过度紧张而难以自控者，应辅以药物治疗。

2. **胃肠道的准备** 手术前应常规排空胃，以避免麻醉期间发生胃内容物的反流而导致吸入性肺炎或窒息。正常人的胃排空时间为4～6h，但在情绪激动、恐惧、焦虑、创伤或疼痛等情况下会延长胃排空时间，因此，成人择期手术前一般常规禁食8～12h，禁饮4h，以保证胃排空。小儿术前应禁食（奶）4～8h，禁水2～3h。急症手术病人也应充分考虑胃排空问题，必须全麻者。行清醒气管内插管，以免发生呕吐和误吸。

3. **口腔准备和护理** 麻醉后上呼吸道的细菌容易被带入下呼吸道，在术后抵抗力低下时，可能引起肺部感染等并发症。因此，对有龋齿松动或牙周炎者，术前需经口腔科诊治；有活动义齿者进入手术室前应摘下，以防麻醉时脱落，造成误吸入气管或食管内嵌顿。

（二）麻醉物品的准备

为使麻醉和手术能安全顺利地进行，防止意外事件发生，无论采用何种麻醉方法术前都应准备好各项麻醉用物。①麻醉器械和仪器准备，包括氧气、麻醉机、监测仪器等。②麻醉药品与急救药品准备。③输血输液准备，中等以上手术，术前应检查病人的血型，准备一定数量的血液制品，做好交叉配血试验。

（三）麻醉前用药

1. **麻醉前用药的目的** ①镇静和催眠：消除病人对手术的恐惧、紧张、焦虑情绪，使病人情绪稳定、配合麻醉；②镇痛：提高病人的痛阈，增强麻醉效果，减少麻药用量，缓解术前和麻醉操作引起的疼痛，预防和减少某些麻醉药的副作用；③抑制腺体分泌：减少呼吸道分泌物，维持呼吸道通畅；④消除或避免不利的神经反射：降低基础代谢和神经反射的应激性，调节自主神经功能，缓解术前的疼痛，从而使麻醉过程平稳。

2.麻醉前常用药物　麻醉前用药的原则与方法是根据病情、年龄及麻醉方法来选择药物种类、剂量、用药途径与用药时间。根据医嘱，一般多在术前30～60min应用（表5-2）。

表5-2　常用麻醉前用药

药物种类	药名	作用	用法和用量（成年人）
安定镇静药	地西泮 咪达唑仑	镇静，催眠，抗焦虑和抗惊厥	静脉注射5～10mg 肌内注射 5～10mg
催眠药	苯巴比妥	镇静，催眠和抗惊厥	肌内注射 0.1～0.2g
镇痛药	吗啡 哌替啶	镇痛和镇静	肌内注射 10mg 肌内注射 25～50mg
抗胆碱药	阿托品 东莨菪碱	抑制腺体分泌，解除平滑肌痉挛和迷走神经兴奋	肌内注射 0.5mg 肌内注射 0.2～0.6mg

【护理评价】

通过治疗和护理，病人是否：①焦虑或恐惧症状减轻，情绪稳定；②掌握麻醉有关的知识，能配合麻醉和手术；③未发生心肺疾病或麻醉药物不良反应，或发生时得到及时发现和处理。

第二节　局部麻醉病人的护理

案例导入

张先生，32岁。在局部浸润麻醉下行"右上臂脂肪瘤切除术"，局部注入利多卡因500mg。注药后约10min，病人出现头晕、恶心、四肢抽搐、惊厥，继而出现呼吸困难、血压下降、心率减慢。

请思考：

1.该病人目前发生了什么？

2.发生该情况的原因有哪些？该如何进行处理？

局部麻醉简称局麻，又称部位麻醉，是将局部麻醉药应用于身体局部，使机体某一部分的感觉神经传导功能暂时被阻断，运动神经传导保持完好或同时有程度不等的被阻滞状态。广义的局部麻醉还包括椎管内麻醉，但由于后者有其特殊性，故习惯于将其作为单独的麻醉方法。局部麻醉的优点在于简便易行、安全、保持病人清醒、并发症少和对病人生理功能影响小。常用的局部麻醉方法有表面麻醉、局部浸润麻醉、区域阻滞麻醉、神经及神经丛阻滞麻醉。

【局部麻醉药物的分类】

局部麻醉药物根据化学结构的不同，可分为酯类和酰胺类，两者的起效时间和作用时效有着明显不同。

1.酯类局部麻醉药　有普鲁卡因、氯普鲁卡因、丁卡因和可卡因等。因酯类局部麻醉药在血浆内水解或被胆碱酯酶分解，产生的对氨基化合物形成半抗原，会引起病人免疫系统的应激。病人出现荨麻疹、支气管痉挛、低血压和喉头水肿等过敏反应，严重情况下会危及生命。

2.酰胺类局部麻醉药　有利多卡因、布比卡因、依替卡因和罗哌卡因等，酰胺类局部麻醉药在肝脏内被酰胺酶分解，不形成半抗原，引起过敏反应的极为罕见。

【局部麻醉的方法】

1.表面麻醉　将渗透性能强的局部麻醉药与局部黏膜接触，穿透黏膜作用于神经末梢而产生的局部麻醉作用，称为表面麻醉。眼、鼻、咽喉和尿道等处的浅表手术或内腔镜检查时常用此法。根据作用部位的不同，表面麻醉有多种给药方法，如眼部用滴入法，鼻腔用涂敷法，咽喉、气管用喷雾法，尿道用灌入法。临床上最常用的表面麻醉药有0.5%～1%丁卡因和2%～4%利多卡因。

2.局部浸润麻醉　将局部麻醉药注射于手术区的组织内、阻滞神经末梢而达到麻醉作用，称为局部浸润麻醉。主要用于体表短小手术、有创伤性的检查和治疗术。麻醉过程中应注意：每次注药前应回抽，以防药液注入血管；根据需要可在药液中加用肾上腺素（2.5μg/ml），以减缓局部麻醉药的吸收，延长作用时间。

3.区域阻滞麻醉　围绕手术四周和底部注射局部麻醉药，以阻滞进入手术区的神经干和神经纤维的传导，使该手术区产生麻醉作用的方法，称为区域阻滞麻醉。囊肿切除、局部肿物切除术、腹股沟疝修补术等短小手术常用此法。其优点在于避免穿刺病理组织，手术区局部解剖清楚。

4.神经及神经丛阻滞麻醉　将局部麻醉药注射至神经干、神经丛或神经节的周围，暂时阻断神经的传导功能，使受该神经支配的区域产生麻醉作用的方法，称神经干（丛）阻滞麻醉。临床常用臂丛神经阻滞、颈丛神经阻滞、肋间神经阻滞和指（趾）神经阻滞等。

【常见护理诊断/问题】

1.心输出量减少　与局部麻醉药毒性反应或过敏反应等因素有关。

2.低效性呼吸型态　与局部麻醉药毒性反应或过敏反应等因素有关。

3.焦虑　与担心麻醉及手术安全性等有关。

4.潜在并发症：局部麻醉药的毒性反应及过敏反应。

【护理目标】

1.病人在麻醉苏醒期血压平稳，心输出量正常，无休克发生。

2.病人呼吸循环功能维持正常、无呼吸困难发生。

3.病人焦虑状态减轻或消失，能接受手术。

4.局部麻醉药的毒性反应及过敏反应等并发症得到及时发现和处理，避免严重后果。

【护理措施】

（一）局部麻醉前护理

1.饮食　小手术不必禁饮食；估计手术范围较大者，按常规禁食禁饮。

2.术前用药　常规应用苯巴比妥钠；中等以上手术需加用哌替啶；门诊手术病人不宜用哌替啶，以免引起头晕或导致回家途中发生意外。

3.过敏试验　使用普鲁卡因、丁卡因前，需做皮肤过敏试验，皮试阴性者才能使用；阳性或有过敏史者，宜改为利多卡因或其他麻醉方法。

（二）局部麻醉药不良反应及护理

1.毒性反应

（1）原因：①局部麻醉药用量过大；②局部麻醉药误注入血管内；③注射部位血供丰富或局部麻醉药中未加用肾上腺素；④病人全身情况差，对局部麻醉药耐受能力低；⑤药物之间相互影响导致毒性增强。

（2）表现：①中枢神经毒性表现：口唇麻木、耳鸣、头痛头晕、视物模糊、言语不清、四肢肌肉颤搐、意识模糊、惊厥、昏迷，甚至呼吸困难或停止；②心血管毒性表现：出现心律失常、心肌收缩力减弱、心排血量减少、血压下降，甚至心脏停搏。

（3）处理原则：①一旦发现中毒反应，应立即停止用药；②面罩吸氧，保持呼吸道通畅，必要时气管内插管和人工呼吸；③轻度兴奋者，可静脉注射地西泮0.1～0.2mg/kg；④惊厥发生时应静脉注射2.5%硫喷妥钠1～2mg/kg，若惊厥仍未控制，在可控制呼吸的条件下，用短效肌肉松弛药氯琥珀胆碱1mg/kg静注；⑤出现循环抑制时，应快速有效地补充血容量，同时根据具体情况酌情使用血管活性药物以维持血流动力学的稳定；⑥发生心跳呼吸骤停者，应立即进行心肺复苏。

2.过敏反应

（1）表现：使用少量局部麻醉药后即出现荨麻疹、咽喉水肿、支气管痉挛、低血压及血管神经性水肿等，严重时可危及生命。

（2）处理：立即停止用药，急救用肾上腺素0.2～0.3mg静注，保持呼吸道通畅并进行氧治疗，维持循环稳定主要靠适当补充血容量。紧急时可适当选用血管加压药如麻黄碱或间羟胺升血压，用氨茶碱或异丙肾上腺素解除支气管痉挛，同时应用糖皮质激素如地塞米松10mg和抗组胺药如苯海拉明20～40mg肌注。

3.预防　①麻醉用药前，询问过敏史、做皮肤过敏试验；②施行局部麻醉时，在每次注药前应习惯性地回抽注射器以避免药物注入血管；③严格限量，杜绝逾量使用，年老和体弱病人应酌减用药剂量；④麻醉前用药可选用巴比妥类、地西泮、抗组胺类药物，可预防或减轻局部麻醉药毒性反应的发生；⑤积极纠正病人术前异常的病理生理状态，提高机体对局部麻醉药的耐受能力，可加入微量肾上腺素以减慢吸收，但患有高血压、甲状腺功能亢进症等病人，不可加肾上腺素。如需使用混合局部麻醉药，最好是长效与短效合用，这样可以减少局部麻醉药毒性反应的发生。

（三）局部麻醉后护理

局部麻醉药对机体影响小，一般无需特殊护理。门诊手术病人，如果术中用药多、手术过程长应于术后休息片刻，观察无异常反应方可离院；并告之病人若有不适，即刻就诊。

【护理评价】

通过治疗和护理，病人是否：①血压平稳，心输出量正常，无休克发生；②呼吸循环功能维持正常、无呼吸困难发生；③情绪稳定；④未发生局部麻醉药的毒性反应及过敏反应，或得到及时发现和处理，避免严重后果。

第三节　椎管内麻醉病人的护理

案例导入

胡女士，73岁，诊断为：右肾癌，选择硬膜外阻滞麻醉，拟施行"右肾癌根治术"。硬膜外腔穿刺插管后未回吸，给予试验剂量局麻药，观察数分钟未出现异常反应，追加局麻药10min后出现呼吸困难，血压下降，不久意识消失，接着发生呼吸、心跳停止。事后从硬膜外导管中抽出脑脊液。

请思考：

1.该病人引起呼吸心跳停止的原因是什么？

2.如何为该病人实施心肺复苏？

椎管内麻醉是将局部麻醉药注入椎管内，阻滞脊神经根或脊神经的传导，使其所支配区域的感觉、运动、反射功能暂时性障碍的麻醉方法。根据药物注入椎管内不同的腔隙，可将其分为蛛网膜下腔阻滞、硬脊膜外腔阻滞、骶管阻滞和蛛网膜下腔与硬膜外腔联合阻滞。（图5-1）

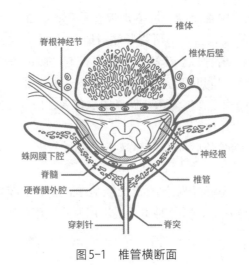

图 5-1　椎管横断面

【椎管内麻醉分类】

（一）蛛网膜下腔阻滞麻醉

蛛网膜下腔阻滞麻醉是将局部麻醉药注入蛛网膜下腔，阻滞部分脊神经的传导功能，使其所支配区域产生麻醉作用的方法，简称脊麻或腰麻。

1.适应证　适用于 2～3h 的下腹部及盆腔手术（如阑尾切除术、疝修补术、膀胱手术、子宫及附件手术等）、下肢手术（如骨折或脱臼复位术、截肢术）及肛门会阴部的手术（如肛瘘切除、痔切除术等）。

2.禁忌证　①中枢神经系统疾病，包括脊髓或脊神经根病变、颅内压增高病人；②心血管疾病，如较重的高血压、冠心病、各种心脏病合并心衰者；③急性失血性、低血容量性休克、严重贫血及其他原因引起的休克病人；④脊柱畸形，穿刺部位或四周有感染灶，明显的腰背疼痛者；⑤腹内高压，如腹腔肿瘤、大量腹水及中期以后妊娠者；⑥婴幼儿及不合作者（如精神病病人）；⑦凝血功能异常者；⑧全身情况较差的老年人。

3.麻醉方法　常用于蛛网膜下腔阻滞的局部麻醉药有普鲁卡因、丁卡因、利多卡因及布比卡因。侧卧位是最常选用的体位。背部与手术台边沿相齐，头下弯、弓腰、手抱膝姿势，如此可使腰椎间隙张开有利于穿刺。两肩部及两髂部连线相互平行，并与地面垂直。首选穿刺点两髂后上棘连线与脊柱中线的交点处即为 $L_3～L_4$ 脊间隙，其次为 $L_4～L_5$，$L_2～L_3$ 脊间隙（图 5-2）。穿刺成功后，固定好针的位置，注药前、后应回吸，如有脑脊液回流，证明穿刺针在蛛网膜下腔。如果麻醉药的配制方法和剂量确定，则穿刺部位、病人体位、注药速度和针口斜面方向，就成为影响麻醉平面的重要因素。注药后一般在 5～10min 调节体位，以获得所需麻醉平面，超过此时限，麻醉药与脊神经已充分结合，调节体位的作用无效。

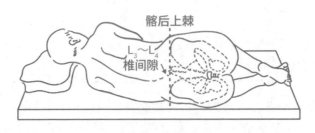

图 5-2　腰椎穿刺体位（左侧卧位）

（二）硬脊膜外腔阻滞麻醉

硬膜外腔阻滞麻醉是将局部麻醉药注入硬膜外腔，阻滞脊神经根，暂时使其支配区域产生麻痹的麻醉方法，简称硬麻。可分为单次法和连续法。

1.适应证　主要适用于腹部及以下的手术，包括泌尿外科、妇产科及下肢手术。颈部、上肢及胸部虽可应用，但管理复杂。高位硬膜外主要用于术后镇痛或全麻复合硬膜外麻醉，以减少全麻药的用量。

2.禁忌证　①穿刺部位感染或者菌血症可致硬膜外感染者；②脊柱明显畸形，腰背部疼痛在麻醉后可能加重者；③凝血机制障碍者；④低血容量、休克病人；⑤精神病、严重神经官能症以及小儿等不合作病人；⑥老年、体弱、高血压、心功能不全等病人慎用或禁用，对呼吸困难的病人也不宜选用颈、胸段硬膜外阻滞。

3.麻醉方法　临床上常采用侧卧位。穿刺点应根据手术部位选定，一般取支配手术范围中央的相应棘突间隙。进入硬膜外腔后留置导管，退出穿刺针，在导管中随时注药，所以麻醉时间不受限制。注药前应先回抽，无液、无血吸出时，注入试验量3～5ml，观察5～10min，在排除误入蛛网膜下腔可能后，根据试验量后麻醉平面出现及血压变化情况决定追加剂量。

（三）骶管阻滞麻醉

将局部麻醉药从骶裂孔注入骶管，阻滞骶神经，称骶管阻滞或骶麻，是硬膜外阻滞的一种。骶管阻滞适用于直肠、肛门会阴部手术，也用于某些泌尿外科及产科无痛分娩术。

（四）蛛网膜下腔与硬膜外腔阻滞联合阻滞麻醉

联合阻滞既保留了腰麻起效快、镇痛与肌松完善的优点，也克服了单纯硬膜外阻滞所需局部麻醉药量大，增加局部麻醉药中毒的概率。同时该法能经硬膜外导管按需追加局部麻醉药，可弥补单纯腰麻胸段阻滞平面或阻滞时间不够的情况，能完成长时间手术，并且可以进行术后镇痛，已广泛用于下腹部和下肢的手术。

【护理评估】

1.健康史　了解病人既往麻醉和手术史、药物过敏史、用药史等。

2.心理状态　观察病人精神紧张、焦虑和恐惧的程度。

3.麻醉前准备情况　了解病人是否按照要求禁饮食、是否接受麻醉前用药、麻醉部位皮肤有无感染、脊柱有无畸形。

4.生命体征　测量体温、脉搏、呼吸、血压等，尤其注意病人有无心肺疾病、体液平衡紊乱。

【常见护理诊断/问题】

1.疼痛：头痛　与腰麻后脑脊液流失致颅内压降低等因素有关。

2.尿潴留　与骶神经阻滞有关。

3.心输出量减少　与麻醉作用未消失、术中失血失液等因素有关。

4.低效性呼吸型态　与麻醉平面过高或硬膜外麻醉时，麻药误入蛛网膜下腔所致全脊椎麻醉等因素有关。

5.焦虑　与担心麻醉及手术安全性等有关。

6.潜在并发症：恶心呕吐、全脊髓麻醉、局部麻醉药毒性反应、神经损伤、硬膜外血肿、硬膜外脓肿。

【护理目标】

1.病人术后头痛、尿潴留得到预防或有效减轻。

2.病人在麻醉苏醒期血压平稳，心输出量正常，无休克发生。

3.病人呼吸循环功能维持正常、无呼吸困难发生。

4.病人焦虑状态减轻或消失，能接受手术。

5.全脊髓麻醉、毒性反应等并发症得到及时发现和处理，避免严重后果。

【护理措施】

（一）一般护理

1.体位　蛛网膜下腔阻滞麻醉，常规去枕平卧6～8h，预防头痛发生。硬脊膜外腔阻滞麻醉，平卧位待血压、脉搏平稳后按手术需要采取适当体位。

2.病情观察　椎管内麻醉后，可引起循环、呼吸、消化、泌尿系统的生理功能扰乱，麻醉中要密切监测生命体征、密切观察病情变化，防止麻醉后并发症的出现，或及时妥善处理。

3.心理护理　与病人和家属做好详尽的解释和安慰工作，向病人介绍麻醉的过程和必要的配合，缓解其焦虑和恐惧程度。

（二）常见并发症的护理

1.蛛网膜下腔阻滞麻醉

（1）血压下降和心率缓慢：当椎管内麻醉平面超过T_4时，可出现血压下降，同时伴心率减慢，严重者可因脑供血不足而出现恶心、呕吐、面色苍白、躁动不安等症状。需立即加快输液速度，补充血容量；对血压持续下降，合并心率减慢者，遵医嘱静注麻黄碱15～30mg，或抬高下肢，增加静脉回心血量；必要时还用阿托品0.25～0.5mg静脉注射，提高心率。

（2）呼吸抑制：当麻醉平面过高，胸段神经被阻滞后，可使呼吸肌运动无力或麻痹，胸式呼吸微弱，病人表现胸闷气短、说话无力、不能发声，甚至发绀等。应尽早吸氧或行辅助呼吸，保证足够通气量，必要时建立人工气道，机械通气。

（3）恶心、呕吐：主要的原因包括：①低血压引起脑部供血骤减，兴奋呕吐中枢；②迷走神经功能亢进，胃肠道蠕动增加；③手术牵拉刺激腹腔内脏。若为麻醉平面高引起，可吸氧或提升血压。若为牵拉内脏所致，需减轻操作，必要时加以内脏神经阻滞。

（4）头痛：是腰麻后最常见的并发症之一。发生率为3%～30%，原因可能是腰穿后脑脊液不断从穿刺孔漏出，致颅内压下降，或颅内血管扩张而引起血管性头痛。典型的头痛可发生在穿刺后6～12h，伴有恶心呕吐、眼睛怕光（羞明）等，以枕额部疼痛明显，抬头或坐起时加重，平卧后减轻或消失。轻者3～4日缓解，重者可持续一周至数周。穿刺针粗细与头痛发生率明显相关，故麻醉时选用细针穿刺，力争一次腰穿成功，避免穿刺时出血；术中及术后注意补液防止脱水；术后常规去枕平卧6～8h预防头痛发生。若发生主要是卧床休息，静脉输液和对症治疗。对顽固性头痛，可向硬膜外腔注射生理盐水或中分子右旋糖酐或5%葡萄糖溶液20～30ml填充。

（5）尿潴留：腰麻后出现的常见症状。由于骶神经阻滞后恢复较慢，膀胱逼尿肌松弛而不能排尿，多见于老年男性病人；肛门会阴部手术后，可因局部刺激引起反射性尿道括约肌痉挛，不能排尿。可以热敷、针灸或肌注副交感神经兴奋药治疗，必要时留置导尿管。

2.硬脊膜外腔阻滞麻醉

（1）全脊髓麻醉：是硬脊膜外腔阻滞麻醉最危险的并发症。其原因是穿刺或插管时刺破硬脊膜误入蛛网膜下腔未及时发现，致大量局部麻醉药直接注入蛛网膜下腔而造成广泛阻滞。表现为注药后短时间内进行性呼吸困难，继而呼吸停止、血压下降、意识消失、心搏骤停。一旦发生全脊椎麻醉，应立即以面罩加压给氧并紧急行气管内插管进行人工呼吸，加速输液，并以血管加压药维持循环稳定。为防止全脊椎麻醉的发生，施行硬膜外阻滞时，必须严格遵守操作规程，穿刺时仔细谨慎，导管置入硬膜外腔后应回吸无脑脊液，用药时必须给试验剂量，确定未误入蛛网膜下腔后方可继续给药。

（2）局部麻醉药误入血管：可出现程度不同的局部麻醉药中毒症状，病人可诉耳鸣、头昏心悸、胸闷等，严重者可有中枢神经系统和心血管毒性反应等。应立即停止注药，给氧和对症处理。若症状轻微，停止注药后症状缓解。

（3）硬膜外脓肿：因无菌操作不严格，或穿刺针经过感染组织，引起硬膜外腔感染并逐渐形成脓肿。病人表现出脊髓和神经根受刺激和压迫的症状，如放射性疼痛、肌无力及截瘫，并伴有感染征兆。应予大剂量抗生素治疗，并及早进行椎板切开引流。

（4）硬膜外血肿、截瘫：发生率为2%～6%。凝血功能障碍或应用抗凝药者容易发生。硬膜外麻醉后若出现麻醉作用持久不退，或消退后再出现肌无力、截瘫等，可能是血肿形成压迫脊髓的征兆。应及早做出诊断，争取在血肿形成后8h内进行椎板切开减压术，清除血肿。如超过24h则一般很难恢复。有凝血功能障碍或正在抗凝治疗者，禁用硬膜外阻滞。

（5）其他：另外尚有脊神经根或脊髓损伤、脊髓前动脉综合征、空气栓塞、穿破胸膜、导管拔出困难或折断等并发症。

【护理评价】

通过治疗和护理，病人是否：①未发生头痛、尿潴留，或得到有效处理；②血压平稳，心输出量正常，无休克发生；③呼吸循环功能维持正常、无呼吸困难发生；④情绪稳定；⑤未发生全脊髓麻醉、毒性反应，或得到及时发现和处理，避免严重后果。

第四节　全身麻醉病人的护理

案例导入

许先生，62岁。因剑突下疼痛不适半年。伴食欲减退。消瘦2月余。经检查确诊为"胃癌"，拟在全麻下行"胃癌根治术"。

请思考：

1.许先生实施全身麻醉可能出现哪些并发症？

2.许先生在麻醉复苏过程中出现低血压时，应该采取哪些护理措施？

全身麻醉简称全麻，是指麻醉药经呼吸道吸入、静脉或肌内注射进入体内，产生中枢神经系统的暂时抑制，临床表现为神志消失、全身痛觉消失、遗忘、反射抑制和骨骼肌松弛。这种抑制是完全可逆的，当药物被代谢或从体内排出后，病人的神志及各种反射逐渐恢复。全身麻醉是目前临床最常用的麻醉方法，与局部麻醉和椎管内麻醉相比较，病人更舒适、安全。根据给药途径不同可分为吸入麻醉、静脉麻醉、复合麻醉和基础麻醉。

【常用全身麻醉药】

（一）常用吸入麻醉药

1.氟烷　氟烷的优点是术后恶心、呕吐发生率低，因其可降低心肌氧耗量，适用于冠心病病人的麻醉。缺点是安全范围小，须有精确的挥发器；有引起氟烷性肝炎的危险；肌松作用不充分，需要肌松者应与肌松剂合用。氟烷麻醉期间禁用肾上腺素和去甲肾上腺素。

2.恩氟烷和异氟烷　麻醉诱导平稳、迅速、舒适，苏醒快，肌肉松弛良好，不增加心肌对儿茶酚胺的敏感性，反复使用无明显副作用，偶有恶心、呕吐，是目前较为常用的吸入性麻醉药之一。

3.氧化亚氮　又称笑气。主要用于诱导麻醉或与其他全身麻醉药配伍使用。该药用于麻醉时，病人感觉舒适、愉快，镇痛作用强，停药后苏醒较快，对呼吸和肝、肾功能无不良影响，但对心肌略有抑制作用。

4.七氟烷　优点是诱导迅速，无刺激性气味，麻醉深度容易掌握。

5.地氟烷　脂溶性低，麻醉苏醒迅速，能减少在麻醉后恢复室的停留时间，用于麻醉时间多于

3h的手术。

（二）常用静脉麻醉药

1.氯胺酮　特点是能阻断痛觉冲动向丘脑和新皮层传导，同时又能兴奋脑干及边缘系统，可引起意识模糊，短暂性记忆缺失，达到满意的镇痛效应。临床主要用于无需肌松的一般诊断检查体表小手术，如烧伤清创、切痂、植皮等。肌肉注射常用于小儿基础麻醉。

2.依托米酯　呼吸、循环抑制较轻，麻醉作用较强，但副作用较多（如注射部位疼痛、肌震颤、阵挛、抑制肾上腺皮质功能等）。一般用于全麻诱导，尤其适合心功能较差的病人。

3.丙泊酚　属于超短效静脉麻醉药，临床主要适用于静脉全麻诱导、全静脉麻醉或麻醉辅助药。复苏迅速，苏醒后无后遗症。

【全身麻醉方法】

（一）吸入麻醉方法

吸入麻醉指挥发性麻醉药或麻醉气体由麻醉机经呼吸系统吸收入血，抑制中枢神经系统而产生全身麻醉的方法。吸入全麻的实施包括麻醉前处理、麻醉诱导、麻醉维持、麻醉复苏。

1.麻醉前处理　主要包括病人身体与心理的准备、麻醉前评估、麻醉方法的选择、相应设备的准备和检查，以及合理的麻醉前用药。

2.麻醉诱导　是指病人接受全麻药后，由清醒状态到神志消失，并进入全麻状态后进行气管内插管的这一阶段，是麻醉过程中的危险阶段。诱导前应准备好麻醉机、气管插管用具及吸引器等（图5-3），开放静脉测定血压和心率的基础值，监测心电图和血氧饱和度（SpO$_2$）。全麻吸入诱导方法有：开放点滴法、麻醉机面罩吸入诱导法。

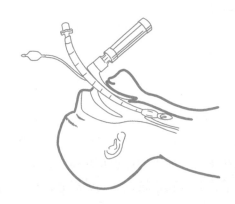

图5-3　气管内插管术

3.麻醉维持　麻醉诱导完成后即进入麻醉的维持阶段。此期间应满足手术要求，维持病人无痛，无意识，肌肉松弛及器官功能正常，应激反应得到抑制，水、电解质及酸碱保持平衡，血液丢失得到及时补充。目前低流量吸入麻醉是维持麻醉的主要方法。

4.麻醉复苏　吸入麻醉病人的苏醒过程与诱导过程相反，可以看作吸入麻醉药的洗出过程。手术结束后，用高流量纯氧来快速冲洗病人及回路里的残余麻醉药，过多的残余可能导致病人烦躁、呕吐，甚至抑制清醒状况和呼吸。在洗出吸入性麻醉药时，静脉可给予一定的止痛药来增加病人对气管导管的耐受，有利于吸入药的尽早排出，同时还可减轻拔管时的应激反应。

（二）静脉麻醉方法

静脉麻醉是指将一种或几种药物经静脉注入，通过血液循环作用于中枢神经系统而产生全身麻醉的方法。静脉全麻的实施包括麻醉前处理、麻醉诱导、麻醉维持、麻醉恢复。

1.麻醉前处理　主要包括病人身体、心理准备、麻醉前评估、麻醉方法选择、相应设备的准备和检查，以及麻醉前用药。

2.麻醉诱导　静脉麻醉诱导更为舒适，适合多数常规麻醉情况（包括吸入性全身麻醉）。药物的选择和剂量应根据病人的具体情况调整，如体重、年龄、循环状况、术前用药等。对于老年病人或循环较慢的病人（如休克、低血容量及心血管疾病等）用药量应减少，且注射应缓慢速度，同时密切监测心血管系统的变化。

3.麻醉维持　麻醉维持时应强调联合用药。完善的麻醉在确保病人生命体征稳定前提下，应该做到意识消失、镇痛完全、肌肉松弛以及自主神经反射抑制。主要涉及静脉全麻药、麻醉性镇痛药、骨骼肌松弛药三大类药。

4.麻醉恢复　随着病人体内麻醉药物的代谢排出，麻醉药物浓度逐渐降低，当麻醉药物体内浓度降低到一定程度时，病人恢复自主呼吸，意识清醒，此时麻醉医生将气管导管拔出，给予病人面罩吸氧，吸除口腔分泌物。当病人达到麻醉苏醒离室标准，即自主呼吸恢复良好，意识完全清醒，辨知能力良好，生命体征平稳时，可以返回病房。

（三）复合麻醉

复合麻醉又称平衡麻醉，是指两种或两种以上的全麻药物或（和）方法复合应用以达到最佳麻醉效果。它包括静脉复合麻醉、静吸复合麻醉。

（四）基础麻醉

基础麻醉是麻醉前使病人处于类似睡眠的状态的麻醉方法。适用于各种短暂的体表手术及操作，尤适合于小儿麻醉。

【护理评估】

1.健康史　了解病人既往麻醉和手术史、药物过敏史、用药史等。

2.心理状态　掌握病人精神紧张、焦虑和恐惧的程度。

3.麻醉前准备情况　了解病人生命体征状况、是否按照要求禁饮食、是否接受麻醉前用药、麻醉方式、麻醉药物种类和用量。

4.生命体征　测量体温、脉搏、呼吸、血压等，尤其注意病人有无心肺疾病、体液平衡紊乱。

【常见护理诊断/问题】

1.有窒息危险　与全麻后舌后坠、呼吸道分泌物过多、痰液黏稠等因素有关。

2.低效型呼吸型态　与喉头水肿、呼吸道阻塞或麻醉过浅过深等因素有关。

3.疼痛　与手术创伤和麻醉药消退等因素有关。

4.体温异常　与手术中内脏暴露过久、大量输液输血、感染和中枢性体温调节失常等因素有关。

5.有受伤的危险　与全麻苏醒期躁动等因素有关。

6.潜在并发症：心律失常、心力衰竭、栓塞、呼吸道感染、坠积性肺炎、呼吸衰竭、电解质紊乱等。

【护理目标】

1.保持呼吸道通畅，防止呼吸困难、窒息发生。

2.病人能摄入充足的液体，体液恢复平衡。

3.病人主诉疼痛减轻，舒适感增强。

4.病人体温维持正常。

5.避免病人意外损伤的发生。

【护理措施】

（一）麻醉期间的护理

1.病情观察　密切观察病人的循环系统、呼吸系统、中枢神经系统，对水、电解质和体温等功能连续监测，并写好麻醉记录。判断麻醉的深度，根据麻醉过程的变化，做出有效的处理，如维持血流动力学的平稳，进行呼吸管理等。

2.常见并发症的观察、急救与护理

（1）呼吸系统的并发症

1）反流与误吸：为最常见的并发症，是目前全麻病人死亡的重要原因之一。反流常发生于饱食后、腹内压增高（如肠梗阻、产妇）、创伤、失血、休克、高颅压及昏迷病人。临床表现包括急性呼吸道梗阻、吸入性肺不张、吸入性肺炎等。为预防反流引起误吸的意外，全麻前应禁饮食，使用镇静、镇吐或抗胃酸类药，必要时作胃肠减压。全麻下如发生反流和误吸时，应立即取头低位，使声门高于食管入口，头偏向一侧，便于及时清除呼吸道分泌物。如因误吸酸性胃液，尤其是出现胃酸误吸综合征时，除气管内吸引外，应使用氨茶碱、抗生素等药物治疗，为稀释并中和胃酸，可用生理盐水10ml进行气管内冲洗和清吸，同时进行人工呼吸。

2）上呼吸道梗阻：常见原因为机械性梗阻，如舌后坠、口腔内分泌物及异物阻塞、喉头水肿，多发生于婴幼儿及气管内插管困难者，也可因手术牵拉或刺激喉头引起。病人表现为呼吸困难并有鼾声，完全梗阻者有鼻翼扇动和三凹征，虽有强烈的呼吸动作但无气体交换。舌后坠时可将头后仰、托起下颌、置入口咽或鼻咽通气道，同时清除咽喉部的分泌物及异物，即可解除梗阻。喉头水肿轻者可静注糖皮质激素或雾化吸入肾上腺素；严重者应行紧急气管内插管或气管切开。

3）下呼吸道梗阻：常见原因包括支气管痉挛、气管导管扭折、导管斜面堵塞、分泌物或呕吐物误吸入后堵塞气管及支气管。梗阻严重者可表现为呼吸困难、潮气量降低、气道阻力高、缺氧发绀、心率增快和血压降低，如处理不及时可危及病人的生命。麻醉前应挑选气管导管，术中应经常检查导管的位置，避免因体位改变而引起导管扭折。如发生下呼吸道梗阻应及时用吸引器将气道内分泌物吸出，应减浅麻醉以恢复病人咳嗽反射，或结合体位引流以排除痰液，吸氧、有效的人工通气可以维持较好的氧合。

4）低氧血症：吸空气时，$SpO_2 < 90\%$，$PaO_2 < 60mmHg$或吸纯氧时$PaO_2 < 90mmHg$即可诊断为低氧血症。临床表现为呼吸急促、发绀、躁动不安，心动过速、心律失常、血压升高等。常见原因为：①麻醉机的故障、氧气供应不足引起吸入氧浓度过低；②弥散性缺氧；③肺不张；④肺误吸入；⑤肺水肿。应增加吸入氧浓度，同时积极治疗原发病。

（2）循环系统的并发症

1）高血压：是全身麻醉中最常见的并发症，指血压升高超过麻醉前的30%或收缩压高于160mmHg。除原发性高血压者外，多与麻醉过浅或镇痛不全、麻醉操作、缺氧和二氧化碳蓄积等因素有关，也可由颅内手术牵拉或刺激颅神经、寒冷、尿潴留、术后伤口疼痛、升压药使用不当引起。术中出现高血压可根据手术刺激的程度调节麻醉深度。对于顽固性高血压者，可用降压药和其他心血管药物以维持循环稳定。

2）低血压：指血压降低幅度超过麻醉前30%或收缩压降低达80mmHg。麻醉中引起低血压的原因，包括：①麻醉药引起的血管扩张；②术中脏器牵拉所致的迷走反射；③大血管破裂引起的大失血；④术中长时间容量补充不足造成严重缺氧和酸血症等。严重低血压可导致循环功能衰竭而致死。术中严密监测病人血压、尿量、心电图、血气分析的变化，治疗应针对病因，如控制麻醉药用量或麻醉深度，补充血容量，纠正缺氧、水和电解质紊乱及酸碱平衡失调，手术操作中应避免对心脏或大血管的压迫，必要时使用升压药。

3）心律失常：麻醉深度不当、手术刺激过强、低血压、高血压、CO_2潴留和低氧血症均可诱发心律失常。术中严密监测麻醉全过程心律的变化，去除诱因，术前纠正电解质紊乱，特别是严重低钾者；麻醉中避免缺氧、过度通气或通气不足。如发生完全性房室传导阻滞，用阿托品、异丙肾上腺素或安装起搏器治疗。如为频发性期前收缩和室性心动过速，用利多卡因或电击转复治疗。

（3）中枢神经系统的并发症

1）高热、抽搐和惊厥：常见于小儿麻醉，系婴幼儿体温调节中枢未发育健全，全麻药物不良作用引起中枢性体温失调出现高热，甚至惊厥。如高热不及时处理，可致呼吸、循环功能衰竭而死亡。一旦发现体温升高，立即用冰袋等物理降温措施降温，尤其是头部降温，以防发生脑水肿。手术室温度应保持在 $22 \sim 25℃$，相对湿度保持在 $40\% \sim 60\%$，所输的液体经过加温处理，尤其是儿童。老年病人尽量进行体温监测。

2）脑血管意外：年龄超过65岁、高血压、糖尿病、外周血管病变、心脏疾病等都是围术期发生脑血管意外的高危因素。病人先前多存在有脑血管病，在麻醉手术过程中，意外地发生了脑卒中。全身麻醉期间因病人处于睡眠状态，其意识和肌力的监测受到影响，可能不能及时发现脑卒中的发生。

（二）全麻恢复期的护理

1.密切观察　全麻苏醒前，病人应有专人护理，麻醉恢复期应常规监测生命体征，同时注意观察病人的神志、皮肤、口唇色泽及周围毛细血管床的反应，直至稳定清醒。持续监测SpO_2防止发生术后低氧血症。

2.维持呼吸功能　常规吸氧，全麻后病人取去枕平卧位，头偏向一侧，保持气道通畅，有呕吐物及时吸出，防止呕吐误吸引起窒息。防止舌后坠，出现鼾声时，可托起下颌或应用口咽、鼻咽通气导管。当有喉痉挛，出现尖锐的喉鸣声时，立即去除诱因，加压给氧，必要时环甲膜穿刺给氧。

3.维持循环功能　应注意血压、脉搏、心律、心电图的监测，随时注意病人的变化，如血压过低，应检查输液和术后出血等。

4.保持正常体温　术中长时间的暴露和大量输液均可导致体温过低，术后应注意保暖，必要时可用热水袋，小儿体温中枢尚不健全，术后可有高热，采用物理降温防止高热抽搐。

5.防止意外损伤　在麻醉的恢复过程中，出现躁动、幻觉等，应有专人守护，做好防护，防止拔出各种导管，也应防止坠床外伤的发生。

6.评估病人麻醉恢复情况　达到以下标准可转回病房。①神志清醒，有定向力，能正确回答问题；②呼吸平稳，能深呼吸和咳嗽，动脉血氧饱和度$SaO_2 > 95\%$；③血压及脉搏平稳30min以上，心电图无严重心律失常和ST-T波改变。也可采用麻醉恢复评分法评定病人麻醉恢复状况（表5-3），总分10分，9分以上者可离开恢复室，9分以下则继续观察。

表5-3　麻醉恢复评分法

项目	评分		
	2分	1分	0分
意识	完全清醒，回答问题正确	呼其名时能醒来	呼唤无反应
呼吸	能深呼吸并咳嗽	呼吸困难或间断	窒息或气道梗
循环	与麻醉前基础血压相比，收缩压变化率在±20%以内，无ECG变化	与麻醉前基础血压相比，收缩压变化率为20%～50%，ECG轻微变化	与麻醉前基础血压相比，收缩压变化率在50%以上，ECG明显变化
活动力	四肢均能活动	两个肢体能活动	四肢不能自主活动
皮肤色泽	红润	苍白和灰暗	发绀

7.安全转运病人　转运前与接收科室做好沟通协调工作，转运途中严密监测病情，妥善固定管道，严防意外发生。病情危重的病人准备氧气袋、便携式监护仪、简易呼吸气囊，途中严密观察生命体征，确保呼吸道通畅。交换车应立起床栏，防止坠床，保持车床平稳，避免大幅度的摇摆和碰撞。

【护理评价】

通过治疗和护理，病人是否：①保持呼吸道通畅，防止呼吸困难、窒息发生；②能摄入充足的液体，体液恢复平衡；③疼痛减轻，舒适感增强；④体温维持正常；⑤未发生意外损伤，或发生时得到及时发现和处理。

（周淑萍）

? 思考题

1. 车女士，46岁，在蛛网膜下腔阻滞麻醉下行"子宫切除术"，手术顺利返回病房，6h后病人出现搏动性头痛，伴有恶心呕吐、眼睛怕光，以枕额部疼痛明显，抬头或坐起时加重，平卧后减轻或消失。

请思考：

（1）该病人目前出现了什么术后并发症？

（2）发生该并发症的原因有哪些？如何进行预防和处理？

2. 吴先生，50岁。在全麻下行"经支撑喉镜右侧声带肿物切除术"后，回病房测 T 37.6℃，R 22 次/min，BP 126/89mmHg，SpO_2 99%。2h后病人突然呕吐大量胃内容物，并出现呼吸急促，烦躁不安，口唇轻度发绀。测 P 128 次/min，R 28 次/min，BP 108/76mmHg，SpO_2 86%，听诊肺部有明显湿啰音，血气分析示：PO_2 68mmHg，$PaCO_2$ 43mmHg。

请思考：

（1）该病人出现了什么并发症？

（2）最可能引起这一并发症的原因是什么？

（3）此时首要的处理措施是什么？

5-2 思路解析及在线测试题（二维码）

育人学堂

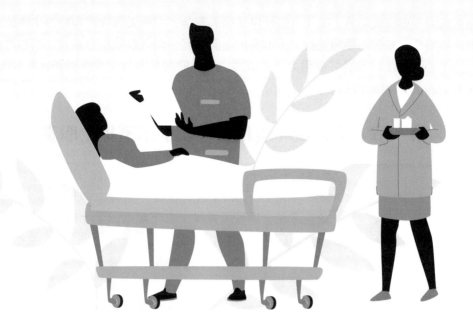

第六章 手术室护理工作

6-1数字资源

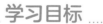 学习目标

◎ **知识目标**

　　1.掌握手术室巡回护士和器械护士的职责要求，手术人员的准备，常用手术体位及适用范围、手术中的无菌技术原则。

　　2.熟悉手术区皮肤消毒、手术区铺单法。

　　3.了解手术室环境和管理制度、手术用物及其无菌处理。

◎ **能力目标**

　　1.能执行外科手消毒、穿脱无菌手术衣、无菌手套。

　　2.能在手术过程中执行无菌操作原则。

　　3.能识别与传递常用手术器械。

　　4.能为不同手术病人摆放手术体位。

◎ **素质目标**

　　1.培养严格的无菌观念、严谨的工作态度及观察、分析、解决问题的能力。

　　2.具有较强的团队合作意识和良好的人文精神。

　　手术室担负着外科手术治疗和抢救病人的重要任务，是医院的重要技术部门。手术室护理工作是医院护理工作的重要组成部分，工作重点是保证病人安全，严格无菌操作和恰当术中配合，以确保麻醉和手术能够安全、高效、顺利进行。手术室护士要具有爱岗敬业的思想素质，娴熟严谨的业务素质，敏锐灵活的心理素质以及良好的耐力和适应力，还应同时具有与手术医师和麻醉师配合的意识，使手术在安全、和谐的氛围中顺利进行。

第一节　手术室环境和管理、手术室护士职责

案例导入

　　王先生，上腹部疼痛约6h后转为右下腹痛，伴恶心、呕吐。体格检查：T 38℃，BP 120/84mmHg，P 103次/min，意识清楚，巩膜无黄染，右下腹有固定压痛点，轻度腹肌紧张及反跳痛。实验室检查：WBC 12×10^9/L，N 89%。以"急性阑尾炎"急诊入院，准备手术。

　　请思考：

　　1.该病人应该安置在哪种等级的手术室？

　　2.洗手护士穿手术衣的注意事项是什么？

一、手术室环境

　　手术室是为病人实施手术治疗的重要部门，要求建筑位置、布局和结构合理，配备先进、齐全的仪器设备，还要建立严格的无菌管理制度，以确保手术的安全性和高效性。

　　（一）手术室的位置

　　手术室应安排在空气洁净、环境安静的地方。以低平建筑为主的医院，应选择在侧翼或中上层；以高层建筑为主的医院，应选择主楼的中间层，与监护室、外科病房、输血科、病理科、放射科、消毒供应中心等相邻，最好有直接的通道或通信联系设备。手术室应独立成区，朝向应避开风口，以减少室内尘埃密度和空气污染。手术间光线应充足而柔和，以朝北为宜，避免阳光直接照射，利于人工照明。

　　（二）手术室的布局

　　手术室强调总体平面布局及人流、物流的合理、顺畅，符合功能流程和洁、污分区要求，尽可能降低交叉感染的风险。手术室出入线路通常设计三通道方案，包括医护人员通道，病人通道，洁净物品供应和手术后器械、敷料等非洁净处置的循环通道，使手术室的各项工作更好地做到消毒隔离，洁污分流，全过程控制感染。另外，手术室还设有抢救病人专用的绿色通道，可以使危重病人得到及时救治。

　　手术室按洁净度划分为三个区域，即洁净区、准洁净区和非洁净区。①洁净区：在手术室内侧，包括手术间、洁净走廊（内走廊）、无菌物品间、药品间、麻醉准备室等。洁净区要求严格，非手术人员或非在岗人员禁止入内，进入此区的所有人员及其活动都必须严格遵守无菌技术原则。②准洁净区：设在手术室的中间，包括器械室、恢复室、辅料室、消毒室、石膏室、手术间外走廊等。该区是由非洁净区进入洁净区的过渡区域，进入者不得大声谈笑或喊叫，凡已做手臂消毒、穿无菌手术衣等无菌准备者，不可进入此区。③非洁净区：设在手术室的外围，包括更衣室、更鞋室、洗浴室、卫生间、医护人员休息室、值班室、办公室、会议室、资料室、电视教学室，接收病人处、污物清洗区、污物间、手术标本间等。

　　（三）手术间的设置

　　1.建筑要求　手术间的面积大小根据不同用途设计，一般大手术间面积为40～50m^2，小手术间

仅需20～30m²。手术间高度以3m左右为宜，门净宽≥1.4m，走廊宽度≥2.5m，以便平车进出及人员走动，最好采用感应自动开启门。天花板、墙面、地面选用坚硬、光滑无空隙、耐湿、耐腐蚀、防火、不着色、易清洁的材料制成。手术间内应设有隔音及空气净化装置，以防止各手术间相互干扰，避免空气交叉污染。洁净度要求高的手术间可用封闭式无窗空调净化。

2.手术间的装备与设施　手术间数量与手术科室床位数的比例一般为1：（20～25）。手术间内的设置力求简洁，只放置必需的器具和物品，包括：手术台、器械台、器械托盘、麻醉桌、麻醉机、负压吸引器、吊式无影灯、立地聚光灯、阅片灯、垫脚凳、坐凳、供氧装置、药品柜、输液架、污物桶、计时器、固定病人的物品（如头架、肩挡、臂架、固定带、体位垫等），各种物品在手术间内应固定放置。手术间常配备双路电源，并有足够的载电能力，以避免术中意外停电。大型手术室还设置中心供气系统、中心负压吸引、中心压缩空气等设施，并配备各种监护仪、X线摄影、显微外科和闭路电视等装置。手术室内温度应保持在22～25℃，相对湿度为40%～60%。

3.手术间分类　按不同专科，手术间可分为脑外科、心胸外科、泌尿外科、普外科、骨科、妇产科、烧伤科、五官科等手术间。由于各专科的手术往往需要配置专门的设备及器械，专科手术的手术间宜相对固定。

🔍 **护考情报站**

手术室的室内温度应控制在

A.16～18℃　　　　　B.18～22℃　　　　　C.22～25℃

D.24～26℃　　　　　E.26～28℃

【答案】C

解析：手术室内温度控制在22～25℃，相对湿度以40%～60%为宜。

（四）洁净手术室

洁净手术室通过净化空调系统，能有效控制室内的温度、湿度及尘粒，使手术室内的细菌数控制在一定范围和空气洁净度达到一定级别，创造理想的手术环境，降低手术感染率，提高手术质量。

1.空气调节技术　采用科学设计的多级空气过滤系统，最大限度地清除悬浮于空气中的微粒或微生物，并有效阻止室外粒子进入室内，创造洁净环境。洁净手术室的空气调节系统主要由空气处理器，初、中、高效三级过滤器，加压风机，空气加湿器，送风口与回风口等各部分组成。初效过滤器设在新风口，对空气中≥5μm的微粒除尘率在50%以上；中效过滤器设在回风口，对手术间回流空气中≥1μm的微粒除尘率在50%以上；高效过滤器设在送风口，对新风、回风中≥0.5μm的微粒除尘率在95%以上。经过高效过滤器的超净空气，其洁净度可达99.89%，使外科手术切口感染率大大下降。

2.空气净化技术　是指采用初、中、高三级过滤网，通过不同的气流方式和换气次数过滤进入手术室的空气，使空气达到一定级别的净化。净化空气按气流方式分为两种形式。①乱流式气流：气流不平行、流速不均匀、方向不单一，时有交叉回旋的气流通过房间工作区截面。这种方式除尘率较低，适用于万级以下的手术室。②层流式气流：送风气流流线平行、流速均匀、方向单一地通过房间工作区整个截面，将微粒、尘埃通过回风口带出手术室，不产生涡流，故没有浮动的尘埃，净化程度强，适用于100级的手术室。层流式气流分垂直层流和水平层流两种类型。垂直层流是将高效过滤器装在手术室的顶棚内，垂直向下送风，两侧墙下回风；水平层流是将高效过滤器安装在病人脚端一侧的墙面上，水平吹送气流，回风口设在相对一侧近墙面的房顶上。

3.净化标准　空气洁净的程度以含尘浓度衡量，含尘浓度越低代表洁净度越高，反之则越低。按手术室净化级别的不同，其用途各有不同（表6-1）。

表6-1 洁净手术室的等级标准及用途

等级	手术室名称	沉降法细菌最大平均浓度（个/30min·φ90皿）		表面最大染菌密度（个/cm²）	空气洁净度级别（级）		适用范围
		手术区	周边区		手术区	周边区	
I	特别洁净手术室	0.2	0.4	5	100	1000	器官移植、关节置换、脑外、心脏外科及眼科等无菌手术
II	标准洁净手术室	0.75	1.5	5	1000	10000	胸、泌尿、肝胆胰、整形、骨外科和普外科的I类切口无菌手术
III	一般洁净手术室	2	4	5	10000	100000	普外（除I类手术切口）、妇产科等手术
IV	准洁净手术室	5	—	5	300000	—	肛肠外科及污染类等手术

二、手术室管理

手术室管理工作包括对人员、物品、药品以及环境等方面的管理。

1.人员管理 非手术人员不得擅自进入手术室。手术室各级人员应分工明确，认真执行清点、查对及交接班制度，做好清洁、消毒工作，严格保证无菌操作过程。手术医师应与病人同时到达手术室，做好术前准备。手、上肢患皮肤病、有伤口或感染者不得参加手术。上呼吸道感染者，如必须参加手术，则应戴双层口罩。手术室内人员应保持肃静，尽量避免咳嗽或打喷嚏，术中尽量减少人员走动。

2.物品管理 ①物品配备：手术间内的物品应整齐有序地摆放在固定位置，用后放回原处，做好消毒、保养工作。手术室内应备齐各种急救物品。无菌物品应定期灭菌，按灭菌日期顺序使用，与有菌物品分开贮藏。已打开或铺置的无菌物品不能再放回无菌容器内，并须在规定时间内使用，超过灭菌期限者应重新灭菌。②标本管理：手术取下的组织均要妥善保管，大标本放弯盘或标本盒内，小标本放纱布内，并用组织钳夹住保存。检查标本与填写的标本单是否一致，标本单病理号是否与标本容器上病理号一致。③清点制度与清点原则：分别于手术开始前、关闭体腔前、关闭体腔后和缝合皮肤后，由洗手护士与巡回护士共同按顺序清点各种器械、敷料、缝针等数目，核对后登记。如遇术中需交接班、手术切口涉及两个及以上部位等情况时，均应增加清点次数。术中增减的用物须反复核对清楚并及时记录。手术物品清点原则包括：双人逐项清点原则，即洗手护士与巡回护士共同按顺序逐项清点，没有洗手护士时由巡回护士与手术医生负责清点；同步唱点原则，即洗手护士与巡回护士应同时清晰说出清点物品的名称、数目及完整性；逐项即刻记录原则，即每清点一项物品，巡回护士应即刻将物品的名称和数目准确记录于物品清点记录单上；原位清点原则，即第一次清点及术中追加需清点的无菌物品时，洗手护士应与巡回护士即刻清点，无误后方可使用。

3.药品管理 ①手术室应设立药物室、药品柜及抢救药车，并指定专人负责药品管理。②肌注、静脉用药须与外用药分开放置，统一贴上不同颜色标签并注明药品名称、浓度和剂量。易燃易爆药品、对人体有损害的药品应妥善保管，远离火源或人群，并写有明显警示。③麻醉药、剧毒药和贵重药必须上锁，建立严格的领取制度，专人管理，每日清理毒、麻药处方和基数，发现不符及时查明原因。④生物制品、血液品及需要低温储存的药品应置于冰箱内保存，定期派人清理。⑤药品基数不应太多，以免过期。一般常用药品每周领取一次，不常用药品每月领取一次，麻醉药、贵重药则根据每日使用情况领取。⑥定期检查药品柜的存药，发现过期、变色、浑浊或标签模糊不清的药品坚决丢掉，不得使用。

4.环境管理 建立严格的卫生、消毒隔离制度，无菌手术与有菌手术应严格分开。若二者在同一手术间内连台，应先安排无菌手术。日常的空气净化、消毒可以使用层流洁净系统，高强度紫外线照射，喷洒或熏蒸化学消毒剂，使用臭氧消毒机或空气净化装置，地面及室内物品可用消毒液擦拭后经紫外线照射消毒。

三、器械护士的职责

器械护士又称洗手护士，工作范围仅限无菌区，负责手术所需要的器械、物品和辅料的供给，协助医生完成手术。其职责主要包括：

1.术前1日 访视病人，了解手术情况，预习手术的配合要点，做到心中有数。根据手术要求备齐敷料、器械及手术用物，注意认真查对有效期。

2.手术当日

（1）术前准备：①严格执行查对制度和无菌技术操作规程，检查手术用物是否齐全和适用，发现遗漏及时补充；②打开无菌器械、敷料包，准备术中用物；③提前准备好手消毒用物，进行外科手消毒；④穿戴无菌手术衣、无菌手套；整理无菌器械台，检查器械是否齐全、性能是否良好；与巡回护士共同清点、核对手术器械、敷料和其他用物；⑤准备手术区皮肤消毒用物，用于医生进行手术区皮肤消毒；⑥协助手术医生铺手术单，连接并固定电刀、吸引器等。

（2）术中配合：①密切观察手术进程及需要，主动、准确、迅速地传递手术器械；②及时收回用过的器械，擦拭血迹、整理有序，保持手术区与无菌器械台的整洁和干燥；③在整个手术进程中，严格遵守无菌操作原则，并监督他人执行；④妥善保存术中切下的游离组织、自体骨等标本，防止遗失；⑤手术关闭体腔前、手术将完毕时，告知巡回护士再次清点核对、记录器械、敷料数目，包括术中增添或掉落的器械敷料，严防异物遗留在体腔。

（3）手术结束：①协助手术医生消毒、包扎伤口，固定引流物；②检查标本、培养管登记情况；③负责手术器械的清点并交供应中心清洗、打包、消毒灭菌；④使用后，特殊仪器或贵重仪器应严格交班。

四、巡回护士的职责

巡回护士工作范围在无菌区外，主要负责在手术全过程中关注病人的安全，配合手术和麻醉，协助完成术中物品、药品供给，保证手术顺利、安全进行。主要职责有：

1.术前准备

（1）术前1日：访视病人，了解病人病情、身心状况和需求。查阅病历了解各种检查、皮试情况，填写访视单。向病人简要介绍手术流程、体位等，给予心理支持。熟悉所实施的手术，根据手术需求备好体位垫、电刀等手术仪器，检查其性能，使其处于功能良好状态。

（2）手术当日：①术前物品准备：再次检查手术间各种药物、物品是否齐全，电源、吸引装置和供氧系统等固定设备安全有效；调节手术间的温度和光线；调试好电钻、高频电刀等特殊仪器。②核对病人：仔细核对姓名、性别、年龄、血型、过敏史、病区、床号、住院号、诊断、手术名称、手术部位等基本情况。了解病人术前准备，清点病人带入的物品，检查手术区皮肤准备情况以及术区皮肤有无破损。③建立静脉通道，协助麻醉，按医嘱给药。④协助麻醉师、手术助手安置手术体位，特别要注意手术部位左、右侧，粘贴负极板做到固定牢固，暴露手术视野，病人舒适、无挤压、无接触金属物。⑤放好头架与托盘，摆好适当的脚凳。⑥分别于手术开始前、术中关闭体腔前、缝合伤口前，与器械护士共同清点器械、敷料数量并准确记录。⑦协助器械护士和手术医师穿无菌衣、戴无菌手套。

2.术中配合　①铺无菌单后，连接吸引器、电刀电源，调节灯光对准手术野。②密切观察病人病情变化，注意保持静脉输液通畅。③准确执行术中医嘱，口头医嘱须重复，认真核对药名、剂量及用法，输血时要与麻醉师认真核对并签名。④及时供应、补充手术所需用物，及时登记。⑤监督手术人员执行无菌操作，保持手术间的清洁、整齐、安静，注意调节室温。⑥注意观察吸引器瓶内液体量并及时处理，有留置尿管要及时观察尿量，填写护理记录。

3.手术结束　①协助包扎切口，如有引流管，接上无菌引流袋，妥善固定。②妥善放置手术标本，容器外标明病人姓名、病室、床号、病历号、日期等，送至相关科室。③将病人送回病房，检查病人的皮肤是否完好、静脉输液和引流管是否通畅、手术切口敷料粘贴是否牢固，与病房护士交接。④整理好腹腔镜、显微镜、除颤器等特殊仪器，物归原处；清理、补充手术间内物品。⑤督促检查术后手术间的日常清扫和空气消毒。

第二节　物品的准备和无菌处理

手术用物包括布单类、敷料类、手术用缝针及缝线、手术器械以及特殊物品等。手术过程中使用的所有器械和物品都必须经过严格灭菌处理，以防伤口感染。灭菌方法很多，最常用的是高压蒸汽灭菌法，其他方法有环氧乙烷灭菌法、过氧化氢低温等离子灭菌法、干热灭菌法等。

一、物品的准备

1.布单类　包括洗手衣、手术衣和各种手术单，通常由质地柔软、细密、厚实的棉布制作而成，颜色主要为绿色或蓝色。①洗手衣：分大、中、小三号，上衣为短袖，衣身须扎入裤带中，裤管有束带，以防止皮肤表面的微生物抖落或脱落。②手术衣：分大、中、小三号，要求能遮至膝下，胸襟和腹部应为双层，以防止手术时被血水浸透。袖口为松紧口，便于手套腕部套住袖口。折叠时衣面向里，领子朝外，防止取用时污染无菌面。③手术单：包括大单、中单、腹单、洞巾等，用于铺盖手术区或无菌区。消毒后按要求折叠，以免取用时污染。临床也可根据手术需要，将各种布单做成手术包，以提高工作效率。

2.敷料类　包括纱布类和棉花类，用于术中止血、拭血及包扎等，多使用质地柔软、吸水性强的脱脂纱布或脱脂棉花制成，也有一次性无纺布制品。①纱布类：包括不同规格的纱布块、纱布垫、纱布球及纱布条等；有干纱布和湿纱布之分。干纱布用于遮盖伤口两侧的皮肤；湿纱布有盐水纱布、碘仿纱布等，盐水纱布用于保护显露的内脏，防止损伤和干燥；碘仿纱布多用于感染创口的引流和止血等。②棉花类：包括棉垫、带线棉片、棉球及棉签等。棉垫用于胸、腹部及其他大手术后的外层敷料，起保护伤口的作用；带线棉片用于颅脑或脊椎手术；棉球用于消毒皮肤、洗涤伤口、涂拭药物；棉签用于采集标本或涂擦药物。

3.手术用缝针、缝线　①缝针：由针尖、针体、针眼三部分组成，包括圆形缝针、三角形缝针、无创伤缝针等。圆形缝针对组织的损伤较小，适用于神经、腹膜、胃肠及内脏等部位；三角形缝针适用于韧带、皮肤等坚韧组织；无创伤缝针适用于缝合血管、神经、角膜等管状或环形构造。各种类型的缝针均有弯形和直形两种，可根据缝合组织情况选择合适的类型。②缝线：分为可吸收性和不可吸收性两类，用于缝合组织和脏器以促进伤口愈合，或结扎血管以止血。常用缝线有1～10号线，号码表示线的粗细，号码越大线越粗。细线用0表示，号码中0越多线越细。

4.手术器械

（1）切割器械主要包括手术刀、手术剪。

1）手术刀：主要用于切开或解剖组织，由刀柄和刀片构成。刀柄常用的有3号、4号、7号三种型号，刀片常用的有10号中圆刀片、20～23号大圆刀片、15号小圆刀片、11号尖刀片、12号镰状刀片等型号。大圆刀片用于切开皮肤、肌腱、韧带等较韧组织。中圆刀片用于切开皮下、肌肉、骨膜等组织。小圆刀片用于手外科、眼科、深部组织等精细组织切割。尖刀片用于切开胃肠道、血管、神经及心脏组织。镰状刀片用于咽腭部手术、气管切开等（图6-1）。

2）手术剪：包括组织剪、线剪、骨剪、钢丝剪等，有直、弯、长、短、尖、钝不同的规格。线剪适用于剪线、引流物、敷料等。组织剪用于游离、剪开组织。骨剪用于剪断骨性组织。拆线剪用于拆除缝合伤口皮肤的缝线。钢丝剪用于剪截钢丝、克氏针等钢制材料。直剪常用于浅部手术操作。弯剪常用于深部手术操作（图6-2）。

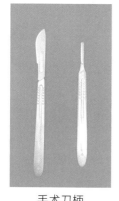
手术刀柄

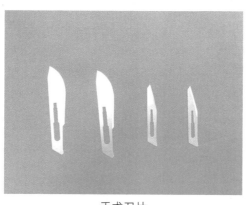
手术刀片

图6-1 手术刀柄及手术刀片

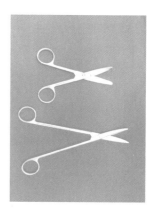
图6-2 手术剪

（2）夹持及钳类器械：包括各型手术镊、血管钳和其他钳类。

1）手术镊：用于夹持、稳住或提起组织，分有齿和无齿两类，有长短、粗细之分。无齿镊用于夹持较脆弱的组织，如神经、血管、黏膜等；有齿镊用于夹持较坚韧的组织，如皮肤、筋膜等，也可在拆线时辅助夹持线结（图6-3）。

2）血管钳：又称止血钳，有直、弯之分，又按长短分为蚊嘴钳（12.5cm）、五寸钳（14cm）、六寸钳（16cm）、七寸钳（18cm）、九寸钳（20cm）、胸腔钳（24cm、26cm）等型号。弯血管钳多用于术中分离、钳夹组织或血管止血，也可用于协助缝合；直血管钳常用于出血点的钳夹止血（图6-4）。

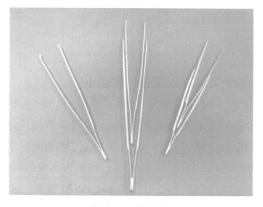
图6-3 手术镊

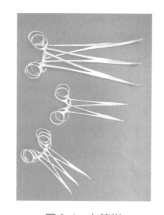
图6-4 血管钳

3）其他钳类

直角钳：用于游离血管、神经、输尿管、胆管等组织，以及牵引物的向导。

苛克钳：又名有齿直钳，用于夹持较韧、易滑脱、其内有重要血管的组织，以防止大出血，但不能用于皮下止血。

组织钳：又名Alice钳或鼠齿钳，对组织损伤小，用于游离、钳夹、牵引软组织、阑尾系膜等，也可用于钳夹纱布垫（图6-5）。

布巾钳：用于固定各种手术单和敷料，有时也用于牵拉骨或其他坚韧组织（图6-5）。

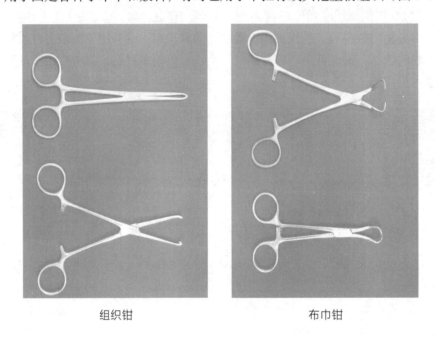

组织钳　　　　　　　　　　布巾钳

图6-5　血管钳

卵圆钳：分有齿、无齿二种。有齿卵圆钳：钳环内面有与普通血管钳相同的横纹，多用于夹持纱布块、棉球等进行皮肤消毒，或用于夹持传递无菌物品。无齿卵圆钳：钳环内面光滑，多用于夹提胃、肠等脏器。

支气管钳：用于夹闭支气管及其他腔道的断端。

肺叶钳：用于夹提、牵引肺叶，以显露手术野。

肠钳：有直、弯两种，用于夹持肠管。

胃钳：用于钳夹胃或结肠残端。

取石钳：用于取出胆囊、胆道、输尿管等处的结石。

肾蒂钳：用于肾脏手术中阻断肾蒂血流。

脾蒂钳：用于脾切除手术中阻断脾蒂血流。

无损伤血管钳：用于阻断或部分阻断较大的血管，对血管壁的损伤小。

（3）持针器：用于夹持缝针，协助缝线打结。持针器前端有粗、细之分。粗头持力大，在夹持较大缝针时固定牢靠，便于手术者操作准确；细（尖）头持力相对小，对缝针的损伤小，多用于夹持细小缝针。持针器有不同长度和直弯之分，一般都使用直持针器。特殊部位如心脏、肾门等处缝合时可用弯持针器（图6-6）。

（4）牵引器：又称拉钩，用于牵开组织，以显露深部组织与内脏。种类繁多，根据手术部位深浅选择使用。常用的有甲状腺拉钩、鞍状拉钩（方钩）、带状拉钩（S型拉钩）、腹腔拉钩（双头鞍状拉钩）、自动牵开拉钩（三翼腹壁固定牵开器、肋骨拉钩、脊柱拉钩）、皮肤（爪形）拉钩等（图6-7）。

（5）吸引器：用于吸出术野血液、脓液、分泌物及冲洗液等，保持术野清晰。有不同长度、弯度及口径（图6-8）。

（6）高频电刀：是一种替代机械手术刀进行组织切割的电外科设备，具有快速止血、出血少、防止细菌感染、病人术后愈合好等特点。但也存在一定的安全隐患，使用中须加强管理（图6-9）。

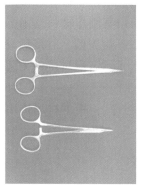
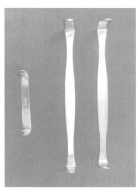
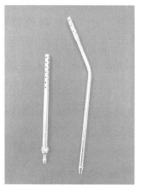
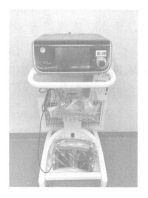

图6-6　持针器　　　　　图6-7　牵引器　　　　　图6-8　吸引器　　　　　图6-9　高频电刀

5.特殊物品

（1）引流条：包括橡皮片引流条（用于浅部切口和少量渗出液的引流）、纱布引流条（用于浅表部位、感染创口的引流）、油纱（用于植皮、烧伤等手术）等。

（2）引流导管：有不同粗细的橡胶、硅胶或塑料类制品，包括普通引流管、双腔（或三腔）引流套管、胃管、蕈状引流管、T型引流管等。普通的单腔引流管可用于胸、腹部术后创腔引流；双腔（或三腔）引流套管多用于腹腔脓肿，胃肠、胆或胰瘘等的引流；胃管用于鼻饲、洗胃或胃引流；蕈状引流管用于膀胱及胆囊的手术引流；T型引流管用于胆道术后引流（图6-10）。

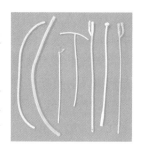

图6-10　引流导管

（3）止血用品：止血海绵、生物蛋白胶、透明质酸钠等用于创面止血；骨蜡用于骨质面的止血。

二、物品的无菌处理

1.布单类　采用高压蒸汽灭菌，保存时间夏季为7日，冬季为10～14日，过期应重新灭菌。经环氧乙烷低温灭菌的密封包装纸及塑料袋，灭菌后的有效期可保持半年到1年。使用过的严重污染的布类物品（尤其是HBeAg阳性或恶性肿瘤病人手术），应先放入专用污物池，用消毒剂溶液浸泡30min后再洗涤。

2.敷料类　各种敷料制作后包成小包，高压蒸汽灭菌。特殊敷料，如消毒止血用的碘仿纱条，因碘遇高温易升华而失效，故严禁高压灭菌，须在无菌条件下制作，保存在消毒、密闭容器内或由厂家使用射线灭菌，一次性包装。使用过的敷料按医疗垃圾处理。感染性手术用过的敷料用大塑料袋集中包好，袋外注明"特异性感染"，及时送指定处焚烧。

3.手术用缝合针及缝合线　多在出厂时已分别包装并灭菌，可在术中直接使用。

4.器械类　①普通手术器械：手术器械多由不锈钢制成，术后用洗涤剂溶液浸泡擦洗，去除器械上的血渍、油垢，再用流水洗净。对有关节、齿槽和缝隙的器械和物品，应尽量张开或拆卸后进行彻底洗刷。有条件的医院可采用超声清洗、压力清洗方法完成器械的清洗。洗净的器械放烤箱内烘干后涂抹石蜡油保护，然后分类存放于器械柜内。手术前根据需要挑选并检查器械功能的完好性，按一定基数打包后进行压力蒸汽灭菌，再放于无菌柜待用。锐利手术器械、不耐热手术用品或各类导管可采用化学灭菌法，如采用2%戊二醛浸泡10h，用灭菌水冲净后方能使用。②污染手术后器械：化脓性感染、结核杆菌感染等术后，将手术器械用500ppm有效氯的化学消毒剂浸泡30min或1 : 1000的苯扎溴铵浸泡1～2h；乙肝表面抗原阳性病人术后的器械，用0.2%的过氧乙酸溶液或2%的戊二醛溶液或1% 84消毒液浸泡1h后，然后按普通器械处理方法处理。③特异性感染：破伤风、气性坏疽等术后的器械，用0.2%的过氧乙酸溶液或1% 84消毒液浸泡1h后用清水冲净，用清洁包布包好进行高压消毒，连续消毒3次，每日1次，再按普通器械处理。④各种器械、仪器可依据其制作材料选用不同的消毒方法，原则上首选压力蒸汽灭菌，对于不能耐温、耐湿的物品选择环氧乙烷灭菌。对接触或跨越手术野的部件也需进行灭菌处理，手术显微镜各调节部位可套上无菌布套，手术者通过接触无菌套进行操作。

5.特殊物品　包括吻合类、内镜类、精密仪器（如高频电刀、电钻、激光刀等），根据材料选用不同的灭菌方法，较好的是环氧乙烷灭菌法。

第三节　手术人员的准备

一、更衣

手术人员应由专用通道进入手术室，须在指定区域内更换手术室专用鞋，然后在更衣室，戴好手术帽和口罩，帽子应当完全遮盖头发，口罩遮盖口鼻面部。检查指甲，长度适中，甲下无污垢。手与手臂皮肤没有皮肤病、破损或感染，无上呼吸道感染，方可进入刷手间。保持洗手服清洁、干燥，若污染及时更换。洗手服上衣应系入裤子内，内穿衣物不能外露于洗手服或参观衣外。不应佩戴首饰（如戒指、手表、手镯、耳环、珠状项链等）。手术过程如果可能产生血液、体液或其他感染物飞溅、雾化、喷出等情况，应正确佩戴防护用品。

二、外科手消毒

外科手消毒（surgical hand antisepsis）是指外科手术前医务人员通过机械刷洗和化学消毒方法清除或者杀灭手部暂居菌和减少常居菌的过程。常用的手消毒方法有外科快速洗手液洗手法、肥皂水刷手法、碘伏刷手法、灭菌王刷手法等。外科手消毒应遵循的原则包括：①先洗手，后消毒；②不同病人手术之间、手套破损或手被污染时，应重新进行外科手消毒。

三、穿无菌手术衣及戴手套

（一）穿无菌手术衣法

1.传统对开式手术衣穿法　①取手术衣于宽敞处，双手提起衣领将手术衣抖开，再轻轻向前上方抛起，双手顺势插入衣袖中，双臂向前伸直；②巡回护士在穿衣者身后牵拉手术衣，系好领口带；③穿上手术衣后，双手交叉，用手指夹起衣带，由巡回护士从身后接取并系紧；④穿手术衣时，不得用未戴手套的手碰触衣袖或接触非无菌区，以免污染。

2.全遮盖式手术衣穿法　①取手术衣于宽敞处，双手提起衣领将手术衣抖开，双手插入衣袖，将手术衣展开；②双手向前伸直，由巡回护士在穿衣者身后提拉手术衣，系好领口带和内片腰带；③戴好无菌手套；④解开腰带结递给巡回护士，巡回护士用无菌持物钳夹持，绕穿衣者一周使手术衣的外片遮盖住内片，穿衣者接过腰带系于腰间，注意巡回护士不能在洗手护士前面经过（图6-11）。

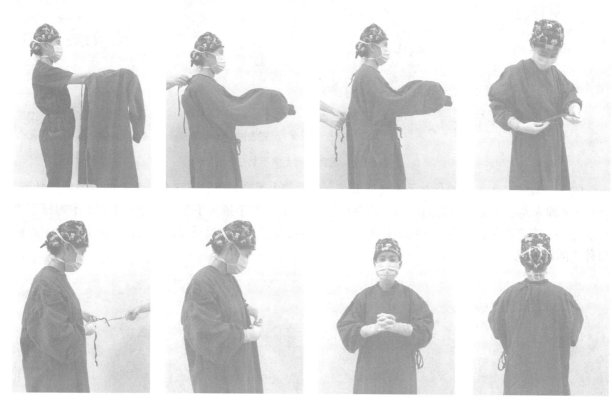

图6-11　全遮盖式手术衣穿法

3.穿手术衣的注意事项　①取手术衣时，避免手术衣无菌面与洗手衣接触而被污染；②穿手术衣时应与周围的人和物品保持一定距离，以免衣服展开时被污染；③穿手术衣时应用双手提起手术衣，衣内面朝向自己；④穿上手术衣后，双手应保持在腰以上、肩以下、胸前范围内。

（二）戴无菌手套

1.戴干手套法　是临床常用的戴手套方法，分为闭合式和开放式两种。

（1）闭合式：①穿手术衣时，手不伸出袖口。右手隔衣袖取左手手套，并放在左手袖口上，手套指端朝向手臂，各手指相互对应；②两手隔衣袖分别抓住手套上、下两侧的反折部，将手套翻套于袖口上，手伸出袖口顺势插入手套。同法戴右手手套（图6-12）。

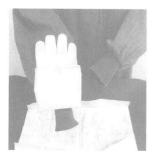
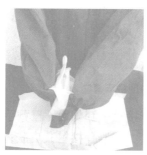
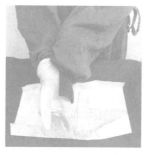
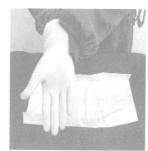

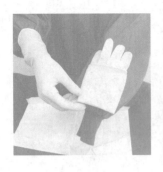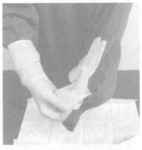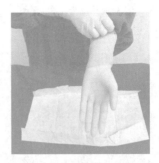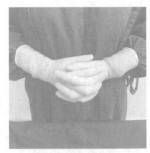

图6-12 闭合式戴无菌手套法

（2）开放式：①左手捏住右手手套反折部，右手伸入手套戴好；②已戴上手套的右手拇指外展，其余4指伸入左手手套反折部的内面（即手套的无菌面），左手插入手套并戴好，注意右手拇指不要触及左手手套反折部；③将一手拇指外展，其余4指伸入对侧手套反折部，将其翻转并套在手术衣袖口外（图6-13）。

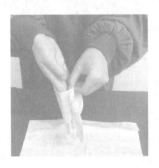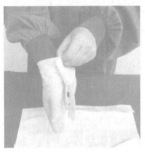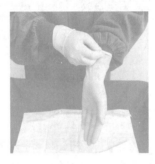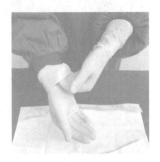

图6-13 开放式戴无菌手套法

2.协助他人戴手套法　器械护士戴好无菌手套，拇指外展，其余手指插入手套反折部内面，使手套拇指朝向外上方，小指朝向内下方，撑开手套。被戴手套者五指稍用力向下伸入手套，器械护士将手套同时向上提，并将手套反折部翻转套住袖口。同法戴另一只手套（图6-14）。

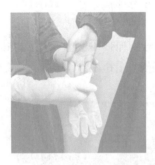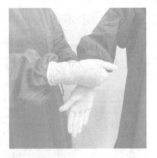

图6-14 他人协助戴手套法

3.戴无菌手套的注意事项　①未戴手套的手不能接触手套外面，已戴手套的手不能接触未戴手套的手；②协助他人戴无菌手套时，应先戴好无菌手套，并避免接触其皮肤；③手套的上口要严密地套在手术衣袖外；④戴手套时应注意检查手套有无破损，如有破损必须立即更换。

（三）脱手术衣、手套法

1.脱手术衣法　①他人帮助脱衣法：术者双手抱肘，由巡回护士将手术衣肩部向肘部翻转，再向手的方向拉扯，即可脱下手术衣。此法可将手套一同脱掉。②自身脱衣法：两手交叉抓住手术衣两侧肩部向下拉，即可脱下手术衣。此法可使衣里外翻，保护手臂及洗手衣裤不被手术衣污染面所污染。

2.脱手套法　脱手套时应注意不要让手套的污染面接触到已消毒的手臂。方法为：左手抓取右手手套外面，使其翻转脱下，再用右手拇指伸入左手手套的手掌部以下，提起手套，使其翻转脱下。

第四节 病人的准备

案例导入

　　章先生，45岁，诉右上腹部疼痛1日，伴腹胀，呕吐1次，排便排气停止。急诊以"肠梗阻"收住入院。查体：腹膨隆，未见肠型及蠕动波，肠鸣音2次/min。拟急诊行"粘连分解术"。

　　请思考：

　　1.护士应该给病人安置什么手术体位？

　　2.护士术中应如何协助医师进行铺单？

一、一般准备

　　手术室护士应热情接待病人，按手术安排表仔细核实病人，确保手术部位、所带药品及物品准确无误，认真做好麻醉及各项术前准备工作。同时，加强对手术病人的心理准备，减轻其恐惧、焦虑情绪。

二、手术体位安置

　　巡回护士根据手术要求安置病人体位。安置体位的基本要求：①充分暴露手术区域，避免不必要的裸露，保护病人隐私和保暖；②病人肢体和托垫必须摆放平稳，不能悬空，保证病人安全；③维持正常呼吸功能，避免挤压胸部、颈部；④维持正常循环功能，避免因挤压或固定带过窄、过紧而影响血液循环；⑤避免压力性损伤、神经和肌肉受压等并发症。常用手术体位如下：

　　（一）仰卧位

　　1.水平仰卧位　　适用于胸部、腹部、盆腔及四肢等部位的手术。病人仰卧于手术台上，头部垫软枕；双上肢用中单固定在身体两侧，掌心向下，如果一侧手臂有静脉输液，需将其固定在臂托上；膝下放一软枕，使膝部放松、腹肌松弛，膝部用较宽的固定带固定；足跟部用软垫保护（图6-15）。

　　2.上肢外展仰卧位　　适用于上肢、心脏及乳腺手术。术侧靠近台边，肩胛下垫小软枕，上臂外展置于臂托上；对侧手臂用中单固定于体侧（图6-16）。

　　3.颈伸仰卧位　　适用于甲状腺等颈部手术。肩部垫软枕抬高肩部20°，病人颈后仰，颈下垫圆枕，避免颈部悬空（图6-17）。

　　（二）侧卧位

　　1.胸部手术侧卧位　　病人健侧侧卧90°，腰部和肋下各垫一软枕，双上肢分别放于托手架上并妥善固定；双下肢上腿屈曲90°，下腿伸直，用固定带固定髋部和膝部（图6-18）。

　　2.肾脏手术侧卧位　　病人健侧侧卧90°，手术床头、尾部适当摇低，床腰桥架对准肾区，使腰部平直舒展，腰部和肋下各垫一软枕；两上肢分别放于托手架上；两下肢上腿伸直，下腿屈曲90°，用固定带固定髋部和膝部（图6-19）。

　　3.半侧卧位　　适用于胸腹联合手术者。病人侧卧，一侧肩背部垫软枕，使身体呈30°～50°，手术侧在上，术侧上肢固定在托手架上，肩背部、腰部和臀部各放一软枕（图6-20）。

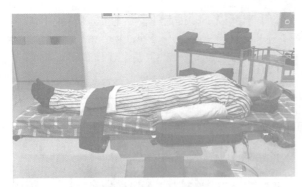

图6-15　水平仰卧位

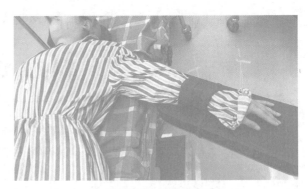

图6-16　上肢外展仰卧位

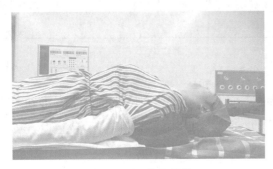

图6-17　颈伸仰卧位

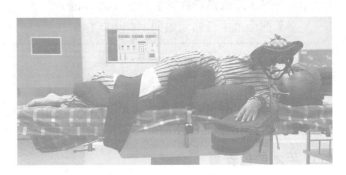

图6-18　胸部手术侧卧位

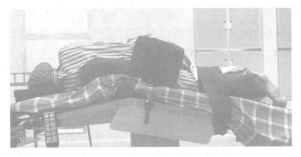

图6-19　肾脏手术侧卧位

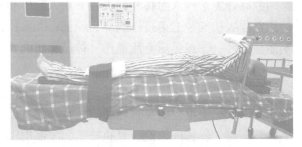

图6-20　半侧卧位

（三）俯卧位

俯卧位适用于头颈部、背部、脊柱后路、盆腔后路、四肢背侧等部位的手术。病人俯卧于手术台上，头侧向一边，双肘稍屈曲，置于头旁。胸部、耻骨下垫以软枕，使腹肌放松。足下垫小枕。腰椎手术时，在病人胸腹部垫一弧形拱桥，足端摇低，使腰椎间隙拉开，暴露术野（图6-21）。

（四）截石位

截石位适用于尿道、肛门部、会阴部及腹会阴联合手术。病人仰卧，臀部齐手术床背板下缘，臀下垫一小枕；两腿屈膝、屈髋置于腿架上，两腿间角度为60°～90°，高度为以病人腘窝的自然屈曲下垂为准，腘窝部垫以软枕，约束带固定（图6-22）。

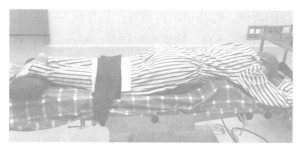

图6-21　腰椎手术俯卧位

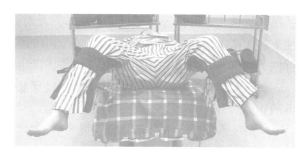

图6-22　截石位

（五）半坐位

半坐位适用于鼻咽部手术。将手术床头摇高75°，床尾摇低45°，病人屈膝半坐，头与躯干依靠在手术床上；整个手术床后仰15°，双上肢用中单固定于体侧。

三、手术区皮肤消毒

安置好手术体位后，暴露手术区并进行皮肤消毒，以杀灭手术切口及其周围皮肤上的病原微生物。

（一）消毒剂

常用碘伏或2%安尔碘，由于其中的碘溶解在表面活性剂里，不易沉淀在皮肤黏膜，可直接用于皮肤、黏膜和切口消毒。对婴幼儿、面部、会阴部皮肤及口鼻腔黏膜的手术消毒常选用0.5%安尔碘；植皮时，供皮区皮肤消毒用75%乙醇溶液。

（二）消毒方法

用碘伏棉球涂擦手术区皮肤2遍即可；供皮区皮肤消毒3遍。腹部手术消毒时，要先在脐窝中滴加适量消毒剂，再擦净脐窝。

（三）消毒范围

消毒手术切口及周围15～20cm的区域，如有延长手术切口的可能，应扩大消毒范围。以切口为中心，上下各超过1个关节。

（四）消毒原则

①无菌手术切口，以手术切口为中心向四周涂擦。②感染伤口或肛门会阴部皮肤消毒，应由手术区外周向感染伤口或肛门会阴部涂擦。③消毒液不要蘸取过多，稍用力擦拭，已接触污染区的消毒棉球不能返回清洁处。

四、手术区铺单法

（一）铺盖手术单的目的

显露手术切口所必需的皮肤区，遮盖住其他部位，以建立无菌安全区。也可用无菌塑料薄膜代替，切开后薄膜仍黏附在伤口边缘，可防止皮肤常存细菌在术中进入伤口。

（二）铺盖手术单的原则

铺盖无菌布单时既要充分暴露手术视野，又要尽量减少不必要的裸露。手术区域周围一般应有六层无菌巾覆盖，其外周至少铺盖两层。

（三）铺盖手术单的方法

以腹部手术为例。

1.铺无菌巾　用4块无菌巾遮盖切口周围。操作过程：①器械护士把第1、第2、第3块无菌巾的折边1/3朝向第一助手，第4块无菌巾的折边朝向器械护士自己，按顺序传递给第一助手。②第一助手接过无菌巾，分别铺于切口下方、上方及对侧，最后铺近侧。每块巾的内侧缘距切口线3cm以内，铺下的无菌巾只允许自内向外移动。若铺巾的医师已穿好无菌手术衣，则铺巾顺序为：先下后上，再近侧后对侧。③手术巾的四个交角处分别用布巾钳固定。

2.铺手术中单 将2块无菌中单分别铺于切口的上、下方。铺巾者需注意避免自己的手触及未消毒的物品。

3.铺手术洞单 将有孔洞的剖腹大单正对切口，短端向头部、长端向下肢，先向上方再向下方、分别展开，展开时手卷在剖腹单里面，以免污染。要求短端盖住麻醉架，长端盖住器械托盘，两侧和足端应垂下并超过手术台边缘至少30cm。

第五节 手术室的无菌操作技术和手术配合

一、无菌器械台的准备

铺无菌器械台时，应按无菌原则操作。先由巡回护士准备好器械台，将无菌敷料包和手术器械包分别放在器械台上，检查并打开无菌敷料包和手术器械包的外层包布，器械台布应下垂台面下30～40cm，手臂不可跨越无菌区；再由穿好手术衣及戴好手套的器械护士将敷料、器械按使用先后次序及类别排列整齐。

待病人手术区皮肤消毒、铺巾后，根据手术的需要将手术托盘（升降器械台）移至合适的部位，用双层手术单盖好，在手术单的上面再铺上无菌手术巾，按手术顺序安放手术器械、缝线、纱布等用物。

管理无菌器械台的注意事项：①无菌器械台应现铺现用，超过4h即不能再用。②无菌器械台面要保持整洁、干燥，如渗湿应及时加盖无菌巾。③器械安放必须整齐、有序，可及时提供手术人员所需器械。

二、手术中的无菌技术原则

手术室所有人员应掌握无菌技术，严格执行无菌操作原则，以预防切口感染，保证病人安全度过手术期。具体内容包括：

1.严格区分有菌和无菌的界限 ①凡属无菌物品，若接触到有菌物品即认为污染。身体无菌部位，一旦接触有菌区域即被认为污染。②手术人员经无菌准备后，双前臂和手、肩以下、脐平以上、腋前线之前的胸前可视范围为无菌区；相反，肩以上、腰以下和背部都应视为有菌区，手和无菌物品不得接触，双手亦不可下垂至腰部以下。传递器械不可在术者头上或背后进行。③凡手术使用过的器械、敷料均视为有菌。从无菌容器、无菌包内取出的物品，即使未用，也应视为污染，不可再放回无菌容器，须重新消毒灭菌后再用。④器械台和手术台面以下为有菌区，凡器械掉落到台面以下，即使未着地，也作污染处理，不可再用；任何无菌包及容器的边缘均视为有菌，取用无菌物品时不可触及。⑤术中如有手套破损或接触有菌区，应立即更换。⑥术者前臂或肘部被参观者接触后，应套无菌袖套。⑦手术人员需要调换位置时，一人先后退一步，背靠背转身调换，身体前面不可在背后擦过。⑧手术过程中手术人员必须面向无菌区，并在规定范围内活动。

2.保持无菌物品的无菌状态 无菌区内所有物品都必须是灭菌处理的，若无菌包破损、潮湿、可疑污染时，均应视为有菌。无菌布单被渗湿后，即失去对下层细菌的隔离作用，应立即在上面加盖干燥无菌巾，手术衣也要避免沾湿。巡回护士须用无菌持物钳夹取无菌物品，并与无菌区保持一定距离。

3.保护切口皮肤 在切开和缝合皮肤前，再次用70%乙醇溶液消毒一遍，或粘贴无菌聚乙烯薄膜，经薄膜切开皮肤；皮肤切开后，用纱布垫或手术巾遮盖边缘并固定。凡与皮肤接触的刀片和器械不再使用。暂停手术时，切口应用无菌巾覆盖。

4.污染手术的隔离技术　在进行胃肠道、呼吸道、宫颈等部位的污染手术中，切开空腔脏器前应先用无菌湿纱布垫遮盖，以保护周围组织。随时吸净外流的内容物，避免内容物溢出后污染体腔。被污染的器械应置于专用碗内，避免与其他器械接触。全部手术步骤结束后，手术人员应及时更换无菌手套，尽量减少污染的可能。

（李静静　周淑萍）

? **思考题**

黄先生，58岁，因反复右上腹痛、高热、黄疸3月余入院，诊断为胆石症，拟行腹腔镜胆囊切除术。

请思考：

（1）应安排黄先生于何种级别手术室进行手术？

（2）如果你是此台手术的器械护士，手术过程中应注意哪些问题？

6-2思路解析及在线测试题（二维码）

育人学堂

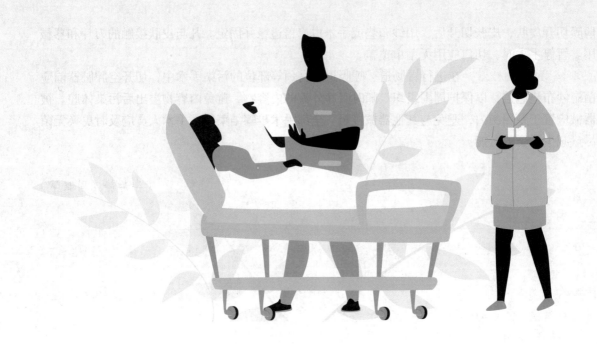

第七章 > 手术前后病人的护理

7-1 数字资源

学习目标

◎ **知识目标**

   1.掌握手术前、手术后病人的身体状况评估、护理诊断/问题、护理措施及健康指导；术后常见不适、并发症的预防、急救处理和护理措施。

   2.熟悉围术期护理的概念、手术前及手术后护理评估内容。

   3.了解手术前适应性训练的内容、手术分类和手术耐受力的相关知识。

◎ **能力目标**

   1.能运用所学知识，对常见并发症采取正确的预防和护理措施。

   2.能运用相关知识，指导病人进行术前呼吸道准备和胃肠道准备。

   3.能对手术病人进行护理评估，并根据列出的护理诊断/问题，正确地对手术病人实施整体护理。

◎ **素质目标**

   1.具有认真负责和严谨细致的工作态度。

   2.培养无菌观念，强调人文关怀的重要性及人性化护理理念。

手术是治疗外科疾病的重要手段，但麻醉、手术创伤也会导致并发症、后遗症等不良后果，更容易加重病人的生理和心理负担。重视围术期护理是增加病人对手术耐受力，预防和减少术后并发症，获得最佳手术治疗效果的重要保证，有助于促进病人早日康复。

第一节　概述

（一）围术期的概念

围术期（perioperative period）指从决定手术治疗时起，到与本次手术有关的治疗基本结束为止的一段时间，包括手术前、手术中和手术后三个阶段。①手术前期：从病人决定接受手术到将病人送至手术台；②手术中期：从病人被送上手术台到病人手术后被送入复苏室（观察室）或外科病房；③手术后期：从病人被送到复苏室或外科病房至病人出院。目的是为病人手术顺利康复做充分而细致的护理工作。

围术期护理（perioperative nursing care）是指在围术期为病人提供全程、整体的护理，旨在加强术前、术中、术后整个治疗期间病人的身心护理，通过全面评估，做好充分的术前准备，并采取有效的护理措施维护机体功能，提高手术安全性，减少术后并发症，促进病人早日康复。围术期护理包括三个护理阶段，每期护理工作都有不同重点和特点。

（二）手术分类

1.按手术目的

（1）诊断性手术：以明确诊断为目的，如活体组织病理检查、开腹或腹腔镜手术探查术等。

（2）根治性手术：以彻底治愈疾病为目的，如乳腺癌根治术、结肠癌根治术。

（3）姑息性手术：以减轻症状为目的，解除病人痛苦，改善病人生存质量，如晚期胃癌幽门梗阻行胃空肠吻合术、胰头癌胆道梗阻行胆总管空肠吻合术、直肠癌梗阻行乙状结肠造口术。

2.按手术的时限性

（1）择期手术：可在充分的手术前准备后选择合适时机进行手术，如未嵌顿的腹股沟疝修补术、胆囊结石胆囊切除术。

（2）限期手术：手术时间虽可选择，但不宜延迟过久，应尽可能在短时间内做好术前准备，如各种恶性肿瘤根治术。

（3）急症手术：对危及生命的疾病，在最短时间内进行必要的准备后立即实施的手术，如脾破裂、肠破裂、胸主动脉破裂大出血等。

3.按手术范围　可分为大手术、中手术、小手术及微创手术。

（三）手术耐受力

1.耐受力良好　指外科疾病对全身的影响较少，或有一定影响，但易纠正；病人的全身情况较好，重要器官无器质性病变，或其功能处于代偿状态。

2.耐受力不良　指外科疾病已经对全身造成明显影响；病人的全身情况欠佳，或重要器官有器质性病变，功能濒临或已有失代偿的表现。

通过对手术耐受力的评估，可以对手术危险性做出估计，为降低危险性做好针对性的、充分的术前准备。

第二节 手术前病人的护理

【护理评估】

（一）健康史

重点了解与本次疾病有关或可能影响病人手术耐受力及预后的病史。

1.一般情况　性别、年龄、职业、生活习惯、烟酒嗜好等。

2.现病史　了解本次发病的诱因、主诉、主要症状和体征及应对过程。

3.既往史　如各系统伴随疾病、过敏史、外伤手术史、家族史、遗传病史、药物使用情况及不良反应等。

4.婚育、月经史　婚育史主要包括初婚年龄、婚次，女性病人还包括妊娠次数、流产次数、生产次数、月经初潮年龄、月经周期、绝经年龄情况等。

（二）身体状况

1.营养状态　通过评定病人的体重、肱三头肌皮肤褶襞厚度、上臂肌肉、内脏白蛋白测定及氮平衡等，全面评估病人的营养状态。结合病情确定营养不良的类型和程度，评估营养不良所致的危险性，并监测营养支持的疗效。

2.体液平衡　手术前全面评估病人有无脱水及脱水类型、程度，有无电解质代谢紊乱和酸碱平衡失调。对有水、电解质及酸碱平衡失调和贫血、低蛋白血症的病人应在术前予以纠正。施行中、大型手术者，术前应做好血型鉴定和交叉配血试验，备好一定数量的血制品。

3.预防感染　术前应采取多种措施提高病人的体质，预防感染。评估病人是否有上呼吸道感染，观察手术区域的皮肤有无损伤和感染现象。下列情况需要预防性应用抗生素：①涉及感染病灶或切口接近感染区域的手术；②胃肠道手术；③操作时间长、创伤大的手术；④开放性创伤，创面已污染或有广泛软组织损伤，创伤至实施清创的间隔时间较长，或清创所需时间较长以及难以彻底清创者；⑤癌肿手术；⑥涉及大血管的手术；⑦需要植入人工制品的手术；⑧脏器移植术。

4.重要系统及器官功能状况

（1）心血管系统：主要评估病人脉搏速率、节律和强度；血压；皮肤色泽、温度及有无水肿；体表血管有无异常，如有无颈静脉怒张和四肢浅静脉曲张。了解有无增加手术危险性的因素，如高血压、冠心病、贫血或低血容量。

（2）呼吸系统：重点评估病人胸廓形状；呼吸频率、深度；呼吸运动是否对称；有无呼吸困难、咳嗽、咳痰、胸痛、哮喘或发绀等；有无上呼吸道感染。了解有无增加手术危险性的因素，如肺炎、支气管扩张或吸烟等。

（3）神经系统：重点询问病人有无如头痛、阵发性短暂无力、运动障碍、神志异常或慢性局灶症状等会增加手术危险性的情况。

（4）泌尿系统：评估病人有无尿路感染；通过尿液分析、血尿素氮或肌酐排出量等，评估肾功能不全情况，对慢性肾功能衰竭或急性肾疾病病人，原则上禁忌施行任何择期手术。

（5）消化系统：评估病人有无肝脏合成蛋白质的能力降低；有无慢性肝病病人凝血异常；术前必须重视有无合并胃肠道功能异常使维生素K吸收不全致肝脏合成Ⅱ、Ⅶ、Ⅸ、Ⅹ因子不足。

（6）血液系统：应评估病人及家族成员有无出血和血栓栓塞史；术前凝血功能检查，有助于评估病人凝血功能状态，指导术前药物的使用。

（7）内分泌系统：评估糖尿病病人的血糖水平、控制情况和有无合并心血管疾病、周围神经病变。甲状腺功能亢进病人手术前重点了解基础代谢率的变化。

（三）辅助检查

了解各项实验室检查结果，如血常规、尿常规、大便常规和血生化检查结果，了解超声、X线、CT及MRI等影像学检查结果，以及心电图、内镜检查报告或特殊检查结果。

（四）心理-社会状况

1.心理状况 最常见的心理反应有焦虑、恐惧和睡眠障碍。导致病人心理反应的主要原因有：①疾病初期对病因及疾病转归，尤其是预后不明确；②对麻醉和手术方式不了解；③以往对于疾病和手术经验；④医患关系；⑤对机体损毁的担忧；⑥病人经济状况。因此，手术前全面细致地评估病人的心理状况，正确引导并及时纠正不良心理反应，保证各项医疗护理措施的顺利实施。

2.社会状况 了解主要社会关系成员对病人的关心及支持程度；了解家庭经济状况，医疗费用的承受能力等。

🔍 **护考情报站** ————————————————————————————

徐女士，36岁。以"突发腹痛3h"急诊入院。病人自诉午饭后1h出现症状，既往患胃溃疡10年。病人腹部X线平片检查提示膈下多个气液平面，拟急诊在全麻下行剖腹探查术。病人情绪紧张，不配合护士术前准备，作为护士不妥的护理措施是

A.让家属配合约束好病人　　　B.向病人说明配合的要点　　　C.嘱病人深呼吸放松心情

D.动作轻柔，不加重病人疼痛　　　E.向病人讲明操作的目的

【答案】A

解析：拟急诊在全麻下行剖腹探查术，病人情绪紧张，不配合，作为护士应该动作轻柔，不加重病人疼痛；向病人讲明操作的目的及配合的要点；嘱病人深呼吸、放松心情，做好人文关怀和心理护理，而不能强行约束病人。

【常见护理诊断/问题】

1.焦虑/恐惧 与住院环境、接受麻醉和手术、担忧疾病预后、术后并发症及经济负担等有关。

2.营养失调：低于机体需要量 与禁食、营养摄入不足和疾病消耗等有关。

3.体液不足 与长期呕吐、腹泻和疾病所致的体液丢失及液体摄取不足有关。

4.知识缺乏 缺乏疾病、手术、麻醉方式等相关知识。

5.睡眠形态紊乱 与病痛带来的不适、担忧手术及疾病预后有关。

【护理目标】

1.病人情绪平稳，焦虑/恐惧程度减轻或缓解。

2.病人营养状态得以改善。

3.病人无体液平衡失调，各主要脏器灌注良好。

4.病人熟悉疾病治疗的相关知识，能积极配合治疗和护理。

5.病人能够得到充足的睡眠和休息。

【护理措施】

（一）心理护理和社会支持

1.心理护理　倾听病人的诉说，取得病人信任，建立良好的护患关系，缓解和消除病人及家属焦虑与恐惧心理，帮助病人正确认识病情，指导病人提高认知和应对能力，积极配合治疗和护理。

2.社会支持　安排病人家属、同事和朋友及时探视；若有可能，允许病人家庭成员的陪伴，降低病人的心理焦虑和恐惧反应，使其感受到被关注和重视，增强病人对治疗的信心。

（二）提高对手术的耐受力

1.合理营养　根据病情特点，指导病人饮食，保证营养需要。对于病情危重、营养不良、不能经口进食者可鼻饲喂养或静脉补充，必要时输血或血浆。

2.保证充足的睡眠　一个整洁、安静、舒适、安全的休息环境，对病人的康复起着不容忽视的作用。在病情允许的情况下，尽量减少病人白天睡眠的时间和次数，适当增加白天的活动量，必要时遵医嘱使用镇静安眠药，如地西泮、水合氯醛等，但呼吸衰竭者应慎用。

3.协助做好各项检查　做血、尿、大便常规化验，心、肺、肝、肾功能测定，大、中手术前，遵医嘱做好血型鉴定和交叉配血试验；必要时查电解质、血气分析、血糖等。

（三）一般准备与护理

1.呼吸道准备

（1）戒烟：有吸烟者，术前戒烟2周，防止呼吸道分泌物过多引起术后肺部并发症。

（2）控制呼吸道症状：①有肺部感染者，术前3～5日起应用抗生素；②痰液黏稠者，可用抗生素加糜蛋白酶雾化吸入，每日2～3次，并配合叩背或体位引流排痰；③哮喘发作者，术前1日地塞米松0.5mg雾化吸入，每日2～3次，有利于减轻支气管黏膜水肿和痉挛，改善肺通气功能。

（3）指导深呼吸训练：先从鼻慢慢深吸气，使腹部隆起，呼气时腹肌收缩，由口慢慢呼出。

（4）促进有效排痰：①鼓励病人做缩唇式呼吸，即鼻吸气，口缩唇呼气，以引发咳嗽反射。②在病情许可的情况下，增加病人活动量，有利于痰液松动。③有效咳嗽：病人先轻咳数次，使痰液松动，再深吸气后用力咳嗽。④胸部叩击与胸壁震荡：适用于久病体弱、长期卧床、排痰无力者；病人取侧卧位，护士指关节微屈，手呈空杯状，从肺底由外向内、由下向上轻拍胸壁，震动气道，边拍边鼓励病人咳嗽，以利痰液排出。

2.胃肠道准备

①择期手术病人术前8～12h禁食，4h禁饮，防止麻醉或手术过程中呕吐物误吸入气管引起窒息或吸入性肺炎，必要时放置胃肠减压。②胃肠道手术病人术前1～2日开始进流质饮食。③除胃肠道手术和某些特殊疾病（如急性胰腺炎、胃十二指肠穿孔等），术前一般不放置胃管。④幽门梗阻病人术前3日每晚以生理盐水洗胃，排空胃内潴留物，减轻胃黏膜充血、水肿。⑤结肠或直肠手术，术前3日常需做特殊肠道准备，术前联合使用口服抗生素（如甲硝唑、新霉素等）和机械性肠道准备（MBP），可以降低接受择期结直肠手术手术部位感染（SSI）风险。

3.床上排尿/排便训练　绝大多数病人不习惯在床上大小便，容易发生尿潴留和便秘，尤其是老年病人，因此，术前必须练习床上排尿、排便。

4.手术区皮肤准备

（1）皮肤清洁：术前皮肤清洁是手术前的常规工作，《中国手术部位感染预防指南（2019版）》指出，在进行手术的前一晚，或更早时候，病人应该使用抗菌/非抗菌肥皂或其他抗菌剂进行淋浴或全身沐浴，有利于减少皮肤含菌量。腹部手术前做好脐部清洁显得尤为重要，若脐窝内有坚硬的异物，最好用油剂浸软，再进行清洗。

（2）皮肤准备：美国外科医师协会（ACS）联合外科感染学会（SIS）共同更新发布了《手术部

位感染指南》。2016版指出，在不干扰手术的情况下不需去除毛发；若影响手术操作，术前需去除毛发，理发剪优于剃刀。皮肤准备的时间距离手术时间越短越好。手术区皮肤准备范围包括切口周围至少15cm的区域。常见手术皮肤准备的范围（表7-1和图7-1）。

表7-1　常用手术皮肤准备的范围

手术部位	备皮范围
颅脑手术	剃除全部头发，包括前额、两鬓及颈后皮肤、保留眉毛
颈部手术	上起唇下，下至胸骨角，两侧至斜方肌前缘
胸部手术	上起锁骨上部，下至脐水平，前后胸范围均应超过中线5cm以上
上腹部手术	上起乳头连线，下至耻骨联合，两侧至腋后线
下腹部手术	上起剑突，下至大腿上1/3前内侧及会阴部，两侧至腋后线，剃除阴毛
腹股沟手术	上自脐平线，下至大腿上1/3内侧，两侧至腋后线，包括会阴部，剃除阴毛
肾手术	上起乳头连线，下至耻骨联合，前后均过正中线
会阴及肛周手术	上自髂前上棘，下至大腿上1/3的皮肤，包括会阴及臀部，剃除阴毛
四肢手术	以切口为中心，上下20cm以上，一般超过远、近端关节或为整个肢体
颜面及口腔手术	颜面尽量保留眉毛，不予剃除；口腔手术入院后保持口腔清洁卫生，入手术室前用复方硼酸溶液漱口

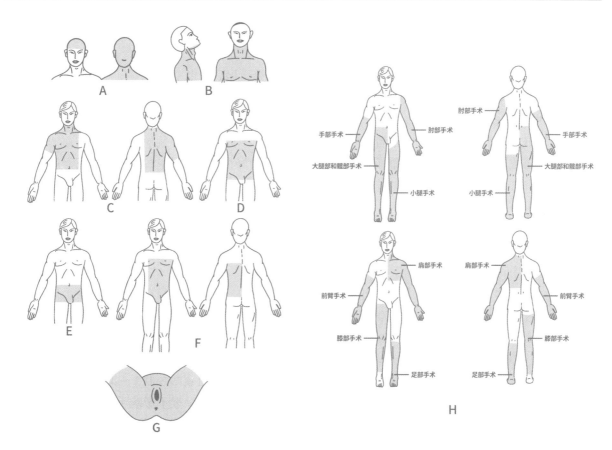

A.颅脑手术；B.颈部手术；C.胸部手术（右）；D.腹部手术；E.腹股沟手术；F.肾手术；G.会阴部及肛周手术；H.四肢手术

图7-1　各部位手术皮肤准备范围

王女士，50岁，患多发性子宫肌瘤5年，定期随诊。近半年肌瘤明显增大，经量增大，伴有贫血症状，医师建议手术，正确的手术备皮范围是

A. 肚脐周围10cm　　　B. 剑突水平至大腿1/3处　　　C. 脐下至阴阜

D. 剑突下至阴阜　　　E. 阴阜周围10cm

【答案】B

解析：下腹部备皮范围：上自剑突水平，下至大腿上1/3的前、内侧及会阴部，两侧至腋后线，剃除阴毛。

（四）手术日晨的准备与护理

1. 测量生命体征，询问病人的主诉，如有发热、女性病人月经来潮等，及时与医生联系，必要时延迟手术。

2. 检查手术区皮肤准备情况，更换清洁衣裤，戴手术帽子。不能穿袜子，取下眼镜、发夹、义齿、手表、首饰等附属物品，不要带至手术室，由家属保管。无家属者由两位护士一起清点并代为保管。擦去指甲油、口红等，以便术中观察病人末梢循环情况。

3. 按疾病及手术需要留置导管，胃肠道及上腹部手术者，术前留置胃管；预计手术时间将持续4h以上及接受下腹部或盆腔手术留置导尿管。

4. 手术前嘱病人排空尿液，以免术中误伤。

5. 手术前30～60min遵医嘱注射术前用药。

6. 准备手术需要的用品，将病历、X线片、CT检查片、MRI检查片、胸腹带、引流瓶、术中用药等随病人一同带入手术室。

7. 与手术室接诊人员仔细核对病人、手术部位及名称等，做好术前交接。

8. 准备术后床单位，按麻醉、手术需要配备所需用物。

（五）特殊准备与护理

1. 营养不良　术前营养不良是术后并发症发生率和死亡率提高的重要危险因素。术前血清白蛋白在30～35g/L或以下，术前应尽可能予以纠正。择期手术最好在术前1周左右，经口服或静脉补充热量、蛋白质和维生素，改善病人的营养状况。对接受大手术的低体重病人，可考虑通过口服或肠内给予富含多种配方的营养素。

2. 水、电解质紊乱和酸碱平衡失调　缺水病人遵医嘱由静脉途径补充液体，记录24h出入液量，测体重；对长期低盐饮食和服用利尿剂者，加强水、电解质监测，发现异常及时纠正；纠正低钾、低镁、低钙及酸中毒。

3. 心血管疾病　①高血压病人，术前应用适宜的降压药物，使血压平稳在一定的水平，但不要求降至正常水平才手术，血压在160/100mmHg以下者可不做特殊准备；②对心律失常者，遵医嘱给予抗心律失常药，治疗期间观察药物的疗效和不良反应；③对贫血者，因携氧能力差、影响心肌供氧，手术前采取少量多次输血，予以纠正；④急性心肌梗死者6个月内不施行择期手术，6个月以上且无心绞痛发作者，在严密监测下可施行手术；⑤心力衰竭者最好在心力衰竭控制3～4周后再施行手术。

4. 肝脏疾病　手术创伤和麻醉均加重肝脏负荷。肝功能轻度损害一般不影响手术耐受力；肝功能损害较严重或濒临失代偿者，手术耐受力下降；若有明显营养不良、腹水、黄疸等，或急性肝炎者，除急症抢救外，一般不宜施行手术。

5. 肾脏疾病　手术创伤、某些药物等都会加重肾负担。术前都需进行肾功能检查，可根据24h内肌酐清除率和血尿素氮测定值判断肾功能损害程度。轻度、中度肾功能损害者，经过适当的内科处理

都能较好地耐受手术；重度损害者，需在有效透析治疗后才可耐受手术，但手术前应最大限度地改善肾功能。

6.糖尿病 糖尿病病人易发生感染，术前积极控制血糖及相关并发症（如心血管和肾病变）。一般实施大手术前将血糖水平控制在正常或轻度升高状态（5.6～11.2mmol/L）、尿糖以＋～＋＋为宜。原接受口服、长效胰岛素降糖治疗者，术前改用常规胰岛素皮下注射，剂量应准确，且经常更换注射部位，促进吸收；皮下注射0.5h后提醒病人及时进食，并观察降糖效果、有无低血糖反应。尽量缩短术前禁食时间，以免发生酮症酸中毒，禁食期间严密监测血糖。

（六）急症手术

1.术前急救处理 休克者，尽快建立静脉通路，补充血容量；外伤性出血者，尽快采取止血措施；开放性损伤者，伤口用无菌敷料覆盖并包扎，以防加重污染。

2.术前常规准备 立即通知病人禁食、禁饮，迅速做好备皮、备血、药物过敏试验，协助做好各项检查如出凝血时间测定，麻醉前用药。急诊病人术前不做灌肠，禁用泻药，未明确诊断者禁用止痛药。

3.病情观察及心理护理 密切观察病人神志、瞳孔、生命体征、尿量、皮肤色泽、肢端温度等，并做好记录。在可能情况下，与病人家属适当沟通，简要介绍病情及治疗方案，给予心理疏导，稳定其情绪。

【护理评价】

通过治疗和护理，病人是否：①焦虑/恐惧减轻或缓解，情绪稳定；②营养状态改善；③体液维持平衡，生命体征正常；④熟悉有关术前准备的相关要求，积极配合治疗和护理；⑤休息、睡眠充足。

第三节 手术后病人的护理

案例导入

李先生，32岁。因急性胃穿孔、急性弥漫性腹膜炎入院，于今日上午在全麻下行胃穿孔修补术、腹腔冲洗，留置腹腔引流管一条，手术过程顺利，术后麻醉清醒，拔除气管插管返回病房。

请思考：

1.李先生术后麻醉清醒应采取何种体位？何时可以进食？

2.李先生留置的腹腔引流管应如何护理？

【护理评估】

（一）一般情况

了解手术过程是否顺利，包括麻醉类型、手术方式、术中出血量、补液输血量、尿量、用药情况、引流管留置的情况等。

（二）身体状况

1.麻醉恢复情况 评估病人神志、呼吸和循环功能，注意呼吸道是否通畅，评估皮肤颜色及温度，观察病人肢体运动及感觉和血液循环情况等。综合判断麻醉是否苏醒及苏醒程度。

2.出入量情况 评估术后病人尿量、各种引流液的丢失量、失血量及术后补液量和种类等。

3.生命体征 评估病人的体温、脉搏、呼吸、血压，同时观察意识状态。

4.疼痛 评估疼痛部位、性质、程度、持续时间、病人的面部表情、活动、睡眠等，用疼痛评估法对疼痛做出正确的评估。

5.排便情况　评估病人有无尿潴留，观察尿量、性质、颜色和气味等异常情况。评估肠蠕动恢复情况，询问病人是否肛门排气，是否有恶心、呕吐、腹胀、腹泻、便秘等症状。

6.切口状况　评估切口有无渗血、渗液、感染及愈合不良等情况。

7.引流管与引流物　评估术后引流管是否通畅，引流物量、颜色、性状等。

（三）辅助检查

血、尿常规，血生化检查、血气分析，必要时可行胸部 X 线摄片、B 超、CT、MRI 检查等，了解脏器功能恢复状况。

（四）心理-社会状况

手术对于病人是一种严重的心理应激，手术后病人可再次出现焦虑，甚至将正常的术后反应视为手术不成功或并发症，继之又会有新的心理变化，其原因：①担忧疾病的病理性质、病变程度等；②手术致正常生理结构和功能改变者，则担忧手术给今后生活、工作及社交带来的不利影响；③切口疼痛、不舒适或对并发症的担忧；④术后康复的认知和信心。因此，要密切观察病人的心理变化。

【常见护理诊断/问题】

1.疼痛　与手术创伤和特殊体位等因素有关。

2.低效性呼吸型态　与术后卧床、活动量少、切口疼痛、呼吸运动受限等有关。

3.体液不足　与术中出血、失液、禁食禁饮、引流、液体补充不足等有关。

4.舒适的改变　与术后疼痛、恶心、呕吐、腹痛腹胀、尿潴留、便秘、呃逆等有关。

5.活动无耐力　与手术创伤、疲乏、体质虚弱等有关。

6.焦虑/恐惧　与术后不适、担心预后不良及担心经济状况等有关。

7.潜在并发症：术后出血、切口感染或切口裂开、肺部感染、泌尿系统感染、深静脉血栓形成等。

【护理目标】

1.病人主诉疼痛减轻或缓解。

2.病人术后呼吸功能改善，血氧饱和度维持在正常范围。

3.病人体液平衡得以维持，循环系统功能稳定。

4.病人术后舒适感增加。

5.病人活动耐力增加，逐步增加活动量。

6.病人情绪稳定，能主动配合术后治疗和护理。

7.病人术后并发症得以预防或被及时发现和处理，术后恢复顺利。

【护理措施】

（一）一般护理

1.安置病人　①与麻醉师和手术室护士做好床旁交接；②搬运病人时动作轻稳，注意保护头部、手术部位、各种引流管和输液管道；③正确连接并固定各引流装置；④检查输液是否通畅；⑤遵医嘱给氧；⑥注意保暖，但避免贴身放置热水袋，以免烫伤。

2.选择合适体位　根据麻醉方式和手术方式安置体位。①全麻未清醒者：取平卧位，头偏向一侧，防止舌后坠，堵塞气道；同时避免口腔分泌物、呕吐物误吸。②蛛网膜下腔阻滞麻醉者：取去枕平卧或头低卧位6～8h，以防脑脊液外漏而致头痛。③硬脊膜外腔阻滞麻醉者：不去枕平卧6h。④局部麻醉和全身麻醉清醒者，可视手术部位和病人需求安置体位：颅脑手术者，如无休克或昏迷，可取15°～30°头高脚低斜坡卧位；颈、胸、腹部手术者，取半坐卧位，其优点是有利于呼吸和引流，增加通气量，使腹肌松弛，减轻腹壁张力，并可使腹腔渗液流至盆腔，避免形成膈下脓肿，减轻中毒症状；脊柱或臀部手术者，可采用俯卧或仰卧位；腹腔内有污染者，若病情许可，尽早改为半坐位或头高脚低位，以利有效引流；肥胖病人可取侧卧位，有利于呼吸和静脉回流。

护考情报站

男性病人，26岁，民工。在作业中不慎从高空坠落、头痛、呕吐急诊入院，诊断脑挫裂伤。为预防脑水肿，降低颅内压，术后应采取的体位是

A.仰卧位　　B.头高脚低位　　C.半坐卧位　　D.端坐位　　E.俯卧位

【答案】B

解析：颅脑手术者，如无休克或昏迷，可取15°～30°头高脚低斜坡卧位，以预防脑水肿，降低颅内压。

3.生命体征及意识的观察　手术后病人返回原病房，常规监测生命体征，记录出入量。手术当日对于中、小型手术病人，每小时测量1次，监测6～8h至生命体征平稳；对大手术、全麻后及危重病人，必须加强监测，每15～30min测量1次脉搏、呼吸、血压及瞳孔和神志的变化，至病情稳定后改为每小时测量1次或遵医嘱定时测量，并做好记录。病情不稳定或特殊手术者，应送入重症监护室，持续进行心电监测。发现呼吸道梗阻、心、肺疾病、心肌梗死危险的病人、活动性大出血和休克等的早期表现，应遵医嘱及时处理，并给予监测中心静脉压、肺动脉楔压及心电监护，动态观察动脉血氧饱和度。

4.静脉输液　机体因手术创伤、手术野不显性液体丢失后易造成血流动力学和水、电解质平衡紊乱和酸碱平衡紊乱。术后应结合病人的心率、血压、尿量和中心静脉压等指标进行静脉输液直至恢复进食。手术后输液的量、种类和输注速度，由手术大小、手术时长、手术部位、麻醉种类和方式，病人器官功能状态和疾病严重程度决定。必要时遵医嘱输注血浆、全血、人体白蛋白等。

5.饮食护理

（1）非腹部手术：视手术大小、麻醉方法及病人的全身反应而定。①局麻和小手术者，无特殊不适，手术后即可进食，手术范围较大，全身反应明显者，待反应消失后方可进食。②椎管内麻醉者，术后无恶心、呕吐，3～6h后可给饮水或少量流质，以后酌情给半流质或普食。③全身麻醉者，待麻醉清醒，无恶心、呕吐才可进食。一般先进流质饮食，以后逐步过渡到半流质或普食。

护考情报站

王先生，25岁。在硬脊膜外腔麻醉下行左腹股沟斜疝修补术。恰当的术后饮食护理是

A.术后应禁食48h　　　　B.术后即进普通饮食　　　　C.术后应胃肠减压

D.术后应静脉供给营养3日　　E.若术后6h无恶心即可进流质饮食

【答案】E

解析：椎管内麻醉无恶心、呕吐者，术后3～6h可进流质饮食，以后逐渐改为半流质、普通饮食。

（2）腹部手术：尤其胃肠道手术后，一般需禁食24～48h，待肠道功能恢复、肛门排气、拔除胃管后开始进食少量流质，逐步递增至全量流质，第5～6日进食半流质，7～9日可过渡到软食，第10～12日开始普食。术后留置有空肠营养管者，术后第2日自营养管滴入营养液。

6.休息与活动　保持室内安静，减少对病人的干扰，保证其安静的休息环境，充足的睡眠。早期活动有利于增加肺活量，减少肺部并发症，改善血液循环，促进切口愈合，预防深静脉血栓形成，促进肠蠕动和膀胱功能的恢复，减少腹胀及尿潴留的发生。原则上应争取在短期内下床活动，需根据病

人的耐受程度，逐步增加活动量。在病人麻醉作用消失清醒后，就应鼓励在床上活动，如深呼吸、有效咳嗽、四肢主动活动及间歇翻身等。大部分病人术后24～48h可试行下床活动，协助病人逐渐增加离床活动次数、时间和范围，每次活动时应观察病人的面色、生命体征，防止摔倒。但有休克、心力衰竭、严重感染、出血、极度衰弱等情况，以及施行过有特殊固定、制动要求的手术病人，则不宜早期活动。

🔍 护考情报站

李先生，53岁。患急性化脓性阑尾炎行阑尾切除术后1日。护士要求病人下床活动，其最主要目的是

A.有利于伤口愈合   B.预防血栓性静脉炎   C.预防肺不张

D.防止肠粘连   E.预防压疮

【答案】D

解析：早期活动可以促进肠蠕动恢复，减轻腹胀，预防肠粘连的发生。

7.手术切口护理　定时观察切口情况，有无出血、渗血、渗液、敷料脱落及局部红、肿、热、痛等现象。若切口有渗液、渗血或敷料被污染，应及时更换，以防切口感染。并注意观察术后切口包扎是否限制胸、腹部运动或指（趾）端血液循环。

（1）外科手术切口的分类：根据外科手术切口微生物污染情况，外科手术切口分为清洁切口、清洁-污染切口、污染切口、感染切口。

1）清洁切口（Ⅰ类切口）：即在充分无菌的准备下，手术部位可以做到无菌的切口，如甲状腺大部切除术、开颅术。

2）清洁-污染切口（Ⅱ类切口）：某些脏器施行手术时，切口可能受到污染，如阑尾切除术、胃大部切除术。

3）污染切口（Ⅲ类切口）：切口直接暴露于感染区中或邻近感染区，如胃十二指肠溃疡穿孔手术、胆囊穿孔手术。

4）感染切口：有失活组织的陈旧创伤手术；已有临床感染或脏器穿孔的手术。

（2）切口愈合分级：①甲级愈合：切口愈合优良，无不良反应；②乙级愈合：切口处有炎症反应，如红肿、硬结、血肿、积液等，但未化脓；③丙级愈合：切口化脓需切开引流处理。

（3）缝线拆除时间：依据病人的年龄、切口部位、局部血液供应情况而定。一般头、面、颈部手术后4～5日拆线；胸部、上腹部、背部、臀部为7～9日拆线；下腹部、会阴部为6～7日拆线；四肢为10～12日拆线（近关节处可适当延长）；减张缝线为14日，必要时可间隔拆线。青少年因新陈代谢旺盛，愈合快，可缩短拆线时间；年老体弱、营养不良、糖尿病者则宜酌情延迟拆线时间或间隔拆线。用可吸收缝线行美容缝合者可不拆线。

8.引流管护理　手术后因治疗的需要，留置各种引流管，如鼻胃管、T型管、胸腹腔引流管、导尿管等。其护理要点包括：①妥善固定，防止移位和脱落；②保持引流通畅，引流管切勿扭曲、压迫、阻塞，如有阻塞可用挤压或冲洗法解除，冲洗时注意无菌和压力大小；③维持引流装置的无菌状态，根据引流液性状，2～3日更换引流袋，引流管和引流袋要低于引流口，防止逆流；④观察、记录引流液的量、颜色、性状，判断有无出血、感染或其他并发症；⑤适当保护引流管周围皮肤；⑥根据各种引流管的拔管指征和方法拔管。

（二）术后不适的护理

1.疼痛　麻醉作用消失后，病人可出现疼痛。术后24h内疼痛最为剧烈，2～3日后逐渐缓解。

若疼痛呈持续性加重或减轻后又加剧，有切口感染的可能。护理措施：①给病人提供一个安静的环境，协助病人更换舒适的卧位，解释疼痛的原因和切口疼痛的规律；②观察病人疼痛的时间、部位、性质和规律；③指导病人咳嗽时用双手按压切口，以减轻切口疼痛；④遵医嘱给予镇静、止痛药；⑤大手术后1～2日，可使用自控镇痛泵进行止痛，并指导病人如何使用。

2.发热　由于机体对手术创伤的反应，术后病人体温可略升高，变化幅度在0.1～1.0℃，一般不超过38℃，1～2日后逐渐恢复正常，称之为外科手术热或吸收热。术后24h内体温过高（＞39.0℃），常为代谢性或内分泌异常、低血压、肺不张和输血反应等。但若术后3～6日仍持续发热，则提示存在感染或其他不良反应。护理措施：①监测体温及伴随症状；②及时检查切口部位有无红、肿、热、痛或波动感；③遵医嘱应用退热药物或物理降温；④保证病人有足够的液体摄入，及时更换潮湿的床单位和衣裤。

3.恶心、呕吐　最常见原因是麻醉反应，待麻醉作用消失后症状常可消失；开腹手术对胃肠道的刺激或引起幽门痉挛、严重腹胀；其他引起恶心、呕吐的原因可能是电解质紊乱、颅内压升高、糖尿病、酸中毒等。护理措施：①呕吐时，头偏向一侧，以防误吸，同时注意保护切口，以防张力增高影响切口愈合；②观察呕吐的次数、量、颜色、性状并做好记录；③遵医嘱给予止吐药物、镇静药物及解痉药物，及时清理呕吐物，保持室内空气新鲜，注意口腔护理和保持床单位的整洁；④持续性呕吐者，应查明原因并处理。

4.腹胀　术后早期腹胀多由胃肠功能受抑制所致，随胃肠蠕动恢复即可自行缓解。若术后数日仍未排气兼有腹胀，可能是腹膜炎或其他原因所致的肠麻痹。若腹胀伴有阵发性绞痛、肠鸣音亢进，可能是早期肠粘连或其他原因所引起的机械性肠梗阻，应做进一步检查。护理措施：①保证有效的胃肠减压，必要时行肛管排气或高渗溶液低压灌肠等；②协助病人多翻身，下床活动；在无禁忌的情况下，鼓励病人早期活动，促进肠蠕动的恢复；③遵医嘱使用促进肠蠕动的药物；④若是因腹腔内感染，或机械性肠梗阻导致的腹胀，非手术治疗不能改善者，做好再次手术的准备。

5.呃逆　可能是神经中枢或膈肌直接受刺激所致，多为暂时性。护理措施：①术后早期发生者，压迫眶上缘，抽吸胃内积气、积液；②遵医嘱给予镇静或解痉药物；③上腹部手术后出现顽固性呃逆，应警惕吻合口或十二指肠残端瘘导致的膈下感染，应做进一步检查并及时处理；④未查明原因且一般治疗无效时，协助医师行颈部膈神经封闭治疗。

6.尿潴留　多由于麻醉后排尿反射受抑制；切口疼痛引起后尿道括约肌和膀胱反射性痉挛，尤其是骨盆及会阴部手术后；病人不习惯床上排尿。对术后6～8h尚未排尿但尿量较少者，应在耻骨上区叩诊检查，明确尿潴留。护理措施：①病情允许协助病人坐于床沿或下床排尿；②下腹部热敷、按摩、诱导排尿或注射氨甲酰胆碱，促进自行排尿；③上述措施均无效时，在严格无菌技术下导尿，一次放尿不超过1000ml；④导尿时尿量超过500ml或尿潴留时间过长者，应留置导尿管1～2日，有利于膀胱逼尿肌收缩功能的恢复。

🔍 **护考情报站**

孙先生，30岁。7h前行阑尾切除术，现病人主诉下腹胀痛，护士观察其下腹膀胱区隆起，该病人最主要的护理诊断/问题是

A.便秘　　　　　B.有感染的危险　　　　　C.疼痛

D.尿潴留　　　　E.体液过多

【答案】D

解析：阑尾炎术后尿潴留是常见的并发症之一，主要观察病人的体征，下腹胀痛，膀胱膨隆。

（三）术后并发症的预防及护理

手术后并发症可分为两类。一类是与手术方式相关的特殊并发症，如胃大部切除术后的倾倒综合征等，将在有关章节内介绍。另一类是由原发病、手术或一些不相关的因素引起并发症，在本节做重点介绍。

1.术后出血

（1）原因：术中止血不完善、创面渗血未完全控制、原先痉挛的小动脉断端舒张、术后结扎线脱落、凝血功能障碍等，都可造成出血。常见于术后24～48h。

（2）表现：通过观察病人的生命体征、伤口敷料、引流液、腹部体征等情况，进行综合分析、判断。严重出血可发生低血容量性休克，表现为烦躁不安、脉搏加快、面色苍白、四肢湿冷、血压下降、尿量减少等；放置引流管者，可见流出鲜红血液或血块堵塞引流管。

（3）护理：①严密观察病人生命体征、手术切口，若切口敷料被血液渗湿，可怀疑为手术切口出血，应打开敷料检查切口以明确出血状况和原因；注意观察引流液的量、颜色和性状的变化。②平卧、吸氧，按医嘱输液、准备输血，应用止血药物。③积极做好再次手术准备，必要时手术止血。

（4）预防：①术中渗血较多的病人，必要时遵医嘱应用止血药物。②凝血机制异常者，可于围术期输注新鲜全血、凝血因子或凝血酶原复合物等。

2.切口感染　常发生于术后3～4日。

（1）原因：术中未严格执行无菌技术；切口内留有无效腔、血肿、异物或局部组织供血不良，合并有贫血、糖尿病、营养不良或肥胖等。

（2）表现：切口疼痛、体温升高、脉搏加快，血白细胞计数和中性粒细胞比例增高，局部红、肿、热、痛，脓肿形成时可出现波动感（图7-2）。

（3）护理：①保持伤口清洁、敷料干燥；②加强营养支持，增强病人抗感染能力；③遵医嘱合理使用抗生素；④感染早期可采取局部理疗，使用有效抗生素；⑤脓肿形成时，应拆除部分缝线，充分敞开切口，清理切口后，放置凡士林油纱条引流脓液，定期更换敷料，争取二期愈合。

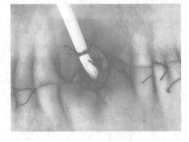

图7-2　切口感染

（4）预防：①注意手术操作技术的精细，避免残留无效腔；②改善病人营养状况，增强组织愈合的能力；③合理正规应用抗生素；④严格遵守无菌操作，避免医源性感染。

3.切口裂开

（1）原因：与病人体质差、贫血、营养不良，切口缝合不佳，切口感染或术后剧烈咳嗽、打喷嚏、用力排便等增加腹内压和严重的腹胀等诱因有关。

（2）表现：多见于腹部及肢体邻近关节处。常发生于术后1周左右或拆除皮肤缝线后24h内。腹壁切口裂开有两种情况：一是部分裂开，即皮肤、皮下组织裂开，可见敷料渗血；二是完全裂开，病人感到切口突然松开，有浅红色液体流出，或听到缝线崩裂声，继之肠管脱出（图7-3）。

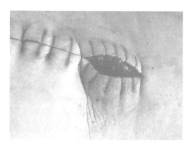

图7-3　切口裂开

（3）护理：切口完全裂开时，立即平卧，稳定病人情绪，避免惊慌，并用无菌生理盐水纱布覆盖切口，加腹带包扎，报告医生，送手术室处理，切忌将脱出肠段回纳入腹腔，以免造成感染。

（4）预防：① 对年老体弱、营养状况差、估计切口愈合不良的病人，术前、术后加强营养支持。②对估计发生此并发症可能性大的病人，手术时加用减张缝线，术后用腹带适当加压包扎切口。减轻局部张力，必要时延长拆线时间。③病人咳嗽、打喷嚏时要按压切口并及时处理咳嗽、便秘等使腹内压增高因素。④手术切口位于肢体关节部位者，拆线后避免大幅度动作。

4.肺炎、肺不张　常发生于胸部、腹部大手术后，特别是高龄、有长期吸烟史、术前合并呼吸道感染及实施全麻者。

（1）原因：术后呼吸活动受限、呼吸道分泌物积聚、排出不畅是引起术后肺部感染的主要原因。多见于胸腹部大手术后，年老、体弱及原有急、慢性呼吸道疾病，有吸烟嗜好者。

（2）表现：病人表现咳嗽、胸痛、呼吸急促、发绀、发热。肺部叩诊局部呈浊音或实音，听诊有局限性湿啰音，呼吸音减弱或消失。血白细胞及中性粒细胞升高。血气分析有血氧分压降低、二氧化碳分压升高。胸部X线检查有异常征象等。

（3）护理：①指导病人有效咳嗽、深呼吸，协助病人翻身、拍背，病情允许鼓励病人尽早下床活动，促进痰液排出；②痰液黏稠者，可雾化吸入，使痰液变稀，易于咳出；③按医嘱给予抗生素；④加强支持疗法，提高机体抵抗力，保证摄入足够的水分。

（4）预防：①术前加强呼吸道准备，术中、术后注意体位，防止呕吐物吸入；②注意保暖，防止感冒；③胸腹部术后多头带包扎不要过紧，以免限制呼吸。

5.尿路感染

（1）原因：尿潴留是手术后并发尿路感染的基本原因；手术后长期留置导尿管或反复多次导尿、摄入水分不足、机体抵抗力差是尿路感染的常见原因。

（2）表现：急性膀胱炎表现为尿频、尿急和尿痛，有时尚有排尿困难。尿常规检查有较多的红细胞和脓细胞。急性肾盂肾炎多见于女性病人，主要表现为发冷、发热、肾区疼痛、白细胞计数增高，尿检查有红细胞，严格无菌中段尿内有大量白细胞和细菌，尿细菌培养多数为革兰染色阴性的肠源性细菌。

（3）护理：①嘱病人多饮水，饮水量不应低于2000ml/d，保持尿量在1500ml/d以上；②观察尿液并及时送检，根据尿培养及药物敏感试验结果选用抗生素控制感染。

（4）预防：①术前训练床上排尿，指导病人术后自主排尿；②如尿潴留应及时处理，若残余尿量超过500ml，应留置导尿，并严格遵守无菌操作。

6.深静脉血栓　常发生于长期卧床的老年人、肥胖及应用高渗性液体的病人，多见于下肢。

（1）原因：术后腹胀、长时间制动、卧床等引起下腔及髂静脉回流受阻（特别是老年及肥胖病人）、血流缓慢；外伤、手术、反复静脉置管或输注高渗性液体、刺激性药物等致血管壁和血管内膜损伤；与血液黏稠度增加，呈高凝状态等有关。

（2）表现：多见于下肢。血栓性静脉炎表现患肢有胀痛，血管走行处有红肿、压痛、触及条索状物，同时伴有体温升高。深静脉血栓形成，则表现为腓肠肌疼痛和紧束感，继之出现凹陷性水肿，无明显炎症，血栓脱落后可造成严重后果，如肺栓塞而突然死亡。

（3）护理：①严禁经患肢静脉输液，严禁局部按摩，以防血栓脱落；②抬高患肢、制动，局部50%硫酸镁湿热敷，配合理疗和全身性抗生素治疗；③遵医嘱给予抗凝治疗、溶栓治疗、血管介入治疗及手术治疗为主。

（4）预防：①主要依赖于健康的生活方式，如戒烟限酒，保持健康体重，定期运动，避免长时间久坐、久站等；②术后病情允许，鼓励病人早期活动，加强下肢关节的屈伸，加快血液流动；③血液高凝状态者，遵医嘱输入低分子右旋糖酐和复方丹参溶液，以降低血液黏滞度，改善微循环。

（四）心理护理

及时告知手术效果、帮助病人缓解疼痛、提供有关术后康复、疾病方面的知识等。给予心理干预，以减轻病人的紧张情绪，取得病人配合，使术后护理措施能顺利进行，促进病人早日康复。

（五）健康指导

1.休息与活动　养成规律的生活习惯，合理运动，活动强度以不感到疲劳为宜，避免重体力劳动。

2.饮食与营养　养成良好的饮食习惯，定时定量，少量多餐，加强营养摄入，戒烟酒。

3.用药指导　向病人说明按时、足量、按疗程用药对治愈疾病的重要性，解释用药的注意事项、可能出现的不良反应。

4.切口护理　告知病人及家属保持伤口敷料及周围皮肤清洁干燥；应注意穿着柔软内衣；指导沐浴、翻身、咳嗽及活动时伤口的保护方法；如有红、肿、跳痛、发热应及时就诊。

5.康复锻炼　告知病人康复锻炼知识，指导术后康复锻炼的具体方法。

6.定期复查　告知病人手术后恢复期可能出现的情况以及应对措施，有异常反应立即返院检查，一般术后1～3个月门诊复查1次，全面检查以评估和了解机体恢复及切口愈合情况。

【护理评价】

通过治疗和护理，病人是否：①疼痛减轻或缓解；②呼吸功能得到改善，血气分析维持在正常范围；③水、电解质和酸碱维持平衡；④不舒适感减弱或消失；⑤活动耐力增加；⑥并发症得到预防，或被及时发现和正确处理。

（周淑萍）

❓ **思考题**

1.王先生，33岁，因腹部刀伤伴伤口出血2h入院。2h前，病人因与他人发生冲突，被对方用刀刺伤右上腹部，伤口出血，腹痛剧烈，急诊入院。体格检查T 36.9℃，P 102次/min，R 28次/min，BP 85/57mmHg。面色苍白，烦躁，呼吸急促。右上腹壁有长约3cm的裂口，仍不断出血，腹部拒按，拟在全身麻醉下行急诊手术。

请思考：

（1）该病人考虑发生了什么？

（2）作为责任护士，该如何对病人进行评估？

（3）急诊手术前护士应该为病人做哪些护理准备工作？

2.刘女士，42岁，体质较弱。因患急性胃穿孔行胃大部切除术术后5日，T 38.5℃，血压正常，BP 20次/min，诉切口疼痛，无腹膜刺激征，换药时发现伤口有脓液溢出。

请思考：

（1）该病人出现哪种手术后并发症？

（2）此情况发生的原因有哪些？

（3）该如何护理该病人？

（4）如何预防此并发症的发生？

7-2思路解析及在线测试题（二维码）

育人学堂

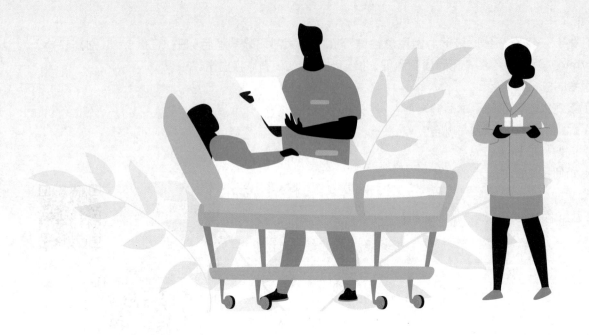

第八章 > 外科感染病人的护理

8-1 数字资源

学习目标

◎ **知识目标**

　　1.掌握外科感染的临床特点;常见浅部软组织化脓性感染、手部急性化脓性感染、全身性化脓性感染、破伤风的身体状况、常见护理诊断/问题和护理措施。

　　2.熟悉外科感染的特点、常见浅部软组织化脓性感染、手部急性化脓性感染、全身性化脓性感染、破伤风的处理原则和健康指导。

　　3.了解外科感染的病理转归和分类、常见浅部软组织化脓性感染、手部急性化脓性感染、全身性化脓性感染、破伤风的病因和病理生理。

◎ **能力目标**

　　1.能评估常见浅部软组织化脓性感染、手部急性化脓性感染的发生发展过程,预防并发症的发生。

　　2.能判断全身化脓性感染的病程发展,预防感染性休克的发生。

　　3.对破伤风病人做好病房管理,对痉挛发作的病人,能采取保护性措施。

◎ **素质目标**

　　具有严格的无菌观念和认真负责的态度,注重人文关怀。

第一节　概述

感染（infection）指病原体侵入人体后导致的局部或全身性炎症反应，病原体包括细菌、真菌、病毒、寄生虫等。外科感染（surgical infection）是指需要外科治疗的感染，包括发生在创伤、手术、器械检查或有创性检查、治疗后的感染。外科感染具有以下特点：①感染多与创伤或手术有关；②大部分是由几种细菌引起的混合感染；③多数有明显的局部表现，严重时可有全身表现；④病变常集中于局部，易引起组织化脓、坏死等，常需手术或换药处理。

【病因及发病机制】

外科感染的发展主要取决于两个因素：即病原微生物致病因素和机体的防御功能。

（一）病原微生物致病因素

1.黏附因子　病菌产生的黏附因子有利于其附着于组织细胞并入侵。有些病菌有荚膜或微荚膜，能抗拒吞噬细胞的吞噬或杀菌作用。

2.病菌毒素　致病菌释放的胞外酶、外毒素、内毒素等可侵蚀组织和细胞，使感染容易扩散，导致机体出现发热、白细胞增多或减少、休克等全身反应。

3.病菌数量　创口污染的病菌数如超过 $10^5/g$，常引起感染，低于此数量则较少发生感染。

（二）机体的防御功能

1.局部因素　①皮肤黏膜的病变或缺损：如开放性创伤、烧伤、胃肠穿孔、手术、组织穿刺等使屏障破坏，病菌易于入侵；②体腔内异物：留置于血管或体腔内的导管处理不当，为病菌侵入开放了通道；③管腔阻塞：使内容物淤积，细菌繁殖侵袭组织，如乳腺导管阻塞和乳汁淤积后发生的急性乳腺炎、尿路梗阻等；④局部组织缺血或血流障碍：降低了组织防御和修复的能力，如闭塞性脉管炎、下肢静脉曲张等，均可继发感染；⑤皮肤或黏膜的其他病变：如癣、口腔溃疡等，可继发淋巴结炎。

2.全身因素　凡能引起全身抗感染能力下降的因素均可促使感染的发生：①严重创伤或休克、糖尿病、尿毒症、肝功能障碍等；②长期使用肾上腺皮质激素、抗肿瘤的化学药物和放射治疗；③严重营养不良、低蛋白血症、白血病等；④先天性或获得性免疫缺陷综合征。

【病理生理】

（一）炎症反应

致病菌侵入组织并繁殖，产生多种酶与毒素，可以激活凝血、补体、激肽系统以及血小板和巨噬细胞等，导致炎症介质的生成，引起血管扩张与通透性增加，白细胞和吞噬细胞进入感染部位发挥吞噬作用，单核-巨噬细胞通过释放促炎症细胞因子协助炎症及吞噬过程。炎症反应的作用是使入侵微生物局限化并最终被清除。局部出现红、肿、热、痛等炎症反应的特征性表现。部分炎症介质、细胞因子和病菌毒素等可进入血液循环，引起全身反应。

（二）感染的结局

病程演变受致病菌、人体抵抗力及治疗措施等诸多因素的影响。

1.炎症局限　当人体抵抗力占优势、治疗及时有效时，炎症即被局限、吸收或局部化脓。若局部形成小脓肿，可自行吸收；较大的脓肿可破溃或经手术切开排脓后，转为修复过程，感染部位逐渐长出肉芽组织、形成瘢痕而痊愈。

2.炎症扩散　致病菌毒性大、数量多或（和）宿主抵抗力低下时，感染可迅速扩散，从而导致全身性感染，严重者可危及生命。

3.转为慢性炎症　当人体抵抗力与致病菌毒性处于持平状态，感染病灶可被局限。但其内仍有致病菌，组织炎症持续存在。局部由于中性粒细胞浸润减少、成纤维细胞增加而被瘢痕组织包围而形成慢性感染。一旦人体抵抗力下降，致病菌就可再次繁殖，慢性感染又会重新变为急性过程。

【分类】

（一）按致病菌种类和病变性质分类

1.非特异性感染　又称化脓性或一般性感染，占外科感染的大多数。其特点是："一菌多病"或"多菌一病"，病变常先表现为急性炎症反应，如红、肿、热、痛和功能障碍，继而进展为局部化脓。常见疾病有痈、丹毒、急性淋巴结炎、急性乳腺炎、急性阑尾炎、急性腹膜炎等，手术后感染多属此类。常见致病菌有金黄色葡萄球菌、大肠杆菌、溶血性链球菌和绿脓杆菌等。

2.特异性感染　其特点是："一菌一病"，感染的病程演变和防治措施各有特点。可导致特异性感染的致病菌包括结核杆菌、破伤风梭菌、产气荚膜杆菌等。

（二）按病程分类

1.急性感染　病变以急性炎症为主，病程多在3周以内。

2.慢性感染　病程持续超过2个月的感染。

3.亚急性感染　病程介于急性与慢性感染之间。

（三）按病原菌的来源分类

1.外源性感染　病原菌来自环境或他人。

2.内源性感染　病原菌来自人体本身，通过破损的皮肤或黏膜侵入人体。

（四）按感染发生的条件分类

分为机会性感染、二重感染和医院内感染等。

【护理评估】

（一）健康史

了解病人有无皮肤损伤、足癣、口腔溃疡、糖尿病等相关疾病以及就诊前的处理情况。

（二）身体状况

1.局部表现　局部表现红、肿、热、痛和功能障碍是化脓性感染的五个典型症状。体表或较表浅化脓性感染均有较明显的局部疼痛和触痛，皮肤肿胀、发红、温度升高，还可出现肿块、硬结或脓肿。脓肿形成后，触之有波动感。深部脓肿穿刺可抽出脓液。

2.全身表现　轻重不一。感染轻微的可无全身症状。感染较重的常有发热、出汗、头痛、全身乏力不适、食欲减退等表现。严重感染导致脓毒症时可出现神志不清、尿量减少等表现，甚至出现感染性休克和多器官功能障碍等。

3.特殊表现　特异性感染可出现特殊的临床表现，如破伤风病人可表现为肌肉强直性痉挛；气性坏疽和其他产气菌引起的感染可出现皮下捻发音。

（三）辅助检查

1.实验室检查

（1）血常规检查：白细胞计数、中性粒细胞比例增加。当白细胞计数大于12×10^9/L或小于4×10^9/L或出现未成熟的白细胞时，警惕病情加重。

（2）细菌培养：表浅的感染灶可取脓液或病灶渗出液行细菌培养以鉴定致病菌。较深的感染灶，可经穿刺取得脓液。全身性感染时，可取血、尿或痰行细菌培养和药物敏感试验，必要时重复培养。

2.影像学检查　超声检查用于探测肝、胆、胰、肾、阑尾、乳腺等的病变及胸腔、腹腔、关节腔内有无积液。X线检查适用于检测胸、腹部或骨关节病变，如肺部感染、胸腹腔积液或积脓等。CT和MRI检查有助于诊断实质性脏器的病变，如肝脓肿等。

（四）心理-社会状况

应评估病人有无恐惧、焦虑等心理反应，以及病人及其家属对外科感染有无防治知识及了解程度。

（五）处理原则

局部治疗与全身性治疗并重。消除感染因素和毒性物质（如脓液、坏死组织），积极控制感染，促进和提高人体抗感染和组织修复能力。

1.局部治疗

（1）保护感染部位：避免受压，适当限制活动或加以固定，以免感染范围扩大。

（2）局部用药：浅表的急性感染在未形成脓肿阶段可选用中西药进行治疗，如鱼石脂软膏、金黄膏等外敷或50%硫酸镁溶液湿敷，以改善局部血液循环、促进感染消退和局限；已感染伤口、创面则需换药处理。

（3）物理疗法：炎症早期可进行局部热敷或采用超短波、红外线照射等物理疗法，以改善血液循环、促进炎症消退或局限。

（4）手术治疗：脓肿形成后，应及时切开引流使脓液排出。深部脓肿可在超声引导下穿刺引流。脏器感染或已发展为全身性感染时，积极处理感染病灶或切除感染器官。

2.全身治疗

（1）应用抗生素：小范围或较轻的局部感染，可不用或仅口服抗生素；较重或有扩散趋势的感染，需全身用药。早期可根据临床表现常规用药；获得细菌学检查及药物敏感试验结果后，选用敏感抗生素。

（2）支持治疗：充分的休息与睡眠；补充水分和电解质，以维持体液平衡；加强营养支持，摄入不足者，可提供肠内或肠外营养支持，严重贫血、低蛋白血症或白细胞减少者，予以适当成分输血。

（3）对症治疗：全身中毒症状严重者，可考虑短期使用糖皮质激素，以减轻中毒症状；体温过高，可用物理降温或药物降温；体温过低时注意保暖；疼痛剧烈者，适当应用止痛剂。

【常见护理诊断/问题】

1.疼痛　与炎症刺激有关。

2.体温过高　与感染有关。

【护理目标】

1.病人疼痛减轻或缓减。

2.病人体温基本恢复正常。

【护理措施】

（一）疼痛的护理

1.保护感染部位　局部制动，避免受压，肢体感染者，抬高患肢。

2.药物镇痛　疼痛严重者，遵医嘱给予镇痛剂。

（二）控制感染

1.创面护理　早期局部热敷、超短波或红外线照射；切开引流者，每日更换敷料，保持创口清洁。厌氧菌感染者，予以3%过氧化氢溶液冲洗创面和湿敷。

2.应用抗菌药物　合理应用抗菌药物，协助行细菌培养及药物敏感试验。

（三）高热的护理

采取物理或药物降温，鼓励病人多饮水，必要时可静脉输液，补充机体所需的液体量和热量，纠正水、电解质和酸碱失衡，并监测24h出入量。

（四）心理护理

向病人及家属耐心解释外科感染的处理原则及护理措施，取得病人及家属积极配合治疗；关心、体贴、理解病人，消除病人的恐惧与焦虑情绪。

（五）健康指导

1.预防　注意个人卫生，保持皮肤清洁，夏季要勤洗澡，及时更换衣服。

2.疾病知识　向病人及家属讲解疾病相关的知识，减轻病人的恐惧与焦虑；有感染病灶存在时应及时就医，防止感染进一步发展。

第二节　浅部软组织化脓性感染病人的护理

案例导入

王女士，25岁，上唇疖红、肿、热、痛3日，未治疗。1日前用手挤压后出现高热、寒战、头痛、昏迷。体格检查：T 40.2℃，P 111次/min，R 25次/min，BP 100/82mmHg。上唇肿胀明显。血常规检查：白细胞计数18×10⁹/L，中性粒细胞85%。

请思考：

1.该病人病情发生了什么变化？

2.如何对该病人进行健康指导？

浅部软组织化脓性感染是指发生于皮肤、皮下组织、淋巴管、淋巴结、肌间隙及周围疏松结缔组织处的由化脓性致病菌引起的各种感染。

【病因】

1.致病菌　疖和痈的致病菌以金黄色葡萄球菌为主；急性蜂窝织炎、丹毒、急性淋巴管炎及淋巴结炎的主要致病菌为溶血性链球菌、金黄色葡萄球菌等。

护考情报站

蜂窝组织炎的主要致病菌为

A.溶血性链球菌　　　　B.大肠埃希菌　　　　C.铜绿假单胞菌

D.厌氧菌　　　　　　　E.金黄色葡萄球菌

【答案】A

解析：蜂窝组织炎致病菌多为溶血性链球菌，其次为金黄色葡萄球菌，少数为厌氧菌和大肠埃希菌。

2.人体抵抗力

（1）局部因素：病人常先存在某种皮肤损伤、足癣等皮肤或黏膜等病理性因素。

（2）全身因素：小儿或糖尿病病人容易发生浅部软组织化脓性感染。

【护理评估】

（一）健康史

参见本章第一节。

（二）身体状况

1.疖（furuncle）　是单个毛囊及其周围组织的急性化脓性感染。好发于毛囊及皮脂腺丰富的部位，如头面部、颈、背部等。多个疖同时或反复发生在身体各部位，称为疖病。

初起时，局部皮肤出现红、肿、痛的小硬结。数日后，结节中央因组织坏死而软化，出现黄白色小脓栓，红、肿、痛范围可扩大，继而脓栓脱落，脓液流出，炎症便逐渐消失而愈。疖一般无明显的全身症状。但若发生在"危险三角区"，即上唇周围和鼻部，细菌容易沿内眦静脉和眼静脉进入颅内的海绵状静脉窦，引起化脓性海绵状静脉窦炎，眼部及其周围可出现进行性肿胀，病人可有寒战、发热、头痛等症状，病情严重，可危及生命。

2.痈（carbuncle） 指相邻的多个毛囊及其周围组织的急性化脓性感染，也可由多个疖融合而成。中医称痈为"疽"，好发于颈部、背部等皮肤厚韧的部位。颈后痈俗称"对口疮"，背部痈称"搭背"。

早期皮肤呈一片稍隆起的紫红色浸润区，质地坚韧，界限不清，在中央部的表面有多个脓栓，破溃后呈蜂窝状。中央部坏死、溶解、塌陷后像"火山口"，其内含坏死组织和脓液。痈易向四周和深部组织发展，周围呈浸润性水肿，局部淋巴结有肿大和疼痛。病人多有明显的全身症状，如畏寒、发热、食欲不佳、白细胞计数增加等。痈不仅局部病变比疖重，还易并发全身性化脓性感染。唇痈容易引起颅内的海绵状静脉窦炎，危险性更大。

3.急性蜂窝织炎（acute cellulitis） 指皮下、筋膜下、肌间隙或深部疏松结缔组织的急性弥漫性化脓性感染。

表浅的急性蜂窝织炎，初起时局部红、肿、热、痛，边界不清，并向四周蔓延，中央部位常出现缺血性坏死；深部组织的急性蜂窝织炎，皮肤红肿不明显，但有局部组织肿胀和深压痛，全身症状明显。由于致病菌的种类与毒性、病人的状况、感染原因和部位不同，可有以下两种特殊类型：

（1）产气性皮下蜂窝织炎：多发生在会阴部或下腹部。病变主要局限于皮下结缔组织，不侵犯肌层。病变进展快，局部可触及皮下捻发音，蜂窝组织和筋膜出现坏死，伴进行性的皮肤坏死，脓液恶臭，全身症状严重。

（2）颌下蜂窝织炎：多见于小儿，发生在口底、颌下、颈部等处的蜂窝织炎，可致喉头水肿压迫气管，引起呼吸困难甚至窒息。

4.丹毒（erysipelas） 是皮肤网状淋巴管的急性非化脓性感染。好发于下肢与面部。起病急，病人常有畏寒、发热、头痛、全身不适等。局部表现为皮肤片状红疹，烧灼样痛，略隆起，色鲜红，中间较淡，边界较清楚，手指轻压可使红色消退，但在压力去除以后，红色即很快恢复。病变向四周蔓延时，中央的红色消退、脱屑，颜色转为棕黄。有时皮肤可发生水泡，附近淋巴结常肿痛，但不化脓破溃。丹毒易反复发作，可导致淋巴水肿，甚至发展为"象皮肿"。

5.急性淋巴管炎（acute lymphangitis）和淋巴结炎 急性淋巴管分为网状淋巴管炎和管状淋巴管炎。丹毒即为网状淋巴管炎。管状淋巴管炎常见于四肢，下肢更多。管状淋巴管炎可分为深、浅两种。浅层淋巴管炎，在伤口近侧出现一条或多条"红线"，硬而有压痛。深层淋巴管炎不出现红线，但出现肿胀，有压痛。两种淋巴管炎都有全身不适、畏寒、发热、头痛、食欲不振等症状。

急性淋巴结炎，轻者仅有局部淋巴结肿大、略有压痛，常能自愈。较重者，局部有红、肿、热、痛，并伴有全身症状，炎症扩展至淋巴结周围，几个淋巴结可粘连成团，也可以发展成脓肿，甚至破溃。

6.脓肿（abscess） 是急性感染后，病灶局部组织发生坏死、液化而形成的脓液积聚，周围有一完整的脓腔壁将其包绕。

浅表脓肿，局部隆起，有红、肿、痛、热的典型症状，有压痛、波动感，脓肿小，多无全身反应。深部脓肿，局部红肿多不明显，一般无波动感，但有疼痛和压痛，并可出现凹陷性水肿，大的深部脓肿常有较明显的全身症状及白细胞计数升高，在压痛或水肿最明显处，用粗针试行穿刺，抽出脓液，即可确诊。结核杆菌引起的脓肿，病程长，发展慢，局部无急性炎症表现，故称为寒性脓肿或冷脓肿。用影像学检查可定位。

（三）辅助检查

参见本章第一节。

（四）心理-社会状况

参见本章第一节。

（五）处理原则

处理原发病灶。应用抗菌药物，休息和抬高患肢。形成脓肿或痈已破溃及颌下急性蜂窝织炎，应及早进行切开引流，但唇痈不宜采用此法。余参见本章第一节。

【常见护理诊断/问题】

1.疼痛　与炎症刺激有关。

2.体温过高　与感染有关。

3.潜在并发症：颅内化脓性海绵状静脉窦炎、脓毒症、窒息。

【护理目标】

1.病人疼痛减轻或缓减。

2.病人体温基本恢复正常。

3.病人未发生并发症或并发症得到及时发现和处理。

【护理措施】

（一）预防颅内感染

禁止挤压"危险三角区"的疖。观察病人有无高热、寒战、头晕、头痛等症状，尽早发现并控制颅内化脓性感染等严重的并发症。

（二）预防窒息

口底、颌下、颈部等的蜂窝织炎可影响病人的呼吸。应严密观察病人有无呼吸困难甚至窒息等症状，以便及时发现和处理，警惕突发喉头水肿或痉挛，做好气管切开等急救的准备。

（三）预防脓毒症

监测病人生命体征的变化，注意病人有无突发寒战、高热、头痛、意识障碍等，警惕脓毒症的发生。其余内容参见本章第一节。

（四）心理护理

参见本章第一节。

（五）健康指导

1.禁止挤压"危险三角区"的疖，以免感染扩散引起颅内化脓性海绵状静脉窦炎。

2.丹毒要进行接触性隔离，接触病人后要洗手，防止传染；与丹毒相关的足癣、溃疡等应积极治疗，以避免复发。

3.其余内容参见本章第一节。

【护理评价】

通过治疗和护理，病人是否：①病人疼痛减轻或缓减；②病人体温基本恢复正常；③病人未发生并发症或并发症得到及时发现和处理。

第三节　手部急性化脓性感染病人的护理

案例导入

　　邓先生，42岁。以左手食指末节肿胀、疼痛2日就诊。病人4日前左手食指末节受伤后有少量出血，做了简单消毒包扎处理，昨日局部肿胀加重，皮肤苍白，有搏动性跳痛。

　　请思考：

　　1.如不及时治疗，可发生何种并发症？

　　2.护士应如何对病人进行健康指导？

　　临床上常见的手部急性化脓性感染包括甲沟炎（paronychia）、脓性指头炎（felon）、腱鞘炎（suppurative tenovaginitis）、滑囊炎（bursitis）和掌深间隙感染（palm deep space infection）等。

【病因和病理生理】

　　致病菌多为金黄色葡萄球菌。甲沟炎多由手指轻微外伤引起，如刺伤、挫伤、逆剥倒刺等。指头炎可由甲沟炎扩展、蔓延所致，也可继发于手指末节刺伤或皮肤刺伤后。急性化脓性腱鞘炎多由深部刺伤感染后引起，亦可由附近组织感染蔓延而发生。

【护理评估】

（一）健康史

　　了解病人有无受伤史，如刺伤、擦伤、剪指甲过深、逆剥倒刺等，伤后病情变化和就诊前的处理情况。

（二）身体状况

　　1.甲沟炎　　常先发生在一侧甲沟皮下，开始时，可出现红、肿、热、痛。若病变发展，可蔓延至甲根或对侧，并可向甲下蔓延从而形成甲下脓肿（图8-1）。

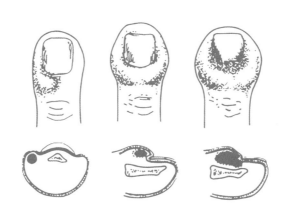

图8-1　甲下脓肿

　　2.脓性指头炎　　早期表现为指头发红、针刺样疼痛，轻度肿胀。当肿胀压迫指动脉时，可出现搏动性跳痛，患指下垂时加重，夜间尤甚。病人可有发热，全身不适等。感染进一步加重时，因神经末梢受压，指头疼痛反而减轻。若不及时处理，可发生末节指骨坏死和骨髓炎。

　　3.急性化脓性腱鞘炎　　手指屈肌腱鞘的急性化脓性感染。患指呈明显的均匀性肿胀。指关节仅能轻度弯曲，被动伸指时剧烈疼痛。若治疗不及时，鞘内脓液积聚，压力迅速增高，如不及时切开减压，可发生肌腱坏死丧失患指功能。

4.急性化脓性滑囊炎　桡侧滑囊炎常继发于拇指腱鞘炎，主要表现为拇指微屈、肿胀、不能外展和伸直；拇指和大鱼际区压痛明显。尺侧滑囊炎常继发于小指腱鞘炎，主要表现为小鱼际和小指腱鞘区肿胀压痛；小指和无名指呈半屈曲状，被动伸指可引起剧痛。

5.手掌深部间隙感染　包括掌中间隙感染和鱼际间隙感染。

（1）掌中间隙感染：多由中指和环指的腱鞘炎蔓延所致。掌心凹消失，局部隆起，皮肤紧张、发白，压痛明显。中指、环指、小指呈半屈状，被动伸指剧烈疼痛。手背严重肿胀。

（2）鱼际间隙感染：多由示指腱鞘感染引起。掌心凹存在，鱼际和拇指指蹼明显肿胀并有压痛。拇指外展略屈，不能做对掌运动，示指半屈，活动受限。

（三）辅助检查

1.实验室检查　参见本章第一节。

2.影像学检查

（1）超声检查：可显示肿胀的腱鞘和积存的液体。

（2）X线检查：可明确有无指骨指坏死和骨髓炎。

（四）心理–社会状况

病人常有焦虑等表现；注意评估病人对疾病及拟采取的治疗方案和预后的认知程度。

（五）处理原则

1.体位　尽早悬吊前臂、平置患手，以减轻疼痛。

2.物理疗法　当指尖发生疼痛，肿胀并不明显时，可用热盐水多次浸泡，每次大约20min。亦可外敷药物。

3.切开减压　脓性指头炎出现搏动性跳痛时即应切开减压，不可待波动感出现后才做手术，以免发生指骨缺血坏死。甲下脓肿应给予拔甲。

【常见护理诊断/问题】

1.疼痛　与炎症刺激、局部肿胀致神经纤维受压有关。

2.体温过高　与感染有关。

3.潜在并发症：指骨坏死。

【护理目标】

1.病人疼痛减轻或缓减。

2.病人体温基本恢复正常。

3.病人未发生指骨坏死并发症或并发症得到及时发现和处理。

【护理措施】

1.减轻疼痛　制动，抬高患肢，以缓解疼痛。脓性指头炎疼痛严重者，可适当给予止痛药。

2.病情观察　密切观察患手的局部有无肿胀、疼痛和颜色异常。警惕腱鞘组织坏死或感染扩散。脓性指头炎时，应密切观察有无指骨坏死或骨髓炎等并发症。

3.控制感染　给予理疗、热敷、外用药物、应用抗生素等。拔甲或切开引流后，应观察伤口渗出情况和引流液体的量和性状，及时更换敷料，保持敷料清洁干燥。

4.健康指导　剪指甲不宜过短，如手指有微小的伤口，应涂碘酊，并用无菌纱布包扎。炎症开始消退时，指导病人活动患处附近的关节，以尽早恢复手部功能。可同时配合理疗，以免固定过久而影响关节功能。

【护理评价】

通过治疗和护理，病人是否：①疼痛减轻或缓减；②体温基本恢复正常；③未发生指骨坏死并发症，或并发症得到及时发现和处理。

第四节　全身性感染病人的护理

全身性感染是致病菌侵入人体血液循环，并在体内生长繁殖或产生毒素而引起严重的全身性感染中毒症状。全身性外科感染主要包括脓毒症（sepsis）和菌血症（bacteremia）。脓毒症是指致病因素引起的全身性炎症反应，包括体温、循环、呼吸等明显改变者。细菌侵入血液循环，血培养检出病原菌者，称为菌血症。

【病因及发病机制】

（一）病因

全身性感染的发生与致病菌数量多、毒力强和（或）机体的抗感染能力低下有关。常见致病菌包括革兰氏阴性杆菌、革兰氏阳性球菌、无芽孢厌氧菌和真菌。

（二）导致脓毒症的危险因素

1.抵抗力低下　如老人、婴幼儿、营养不良者；合并糖尿病、尿毒症、恶性肿瘤者；长期应用糖皮质激素药物或抗癌药者等。

2.局部病灶处理不当　脓肿未及时引流，清创不彻底、伤口存有异物、无效腔、引流不畅等。

3.体腔内异物　长期留置静脉导管等。

4.使用广谱抗菌药　原有共生菌状态发生了改变，非致病菌或机会致病菌得以大量繁殖，转为致病菌引发感染。

【病理生理】

全身性感染对机体的造成损害的不仅是病原菌，还有其内毒素、外毒素等毒性产物及其介导的多种炎症介质。若感染未得到及时控制，可因炎症介质的产生失控并相互介导、发生级联或网络反应而致全身炎症反应综合征，以致脏器受损和功能障碍。严重者可致感染性休克和多器官功能障碍综合征。

【护理评估】

（一）健康史

了解病人是否有严重的创伤、局部感染等。病人有无静脉内留置导管、留置时间等。病人有无免疫缺陷、营养不良、糖尿病等全身性疾病。有无长期应用广谱抗菌药、免疫抑制剂、糖皮质激素等。

（二）身体状况

骤起寒战，继而高热，可达40～41℃或体温不升；头痛、头晕、恶心、呕吐、腹泻、面色苍白或暗红、出冷汗、神志淡漠或烦躁、谵妄甚至昏迷。心率加快、脉搏细速、呼吸急促甚至困难。肝脾可肿大，严重者出现黄疸或皮下出血、瘀斑等。

（三）辅助检查

参见本章第一节。

（四）心理-社会状况

多数病人起病急、发展快，病人和家属常有焦虑情绪。评估病人和家属的心理状态，以及对疾病、治疗方案等的认知程度。

（五）处理原则

处理原发感染灶、控制感染和全身支持疗法。

1.处理原发感染灶　彻底清除坏死组织和异物、消灭无效腔、充分引流脓肿等。尽早消除与感染相关的因素，如血液循环障碍、梗阻等。对于原发感染灶不甚明确者，应全面检查。

2.控制感染　在未获得培养结果前，根据原发感染灶的性质，及早、联合、足量地应用抗菌药；再根据细菌培养及药物敏感试验结果，调整有效抗生素。对于真菌性脓毒症，应停用广谱抗生素，改用抗真菌药物。

3.全身支持疗法 补充血容量、输注新鲜血、纠正低蛋白血症。控制高热，纠正电解质紊乱和维持酸碱平衡等。

【常见护理诊断/问题】

1.体温过高 与全身性感染有关。

2.营养失调：低于机体需要量 与机体分解代谢升高有关。

3.焦虑/恐惧 与突发寒战、高热、头痛等有关。

4.潜在并发症：感染性休克、水电解质紊乱等。

【护理目标】

1.病人体温基本恢复正常。

2.病人营养状况得到改善，体液平衡。

3.病人情绪稳定，焦虑减轻或减除。

4.病人未发生并发症或并发症得到及时发现和处理。

【护理措施】

1.控制感染，维持正常体温 ①病情观察：严密观察病人的面色和神志，监测生命体征等，及时发现病情变化；在病人寒战、高热发作时，采集标本，行细菌或真菌培养，以确定致病菌。②用药护理：遵医嘱及时、准确地执行静脉输液和药物治疗，以维持正常血压、心输出量，控制感染。③对症护理：给高热病人进行物理或药物降温，纠正水、电解质失衡。

2.营养支持 鼓励病人进食高蛋白质、高热量、高维生素、低脂肪饮食，对无法进食的病人给予营养支持。

3.心理护理 减轻病人焦虑和恐惧，给病人及家属心理安慰。

4.健康指导 注意个人卫生，保持皮肤清洁；注意饮食卫生，避免肠源性感染；发现身体局部感染灶应及早就诊，以免延误治疗。

第五节 特异性感染病人的护理

案例导入

马先生，21岁，因头晕、头痛、咀嚼无力3日就诊。病人7日前脚被铁钉刺破，按压止血，未再进行其他处理。查体：神志清、牙关紧闭、苦笑面容、颈项强直、全身肌群阵发性痉挛。初步诊断为"破伤风"。

请思考：

1.如何为该病人安置病室？

2.为病人实施护理操作应注意哪些事项？

一、破伤风病人的护理

破伤风（tetanus）是指破伤风梭菌侵入人体伤口并生长繁殖、产生毒素而引起的一种以肌肉强直性收缩和阵发性痉挛为特征的急性特异性感染。常继发于各种创伤后，亦可发生于不洁条件下分娩的产妇和新生儿。

【病因及发病机制】

致病菌为破伤风梭菌，是革兰染色阳性厌氧芽孢梭菌。平时存在于人畜的肠道，随粪便排出体外，广泛分布于自然界，尤以土壤中为常见。缺氧环境是发病的主要因素。窄而深的伤口更易形成适合该菌生长繁殖的缺氧环境。如同时存在其他需氧菌感染，后者消耗伤口内残留的氧气，使本病更易发生。

【病理生理】

在缺氧环境中，破伤风梭菌迅速繁殖并产生大量外毒素，即痉挛毒素和溶血毒素。痉挛毒素经血液循环和淋巴系统至脊髓、脑干等处，与联络神经细胞的突触相结合，抑制突触释放抑制性传递介质。运动神经元因失去中枢抑制而兴奋性增强，导致随意肌紧张与痉挛；还可阻断脊髓对交感神经的抑制，使交感神经过度兴奋，引起血压升高、心率增快、体温升高等症状。溶血毒素可引起局部组织坏死和心肌损害。

【护理评估】

（一）健康史

了解病人有无深部软组织开放性损伤、生锈铁钉刺伤等外伤史。

（二）身体状况

1.潜伏期　通常为7日左右，最短24h，最长可达数月。潜伏期越短，则预后越差。新生儿破伤风一般发生在断脐后7日左右，故称"七日风"。

2.前驱期　全身乏力、头晕、头痛、失眠、多汗、烦躁不安、打呵欠、咀嚼无力、局部肌肉发紧、酸痛等，以张口不便为主要特征。前驱症状一般持续1～2日。

3.发作期　典型症状是在肌肉紧张性收缩的基础上，呈阵发性强烈痉挛。通常最先受影响的肌群是咀嚼肌，进而影响面部表情肌、颈、背、腹、四肢肌，最后为膈肌。开始时病人出现咀嚼不便，张口困难甚至牙关紧闭。面部表情肌痉挛，表现为蹙眉、口角下缩，形成"苦笑面容"。颈部肌肉收缩，出现颈项强直、头后仰；背、腹肌同时收缩，因背部肌群较为有力，出现腰部向前凸，头、足后屈，形成"角弓反张"。四肢肌收缩，肢体可出现屈膝、弯肘、半握拳等痉挛姿态；膈肌受影响后，病人出现面唇青紫、呼吸困难，甚至呼吸暂停；膀胱括约肌痉挛时可引起尿潴留。在肌肉紧张性收缩的基础上，任何轻微的刺激，如光、声、接触、饮水等均可诱发全身性的阵发性痉挛。发作时病人出现呼吸急促、面色发绀、口吐白沫、手足抽搐、头频频后仰、全身大汗等。每次发作时间由数秒至数分钟不等。发作时病人神志清楚，表情痛苦。

呼吸道分泌物淤积、误吸可导致肺炎、肺不张。强烈的肌肉痉挛则可引起骨折、关节脱位、舌咬伤等。缺氧中毒时间过长，可引起心力衰竭，甚至心脏骤停。

病程一般为3～4周。肌紧张与反射亢进可持续一段时间。

（三）辅助检查

伤口渗液涂片检查可见大量革兰染色阳性的破伤风梭菌。

（四）心理-社会状况

破伤风病人因痉挛的反复发作，常会产生紧张、焦虑、恐惧的感觉，应了解病人紧张、焦虑、恐惧的程度。

（五）处理原则

治疗原则包括清除毒素来源、中和游离毒素、控制和解除痉挛及防治并发症等。

1.清除毒素来源　在控制痉挛的基础上，进行彻底的清创术。清除坏死组织和异物后，敞开伤口充分引流，局部可用3%过氧化氢溶液冲洗。

2.中和游离毒素　早期使用破伤风抗毒素（TAT）与破伤风免疫球蛋白（TIG）可中和血中的游离毒素。TIG用法为3000～6000U肌内注射，一般只用一次。TAT常规用量为2万～5万U加入5%葡萄糖溶液500～1000ml中，静脉缓慢滴注，不需连续应用。

3.控制和解除痉挛　是治疗的重要环节。根据病情可交替使用镇静及解痉药物，以减少病人的痉挛和痛苦。病情轻者可使用地西泮10mg肌内注射或静脉注射，2～3次/日，苯巴比妥钠0.1～0.2g，肌内注射。也可用10%水合氯醛溶液20～40ml口服或灌肠。病情较重者，可用冬眠1号合剂（氯丙嗪、异丙嗪各50mg，哌替啶100mg）加入5%葡萄糖溶液250ml中缓慢静脉滴注，但低血容量时忌用。痉挛发作不易控制者，可静脉注射硫喷妥钠，但要警惕喉头痉挛和呼吸抑制。

4.防治并发症　避免发生窒息、肺不张、肺部感染。对抽搐频繁，药物不易控制的病人，应尽早行气管切开，清除呼吸道分泌物，必要时行人工辅助呼吸。选用合适的抗菌药物，预防其他继发感染。补充水和电解质以纠正因消耗、出汗及不能进食等导致的水和电解质失衡。

【常见护理诊断/问题】

1.有窒息的危险　与喉头痉挛及气道堵塞有关。

2.有受伤危险　与强烈的肌肉痉挛有关。

3.有体液不足的危险　与反复肌痉挛消耗、大量出汗有关。

4.潜在并发症：肺不张、尿潴留、心力衰竭等。

【护理目标】

1.病人呼吸道通畅、呼吸平稳。

2.病人未发生舌咬伤、坠床、骨折等意外伤害。

3.病人体液得以维持平衡，生命体征及尿量正常。

4.病人未发生并发症，或得到及时发现和处理。

【护理措施】

（一）保持呼吸道通畅

病室内备气管切开包及氧气吸入装置，急救药品和物品准备齐全。对抽搐频繁、药物不易控制的病人，应配合医生尽早行气管切开。气管切开病人应注意做好呼吸道管理，包括气道雾化、湿化、冲洗等护理。协助病人翻身、叩背，以利排痰，必要时吸痰，防止痰液堵塞。病人进食时避免呛咳、误吸；频繁抽搐者，应禁食。

（二）病情观察

每4h测量体温、脉搏、呼吸1次，根据需要测量血压。观察并记录抽搐发作的时间次数、症状，发现异常及时报告医生，并协助处理。

（三）控制痉挛的护理

1.用药护理　遵医嘱使用镇静、解痉药物。在每次发作后检查静脉通路，防止因抽搐使静脉通路堵塞、脱落而影响治疗。

2.减少外界刺激　医护人员要做到走路轻、语声低、操作稳。避免光、声、寒冷及精神刺激。护理治疗安排集中有序，可在使用镇静剂后30min内进行。减少探视，尽量不要搬动病人。

（四）防止病人受伤

使用带护栏的病床，必要时加用约束带，防止痉挛发作时病人坠床和自我伤害；应用合适的牙垫，以防舌咬伤。抽搐时勿强行按压肢体，关节部位放置软垫，以防肌腱断裂、骨折及关节脱位。

（五）加强营养

应争取在痉挛发作的间歇期，协助病人进高热量、高蛋白、高维生素饮食，进食应少量多次，以免引起呛咳、误吸。病情严重不能经口进食者，予以鼻饲。必要时予以全肠外营养，以维持人体正常需要。

（六）防止交叉感染

1.环境要求　病人安置于单人隔离病室，温湿度适宜，保持安静、遮光。

2.隔离消毒 破伤风梭菌具有传染性，应严格执行接触隔离制度。应设专人护理，医护人员进入病房穿隔离衣，戴口罩、帽子、手套，身体有伤口者不能参与护理；病人用过的碗、筷、药杯等用0.1%～0.2%过氧乙酸溶液浸泡后，再煮沸消毒，病人排泄物应严格消毒后处理；伤口处更换的敷料必须焚烧。尽可能使用一次性物品，室内的物品未经处理不得带出隔离间。病室内的空气、地面、用物等需定时消毒。

（七）并发症的护理

遵医嘱使用抗菌药，防止肺部感染等并发症发生。加强心电监护，注意防治心力衰竭。

（八）心理护理

安慰病人及家属，稳定情绪，减轻焦虑和恐惧。鼓励病人及家属积极配合各项治疗和护理工作。

（九）健康指导

1.正确处理伤口 遇到可疑的伤口应彻底清除伤口内的异物、坏死组织、积血等，用3%的过氧化氢溶液冲洗伤口，破坏伤口的缺氧环境。

2.人工免疫 包括主动免疫和被动免疫。

（1）主动免疫法：方法是皮下注射破伤风类毒素3次。每次均为0.5ml。首次皮下注射后，间隔4～6周再进行第二次皮下注射，再间隔6～12个月后皮下注射第三针。以后每5年强化注射1次（0.5ml）。

（2）被动免疫法：①注射破伤风抗毒素：对伤前未接受自动免疫的伤员，尽早皮下注射破伤风抗毒素1500～3000U。因为破伤风的发病有潜伏期，尽早注射有预防作用，但其作用短暂，有效期为10日左右。因此对深部创伤，潜在厌氧菌感染可能的病人，可在1周后追加一次量。破伤风抗毒素易引起过敏反应，注射前必须进行过敏试验。如有过敏反应，应按脱敏法注射。②注射人体破伤风免疫球蛋白（TIG）：人体破伤风免疫球蛋白由人体血浆中免疫球蛋白提纯而成，效能大于TAT 10倍以上，无过敏反应，注射后被动免疫可持续3～4周。

3.加强劳动保护 防止木刺、锈钉刺伤等意外伤害。避免不洁接产，以防止新生儿破伤风及产妇的产后破伤风。

护考情报站

1.破伤风最先受累的肌肉是

A.四肢肌　　B.肋间肌　　C.背部肌　　D.咀嚼肌　　E.颈部肌

【答案】D

解析：破伤风最先受影响的肌群是咀嚼肌，随后顺序为面部表情肌、颈、背、腹、四肢肌，最后为膈肌。

2.新生儿破伤风细菌入侵的途径是

A.脐部　　B.呼吸道　　C.消化道　　D.皮肤　　E.胎盘

【答案】A

解析：新生儿破伤风是指破伤风芽孢杆菌经脐部侵入并产生痉挛毒素引起的急性感染性疾病，常在生后7日左右发病，故有"七日风"之称。

【护理评价】

通过治疗和护理，病人是否：①呼吸道通畅平稳；②未发生舌咬伤、坠床或骨折等意外伤害；③体液维持平衡；④并发症得以预防，或得到及时发现和处理。

二、气性坏疽病人的护理

气性坏疽（gas gangrene）是由梭状芽孢杆菌所致的一种以肌坏死或肌炎为特征的急性特异性感染。此类感染发展急剧，预后差。

【病因】

梭状芽孢杆菌为革兰染色阳性的厌氧芽孢杆菌，芽孢抵抗力非常强。引起本病的主要是产气荚膜杆菌、水肿杆菌、腐败杆菌和溶组织杆菌等，常为多种致病菌的混合感染。缺血、缺氧的伤口更有利于其生长繁殖。梭状芽孢杆菌广泛存在于泥土和人畜粪便中，故容易侵入伤口，但是否致病，还与机体的抵抗力有关。

【病理】

致病因素主要与其产生的外毒素与酶有关。部分酶能通过脱氮、脱氨、发酵作用而产生大量不溶性气体，如硫化氢等，积聚在组织间。有些酶能溶解组织蛋白，引起组织细胞坏死、渗出而产生恶性水肿。组织内因气、水夹杂而急剧膨胀，局部张力迅速增高，压迫微血管而加重组织的缺血、缺氧甚至失活，更有利于细菌生长繁殖，形成恶性循环。

卵磷脂酶、透明质酸酶等可产生溶血与组织损伤，使细菌易于穿透组织间隙加速扩散。病变若发生，可沿肌束或肌群向上下扩展。肌肉为砖红色，外观似熟肉，失去弹性。大量组织坏死和外毒素吸收，可引起严重的脓毒症，并侵犯脏器。

【护理评估】

（一）健康史

了解病人有无损伤史，伤口处有无大片组织坏死、深部肌肉损伤或开放性骨折伴有血管损伤等缺氧情况；了解受伤的时间、伤后处理过程等。

（二）身体状况

1.潜伏期　发病一般在伤后1～4日，最短6～8h，长可达5～6日。

2.发作期

（1）症状：①疼痛：患部出现"胀裂样"剧痛；②肿胀：患处肿胀明显，肿胀与创伤所能引起的程度不成比例，并迅速向上下蔓延；③全身症状：可发生高热、脉速、呼吸急促等中毒症状，全身情况可在12～24h迅速恶化。

（2）体征：伤口中有恶臭的浆液性或血性渗出物，可渗湿厚层敷料，当移除敷料时可见气泡从伤口中冒出。伤口内肌肉坏死，红砖色，失去弹性，切面可不出血。伤口周围皮肤表现为水肿、发亮，进而变为紫红、紫黑，并出现大小不等的水疱。皮下组织积气，可有捻发音。

（三）辅助检查

1.实验室检查　红细胞计数和血红蛋白降低，白细胞计数增加。伤口渗液涂片检查可见大量革兰阳性梭状芽孢杆菌，同时可做渗出物细菌培养。

2.影像学检查　X线、CT检查常显示伤口肌群间有气体。

（四）心理-社会状况

气性坏疽病情严重、疼痛剧烈、发展迅速，且要面临广泛切开和组织切除或截肢等治疗，病人和家属常有焦虑、恐惧等反应。了解病人和家属对疾病的认识、对治疗和预后的知晓程度等。

（五）处理原则

治疗越早越好，可以挽救病人的生命，减少组织的坏死或截肢率。

1.彻底清创　清创范围应达正常组织，切口敞开、不予缝合。若整个肢体已广泛感染，应果断进行截肢，以挽救生命。如感染已部分超过关节截肢平面，其上的筋膜腔应充分敞开，术后用氧化剂冲洗、湿敷，经常更换敷料，必要时再次清创。

2.应用抗生素　大剂量静脉滴注青霉素，每日应在1000万U以上。大环内酯类（如琥乙红霉素、麦迪霉素等）和硝基咪唑类（如甲硝唑、替硝唑）也有一定疗效。

3.高压氧治疗　提高组织间的含氧量，造成不适合细菌生长繁殖的环境。

4.全身支持疗法　输血，纠正水电解质失衡，进行营养支持与对症处理，以改善机体抵抗力。

【常见护理诊断/问题】

1.疼痛　与创伤、感染及局部肿胀有关。

2.组织完整性受损　与组织感染坏死有关。

3.自我形象紊乱　与失去部分组织和肢体而致形体改变有关。

【护理目标】

1.病人疼痛缓解。

2.病人未发生感染。

3.病人情绪稳定，能配合治疗及护理。

【护理措施】

1.疼痛护理　疼痛剧烈者，遵医嘱给予麻醉镇痛剂或采用自控镇痛泵。对截肢后出现幻肢痛者，应给予耐心解释，解除其忧虑和恐惧。

2.病情观察　①观察伤口：对严重创伤病人，尤其伤口肿胀明显者，应严密监测伤口肿痛情况；准确记录疼痛的性质、特点及与发作相关的情况。②监测生命体征：对高热、烦躁、昏迷病人应密切观察生命体征变化，警惕感染性休克的发生。如已发生感染性休克，按休克护理。

3.对症护理　观察和记录体温、脉搏等变化，高热者给予物理或药物降温。

4.伤口护理　对开放或截肢后敞开的伤口，应用3%过氧化氢溶液冲洗、湿敷，及时更换伤口敷料。遵医嘱应用抗生素。

5.防止交叉感染　参见破伤风病人的护理。

6.心理护理　向病人及家属解释手术的必要性和可能出现的并发症，使病人及家属能够接受截肢的现实。介绍一些已经截肢的病人与之交谈，使其逐渐适应自身形体变化和日常活动。

7.健康指导　指导病人对患肢进行自我按摩及功能锻炼，以便尽快恢复患肢的功能。指导截肢病人正确安装和使用假肢，坚持进行适应性训练。帮助其制定出院后的康复计划，使其逐渐恢复自理能力。

【护理评价】

通过治疗和护理，病人是否：①疼痛缓解；②未发生感染；③能逐渐适应外界环境与生活。

（王颖　周淑萍）

❓ **思考题**

1.刘先生，22岁，因右下肢被倒塌的石块砸伤10h就诊。体格检查：T 38.6℃，P 101次/min，R 23次/min，BP 115/75mmHg。右小腿淤血、肿胀明显，左足趾和足背处发黑，有捻发音，可闻及难闻臭味。医生初步诊断为"气性坏疽"。

请思考：

（1）该病人目前主要的护理诊断/问题是什么？

（2）目前应采取哪些护理措施？

2.张先生，32岁，因左小腿片状红疹，肿胀伴烧灼痛3日就诊。病人自诉3日前左小腿出现水肿性红斑，疼痛，红斑向上蔓延。体格检查：T 37.8℃，P 93次/min；左小腿内侧皮肤可见片状红疹，微隆起、颜色鲜红、中间稍淡、边界清楚。左腹股沟淋巴结肿大。血常规：WBC 12×10^9/L，N 85%。

请思考：

（1）评估该病人健康史时应收集哪些资料？

（2）针对目前的护理诊断/问题应采取哪些护理措施？

8-2思路解析及在线测试题（二维码）

育人学堂

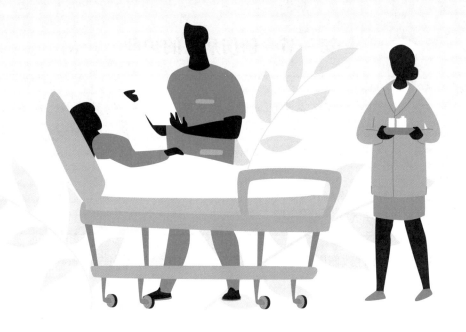

第九章 ▷ 损伤病人的护理

9-1 数字资源

学习目标

◎ **知识目标**

    1.掌握创伤、烧伤、咬伤病人的症状、体征和护理措施。

    2.熟悉烧伤病理生理，熟悉创伤、烧伤、咬伤病人的辅助检查、处理原则、护理诊断/问题。

    3.了解创伤病理生理、分类。

◎ **能力目标**

    运用创伤、烧伤病人的护理评估、处理原则、护理措施、健康指导等知识，能为创伤、烧伤病人按护理程序实施整体护理。

◎ **素质目标**

    有严格的无菌观念，具有高度责任感，注重人文关怀，能与病人进行良好的沟通。

    损伤（injury）是指各种致伤因素作用于人体，引起组织结构完整性破坏或功能障碍及其所引起的局部和全身反应。主要原因有：①机械性损伤：由锐器切割、钝器撞击、重物挤压、火器等因素造成，是损伤最为常见的病因；②物理性损伤：由高温、冷冻、电流、激光、放射线、声波等因素造成；③化学性损伤：由强酸、强碱、毒气等因素造成；④生物性损伤：遭受动物如毒蛇、犬、猫、昆虫等咬、抓、螫引起的损伤。

第一节　创伤病人的护理

案例导入

陈先生，54岁。因车祸碾压右小腿入院。病人面色苍白，痛苦呻吟，查体：T 36.8℃，BP 80/42mmHg，P 130次/min，R 26次/min，右下肢运动障碍，右小腿中段不全离断，创面大量渗血。诊断：右小腿中段碾压伤，不全离断。

请思考：

1. 应采取哪些急救处理措施？
2. 当前主要观察该病人的哪些情况？

创伤（trauma）是机械性致伤因素作用于人体造成的组织结构完整性被破坏或功能障碍，是常见的一种损伤。

【创伤分类】

（一）按致伤因素分类

可分为烧伤、冷伤、擦伤、挫裂伤、撕脱伤、挤压伤、刃器伤、火器伤、冲击伤、爆震伤、毒剂伤、核放射伤及多种因素所致的复合伤等。

（二）按受伤部位分类

可分为颅脑伤、颌面部伤、颈部伤、胸（背）部伤、腹（腰）部伤、骨盆伤、脊柱脊髓伤和四肢伤等。

（三）按伤后皮肤完整性分类

1. 皮肤完整无伤口者为闭合伤，如挫伤、扭伤、挤压伤、爆震伤（冲击伤）等。其中挤压伤是机体或躯干肌肉丰富部位较长时间受钝力挤压，严重时肌肉组织广泛缺血、坏死，随之坏死组织的分解产物（肌红蛋白、乳酸等）被吸收。出现的以肌红蛋白血症、肌红蛋白尿、高钾血症和急性肾衰竭为特点的全身性改变，称为挤压综合征。

2. 有皮肤或黏膜破损者为开放伤，如擦伤、刺伤、切割伤、裂伤、撕脱伤、砍伤、火器伤等。

（四）按伤情轻重分类

1. 轻度受伤　是局部软组织损伤。

2. 中度受伤　是广泛软组织损伤、肢体挤压伤、上下肢开放性骨折、创伤性截肢和腹腔脏器损伤。

3. 重度受伤　指危及生命或治疗后有可能导致严重残疾的损伤。

现代创伤学已制定多种评分法。创伤评分是一种相对量化的分类方法，以计分的形式估计创伤的严重程度。常用的主要有院前指数（prehospital index，PHI）、创伤指数（trauma index，TI）、简明损伤定级（abbreviated injury scale，AIS）和损伤严重度评分（injury severity score，ISS）等。这些评分法对创伤进行分度，利于评估创伤对生命和全身的影响。

【病理生理】

在致伤因素的作用下，机体迅速产生各种局部和全身防御性反应，目的是维持机体自身内环境的稳定。

（一）局部反应

局部反应由组织结构破坏，或细胞变性坏死、微循环障碍，或病原微生物入侵及异物存留等导致。主要表现为局部红、肿、热、痛等炎症反应。创伤性炎症反应是非特异性的防御反应，有利于清除坏死组织、杀灭细菌及修复组织。

（二）全身性反应

致伤因素作用于人体后引起的一系列神经内分泌活动增强并由此引发的各种功能和代谢改变的过程，是一种非特异性应激反应。表现为综合性的复杂过程，不仅包括神经内分泌系统和物质能量代谢，还涉及凝血系统、免疫系统、重要器官和一些炎症介质及细胞因子等。由于神经内分泌系统的作用，伤后机体总体处于一种分解代谢的状态，表现为基础代谢率增高，能量消耗增加，糖、蛋白质、脂肪分解加速，糖异生增加。因此伤后常出现高血糖、高乳酸血症，血中游离脂肪酸和酮体增加，尿素氮排出增加，从而出现负氮平衡状态。水、电解质代谢紊乱可导致水、钠潴留，钾排出增多及钙、磷代谢异常等。

（三）组织修复和创伤愈合

组织修复的基本方式是由伤后增生的细胞和细胞间质再生增殖、充填、连接或替代缺损组织。理想的修复是组织缺损完全由原来性质的细胞来修复，恢复原有的结构和功能，称为完全修复。由于人体各种组织细胞固有的再生增殖能力不同，大多数组织损伤后不能由原来性质的细胞修复，而是由其他性质细胞（常是成纤维细胞）增生替代来完成，称为不完全修复。

1.组织修复过程　可分为三个既相互区分又相互联系的阶段。

（1）局部炎症反应阶段：在创伤后立即发生，常可持续3～5日。主要包括血管和细胞反应、免疫应答、血液凝固和纤维蛋白的溶解，目的是清除损伤或坏死组织，为组织再生和修复奠定基础。

（2）细胞增殖分化和肉芽组织生成阶段：局部炎症开始不久，即可有新生细胞出现。成纤维细胞、内皮细胞等增殖、分化、迁移，分别合成、分泌组织基质（主要为胶原）和形成新生毛细血管，并共同构成肉芽组织，充填伤口，形成瘢痕愈合。

（3）组织塑形阶段：主要包括胶原纤维交联增加、强度增加，多余的胶原纤维被胶原蛋白酶降解，过度丰富的毛细血管网消退和伤口的黏蛋白及水分减少等，最终达到受伤部位外观和功能的改善。

2.创伤愈合的类型

（1）一期愈合：组织修复以原来的细胞为主，仅含少量纤维组织，局部无感染、血肿或坏死组织，再生修复过程迅速，结构和功能修复良好。多见于损伤程度轻、范围小、无感染的伤口或创面。

（2）二期愈合：以纤维组织修复为主，不同程度地影响结构和功能恢复，多见于损伤程度重、范围大、坏死组织多，且伴有感染的伤口。

3.影响创伤愈合的因素

（1）局部因素：伤口感染是最常见的原因。损伤范围大、坏死组织多、异物存留、局部血液循环障碍、采取的措施不当（如局部制动不足、包扎或缝合过紧等）也不利于愈合。

（2）全身因素：主要有高龄、营养不良、大量使用细胞增生抑制剂、免疫功能低下及全身性严重并发症（如多器官功能不全）等都是影响伤口愈合的全身因素。

【护理评估】

（一）健康史

详细询问受伤史，了解致伤原因、部位、时间，受伤当时和伤后的情况，受伤后曾接受过何种急救和治疗。既往健康状况，有无药物过敏史等。

（二）身体状况

1.局部表现

（1）疼痛：程度与创伤部位、性质、范围、炎症反应强弱及个人的耐受力有关。活动时疼痛加剧，制动后减轻。2～3日后疼痛逐渐缓解，如持续存在，甚至加重，表示可能并发感染。

（2）肿胀：由局部出血及液体渗出所致，常伴有皮肤青紫、瘀斑、血肿。严重肿胀可致局部或远端肢体血供障碍。

（3）功能障碍：由局部组织结构破坏、疼痛、肿胀或神经系统损伤等因素导致。

（4）伤口和出血：开放性创伤多有伤口和出血。创伤原因不同，其伤口特点不同，如擦伤的伤口多较浅；刺伤的伤口小而深；切割伤的伤口较整齐；撕裂伤的伤口多不规则。受伤程度和部位不同，其出血量不同。若有小动脉破裂，可出现喷射性出血。

2.全身表现

（1）体温增高：中、重度创伤病人常有发热，体温一般不超过38℃。并发感染时可有高热，颅脑损伤致中枢性高热体温可高达40℃。

（2）全身炎症反应综合征：创伤后释放的炎性介质、疼痛、精神紧张、血容量减少等因素可引起体温增高或过低，意识障碍，呼吸急促或困难，脉搏微弱，脉率过快或心律不齐，收缩压或脉压过低，面色苍白或口唇、肢端发绀等。

（三）辅助检查

1.实验室检查　血常规和血细胞比容可判断失血或感染情况；尿常规可提示泌尿系统损伤；电解质和血气分析可了解水、电解质、酸碱平衡紊乱情况。对疑有肾脏损伤者，可进行肾功能检查；疑有胰腺损伤时，可做血或尿淀粉酶测定等。

2.穿刺和导管检查　诊断性穿刺是一种简单、安全的辅助方法。阳性时能迅速确诊，但阴性时不能完全排除组织或器官损伤的可能性。如胸腔穿刺可明确血胸或气胸，腹腔穿刺或灌洗可证实内脏破裂、出血。放置导尿管可诊断尿道或膀胱的损伤，留置导尿管可观察每小时尿量；监测中心静脉压可辅助判断血容量和心功能；心包穿刺可证实心包积液和积血。

3.影像学检查　X线检查可证实骨折、脱位、血气胸、腹腔积气及伤处异物等；CT检查可辅助诊断颅脑损伤和某些腹部实质性器官、腹膜后损伤等；MRI有助于诊断颅脑、脊柱、脊髓、骨盆等处的损伤；超声检查可诊断胸、腹腔积血及肝脾破裂等；选择性血管造影可帮助确定血管损伤和某些隐蔽的器官损伤。

对严重创伤伤员，还可根据需要监测心、肺、脑、肾等重要器官的功能，以利于观察病情变化，及时采取治疗措施。

（四）心理-社会状况

评估病人及家属对突发创伤打击的心理承受程度以及心理变化，有无紧张、恐惧或焦虑等；同时了解病人对创伤的认知程度及对治疗的信心；评估病人预后适应工作和生活自理能力。

（五）处理原则

1.现场急救　其目的是挽救生命和稳定伤情。必须优先抢救的急症主要包括心跳、呼吸骤停、窒息、大出血、张力性气胸和休克等。常用的急救技术主要有复苏、通气、止血、包扎、固定和搬运等。

2.全身治疗　维持呼吸和循环功能；镇静镇痛；开放性创伤在伤后12h内注射破伤风抗毒素，并合理使用抗生素；支持治疗。

3.局部治疗

（1）开放性损伤：擦伤、表浅的小刺伤和小切割伤，可用非手术治疗。其他的开放性损伤需要手术处理，以修复断裂的组织。

（2）闭合性损伤：单纯软组织损伤者，予以局部制动，患肢抬高，局部冷敷，12h后改用热敷等。局部如有血肿形成时可加压包扎。闭合性骨折和脱位者，需进行复位、固定；合并重要脏器、组织损伤者，应手术探查和修复处理。

【常见护理诊断/问题】

1. 体液不足　与伤后失血、失液有关。

2. 疼痛　与创伤、局部炎症反应或伤口感染有关。

3. 组织完整性受损　与组织器官受损伤、结构破坏等有关。

4. 焦虑　与创伤刺激或伤口的视觉刺激、忧虑伤残等因素有关。

5. 潜在并发症：休克、感染、挤压综合征等。

【护理目标】

1. 病人有效循环血量恢复，生命体征平稳。

2. 病人疼痛缓解或消失。

3. 病人伤口得以妥善处理，受损组织逐渐修复。

4. 病人焦虑减轻或消失，能配合治疗。

5. 病人无并发症发生或并发症能被及时发现和处理。

【护理措施】

（一）急救护理

1. 抢救生命　经简单评估现场，找出危及生命的紧迫问题，立即就地救护。优先处理危及生命的紧急情况，包括心跳和（或）呼吸骤停、窒息、大出血、开放性或张力性气胸、休克等。

2. 包扎　目的是保护伤口、减少污染、压迫止血、固定患处和减轻疼痛。一般用无菌敷料或清洁布料包扎。如有腹腔内脏脱出，应先用干净器皿保护后再包扎，勿轻易还纳，以防污染。

3. 固定　肢体骨折或脱位可使用夹板、就地取材或利用自身肢体、躯干进行固定，以减轻疼痛、防止再损伤，方便搬运。

4. 搬运　正确的搬运可减少伤员痛苦，避免继发损伤。经过现场初步处理后迅速、安全、平稳地转送伤员。多用担架或徒手搬运。搬运脊柱损伤者应保持伤处稳定，勿弯曲或扭动，以免加重损伤；搬运昏迷病人应将头偏向一侧，或采取半卧位或侧卧位，以保持呼吸道通畅。

（二）维持有效循环血量

有效止血后，迅速建立2～3条静脉通道，给予输液、输血或应用血管活性药物等，以尽快恢复有效循环血量并维持循环的稳定。

（三）病情观察

1. 密切监测意识、呼吸、血压、脉搏、中心静脉压和尿量等，做好记录。

2. 闭合性损伤病人重点观察生命体征、血压变化情况；开放性损伤病人重点观察伤口有无出血、渗出及感染的征象。

3. 胸部损伤病人重点注意呼吸情况，警惕有无发生血气胸等；腹部损伤病人，警惕有无腹腔脏器破裂或内出血情况。

4. 肢体损伤病人，定时测量肢体周径，注意观察伤肢的末梢循环、皮肤颜色和温度等变化。

（四）缓解疼痛

肢体受伤时可用绷带、夹板、石膏、支架等维持有效固定和制动姿势，避免因活动而加重疼痛。疼痛严重者遵医嘱使用镇静、镇痛药物。

（五）妥善护理创面

1. 开放性损伤　根据伤口情况选择不同的处理方法。

（1）清洁伤口：消毒后可以直接缝合。

（2）污染伤口：指有细菌污染但尚未构成感染的伤口。开放性创伤早期为污染伤口，采用清创术对伤口进行清洗、扩创、缝合等处理，目的是将污染伤口变为清洁伤口，为组织愈合创造良好条件。清创术后伤肢抬高制动，注意观察伤口有无出血、感染征象、引流是否通畅，肢端循环情况；定时更换伤口敷料。遵医嘱应用破伤风抗毒素及抗生素。

（3）感染伤口：若开放性伤口污染严重或较长时间未得到处理，但已发生感染，此时要先引流，再行更换敷料。其目的是清除伤口的分泌物、坏死组织和脓液，保持引流通畅，控制感染；改善肉芽组织状态，减少瘢痕形成。

2.闭合性损伤　软组织损伤，抬高或平放受伤肢体；12h内予以局部冷敷和加压包扎，以减少局部组织的出血和肿胀；伤后12h改用热敷、理疗、药物外敷等，以促进血肿和炎症的吸收。注意观察皮下出血及血肿的变化情况。伤情稳定后鼓励病人早期活动，指导病人进行功能锻炼。

（六）并发症的护理

1.伤口感染　表现为伤口红、肿、热、痛或已减轻的疼痛加重，体温升高、脉速，白细胞计数增高等。遵医嘱使用抗生素，加强换药。

2.挤压综合征　受挤压部位局部压力解除后，出现肢体肿胀、压痛、肢体主动活动及被动牵拉活动引起疼痛、皮肤温度下降、感觉异常、弹性减弱，在24h内出现茶褐色尿或血尿等改变时，提示可能发生挤压综合征。处理措施：早期患肢禁止抬高、按摩及热敷；协助医师切开减压，清除坏死组织；遵医嘱应用碳酸氢钠及利尿药，防止肌红蛋白阻塞肾小管；对行腹膜透析或血液透析治疗的肾衰竭病人做好相应护理。

（七）心理护理

创伤常常为突发事件，对病人机体及心理都造成一定的伤害，尤其是影响到外观及功能时，病人会出现焦虑及恐惧心理，应为病人提供生活照顾和社会支持，进行必要的心理疏导，减轻其紧张、焦虑或恐惧，使病人能积极配合治疗。

（八）健康指导

1.普及安全知识，加强安全防护意识，避免受伤。一旦受伤，无论是开放性或闭合性创伤，都要及时到医院就诊，接受正确的处理，以免延误病情。

2.伤后恢复期加强功能锻炼，促进机体功能恢复，防止关节僵硬、肌肉萎缩等并发症的发生。

【护理评价】

通过治疗和护理，病人是否：①生命体征平稳；②疼痛减轻或控制；③伤口愈合；④未发生并发症，或发生时被及时发现和处理；⑤焦虑或恐惧感减轻或消失。

第二节　烧伤病人的护理

案例导入

刘先生，47岁，体重70kg。因火焰烧伤半小时急诊入院。体格检查：P 108次/min，R 26次/min，BP 86/68mmHg；右上肢烧伤有焦痂，无疼痛；右下肢烧伤有小水疱，有轻微疼痛；左上肢与前胸烧伤有红斑，无水疱但疼痛明显。

请思考：

1.该病人烧伤面积估计是多少？烧伤的程度如何？

2.目前病人最主要的护理问题是什么？应采取哪些护理措施？

热力烧伤指由火焰、热液、激光、高温气体、炽热金属液体或固体等引起的组织损害，为狭义的或通常所称的烧伤。临床上也将蒸汽、热液所致的烧伤称之为烫伤；由电、化学物质等所致的损伤，也属烧伤范畴。

【病理生理】

根据烧伤病理生理特点，一般将烧伤临床发展过程分为四期，各期之间相互交错，烧伤越重，其关系越密切。

1.体液渗出期 伤后立即发生的反应是体液渗出，一般伤后6～12h最快，持续24～36h，严重烧伤可延至48h以上，以后渐趋稳定并开始回吸收。此期由于体液的大量渗出和血管活性物质的释放，容易发生低血容量性休克，临床上又称为休克期。

2.急性感染期 烧伤后早期因为皮肤、黏膜屏障功能受损，为细菌入侵打开了门户；机体免疫功能受抑制、免疫球蛋白和补体丢失或被消耗，机体抵抗力降低，对病原菌的易感性增加，通常在休克的同时即可并发局部和全身性感染。烧伤感染可来自创面、肠道、呼吸道或静脉导管等，防治感染是此期的关键。

3.创面修复期 创面修复过程在伤后不久即开始，创面的修复与烧伤的深度、面积及感染的程度密切相关。浅度烧伤多能自行修复；深Ⅱ度烧伤如无感染等并发症，3～4周后逐渐修复，留有瘢痕；Ⅲ度烧伤或严重感染的深Ⅱ度烧伤形成瘢痕或挛缩，可导致肢体畸形和功能障碍，需要皮肤移植修复。

4.康复期 深度创面愈合后，可形成瘢痕，严重者影响外观和功能，需要锻炼、整形以恢复，某些器官功能损害及心理异常也需要一个恢复过程。深Ⅱ度、Ⅲ度创面愈合后，常有瘙痒、疼痛、反复出现水疱，甚至破溃，并发感染，形成残余创面，这种现象终止往往需要较长时间；严重大面积深度烧伤愈合后，由于大部分汗腺被毁，机体散热调节体温能力下降，在夏季，这类伤员多感全身不适，通常需要2～3年的调整适应。

【护理评估】

（一）健康史

1.一般情况 了解病人的年龄、性别、职业、饮食、睡眠等。

2.外伤史 了解病人烧伤原因和性质、受伤时间、现场情况、有无吸入性损伤；迅速评估有无合并危及生命的损伤；了解现场采取的急救措施、效果如何，途中运送情况。

3.既往史 了解病人有无营养不良、呼吸系统疾病，是否合并高血压、糖尿病等慢性疾病，是否长期应用皮质激素类或接受化学治疗、放射治疗。

（二）身体状况

通过身体状况判断伤情最基本的要素是烧伤面积和深度，同时还应考虑全身情况，如休克、重度吸入性损伤和较重的复合伤。

1.烧伤面积 是指皮肤烧伤区域占全身体表面积的百分数。估计方法有多种，目前国内多采用中国新九分法和手掌法。

（1）中国新九分法：将体表面积划分为11个9%的等分，另加1%，构成100%的总体表面积；其中头面颈部为9%（1个9%）、双上肢为18%（2个9%）、躯干（包括会阴）为27%（3个9%）、双下肢（包括臀部）为46%（5个9%+1%）（表9-1，图9-1）。

估算面积时，女性和儿童有所差别。一般成年女性的臀部和双足各占6%；儿童头较大，下肢小，可按下法计算：头颈部面积=[9+（12－年龄）]%，双下肢面积=[46－（12－年龄）]%。

（2）手掌法：不论年龄、性别，用病人自己手掌测量，五指并拢、单掌的掌面面积约占体表面积的1%。此法适用于小面积烧伤的估计，也可辅助九分法评估烧伤面积（图9-2）。

表9-1 中国新九分法

部 位		占成人面积（%）		占儿童体表面积（%）
头面颈	头 部	3	9×1 （9）	9+（12－年龄）
	面 部	3		
	颈 部	3		
双上肢	双上臂	7	9×2 （18）	9×2=18
	双前臂	6		
	双 手	5		
躯 干	躯干前	13	9×3 （27）	9×3=27
	躯干后	13		
	会 阴	1		
双下肢	双 臀	5*	9×5+1 （46）	46－（12－年龄）
	双大腿	21		
	双小腿	13		
	双 足	7*		

*成年女性双臀、双足各占6%

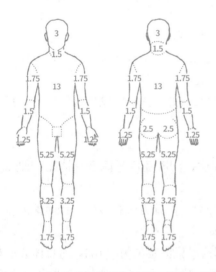

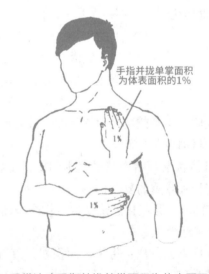

图9-1 成人体表各部所占面积百分比示意图　　图9-2 手掌法（手指并拢单掌面积为体表面积的1%）

🔍护考情报站

病人双前臂、双上臂、头颈部Ⅱ度烧伤，烧伤面积为

A.21%　　B.19%　　C.32%　　D.29%　　E.24%

【答案】B

解析：双前臂6%；双上臂7%；头3%；颈3%。

2.烧伤深度　一般采用三度四分法将烧伤分为Ⅰ度、浅Ⅱ度、深Ⅱ度和Ⅲ度烧伤（图9-3），其中Ⅰ度、浅Ⅱ度属浅度烧伤，深Ⅱ度和Ⅲ度属深度烧伤。烧伤深度的判断见表9-2。

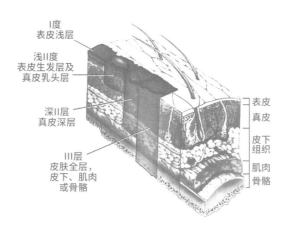

图9-3 烧伤深度分度示意图

表9-2 烧伤局部临床特点

烧伤深度		组织损伤	局部表现	预后
红斑性	Ⅰ度	表皮浅层	皮肤红斑、干燥、烧灼感	3～7日脱屑痊愈
水疱性	浅Ⅱ度	表皮生发层及真皮乳头层	红肿明显，疼痛剧烈，有大小不一的水疱，疱壁薄，创面红润、潮湿	1～2周愈合，有暂时性色素沉着，无瘢痕
	深Ⅱ度	真皮深层	水肿明显，痛觉迟钝，拔毛痛；小水疱，疱壁较厚、基底苍白与潮红相间	3～4周愈合，愈后留瘢痕和色素沉着
焦痂性	Ⅲ度	皮肤全层，皮下、肌肉或骨骼	痛觉消失，创面无水疱，如皮革样坚硬，呈蜡白或焦黄色甚至炭化，形成焦痂，痂下水肿并可见树枝状栓塞的血管	3～4周后焦痂自然脱落，愈后有瘢痕或畸形

🔍 **护考情报站**

某病人被热水烫伤后持续性剧烈疼痛，手部表现如下图所示，该病人的烧伤深度是

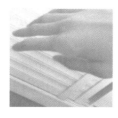

A. Ⅲ度　　B. Ⅰ度　　C. Ⅳ度　　D. 深Ⅱ度　　E. 浅Ⅱ度

【答案】E

解析：烫伤的手部红肿明显，疼痛剧烈，有大小不一的水疱，疱壁薄，创面红润、潮湿。

3.烧伤严重程度　按烧伤的面积和深度将烧伤程度分为4类（通常情况下，烧伤总面积的计算不包括Ⅰ度烧伤）。

（1）轻度烧伤：Ⅱ度烧伤面积10%以下。

（2）中度烧伤：Ⅱ度烧伤面积11%～30%或Ⅲ度烧伤面积不足10%。

（3）重度烧伤：烧伤总面积31%～50%或Ⅲ度烧伤面积11%～20%，或Ⅱ度、Ⅲ度烧伤面积不到上述面积，但已发生休克、吸入性损伤或有较重复合伤者。

（4）特重烧伤：总面积50%以上，或Ⅲ度烧伤面积20%以上，或存在较严重的吸入性损伤、复合伤等。

4.吸入性损伤　又称呼吸道烧伤，是指吸入火焰、蒸汽或化学性烟尘、气体等所引起的呼吸系统损伤。多见于头面部烧伤病人，面、颈、口鼻周围常有深度烧伤创面，鼻毛烧毁，口鼻有黑色分泌物；有呼吸道刺激症状，咳炭末样痰，呼吸困难，声音嘶哑，肺部可闻及哮鸣音；多死于吸入性窒息。

（三）辅助检查

严重的烧伤需要检测心、肺、肾、肝等重要器官功能，做血常规、尿常规、血生化检查，血气分析及血培养等。

（四）心理-社会状况

大面积烧伤可能会给病人造成畸形、功能障碍；头面部烧伤病人因担心面部留下瘢痕影响以后的生活和工作，会出现恐惧、焦虑、绝望等负性情绪。因此需评估病人及家属的心理承受程度、心理变化、对治疗及康复费用的经济承受能力。利用社会支持系统的力量，鼓励病人面对现实，树立战胜疾病的信心。

（五）处理原则

小面积浅度烧伤按外科原则，及时清创、保护创面，大多能自行愈合。大面积深度烧伤全身反应重、并发症多、死亡率和伤残率高，治疗原则是：①早期及时补液，维持呼吸道通畅，迅速纠正休克；②使用有效抗生素，及时有效防治全身性感染；③尽早切除深度烧伤组织，用自、异体皮移植覆盖，促进创面修复，减少感染来源；④积极治疗严重吸入性损伤，采取有效措施防治脏器功能障碍；⑤实施早期救治与功能恢复重建一体化理念，早期重视心理、外观和功能的康复。

【常见护理诊断/问题】

1.有窒息的危险　与头面部、呼吸道或胸部等部位烧伤有关。

2.体液不足　与烧伤创面渗出过多、血容量减少有关。

3.皮肤完整性受损　与烧伤导致组织破坏有关。

4.有感染的危险　与皮肤完整性受损有关。

5.悲伤　与烧伤后毁容、肢残及躯体活动障碍有关。

【护理目标】

1.病人呼吸道通畅，呼吸平稳。

2.病人生命体征平稳，平稳度过休克期。

3.病人烧伤创面逐渐愈合。

4.病人未发生感染或感染得到有效控制。

5.病人情绪稳定，能配合治疗及护理，敢于面对伤后的自我形象。

【护理措施】

（一）现场救护

现场救护应尽快去除致伤原因，脱离现场和对危及生命的情况采取救治措施。

1.迅速去除致伤原因　尽快扑灭火焰、脱去着火或沸液浸渍的衣服，就地翻滚或是跳入水池灭火；互救者可就近用非易燃物品（如毛毯、棉被）覆盖，以隔绝灭火；忌奔跑呼叫，防止增加头面部烧伤或吸入性损伤，也不能用双手扑打火焰；迅速离开密闭和通风不良的现场；小面积烧伤，尤其是四肢烧伤，立即用冷水连续冲洗或浸泡，或用冷水浸湿的毛巾、纱垫等敷于创面，一般至冷疗停止后不再有剧痛为止，多需0.5～1h。

2.抢救生命　注意有无心跳及呼吸停止、复合伤，对大出血、窒息、开放性气胸、骨折、严重中毒等危及病人生命的情况应先施行相应的急救处理。

3.妥善保护创面　在现场可用干净敷料或布类保护创面，或行简单包扎后送医院处理。避免用有色药物涂抹，增加对烧伤深度判定的困难。

4.保持呼吸道通畅　火焰烧伤常伴烟雾、热力等吸入性损伤，应注意保持呼吸道通畅，必要时放置通气管、行气管插管或切开。若合并一氧化碳中毒者应移至通风处，有条件者给予高流量氧气或纯氧吸入。

5.其他救治措施　应迅速建立静脉通道给予补液治疗，现场不具备输液条件者，可口服含盐饮料，以防单纯大量饮水发生水中毒。疼痛剧烈可酌情使用地西泮、哌替啶等。安慰和鼓励病人保持情绪稳定。

6.妥善转运　大面积烧伤早期应避免长途转运，最好就近抗休克或做气管切开，待病情平稳后再转运。必须转送者，途中应建立静脉输液通道，保持呼吸道通畅。

（二）防治休克

严重烧伤特别是大面积烧伤病人，防治休克至关重要。静脉补液是防治休克的主要措施。

1.补液总量　根据烧伤早期体液渗出的规律估计。国内通常按病人烧伤面积和体重计算补液量。

（1）伤后第一个24h：补液量按病人每公斤体重每1%烧伤面积（Ⅱ、Ⅲ度）补充胶体液和电解质液1.5ml（儿童为1.8ml，婴儿为2ml）计算，另加每日生理需要量2000ml（儿童为60～80ml/kg，婴儿为100ml/kg）。即：

第1个24h补液量＝体重（kg）×烧伤面积×1.5ml（儿童为1.8ml，婴儿为2ml）＋2000ml（儿童为60～80ml/kg，婴儿为100ml/kg）

（2）伤后第2个24h：胶体液和电解质液为第1个24h的一半，再加每日生理需要量2000ml。

2.补液的种类　胶体液和电解质液的比例为1：2，特重度烧伤和小儿烧伤可为1：1。胶体液首选血浆，紧急抢救时可用低分子量的血浆代用品，但总量不宜超过1000ml，Ⅲ度烧伤可适量输注新鲜全血。电解质液首选平衡盐液，其次选用生理盐水，适当补充碳酸氢钠溶液。生理需要量一般用5%～10%葡萄糖溶液注射液。

3.补液的速度　因为烧伤后第一个8h内创面渗液最快，故应在第一个8h内输入总量的1/2，其余分别在第二、第三个8h内输入。

举例：一位浅Ⅱ度烧伤面积40%、体重60kg的病人，伤后第一个24h补液总量为40×60×1.5+2000=5600ml，其中胶体液为40×60×0.5=1200ml，电解质液为40×60×1=2400ml，生理需要的水分为2000ml。伤后前8h内输入总量的一半即2800ml，后16h补入总量的另一半2800ml。第二个24h，胶体液减半为600ml，电解质液减半为1200ml，水分仍为2000ml，于24h内均匀补入。

4.休克监测　补液遵循"先晶后胶，先盐后糖，先快后慢"的原则，合理安排输液种类和速度，以尽早恢复有效循环血量。由于病人伤情和个体差异，抗休克治疗时应严密观察，根据病人对治疗的反应，随时调整输液的速度和成分。液体复苏有效的指标是：①成人尿量＞30ml/h，有血红蛋白尿时要维持在50ml以上；②病人安静，无烦躁不安；③无明显口渴；④脉搏、心跳有力，脉率在120次/min以下；⑤收缩压维持在90mmHg以上、脉压维持在20mmHg以上，中心静脉压为5～12cmH$_2$O；⑥呼吸平稳。

（三）创面护理

主要目的是清洁保护创面，防治感染，促进创面愈合；减少瘢痕产生，最大限度恢复功能。

1.创面的早期处理　病人休克控制后，尽早进行清创，包括清洗、消毒、清理创面。Ⅰ度烧伤创面无需特殊处理，能自行消退。浅Ⅱ度创面的完整水疱予以保留，疱皮破裂可用无菌油性敷料包扎。深度创面坏死表皮应去除。根据创面大小、深度和分泌物等情况，早期清创后可采用包扎治疗、半暴露治疗和暴露疗法。

2.包扎疗法的护理　包扎可以保护创面，减轻疼痛、减少污染、及时引流渗液。适用于小面积和四肢浅Ⅱ度烧伤。创面清创后用油性纱布覆盖创面，再用多层吸水性强的干纱布包裹，厚度为2～3cm，包扎范围应超过创面边缘5cm。包扎松紧适宜，压力均匀。护理：①抬高肢体并保持各关节功能位；②保持敷料清洁、干燥，潮湿时立刻更换；③密切观察创面，及时发现感染征象，加强换药及抗感染治疗，必要时可改用暴露疗法；④注意观察肢体末梢血液循环情况，如肢端动脉搏动、颜色及温度。

3.暴露疗法的护理　暴露疗法是将病人暴露在清洁、温暖、干燥的空气中，使创面的渗液及坏死组织干燥成痂，以暂时保护创面。适用于头面、会阴部烧伤及大面积烧伤或创面严重感染者。护理：①严格消毒隔离制度。保持病室清洁，空气流通，室内温度维持在28～32℃，湿度适宜，每日空气消毒2次。床单、被套等经高压蒸汽灭菌处理，其他室内物品每日用消毒液擦拭消毒，便器用消毒液浸泡；接触创面时要戴无菌手套，接触另一烧伤病人创面时要更换手套或洗手，防止发生医院内交叉感染。②保持创面干燥，渗出期定时吸去创面分泌物，表面涂抗菌药物，以减少细菌繁殖，避免形成厚痂。若发现痂下有感染，立即去痂引流，清除坏死组织。③定时翻身或使用翻身床，交替暴露受压创面，避免创面长时间受压影响愈合。④创面已结痂时注意避免痂皮裂开引起出血或感染。⑤极度烦躁或意识障碍者，适当约束肢体，防止抓伤。

4.去痂、植皮护理　深度烧伤创面愈合慢或难以愈合，且瘢痕增生可造成畸形并引起功能障碍，应早期采取切痂、削痂和植皮，做好植皮手术前后的护理。

5.特殊烧伤部位护理

（1）吸入性损伤：呼吸道烧伤可引起气管、支气管黏膜充血水肿，严重者影响通气，甚至发生窒息，要做好以下急救准备：①床旁备急救物品，如气管切开包、吸痰器、气管镜等；②保持呼吸道通畅，如气管切开者，做好气管切开护理；③吸氧；④密切观察病情，积极预防肺部感染。

（2）眼部烧伤：及时用棉签清除眼部分泌物，保持局部湿润，涂烧伤膏或用烧伤纱布覆盖加以保护。

（3）耳部烧伤：及时清理流出的分泌物，在外耳道入口处放置无菌干棉球并经常更换；耳周部烧伤应用无菌纱布铺垫，避免耳郭受压，防止发生中耳炎或耳软骨炎。

（4）鼻烧伤：及时清理鼻腔内分泌物及痂皮，鼻黏膜表面涂烧伤膏以保持局部湿润、预防出血；合并感染者用抗菌药液滴鼻。

（5）会阴部烧伤：多采用暴露疗法。保持创面干燥、清洁，及时清理创面分泌物；留置导尿管，每日行会阴抹洗2～3次；预防尿路及会阴部感染。

（四）防治感染

烧伤感染来源有外源性与内源性，常见致病菌有铜绿假单胞菌、金黄色葡萄球菌、大肠埃希菌、白色葡萄球菌等，近年来真菌感染逐渐增多。

1.正确处理创面　加强换药，并采取必要的消毒隔离措施，防止交叉感染。

2.合理应用抗生素　遵医嘱及早应用抗生素，观察全身情况及创面变化，若病人出现寒战、高热、脉搏加快，创面出现脓性分泌物、坏死或异味等，应警惕创面感染、全身性感染的发生。应反复做细菌培养以掌握创面的菌群动态和药物敏感情况。

3.营养支持　烧伤后病人呈高代谢状态，应加强营养，补充高蛋白、高热量以及多种维生素、清淡易消化的饮食，少量多餐，提高免疫力。经口摄入不足者，经肠内或肠外补充营养，以保证摄入足够的营养素。

（五）心理护理

护理过程中以真诚的态度加强与病人的沟通与交流，取得病人的信任，耐心解释病情和各项治疗的必要性和安全性。利用社会支持系统的力量，鼓励病人面对现实，树立战胜疾病的信心，并鼓励病人参与社交活动和工作，增强其自信心与独立能力，促进其尽早回归社会。

（六）健康指导

1.普及烧伤预防和急救知识。

2.指导病人预防感染的方法，包括伤口保护、环境清洁等。

3.与病人及家属共同制定早期康复计划，指导病人进行正确的康复训练和功能锻炼，最大限度恢复机体的生理功能。

4.创面愈合过程中，可能出现皮肤干燥、痒痛等，告知病人避免使用刺激性肥皂清洗，水温不宜过高，勿搔抓；烧伤部位在一年内避免太阳曝晒。

5.指导生活自理能力训练，鼓励参与一定的家庭和社会活动，重新适应生活和环境，树立重返工作岗位的信心。

【护理评价】

通过治疗和护理，病人是否：①呼吸道保持通畅，呼吸平稳；②生命体征平稳；③创面逐渐愈合；④未发生感染，或发生时得到及时发现和处理；⑤情绪稳定，能配合治疗及护理，敢于面对伤后的自我形象，逐渐适应外界环境及生活。

第三节　咬伤病人的护理

案例导入

> 陆先生，49岁。2h前在农田干活时被蛇咬伤左小腿，当即局部刺痛，随后局部肿胀，并向上漫延，继而出现头昏、轻度目眩，恶心、呕吐一次，为胃内容物，在家未做其他处理。体格检查：T 36.2℃，R 22次/min，P 84次/min，BP 170/110 mmHg。急性痛苦面容，左小腿肿胀，可见一个被毒蛇咬伤牙痕，伤口内未见毒牙残留，伤口周围有数个小血疱，大者直径不到1cm，肿胀部位压痛明显。
>
> 请思考：
>
> 1.应该如何进行现场急救处理？
>
> 2.如何对该病人实施护理措施？

自然界中的动物，如蛇、狗、毒蜘蛛、蜂、蝎、蜈蚣、蚂蟥等，常常利用其齿、刺、爪、角等对人类进行袭击，造成咬伤、蜇（刺）伤，严重者可致残或致死。最常见的是犬咬伤和蛇咬伤。

一、犬咬伤

随着家养宠物数量的增多，犬咬伤的发生率也相应增加。被病犬咬伤后，唾液中携带的致病病毒可引发狂犬病。该病是由狂犬病病毒引起的一种人畜共患的中枢神经系统急性传染病，多见于犬、狼、猫等食肉动物咬伤。狂犬病目前尚无有效的治疗方法，一旦发病，死亡率近乎100%，因此预防狂犬病的发生尤其重要。

【病因与病理】

狂犬病病毒主要存在于病畜的脑组织及脊髓中，其延腺和涎液中也含有大量病毒，并随涎液向体外排出。故被病犬咬、抓后，病毒可经唾液-伤口途径进入人体导致感染。狂犬病病毒对神经组织具有强大的亲和力，在伤口入侵处及其附近的组织细胞内可停留1～2周，并生长繁殖，若未被迅速灭活，病毒会沿周围组织传入神经上行到达中枢神经系统，引发狂犬病。

【护理评估】

（一）健康史

详细询问病人被犬咬伤的时间、地点，了解咬伤的部位、受伤当时和伤后的情况，受伤后曾接受过何种急救和治疗，既往健康状况，有无药物过敏史等。

（二）身体状况

感染病毒后是否发病与潜伏期的长短、咬伤部位、入侵病毒的数量、毒力及机体抵抗力有关。潜伏期可以10日到数月，一般为30～60日。咬伤越深、部位越接近头面部，其潜伏期越短、发病率越高。

1.症状 发病初期伤口周围麻木、疼痛，逐渐扩散到整个肢体；继之出现发热、烦躁、乏力、易兴奋、恐水、吞咽困难、咽喉痉挛，伴流涎、多汗、心率快；最后出现肌瘫痪、昏迷、循环衰竭甚至死亡。

2.体征 有利齿造成的深而窄的伤口，出血，伤口周围组织水肿。

（三）心理-社会状况

了解病人的心理反应，评估病人焦虑恐惧的原因和程度，了解病人及其家属对疾病的认知程度等。

（四）处理原则

浅小的伤口可常规消毒处理。深大的伤口应立即清创，清除异物与坏死组织，以生理盐水或稀释的碘伏液冲洗伤口，再用3%过氧化氢溶液淋洗，伤口应开放引流，原则上不宜做一期缝合。注射破伤风抗毒素，清创术前给予抗生素预防感染。怀疑被狂犬咬伤，应立即预防注射狂犬病疫苗。

【常见护理诊断/问题】

1.有窒息的危险 与咽喉肌痉挛发作有关。

2.营养失调：低于机体需要量 与咽喉肌痉挛影响进食有关。

3.有感染的危险 与伤口污染严重有关。

【护理目标】

1.病人呼吸道通畅，无窒息发生。

2.病人营养状况改善。

3.病人未发生感染。

【护理措施】

1.预防和控制痉挛 保持室内安静、避免风、光、声的刺激；避免水的刺激，输液时注意将液体部分遮挡；专人护理，各种检查、治疗及护理尽量集中进行，或在应用镇静药后进行。狂躁型病人必要时适当约束肢体，以防受伤。一旦发生痉挛，立即遵医嘱使用镇静药物等。

2.保持呼吸道通畅 及时清除呼吸道及口腔分泌物，保持呼吸道通畅，做好气管插管或气管切开的准备。

3.输液和营养支持 发作期病人因流涎、多汗和不能饮水，常呈缺水状态，需静脉输液，补充能量，维持水、电解质及酸碱平衡。可采用鼻饲，在痉挛发作间歇或应用镇静剂后缓慢注入。

4.预防感染 遵医嘱应用抗生素并观察用药效果。早期患肢下垂，加强伤口护理，保持伤口充分引流。严格执行接触性隔离制度，接触病人应穿隔离衣、戴口罩和手套。病人的分泌物及排泄物须严格消毒。

二、蛇咬伤病人的护理

蛇分为毒蛇与无毒蛇两大类，蛇咬伤以南方为多。无毒蛇咬伤时，皮肤留下一排或两排细小齿痕，局部稍痛，可起水疱，无全身反应。毒蛇咬伤则仅有一对较大而深的齿痕，蛇毒注入体内，引起严重中毒。本节只介绍毒蛇咬伤。

【病理生理】

蛇毒是含有多种毒蛋白、溶组织酶以及多肽的复合物，可分为神经毒素与血液毒素两种。根据所分泌的蛇毒性质，大致可分为三类：①神经毒素：能阻断中枢神经和神经肌肉接头的递质传递，引起呼吸麻痹和肌瘫痪，如金环蛇、银环蛇等；②血液毒素：有溶组织、溶血或抗凝作用，导致机体广泛出血和溶血，如竹叶青、五步蛇（尖吻蝮）、蝰蛇、龟壳花蛇等；③混合毒素：兼有神经毒和血液毒的病理作用，如眼镜王蛇、眼镜蛇等。毒蛇咬伤人时，毒腺排出毒液，经过毒牙灌注进入皮下或肌肉组织内，通过淋巴吸收进入血液循环，引起局部及全身中毒症状，重者可致死。

【护理评估】

（一）健康史

详细询问病人被蛇咬伤地点、时间、蛇的形态特征，了解咬伤的部位、受伤当时和伤后的情况，受伤后曾接受过何种急救和治疗。既往健康状况，有无药物过敏史等。

（二）身体状况

1.局部表现　局部留有齿痕、伴有疼痛和肿胀，肿胀蔓延迅速，淋巴结肿大，皮肤出现血疱、瘀斑，甚至局部组织坏死。

2.全身表现　全身虚弱、口周感觉异常、肌肉震颤，或是发热恶寒、烦躁不安、头晕目眩、言语不清、恶心呕吐、吞咽困难、肢体软瘫、腱反射消失、呼吸抑制，最后导致循环呼吸衰竭。部分病人伤后可因广泛的毛细血管渗漏引起肺水肿、低血压、心律失常；皮肤黏膜及伤口出血，血尿、尿少，出现肾功能不全以及多器官衰竭。

（三）心理-社会状况

了解病人的心理反应，由于病人担心蛇咬伤给生命带来严重威胁，会产生紧张、焦虑心理。护士应评估病人焦虑的原因和程度，了解病人及其家属对疾病的认知程度。

（四）处理原则

1.急救处理　蛇咬伤后应当避免奔跑，现场立即用布带等物绑扎伤肢的近心端，以减少和阻断毒素吸收；然后用手挤压伤口周围，将毒液排出。用0.05%高锰酸钾溶液或3%过氧化氢溶液冲洗伤口，拔出残留的毒蛇牙，伤口较深者切开真皮层少许，或在肿胀处以三棱针平刺皮肤层，接着用拔罐法或吸乳器抽吸，促使部分毒液排出。

2.解毒药物

（1）蛇药：是治疗毒蛇咬伤有效的中成药，有季德胜蛇药等，可以口服或敷贴局部，有的还有注射剂。此外，还有一部分新鲜草药也对毒蛇咬伤有疗效，如七叶一枝花、八角莲、半边莲、田基黄、白花蛇舌草等。

（2）抗蛇毒血清：有单价和多价两种，对于已知蛇类咬伤可用针对性强的单价血清，否则使用多价血清。用前需做过敏试验，阳性者采用脱敏注射法。

3.其他疗法

（1）使用破伤风抗毒素和抗生素防治感染。

（2）快速、大量静脉输液，或用呋塞米或甘露醇等利尿药，加快蛇毒排出，减轻中毒症状。

（3）积极抗休克、改善出血倾向，或治疗心、肺、肾等功能障碍。

【常见护理诊断/问题】

1.恐惧　与毒蛇咬伤、生命受到威胁及担心预后有关。

2.皮肤完整性受损　与毒蛇咬伤、组织结构破坏有关。

3.潜在并发症：感染、多器官功能障碍。

4.知识缺乏：缺乏预防蛇咬伤及伤后急救知识。

【护理目标】

1.病人能正确面对蛇咬伤事件，焦虑减轻或消失，情绪稳定，能配合治疗。

2.病人的蛇咬伤伤口得以妥善处理。

3.病人伤口无感染或感染能得到及时的控制，多脏器无并发症发生或并发症能被及时发现和处理，脏器功能无障碍。

4.病人能掌握蛇咬伤预防及伤后急救的基本知识。

【护理措施】

1.现场急救

（1）伤肢绑扎：现场伤肢制动、放置低位，用布带或止血带等在伤肢的近心端伤口上方绑扎，每15～30min要松开1～2min，以免发生肢体循环障碍。

（2）伤口排毒：现场用大量清水或肥皂水冲洗伤口及其周围皮肤，挤出毒液。入院后用0.05%高锰酸钾溶液或3%过氧化氢溶液反复冲洗伤口，清除残留的毒牙及污物。伤口较深者，可切开或以三棱针扎刺伤口周围皮肤（若伤口流血不止，则不宜切开），再用拔火罐、吸乳器等抽吸促使毒液流出，并将肢体放在低位，以利于伤口渗液引流。

（3）局部冷敷：可以减慢毒素吸收，降低毒素中酶的活性，减轻疼痛。将伤肢浸入4～7℃冷水中，3～4h后改用冰袋冷敷，持续24～36h。

（4）破坏毒素：根据伤口局部反应大小，用胰蛋白酶2000～5000U加入0.05%普鲁卡因或注射用水20ml做局部环形封闭，能够降解蛇毒。也可给予抗蛇毒药物外敷。

2.抗毒排毒　迅速建立静脉通道，遵医嘱使用抗蛇毒血清、利尿药、快速大量输液以中和毒素促进毒素排出。补液时注意观察心肺功能，以防快速、大量输液导致肺水肿。使用抗蛇毒血清时，密切观察病人有无畏寒、发热、胸闷、气促、腹痛不适、皮疹等过敏症状。

3.病情观察　密切监测生命体征、意识、面色、尿量及伤肢温度的变化等。

4.营养支持　给予高蛋白、高能量、高维生素、易消化饮食，鼓励病人多饮水，忌饮酒、浓茶、咖啡等刺激性饮料，以免促进血液循环加快毒素吸收。对于不能进食者可予营养支持并做好相应的护理。

5.心理护理　安慰病人，告知毒蛇咬伤的治疗方法及效果，帮助病人树立战胜疾病的信心，减轻恐惧，保持情绪稳定，积极配合治疗和护理。

6.健康教育　宣传毒蛇咬伤的有关知识，强化自我防范意识。野外作业时尽可能避开丛林茂密的地段，在山村、丘陵地带应做好自我防护。勿轻易尝试抓蛇或玩蛇。被毒蛇咬伤后切忌慌乱奔跑，学会就地绑扎、冲洗、排毒等急救方法。

（韩慧慧　周淑萍）

❓思考题

1.高先生，36岁，被人用刀砍伤上臂，由家属陪同紧急就诊。诉上臂疼痛，检查：上臂有一5cm长的整齐伤口，深达肌层，有活动性出血。

请思考：

（1）应立即为该病人做哪些处理？

（2）可以采取哪些护理措施？

2.李先生，50岁，70kg，因面、颈、胸腹部、双上肢大面积烧伤5h，经医生评估Ⅰ度烧伤面积10%，Ⅱ度烧伤面积20%，Ⅲ度烧伤5%，合并有吸入性损伤。

请思考：

（1）该病人烧伤的严重程度如何？

（2）如何为该病人实施补液护理？

（3）如何做好该病人吸入性损伤的护理？

9-2思路解析及在线测试题（二维码）

育人学堂

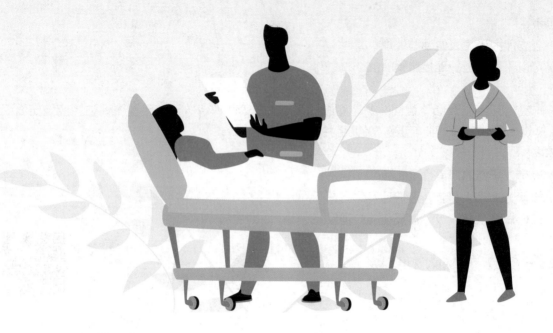

第十章 肿瘤病人的护理

10-1数字资源

学习目标

◎ **知识目标**

　　1.掌握恶性肿瘤的三级预防、恶性肿瘤病人的心理特点及护理、肿瘤病人的护理措施。

　　2.熟悉肿瘤的症状、体征、TNM分期、辅助检查和处理原则。

　　3.了解肿瘤的病因及发病机制、病理生理、分类。

◎ **能力目标**

　　1.能正确对肿瘤病人进行护理评估。

　　2.能运用护理程序对肿瘤病人实施整体护理。

◎ **素质目标**

　　培养学生同理心、敬佑生命、关爱病人的职业素养。

案例导入

　　刘先生，58岁，矿工。因无明显诱因咳嗽、痰中带血半年余，加重1个月入院。既往身体健康。吸烟35年，20支/日。辅助检查：胸部CT示左下肺肿块。纤维支气管镜显示左侧支气管距开口约2.5cm处黏膜水肿糜烂，表面高低不平，管腔狭小。病理组织活检示：鳞状细胞癌。

请思考：
1.该病人发生肺癌的危险因素有哪些？
2.该病人进行手术治疗，术后主要的护理措施有哪些？

肿瘤（tumor）是机体正常细胞在不同始动与促进因素长期作用下，产生过度增殖与异常分化所形成的新生物。新生物一旦形成后，不受正常机体生理调节，破坏正常组织与器官，也不因病因消除而停止增生。

根据肿瘤的形态及肿瘤对机体的影响，可分为良性肿瘤、恶性肿瘤、介于良恶性肿瘤之间的交界性肿瘤3类。

1.良性肿瘤　一般称为"瘤"，如纤维瘤、脂肪瘤。良性肿瘤通常有包膜或边界清楚，呈膨胀性生长，生长速度缓慢，无浸润和转移能力，细胞分化成熟，彻底切除后少有复发，对机体危害小。

2.恶性肿瘤　包括癌（来源于上皮组织）、肉瘤（来源于间叶组织）及胚胎性母细胞瘤等，少数恶性肿瘤仍沿用传统名称"瘤"或"病"，如恶性淋巴瘤、白血病等。恶性肿瘤通常无包膜，边界不清，向周围组织浸润生长，生长速度快，具有浸润和转移能力，细胞分化不成熟，对机体危害大。

3.交界性肿瘤　少数肿瘤形态上属良性，但常呈浸润性生长，切除后易复发，甚至出现转移，生物学行为介于良性与恶性之间，称之为交界性或临界性肿瘤，如黏膜乳头状瘤。有的肿瘤虽为良性，但由于生长部位与器官特性所致的恶性后果，显示出恶性生物学行为，如颅内良性肿瘤伴颅内高压。

第一节　恶性肿瘤病人的护理

随着疾病谱的改变，恶性肿瘤对人类的威胁日益突出，已成为男性第2位死因，女性第3位死因。

【病因及发病机制】

肿瘤的病因迄今尚未完全了解。多年来通过流行病学的调查及实验研究与临床观察，发现环境因素与行为对人类恶性肿瘤的发生有重要影响（表10-1）。据统计约80%以上的恶性肿瘤与环境因素有关，环境因素可分为致癌因素与促癌因素。机体的内在因素在肿瘤的发生、发展中起着重要作用。

1.环境因素　①化学因素：化学致癌物质的长期接触史，如亚硝胺类与食管癌、胃癌和肝癌有关；烷化剂（有机农药、硫芥等）可致肺癌及造血器官肿瘤；多环芳香烃类化合物（煤焦油、沥青等）与皮肤癌、肺癌有关；氨基偶氮类化合物染料易诱发膀胱癌、肝癌。②物理因素：如电离辐射可致皮肤癌、白血病；紫外线可引起皮肤癌；石棉纤维与肺癌有关；滑石粉与胃癌有关。③生物因素：主要为病毒，如EB病毒与鼻咽癌、伯基特淋巴瘤相关；单纯疱疹病毒与宫颈癌有关；乙型肝炎病毒与肝癌有关。另外，细菌、寄生虫亦与癌症的发生有关，如华支睾吸虫与肝癌的发生有关，日本血吸虫与大肠癌的发生有关等。

表10-1　环境、行为因素与相关恶性肿瘤的发生部位

	因　　素	相关肿瘤发生部位
职业因素	接触石棉、沥青	肺、皮肤
	接触煤烟	阴囊、皮肤
生物因素	病毒、细菌	肝、胃、子宫颈、鼻咽
	烟草	肺、胰腺、膀胱、肾

因　素		相关肿瘤发生部位
生活方式	硝酸盐、亚硝酸盐、低维生素C、真菌、毒素	胃、肝
	高脂、低纤维、煎或烤焙食物	大肠、胰腺、乳腺、前列腺、卵巢、子宫内膜
多种因素	烟与酒	口腔、食管
	烟与石棉	肺、呼吸道
	酒与病毒	肝
医源性因素	放射线、药物	皮肤造血系统

2.内在因素　①遗传因素：与癌症的关系虽无直接证据，但有遗传倾向性，如乳腺癌、胃癌、食管癌、肝癌、鼻咽癌等；②内分泌因素：较明确的是雌激素与乳腺癌、子宫内膜癌，催乳素与乳腺癌发病有关，生长激素具有促癌作用；③免疫因素：具有先天或后天免疫缺陷者易患恶性肿瘤，如艾滋病（AIDS，获得性免疫缺陷综合征）病人易患恶性肿瘤。器官移植后长期使用免疫抑制者，肿瘤的发生率较高。

【病理生理】

1.发生发展　包括癌前期、原位癌和浸润癌3个阶段。癌前期表现为上皮增生明显，伴有不典型增生；原位癌仅限于上皮层内，未突破基底膜的早期癌；浸润癌是突破基底膜向周围组织浸润、发展、破坏和侵蚀周围组织的正常结构。

2.细胞分化　细胞分化程度与恶性程度及预后密切相关。恶性肿瘤细胞分为高分化、中分化和低分化（或未分化）三类，或称Ⅰ、Ⅱ、Ⅲ级。高分化（Ⅰ级）细胞接近正常，恶性程度低，预后较好；未分化（Ⅲ级）细胞核分裂较多，恶性程度高，预后差；中分化（Ⅱ级）的恶性程度介于两者之间。

3.转移方式　①直接蔓延：肿瘤细胞由原发部位直接侵入毗邻组织，如直肠癌侵及骨盆壁；②淋巴转移：多数情况为区域淋巴转移，也可出现"跳跃式"转移，此外，还可发生皮肤真皮淋巴管转移，有些可形成卫星结节；③血行转移：肿瘤细胞随血流转移到远处，如腹内肿瘤可经门脉系统转移到肝脏；④种植转移：肿瘤细胞脱落后在体腔或空腔脏器内的转移，如肝癌种植转移至盆腔。

4.肿瘤分期　恶性肿瘤的临床分期有助于制定合理的治疗方案、正确评价治疗效果、判断预后。目前临床较常用的是国际抗癌联盟提出的TNM分期法。T是指原发肿瘤，N指淋巴结，M为远处转移。再根据肿块大小、浸润程度在字母后标注数字0—4，表示肿瘤的发展程度。0代表无，1—4数字越大，程度越高；有远处转移为M_1，无为M_0。临床无法判断肿瘤体积时则以Tx表示。

【护理评估】

（一）健康史

1.一般情况　包括年龄、性别、婚姻和职业；女性病人月经史、生育史、哺乳史。

2.病因和诱因　有无不健康的行为及生活方式，如长期大量吸烟、酗酒等；有无职业因素有关的接触与暴露史；有无经历重大精神刺激、剧烈情绪波动或抑郁。

3.既往史　有无慢性炎症、溃疡等疾病史，有无其他部位肿瘤病史或手术治疗史，有无其他系统伴随疾病。有无用（服）药史、过敏史。

4.家族史　有无相关肿瘤家族史等。

（二）身体状况

1.局部表现

（1）肿块：位于体表或浅表的肿瘤，肿块常是最早最常见的症状，依性质不同，其硬度、移动度及边界不同。位于深部或内脏的肿块不易触及，但可出现空腔脏器梗阻或周围组织受压症状。

（2）疼痛：肿瘤的膨胀性生长、破溃或感染等刺激或压迫神经末梢或神经干，可出现局部刺痛、隐痛、跳痛、烧灼痛或放射痛，常难以忍受，尤以夜间为重。

（3）溃疡：体表或空腔脏器的肿瘤生长迅速，因为供血不足会继发坏死或感染而溃烂，可有恶臭及血性分泌物。

（4）出血：体表或与体外相通的肿瘤，发生破溃或血管破裂可有出血。上消化道肿瘤可有呕血或黑便；下消化道肿瘤可有血便或黏液血便；肝癌破裂可致腹腔内出血；肺癌可有咯血或痰中带血；泌尿道肿瘤可见血尿。

（5）梗阻：肿瘤可堵塞或压迫空腔脏器而出现梗阻表现。胃癌伴幽门梗阻可致呕吐，胰头癌可压迫胆总管而出现黄疸，肠癌可致肠梗阻。

（6）转移症状：可出现区域淋巴结肿大、肢体水肿、局部静脉曲张等。如肺转移可有咳嗽、胸痛等，骨转移可有疼痛、病理性骨折等。

2.全身表现　早期病人多无明显的全身症状，中晚期病人常出现非特异性的全身症状，如贫血、乏力、低热、消瘦等，发展至全身衰竭时呈现恶病质（cachexia）。某些部位的肿瘤可呈现相应器官的功能亢进或低下，继发全身性改变，如颅内肿瘤引起颅内压增高和定位症状等。

（三）辅助检查

1.实验室检查

（1）常规检查：包括血、尿、大便常规检查，其阳性结果并不是恶性肿瘤的特异性标志，但常可提供诊断线索。

（2）血清学检查：用生化方法测定由肿瘤细胞产生的分布在血液、分泌物、排泄物中的肿瘤标记物，可以是酶、糖蛋白、激素和代谢产物，能间接了解肿瘤的情况。大多数肿瘤标记物在正常组织和恶性肿瘤之间并无质的差异，特异性较差；但肿瘤标记物的检测和动态观察有助于肿瘤的诊断和鉴别、判断疗效和预后、提示治疗后是否复发和转移。

（3）免疫学检查：常用的肿瘤免疫学标志物如甲胎蛋白（AFP）对肝癌，前列腺特异性抗原（PSA）对前列腺癌，抗EB病毒抗原的IgA抗体对鼻咽癌，人绒毛膜促性腺激素对滋养层肿瘤的诊断，均有较高的特异性及敏感性，但也存在一定的假阳性。

（4）流式细胞测定：是了解细胞分化的一种方法，分析染色体DNA倍体类型、DNA指数等，结合肿瘤病理类型用以判断肿瘤恶性程度及推测其预后。

（5）基因或基因产物检查：主要利用核酸中碱基排列具有极其严格的特异序列的特征，根据检测样品中有无特定序列以确定是否存在肿瘤或癌变的特定基因，从而做出诊断。基因检测敏感而特异，常早于临床症状出现之前，因可对手术切缘组织进行检测，如阳性则易复发，有助于估计预后。

2.影像学检查　X线、超声、CT、放射性核素显像、磁共振成像（MRI）和正电子发射断层成像（PET）等各种检查方法可明确有无肿块，肿块部位、大小和形态等情况，有助于肿瘤的诊断及性质的判断。

3.内镜检查　内镜检查是应用腔镜和内镜技术直接观察空腔脏器、胸腔、腹腔及纵隔的肿瘤或其他病变，并可取组织或细胞行病理学检查诊断，还能对小的病变做治疗，如摘除息肉；又可向输尿管、胆总管或胰管插入导管做X线造影检查。

4.病理学检查　病理学检查为目前确定肿瘤的直接而可靠的依据，包括临床细胞学与病理组织学检查两部分。细胞学检查包括体液自然脱落细胞、黏膜细胞、细针吸取肿瘤细胞。病理组织学检查根据肿瘤所在部位、大小及性质等，应用穿刺活检、钳取活检、手术切除活检等方法获取。各类活检有促使恶性肿瘤扩散的潜在可能，因此应在术前短期内或术中施行。

（四）心理-社会状况

了解病人对疾病诱因、常见症状、拟实施的手术方式、手术过程、手术可能发生的并发症、放疗、化疗、介入治疗、疾病预后及康复知识的认知及配合程度。评估病人对疾病的心理承受能力，对治疗效果、预后等的心理反应。评估家庭的经济能力；病人及家属对疾病治疗方法、预后的认知程度及心理承受能力；家属与病人的关系；病人的社会支持系统等。

（五）处理原则

恶性肿瘤主要有手术治疗、化学治疗、放射治疗三种手段，另外还有生物治疗、其他治疗（中医药及内分泌）治疗等。具体治疗方案应经多科医师参与、多学科协作诊疗模式（multidisciplinary team，MDT）讨论，结合病人全身状态、肿瘤性质、分期选择决定。

1.手术治疗　是早期和较早期实体肿瘤首选的治疗方法。根据目的不同可分为预防性手术、诊断性手术、根治性手术、姑息性手术、减瘤手术、复发或转移灶手术、重建和康复手术。

2.化学治疗　简称化疗，是一种应用特殊化学药物杀灭恶性肿瘤细胞或组织的治疗方法，是中晚期病人综合治疗的重要手段。某些肿瘤单独应用化疗可获得临床治愈；某些肿瘤通过化疗配合手术及放疗，可防止肿瘤复发和转移；某些肿瘤可获长期缓解或肿瘤缩小。化学治疗药物种类很多，应根据肿瘤特性、病理类型选用敏感的药物并制定联合化学治疗方案。

（1）抗肿瘤药物：根据药物的化学结构、来源及作用机制分为细胞毒素类、抗代谢类、抗生素类、生物碱类、激素和抗激素类、分子靶向药物、其他等7类；根据药物对细胞增殖周期作用的不同可分为细胞周期非特异性药物、细胞周期特异性药物、细胞周期时相特异药物3类。

（2）化疗方式：根据化疗在治疗中的地位和治疗对象的不同，其临床应用主要有诱导化疗、辅助化疗和新辅助化疗、转化化疗。化疗药物的用法一般是静脉滴注或注射、口服、肌内注射，均属全身性用药；为了提高药物在肿瘤局部的浓度，可将有效药物做腔内注射、动脉内注入、动脉隔离灌注或者门静脉灌注。

（3）化疗毒副作用：由于化疗药物对正常细胞也有一定的影响，尤其是处于增殖状态的正常细胞，所以用药后可能出现骨髓抑制、消化道反应、毛发脱落、血尿、免疫功能降低等不良反应。

3.放射治疗　简称放疗，是利用放射线（如X线、γ线，α、β、质子、中子射线等）的电离辐射作用，破坏或杀灭肿瘤细胞，从而达到治疗目的的一种方法。临床上应用的放射治疗技术包括远距离治疗（外照射）、近距离治疗（腔内放射治疗）、立体定向放射治疗（X或γ刀）和适形放射治疗等。其副作用主要为骨髓抑制（白细胞减少、血小板减少）、皮肤黏膜改变及胃肠反应等。

4.生物治疗　应用生物方法改善个体对肿瘤的应答反应及直接效应的治疗，包括免疫治疗与基因治疗。免疫治疗有特异性和非特异性之分。前者是接种自身或异体瘤苗或肿瘤免疫核糖核酸等，目的是通过调动人体防御系统、提高免疫功能，达到抗肿瘤的效果。后者如接种卡介苗、麻疹疫苗、注射干扰素等。基因治疗是应用基因工程技术，干预存在于靶细胞的相关基因表达水平以达到治疗目的。

5.其他治疗　如中医中药治疗、内分泌治疗等。中医中药治疗主要应用祛邪、扶正、化瘀、软坚、散结、清热解毒、化痰祛湿、通经活络、以毒攻毒等原理，以中药补益气血、调理脏腑，配合化学治疗、放射治疗或手术后治疗，减轻毒副作用。内分泌治疗，用于某些发生发展与激素水平密切相关的肿瘤，如增添激素或内分泌去势治疗等。

6.预防与控制　恶性肿瘤是环境、遗传、营养、饮食、病毒感染及生活方式等多种因素相互作用所致，目前尚无可利用的单一预防措施。国际抗癌联盟认为1/3恶性肿瘤是可以预防的，1/3恶性肿瘤若能早期诊断是可以治愈的，1/3 恶性肿瘤可以减轻痛苦，延长寿命，据此提出了恶性肿瘤三级预防概念。

（1）一级预防：为病因预防，目的是消除或减少可致癌的因素，降低癌症发病率。约 80% 以上的恶性肿瘤与环境因素有关。预防措施：保护环境，控制大气、水源、土壤污染；改变不良的饮食习惯、生活方式，倡导戒烟、酒，多食新鲜蔬果，忌食高盐、霉变食物；减少职业性接触致癌物质时间，如苯、甲醛、石棉；接种疫苗等。

（2）二级预防：是指早期发现、早期诊断和早期治疗，目的是提高生存率、降低死亡率。预防措施：对高发区及高危人群定期筛查是较确切可行的方法，可以从中发现癌前病变、早期恶性肿瘤并及时治疗，获得较好的治疗效果。

（3）三级预防：是指治疗后的康复，目的是提高生存质量、减轻痛苦、延长生命。措施：对症治疗、姑息治疗。

【常见护理诊断/问题】

1.焦虑与恐惧 与担忧疾病治疗效果、预后、费用等有关。

2.营养失调：低于机体需要量 与肿瘤所致高代谢状态、摄入减少、吸收障碍、化疗、放疗所致食欲下降、进食困难、恶心、呕吐等有关。

3.疼痛 与肿瘤生长侵及神经、肿瘤压迫周围组织、手术创伤等有关。

4.知识缺乏：缺乏肿瘤预防、术后康复、放疗化疗反应等知识。

5.潜在并发症：感染、出血、皮肤和黏膜受损、静脉炎、静脉栓塞及脏器功能障碍。

【护理目标】

1.病人的焦虑与恐惧程度减轻。

2.病人的营养状况得以维持或改善。

3.病人的疼痛得到有效控制，病人自诉舒适感增加。

4.病人掌握肿瘤预防及自我照顾的有关知识和方法。

5.病人未发生并发症或并发症被及时发现和处理。

【护理措施】

（一）一般护理

1.营养支持 全面了解病人营养状况和进食情况。肿瘤病人因疾病消耗、营养不良或慢性失血可引起贫血，水、电解质紊乱，鼓励病人增加蛋白质、糖类和维生素的摄入，化疗、放疗期间病人常有恶心不适、疼痛等，餐前可适当用药物控制症状；对口服摄入不足者，通过肠内、肠外营养支持改善营养状况。术后康复期病人少量多餐、循序渐进恢复饮食，做好饮食指导。

2.疼痛护理 因肿瘤生长、浸润神经或压迫邻近脏器所致。护理人员除观察疼痛的部位、性质、持续时间外，还应营造安静舒适的环境，鼓励病人适当参与娱乐活动以分散注意力，并与病人共同探索控制疼痛的不同方法，如松弛疗法、音乐疗法等，同时鼓励家属参与止痛计划。晚期肿瘤疼痛难以控制者，可按世界卫生组织（WHO）三级阶梯镇痛方案处理。①一级镇痛法：疼痛较轻者，可用阿司匹林等非阿片类解热消炎镇痛药；②二级镇痛法：适用于中度持续性疼痛者，用可待因等弱阿片类药物；③三级镇痛法：疼痛进一步加剧，改用强阿片类药物，如吗啡、哌替啶等。癌性疼痛给药遵循口服、按时、按阶梯、个体化给药的原则。

（二）心理护理

肿瘤病人因各自的文化背景、心理特征、病情及对疾病的认知程度不同，会产生不同的心理反应，应有针对性地进行心理疏导，消除负性情绪的影响，增强病人战胜疾病的信心。

1.震惊否认期 明确诊断后，病人震惊，表现为不言不语，知觉淡漠，眼神呆滞甚至晕厥。继之极力否认，希望诊断有误，要求复查，甚至辗转多家医院就诊、咨询，企图否定诊断。此期应鼓励病人家属给予病人情感上的支持，生活上的关心，增进护士与病人之间的人际关系，使之有安全感。

2.愤怒期　当病人接受疾病现实后，会表现出恐慌、哭泣、愤怒、悲哀、烦躁、不满的情绪，甚至出现冲动性行为。此期护士应通过交谈和沟通尽量诱导病人表达自身的感受和想法，纠正其认知错误，教育和引导病人正视现实。

3.磋商期　此期病人求生欲最强，会祈求奇迹出现，易接受他人的劝慰，有良好的遵医行为。护士应加强对病人及家属的健康教育，维护病人的自尊，增强病人对治疗的信心。

4.抑郁期　当治疗效果不理想时，病人往往感到绝望无助，对治疗失去信心，表现为悲伤抑郁、沉默寡言，甚至有自杀倾向，应予重视。护士对抑郁期病人给予更多关爱和抚慰，满足其各种需求。

5.接受期　病人经过激烈的内心挣扎，接受事实，心境变得平和，常处于消极被动、平静、无望的心理状态。护士应加强交流，了解并满足其需求，尽可能提高其生活质量。

以上心理变化可同时或反复发生，且不同心理特征者在心理变化分期方面存在很大差异，各期的持续时间、出现顺序也不尽相同。因此，护士对病人的心理反应，应随时注意观察，并给予适当的护理。

🔍 **护考情报站**

女性病人，69岁，癌症晚期，晨起空腹采血检查。护士第一次静脉穿刺失败，病人问：是看我要死了就拿我练手了是吗？此时护士恰当的做法是

　　A.向病人道歉并争取谅解

　　B.暂时离开病人，请其他护士前来处理

　　C.向病人解释穿刺失败是病人自身原因造成的

　　D.请病人给第二次机会，并保证这次穿刺一定成功

　　E.不做解释，先执行其他病人的治疗

【答案】A

解析： 针对性地进行心理疏导，消除负性情绪的影响。

（三）手术治疗病人的护理

多数肿瘤病人年龄较大，全身营养状况较差，手术耐受性差、风险大，故术前向病人解释手术的必要性及重要性，做好术前准备；术后易并发呼吸系统、泌尿系统、切口或腹腔内感染等并发症，护士应采取有效措施，减少并发症，促进康复；康复期指导病人进行功能锻炼并介绍功能重建的可能及所需条件，训练病人的自理能力，提高自信心。

（四）化学治疗病人的护理

1.胃肠道反应的护理　化疗病人常表现出恶心、呕吐、食欲减退等，应做好化疗重要性及药物副作用的解释工作。为了减少恶心呕吐发生，化学治疗前1h禁食并给予止吐药，必要时在晚餐后或入睡前给予镇痛止吐剂。治疗期间鼓励病人少食多餐，食物多样化，多食蔬菜水果，注意食物的色、香、味，进食营养、清淡易消化的流质或半流质食物。

2.口腔黏膜反应的护理　大剂量应用抗代谢药物易致口腔炎，应保持口腔清洁，出现口腔溃疡可用相应漱口水含漱。

3.皮肤反应的护理　出现皮肤反应时，应防止皮肤破损。甲氨蝶呤、巯基嘌呤常引起皮肤干燥、全身瘙痒，可用炉甘石洗剂止痒，严重的病人出现剥脱性皮炎，需单行保护性隔离。

4.骨髓抑制的护理　化疗期间，病人常出现白细胞、血小板减少，应常规监测血象变化，注意有

无皮肤瘀斑、牙龈出血及感染等。红细胞降低时给予必要的支持治疗，如中药调理、成分输血，必要时遵医嘱应用升红细胞类药。白细胞计数低于3.5×10^9/L者应遵医嘱停药或减量，血小板计数低于80×10^9/L、白细胞计数低于1.0×10^9/L时，应做好保护性隔离，预防交叉感染。血小板计数低于50×10^9/L时避免外出，低于20×10^9/L时要绝对卧床休息，限制活动。协助做好生活护理，注意安全、避免受伤，同时监测病人的生命体征和神志的变化。对大剂量强化化疗者实施严密的保护性隔离或置于层流室。

5.防止静脉炎、静脉栓塞的发生　化疗最常见的给药途径是静脉给药，通常经中心静脉置管或深静脉给药。根据药性选用适宜的溶媒稀释；合理安排给药顺序，掌握正确的给药方法，减少对血管壁的刺激；注意保护静脉，妥善固定针头以防滑脱、药物外漏。一旦发生药物外渗，及时停止药物输注，使用注射器回抽外渗药液，根据药物特性，选择冷敷、热敷、局部封闭治疗等措施。

6.脏器功能障碍的护理　熟悉化疗药物剂量、作用途径、给药方法及毒副作用，做到准确、按时用药。化疗药物要现配现用，不可久置。化疗过程中密切观察病情变化、了解病人的不适、监测肝肾功能、准确记录24h出入水量，鼓励多饮水、采用水化疗法、碱化尿液等以减少或减轻毒副作用。

7.脱发的护理　化疗时用冰帽局部降温，预防脱发。若脱发严重，可协助病人选购合适的发套，避免因外观改变导致的负性情绪。

（五）放射治疗病人的护理

1.预防感染　①保持病室空气新鲜，每日通风2次，每日2次紫外线空气消毒；②监测体温及血常规检查，发现白细胞低于3×10^9/L，血小板低于80×10^9/L时需暂停治疗；③严格执行无菌操作，防止交叉感染；④放疗期间病人应注意个人卫生，适当减少活动、保证充足的休息与睡眠，增加营养，提高免疫力。

2.防止皮肤、黏膜损伤　①保持清洁干燥，尤其注意腋下、腹股沟、会阴部等皮肤皱褶处，洗澡禁用肥皂、粗毛巾搓擦，局部用软毛巾吸干；②穿棉质、柔软、宽松内衣并及时更换；③避免热刺激、理化刺激，外出时防止日光直射，局部皮肤红斑时禁用酒精、碘酒等涂擦，禁止使用粘贴胶布等。

3.脏器功能障碍的预防和护理　观察照射器官的功能状态变化，若发现严重副作用，如膀胱照射后血尿、胸部照射后放射性肺纤维变等，报告医师，暂停放疗。

（六）健康指导

1.保持心情舒畅　肿瘤病人应保持乐观开朗的心境，避免不必要的情绪刺激。护士可根据病人、家属的理解能力，有针对性地提供正确、有价值的信息资料，使病人能够积极配合治疗。

2.注意营养　肿瘤病人应均衡饮食，摄入高热量、高蛋白、富含膳食纤维的各类营养素，多饮水，多进食水果、蔬菜。忌辛辣、油腻等刺激性食物及熏烤、腌制、霉变食物。

3.功能锻炼　适当的运动有利于机体增强抗病能力，减少并发症的发生。手术后器官、肢体残缺引起功能障碍者应早期进行功能锻炼，以利于功能重建及提高自理能力。

4.继续治疗　肿瘤治疗以手术为主，并辅以放疗、化疗等综合手段。手术后病人应按时接受各项后续治疗，以利于缓解临床症状、减少并发症、降低复发率。

5.复诊指导　肿瘤病人应终身随访，在手术治疗后最初2年内至少每3个月复查1次，之后每半年复查1次，5年后每年复查1次，随访可早期发现复发或转移征象。放、化疗病人应坚持血常规及重要脏器功能检查，以尽早发现异常，及时处理。

【护理评价】

通过治疗和护理，病人是否：①焦虑程度减轻，学会有效的应对方法，情绪平稳；②摄入足够的营养素，体重得到维持；③舒适状态得以改善，疼痛减轻或消失；④掌握肿瘤的预防知识和自我照顾的方法；⑤发生感染、出血、皮肤和黏膜受损、静脉炎、静脉栓塞及脏器功能障碍等并发症，或发生时得以及时发现和处理。

第二节　良性肿瘤病人的护理

良性肿瘤可发生于全身不同器官和组织，因肿瘤的来源和发生部位不同，其病理生理变化和临床表现各异。

临床常分为各脏器良性肿瘤和常见体表良性肿瘤。前者因所在器官不同而有不同的临床特点和处理原则（参见相关章节）。体表良性肿瘤指来源于皮肤、皮肤附件、皮下组织等浅表软组织的肿瘤，包括皮肤乳头状瘤、痣、脂肪瘤、纤维瘤及纤维瘤样病变、神经纤维瘤、血管瘤、囊性肿瘤及囊肿。

（韩慧慧　周淑萍）

?思考题

陈先生，男，63岁。有慢性肝炎史28年，近1个月右上腹持续性胀痛，食欲减退，体重减轻3kg。检查见其贫血貌，腹软，肝肋下有触痛之结节，血红蛋白80g/L，白细胞11×10^9/L。辅助检查：甲胎蛋白（AFP）：600μg/L；超声检查示肝脏有占位性病变，CT示：①肝硬化、脾大；②肝癌。病人愤怒、烦躁、不满。

请思考：

（1）该病人的心理反应属于哪一期？应如何护理？

（2）该病人进行手术治疗，其护理措施包括哪些？

（3）该疾病三级预防措施有哪些？

10-2思路解析及在线测试题（二维码）

育人学堂

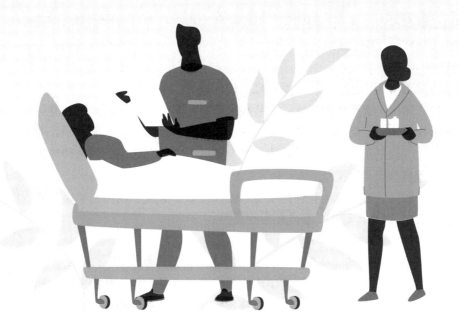

第十一章 > 腹外疝病人的护理

11-1 数字资源

学习目标

◎ **知识目标**

1.掌握腹股沟疝、股疝的症状、体征、护理措施；腹股沟斜疝与腹股沟直疝的区别。

2.熟悉腹外疝的病因、病理解剖、临床分类；脐疝、切口疝的症状、体征，以及各种疝的处理原则。

3.了解股疝、脐疝、切口疝的病因。

◎ **能力目标**

1.能运用腹外疝的护理知识，正确运用护理程序对腹外疝病人实施整体护理。

2.具有评判性思维，能条理清晰地表述疾病进展。

◎ **素质目标**

培养尊敬病人，与病人换位思考的意识，注重隐私保护。

第一节 概述

体内某个脏器或组织离开其正常解剖部位，通过先天或后天形成的薄弱点、缺损或孔隙进入另一部位，称疝（hernia），多发于腹部区域，其中以腹外疝为多见。腹外疝（abdominal external hernia）

是由腹腔内的脏器或组织连同壁腹膜层，经腹壁薄弱点或孔隙，向体表突出所形成的。常见的有腹股沟疝、股疝、脐疝等（图11-1）。

【病因及发病机制】

腹壁强度降低和腹内压力增高是腹外疝发病的两个主要原因。

1.腹壁强度降低　常见的因素有：①某些组织穿过腹壁的部位，如股动静脉穿过股管、精索或子宫圆韧带穿过腹股沟管、脐血管穿过脐环等处；②胶原代谢障碍，腹横筋膜胶原构成比例失调，如腹白线发育不全；③腹壁肌肉萎缩：手术切口愈合不良、外伤、感染、腹壁神经损伤，年老、久病、肥胖所致肌萎缩等致腹壁强度降低。

2.腹内压力增高　常见原因有：打喷嚏、慢性咳嗽、举重、慢性便秘、排尿困难（如良性前列腺增生、膀胱结石）、腹水、妊娠、婴儿经常啼哭等。

【病理解剖】

典型的腹外疝具有疝环、疝囊、疝内容物和疝外被盖等结构（图11-2）。疝囊是壁腹膜的憩室样的突出部，由疝囊颈、疝囊体和疝囊底组成。疝囊颈是疝囊比较狭窄的部分，疝环在此部位，它是疝突向体表的门户，故称疝门，腹壁薄弱区或缺损就在此处。各种疝通常以疝门部位作为命名依据，如腹股沟疝、股疝、脐疝、切口疝等。疝内容物是进入疝囊的腹内脏器或组织，以小肠为最多见，大网膜次之；此外如盲肠、阑尾、乙状结肠、膀胱等均可进入疝囊，但较少见。疝外被盖指疝囊以外的各层组织，如皮下脂肪和皮肤。

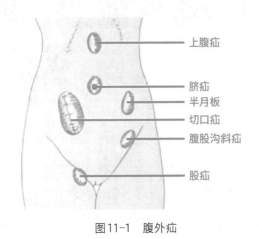

图11-1　腹外疝　　　　　　　　　图11-2　腹外疝解剖构成

上腹疝
脐疝
半月板
切口疝
腹股沟斜疝
股疝

疝外被盖
疝内容物
疝囊
疝环

🔍 **护考情报站**

疝的组成不包括

A.疝块　　B.疝外被盖　　C.疝内容物　　D.疝环　　E.疝囊

【答案】 A

解析： 典型的腹外疝由疝环、疝囊、疝内容物和疝外被盖组成。疝内容物是进入疝囊的腹内脏器组织，以小肠最为多见，大网膜次之。

【临床分型】

至今为止国内外已有10余种腹股沟疝的分型，但尚无一种分型达成完全统一性的共识。临床上按疝内容物进入疝囊状况分类有易复性、难复性、嵌顿性、绞窄性等。

1.易复性疝（reducible hernia）　疝内容物常在站立活动时出现，平卧休息或用手推送后可回纳腹腔，称为易复性疝。

2.难复性疝（irreducible hernia） 疝内容物不能完全回纳入腹腔，但无器质性病理改变，称难复性疝。疝内容物反复突出，致疝囊颈受摩擦而损伤，并产生粘连是导致内容物不能回纳的常见原因。这种疝的内容物多数是大网膜。

3.嵌顿性疝（incarcerated hernia） 疝门较小而腹内压突然增高时，疝内容物可强行扩张囊颈而进入疝囊，随后因囊颈的弹性收缩，又将内容物卡住，使其不能回纳，这种情况称为嵌顿性疝。疝发生嵌顿后，如内容物为肠管，肠壁及其系膜可在疝门处受压，静脉回流受阻，从而导致肠壁淤血和水肿，疝囊内肠壁及其系膜逐渐增厚，颜色也由正常的淡红逐渐转为深红；囊内可有淡黄色的渗液积聚，使得肠管受压情况加重，更难回纳。但此时肠系膜内动脉的波动尚能触及，嵌顿如能够及时解除，病变肠管可恢复正常。

4.绞窄性疝（strangulated hernia） 嵌顿疝病程的延续，疝内容物受压情况不断加重可使动脉血流减少，最后导致完全阻断，出现了血运障碍，如不及时处理可发生严重的并发症，甚至因肠穿孔、腹膜炎而危及生命。如疝内容物为肠管，此时肠系膜动脉搏动消失，肠壁逐渐失去弹性、光泽和蠕动的能力，最终坏死变黑。疝囊内渗液渐变为淡红色或暗红色。如继发感染，疝囊内的渗液则变为脓性。感染严重时，可引起疝外被盖组织的蜂窝织炎。积脓的疝囊可自行穿破或误被切开引流而发生肠瘘（粪瘘）。

第二节　腹股沟疝病人的护理

案例导入

> 刘先生，72岁，退休。十年前右侧腹股沟处出现肿块，呈鸡蛋大小，约5cm，平卧后可回纳。近一月来伴腹股沟处有肿胀不适，局部有压痛，行走后加重，休息后缓解，平卧后肿块大小无变化。为明确诊断收治入院。体格检查：T 37.2℃，P 82次/min，R 20次/min，BP 115/89mmHg，神志清醒，精神状况可。
>
> 请思考：
> 1.你考虑该病人最可能患了什么病？
> 2.你考虑该病人首要的护理诊断/问题是什么？该如何实施护理措施？

按照疝发生的解剖部位分类，腹股沟疝分为斜疝、直疝、股疝、复合疝等，这也是临床上最常见的分类（图11-3）。本章节重点介绍斜疝与直疝两种腹股沟疝。疝囊经过腹壁下动脉外侧的腹股沟管深环（内环）突出，向内、向下、向前斜行经过腹股沟管，再穿出腹股沟管浅环（皮下环），并可进入阴囊/大阴唇，称为腹股沟斜疝（indirect inguinal hernia）。疝囊经腹壁下动脉内侧的直疝三角区直接由后向前突出，不经过内环，也不进入阴囊，为腹股沟直疝（direct inguinal hernia）。

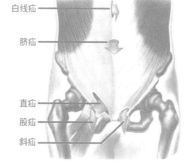

腹股沟斜疝是最常见的腹外疝，约占全部腹外疝的75%～90%，或占腹股沟疝的85%～95%。斜疝可见于儿童及成年人，直疝多见于老年人。腹股沟疝男女比例约为15：1；右侧较左侧多见。

图11-3　各类腹股沟疝的解剖位置

【**病因及发病机制**】

有先天性和后天性之分。

1.腹股沟斜疝

（1）先天性解剖异常：婴儿出生后，若鞘突不闭锁或闭锁不完全，与腹腔相通，鞘突就成为先天性斜疝的疝囊。当小儿哭闹、排便等致腹内压力增加时，可使未闭合的鞘突扩大，肠管、大网膜等即可进入鞘突形成疝。右侧睾丸下降比左侧略晚，鞘突闭锁也较迟，故右侧腹股沟疝较多。

（2）后天性腹壁薄弱或缺损：任何的腹外疝，都存在腹横筋膜不同程度的薄弱或缺损。此外，腹横肌和腹内斜肌发育不全或萎缩对发病也起着重要的作用。当腹横筋膜和腹横肌收缩时可把凹间韧带牵向上外方，而在腹内斜肌深面关闭腹股沟深环。如果腹横筋膜或腹横肌发育不全，这一保护就不能发挥作用而容易发生疝。

2.腹股沟直疝　直疝三角外侧边是腹壁下动脉，内侧边为腹直肌外侧缘，底边为腹股沟韧带。此处的腹壁缺乏完整腹肌覆盖，且腹横筋膜较周围部分薄，故易发生疝。腹股沟直疝在此由后向前突出。

【护理评估】

（一）健康史

了解病人的年龄、性别、职业及是否长期从事重体力劳动，了解病人有无慢性咳嗽、排尿困难、便秘、腹水等病史，了解其营养发育及平时身体素质等情况。

（二）身体状况

1.腹股沟斜疝　重要的临床表现是腹股沟区有一突出的肿块。开始时肿块较小，仅仅通过深环刚进入腹股沟管，疝环处仅有轻度的坠胀感，不易察觉；一旦肿块明显，并穿过浅环甚至进入阴囊，较容易诊断。

（1）易复性斜疝：除腹股沟区有肿块和偶有胀痛外，并无其他症状。肿块常在站立、行走、咳嗽或劳动时出现，多呈带蒂柄的梨形，可降至阴囊或大阴唇。用手按肿块同时嘱病人咳嗽，可有冲击感。如病人平卧休息或用手将肿块向腹腔推送，肿块可向腹腔回纳而消失。疝内容物如为肠袢，则肿块触之柔软、光滑，叩之呈鼓音。内容物如为大网膜，则肿块坚韧呈浊音，回纳缓慢。

（2）难复性斜疝：除胀痛稍重外，主要特点是疝块不能完全回纳。滑动性斜疝除了疝块不能完全回纳外，还伴有消化不良和便秘等症状。

（3）嵌顿性斜疝：多发生在强力劳动或用力排便等腹内压骤增时。临床表现为疝块突然增大，并伴有明显疼痛，平卧或用手推送不能使肿块回纳；肿块紧张发硬，有明显的触痛。嵌顿内容物如为大网膜，局部疼痛较轻微；如为肠袢，局部疼痛明显，还可伴有腹部绞痛、恶心、呕吐、停止排便排气、腹胀等机械性肠梗阻的表现。一旦嵌顿，自行回纳的机会较少，多数病人的症状逐渐加重，如不及时处理，将发展为绞窄性疝。

（4）绞窄性斜疝：由嵌顿性斜疝发展过来，临床症状多较严重，但在肠袢坏死穿孔时，疼痛可因疝块压力骤降而暂时缓解。故疼痛减轻而肿块仍存在者，不可认为是病情好转。绞窄时间较长者，由于疝内容物发生感染，侵及周围组织，可引起疝外被盖组织的急性炎症，严重者可发生脓毒症。

2.腹股沟直疝　常见于年老体弱者，临床特点有别于腹股沟斜疝（表11-1）。主要表现为病人直立时，在腹股沟内侧端、耻骨结节外上方出现半球形肿块，并不伴疼痛或其他症状。直疝囊颈宽大，疝内容物直接从后向前突出，故平卧后疝块多能自行消失，不需用手推送复位。直疝绝不进入阴囊，极少发生嵌顿。疝内容物常为小肠或大网膜。

表11-1　斜疝和直疝的临床特点区别

项　目	斜　疝	直　疝
发病年龄	多见于儿童及青壮年	多见于老年
突出途径	经腹股沟管突出，可进阴囊	由直疝三角突出，不进阴囊
疝块外形	椭圆或梨形，上部呈蒂柄状	半球形，基底较宽

续表

项　目	斜　疝	直　疝
回纳疝块压住深环	疝块不再突出	疝块仍可突出
精索与疝囊的关系	精索在疝囊后方	精索在疝囊前外方
疝囊颈与腹壁下动脉的关系	疝囊颈在腹壁下动脉外侧	疝囊颈在腹壁下动脉内侧
嵌顿机会	较多	极少

护考情报站

腹股沟直疝与斜疝的最主要的鉴别之处是

A. 疝块的形状　　　　　B. 发病的年龄　　　　　C. 嵌顿的程度

D. 回纳疝块压迫内环，增加腹压疝块是否出现　　　E. 包块的位置

【答案】D

解析：回纳疝块后压住深环，斜疝疝块不再突出，直疝疝块仍可突出。

（三）辅助检查

1.透光试验　用透光试验检查肿块，因疝块不能透光，故腹股沟斜疝呈阴性；而鞘膜积液多为透光（阳性），可以用此鉴别。但幼儿组织菲薄，疝块常能透光，勿与鞘膜积液混淆。

2.影像学检查　当诊断不明确或有困难时可辅助B超、MRI或CT等影像学检查。影像学的疝囊重建技术常可对腹股沟疝获得明确诊断。疝嵌顿或绞窄时X线检查可见肠梗阻征象。

3.实验室检查　疝内容物继发感染时，血常规检查示白细胞计数和中性粒细胞比例升高；粪便检查示隐血阳性或可见白细胞。

（四）心理-社会状况

病人可因疝块长期反复突出影响工作、生活而感到焦虑不安。了解其家庭经济承受能力、病人及家属对预防腹内压升高、治疗慢性疾病的相关知识的掌握程度。

（五）处理原则

腹股沟疝早期手术效果好、复发率低；若不及时处理，疝块逐渐增大，将加重腹壁的损坏而影响劳动力，术后复发率增高；斜疝又常可发生嵌顿或绞窄而威胁病人的生命。因此，除少数特殊情况外，腹股沟疝一般应尽早施行手术治疗。

1.非手术治疗

（1）棉线束带或绷带压深环法：适用于1岁以下婴幼儿。若疝较小或未发生嵌顿或绞窄，一般可暂不手术治疗。通过棉线束带或绷带压住腹股沟管深环，防止疝块突出。

（2）医用疝带使用：适用于年老体弱或伴有其他严重疾病而禁忌手术者。白天可在回纳疝内容物后，将医用疝带一端的软压垫对着疝环顶住，阻止疝块突出。但长期使用疝带可使疝囊颈经常受到摩擦变得肥厚坚韧而增加嵌顿疝的发病率，并有促使疝囊与疝内容物发生粘连的可能。

（3）手法复位：嵌顿性疝在下列情况下可先试行手法复位：①嵌顿时间在3～4h，局部压痛不明显，无腹部压痛或腹肌紧张等腹膜刺激征者；②年老体弱或伴有其他较严重疾病而估计肠袢尚未绞窄坏死者。复位方法是取头低足高卧位，注射吗啡或哌替啶，以达到止痛和镇静并松弛腹肌的目的。用手将阴囊托起，持续缓慢地将疝块推向腹腔，同时用左手轻轻按摩浅环和深环以协助疝内容物回纳。复位时手法须轻柔，切忌粗暴；复位后还需严密观察腹部情况，注意有无腹膜炎或肠梗阻的表现，如有应尽早手术探查。

除上述情况外，嵌顿性疝原则上需紧急手术治疗，以解除伴发的肠梗阻，防止疝内容物坏死。绞窄性疝的内容物已坏死，更需手术。术前应做好必要的准备，如有脱水和电解质紊乱，应迅速补液或输血。

2.手术治疗　手术修补是最有效的治疗方法。但如有慢性咳嗽、排尿困难、便秘、妊娠、腹水等腹内压力增高或糖尿病存在时，手术前应先予以处理；否则术后易复发。常用的手术方法有无张力疝修补术、经腹腔镜疝修补术和传统疝修补术。

（1）无张力疝修补术：是目前外科治疗的主要方法。其最大优点是应用方便，易于获取，术后疼痛轻，恢复时间短，疝复发率低。无张力疝修补术不打乱腹股沟正常的解剖层次，在腹股沟管的后壁或腹膜前间隙放置补片，使薄弱的腹横筋膜和腹股沟管后壁加强。常用的修补材料是合成纤维网补片。常见的无张力疝修补术的方法有：加强腹股沟后壁的无张力疝修补术、腹膜前间隙的无张力疝修补术等。

（2）经腹腔镜疝修补术（LIHR）：其基本方法是从内部用合成纤维网片加强腹部缺损，或用疝钉或缝线使内环缩小。后者只用于较小的、病症较轻的斜疝。常见的手术有：经腹膜外路径的修补术（TEP），经腹膜的腹腔镜疝修补术（TAPP）。

（3）传统疝修补术：其特点是利用自身组织进行修补，原则是疝囊高位结扎、加强或修补腹股沟管管壁。①疝囊高位结扎术：显露疝囊颈，予以高位结扎或贯穿缝合，然后切除疝囊。婴幼儿的腹肌在发育中可逐渐强壮而使腹壁加强，单纯疝囊高位结扎常能获得满意的疗效，无须施行修补术。②加强或修补腹股沟管管壁：成年腹股沟疝病人都存在不同程度的腹股沟管前壁或后壁的薄弱或缺损，单纯疝囊高位结扎不足以预防腹股沟疝的复发，只有在薄弱或缺损的腹横筋膜和腹股沟管后壁得到加强或修补之后，才有可能得到彻底的治疗。

【常见护理诊断/问题】

1.急性疼痛　与疝块嵌顿或绞窄、切口疼痛有关。

2.焦虑　与疝块突出影响日常生活有关。

3.潜在并发症：术后阴囊血肿、切口感染。

【护理目标】

1.病人疼痛缓解，疼痛评分降低。

2.焦虑程度降低，积极配合治疗。

3.病人并发症得到有效预防，或得到及时发现和处理。

【护理措施】

（一）术前护理

1.休息与活动　疝块较大者减少活动，多卧床休息；建议病人离床活动时使用疝带压住疝环口，避免腹腔内容物脱出而造成嵌顿性疝。

2.病情观察　病人若出现明显腹痛，伴疝块突然增大、紧张发硬且触痛明显、不能回纳腹腔，应高度警惕嵌顿性疝发生的可能，立即报告医生，并配合紧急处理。

3.消除引起腹内压升高的因素　存在引起腹内压增高因素者或伴有慢性内科疾病的病人，应在手术前对其危险性加以评估，需进行相关治疗和处理，以获得症状的缓解和改善后再行手术。术前应指导病人注意保暖，预防呼吸道感染；多饮水、多吃蔬菜等粗纤维食物，保持排便通畅。吸烟者应在术前两周戒烟。

4.术前训练　对年老、腹壁肌肉薄弱、复发性疝的病人，术前应加强腹壁肌肉锻炼。

5.术前准备

（1）一般护理：手术区域常规皮肤准备，重点检查有无毛囊炎等炎症表现，若手术区域毛囊炎炎症明显，应暂停手术。选择腹腔镜手术应嘱病人用肥皂水清洗脐部，脐部污垢可用松节油或液状石蜡清洁；对于较大的阴囊疝、切口疝的病人术前晚应灌肠，清除肠内积粪，防止术后腹胀及排便困难。病人进手术室前，嘱其排尿，以防术中误伤膀胱。

（2）特殊护理：嵌顿性疝及绞窄性疝病人多需急诊手术。除上述一般护理外，应予禁食、输液、抗感染，纠正水、电解质及酸碱平衡失调，必要时胃肠减压、备血。

6.心理护理　向病人解释造成腹外疝的原因和诱发因素、手术治疗的必要性，了解病人的顾虑所在，尽可能地予以解除，使其安心配合治疗。

（二）术后护理

1.休息与活动　病人回病房后取平卧位，膝下垫一软枕，使髋关节微屈，以降低腹股沟区切口的张力和减少腹腔内压力，有利于切口愈合和减轻切口疼痛。传统疝修补术术后3～5日可离床活动，卧床期间鼓励病人翻身、活动肢体。采用无张力疝修补术的病人鼓励早期离床活动。年老体弱、复发性疝、绞窄性疝、巨大疝等病人可适当延迟下床活动。

2.饮食护理　术后6h，若无恶心、呕吐，可根据病人食欲进半流、普食。行肠切除吻合术者，术后应禁食，待肠功能恢复后方可进食。

3.病情观察　注意体温和脉搏的变化，观察切口有无红、肿、疼痛，阴囊部有无出血、血肿。

4.切口护理　术后切口一般不需加沙袋压迫，但如有切口血肿，应予适当加压。保持切口敷料清洁、干燥，不被大小便污染，预防切口感染。

5.防止腹内压升高　术后仍需注意保暖，预防受凉引起咳嗽；指导病人在咳嗽时用手掌按压、保护切口。保持排便通畅，便秘者给予通便药物，避免用力排便。若麻醉或手术刺激引起尿潴留者，可肌内注射卡巴胆碱或针灸，促进膀胱平滑肌的收缩，必要时导尿。

6.预防并发症　阴囊位置低，组织比较松弛，为避免阴囊内积血、积液和促进淋巴回流，术后可用丁字带托起阴囊，并密切观察阴囊肿胀情况。切口感染是疝复发的主要原因之一，绞窄性疝行肠切除、肠吻合术后，易发生切口感染，术后须合理应用抗生素。保持切口敷料干燥，一旦发现切口感染征象，应尽早处理。

（三）健康指导

1.活动指导　病人出院后应逐渐增加活动量，3个月内应避免重体力劳动或提举重物等。

2.预防复发　调整饮食习惯，保持排便通畅，减少和消除引起腹外疝复发的因素，并注意避免增加腹内压的动作，如剧烈咳嗽、用力排便等。

3.出院指导　定期随访，若疝复发，应及早诊治。

⊙ **护考情报站**

关于右侧腹股沟斜疝嵌顿病人的术后出院指导，正确的叙述是

A.减少和消除引起腹外疝复发的因素　　B.出院后3日内避免重体力劳动或提举重物

C.卧床休息，不可增加活动量　　D.可进食刺激性食物

E.出院后不必定期随访

【答案】A

解析：减少和消除引起腹外疝复发的因素是出院指导的要点。

【护理评价】

通过治疗和护理，病人是否：①疼痛得到缓解；②焦虑减轻或缓解，情绪稳定，积极配合治疗；③未发生阴囊水肿、切口感染等并发症，或发生时得到及时发现和处理。

第三节　其他腹外疝病人的护理

其他腹外疝常见的有股疝、切口疝和脐疝。股疝是指腹腔内器官或组织通过股环、经股管向卵圆窝突出形成的疝，发病率约占腹外疝的3%～5%，多见于40岁以上妇女。切口疝是指由于腹壁切口的筋膜和（或）肌层未能完全愈合，在腹内压力的作用下而形成的疝，其疝囊可有完整的或不完整的腹膜上皮。切口疝在临床上比较常见，其发生率约为腹外疝的第3位。脐疝是指腹腔内器官或组织通过脐环突出形成的疝。

【病因和病理】

1.股疝　女性骨盆较宽广、联合肌腱和腔隙韧带较薄弱，以致股管上口宽大松弛而易发病。妊娠是腹内压增高的主要原因。在腹内压增高的情况下，朝向股管上口的腹膜，被下坠的腹内脏器推向下方，经股环向股管突出而形成股疝。疝内容物常为大网膜或小肠。由于股管是一狭长的漏斗形间隙，几乎是垂直的，疝块在卵圆窝处向前转折形成一个锐角，且股环本身较小，周围多为坚韧的韧带，故股疝容易嵌顿。在腹外疝中，股疝嵌顿发生率最高，达60%。

2.切口疝　切口疝是发生于手术切口处的疝，以经腹直肌切口高发，尤其是下腹部纵行切口。其病因复杂多样，包括病人自身和手术操作相关因素：①病人的年龄、体重、营养状况等无法改变或不易改变的因素影响腹壁切口的愈合；②手术切口缝合关闭操作不当是切口疝的病因之一；③术后出现切口血肿、感染或皮下脂肪无菌性坏死、液化等也是切口疝的诱因；④术后腹胀、腹内压增高，如慢性咳嗽和慢性阻塞性肺病（COPD）等可影响腹壁切口的愈合，是形成切口疝的因素之一。

3.脐疝　临床上可分为小儿脐疝和成人脐疝，以前者多见。两者发病原因及处理原则不尽相同。小儿脐疝为先天性，因脐环闭锁不全或脐部瘢痕组织不够坚固，在腹内压增高的情况下如患儿啼哭时发生。成人脐疝为后天性，较少见，多见于中年经产妇。

【护理评估】

（一）健康史

了解病人的年龄、性别、职业及是否长期负重或重体力劳动，了解病人有无慢性咳嗽、便秘、排尿困难、腹水等病史，了解其营养发育及平时身体素质情况。

（二）身体状况

1.股疝　疝块往往不大，位于腹股沟韧带下方卵圆窝处，呈半球形突起。易复性股疝症状轻，不易被病人察觉，尤其在肥胖者易被忽视。部分病人可在久站或咳嗽后出现患处胀痛，并有可复性肿块。因疝囊外有很多脂肪，有时平卧回纳内容物后，疝块也不能自行消失。股疝嵌顿后，除局部明显的胀痛外，可有急性机械性肠梗阻的表现，严重时可掩盖股疝的局部表现。

2.切口疝　主要表现为腹部手术切口处逐渐隆起，局部出现渐增大肿块。通常在站立或用力时明显，平卧休息可缩小或消失。疝块较大者腹部有牵拉感，并伴有腹胀、恶心、呕吐、食欲减退、消化不良等症状。

3.脐疝　表现为啼哭时疝块突出，安静时消失，极少发生嵌顿。

（三）心理–社会状况

见本章第二节腹股沟疝病人的护理。

（四）处理原则

1.股疝　极易嵌顿，一旦嵌顿又可迅速发展为绞窄性疝。因此一经发现，均需尽早手术。可采用无张力疝修补法。

2.切口疝　切口疝原则上应手术治疗。对于中度切口疝以上的病人适用于选择具有防粘连特性的加用补片修补术。

3.脐疝　小儿脐疝除了嵌顿或穿破等紧急情况外，在小儿2岁前可采取非手术治疗。常采取绷带压迫法治疗。2岁以上，若脐环直径仍大于1.5cm，可手术治疗。原则上，5岁以上儿童的脐疝均应采取手术治疗。成人脐疝发生嵌顿或绞窄者较多，故应采取手术疗法。

【常见护理诊断/问题】

1.疼痛　与疝块嵌顿或绞窄、手术创伤有关。

2.知识缺乏：缺乏腹外疝成因、预防腹内压升高及促进术后康复的有关知识。

3.潜在并发症：切口感染。

【护理措施】

见本章第二节腹股沟疝病人的护理。

【护理评价】

通过治疗和护理，病人是否：①疼痛缓解，疼痛评分降低；②能正确描述预防腹内压升高及促进术后康复的有关知识；③未发生切口感染等并发症，或发生时得到及时发现和处理。

（张黎　周淑萍）

？思考题

王先生，78岁。因发现右腹股沟区可复性肿块1年余，不可回纳7h就诊，病人痛苦面容，疼痛明显、拒按，拟行急诊手术治疗。病人家属担心病人年龄大、基础疾病多，不愿手术，询问是不是可以不手术。

请思考：

（1）如何向该病人家属进行手术相关知识的健康教育？

（2）术后从哪些方面护理该病人？

11-2思路解析及在线测试题（二维码）

育人学堂

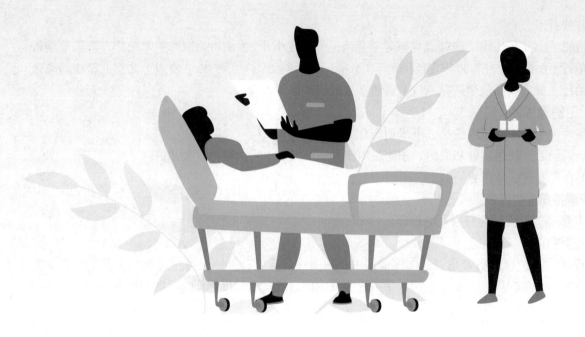

12-1 数字资源

学习目标

◎ **知识目标**

    1.掌握急性化脓性腹膜炎的症状、体征、常见护理诊断/问题和护理措施。

    2.熟悉急性化脓性腹膜炎和腹腔脓肿的病因、分类、辅助检查和处理原则。

    3.了解急性化脓性腹膜炎的概念和病理生理。

◎ **能力目标**

    能正确运用急性化脓性腹膜炎的护理知识对病人实施整体护理。

◎ **素质目标**

    1.培养临床护理中细致观察病情变化的能力。

    2.具有不厌其烦，耐心倾听的能力。

案例导入

    李先生,30岁，建筑工人。半小时前从3米高处摔下，腹痛难忍被急诊送入医院。体格检查：T 37.2℃,P 126次/min,R 21次/min,BP 135/68mmHg。神志清，痛苦面容，全腹压痛、反跳痛、肌紧张、板状腹。腹部X线检查示膈下游离气体；B超检查显示腹腔内有不等量的积液。

    请思考：

    1.该病人最可能发生了什么情况？

    2.该病人主要的护理措施是什么？

腹膜炎是指腹膜壁层和脏层的炎症，是常见的外科急腹症之一。按病因分为细菌性和非细菌性两类；按临床经过分为急性、亚急性和慢性三大类；按累及范围，分为弥漫性和局限性；按发病机制可分为原发性和继发性两类。

急性化脓性腹膜炎是指腹膜的壁层和脏层受到细菌感染而发生的急性炎症反应。

【病因及发病机制】

1.原发性腹膜炎 约占2%，又称自发性腹膜炎，腹膜腔内无原发病灶，细菌经血行、泌尿道、女性生殖道等途径播散至腹膜腔，引起腹膜炎。原发性腹膜炎感染范围与脓液性质及细菌种类有关。其病原菌多为溶血性链球菌、肺炎双球菌或大肠埃希菌，儿童、女性发病相对多见。

2.继发性腹膜炎 是急性化脓性腹膜炎中最常见的一种，约占98%。临床所称急性腹膜炎（acute peritonitis）多系继发性的化脓性腹膜炎，主要致病菌是胃肠道内的常驻菌群，以大肠埃希菌最为多见，其次为厌氧拟杆菌、链球菌、变形杆菌等。大多为混合性感染，故毒性较强。引起继发性腹膜炎常见的原因有：

（1）腹腔内脏器穿孔或破裂：急性阑尾炎坏疽穿孔、胃十二指肠溃疡急性穿孔、恶性肿瘤穿孔、急性胆囊炎坏死穿孔等都是引起急性继发性化脓性腹膜炎的常见原因。

（2）腹腔内急性炎症与感染：急性阑尾炎、胰腺炎、胆囊炎、憩室炎、坏死性肠炎、急性输卵管炎等可蔓延至腹膜引起炎症。

（3）急性肠梗阻：肠扭转、肠套叠、嵌顿性疝、肠系膜血管栓塞等原因引起的绞窄性肠梗阻后，可引起腹膜炎。

（4）腹部外伤：腹壁穿透性损伤造成的空腔脏器穿孔、实质器官破裂出血或将外界细菌引入腹腔，腹壁闭合性损伤导致的内脏破裂等可造成急性腹膜炎。

（5）医源性：手术污染、吻合口瘘、术后急性腹腔内出血，异物存留等均可引起急性腹膜炎。

【病理生理】

腹膜具有润滑、吸收和渗出、防御及修复等生理作用。病理情况下，腹膜因受细菌或胃肠道内容物的刺激，立即发生充血、水肿等反应，并失去原有光泽，继之产生大量浆液性渗出液以稀释腹膜腔内的毒素。渗出液中的大量吞噬细胞、中性粒细胞，以及坏死组织、细菌和凝固的纤维蛋白，使渗出液变混浊成为脓液，脓液多呈黄绿色，有粪臭味。

腹内脏器浸泡在脓液中，将吸收大量有毒物质，腹膜严重充血、水肿并渗出大量液体，加之发热、呕吐、肠管麻痹、肠腔内大量积液，引起有效血容量减少，水、电解质紊乱，血浆蛋白降低及贫血。肠管因麻痹而扩张、胀气，可使膈肌抬高而影响心肺功能，使血液循环和气体交换受到影响，加重休克，进而导致死亡。

机体抵抗力强者，致病菌毒性反应相对较弱。病变损害轻的可与邻近肠管、脏器及大网膜形成粘连，将病灶包围，使病变局限于腹腔内的一个部位，形成局限性腹膜炎或脓肿。

腹膜炎治愈后，腹腔内多有不同程度的粘连。大多数粘连无不良后果。一部分肠管的粘连可造成扭曲或形成锐角，发生机械性肠梗阻，即粘连性肠梗阻，严重时需手术行粘连松解方可解除梗阻。

【护理评估】

（一）健康史

了解既往病史中有无腹部外伤手术史、转移性腹痛史及反酸、嗳气等病史。对于儿童，注意近期有无呼吸道、泌尿道感染病史，营养不良或其他导致抵抗力下降的情况。

（二）身体状况

1.症状 根据病因不同，腹膜炎的症状可以是突发，也可以是逐渐出现的。临床上的腹膜炎往往在现有原发病症后才逐渐出现腹膜炎表现。

（1）腹痛：是最主要的症状。疼痛的程度与发病原因、炎症的轻重、年龄、身体素质等有关。疼痛一般都呈持续性、剧痛难忍。疼痛在深呼吸、咳嗽、转动身体时加剧，因此病人多不愿改变体位。腹痛从原发病变部位开始，随炎症扩散而波及全腹，但仍以原发病灶处最显著。

（2）恶心、呕吐：腹膜受到刺激，可引起反射性恶心、呕吐，多较轻微，呕吐物多为胃内容物；发生麻痹性肠梗阻时可出现持续性呕吐，可呕出黄绿色胆汁，甚至棕褐色粪样肠内容物。

（3）体温、脉搏的变化：其变化与炎症的轻重有关。体温由正常逐渐升高、脉搏逐渐加快。已有阑尾炎等炎症病变症者之前体温已升高，发生腹膜炎后进一步增高。年老体弱者体温可不升高，脉搏多加快；但如果脉搏快而体温反下降，就是病情恶化的征象之一。

（4）感染中毒症状：病人可出现寒战、高热、脉速、呼吸浅快、大汗、口干等症状。病情进一步发展，可出现重度缺水、代谢性酸中毒及休克，如面色苍白、虚弱、皮肤干燥、眼窝凹陷、四肢发凉、呼吸急促、口唇发绀、舌干苔厚、脉细微弱、体温骤升或下降、血压下降、神志恍惚或不清等。

2.体征　腹式呼吸运动减弱或消失，腹胀明显。腹胀加重是病情恶化的一项重要指标。腹部压痛、反跳痛、腹肌紧张是腹膜炎的标志性体征，称为腹膜刺激征。以原发病灶所在部位最明显。腹肌紧张程度因病人全身情况与病因不同而异。胃肠、胆囊穿孔可引起强烈的腹肌紧张，甚至呈"板状样"强直。老幼人群或极度虚弱病人腹肌紧张不明显，容易被忽视。胃肠穿孔时膈下有游离气体，使肝浊音界缩小或消失。腹腔内积液较多时可叩及移动性浊音。听诊时因引起肠麻痹致肠鸣音减弱或消失。若直肠指检发现直肠前壁饱满并有触痛，提示盆腔已有感染或脓肿形成。

（三）辅助检查

1.实验室检查　①血常规检查：白细胞计数及中性粒细胞比例增高。病情危重或机体反应能力低下的病人，白细胞计数可不升高，仅中性粒细胞比例增高。②腹腔穿刺或腹腔灌洗：依据抽出液性质、气味、混浊度，做细菌培养、涂片镜检，以及淀粉酶测定等帮助判断其病因。

2.影像学检查　①腹部立位平片：小肠普遍胀气并有多个小液平面的肠麻痹征象；胃肠穿孔时多数有膈下游离气体。②B超：显示腹内有不等量液体，但不能鉴别液体性质；通过B超指导下腹腔穿刺抽液或腹腔灌洗，可帮助诊断，根据抽出液的性质来判断病因。③CT检查：不仅可以发现腹腔内实质性脏器病变，而且可以提高腹腔游离气体的诊断率，对一些肠管病变也可确诊。

（四）心理-社会状况

了解病人患病后的心理反应，如有无焦虑等表现。询问其对本病的认知程度和心理承受能力，对医院环境的适应情况。家属及亲友的态度、经济承受能力等。

（五）处理原则

救治原则为在纠正感染中毒的同时，尽快明确急性腹膜炎的病因并根除。分为非手术和手术治疗两种方法。

1.非手术治疗　对病情较轻或病程已超过24h，且腹部体征已减轻或有减轻趋势以及原发性腹膜炎者可行非手术治疗。主要措施：半卧位、禁食、胃肠减压、抗感染、全身支持治疗和对症治疗。非手术治疗也可作为手术前的准备工作。

2.手术治疗　继发性腹膜炎病人绝大多数需手术治疗。其目的是消除污染来源，清理感染病灶，去除腹腔内感染积液和降低细菌数量。手术类型视病情而定。近年来除合并脓毒性休克和低血容量性休克外，腹腔镜被广泛应用在化脓性腹膜炎手术治疗中，其具有镜下视野开阔，冲洗引流彻底的特点，不仅可以作为诊断未明的检查方式，还可以在明确病变后行镜下手术或中转开腹。手术后继续禁食、胃肠减压、补液、应用抗生素和营养支持治疗，保持引流管通畅。密切观察病情变化，及早发现并发症并积极治疗。

【常见护理诊断/问题】

1.疼痛　与腹膜受炎症刺激有关。

2.体温过高　与腹膜炎毒素吸收有关。

3.体液不足　与大量腹腔渗出、高热或体液丢失过多有关。

4.焦虑　与病情严重、躯体不适、担心术后康复及预后等有关。

5.潜在并发症：腹腔脓肿、切口感染。

【护理目标】

1.病人腹痛程度减轻或缓解。

2.病人炎症得到控制，体温逐渐降至正常范围。

3.病人水、电解质维持平衡，未发生酸碱平衡失调。

4.病人焦虑程度减轻，情绪稳定，能配合治疗和护理。

5.病人未发生并发症，或发生时得到及时发现和处理。

【护理措施】

（一）非手术治疗病人的护理/术前护理

1.病情观察　定时测量生命体征和评估疼痛指数，必要时监测尿量、中心静脉压、血清电解质以及血气分析等指标，记录24h液体出入量，根据监测结果调整输液成分、量和速度。加强巡视，多询问病人主诉。观察病人腹部症状和体征的变化，注意治疗前后对比，动态观察。

2.体位　一般取半卧位，以促使腹内渗出液流向盆腔，减轻中毒症状，有利于局限和引流，且可以促使腹内脏器下移，减轻腹胀压迫膈肌而影响呼吸和循环。尽量减少搬动和按压腹部。病情稳定时，鼓励病人经常活动双腿，预防血栓性静脉炎。休克病人取平卧位或中凹卧位。

3.禁食、胃肠减压　胃肠穿孔病人必须禁食，并留置胃管持续胃肠减压，减少消化道内容物持续流入腹腔，减少胃肠内积气和积液，减轻胃肠道的压力，改善胃肠壁的血运，利于炎症的局限和吸收，有助于胃肠功能恢复和心肺功能的稳定。留置期间应妥善固定胃管，注意观察引流物的量、颜色、性状。

4.补充热量和营养支持　在炎症、应激状态下，急性腹膜炎的代谢增强，约为正常人的140%，每日所需热量3000～4000kcal。应迅速建立静脉通道，遵医嘱补液，纠正水、电解质及酸碱失衡，保持病人每小时尿量达30ml以上，维持液体出入量平衡，必要时输血、血浆，维持有效循环血量。长时间禁食时，可考虑经肠外途径补给人体所需的营养素。

5.控制感染　继发性腹膜炎大多为混合性感染，应早期使用抗生素，感染严重者应联合使用抗菌药物。根据细菌培养及药敏结果选用有效抗生素，首剂要足量。

6.对症护理　高热病人，给予物理降温。已确诊的病人，可适当使用镇静和止痛药，减轻病人的痛苦与恐惧。诊断不明或病情观察期间，暂不用止痛药物，以免掩盖病情。

7.心理护理　做好病人、家属的解释安慰工作，稳定病人情绪；介绍有关腹膜炎的疾病知识，使其积极配合治疗和护理。

（二）术后护理

1.病情观察　术后定时监测生命体征，密切监测其变化。经常巡视、倾听病人主诉。观察腹部体征的变化，了解有无膈下脓肿或盆腔脓肿的表现。若发现异常，及时通知医师，配合处理。危重病人注意其循环、呼吸、肾功能的监测和维护。

2.体位　病人清醒，血压、脉搏平稳，应取半卧位，鼓励其早期下床，预防肠粘连的发生。

3.饮食护理　术后继续禁食、胃肠减压，待肠蠕动恢复后，逐步恢复经口饮食。禁食期间口腔护理每日2次，给予肠外营养支持，提高病人自身防御能力。

4.维持体液平衡　根据医嘱合理补充液体、电解质和维生素，必要时输新鲜血、血浆，维持水、电解质、酸碱平衡及有效循环血量。

5.合理使用抗生素　继续应用有效抗生素，进一步控制腹腔内感染。

6.切口护理　观察切口敷料是否干燥，有渗血渗液时及时更换敷料；观察切口愈合情况，及早发现切口感染的征象。

7.引流管护理　①正确连接并妥善固定各引流装置，粘贴引流管标识，尤其有多条引流管时，要标明各管位置，以免混淆。②观察记录引流情况：观察并记录引流液的量、颜色和性状。③保持引流通畅：经常挤捏引流管以防血块或脓痂堵塞，保持腹腔引流通畅，预防腹腔内残余感染；对行负压引流者根据抽吸情况及时调整负压，维持有效引流。④适时拔管：当引流量小于10ml/d、引流液颜色澄清、病人体温及白细胞计数恢复正常时，可考虑拔管。

（三）健康指导

1.知识宣教　提供疾病护理、治疗知识，向病人说明非手术期间禁食、胃肠减压、半卧位的重要性。

2.饮食指导　讲解术后饮食恢复的知识，指导其从流质—半流质—软食—普食，循序渐进、少量多餐，促进手术创伤的修复和切口愈合。

3.康复指导　解释术后早期活动对于促进肠功能恢复，防止术后肠粘连的重要性，鼓励病人卧床期间进行床上活动，体力恢复后尽早下床活动。做好出院病人的健康指导，定期门诊随访。

【护理评价】

通过治疗和护理，病人是否：①腹痛减轻或消失；②体温恢复正常，腹腔内感染得到控制；③体液维持平衡；④焦虑减轻，情绪稳定，能配合治疗和护理；⑤未发生腹腔脓肿或切口感染等并发症，或发生时得到及时发现和积极处理。

（张黎　周淑萍）

? **思考题**

高女士，58岁。7日前因"胃十二指肠溃疡穿孔"行胃十二指肠修补术，术中放置空肠造瘘置营养管、腹腔引流管。1日前病人诉腹痛，腹胀，T 39.1℃，上腹部有压痛、反跳痛、肌紧张，切口缝线处可见少量蛋花样液体溢出，腹腔引流管引流出含胆汁样液体，量约300ml。

请思考：

（1）该病人目前是什么情况？

（2）如何对该病人实施护理？

12-2思路解析及在线测试题（二维码）

育人学堂

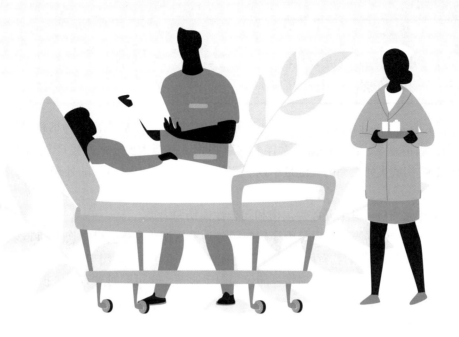

第十三章 腹部损伤病人的护理

13-1 数字资源

学习目标

◎ **知识目标**

1.掌握腹部损伤的症状、体征、常见护理诊断/问题和护理措施；腹部实质性脏器和空腔脏器损伤的临床特征、急救和护理要点。

2.熟悉腹部损伤的辅助检查和处理原则。

3.了解腹部损伤的病因和分类。

◎ **能力目标**

1.能运用护理程序，正确实施急救处理和整体护理。

2.培养独立判断、独立执行的能力。

◎ **素质目标**

具备团队协作精神和一定的急救意识。

案例导入

刘女士，39岁。于2h前被汽车撞伤左上腹，出现腹痛，由同事急送入院。体格检查：T 36.5℃，P 120次/min，R 24次/min，BP 70/50mmHg。神志淡漠，面色苍白，全腹轻压痛，腹部略膨隆。腹部CT查：脾脏破裂、肠系膜挫伤、盆腔积液。

腹部损伤（abdominal injury）在外科急腹症中比较常见，发病率占各种损伤的0.4%～1.8%，且多为多发伤，病情复杂，部位隐蔽，常伴有内脏损伤，甚至大出血或并发严重的腹腔感染而危及生命。降低腹部损伤病人死亡率的关键是早期、正确的诊断和及时、有效的处理。

【分类】

根据腹壁有无伤口可分为开放性损伤和闭合性损伤两大类。

1.开放性损伤　根据腹壁伤口是否穿破腹膜分为穿透伤（多伴内脏损伤）和非穿透伤（偶伴内脏损伤）。穿透伤又可分为投射物有入口、出口者的贯通伤和有入口无出口的非贯通伤。

2.闭合性损伤　体表无伤口，损伤可能仅局限于腹壁，也可同时兼有内脏损伤。

【病因及发病机制】

1.开放性损伤的致伤物多为各种利器，如刀、弹丸或弹片等；闭合性损伤的致伤因素常为钝性暴力所致，如撞击、挤压、坠落、冲击、拳打脚踢或突然减速等。无论是开放还是闭合，都可导致腹部内脏损伤。开放性损伤中常见受损内脏依次为肝、小肠、胃、结肠、大血管等；闭合性损伤中依次为脾、肾、小肠、肝、肠系膜等。

2.腹部损伤的严重程度、是否涉及内脏，以及涉及什么内脏等情况，很大程度取决于暴力的强度、速度、着力部位和作用方向等外在因素，还受到解剖特点、内脏原有病理情况和功能状态等内在因素的影响。

【病理生理】

1.实质脏器损伤

（1）脾破裂：由于脾脏血运丰富，组织结构脆弱，易受钝性打击、剧烈震荡、挤压和术中牵拉而发生破裂，病理性脾脏尤其容易发生损伤。在腹部闭合性损伤中，脾破裂占20%～40%，是最常见的腹部损伤。按病理解剖脾损伤可分为中央型破裂（破在脾实质深部）、被膜下破裂（破在脾实质周边）和真性破裂（破损累及被膜）三种。前两种因被膜完整，出血量受到限制，故临床上无明显内出血而容易漏诊，部分病例可继发包膜破裂，出现大出血，使得诊治措手不及。临床上所见脾破裂，约85%是真性破裂，伤口穿过脾被膜达脾实质，导致不易自行停止的腹腔内出血。

（2）肝破裂：肝脏是腹腔内最大的实质性器官，血供丰富，质地柔软而脆弱，在外界致伤因素的作用下，易发生损伤，在各种腹部损伤中占15%～20%，右肝破裂较左肝多见。肝外伤时，不但损伤肝内血管导致出血，还常同时损伤肝内胆管，引起胆汁性腹膜炎。肝内血肿和包膜下血肿，可继发性向包膜外或肝内穿破，出现活动性大出血，血液有时可通过胆管进入十二指肠而出现黑便或呕血。肝内血肿可继发细菌感染形成肝脓肿。

（3）胰腺损伤：胰腺位于上腹部腹膜后脊柱前，闭合性损伤常由上腹部强力挤压暴力直接作用于脊柱所致，损伤常位于胰的颈、体部，占腹腔损伤的1%～2%。但因位置深而隐蔽，早期不易发现。胰腺损伤后常并发胰液漏或胰瘘。因胰液侵蚀性强，进入腹腔后，可出现弥漫性腹膜炎，又因影响消化功能，故胰腺损伤的死亡率较高，部分病例渗液被局限在网膜囊内未及时处理，容易形成具有纤维壁的胰腺假性囊肿。

2.空腔脏器损伤

（1）胃十二指肠损伤：胃有肋弓保护且活动度较大，柔韧性好，壁厚，故钝挫伤时很少受累。

上腹或下胸部的穿透伤则常导致胃损伤，且多伴其他脏器损伤。十二指肠大部分位于腹膜后，损伤的发病率很低，但因与胰、胆总管、胃、肝等重要脏器和结构毗邻，局部解剖关系复杂，十二指肠损伤的诊断和处理存在不少困难，故死亡率和并发症发生率都比较高。

（2）小肠损伤：成人小肠全长约5m，占据中下腹大部分空间，发生损伤的概率较大。小肠破裂后，大量肠内容进入腹腔，引起急性弥漫性化脓性腹膜炎；一部分病人的小肠裂口不大，或穿破后被食物残渣、纤维蛋白素甚至突出的黏膜所堵塞，可能无弥漫性腹膜炎的表现。

（3）结肠及直肠损伤：结肠、直肠损伤的发生率较低。但由于其内容物液体成分少而含有大量细菌，受伤后早期腹膜炎较轻，容易漏诊，后期会出现严重的腹膜感染，处理不及时常可危及生命。医源性致伤因素占有一定的比例。

【护理评估】

（一）健康史

腹部损伤的快速、准确判断病情是影响伤者预后甚至挽救生命的关键。主要是了解受伤史，包括受伤时间、地点、致伤条件、伤情、受伤至就诊之间的伤情变化和就诊前的急救处理。如果病人有意识障碍或其他情况不能回答，可向护送人员或目击者询问。

（二）身体状况

重视全身情况的观察，包括脉率、呼吸、体温和血压的测定，注意有无休克征象。进行全面而有重点的体格检查，还应注意腹部以外部位有无损伤。

1.实质脏器损伤 ①失血性表现：实质性器官或大血管的损伤，临床表现以腹腔内（或腹膜后）出血症状为主，可表现为面色苍白、脉搏细速、脉压变小、尿量减少、神情淡漠等休克现象，可危及生命。②腹痛：多呈持续性，脾或腹腔血管破裂以血液刺激为主，腹痛不严重，早期多表现隐痛、钝痛或胀痛；肝、胰的损伤，具有强烈刺激作用的胆汁、胰液漏入腹腔出现剧烈腹痛和明显的腹膜刺激征；③其他表现：肝破裂者，血液可通过胆管进入十二指肠而出现黑便或呕血，肝、脾损伤可伴有肩部放射痛。

2.空腔脏器损伤 ①腹痛：空腔脏器损伤的主要症状，有明显的腹膜刺激征，其程度因空腔脏器内容物不同而异。通常胃液、胆汁、胰液的刺激最强，肠液次之，血液最轻。②胃肠道症状：有恶心、呕吐、便血、气腹者多为胃肠道损伤。③感染中毒症状：病人可出现高热、脉速、呼吸浅快、大汗等。随着病情进展，可出现面色苍白或发绀、呼吸急促、四肢发凉、脉搏微弱、体温骤升或下降、血压降低或神志不清等感染性休克征象。④其他症状：有排尿困难、血尿、外阴或会阴牵涉痛者，提示泌尿系统脏器损伤。

（三）辅助检查

1.实验室检查

（1）实质脏器损伤：大量失血时红细胞、血红蛋白及血细胞比容等数值明显下降；胰腺损伤时可见血、尿淀粉酶值升高。

（2）空腔脏器损伤：血常规检查有白细胞计数和中性粒细胞比例升高；十二指肠损伤时也可有血、尿淀粉酶值升高。

（3）其他：泌尿系统损伤时，尿常规检查多发现血尿。

2.影像学检查

（1）实质脏器损伤：①X线检查：病情允许下，有选择的X线检查对明确诊断是有帮助的，如腹内损伤已明确，尤其在有休克状况，不必再行X线检查。X线显示右膈肌升高，肝正常外形消失及右下胸肋骨骨折，提示有肝破裂的可能。②B超检查：对实质性脏器损伤和其周围积血、积液具有很高的诊断价值。③CT检查：对实质性脏器损伤及其范围程度具有较高的分辨力，还有助于判断腹腔内的出血量以及腹膜后的损伤情况，比B超更为精确，但对肠管损伤的价值不大。血管造影剂增强CT能鉴别有无活动出血并显示出血部位。④选择性血管造影或数字减影：对实质性器官破裂、血管损伤、肝、脾的实质内或包膜下血肿的诊断具有较大价值。

（2）空腔脏器损伤：①X线检查：腹部立位片对于诊断胃肠道或腹膜后脏器破裂具有较高价值。胃肠破裂在腹部立位平片表现为膈下新月形阴影。腹膜后积气提示腹膜后十二指肠或结直肠的穿孔。②B超检查：可发现腹腔内的积气，有助于空腔脏器破裂或穿孔的诊断。

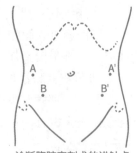

诊断腹腔穿刺术的进针点
A. A'经脐水平线与腋前线交点
B. B'髂前上棘与脐连线中、外1/3交点

（3）诊断性腹腔穿刺术或灌洗术：可判断腹内脏器损伤的情况，若抽出不凝血，提示系实质性器官损伤或血管损伤；若抽出的血液迅速凝固，多系误穿血管或刺入血肿所致；根据穿刺液性质可判断腹内脏器损伤的情况，如实验室显示淀粉酶升高，提示胃十二指肠或胰腺损伤；若抽出胃肠内容或气体（应排除穿入肠腔）提示胃肠道损伤；抽出胆汁，应考虑肝外胆管、胆囊或十二指肠损伤（图13-1）。

图13-1　诊断性腹腔穿刺示意图

（四）心理-社会状况

了解病人受创后的应激心理反应，如有无焦虑等表现。掌握其对本病的认知程度和心理承受能力，对医院环境的适应情况，家庭与社会支持情况、经济承受能力等。

🔎 **护考情报站**

男性病人，30岁，腹部被锐器损伤，入院时，他浑身颤抖的跟护士说："救救我，救救我。"此时，该病人的心理反应是

A. 焦虑　　B. 恐惧　　C. 担忧　　D. 烦躁　　E. 紧张

【答案】B

解析：因意外创伤的刺激、出血、内脏脱出而引起的应激心理反应。

（五）处理原则

抢救生命为首要任务，首先，积极进行心肺复苏，解除气道梗阻；其次，控制明显的外出血，处理张力性气胸或开放性气胸，迅速恢复循环血容量，控制休克和颅脑损伤。

1.脾破裂　遵循"抢救生命第一，保脾第二"及"损伤控制"的原则。被膜下脾破裂和中央型脾破裂，应在动态观察下行非手术治疗，包括绝对卧床、止血、镇痛、预防继发感染等，并随时做好手术的准备。真性脾破裂，原则上应在抗休克的同时行手术治疗，方法包括脾切除术、脾部分切除术或脾修补术。对于轻度的单纯性脾破裂，若出血量不大，出血速度慢，可在动态观察下，行非手术治疗，治疗过程中若发生病情恶化，应立即施行手术。

2.肝破裂　手术治疗的基本要求是彻底清创、确切止血、消除胆汁溢漏和建立通畅引流。根据病人的全身情况决定治疗方案，术前和术中应做好抗休克治疗，预防多脏器功能衰竭。如有继续活动性出血，应尽早剖腹手术。不论采用何种手术方式，外伤性肝破裂术后，均应在创面或肝周放置引流管以引流出渗出的血液和胆汁。血流动力稳定或经补充血容量后保持稳定的病人，可在严密观察下进行非手术治疗。

3.胰腺损伤　高度怀疑或诊断为胰腺损伤者，应立即手术治疗。手术的目的是止血、清创、控制胰腺外分泌及处理合并伤。胰腺手术后有并发胰瘘的可能，因此各类胰腺手术之后，腹内均应留置引流物，不仅要做到引流通畅，而且不能过早拔除引流。

4.胃十二指肠损伤　抗休克和及时的手术处理是治疗的两大关键。怀疑胃、十二指肠破裂时应行

剖腹探查，根据探查结果做出相应处理，在十二指肠周围放置有效的引流物确保引流通畅。术后早期禁食并给予完全胃肠道外营养（TPN），应用抗生素等治疗。

5.小肠损伤　诊断一旦确定，立即手术治疗。手术方式以简单修补为主。术后予抗感染等对症治疗。

6.结肠及直肠损伤　手术是结直肠损伤的唯一治疗手段。以前多采取分期手术，近年来随着急救措施、感染控制等条件的进步，施行一期修补或切除吻合的病例有增多趋势。腹膜返折以下的直肠破裂容易引发直肠周围感染，应对直肠周围间隙进行充分引流，防止感染扩散，并行乙状结肠造口术，通过粪便改道促使直肠伤口愈合。

【常见护理诊断/问题】

1.体液不足　与损伤致腹腔内出血、炎症渗出、禁食、呕吐等有关。

2.急性疼痛　与腹部损伤、急性腹膜炎及手术有关。

3.有感染的危险　与脾切除术后免疫力降低、腹膜炎等有关。

4.焦虑　与意外创伤的刺激、出血、内脏脱出、担心术后康复及预后等有关。

5.潜在并发症：损伤器官再出血、休克、腹腔脓肿。

【护理目标】

1.病人体液平衡能得到维持，生命体征平稳。

2.病人疼痛缓解，疼痛评分降低。

3.病人体温得以控制，未出现继发感染的症状。

4.病人焦虑程度缓解或减轻。

5.病人未发生并发症，或发生时能得到及时发现与处理。

【护理措施】

（一）急救护理

腹部损伤常合并多发性损伤，急救时应全面权衡轻重缓急。首先处理危及生命的损伤，积极进行心肺复苏，保持呼吸道通畅；迅速控制出血，有休克表现者应尽快建立静脉通路，快速输液。开放性腹部损伤者，妥善处理；伴有肠管脱出者，可用平底碗覆盖保护，勿予强行回纳（图13-2）。回纳应该在手术室经麻醉后进行。

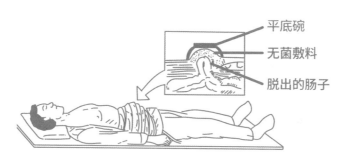

平底碗

无菌敷料

脱出的肠子

图13-2　腹部损伤的现场急救

（二）非手术治疗病人的护理

1.病情观察　在非手术治疗期间，严密观察病情变化，每15～30min监测脉搏、呼吸、血压1次。每30min观察腹部体征的变化，尤其注意腹膜刺激征的范围与程度，血容量严重不足的病人及早补充血容量。除随时掌握病情变化外，还需注意：①尽量减少搬动或走动，以免加重伤情；②诊断不明确不注射止痛剂，以免掩盖伤情；③禁饮食，怀疑结肠破裂者严禁灌肠。

2.一般护理　①病人绝对卧床休息，给予吸氧，若病情稳定，可取半卧位；②禁饮禁食、禁灌肠，禁食期间全量补液，必要时输血，积极补充血容量，防止水、电解质及酸碱平衡失调。待肠蠕动功能恢复后，方可进流质饮食。

3.胃肠减压　怀疑空腔脏器破裂或腹胀明显者应及早给予胃肠减压，观察并记录引流液的量、颜色与性质。

4.用药护理　遵医嘱合理应用抗生素预防腹腔感染；诊断明确者，可根据病情遵医嘱给予解痉药或镇痛药；注射破伤风抗毒素。

5.完善术前准备　腹部损伤病人病情变化快，应争取时间做好必要的术前准备：①完善各项检查，皮肤准备，药敏试验；②必要时导尿；③备血；④术前用药。

6.心理护理　关心病人，提供人性化服务。主动向病人解释腹部损伤后可能出现的病情变化、相关的治疗，护理知识及注意事项，缓解其焦虑和恐惧，稳定情绪，积极配合各项治疗和护理。

（三）手术治疗病人的护理

根据损伤部位和手术种类做好术后病人的护理，包括严密监测生命体征、观察病情变化、禁饮禁食、胃肠减压、口腔护理等。遵医嘱静脉补液、应用抗生素和营养支持，保持腹腔引流的通畅，积极防治并发症。

（四）健康指导

对病人进行指导：①加强安全教育：宣传劳动保护、安全行车、遵守交通规则的知识，避免意外损伤的发生；②普及急救知识：在意外事故现场，能进行简单的急救或自救；③出院指导：适当休息，加强锻炼，增加营养，促进康复。若有腹痛、腹胀、肛门停止排气排便等不适，应及时到医院就医。

【护理评价】

通过治疗和护理，病人是否：①体液维持平衡，生命体征稳定；②腹痛缓解或减轻；③体温维持正常；④焦虑缓解或减轻，情绪稳定，能配合各项治疗和护理；⑤未发生损伤器官再出血、腹腔脓肿、休克等并发症，或发生时及时发现和处理。

（张黎　周淑萍）

❓思考题

郑先生，23岁。因刀刺伤腹部伴出血1h入院。1h前，与他人发生冲突，被对方用刀刺伤右上腹部，疼痛剧烈，伤口出血，急诊入院。体格检查：T 37.5℃，P 100次/min，R 26次/min，BP 98/72mmHg。面色苍白，呼吸急促，烦躁。右上腹壁有长约5cm的伤口，有出血，因疼痛拒绝腹部触诊。辅助检查：血常规示RBC 4.18×10^{12}/L，WBC 11×10^9/L，Hb 110g/L，血细胞比容31.5%。

请思考：

（1）该病人可能是哪个脏器损伤？

（2）如何对该病人进行急救护理？

（3）为了缓解病人的疼痛，护士可以采取哪些护理措施？

13-2思路解析及在线测试题（二维码）

育人学堂

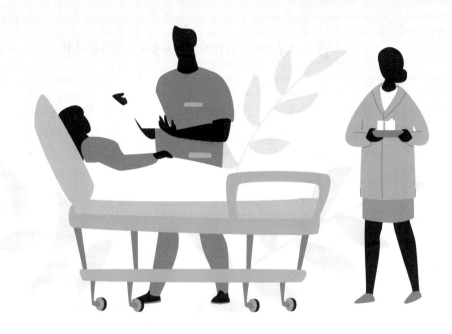

第十四章 ▶ 胃十二指肠疾病病人的护理

14-1数字资源

学习目标

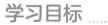

◎ **知识目标**

　　1.掌握胃十二指肠溃疡、胃癌病人的身体状况评估、常见护理诊断/问题、手术前后护理措施和术后常见并发症。

　　2.熟悉胃十二指肠溃疡、胃癌的病因、分类、外科治疗适应证及处理原则。

　　3.了解胃十二指肠溃疡的病理生理，胃癌的病理分类。

◎ **能力目标**

　　1.能及时发现胃十二指肠溃疡的并发症并能配合医生采取抢救措施。

　　2.能进行胃十二指肠溃疡手术治疗的术前准备，手术后病情观察，及时发现并处理并发症。

◎ **素质目标**

　　1.培养团队协作的能力。

　　2.具有同理心，能把握、理解病人的情绪和情感。

第一节　胃十二指肠溃疡病人的护理

案例导入

　　李先生，51岁，有胃溃疡史7年。半年来上腹部隐痛，无规律，进食后加重。10日前出现黑便，无鲜红色血。3日前出现上腹部疼痛，呈胀痛，尤以餐后痛为主，逐渐加重，无恶心呕吐，无反酸呃逆，无呕血，无腹胀腹泻，无发热。体格检查：T 36.5℃，P 77次/min，R 18次/min，BP 108/60mmHg，神志清醒，面色苍白，胃镜示胃体巨大溃疡，病理示溃疡。

　　请思考：

　　1. 病人当前的主要护理问题是什么？

　　2. 当前应对病人采取哪些护理措施？

　　胃十二指肠溃疡（gastroduodenal ulcer）是指胃、十二指肠局限性圆形或椭圆形的全层黏膜缺损，因与胃酸–蛋白酶的消化有关，故统称消化性溃疡（peptic ulcer）。胃十二指肠溃疡发病与多种因素有关，最重要的是幽门螺旋杆菌感染、胃酸分泌异常和黏膜防御机制的破坏。

　　新型制酸剂和抗幽门螺旋杆菌药物的应用及内镜技术的发展等，使内科治疗消化性溃疡的效果大为改观，外科仅适用发生并发症（急性穿孔、大出血、瘢痕性幽门梗阻、药物治疗无效的顽固溃疡以及胃溃疡恶性变等）或一些特殊情况如胰源性溃疡的病人。

一、胃十二指肠溃疡并发急性穿孔病人的护理

　　急性穿孔是胃十二指肠溃疡常见并发症。它起病急，变化快，病情重，需紧急处理。十二指肠溃疡穿孔多见于十二指肠球部前壁，胃溃疡穿孔多见于胃小弯。

　　【病理生理】

　　溃疡穿孔后，食物、胃酸、十二指肠液、胰液、胆汁等具有化学性刺激的胃肠内容物流入腹腔引起化学性腹膜炎。腹膜受到刺激产生剧烈疼痛和大量腹腔液渗出，6～8h后细菌开始繁殖并逐渐转变为化脓性腹膜炎。常见的病原菌多为大肠埃希菌和链球菌。大量液体丢失加上细菌毒素吸收等因素，可导致休克的发生。

　　【护理评估】

　　（一）健康史

　　详细询问病人病史，了解病人的年龄、性别、职业及饮食习惯等；了解病人发病过程、治疗及用药情况，特别是非甾体抗炎药如阿司匹林、吲哚美辛，以及肾上腺皮质激素、胆汁酸盐、酒精类等服用史。了解病人既往是否有溃疡病史及胃手术史等。

　　（二）身体状况

　　1. 症状　多数突发上腹部刀割样剧痛，且迅速波及全腹。病人可出现面色苍白、出冷汗、脉搏细速、血压下降等，常伴有恶心、呕吐，严重时可伴有血压下降。病人的临床表现与其穿孔的大小、部位、时间、是否空腹及全身情况密切相关。

　　2. 体征　病人表情痛苦，仰卧微屈膝、不愿移动，腹式呼吸减弱或消失；全腹有明显的压痛、反跳痛，腹肌紧张呈"板样"强直，以穿孔处最重；叩诊肝浊音界缩小或消失，可闻及移动性浊音；听诊，肠鸣音减弱或消失。

　　（三）辅助检查

　　1. 实验室检查　检查血常规、血清电解质和淀粉酶，穿孔时间较长需检查肾功能、血清肌酐、肺

功能并进行动脉血气分析、监测酸碱平衡指标。常见白细胞升高及核左移，但在免疫抑制者和老年病人中可不明显。血清淀粉酶一般是正常的，但有时升高。

2.影像学检查　①腹部立位平片：约70%病人腹腔有游离气体，若无游离气体也不能排除穿孔。②诊断性腹腔穿刺：若穿刺液中含有胆汁或食物残渣提示有消化道穿孔。

（四）心理-社会状况

了解病人对疾病的态度，情绪是否稳定，对疾病、检查、治疗及护理是否配合，对医院环境是否适应，对手术是否接受及其程度，是否了解康复知识及掌握程度。了解家属及亲友的心理状态，家庭经济承受能力等。

（五）处理原则

处理原则是终止胃肠内容物继续漏入腹腔。

1.非手术治疗　适合腹腔污染较轻病人；但70岁以上，诊断不明确，应用类固醇激素和正在进行溃疡治疗的病人，不建议采用非手术治疗方法。非手术治疗的主要措施：禁食、持续胃肠减压，补充血容量、抑酸，维持水、电解质平衡并给予营养支持，全身应用合适抗生素控制感染。若治疗6～8h后病情仍继续加重，应立即行手术治疗。

2.手术治疗　手术是临床治疗胃十二指肠溃疡穿孔的首选方法，以穿孔缝合术为主要术式，术后仍需正规的抗溃疡药物治疗。彻底性手术可以选择胃大部切除术，它可以一次性解决穿孔和溃疡两个问题。迷走神经切断术已很少应用。穿孔时间短，估计腹腔污染轻微者可选择腹腔镜方式；穿孔时间长，估计腹腔污染重者应选择开腹方式。

胃大部切除术主要包括胃组织的切除和重建胃肠连续性，适用于胃十二指肠溃疡保守治疗无效或者并发穿孔、出血、幽门梗阻、癌变者。切除范围是胃远端2/3～3/4，包括部分胃体、胃窦部、幽门和十二指肠球部的近胃部分。胃大部切除术后胃肠道重建的基本方式包括胃十二指肠吻合或胃空肠吻合。术式包括毕（Bllroth）Ⅰ式胃大部切除术、毕Ⅱ式胃大部切除术和胃大部切除后胃空肠Roux-en-Y吻合术。

【常见护理诊断/问题】

1.急性疼痛　与胃十二指肠黏膜受侵蚀，胃肠内容物对腹膜的刺激及手术创伤等有关。

2.营养失调：低于机体需要量　与呕吐、摄入不足及消耗增加有关。

3.有体液不足的危险　与禁食、穿孔后大量腹腔渗出液而致水、电解质丢失等有关。

4.潜在并发症：出血、胃瘫、吻合口破裂或瘘、术后梗阻、倾倒综合征等。

【护理目标】

1.病人主诉疼痛减轻或缓解，疼痛评分降低。

2.病人营养状况得到改善。

3.病人循环稳定，水、电解质维持平衡，未发生酸碱平衡失调。

4.病人并发症得到有效预防，或及时发现和有效处理。

【护理措施】

（一）术前护理

1.饮食护理　病人立即禁食、禁饮，胃肠减压，减少胃肠内容物继续流入腹腔。

2.用药护理　根据医嘱及时补充液体和应用抗生素，维持水、电解质平衡和抗感染治疗；按时应用减少胃酸分泌、解痉及抗酸的药物，并观察药物疗效。

3.密切观察病情变化　监测生命体征、腹痛、腹膜刺激征及肠鸣音等变化。有休克症状的病人应取平卧或中凹卧位。做好急症手术前的准备工作。

4.对拟行迷走神经切除术病人的护理　术前测定病人的胃酸，包括夜间12h分泌量、最大分泌量及胰岛素试验分泌量，以供选择手术方法参考。

5.心理护理　及时安慰病人，缓解紧张、恐惧情绪，解释相关的疾病和手术的知识。

　　男性病人，46岁。患消化道溃疡多年，今晚饮酒后出现上腹部剧烈疼痛，面色苍白，腹肌紧张，全腹明显压痛、反跳痛。该病人首要的护理措施是

A.吸氧　　　　　　　　B.继续观察病情　　　　　　C.绝对卧床休息

D.禁食及胃肠减压　　E.建立静脉通路

【答案】D

解析：病人既往有消化道病史，饮酒后上腹部剧痛，面色苍白，腹肌紧张，考虑为溃疡穿孔。首先禁食、禁饮、胃肠减压，可减少胃肠容物继续进入腹腔。

（二）术后护理

1.休息与活动　病人术后取平卧位，血压平稳后取低半卧位。卧床期间，协助病人翻身。若病情允许，鼓励病人早期活动，活动量根据个体差异而定。对年老体弱或病情较重者，活动量适当减少。

2.病情观察　监测生命体征，每30min测量1次，病情平稳后可延长间隔时间。观察病人切口渗血、渗液和引流液情况等。

3.饮食护理　术后继续禁食、禁饮，胃肠减压。肠蠕动恢复、肛门排气后可拔胃肠减压管。病人拔除胃管当日可饮少量水或米汤；第2日进半量流质饮食，若病人无腹痛、腹胀等不适；第3日进全量流质，每次100～150ml；第4日可进半流质饮食，以稀饭为好，第10～14日可进软食。少进食牛奶、豆浆等产气食物，忌生、冷、硬及刺激性食物。少量多餐进食，循序渐进，每日5～6餐，逐渐减少进餐次数并增加每次进餐量，逐渐过渡为正常饮食。

4.维持体液平衡　病人禁食期间静脉补充液体，维持水、电解质平衡；准确记录24h出入水量，保证合理补液；若病人营养状况差或贫血，应补充血浆或全血，以利于吻合口和切口的愈合。

5.应用抗生素　遵医嘱使用抗生素，控制感染，并观察药物疗效和不良反应。

6.引流管的护理　妥善固定并标识胃肠减压管和引流管，保持通畅，负压引流器应保持持续负压状态。观察并记录胃管和引流管引流液体的颜色、性质和量。

7.对症护理　针对病人疼痛的性质，适当应用止痛药物。

8.早期并发症的观察和护理

（1）术后胃出血：包括胃肠道内出血和腹腔内出血。前者术后胃管不断吸出新鲜血液，可以通过内镜检查明确部位并镜下止血，如出血无明显缓解应再次手术止血。后者可以通过腹腔穿刺液或腹腔引流管引流液明确诊断。

（2）胃排空障碍：也称胃瘫。通常发生在术后2～3日，饮食由禁食改为流质或流质改为半流质时。病人出现持续性饱胀、恶心，并呕吐带有食物和胆汁的胃液。X线消化道造影可见残胃扩张、无力，蠕动波少而弱，胃肠吻合口通过欠佳。多数病人经非手术治疗，禁食、胃肠减压，营养支持，给予胃动力促进药等好转。

（3）胃肠壁缺血坏死、吻合口破裂或瘘：常发生于术后1周左右，贫血、水肿、低蛋白血症的病人更易发生。症状较轻无弥漫性腹膜炎时，可先严密观察，采用禁食，胃肠减压，肠外营养，抗感染等方式综合治疗。有穿孔腹膜炎时应再次手术，修补穿孔、引流腹腔。

（4）十二指肠残端破裂：是毕Ⅱ式胃切除术后早期最严重的并发症，见于十二指肠残端处理不当或毕Ⅱ式输入袢梗阻。临床表现为突发上腹部剧痛，发热、腹膜刺激征及白细胞计数增加，腹腔穿

刺可有胆汁样液体。一旦诊断，应立即手术治疗。

（5）术后梗阻：包括吻合口梗阻和输入袢梗阻、输出袢梗阻，后两者见于毕Ⅱ式胃切除术后。①输入袢梗阻：有急、慢性两种类型。急性输入袢梗阻是一种闭袢性肠梗阻，易发生肠绞窄，临床表现为上腹部剧烈疼痛、呕吐伴上腹部压痛，呕吐物量少，多不含胆汁，上腹部常可扪及包块；症状不缓解者应手术解除梗阻。慢性不完全性输入袢梗阻，也称"输入袢综合征"，表现为餐后0.5h左右上腹胀痛或绞痛，伴大量呕吐，呕吐物为胆汁，几乎不含食物，呕吐后症状缓解；不完全性输入袢梗阻应采用禁食、胃肠减压、营养支持等治疗，若无缓解，可行手术治疗。②输出袢梗阻：病人表现为上腹部饱胀、呕吐含胆汁的胃内容物。钡餐检查可明确梗阻部位。若保守治疗无效，应行手术治疗。③吻合口梗阻：吻合口过小或吻合口的胃肠壁内翻太多，也可因术后吻合口炎症水肿出现暂时性梗阻。若非手术治疗无效，应行手术解除梗阻。

9.远期并发症的观察和护理

（1）倾倒综合征：根据症状出现的早晚分两种类型。①早期倾倒综合征：进食后30分钟出现心悸、出冷汗、无力、面色苍白等短暂血容量不足表现，并伴有恶心、呕吐、腹部绞痛和腹泻。多数病人经饮食调整，症状能减轻或消失。处理方法：少量多餐，避免过甜食物，减少液体摄入量，并降低渗透浓度；进餐后平卧10～20min。饮食调整后症状不缓解，应用生长抑素治疗。手术治疗应慎重。②晚期倾倒综合征：病人表现为餐后2～4h出现头晕、心慌、无力、出冷汗、脉细弱甚至晕厥。发生机制为食物进入肠道后刺激胰岛素大量分泌，继而导致反应性低血糖，故又称低血糖综合征。处理方法：饮食调整、减缓碳水化合物的吸收。症状严重者可皮下注射生长抑素。

（2）碱性反流性胃炎：病人表现为上腹或胸骨后烧灼痛、呕吐物含胆汁及体重减轻。一般抑酸剂治疗无效，较顽固。多采用保护胃黏膜、抑酸、调节胃动力等综合措施。症状严重者，应考虑手术治疗。

（3）溃疡复发：临床表现为溃疡病症状再现、有腹痛、出血等症状。可采取保守治疗，无效者可再次手术。

（4）营养性并发症：由于残胃容量减少，消化吸收功能受影响，病人表现为消瘦、贫血、上腹饱胀等症状。病人应调节饮食，少量多餐，给予高蛋白、低脂饮食，补充铁剂和丰富的维生素。

（5）残胃癌：胃十二指肠溃疡病人行胃大部切除术后5年以上，残留胃发生的原发癌，发生率约2%。临床表现为进食后饱胀，消瘦、贫血等症状，纤维胃镜可明确诊断。

🔍 护考情报站 ———————————————————————————

男性病人，48岁，胃癌根治术后1个月，今日复诊时自诉进食半小时内出现心悸、出汗，面色苍白和头痛，上腹部饱胀不适等。护士对其进行健康教育，不恰当的内容是

　　A.饮食方面宜少量多餐　　B.用餐时间限制饮水喝汤　　C.进餐后宜活动20 min后休息

　　D.宜进低碳水化合物，高蛋白饮食　　　　　　　　　E.避免过甜、过咸、过浓的流质饮食

【答案】C

解析：避免胃癌术后的并发症倾倒综合征，注意进餐后应平卧10～20 min，少食多餐，避免过甜、过咸、过浓的流质饮食，应该进食低碳水化合物和高蛋白饮食。

（三）健康指导

1.知识宣教　　向病人及家属讲解有关疾病康复知识和术后可能出现的并发症表现，使病人学会自我调节情绪，保持乐观态度，坚持综合治疗，出现异常及时就诊。

2.用药指导　　遵医嘱指导病人服用药物时间、方法、剂量及药物副作用，避免服用对胃黏膜有损

害性的药物，如阿司匹林、皮质类固醇等药物。

3.饮食指导 饮食应定时，定量，少量多餐，营养丰富，逐步过渡为正常饮食。少食腌、熏制食品，避免进食过冷、过硬、过烫、过辣及油煎炸的食物。

4.出院指导 劳逸结合，戒烟戒酒，按时服药，定期门诊随访，若有不适及时就诊。

【护理评价】

通过治疗和护理，病人是否：①疼痛减轻或缓解；②营养状况得以改善；③体液维持平衡，生命体征平稳；④未发生并发症，或发生时被及时发现和有效处理。

二、胃十二指肠溃疡并发大出血病人的护理

胃十二指肠溃疡大出血是消化道大出血最常见的原因，约占50%，其中5%～10%需要外科手术治疗。

【病理生理】

溃疡基底因炎症腐蚀到血管，导致破裂出血，通常多为动脉性出血。十二指肠溃疡出血多数位于球部后壁，胃溃疡出血多位于胃小弯。大出血后血容量减少、血压降低、血流变缓、血管破裂处凝血块形成等原因可使出血自行停止。但由于溃疡病灶与胃十二指肠内容物的接触以及胃肠道的不断蠕动，仍有可能再次出血。

【护理评估】

（一）健康史

同胃十二指肠溃疡并发急性穿孔病人的护理。

（二）身体状况

1.症状 临床表现与出血速度相关。①呕血、黑便：是上消化道出血的主要症状。出血量少者仅有黑便（出血量50～80ml即可出现黑便）。出血量大且速度快者可伴呕血，且色泽红。排便前后可有心悸、头晕、眼前发黑、心慌、乏力，更甚者出现晕厥和休克症状。②循环系统改变：若出血缓慢，病人血压、脉搏改变不明显。若短时间内出血量超过800ml，病人可表现为烦躁不安、脉搏细速、呼吸急促、四肢湿冷。

2.体征 腹部体征不明显。但由于肠腔内积血，刺激肠蠕动增加，肠鸣音增强。

（三）辅助检查

1.实验室检查 大量出血早期，由于血液浓缩，血常规变化不大，后期红细胞计数、血红蛋白值、血细胞比容均呈进行性下降。

2.影像学检查 ①内镜检查：能明确原因、部位和指导治疗，出血24h内，胃镜检查阳性率可达80%，目前在上消化道出血病人中应用广泛。②选择性腹腔动脉或肠系膜上动脉造影：可用于血流动力性稳定的活动性出血病人，可明确病因与出血部位，指导治疗，也可采取栓塞治疗或动脉内注射垂体加压素等介入性治疗措施。

（四）心理-社会状况

同胃十二指肠溃疡并发急性穿孔病人的护理。

（五）处理原则

救治原则是补充血容量，防止失血性休克；尽快明确出血部位，采取有效的止血措施，防止再出血。

考虑紧急手术止血的指征包括：①难以控制的出血，短期内发生休克；②在6～8h需要输注较大量血液（＞800ml）方能维持血压和血细胞比容者；③近期出现过类似大出血或合并穿孔或幽门梗阻；④药物治疗过程中，发生大出血；⑤60岁以上的老年病人有心血管疾病，十二指肠球后溃疡以

及有过相应并发症者；⑥纤维胃镜检查发现动脉搏动性出血，或溃疡底部血管显露再出血危险很大者。急诊手术应争取在出血48h内进行，反复止血无效，拖延时间可增加危险性。

手术方法：内镜止血成功率可达90%，且具有创伤小、极少并发穿孔和可重复实施的优点，即使不能有效的在内镜下止血，也可以明确出血部位、原因，提高手术成功率。手术介入的方式常采用：①单纯止血手术；②部分胃切除术；③在贯穿缝扎处理溃疡出血后，可行迷走神经干切断加胃窦切除或幽门成形术；④介入性血管栓塞术。

知识链接

介入性血管内栓塞术

介入血管内栓塞术，又称超选择性动脉内栓塞术（superselective intraarterial embolizationg），是介入性血管内治疗技术的一种。它是经动脉或静脉内导管将塞物有控制地注入病变器官的供应血管内，使之发生闭塞，中断血供，以期达到控制出血、治疗肿瘤和血管性病变以及消除患病器官功能的目的。其优点是创伤小，操作简便，介入部位准确，可以根据出血部位不同，选择相应的止血方法。

【常见护理诊断/问题】

1.体液不足　与溃疡大出血、禁食而致水、电解质丢失等有关。

2.营养失调：低于机体需要量　与呕吐、摄入不足及消耗增加有关。

3.潜在并发症：出血、胃瘫、吻合口破裂或瘘、术后梗阻、倾倒综合征等。

【护理目标】

1.病人循环稳定，水、电解质维持平衡，未发生体液不足。

2.病人营养状况得到改善。

3.病人并发症得到有效预防，或及时发现和有效处理。

【护理措施】

（一）术前护理

1.密切观察病情变化　严密观察呕血、血便情况，并判断记录出血量；监测生命体征变化，观察有无口渴、四肢发冷、尿少等循环血量不足的表现；病人应取平卧位；禁食、禁饮。

2.用药护理　督促病人按时应用减少胃酸分泌、解痉及抗酸的药物，并观察药物疗效。若病人过度紧张，应给予镇静剂；遵医嘱及时输血、补液、应用止血药物，以纠正贫血和休克；同时做好急症手术前的准备工作。

3.心理护理　对于急性穿孔和大出血的病人，及时安慰病人，缓解紧张、恐惧情绪，解释相关的疾病和手术的知识。

（二）术后护理

详见胃十二指肠溃疡并发急性穿孔病人的护理。

【护理评价】

通过治疗和护理，病人是否：①体液维持平衡，生命体征平稳；②营养状况得以改善；③未发生并发症，或发生时被及时发现和有效处理。

三、胃十二指肠溃疡并发幽门梗阻病人的护理

胃十二指肠溃疡并发幽门梗阻的机制有幽门痉挛、炎性水肿和瘢痕3种。前两种情况是暂时性的和可逆的，无需外科手术，而瘢痕性幽门梗阻属永久性，需要手术方能解除。

【病理生理】

幽门梗阻初期，胃蠕动增加，胃壁肌肉增厚以克服远端梗阻。后期胃壁张力减弱，胃腔扩张，胃酸分泌增加，胃壁水肿，胃黏膜炎症、糜烂，形成溃疡。溃疡瘢痕尚未狭窄到影响胃的流出道时，

痉挛和炎症水肿消退后，症状是可逆的。但当导致重度狭窄时，胃内容物发生滞留，食物不能进入十二指肠，导致病人吸收不良而引起贫血、营养不良等；呕吐引起水电解质丢失，导致脱水、低氯低钾性碱中毒，通常需要手术治疗。

【护理评估】

（一）健康史

详细询问病人病史，了解病人的年龄、性别、职业及饮食习惯等；了解病人发病过程、治疗及用药情况。了解病人既往是否有溃疡病史及胃手术病史等。

（二）身体状况

1.症状　主要表现为腹痛和反复呕吐。病症初期表现为上腹部胀痛不适，呈阵发性，同时伴有嗳气、恶心。随着病情加重，出现腹痛和呕吐，呕吐物为宿食，有腐败酸臭味，不含有胆汁。呕吐后病人自觉症状明显缓解，故常自行诱发呕吐以缓解症状。水、电解质及酸碱平衡失调及营养不良病人常有少尿、消瘦、便秘、贫血等慢性消耗表现以及合并有脱水、低钾低氯性碱中毒。

2.体征　营养不良性消瘦、皮肤干燥、弹性下降、上腹部可见胃型和蠕动波，上腹部可闻及振水声。

（三）辅助检查

1.实验室检查　血液检查可发现血清钾、氯化钠和血浆蛋白低于正常，非蛋白氮增高，血气分析显示代谢性碱中毒。

2.影像学检查　X线钡剂检查可证明幽门梗阻存在，而且可确定梗阻是否为机械性，以及原发病变性质。正常情况下，胃内钡剂4h即可排空，如6h后钡剂存留超过1/4，即证明有滞留。

3.纤维胃镜检查　可确定梗阻及梗阻原因。

4.置胃管可抽出大量酸臭液体和食物残渣　胃液分析一般为胃酸过多，但长期幽门梗阻的病人，胃酸常减少。

（四）心理–社会状况

同胃十二指肠溃疡并发急性穿孔病人的护理。

（五）处理原则

治疗目的是解除梗阻，使食物和胃液能进入小肠，从而矫正水、电解质及酸碱失衡，手术治疗是主要手段。术前需要充分准备，主要措施：禁食、胃肠减压，以温生理盐水洗胃，直至洗出液澄清；纠正贫血与低蛋白血症，改善营养状况；维持水、电解质平衡，纠正脱水、低钠、低钾、低氯、碱中毒。手术方式以胃大部切除术为主，也可采用迷走神经干切断术加胃窦部切除术。对于老年人、全身状况差或合并其他严重内科疾病者可行胃空肠吻合加迷走神经切断术。

【常见护理诊断/问题】

1.有体液不足的危险　与禁食、呕吐而致水、电解质丢失等有关。

2.疼痛　与胃十二指肠黏膜受侵蚀，胃肠内容物对腹膜的刺激及手术创伤等有关。

3.营养失调：低于机体需要量　与呕吐、摄入不足及消耗增加有关。

4.潜在并发症：出血、胃瘫、吻合口破裂或瘘、术后梗阻、倾倒综合征等。

【护理目标】

1.病人循环稳定，水、电解质维持平衡，未发生酸碱平衡失调。

2.病人主诉疼痛减轻或缓解，疼痛评分降低。

3.病人营养状况得到改善。

4.病人并发症得到有效预防，或及时发现和有效处理。

【护理措施】

（一）术前护理

1.饮食护理　完全性梗阻病人禁食、禁饮；不完全性梗阻者，给予无渣半流质，以减少胃内容物潴留。术前3日，每晚用300～500ml温生理盐水洗胃，以减轻胃壁水肿和炎症，有利于术后吻合。

2.用药护理　按时应用减少胃酸分泌、解痉及抗酸的药物，并观察药物疗效。遵医嘱输血补液，改善营养状况，纠正低氯、低钾性碱中毒。做好术前准备。

3.检查护理　对拟行迷走神经切除术病人的护理术前：测定病人的胃酸，包括夜间12h分泌量、最大分泌量及胰岛素试验分泌量，以供选择手术方法参考。

4.心理护理　及时安慰病人，缓解紧张、恐惧情绪，解释相关的疾病和手术的知识。

（二）术后护理

详见胃十二指肠溃疡并发急性穿孔病人的护理。

【护理评价】

通过治疗和护理，病人是否：①体液维持平衡，生命体征平稳；②疼痛减轻或缓解；③营养状况得以改善；④未发生并发症，或发生时被及时发现和有效处理。

第二节　胃癌病人的护理

案例导入

吴先生，51岁，有溃疡史7年。半年来上腹部隐痛，无规律，进食后加重，自觉消瘦，体重下降3kg左右。体格检查：T 36.6℃，P 73次/min，R 18次/min，BP 103/64mmHg，神志清醒。钡餐检查示胃黏膜增粗，胃窦部见0.3cm×0.3cm龛影，胃蠕动正常。

请思考：

1.术前还需要采取哪些辅助检查？病人目前主要护理诊断/问题是什么？

2.病人应做哪些术前准备？

胃癌（carcinoma of stomach）是全球范围内最常见的恶性肿瘤之一，患病率居第四位。胃癌多见于男性，男女发病率之比为2：1，好发年龄在50岁以上。

【病因及发病机制】

1.病因　胃癌的确切病因尚未完全清楚，目前认为与下列因素有关。

（1）地域环境：胃癌发病有明显的地域性差别，在我国的西北与东部沿海地区胃癌发病率明显高于南方地区。在世界范围内，日本发病率最高，美国则很低。生活在美国的第二、三代日裔移民的发病率逐渐降低，表明地域生活环境对胃癌的发生有较大的影响。

（2）饮食因素：是胃癌发生的最主要原因，长期食用熏烤、盐腌食品的人群胃癌发病率较高。①含有致癌物：如亚硝基化合物、多环烃类等；②含有促癌物：如摄入高浓度食盐会使胃黏膜屏障损伤，造成黏膜细胞水肿，腺体丢失，可使致癌物直接与胃黏膜接触，促进胃癌的发生；③其他：有研究表明，吸烟、饮酒会增加胃癌的发病风险。

（3）幽门螺杆菌（helicobacter pylori，HP）感染：是引发胃癌的主要因素之一。HP可通过多种途径引起胃黏膜炎症和损伤，具有致癌作用。控制HP感染在胃癌防治中的作用已受到高度重视。

（4）慢性疾病和癌前病变：易发生胃癌的胃疾病包括胃息肉、慢性萎缩性胃炎及胃部分切除后的残胃。癌前病变指容易发生癌变的胃黏膜病理组织学改变，本身尚不具备恶性特征，是从良性上皮组织转变成癌过程中的病理变化。

（5）遗传和基因：胃癌病人有血缘关系的亲属胃癌发病率较对照组高4倍，其一级亲属患胃癌的比例显著高于二、三级亲属，说明遗传因素起一定的作用。

近年来的分子生物学研究表明，胃黏膜的癌变是一个多因素、多步骤多阶段发展过程，涉及多种癌基因、抑癌基因、凋亡相关基因与转移相关基因等的改变。

2.病理

（1）大体分型

1）早期胃癌：指癌组织浸润深度仅限于黏膜和黏膜下层，而不论病变的面积大小和有无淋巴结转移。早期胃癌根据内镜所见分三型：Ⅰ型（隆起型），明显突入腔内，高出黏膜，呈息肉状。Ⅱ型（浅表型），癌灶较平坦，没有明显的隆起与凹陷；Ⅱ型分为三个亚型：Ⅱa浅表隆起型、Ⅱb浅表平坦型和Ⅱc浅表凹陷型。Ⅲ型（凹陷型），较深的溃疡。早期胃癌多发生于胃的中下部，贲门部较少见。

2）进展期胃癌：指病变深度已超过黏膜下层侵入胃壁肌层，为中期胃癌；病灶达浆膜下层或超过浆膜向外浸润至邻近脏器或有转移，为晚期胃癌。中、晚期胃癌统称为进展期胃癌。国际按Borrmann分型法分为四型：Ⅰ型（息肉样型）：边界清楚，隆起明显，呈息肉状，基底较宽；Ⅱ型（溃疡局限型）：边界较清楚、略隆起的溃疡状癌灶；Ⅲ型（溃疡浸润型）：边缘模糊不清楚的浸润性溃疡状癌灶；Ⅳ型（弥漫浸润型），癌组织沿胃壁各层向四周浸润生长而致边界不清。若全胃受累及纤维组织增生，可致胃壁增厚、僵硬如革囊状，称为皮革胃，此型恶性程度最高，转移较早，预后最差。

（2）组织类型：世界卫生组织将胃癌分为：①腺癌（包括肠型和弥漫型）；②乳头状腺癌；③管状腺癌；④黏液腺癌；⑤印戒细胞癌；⑥腺鳞癌；⑦鳞状细胞癌；⑧小细胞癌；⑨未分化癌；⑩其他。

（3）转移扩散途径：①淋巴转移：是胃癌的主要转移途径；②直接浸润：是胃癌主要的扩散方式之一；③血行转移：常发生于晚期胃癌，常见转移的器官有肝、肺、胰、骨骼等处，以肝转移最常见；④种植转移。

【护理评估】

（一）健康史

了解病人的年龄、性别、职业及饮食习惯等；了解病人发病过程、治疗及用药等情况。了解病人既往是否有溃疡病史及胃手术病史等。

（二）身体状况

1.症状　早期胃癌无特异性症状，有时只有上腹部不适，容易被忽视。随着病情变化，可出现上腹部疼痛、食欲下降，体重减轻等临床表现。此外，因肿瘤的部位不同而有特殊表现：贲门胃底癌可有胸骨后疼痛和进行性梗阻感；幽门附近的胃癌有幽门梗阻表现；肿瘤破坏血管后可有呕血、黑便等消化道出血症状。

2.体征　早期病人多无明显体征。上腹部深压痛，有时伴有轻度肌抵抗感，可能是唯一值得注意的体征。晚期病人可现上腹部肿块、左锁骨上淋巴结肿大、直肠前触及肿物、腹水等。

（三）辅助检查

1.纤维胃镜检查　能够直接观察胃黏膜病变部位和范围，并可获取病变组织做病理学检查，是诊断胃癌的最有效方法。早期胃癌可呈现一片色泽灰暗的黏膜，或局部黏膜粗糙不平呈颗粒状；进展期胃癌可表现为凹凸不平、表面污秽的肿块，或不规则的较大溃疡，常见渗血及溃烂。

2.超声内镜检查　在内镜前端装有超声波探头，是诊断早期胃癌最重要的方法。通过超声内镜判断胃癌浸润深度，在胃癌分期和新辅助治疗效果评判方面具有重要意义。

3.X线钡餐检查　借助气钡双重对比造影检查，通过黏膜相和充盈相的观察做出诊断。X线征象主要有龛影、充盈缺损、胃壁僵硬、胃腔狭窄、黏膜皱襞的改变等。

4.CT检查　胃癌CT检查的重要作用在于对肿瘤进行分期判断，包括淋巴结、腹腔种植和肝等腹腔脏器，是新辅助治疗效果的重要手段。

5.实验室检查　血常规可有贫血表现，大便隐血试验可呈持续性阳性，进展期胃癌病人的胃液分析表现为无酸或低胃酸分泌。肿瘤标志物癌胚抗原（CEA）、CA19-9和CA125在部分胃癌人群中可见升高。

（四）心理-社会状况

评估病人面对胃癌对生命的威胁、对疾病预后的不确定性、各种复杂而痛苦的治疗所产生的心理反应；家庭经济与社会支持情况；病人对疾病及拟采取的治疗方式及术后康复锻炼知识的了解和掌握程度；家属对本病及其治疗、疾病预后的认知程度及心理承受能力。

（五）处理原则

胃癌的治疗是以外科手术为主要方式的综合治疗。部分早期胃癌可以通过内镜下切除，进展期胃癌强调综合治疗，近年来研究显示，"新辅助化疗+手术"的治疗模式可能优于"手术+辅助化疗"。

1.手术治疗　胃癌手术治疗可分为根治性手术和姑息性手术两类。

2.新辅助治疗（NACT）　术前辅助治疗亦称新辅助治疗。有证据证明，新辅助化疗能够使局部进展期胃癌病人降期，提高切除率和改善预后，目前也被推荐为进展期胃癌的标准治疗方法。新辅助治疗应尽可能选择毒性小的方案，减少对手术的影响，时间不宜过长，一般为2～4个周期。目前国际推荐方案为ECF（表柔比星、顺铂、氟尿嘧啶）及其改良方案。

3.其他治疗　胃癌的免疫治疗包括非特异性生物反应调节剂、细胞因子以及过继性免疫治疗等临床应用。靶向治疗包括曲妥珠单抗、贝伐珠单抗和西妥昔单抗，在晚期胃癌的治疗中有一定的效果。

【常见护理诊断/问题】

1.焦虑/恐惧　与病人对癌症的害怕、担心治疗与预后有关。

2.疼痛　与癌症及手术创伤有关。

3.营养失调：低于机体需要量　与长期食欲下降，摄入不足及肿瘤消耗增加有关。

4.潜在并发症：出血、吻合口破裂或瘘、术后梗阻、倾倒综合征等。

【护理措施】

（一）术前护理

1.改善营养状况　少量多餐，根据病人饮食和生活习惯制定合理饮食方案，宜进食高蛋白、高热量、富含维生素、易消化的食物。营养状态差的病人，术前应予以纠正，必要时静脉补充血浆或全血，以提高手术的耐受力。术前1日进流质饮食，术前12h禁食、禁饮，术日晨留置胃管。

2.术前准备　协助病人做好术前各种检查及手术前常规准备。

3.心理护理　病人往往对癌症以及预后有较大的担忧及顾虑，需根据病人情况做好安慰工作，真诚而富有同理心地帮助病人消除不良心理。解释相关的疾病和手术知识。

（二）术后护理

1.体位与活动　病人全麻清醒后，若血压平稳可采取低半卧位。卧床期间，协助病人翻身。病情允许者，鼓励病人早期下床活动，防止静脉血栓的发生。

2.营养支持　术后禁食期间，遵医嘱静脉补充液体，维持水、电解质平衡；必要时补充血浆或全血，以改善病人营养状况，促进切口愈合。记录24h出入液量，以便保证合理补液；提倡早期肠内营养支持，不仅能改善病人全身营养状况，而且能维护肠道屏障结构和功能，促进肠功能早期恢复，增强机体免疫功能等。肠蠕动恢复后方可拔除胃管，逐渐恢复饮食。饮食从试验饮水或米汤，逐渐过渡到半量流质饮食、全量流质饮食、半流质饮食、软食至正常饮食。

3.病情观察　监测生命体征，每30分钟1次，病情平稳后延长间隔时间。

4.胃管与引流管的护理　保持管道通畅，妥善固定胃肠减压管和引流管，防止脱出；观察并记录胃管和引流管引流液体的颜色、性质和量。

5.疼痛护理　根据病人疼痛情况，适当应用止痛药物。

6.并发症的观察和护理　胃手术后主要并发症有出血、胃排空障碍、吻合口破裂或瘘、十二指肠残端破裂和术后梗阻，详见胃十二指肠溃疡并发急性穿孔病人的护理。

（三）健康指导

1.知识宣教　向病人及家属讲解有关疾病康复知识和术后可能出现的并发症表现，学会自我调节情绪，保持乐观态度，坚持综合治疗，出现异常及时就诊。

2.饮食指导　指导病人饮食，应定时定量，少量多餐，营养丰富，逐步过渡为正常饮食。少食腌、熏制食品，避免进食过冷、过烫、过硬、过辣及油煎炸的食物。

3.出院指导　劳逸结合，戒烟戒酒。如行化疗病人，应向病人及家属讲解化疗的必要性和副作用，按时服药，定期门诊随访，若有不适及时就诊。

（张黎　周淑萍）

❓**思考题**

沈先生，56岁。自诉近半月来反复呕吐隔夜食物，有7年胃、十二指肠溃疡病史，反复药物治疗至今。体检：面色苍白，体形消瘦，皮肤干燥，弹性下降。辅助检查：胃镜检查诊断为"胃十二指肠溃疡瘢痕性幽门梗阻"。经积极术前准备，在全麻下行"毕Ⅱ式胃大部切除术"。现术后第6日，病人进食后出现上腹部饱胀和呕吐，呕吐物为食物且不含胆汁，呕吐后症状缓解。

请思考：

（1）该病人发生了什么问题？是如何判断的？

（2）针对该问题，应采取什么护理措施？

14-2思路解析及在线测试题（二维码）

育人学堂

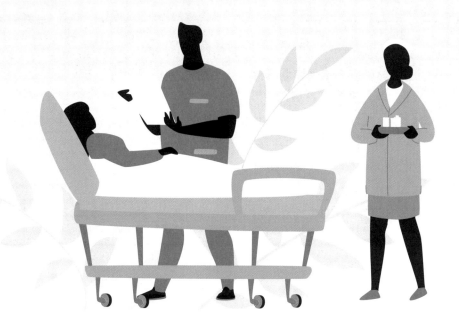

第十五章 急性阑尾炎病人的护理

学习目标

◎ **知识目标**

    1.掌握急性阑尾炎病人的症状、体征、常见护理诊断/问题和护理措施。

    2.熟悉急性阑尾炎的分类；急性阑尾炎病人辅助检查和处理原则。

    3.了解急性阑尾炎的病因、病理生理和发病机制。

◎ **能力目标**

    1.能正确评估急性阑尾炎病人的病情变化。

    2.能对急性阑尾炎病人术前、术后实施正确的护理措施。

◎ **素质目标**

    1.培养学生的爱伤意识。

    2.培养学生病情观察能力和沟通能力。

    急性阑尾炎（acute appendicitis）是阑尾的急性炎症，是急腹症常见疾病之一，以青壮年多见，男性发病率高于女性。

赵先生，19岁，在校学生。因转移性右下腹疼痛8h入院。

病人8h前无明显诱因下出现脐周疼痛，6h后疼痛转移并固定于右下腹，且疼痛加剧，伴恶心、呕吐2次，吐出较多胃内容物，未排便。

入院检查：T 38.6℃，P 90次/min，R 18次/min，BP 120/72mmHg。神志清楚，痛苦貌，心肺（－），腹部平坦，叩诊无移动性浊音，肠鸣音3次/min，右下腹压痛、反跳痛、肌紧张，未及包块，其他部位轻压痛。病人非常紧张，担心疾病影响学习。

请思考：

1.根据病情评估，该病人是什么类型的阑尾炎？是否需要手术治疗？

2.如果需要手术，如何做好手术前准备？

【病因与分类】

（一）病因

1.阑尾管腔梗阻　是急性阑尾炎发病的常见原因。阑尾为一细长的管道，仅一端与盲肠相通，淋巴滤泡增生（约占60%）、肠石阻塞（约占35%）等进入阑尾，均会引起阑尾腔梗阻，使管腔内分泌物积存、压力增高，影响阑尾血运。

2.感染　阑尾管腔阻塞后，细菌繁殖并分泌内毒素和外毒素，损伤黏膜上皮，肠腔内的大肠杆菌和厌氧菌侵入管壁，引起感染。

3.其他　腹泻、便秘等胃肠道功能障碍引起内脏神经反射，使阑尾肌肉和血管痉挛，导致阑尾管腔狭窄、血供障碍、黏膜受损，细菌入侵而致急性炎症。

（二）分类

1.急性单纯性阑尾炎　病变以阑尾黏膜或黏膜下层较重，黏膜下各层有炎性水肿。

2.急性化脓性阑尾炎　炎性病变达肌层及浆膜层，有阑尾周围炎及局限性腹膜炎表现。

3.急性坏疽性阑尾炎　阑尾炎症导致阑尾血液循环障碍，以致阑尾壁发生坏死。阑尾呈暗红色或黑色，常发生穿孔引起弥漫性腹膜炎或阑尾周围脓肿。

4.阑尾周围脓肿　阑尾急性炎症后，阑尾周围所形成的脓肿或炎性包块。

【病理生理】

急性阑尾炎的转归有：①炎症消退；②炎症局限化；③炎症扩散。

【护理评估】

（一）健康史

了解病人的年龄、性别、婚姻和职业；是否有过度劳累、肠道疾病等病史；有无用药史、过敏史等。

（二）身体状况

1.症状

（1）腹痛：典型表现为转移性右下腹痛。初期因内脏神经反射，先有中上腹或脐周弥散性疼痛。当炎症波及浆膜层和壁腹膜时，腹痛转移并固定于右下腹，中上腹、脐周痛减轻或消失。无典型的转移性右下腹疼痛并不能排除急性阑尾炎。

护考情报站

急性阑尾炎腹痛起始于脐周或上腹的机制是

A.胃肠功能紊乱　　　　B.内脏神经反射　　　　C.躯体神经反射

D.阑尾位置不固定　　　　E.阑尾管壁痉挛

【答案】B

解析： 急性阑尾炎腹痛起始于脐周或上腹的机制是阑尾的神经由交感神经纤维经腹腔丛和内脏神经传入，由其传入脊髓节段，在第10、11胸节。

（2）胃肠道症状：单纯性阑尾炎的胃肠道症状并不突出。早期由于反射性胃痉挛会出现恶心、呕吐。盆位阑尾炎或阑尾坏疽穿孔可出现排便次数增多。

（3）全身中毒症状：一般只有低热，无寒战。阑尾坏疽、穿孔或已并发腹膜炎时可伴高热。并发化脓性门静脉炎会出现寒战、高热和黄疸。

2.体征

（1）下腹固定压痛：阑尾压痛点多见于麦氏点，即脐与右髂前上棘连线的中外1/3交界处。随阑尾解剖位置的变异，压痛点可相应改变，但右下腹有一固定的压痛点。

（2）腹膜刺激征：阑尾化脓会出现腹膜刺激征，坏疽穿孔并发腹膜炎时腹肌紧张尤为显著。但老年或肥胖病人腹肌较弱，须同时检查对侧腹肌进行对比，用以判断有无腹肌紧张。

（3）右下腹肿块：如体检发现右下腹饱满，扪及一压痛性肿块，边界不清，固定，应考虑阑尾周围脓肿的诊断。

🔍 **护考情报站**

病人李某，因腹部疼痛来医院就诊，确诊为急性阑尾炎，图示其疼痛的压痛点在

A.A　　B.B　　C.C　　D.D　　E.E

【答案】B

解析： 阑尾位于右髂窝，起于盲肠根部，外形呈蚯蚓状，其体表投影约在脐与右髂前上棘连线中外1/3交界处，称为麦氏点。B点是麦氏点，阑尾炎压痛点就在此处。

（4）特殊体征

1）结肠充气试验：病人取仰卧位时，用一手压迫左下腹，另一手挤压近侧结肠，结肠内气体可传至盲肠和阑尾，引起右下腹疼痛为阳性。

2）腰大肌试验：病人取左侧卧位，使右大腿后伸，引起右下腹疼痛者为阳性。说明阑尾位于腰大肌前方、盲肠后位或腹膜后位。

3）闭孔内肌试验：病人取仰卧位，使右髋和右大腿屈曲，然后被动向内旋转，引起右下腹疼痛者为阳性。提示阑尾靠近闭孔内肌。

4）直肠指检：盆腔位阑尾炎常在直肠右前方有触痛。若阑尾穿孔，炎症波及盆腔时，直肠前壁有广泛触痛。若发生盆腔脓肿，可触及痛性肿块。

（三）辅助检查

1.实验室检查　大多数急性阑尾炎病人的白细胞计数和中性粒细胞比例增高。部分病人白细胞可无明显升高，多见于单纯性阑尾炎或老年病人。尿常规一般无阳性发现，如尿中出现少数红细胞，说明炎性阑尾与输尿管或膀胱相靠近。

2.影像学检查　①腹部平片可见盲肠扩张和气液平面，偶尔可见钙化的肠石和异物影，可帮助诊断。②超声可发现肿大的阑尾或脓肿。③CT的敏感性优于超声，有助于阑尾周围脓肿的诊断。

3.腹腔镜检查　该检查不但可以确诊，亦可进行治疗。

（四）心理-社会状况

评估病人对治疗方式、疾病预后的认知情况；病人及家属对手术过程、手术可能导致的并发症及疾病预后所产生的恐惧、焦虑程度和心理承受能力；病人对手术后康复知识的了解和掌握程度。

（五）处理原则

1.非手术治疗　适用于诊断不明确、症状比较轻、不愿意手术的单纯性阑尾炎、病程已经超过72h、已形成阑尾周围脓肿或有手术禁忌者。治疗措施有禁食、补液、抗感染或中药治疗等。

2.手术治疗　原则上急性阑尾炎，除单纯性阑尾炎可以保守治疗后痊愈外，都应采用阑尾切除手术治疗。

（六）特殊类型的阑尾炎

1.小儿急性阑尾炎特点　①病情发展较快而且严重，早期即出现高热和呕吐。②右下腹体征不明显，但有局部明显压痛和肌紧张。③穿孔率高，并发症也较多。

2.老年人阑尾炎特点　①老年人反应能力差，表现不典型，腹痛、压痛和腹肌紧张不如年轻人明显易忽视。②抵抗力下降，大网膜局限能力弱，病理上急性阑尾炎发展既快又重，穿孔早。

3.妊娠期阑尾炎特点　①妊娠早期急性阑尾炎与未孕妇女急性阑尾炎区别不大。②妊娠中晚期子宫增大导致阑尾位置改变，腹壁被抬高，炎症阑尾刺激不到壁腹膜，常造成诊断困难。③妊娠期阑尾炎对母婴生命构成威胁，应当重视。

【常见护理诊断/问题】

1.腹痛　与炎症刺激局部有关。

2.体温过高　与炎症反应有关。

3.有体液不足的危险　与呕吐、体温过高引起体液丢失有关。

4.焦虑　与疼痛、对疾病知识不了解有关。

5.潜在并发症：切口感染、腹腔脓肿等。

【护理目标】

1.病人腹痛消失。

2.病人体温恢复正常。

3.病人体液得到及时有效的补充。

4.病人焦虑减轻，能很好地配合治疗与护理。

5.病人没有发生并发症或及时发现并得到处理。

【护理措施】

（一）术前护理/非手术治疗护理

急性单纯性阑尾炎可采取保守治疗。保守治疗期间，做好一般护理：

1.体位　协助病人取舒适体位，如半卧位，可放松腹肌，减轻腹部张力，减轻疼痛。

2.饮食护理　急性单纯性阑尾炎病情较轻者可进流质饮食，病情重者应禁食，禁食期间静脉输液，补充水分、电解质、维生素、所需能量等。

3.控制感染　遵医嘱使用抗生素抗感染治疗，使用抗生素要密切观察药物的效果，有无药物不良反应。

4.对症处理　高热者物理降温；疼痛明显者，遵医嘱给予镇痛或镇静、解痉药；便秘者可用开塞露，禁忌灌肠和服用泻药，以免阑尾穿孔或炎症扩散。

5.病情观察　密切观察病人神志、生命体征、尿量、腹痛、腹膜刺激征、腹胀、排便排气等病情变化，出现体温明显升高、腹痛加重、腹膜范围扩大等病情加重征象及时报告医生。

6.**术前准备**　准备手术者及时做好备皮、皮试、胃肠道准备等术前准备。

7.**阑尾周围脓肿**　病人暂时不手术，三个月后回院行阑尾切除手术，保守治疗期间密切观察病人变化，若发现脓肿增大、全身症状加重及时回院行脓肿引流手术。

8.**心理护理**　向病人及家属讲解疾病相关知识，减轻或消除焦虑、恐惧心理，使病人积极配合治疗和护理。

（二）术后护理

1.**体位与活动**　根据麻醉方式安置适当体位。生命体征平稳者可取半卧位，鼓励病人早期在床上翻身、活动肢体，待麻醉反应消失后下床活动，促进肠蠕动，减少肠粘连的发生。

2.**饮食护理**　手术后暂进食，予以肠外营养；肠蠕动恢复、肛门排气后逐步恢复饮食。

3.**病情观察**　监测生命体征、腹部症状和体征，加强巡视，倾听病人主诉，发现异常及时通知医师并配合处理。

4.**切口及引流护理**　保持敷料清洁干燥，若被渗血、渗液浸湿及时更换敷料，以免切口感染。阑尾切除术后一般不留置引流管，只在局部有脓肿、阑尾包埋不满意和处理困难或有肠瘘形成时采用，用于引流脓液和肠内容物。引流管护理应注意无菌、妥善固定、保持通畅，观察引流情况，一般一周左右拔除。

5.**并发症护理**

（1）**切口感染**：术后最常见的并发症，多见于化脓性或穿孔性阑尾炎。表现为术后3日左右体温升高，切口局部红肿热痛，形成脓肿时局部可有波动感。可先行试穿抽出伤口脓液，或在波动处拆除缝线敞开引流，排出脓液，定期换药，保持敷料清洁、干燥；遵医嘱予以抗生素。

（2）**出血**：多为阑尾系膜结扎线松脱，引起系膜血管出血。表现为腹痛、腹胀、失血性休克等；应立即遵医嘱补液、输血，做好紧急手术止血的准备。

（3）**粘连性肠梗阻**：多与手术损伤、局部炎性渗出、切口异物和术后长期卧床等因素有关。术后应鼓励病人早期下床活动，不完全性肠梗阻者行胃肠减压，完全性肠梗阻者协助医师进行术前准备。

（4）**阑尾残株炎**：阑尾切除时若残端保留超过1cm，术后残株易复发炎症，症状表现同阑尾炎，X线钡剂检查可明确诊断。症状较重者再行手术切除阑尾残株。

（5）**粪瘘**：很少见。原因有阑尾残端单纯结扎后结扎线脱落；盲肠原为结核、癌症等；盲肠组织水肿脆弱术中缝合时裂伤等。粪瘘发生时如已局限化，不至于发生弥漫性腹膜炎，类似阑尾周围脓肿的临床表现。如为非结核或肿瘤病变等，一般经非手术治疗粪瘘多可闭合自愈。

🔍**护考情报站** ────────────────────────────

男性病人，30岁。7h前行阑尾切除术，现病人主诉下腹胀痛，护士观察其下腹膀胱区隆起，该病人最主要的护理问题是

A.便秘　　　B.有感染的危险　　　C.疼痛　　　D.尿潴留　　　E.体液过多

【答案】D

解析：阑尾炎术后尿潴留是常见的并发症之一，主要观察病人的体征，下腹胀痛，膀胱膨隆。

（三）健康指导

1.平时注意饮食卫生，避免暴饮暴食、生活不规律、过度劳累等。

2.出院后适当注意休息。

3.多吃高能量、高维生素、易消化食物。

4.出现发热、切口红肿疼痛等情况及时回医院复查。

5.阑尾周围脓肿的病人三个月后回院行阑尾切除手术。

【护理评价】

通过治疗和护理，病人是否：①腹痛消失；②体温恢复正常；③体液得到及时有效的补充；④焦虑减轻，能很好地配合治疗与护理；⑤未发生并发症，或发生时得到及时发现和处理。

（方志美）

？思考题

李女士，31岁，妊娠26周。因右中下腹疼痛1日拟"急性阑尾炎"入院。体格检查：T 38.8℃，P 102次/min，R 18次/min，BP 120/80mmHg。神志清楚，痛苦貌，腹部隆起与妊娠月份相符，叩诊无移动性浊音，肠鸣音2次/min，右中下腹压痛、反跳痛、肌紧张。

请思考：

（1）该病人必须手术吗？为什么？

（2）目前应该对该病人采取哪些护理措施？

15-2思路解析及在线测试题（二维码）

育人学堂

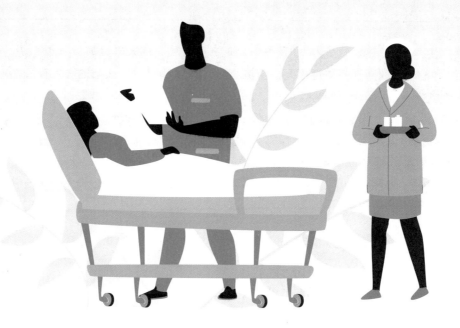

第十六章 肠梗阻病人的护理

16-1 数字资源

························ **学习目标** ························

◎ **知识目标**

　　1.掌握肠梗阻病人的常见的症状、体征、护理诊断/问题、护理措施。

　　2.熟悉肠梗阻病人辅助检查和处理原则。

　　3.了解肠梗阻的病因、分类和病理生理。

◎ **能力目标**

　　1.能动态观察急性肠梗阻病人病情变化，及时发现并处理并发症。

　　2.能正确对肠梗阻病人的实施术前准备及术后护理。

◎ **素质目标**

　　1.培养护生的责任心、同情心和爱心。

　　2.培养学生观察病情和应变处理的能力。

　　肠梗阻是某种原因导致肠腔内容物不能正常运行、顺利通过肠腔，从而引起肠管局部病变，并导致全身性生理紊乱的病变，是常见的外科急腹症之一。

　　余先生，男，35岁。因腹痛、腹胀、呕吐3日入院。病人半月前曾行阑尾切除手术，一周前出院，3日前出现腹部阵发性疼痛，自觉腹胀，伴恶心呕吐，在当地医院补液治疗效果不佳，发病来进食少，肛门无排气排便。

　　查体：T 38.2℃，P 102次/min，R 20次/min，BP 90/60mmHg，SpO₂98%。精神萎靡，痛苦貌，心肺检查未发现阳性体征。腹部膨隆，腹胀明显，全腹有压痛、反跳痛，无肌紧张，以左下腹明显，叩诊移动性浊音（+），肠鸣音10次/min，未触及明显包块。

　　辅助检查：血常规WBC 9.8×10^9/L，N 88%，RBC 4.2×10^{12}/L，Hb 11.1g/L。腹部立位平片检查：见多个气液平面。

　　请思考：

　　1.考虑该病人发生了什么情况？

　　2.应该采取哪些护理措施？

　　3.病人入院后经保守治疗后病情好转，请为该病人做好出院指导。

【病因及分类】

（一）按梗阻发生的原因分

　　1.机械性肠梗阻　最常见，系各种原因引起肠腔变狭小使肠内容物通过发生障碍。主要原因：①肠腔堵塞：如寄生虫、粪块、结石、异物等堵塞肠管；②肠管受压：如粘连带压迫、肠扭转、嵌顿疝或受肿瘤压迫等肠管；③肠壁病变：如先天性肠道闭锁、狭窄、肿瘤等肠管病变。

　　2.动力性肠梗阻　由神经反射异常或毒素刺激以致肠壁肌肉运动紊乱所致，可分为麻痹性肠梗阻和痉挛性肠梗阻两类。

　　麻痹性肠梗阻是肠管失去蠕动功能所致，多见于急性弥漫性腹膜炎、腹部创伤或腹部大手术后低钾血症等；痉挛性肠梗阻是由肠壁肌肉过度收缩所致，可见于急性肠炎、肠道功能紊乱或慢性铅中毒等。

　　3.血运性肠梗阻　较少见，由于肠系膜血管受压、血栓形成或栓塞，可以引起肠管血液循环障碍，从而导致肠麻痹、失去蠕动能力。

（二）按肠壁血运有无障碍分

　　1.单纯性肠梗阻　指在梗阻的同时肠壁无血液循环障碍。

　　2.绞窄性肠梗阻　指在梗阻的同时伴有肠壁血液循环障碍。

（三）其他分类方法

　　根据梗阻部位可分为高位和低位肠梗阻；根据梗阻发生及发展的速度，可分为急性和慢性肠梗阻；根据梗阻的程度，可分为完全性和不完全性肠梗阻等。

【病理生理变化】

　　1.局部改变　机械性梗阻一旦发生，梗阻以上部位蠕动增强。近端肠腔内积液、积气致肠管膨胀，肠壁变薄，肠腔内压力不断升高，最初可致静脉血流受阻，继而动脉血运障碍，肠管缺血坏死而破溃穿孔。

　　2.全身改变　肠梗阻因频繁呕吐致大量体液丧失引起脱水、低钾血症和代谢性酸、碱中毒。肠腔内细菌生长繁殖产生大量毒素，肠壁通透性增高使细菌和毒素渗透至腹腔，引起严重的腹膜炎和全身中毒症状。肠管膨胀使腹内压升高，妨碍下腔静脉血回流，且膈肌升高而影响呼吸和循环功能，最终可引起失液性和感染性休克。随着病情的发展，可导致心、肺、肾多器官功能衰竭而死亡。

高位肠梗阻易发生的酸碱失衡是

A.代谢性酸中毒　　　　　B.呼吸性酸中毒　　　　　C.代谢性碱中毒

D.呼吸性碱中毒　　　　　E.代谢性酸中毒合并呼吸性碱中毒

【答案】C

解析：高位肠梗阻呕吐出大量胃液，丢失氢离子，病人多出现代谢性碱中毒。低位肠梗阻大量肠液积存在肠道，病人丢失大量碱性液体，多出现代谢性酸中毒。

【护理评估】

（一）健康史

评估病人有无引起肠梗阻的危险因素，如老年人有便秘病史；既往有无腹部手术或外伤史；有无腹部感染、饮食不当等诱因；有无腹外疝、肿瘤、溃疡性结肠炎、结肠息肉等病史。

（二）身体状况

1.症状　各种原因引起的肠梗阻共同的临床表现有腹痛、呕吐、腹胀和肛门停止排便排气。

（1）腹痛：单纯机械性肠梗阻腹痛的特点为阵发性绞痛，为梗阻部位以上肠管强烈蠕动引起。若腹痛发作间隔时间缩短，或呈持续性剧烈腹痛伴阵发性加重，说明已发生绞窄性肠梗阻。麻痹性肠梗阻表现为持续性胀痛。

（2）呕吐：高位肠梗阻时呕吐出现早且频繁，呕吐物主要为胃内容物和胆汁；低位肠梗阻呕吐出现较晚，呕吐物为带臭味粪样物。麻痹性肠梗阻呕吐呈溢出性。若呕吐物呈棕褐色或血性液体，常提示肠管有血运障碍，应考虑绞窄性肠梗阻。

（3）腹胀：腹胀一般出现较晚，其程度与梗阻部位有关。高位肠梗阻腹胀不明显，低位肠梗阻腹胀明显，麻痹性肠梗阻为均匀性全腹胀，腹胀不对称为绞窄性肠梗阻的特征。

（4）肛门停止排便排气：完全性肠梗阻时，病人常无肛门排便排气，但发病早期，尤其是高位肠梗阻，其梗阻以下的肠腔内的残留气体或粪便，可以自行排出；不完全性肠梗阻可少量排气、排便；绞窄性肠梗阻，可排出血性黏液样便。

反复呕吐以及大量胃肠道消化液潴留在肠腔内，可引起严重脱水和代谢性酸中毒症状。梗阻以上肠腔内细菌大量繁殖产生多种毒素，被吸收入血，或肠坏死穿孔引起腹膜炎，病人会出现严重的全身中毒症状，甚至发生感染性休克和多器官功能不全综合征。

2.腹部体征

（1）视诊：单纯性肠梗阻常可见腹胀、肠型和蠕动波；麻痹性肠梗阻则呈均匀性全腹胀，肠扭转时腹胀不对称。

（2）触诊：单纯性肠梗阻腹部有轻压痛；绞窄性肠梗阻腹部有固定性压痛和腹膜刺激征，并触及有压痛的肠袢。

（3）叩诊：一般叩诊呈鼓音，腹腔大量渗液时，叩诊有移动性浊音。

（4）听诊：机械性肠梗阻时肠鸣音亢进，可闻及气过水声或金属音；麻痹性肠梗阻时肠鸣音减弱或消失。

肠梗阻病人的临床表现不包括

A.腹痛　　　B.腹胀　　　C.腹泻　　　D.呕吐　　　E.肛门停止排气排便

【答案】C

3.辅助检查

（1）实验室检查：肠梗阻晚期因脱水可出现血液浓缩，血红蛋白、血细胞比容均有增高，尿比重高。绞窄性肠梗阻时较早出现白细胞计数和中性粒细胞比例明显增加，血气分析异常。

（2）X线检查：立位或侧卧位腹部平片，可见多个阶梯状排列的气液平面。空肠梗阻可见"鱼肋骨刺"状的环状黏膜纹。绞窄性肠梗阻可见孤立、突出胀大的肠袢，且不因体位、时间而改变。

（四）心理-社会状况

肠梗阻发病急且病情严重，病人生理上的痛苦及对疾病的不了解，以及对手术及预后的顾虑，会产生不同程度的焦虑或恐惧。

（五）处理原则

尽快解除梗阻，矫正因肠梗阻引起的全身性生理紊乱。

1.非手术治疗 主要包括禁饮食、胃肠减压，纠正水、电解质及酸碱平衡紊乱、解痉止痛，使用抗生素，积极防治休克等措施。

2.手术治疗 根据不同的病因采取不同的手术方式，常用的手术治疗方法有：粘连松解术、肠套叠或肠扭转复位术、肠切除吻合术、短路手术、肠造口或肠外置术。

（六）临床常见肠梗阻

1.粘连性肠梗阻 是腹腔内肠袢间粘连或粘连带压迫肠管所致的肠梗阻，最为常见（图16-1）。引起粘连的原因有：

（1）先天性：多由发育异常或胎粪性腹膜炎所致。

（2）后天性：多由腹腔内手术、炎症、创伤、出血及异物所致。

粘连性肠梗阻出现典型的机械性肠梗阻的症状和体征，腹部X线平片检查显示巨大肠袢和多个气液平面。如突然发生急性肠梗阻并伴有腹膜刺激征，应警惕发生绞窄性肠梗阻。

单纯性或早期粘连性肠梗阻，用非手术疗法可治愈。多次发作的粘连性肠梗阻或已发生肠绞窄者必须手术治疗，手术方法有粘连松解术、肠折叠排列术、肠切除吻合术等。

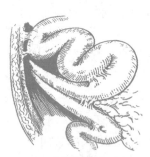 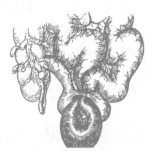

A.粘连成角　　　　　　　　　B.粘连带压迫（内疝形成）

图16-1　粘连性肠梗阻

🔍**护考情报站**

李先生，40岁。因为溃疡穿孔"毕Ⅰ式胃大部切除术"。现术后4日，主诉腹部胀痛，恶心，停止排气排便。查体：全腹膨隆，未见肠型，中上腹轻度压痛及肌紧张，肠鸣音消失。最重要的处理措施是

　A.镇痛　　B.胃肠减压　　C.补液　　D.半卧位　　E.应用抗生素

【答案】B

解析：该病人有腹部手术病史，出现典型的机械性肠梗阻表现，考虑是粘连性肠梗阻，首选保守治疗，最主要的措施就是胃肠减压。

2.**肠扭转**　肠管沿其系膜的长轴旋转，造成肠腔梗阻甚至肠管血运障碍称为肠扭转。肠扭转最常发生于小肠，其次是乙状结肠。

扭转发生后肠袢两端均受压形成闭袢性肠梗阻，同时肠系膜血管受压，很快发展成绞窄性肠梗阻，易造成肠穿孔和腹膜炎。

肠扭转发生原因有：病人的肠系膜过长、系膜根部附着处过窄或粘连带收缩靠拢等。诱因有：①肠内容物重量骤增；②肠管动力异常；②突然改变体位；④肠壁较大肿瘤等。

（1）小肠扭转：多见于男性青壮年，常因饱食后剧烈运动或劳动发病。表现为脐周和腹部突发性绞痛，呈持续性疼痛阵发性加剧，常伴有腰背部牵涉痛而不敢平卧。病人恶心、呕吐后腹痛不减轻。早期腹软，有时可触及胀大的肠袢，压痛明显，绞窄后迅速出现腹膜刺激征，X线检查显示孤立突出胀大的肠袢或空肠、回肠换位等特有征象。小肠扭转属于绞窄性肠梗阻，应尽早手术治疗（图16-2A）。

（2）乙状结肠扭转：多见于老年男性。病人多有习惯性便秘史，或以往有多次腹痛发作经排便、排气后缓解史。临床表现除腹部绞痛外（腹痛在脐周或左下腹），还有明显的腹胀，而呕吐一般不明显。如做低压灌肠，其灌入量常不足500ml。钡剂灌肠X线检查见钡剂在扭转部位受阻，钡影尖端呈"鸟嘴"状阴影。乙状结肠扭转一般不引起绞窄性肠梗阻，可以先低压灌肠，必要时手术治疗（图16-2B）。

3.**肠套叠**　指一段肠管及其系膜套入其邻近的肠腔内而引起的肠梗阻（图16-3）。多发生在2岁以下的婴幼儿，男性多于女性。肠套叠最多见于回肠末端套入结肠。

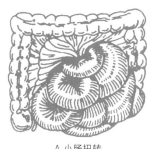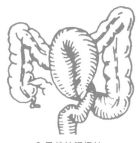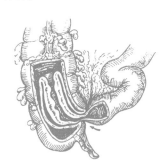

A.小肠扭转　　　　B.乙状结肠扭转

图16-2　肠扭转　　　　图16-3　肠套叠

急性肠套叠的临床表现为突然发作剧烈的阵发性腹痛，患儿哭闹不安、面色苍白、伴有呕吐和果酱样黏液血便。腹部检查常可触及腊肠样压痛肿块。X线下空气或钡剂灌肠检查可见空气或钡剂在套叠远端受阻形成"杯口状"阴影。

大多数肠套叠经禁食、补液、空气或钡剂灌肠复位等措施可以治愈。但对发病时间超过48h、怀疑有肠坏死或多次复发疑有器质性病变者，应尽早手术治疗。

4.**蛔虫性肠梗阻**　蛔虫结聚成团并引起局部肠管痉挛而致肠腔堵塞，称蛔虫性肠梗阻。多见于2～10岁儿童，有便虫、吐虫史。驱虫不当为主要诱因。

早期一般为不完全性肠梗阻，虫团长时间压迫肠壁可发生溃疡、坏死，甚至穿孔。蛔虫性肠梗阻的腹痛特点是脐周围阵发性疼痛，缓解期患儿安静。可呕吐或肛门排出蛔虫。腹部可触及条索状肿物，肿物能移动且随肠管收缩而变硬，肠鸣音亢进。腹部X线平片可看到成团的虫体阴影、血白细胞计数正常或稍增高。主要采取非手术治疗，如非手术治疗无效或发生腹膜炎者，应手术治疗。

【常见护理诊断/问题】

1.疼痛　与肠梗阻、手术创伤有关。

2.体液不足　与肠梗阻时大量体液丧失，导致血容量不足有关。

3.体温过高　与肠梗阻时毒素吸收和感染有关。

4.知识缺乏：缺乏有关肠梗阻的护理及预防知识。

5.潜在并发症：肠坏死、腹腔感染、休克等。

【护理目标】

1.病人腹痛减轻或消失。

2.体液不足得到及时纠正，脉搏、血压稳定。

3.体温恢复正常。

4.了解有关肠梗阻的护理及预防知识。

5.不发生并发症或及时发现并处理并发症。

【护理措施】

（一）非手术治疗病人的护理/术前护理

1.体位　无休克者采取半卧位，可使膈肌下降，减轻腹胀对呼吸循环功能的影响。

2.饮食与营养　肠梗阻病人应禁食、禁饮，做好静脉输液护理，纠正水、电解质和酸碱紊乱。待肠梗阻解除后，病人腹痛、腹胀消失，肛门有排便排气，方可进流质，忌甜食、牛奶和豆粉等产气食物，以免引起腹胀，如无不适2日后可半流质饮食。

3.胃肠减压　抽出梗阻以上肠腔内液体、气体，减轻肠腔内压力，并消除肠壁水肿，配合其他治疗措施，有可能解除某些肠梗阻。胃肠减压期间应持续负压吸引，保持胃管通畅，严密观察和记录引流液的性质和量，如发现有血性液，提示有绞窄性肠梗阻的可能。

4.防治感染　遵医嘱使用有效、足量抗生素，观察用药后疗效及不良反应。

5.缓解疼痛　对诊断明确的单纯性肠梗阻，可使用阿托品、山莨菪碱等抗胆碱类药物，解除胃肠道平滑肌痉挛，使腹痛减轻。

6.病情观察　观察生命体征、神志及面色的变化，及时发现早期休克症状；准确记录24h出入液量，包括呕吐量、胃肠减压量、尿量以及输液总量等；动态观察血常规、电解质及血气分析结果；观察腹痛、腹胀、呕吐及腹部体征的变化。若出现以下表现之一，应考虑绞窄性肠梗阻的可能，并及时做好急诊手术前的准备：

（1）腹痛发作急骤，起始即为持续性剧烈疼痛，或在阵发性加重之间仍有持续性疼痛，有时出现腰背部痛；

（2）早期出现休克，经抗休克治疗后无明显改善；

（3）腹胀不对称，腹部有局限性隆起或触及有压痛的包块；

（4）有明显的腹膜刺激征，体温上升、脉率增快、白细胞计数增高；

（5）肠道出血症状，如呕吐物、胃肠减压抽出液、肛门排出物、腹腔穿刺抽出物为血性液体；

（6）经积极的非手术治疗，症状、体征无明显改善；

（7）腹部X线检查见孤立、胀大的肠袢，或有假肿瘤状阴影。

7.心理护理　急性肠梗阻的病人因担心病情恶化，可出现悲观急躁情绪。护理人员要耐心帮助病人消除思想顾虑，增加安全感，以便更好地配合诊疗和护理。

8.术前护理　除上述一般护理措施外，做好手术前常规准备。

（二）术后护理

1.体位　病人麻醉清醒、血压平稳后，取半卧位。

2.病情观察 严密观察生命体征、腹部症状和体征的变化，尤其应注意肛门是否排气。观察和记录胃肠减压和腹腔引流液的量和性质，记录24h液体出入量。

3.饮食与营养 术后禁食，静脉输液，维持体液平衡。待肛门排气后，停胃肠减压并可开始进少量流质，如无腹部不适，3～5日后改半流质。应提供易消化的高蛋白、高热量和高维生素的食物。

4.胃肠减压和腹腔引流管的护理 参考前面章节内容。

5.防治感染 保持伤口敷料清洁、干燥，避免脱落，注意有无渗血渗液。按医嘱应用抗生素。

6.并发症的观察及护理 绞窄性肠梗阻术后容易发生切口感染、腹腔脓肿、肠瘘等并发症。肠瘘常发生在术后3～5日，先有腹痛、腹胀、持续发热和腹膜炎表现，白细胞计数升高，术后1周左右，腹壁切口处流出有粪臭味脓性液体。

【健康教育】

1.避免诱因 适当休息和活动，避免饭后剧烈活动和腹部受凉。

2.饮食护理 注意饮食卫生，多吃高蛋白、高热量、高维生素饮食，忌暴饮暴食及不易消化和刺激性食物。

3.保持排便通畅 便秘者应注意通过调节饮食、腹部按摩等方法保持大便通畅，必要时可适当给予缓泻剂，避免用力排便。

4.出院后护理 出院后若出现腹痛、腹胀、呕吐、停止排便等症状应及时复诊。

【护理评价】

通过治疗和护理，病人是否：①腹痛减轻或消失；②体液不足得到及时纠正，脉搏、血压稳定；③体温恢复正常；④了解有关肠梗阻的护理及预防知识；⑤未发生并发症，或及时发现并处理并发症。

（方志美）

思考题

张先生，20岁。因急性阑尾炎行急诊阑尾切除术，现术后一周，主诉腹部胀痛，恶心，肛门停止排气排便。查体：全腹膨隆，未见肠型，中上腹轻度压痛及肌紧张，肠鸣音消失。X线检查发现腹部有多个气液平。

请思考：

（1）该病人考虑发生了什么情况？

（2）目前应该采取哪些护理措施？

（3）出现哪些情况需做好急诊术前准备？

16-2思路解析及在线测试题（二维码）

育人学堂

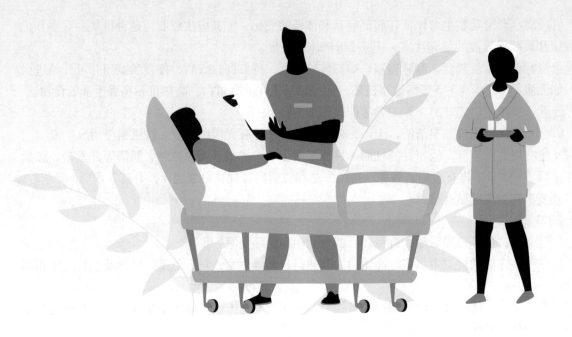

17-1 数字资源

学习目标

◎ **知识目标**

　　1.掌握结、直肠癌病人的症状、体征、常见护理诊断/问题和护理措施。

　　2.熟悉结、直肠癌发病的高危因素;结、直肠癌病人的辅助检查和处理原则。

　　3.了解结、直肠癌病因、分类、病理生理。

◎ **能力目标**

　　1.能完成结、直肠癌病人的术前肠道准备。

　　2.能完成并指导病人和家属进行造瘘口护理。

　　3.能对结、直肠癌病人做好出院指导。

◎ **素质目标**

　　1.培养学生的责任心、同情心和爱心。

　　2.学生具有观察能力和较好的沟通能力。

案例导入

　　郑先生,66岁。因大便带血2月、加重3日入院。病人无明显诱因出现大便带血2月余,无疼痛、发热及其他不适,未就诊,3日前出血加重,伴排便不尽感,门诊就诊入院。直肠指检:距肛缘5cm处触到质硬包块,边界不清,不易推动,触之易出血。辅助检查:大便潜血试验阳性。病理检查报告：直肠腺癌。

请思考：

1.该病人入院后准备手术治疗，如何进行肠道准备？

2.手术后在左下腹建立人工肛门，如何护理造口？

3.如何进行健康指导？

结、直肠癌是消化道常见的恶性肿瘤，发生在齿状线至直肠与乙状结肠交界处之间的癌肿为直肠癌，发生在升结肠、横结肠、降结肠和乙状结肠的癌肿为结肠癌。结、直肠癌好发于40～60岁。我国的结、直肠癌发病人群中，以直肠癌为最多，占56%～70%，其余依次为乙状结肠、盲肠、升结肠、降结肠及横结肠。

【病因】

结、直肠癌发病原因目前尚不完全清楚，根据流行病学调查和临床观察与下述因素有关：

1.遗传因素　临床观察提示结、直肠癌有明显的家族史，说明结、直肠癌可能与遗传因素有关。特别是家族性结肠息肉病，癌变的机会是正常人的5倍，多发性息肉病人发生癌变的机会为单个息肉病人的2倍。

2.结、直肠慢性炎性疾病　溃疡性结肠炎、血吸虫病等病变引起肠黏膜反复破损和修复，有引起癌变可能。近年来已被列为癌前病变，10年癌变率为10%，25年后可达45%。

3.结、直肠腺瘤　以家族性腺瘤和绒毛状腺瘤癌变率最高。

4.饮食习惯　高脂、高蛋白和低纤维饮食使肠道中致癌物质增加，可诱发结、直肠癌。

【病理】

1.大体形态分型（图17-1）

（1）肿块型（菜花型）：肿瘤向肠腔内生长、瘤体较大，呈半球状或球状隆起，易溃烂出血并继发感染、坏死。该型多数分化较高，浸润性小，生长较慢，好发于右半结肠，尤以盲肠多见。

（2）浸润型（缩窄型）：肿瘤环绕肠壁浸润，有显著的纤维组织反应，易引起肠腔狭窄和梗阻。该型细胞分化程度较低，恶性程度高，出现转移早。好发于左侧结肠。

（3）溃疡型：肿瘤向肠壁深层生长并向周围浸润，早期即可出现溃疡，形状为圆形或卵圆形，边缘隆起，底部深陷，易发生出血、感染，并易穿透肠壁。细胞分化程度低，转移早。这是结肠癌中最常见的类型。

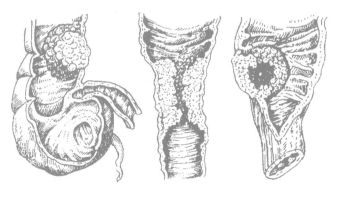

肿块型结肠癌　　浸润型结肠癌　　溃疡型结肠癌

图17-1　结肠肿瘤大体型态分型

2.组织学分型

（1）腺癌：腺癌细胞可辨认，排列成腺管状或腺泡状，按其分化程度可分为三级，Ⅲ级分化最差。

（2）黏液癌：在细胞外可见间质内有黏液以及纤维组织反应，癌细胞在片状黏液中似小岛状。分化程度低，预后较腺癌差。

（3）未分化癌：癌细胞弥漫成片或团块状，易侵入小血管和淋巴管。分化程度低，预后最差。

3.扩散和转移方式

（1）直接浸润：结肠癌穿透肠壁后可浸润邻近器官，如癌肿侵犯膀胱、子宫、输尿管、前列腺、阴囊腺、阴道。横结肠癌肿可侵犯胃壁，甚至形成内瘘。

（2）淋巴转移：是结肠癌最常见的播散方式。先累及邻近病变部位的淋巴结，再至所属的动脉旁淋巴结。晚期病人可出现左锁骨上淋巴结转移。

（3）血行转移：少见，结肠癌晚期，癌细胞经门静脉系统进入体循环向远处转移，常见部位为肝和肺，少数可有脑或骨骼转移。

（4）种植播散：脱落的癌细胞可种植于腹膜或其他器官表面。

【护理评估】

（一）健康史

了解病人的年龄、性别、饮食习惯、婚姻状况等，详细评估病人既往史；了解有无大肠息肉、溃疡性结肠炎、克罗恩病等病史；了解病人是否有与结、直肠癌发生相关的饮食习惯等，是否有高血压、糖尿病等。

（二）身体状况

1.结肠癌

（1）排便习惯和粪便性状改变：是结肠癌早期的症状。最早期可有腹胀、不适、消化不良等症状，而后出现排便习惯的改变，表现为排便次数增加、腹泻、便秘，粪便带血、脓液或黏液。

（2）腹痛：也是结肠癌早期的症状之一。表现为定位不准确的持续隐痛，或仅为腹部不适后腹胀感，出现肠梗阻时则腹痛加重或阵发性绞痛。

（3）肠梗阻症状：一般属晚期症状，多是慢性低位不完全性肠梗阻，表现为腹胀和便秘，腹部胀痛或阵发性绞痛。当发生完全性梗阻时，症状明显加剧。体检可见腹隆、肠型、局部有压痛，并可闻及亢进的肠鸣音。

（4）腹部肿块：多为肿瘤本身，也可能为梗阻近侧肠腔内的积粪。质硬，形态不规则，有时可随肠管有一定的活动度，晚期时肿瘤浸润加重，肿块固定。

（5）全身症状：由于慢性失血、癌肿溃烂、感染、毒素吸收等，病人可出现贫血、消瘦、乏力、低热等。晚期有黄疸、腹水、浮肿等肝转移征象，以及全身恶病质，直肠前凹肿块，锁骨上淋巴结肿大等肿瘤远处扩散转移的表现。

左半结肠与右半结肠癌肿，由于两者在生理、解剖及病理方面的差异，其临床特点也表现不同。

右半结肠的肠腔较宽大，此段肠腔粪便较稀，结肠血运及淋巴丰富，吸收能力强，癌肿易溃烂、坏死致出血感染，故右半结肠癌临床表现以中毒症状为主。但在病情加重时也可出现肠梗阻表现。

左半结肠的肠腔相对狭小，此段肠腔粪便已黏稠成形，肿瘤多呈浸润生长引起环状狭窄，故左半结肠癌临床上较早出现肠梗阻症状，有的甚至可出现急性梗阻。中毒症状表现轻，出现晚。

2.直肠癌　早期无明显症状，即使有少量出血，肉眼也不易觉察，一般到癌肿发展为溃疡或感染时才出现症状。

（1）直肠刺激症状：癌肿刺激直肠产生频繁便意，致病人排便习惯改变，出现便意频繁，下坠，排便不尽感，是直肠癌最常见的表现。甚者有里急后重，可伴腹胀，下腹不适等表现。

（2）粪便异常：血便是直肠癌病人常见的症状，癌肿破溃时，大便表面带血及黏液。85%病例早期出现便血，出血量由少到多，感染时可出现脓血便，晚期病人可表现为粪形变细等。

（3）肠腔狭窄症状：随肿瘤增大，肠腔变窄，有排便困难、粪少便闭、腹胀、阵发性绞痛，可见肠型并出现肠鸣亢进等。

（4）晚期症状：直肠癌侵犯周围组织器官时，可出现相应器官病变的症状，如侵犯肛管可有局部剧痛。如肛门括约肌受累引起大便失禁，甚至会有脓血溢出肛门外。侵及前列腺时可出现尿频、尿痛、排尿困难。侵犯骶神经丛时，出现骶部、会阴部的持续性剧痛，并牵涉下腹部、腰部及大腿部疼痛。癌细胞转移至肝脏时，可有肝大、黄疸、腹水等症状。晚期病人可有消瘦、贫血、水肿或恶病质等。

🔍 **护考情报站**

结肠癌最早出现的症状是

A. 腹痛   B. 排便习惯及粪便性状改变   C. 腹部血块

D. 全身症状   E. 肠梗阻

【答案】B

解析：排便习惯和粪便性状改变是结肠癌早期的症状。

（三）辅助检查

1.大便潜血检查 结、直肠癌的初筛手段，持续阳性者需做进一步检查。

2.直肠指检 是直肠癌的主要检查方法，约80%的直肠癌指检均可触及，一般指检可达肛门以上8cm，取蹲位指检可触及更高的病变。直肠指检可了解肿块的大小、性质、活动度、浸润范围等，并注意指套有无脓血。

3.X线检查 X线钡剂灌肠或气钡双重对比造影检查，是否有肠壁僵硬、黏膜破坏、充盈缺损、肠腔狭窄等。

4.内镜检查 如通过直肠镜、乙状结肠镜或纤维结肠镜，可在直视下明确病变的部位、性状、病理分型等，并可直接取可疑组织做病理学检查而确定诊断。

5.B型超声扫描、CT扫描检查 可提示癌肿的部位，大小以及与周围组织的关系，但不能直接诊断结肠癌，对淋巴及肝转移的判定有一定价值。

6.血清癌胚抗原（carcinoembryonic antigen，CEA）测定 对结肠癌无特异性，其阳性率不肯定，对判定预后和复发意义较大。

7.其他检查 疑侵及阴道后壁时可做妇科双合诊检查。必要时做膀胱镜检，确定有无尿道膀胱浸润。

（四）心理-社会状况

病人对预后及可能出现的并发症缺乏应对能力。需做永久性结肠造口对身体结构和功能的改变、对工作及社交活动的影响，会使病人产生更强烈的心理反应，有些病人甚至拒绝手术。了解家属对疾病的认识程度，以及对病人的支持情况；了解社区有无康复医疗服务机构等。

（五）处理原则

手术切除仍然是目前的主要治疗方法，并可辅以化疗以及其他支持治疗。

1.手术治疗

（1）根治性手术：①右半结肠癌切除术（图17-2）：适用于盲肠、升结肠及结肠肝曲部癌肿。切除范围：回肠末端15～20cm、盲肠、升结肠及横结肠的右半部分，以及其所属系膜血管和淋巴结。

肝曲的癌肿尚需切除横结肠大部及胃网膜右动脉组的淋巴结。切除后做回、结肠端端吻合或端侧吻合（缝闭结肠断端）。

（2）左半结肠癌切除术（图17-3）：适用于降结肠、结肠脾曲部癌肿。切除范围：降结肠、部分或全部乙状结肠及横结肠的左半部分，连同所属系膜及淋巴结。切除后结肠与结肠或结肠与直肠端端吻合。

（3）横结肠癌切除术（图17-4）：适用于横结肠癌肿。切除范围：横结肠及其肝曲、脾曲。切除后做升、降结肠端端吻合。

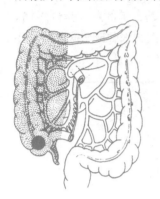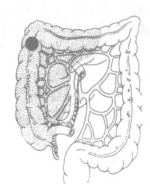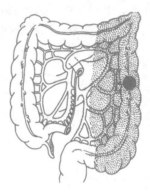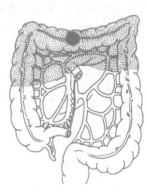

图17-2　右半结肠癌切除术　　　　图17-3　左半结肠癌切除术　　图17-4　横结肠癌切除术

（4）乙状结肠癌肿根治切除术（图17-5）：根据癌肿的具体部位调整切除的范围，若癌肿位于乙状结肠上段，除乙状结肠切除外，还应切除部分降结肠。若位于乙状结肠下段应切除部分直肠上段，做结肠与结肠或结肠与直肠吻合。

（5）腹会阴联合直肠癌根治术（Miles手术）：切除范围包括乙状结肠下部及其系膜、全部直肠、肠系膜下动脉周围淋巴结、提肛肌、坐骨直肠窝组织、肛门周围5cm直径的皮肤及肛管、括约肌。切除后结肠断端在腹部做永久性人工肛门，会阴伤口缝闭。手术时经腹游离，腹会阴部同时手术（图17-6）。

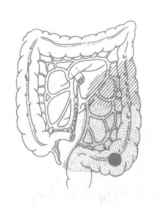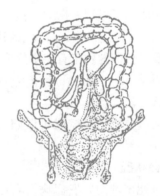

图17-5　乙状结肠癌切除术　　　　图17-6　直肠癌腹会阴联合直肠切除术

（6）经腹直肠癌切除术（Dixon手术）：适用于癌肿距肛缘5cm以上的直肠癌，切除范围包括乙状结肠和直肠，相应的系膜及周围组织连同内含的淋巴结。切除后做乙状结肠、直肠端端吻合。该手术可保留肛门，若能切除彻底为较理想的手术方式。

（7）腹会阴联合切除保留肛门括约肌手术（Bacon手术）：适用于中段直肠癌。在齿状线处切断直肠，保留了肛门括约肌及周围组织，将切除肿瘤后的结肠断端由会阴拖出缝合于皮肤切缘上。该手术保留了括约肌，但排便反射差，且会阴部切除不彻底。

（8）腹腔镜下直肠癌切除：吻合器的广泛应用，腹腔镜下直肠癌切除使低位结、直肠吻合较为方便。

（9）姑息性手术：适用于晚期癌肿、有远处转移、肿瘤局部广泛浸润或与周围组织、脏器固定不能切除时，为解除梗阻，可将梗阻近端肠管与远端肠管做端侧或侧侧吻合，或梗阻近端做结肠造口术。

（10）结肠癌并发急性肠梗阻处理：约90%的大肠梗阻由结肠癌引起，左半结肠癌发生梗阻概率约为右半结肠癌的9倍。当回盲瓣功能正常而出现急性梗阻时，即形成闭襻性梗阻，在行胃肠减压，纠正水、电解质、酸碱失衡后，需紧急手术处理。

2.化学治疗　化疗配合根治性切除手术，可提高病人5年生存率。多采用以5-氟尿嘧啶为基础的联合化疗方案。可在术前、术后使用，以静脉给药为主。

3.其他治疗　①中医中药治疗：补益脾肾、调理脏腑、清肠解毒，配合放化疗或手术后治疗，可减轻毒副作用；②局部治疗：对低位直肠癌致肠腔狭窄且不能手术者，可采用电灼、液氮冷冻或激光凝固烧灼等局部治疗，亦可放置金属支架扩张肠腔，以改善症状；③目前，免疫治疗、基因治疗、靶向治疗，尚处于研发阶段。

【常见护理诊断/问题】

1.焦虑　与对治疗的信心、担心疾病的预后有关。

2.自我形象紊乱　与排便方式改变有关。

3.知识缺乏：缺乏人工肛门的自我护理知识。

4.潜在并发症：感染、肛门狭窄等。

【护理目标】

1.病人焦虑减轻，对疾病的治疗过程能理解并接受配合诊疗工作。

2.病人能接受人工肛门。

3.病人能进行人工肛门的自我护理。

4.病人未发生并发症或能及时发现并处理。

【护理措施】

（一）非手术治疗病人的护理/术前护理

1.心理护理　关心病人，根据病人的认知程度和心理困惑做好解释工作，说明治疗的必要性和重要性。对做永久性结肠造口的病人，介绍造口的目的、功能及护理知识，告知病人若能较好地训练，结肠造口可自主排便。介绍成功的病友进行交流，树立病人战胜疾病的信心，积极配合治疗及护理。

2.营养支持　指导病人摄入高蛋白、高热量、丰富维生素、易消化的少渣饮食。对有不全肠梗阻病人，给予流质饮食，静脉补液，纠正体液失衡和营养不良。必要时少量多次输入鲜血，纠正贫血、低蛋白血症，以增强手术的耐受力。

3.术前护理　除常规术前护理外，要重点做好充分的肠道准备。

（1）肠道准备：目的是避免术中污染腹腔，防止术后腹胀和切口感染，促进伤口愈合。肠道准备包括控制饮食、口服肠道抗菌药物、清洁肠道三大措施。

1）控制饮食：术前3日少渣饮食，术前2日流质饮食，以减少粪便的产生，利于清洁肠道；术前1晚开始禁食。有梗阻症状者，应禁食。

○ 护考情报站 ────────────────────────────

女性病人，52岁，结肠癌，拟行根治术并永久性造口术。术前常规准备不正确的是

A.备皮、皮试　　　B.术前3日少渣半流质饮食　　　C.术前1日流质饮食，术晨禁食

D.术前1日晚及术晨做清洁灌肠　　　　　　　　E 补充维生素K

【答案】C

解析：大肠手术前为保证肠道清洁，减少术后感染，需3日少渣饮食。

2）使用肠道抗菌药物：术前3日口服肠道不吸收的抗生素，如新霉素1g或甲硝唑0.4g，每日4次，以抑制肠道细菌。由于控制饮食和肠道菌群被抑制，影响维生素K的合成与吸收，故应同时补充维生素K。肠道抗菌药只有在肠腔内无积粪的情况下才起作用，所以使用肠道抗菌药物应与清洁肠道同时进行。

3）清洁肠道：术前3日，每晚用番泻叶10g开水冲泡饮服，或口服液体石蜡30ml，每日3次；术前2日每晚用1%～2%肥皂水灌肠，手术前1日晚清洁灌肠。

目前临床上清洁肠道常选用全肠道灌洗法，手术前12h口服等渗平衡电解质液，总量不少于6000ml，产生容量性腹泻，达到清洗肠道的目的。此法对体弱，心、肾等重要脏器功能障碍和肠梗阻者，不宜选用。另外，若采用口服甘露醇肠道准备法，术前1日午餐后2h，口服10%甘露醇1000～2000ml。高渗甘露醇口服后可吸收肠壁水分，并促进肠蠕动，使病人产生有效腹泻，达到清洁肠道的效果，但有引起血容量不足的可能。

有不完全肠梗阻症状者，术前准备时间需延长。直肠癌有肠腔狭窄时，应选择细肛管，在直肠指诊引导下，轻轻通过狭窄部位至狭窄病变以上肠腔进行灌肠。因灌肠有促进癌细胞扩散的危险，故有人主张直肠癌术前不灌肠而只服泻药。

护考情报站

女性病人，68岁。结肠癌入院拟行手术治疗。护士欲行术前准备的大量不保留灌肠。护士执行灌肠时，应给该病人采取的体位是

A. 头低足高位　　B. 蹲位　　C. 截石位　　D. 左侧卧位　　E. 右侧卧位

【答案】D

解析：协助病人取左侧卧位，以顺应肠道解剖位置，使溶液能借助重力作用顺利流入肠腔。

（2）手术日晨放置胃管和留置导尿管：有肠梗阻症状者应及早胃肠减压。术前留置导尿管以保持膀胱空虚，预防术中损伤尿道及术后发生尿潴留。

（二）术后护理

1.病情观察　密切观察生命体征、腹部症状和体征的变化；注意腹腔引流液的性质和量；观察伤口敷料渗液、渗血及造瘘口处肠黏膜的血运情况；记录24h液体出入量。

2.体位　生命体征平稳后，取半卧位。

3.饮食　禁食期间，静脉输液补充营养，维持体液平衡。术后2～3日肛门排气或结肠造口开放后即可拔除胃管，开始进流质饮食，以后逐渐改为半流质或软食。饮食要求易消化、营养丰富且少渣的食物。恢复饮食后，注意病人有无腹痛、腹胀等不适。术后7～10日不可灌肠，以免影响吻合口的愈合。

4.会阴部伤口护理　保持骶前引流管通畅，观察和记录引流液颜色、性状和量；会阴部伤口敷料渗湿时应及时更换。术后1周左右，待引流液量少、色清可拔除骶前引流管。拔除引流管后，每日2次，用0.02%高锰酸钾溶液坐浴，促进会阴部伤口愈合。

5.留置导尿管护理　留置导尿约1周，每日2次消毒尿道口，观察尿液的量和性质，并详细记录。为防止排尿功能障碍，拔管前先试行夹管，每4～6h或病人有尿意时开放尿管，以训练膀胱舒缩功能。拔除导尿管后，应注意病人能否自主排尿。

6.结肠造口（人工肛门）护理

（1）心理护理：护士应理解病人焦虑、抑郁等心理状态，鼓励病人和家属说出对造口的感觉和接受程度。帮助病人正视人工肛门，适应肠造口带来的变化，减轻或消除病人心理上的压力。指导病人学习造口的自我护理，护理中保护病人的隐私和自尊，鼓励家属参与病人造口的护理，使病人逐渐适应造口并恢复正常生活。

（2）造口开放前的护理：在结肠造口黏膜上盖上凡士林纱布，再用棉垫覆盖，敷料渗湿时及时更换。观察造口肠段血液循环，正常造口部黏膜红润、富有光泽，表面血供良好；若呈紫色或黑色提示造口部黏膜血运障碍，应及时报告医生。

（3）保护腹壁切口：结肠造口在术后2～3日开放。病人取造瘘口侧卧位为宜，将腹壁切口与造口隔开，避免从造口流出的粪便污染腹壁切口。排便后用温水洗净皮肤并擦干。

（4）指导病人正确使用人工肛袋：人工肛袋的袋口对准造口贴紧，袋囊向下，并将其固定在腰间，松紧适宜。当肛袋内有1/3积粪时，应及时更换肛袋，用温水清洗造口周围皮肤，再涂氧化锌软膏保护，观察造口周围皮肤有无红、肿、糜烂等现象。人工肛门袋不宜长期持续使用，防止肠造口黏膜及其周围皮肤糜烂。

（5）饮食指导：注意饮食卫生，避免饮食不洁引起腹泻；避免进食产气或有刺激性气味的食物（如葱、蒜、山芋等）；多饮水或果汁，多吃新鲜蔬菜、水果，以防便秘。避免吃过多的粗纤维食物，如笋、芹菜等，以免造成造口梗阻以及频繁更换造口袋引起生活不便。

（6）造口及周围皮肤常见并发症的护理：人工肛门可发生多个并发症，如造口出血、造口狭窄、造口肠管缺血坏死、造口周围皮炎、造口皮肤黏膜分离、造口脱垂、造口回缩、造口旁疝等。造口处拆线愈合后，指导病人每日扩肛，防止造口狭窄。同时观察病人有无恶心、呕吐、腹痛、腹胀、停止排气、排便等肠梗阻症状。若进食后3～4日未排便，可将导尿管插入造口不超过10cm灌肠，常用液状石蜡或肥皂水，注意压力不能过大，以防肠道穿孔。

7.术后并发症的预防

（1）切口感染：保持切口周围皮肤的清洁、干燥，及时换药；对会阴部切口，术后4～7日用1：5000高锰酸钾温水坐浴，每日2次；术后应用有效抗生素；密切观察体温变化及局部切口有无红、肿、热、痛等；若出现感染，应及时开放伤口换药。

（2）吻合口瘘：Dixon手术往往局部血供差，若肠道准备不充分，病人营养不良容易发生吻合口瘘，术后保持引流管通畅。若发生吻合口瘘，给予禁饮食、盆腔持续负压吸引，有效抗感染治疗，同时给予肠外营养支持。瘘口大、伴有腹膜炎或盆腔脓肿时，须做横结肠造口以转流粪便，并进行腹腔灌洗，彻底清除残留粪便以加速愈合。

8.做好化疗、放疗的护理　详见第十章第二节肿瘤病人的护理。

（三）健康指导

1.知识宣教　积极预防和治疗结直肠癌的癌前期病变，避免高脂肪、低纤维饮食，预防和治疗血吸虫病。逐步养成定时排便的习惯。

2.活动指导　参加适量活动，保持心情舒畅，参与正常社交。建议病人出院后加入造口协会，互相交流经验和体会。

3.饮食指导　均衡饮食，注意饮食卫生，进食新鲜蔬菜、水果，多饮水，避免高脂、辛辣、刺激性食物；肠造口病人避免生冷、进食富含膳食纤维的食物和易导致胀气的食物。

4.造口护理　鼓励、帮助和指导病人做好人工肛门护理。指导病人进行结肠灌洗，训练有规律的肠蠕动，养成定时排便的习惯。指导病人进行扩肛，防止肛门狭窄。若发现造口狭窄、排便困难及时就诊。告知病人3个月内避免引起腹内压增高的活动。

5.定期随访　出院时指导病人3～6个月回院复查一次。化疗病人每周复查白细胞和血小板计数。若病人出现消瘦、骶尾部疼痛、会阴部硬块、腹部肿块、腹水、肝脏肿大，及时到医院就诊。

【护理评价】

通过治疗和护理，病人是否：①焦虑减轻；②理解疾病的治疗过程，并接受配合诊疗工作；③接受人工肛门；④进行人工肛门自我护理；⑤未发生并发症，或并发症被及时发现并处理。

（方志美）

？思考题

胡女士，35岁，因便血便脓、里急后重半年收住入院。

半年来病人排便次数增多，稀便，有时便秘，后便意频繁，有肛门不适和下坠感，腹部隐痛，发展为便血、便脓、排便困难。近1月发热，骶骨区疼痛和里急后重加剧。查大便常规：红细胞（++++），脓细胞（++）。肛门指检发现肛门松弛，直肠壁近肛门4cm处触及坚硬不光滑的肿块，甚易出血，与周围组织固定。

请思考：

（1）该病人需要做什么检查来确诊病情？

（2）检查后确诊为恶性肿瘤准备手术治疗，选择什么手术方式？为什么？

（3）该病人腹部若需做造瘘口，如何确定造瘘口位置？

（4）更换造口袋有哪些注意事项？

17-2思路解析及在线测试题（二维码）

育人学堂

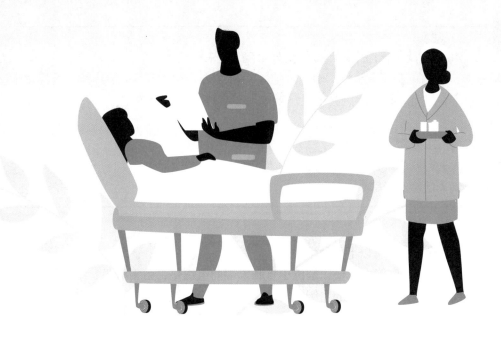

第十八章 ▶ 直肠肛管疾病病人的护理

18-1 数字资源

学习目标

◎ **知识目标**

    1.掌握各种直肠肛管疾病病人的症状、体征、常见护理诊断/问题和护理措施。

    2.熟悉直肠肛管疾病病人的辅助检查和处理原则。

    3.了解直肠肛管解剖生理和直肠肛管疾病的病因、分类和病理生理。

◎ **能力目标**

    1.能正确安置直肠肛管疾病病人的检查体位，配合检查。

    2.能完成直肠肛管疾病病人的手术前后的护理，完成出院病人的健康指导。

◎ **素质目标**

    1.会尊重和保守病人的隐私。

    2.能与病人进行恰当的沟通。

第一节　痔病人的护理

    痔（hemorrhoids）是直肠末端黏膜下或肛管皮肤下的静脉丛淤血、扩张和屈曲所形成的静脉团。痔是常见病，女性多于男性，任何年龄都可发病，随年龄增长发病率增高。

余女士，40岁，反复便血十余年，加重伴疼痛2日来院就诊。

专科检查：肛周见花环样肿块，明显水肿，不能回纳。直肠镜下见齿状线附近见多个红色赘生物，有破溃、发红、触痛，触之出血。考虑"混合痔，炎性内痔"。

请思考：

1.引起该病的主要病因有哪些？

2.为该病人进行肛门镜检查，采取什么体位合适？

3.如何给病人做健康指导？

【病因】

病因尚未完全明确，主要有以下两种学说：

1.肛垫下移学说　又称肛管血管垫，是位于直肠末端的组织垫，由平滑肌、结缔组织及静脉（或称静脉窦）构成的复合体，位于肛管的左侧、右前、右后三个区域。肛垫可协调肛管括约肌，完善肛门闭合。反复便秘、局部组织变性、腹压增高等因素而使肛垫滑脱向内下移位，其中的纤维间隔逐渐松弛直至断裂；同时伴有静脉丛淤血、扩张、融合形成痔。

2.静脉曲张学说　直肠上静脉属门静脉系统的最低位，静脉腔内无静脉瓣使血液不易回流，加之直肠上、下静脉丛管壁薄，末端直肠黏膜下组织松弛，易出现血液淤积和静脉扩张。

长期坐立、便秘、妊娠、前列腺肥大、腹水及盆腔巨大肿瘤压迫等原因引起直肠静脉回流受阻，可使直肠静脉回流受阻、淤血、扩张而形成痔。此外，长期饮酒和进食大量刺激性食物易使局部充血；肛周感染引起静脉周围炎，使静脉失去弹性而扩张；营养不良导致局部组织萎缩无力等因素都可诱发痔。

护考情报站

下列哪项不是痔形成的因素

A.静脉壁本身薄弱　　　　B.久坐、久站　　　　C.长期排尿困难

D.门静脉高压　　　　E.长期腹泻

【答案】E

解析：痔形成的原因有：①肛窦、肛腺慢性感染；②长期饮酒，吃辛辣刺激性食物，低纤维饮食等因素；③长期腹内压增高；④直肠局部解剖因素。长期腹泻不是痔形成因素。

【分类】

痔按部位分为内痔、外痔和混合痔三种（图18-1）。

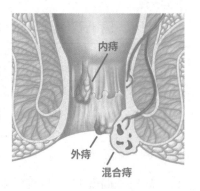

1.内痔　位于齿状线以上，由直肠上静脉丛迁曲所形成的静脉团，表面为直肠黏膜所覆盖。

2.外痔　位于齿状线下方，由直肠下静脉丛迁曲所形成的静脉团，表面为肛管皮肤所覆盖。

3.混合痔　是直肠上、下静脉丛均扩张迁曲、互相吻合沟通形成的痔。

【护理评估】

（一）健康史

评估病人有无引起痔的危险因素。

图18-1　痔的分类

1.职业 售货员、美容理发师、教师等职业，因久站、久坐、活动少，盆腔内静脉淤血，容易发生直肠肛管疾病。

2.排便和饮食习惯 便秘是直肠肛管疾病最主要的原因，也是最主要的表现。长期饮酒或食辛辣等刺激性食物，可使局部充血，诱发或加重病情。

3.腹内压增高的因素 如慢性咳嗽、习惯性便秘等致腹内压增高的因素，影响直肠肛管的血液回流，容易引起病变。

4.其他 糖尿病、高血压、心脏病等，女性妊娠、生育过程等都与直肠肛管疾病有关。

（二）身体状况

1.内痔 主要表现为出血和痔核脱出，根据痔核大小将内痔分为四度：

Ⅰ度：排便时以无痛性出血为主，痔块不脱出肛门。

Ⅱ度：排便时痔块脱出肛门，排便后自行回纳，此期便血加重。

Ⅲ度：痔脱出于肛门，需用手辅助才可回纳，此期便血量减少。

Ⅴ度：痔核脱出于肛门，回纳后立即脱出或难以回纳，此期少有出血。

2.外痔 主要表现为肛管皮肤下有一个或数个椭圆形突出，常无明显的症状。如过度用力排便，使皮下静脉丛破裂出血，可形成血栓性外痔，表现为暗紫色、半球形的血凝块，形成硬结，病人剧痛，血块吸收后遗留纤维性皮垂（结缔组织外痔）。

3.混合痔 兼有内痔和外痔共同的表现，内痔发展到Ⅲ度以上多形成混合痔，混合痔逐渐加重，呈环状脱出肛门外，脱出的痔块若在肛周呈梅花状，称环状痔。

（三）辅助检查

用肛门镜或直肠镜检查，能直接观察痔的病变。

（四）心理－社会状况

病人常因为讳疾忌医延误诊治，而且心理压力大，病人可出现焦虑、忧郁等心理反应，会给病人生活和工作带来痛苦和不便。评估病人家属对病人的关心程度，以及对疾病防治知识的了解程度。

（五）处理原则

1.非手术治疗

（1）一般治疗：适用于痔的初期和无症状静止期的痔。

主要措施：①保持大便通畅，调节饮食结构，多饮水，多进膳食纤维，忌酒及辛辣有刺激的食物；②便后热水坐浴以改善局部血液循环；③肛管内注入消炎止痛的药膏或痔疮栓剂；④血栓性外痔可先给予局部冷敷，外敷消炎止痛药物，若疼痛剧烈短期无缓解可手术；⑤内痔脱出者，需立即手法复位，若内痔嵌顿，用手轻轻将脱出的痔块推回肛门内，防止再脱出。

（2）注射疗法：用于治疗Ⅰ、Ⅱ度内痔。将硬化剂（5%石炭酸植物油或5%鱼肝油酸钠、4%明矾水等）溶液注射于痔基底部的黏膜下层，使痔和痔核周围产生无菌性炎症反应，达到小血管闭塞和痔块纤维增生，硬化萎缩。

（3）胶圈套扎疗法：可用于较小的孤立内痔，用直径2～3mm乳胶圈套在内痔根部，利用胶圈的弹性阻断痔的血供，使痔缺血、坏死、脱落而愈合。

2.手术疗法 主要适用于病程长、出血严重、痔核脱出、混合痔及外痔血栓形成。手术方法有痔结扎术、痔单纯切除术、血栓外痔剥离术和吻合器上黏膜环切术（PPH手术）（图18-2）

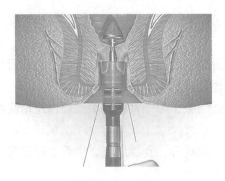

图18-2　PPH手术

【常见护理诊断/问题】

1.焦虑　与对疾病的担忧、手术治疗的紧张和预后的不了解等有关。

2.疼痛　与肛管病变、手术创伤等有关。

3.便秘　与饮水或纤维素摄入量不足、惧怕排便时疼痛有关。

4.知识缺乏：缺乏疾病的防治知识。

5.潜在并发症：如出血、尿潴留、肛门失禁、肛门狭窄等。

【护理目标】

1.病人焦虑减轻，能配合治疗和护理。

2.病人疼痛得到及时有效的缓解。

3.病人排便恢复。

4.病人对痔的发病原因和预防等有相应的了解。

5.病人的并发症未发生或得到及时发现和处理。

【护理措施】

（一）协助直肠、肛管检查的护理

1.检查前护理

（1）检查前准备工作：检查前向病人说明检查的目的和方法，消除病人顾虑，使病人配合检查。检查一般在检查室进行，若在病房床边用屏风遮挡。内镜检查前嘱病人排空大便，或进行灌肠排便。护士准备好消毒的内镜，检查光源，准备无菌手套或指套、液状石蜡、长棉签及草纸，另备盛有标本固定液的小瓶，以备留送活组织检查使用。

（2）安置检查体位：根据需要安置合适体位。①左侧卧位：左下肢微屈，右下肢髋部和膝部各屈曲90°，适用于年老体弱或重病病人；②膝胸位：病人屈膝跪伏于床上，双肘着床，头部垫枕，臀部抬高，适用于一般病人的短时间检查；③截石位：适用于肛门手术；④蹲位：病人下蹲做排便姿势，并用力增加腹压，观察肛门有无肿块脱出，适用于检查内痔、直肠息肉、直肠脱垂等。

2.检查中护理　安置病人于合适体位，向两侧分开肛门做一般视诊后，进行直肠指检。检查者戴无菌手套或指套，以液状石蜡油润滑食指后，用指腹轻轻按压肛缘，嘱病人做深呼吸配合，使括约肌松弛，然后将食指缓缓插入肛管及直肠，检查肛管直肠壁有无肿块、触痛，注意指套是否沾有血迹。根据病情需要决定是否进行内镜检查，肛管狭窄、肛周急性感染、肛裂的病人及女性月经期不宜做内镜检查。

3.检查后护理　检查结束后，轻轻擦净臀部。如未做活检或特殊检查，嘱病人稍休息，观察15～30min，无不良反应方可离去。

记录肛管直肠病变时，先写明何种体位，再用时钟定位法记录病变的部位，例如膝胸位，肛门前方正中为6点，后方正中为12点；截石位则相反。

（二）非手术治疗病人的护理

1.饮食　鼓励多饮水，多吃蔬菜水果以及富含纤维素的食物，以利通便，忌辛辣等刺激性食物，避免饮酒。

2.保持大便通畅　养成每日定时排便的习惯，并避免排便时间过长。习惯性便秘病人，通过增加粗纤维食物，每日服适量蜂蜜，多数能自行缓解；对症状较顽固者，可服用液状石蜡、蓖麻油等缓泻药，必要时用开塞露20ml，或肥皂水500ml灌肠通便。

3.肛门坐浴　热水坐浴具有清洁肛门、改善局部血液循环、促进炎症吸收、缓解括约肌痉挛及减轻疼痛的作用。坐浴的盆具应足够大，事先消毒，将开水降温至40～43℃时盛于盆内。最好将盆具放在专用的坐浴椅上，使盆具离地面20～30cm。病人将整个肛门会阴部浸泡在温水中，若水温下降及时补充热水加温。持续坐浴20～30min，每日2～3次。对直肠肛管炎症性疾病病人或术后病人可用1：5000高锰酸钾坐浴。年老体弱者坐浴后要搀扶起身，以免发生意外。出院后每日清洗肛门，保持肛周皮肤清洁、干燥。

4.坚持保健活动　对长期站立或坐位工作的人，提倡做保健操，年老体弱者更应适当活动。如缩肛运动，可促进盆腔静脉回流，增强肠管蠕动和肛门括约肌的舒缩功能。

5.术前护理　按外科手术术前常规准备。术前3日开始进少渣饮食，遵医嘱口服缓泻剂或肠道杀菌剂，预防感染。术前1日进流质饮食，手术前晚清洁灌肠。做好手术野皮肤准备，已婚女性病人术前应冲洗阴道。

（三）术后护理

1.饮食和排便　术后3日内流质饮食，然后改少渣饮食。一般术后不限制排便，而应保持大便通畅，避免大便干结造成排便困难或伤口出血。若术后3日内解大便，48h内可服阿片酊减少肠蠕动，有控制排便的作用。3日后发生便秘者，口服液状石蜡等药物通便，但禁忌灌肠。

2.疼痛护理　手术后常因肛管括约肌痉挛，或肛管内敷料填塞过紧而加重伤口疼痛。术后1～2日应使用止痛剂，并在术后首次排便之前再用一次。如肛管内敷料填塞过紧，应予松解。如无出血危险，可温水坐浴、局部热敷，或涂敷消炎止痛软膏，均有较好的止痛效果。

3.病情观察　术后伤口出血是常见的并发症。应密切观察伤口敷料有无渗血。定时监测血压、脉搏、呼吸变化，有时出血积聚在直肠内可达数百毫升。病人可出现面色苍白、出冷汗、头昏、心慌、脉搏细速和血压下降等出血的表现，并有肛门下坠、胀痛和排便急迫感，大便时可排出大量鲜血和血块，严重者导致失血性休克。立即加快静脉输液速度，通知医生做出处理。

4.伤口护理　肛门部手术后，多数伤口敞开不缝合，每日均需换药。每次排便后或更换敷料前用1：5000高锰酸钾溶液坐浴，然后进行换药，要保持伤口引流通畅，使肉芽组织从基底部向上生长，促进伤口愈合。术后取仰卧位时，臀部垫气圈，以防伤口受压。

5.预防并发症

（1）尿潴留：病人术后因手术、麻醉、精神紧张、切口疼痛，手术刺激和肛管内填塞敷料等原因可发生尿潴留。术后24h内，嘱咐病人4～6h排尿一次，经过止痛、诱导排尿等处理，多能自行排尿。若因肛管内敷料填塞过紧引起排尿困难，如无出血危险，应及时松解填塞的敷料。术后8h仍未排尿且感下腹胀痛、隆起，经上述方法处理不能自行排尿者，需在无菌操作下导尿。

（2）出血：由于肛管直肠的静脉丛丰富，术后容易因止血不彻底、用力排便等导致伤口出血。术后数小时内粪便会有少量出血，如病人出现恶心、呕吐、心慌、出冷汗、面色苍白等，伴有肛门坠胀感和急迫排便感进行性加重，敷料渗血多，应及时报告医生。

（3）切口感染：直肠肛管部位易受粪便、尿液等污染，术后容易发生切口感染。术前改善全营养状况；保持肛门周围皮肤清洁，局部温水坐浴；切口换药，充分引流。

（4）肛门狭窄或肛门失禁：注意病人有无排便困难、大便变细等肛门狭窄症状或肛门失禁不能控制排便现象。为防止发生肛门狭窄，术后5～10日可行扩肛，每日1次。肛门括约肌松弛者，术后3日开始作肛门收缩、舒张运动。观察病人有无排便困难及粪便变细，以排除肛门狭窄。

【护理评价】

通过治疗和护理，病人是否：①情绪稳定，焦虑减轻；②疼痛缓解减轻，舒适度得到改善；③排便状态恢复；④对痔疮的发病原因和预防有所了解；⑤未发生并发症，或并发症能被及时发现和处理。

第二节　肛裂病人的护理

肛裂（anal fissure）是齿状线下肛管皮肤全层裂开，形成经久不愈的溃疡，多见于青、中年人，绝大多数肛裂位于肛管的后正中线上，少数发生于前正中线处。

> **案例导入**
>
> 薛女生，28岁，肛区疼痛三个月，加重1周入院。
>
> 病人长期便秘，2～3日排便一次。半年前二胎产后便秘加重，排便时肛区疼痛，而后排便时和排便后肛区都出现疼痛，以排便后疼痛更剧更久，有时可以看见大便表面有少量鲜红色血迹。
>
> 请思考：
> 1.如何收集该病人的资料完成护理评估？
> 2.针对病人手术后切口疼痛，有哪些护理措施？

【病因】

肛裂的病因尚不完全清楚，可能与多种因素有关。长期便秘、粪便干结引起排便时机械性创伤是大多数肛裂形成的直接原因。肛管外括约肌浅部在肛管后方形成肛尾韧带较坚硬，伸缩性较差，此区血供不佳，加之排便时肛门后方承受压力较大，故后正中处易受损伤而出现裂隙（图18-3）。

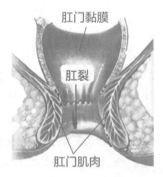

图18-3　肛裂

【病理及分类】

肛裂分为急性肛裂和慢性肛裂。急性肛裂大多病程短，裂口边缘整齐、底浅、色红并有弹性，无瘢痕形成，肛裂常为单发、纵向、椭圆形溃疡或感染的裂口（18-3）。慢性肛裂因反复损伤与感染，基底不整齐，色灰白、边缘皮肤较硬。裂口上端的肛瓣和肛乳头水肿，形成肥大乳头；常在溃疡远端可见结缔组织增生形成突出于肛门外的袋状皮垂，形似外痔，称"前哨痔"。肛裂、前哨痔和肛肥大乳头常同时存在，称为"肛裂三联征"。

【护理评估】

（一）健康史

评估病人有无引起肛裂的危险因素，如长期便秘史、妊娠分娩史、长期饮酒或进食辛辣等刺激性食物等。

（二）身体状况

1.症状　肛裂病人的典型症状为疼痛、便秘、出血。①疼痛：排便时干硬粪便直接挤擦溃疡面、撑开裂口，造成剧烈疼痛，粪便排出后疼痛短暂缓解，经数分钟后肛门括约肌反射性痉挛，引起较长时间的强烈疼痛，有的需用止痛剂方可缓解。②便秘：肛裂形成后，病人因惧怕疼痛不愿排便引起或加重便秘；便秘又加重肛裂，形成恶性循环。③出血：创面裂开可有少量出血，在粪便表面或便后滴血。

2.体征　检查时用双手拇指轻轻分开肛门，即见溃疡面，新发生的肛裂边缘整齐、质软，溃疡底浅，无疤痕组织，色红，易出血。慢性肛裂深而硬、灰白色、不易出血。裂口下方可见"前哨痔"。肛裂早期如果得不到及时治疗，会出现"肛裂三联征"。

肛裂病人除肛门视诊外一般无需特殊检查，肛门指检和肛门镜检查会引起病人剧烈疼痛，不宜进行。

（三）心理-社会状况

肛裂病人因为排便时和排便后剧烈疼痛，会出现焦虑、恐惧等情绪，评估病人的心理状况，病人家属对病人的关心程度，以及对疾病防治知识的了解程度。

（四）处理原则

对初次发病者，给予饮食调节，保持大便通畅；缓解疼痛，解除肛门括约肌痉挛，促进局部溃疡的愈合。陈旧性肛裂需手术切除。

1.非手术治疗

（1）口服缓泻剂：使大便松软、润滑；增加饮水和调节饮食，纠正便秘。

（2）保持局部清洁：排便后用1∶5000高锰酸钾温水坐浴、局部涂消炎止痛软膏以改善局部血液循环，促进炎症吸收，缓解括约肌痉挛及其引起的疼痛，促进裂口愈合。

（3）扩肛疗法：局部麻醉后，病人侧卧位，用示指和中指缓慢、均衡地扩张肛门括约肌，使括约肌松弛，缓解疼痛，促进溃疡愈合。

2.手术治疗　适用于非手术治疗无效或经久不愈的陈旧性肛裂者。手术方式包括：

（1）肛裂切除术：即切除肛裂缘及周围不健康的组织、"前哨痔"和肥大的肛乳头，术后创口不缝合，经坐浴、更换敷料直至愈合。

（2）肛管内括约肌切断术：肛管内括约肌为环形不随意肌，其痉挛收缩是引起肛裂疼痛的主要原因。手术切断部分内括约肌，同时切除肛肥大乳头和"前哨痔"；数周后自行愈合，该手术治愈率高，但手术不当可导致肛门失禁。

【常见护理诊断/问题】

1.焦虑　与对疾病的担忧、手术治疗的紧张和预后的不了解等有关。

2.疼痛　与肛管病变、手术创伤等有关。

3.便秘　与饮水或纤维素摄入量不足、惧怕排便时疼痛有关。

4.知识缺乏：缺乏疾病的防治知识。

5.潜在并发症：出血、尿潴留、肛门失禁、肛门狭窄等。

【护理目标】

1.病人焦虑减轻，能配合治疗和护理。

2.病人疼痛得到及时有效的缓解。

3.病人排便恢复。

4.病人对肛裂的发病原因和预防等有相应的了解。

5.病人未发生并发症或得到及时处理。

【护理措施】

（一）非手术治疗病人的护理及术前护理

1. 饮食　鼓励多饮水，多食蔬菜、水果以及富含纤维素的食物，以利通便，忌食辛辣等刺激性食物，避免饮酒。

2. 保持大便通畅　多食粗纤维食物，养成每日定时排便的习惯，并避免排便时间过长。必要时给予润肠剂或缓泻药，无效时用开塞露20ml，或肥皂水500ml灌肠通便。

3. 肛门坐浴　持续坐浴20～30min，每日2～3次。出院后每日清洗肛门，保持肛周皮肤清洁、干燥。

（二）术后护理

1. 病情观察　术后观察病人的生命体征、伤口有无出血、感染等情况。遵医嘱局部坐浴、伤口每日换药。

2. 疼痛护理　观察伤口的疼痛情况，排除术后常因肛管括约肌痉挛，或肛管内敷料填塞过紧引起疼痛，必要时使用止痛剂。

3. 饮食和排便指导　病人术后3日内流质饮食，然后改少渣饮食。保持大便通畅，避免大便干结造成排便困难或伤口出血。

【护理评价】

通过治疗和护理，病人是否：①情绪稳定，焦虑减轻；②疼痛缓解减轻，舒适度得到改善；③排便状态恢复；④了解了肛裂相关知识；⑤未发生并发症，或并发症能被及时发现和处理。

第三节　直肠肛管周围脓肿病人的护理

案例导入

江女士，28岁，便秘2年，肛周疼痛伴发热2日入院。专科检查：肛管外观略红，触痛。直肠指检：截石位6点处距肛缘约5cm触及4.5cm×5cm肿块，质软，触痛明显，穿刺抽出黄色脓液。实验室检查：WBC 10.8×10^9/L，N 92%，RBC 5.5×10^{12}/L，Hb 12.3g/L。B超检查：肛周有液性暗区，脓肿可能。

请思考：

1. 针对该病人目前情况，应该采取哪些护理措施？

2. 引起该病的主要原因是什么？

直肠肛管周围脓肿（perianorectal abscess）是指发生在直肠肛管周围软组织或其周围间隙的急性化脓性感染，并形成脓肿。按脓肿所在部位分为肛周脓肿、坐骨肛门窝（坐骨肛管间隙）脓肿、骨盆直肠窝（骨盆直肠间隙）脓肿。多数脓肿在穿破或切开后形成肛瘘。

【病因病理】

直肠肛管周围脓肿多数继发于肛窦炎，少数可因肛管直肠损伤后感染引起。肛腺开口于肛窦，肛窦容易被粪便擦伤而发生感染并累及肛腺，形成肛窦肛腺肌间感染。由于直肠肛管周围间隙为疏松的脂肪结缔组织，感染极易蔓延扩散，向上、下、外扩散到直肠肛管周围间隙，形成不同部位的脓肿（图18-4）。

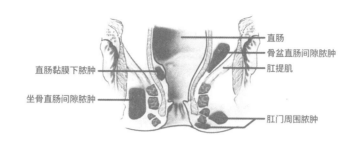

图18-4 肛门直肠周围脓肿

【护理评估】

（一）健康史

评估病人有无引起直肠肛管周围脓肿的原因，了解有无肛门瘙痒、刺痛、分泌物等肛窦炎、肛腺炎的临床表现；有无周围组织损伤的病史；有无肛周软组织感染、损伤、内痔、肛裂、药物注射等病史。

1.肛周脓肿   最多见。脓肿较小，全身症状轻微或不伴全身症状；局部疼痛明显，行走、坐下或受压时，疼痛加重；局部肿胀、红、硬及触痛，早期波动不明显，有波动后可自行破溃形成肛瘘。

2.坐骨直肠窝脓肿   较多见，有局部剧痛，全身有发热、乏力、头痛及食欲不振等反应；排尿困难及肛门部有下坠感；患侧肛门旁肿胀及触痛；直肠指检患侧明显触痛、有饱满及波动感；白细胞计数增高。

3.骨盆直肠窝脓肿   最少见，全身感染症状明显，有发热、乏力，头痛等症状；排尿困难及肛门部有坠感；肛门指检可触及直肠前壁饱满、有波动感及明显触痛。

（二）辅助检查

1.血常规   白细胞计数和中性粒细胞比值增高。

2.穿刺   局部穿刺抽脓有确诊价值，可行细菌培养。

3.其他   必要时行肛管超声或CT检查。

（三）心理-社会状况

病人是否有焦虑、忧郁心理变化，评估病人家属对病人的关心程度，对疾病防治知识的了解程度。

（四）处理原则

早期应用抗生素控制感染，缓解疼痛，促进排便，局部热敷、理疗或温水坐浴；口服缓泻剂以减轻病人排便时的疼痛。脓肿形成后，应及早行手术切开引流。

1.男性病人，25岁。1周前肛门周围持续性跳痛，皮肤红肿，并有局部压痛及波动感，诊断为肛门周围脓肿，行切开引流术，并应用抗生素。

术后病人诉肛周疼痛应采取的措施是

A.1：5000高锰酸钾溶液热水坐浴　　　　B.控制排便

C.局部换药　　　D.遵医嘱应用抗生素　　E.嘱病人多饮水

【答案】A

解析：术后病人诉肛周疼痛，为有效缓解疼痛，可以采取的措施：①指导病人采取舒适体位，避免局部受压加重疼痛。②热水坐浴，指导病人用1：5000高锰酸钾坐浴。

2.病人切开引流后，需进行直肠指检，应采取的体位是

A.半坐卧位　　B.膝胸卧位　　C.侧卧位　　D.截石位　　E.俯卧位

【答案】B

解析：病人为25岁青年，可取膝胸卧位。

【常见护理诊断/问题】

1.焦虑　与对疾病的担忧、对手术治疗的紧张和预后的不了解等有关。

2.疼痛　与局部炎症、手术创伤等有关。

3.知识缺乏：缺乏疾病的防治知识。

4.潜在并发症：出血、再次感染等。

【护理目标】

1.病人焦虑减轻，能配合治疗和护理。

2.病人疼痛得到及时有效的缓解。

3.病人对直肠肛管周围脓肿疾病的发病原因和预防等有相应的了解。

4.病人未发生并发症或得到及时处理。

【护理措施】

（一）一般护理

1.休息和体位　炎症急性期建议病人多休息，安置舒适的体位，减少对局部的刺激，减轻疼痛。

2.饮食　鼓励病人多喝水，多吃水果蔬菜及富含纤维素的食物，进食高能量、高维生素清淡易消化饮食，忌辛辣等刺激性食物，避免饮酒。

3.保持大便通畅　定时排便，通过饮食调节软化大便，减轻排便引起病灶的疼痛。

（二）术后护理

1.病情观察　观察伤口有无出血、疼痛、感染播散等情况，发现异常及时报告医生。

2.伤口护理　每次排便后或更换敷料前用1：5000高锰酸钾溶液坐浴，然后进行换药，要保持伤口引流通畅，换药时观察伤口内分泌物的颜色、量和性质，观察伤口生长情况。

【护理评价】

通过治疗和护理，病人是否：①情绪稳定，焦虑减轻；②疼痛缓解减轻，舒适度得到改善；③对直肠肛管周围脓肿发生原因、治疗和护理的配合及预防有所了解；④未发生并发症，或并发症能被及时发现和处理。

第四节 肛瘘病人的护理

肛瘘（anal fistula）是指肛管或直肠远端与皮肤间形成异常通道。肛瘘由内口、瘘管、外口三部分组成，是常见的直肠肛管疾病之一，多见于青壮年男性。

案例导入

汪先生，23岁，1个月前因肛周皮下脓肿切开引流手术，近期发现肛周皮肤溃破，经常有脓性液体流出，以肛瘘收住入院。体格检查：肛周皮肤红肿，有湿疹和抓痕，截石位5点处距肛缘3cm处见一破口，挤压有脓液和粪样液体流出。肛门指检：距离肛缘4cm处触及一硬结。从外口注入美兰后指套染色。

请思考：

1.考虑该病人发生了什么情况？

2.发生该疾病的原因是什么？

3.如何做好该病人相关的术前准备？

【病因病理】

大部分肛瘘由直肠肛管周围脓肿引起，所以内口多在齿状线上肛窦处，外口位于肛周皮肤。原发灶为内口，脓腔逐渐缩小，脓腔周围的肉芽组织和纤维组织增生形成管道；粪便经常由原发感染病灶进入，由于肛瘘管道迂曲、引流不畅，而外口皮肤生长较快，常致假性愈合并形成脓肿。脓肿亦可从另处皮肤穿出形成新口，反复发作造成多个瘘口。

【分类】

1.按瘘管位置高低分类

（1）低位肛瘘：瘘管位于外括约肌深部以下。

（2）高位肛瘘：瘘管位于外括约肌深部以上。

2.按瘘口与瘘管的数目分类

（1）单纯性肛瘘：只有一个内口、一个瘘管和一个外口（图18-5）。

（2）复杂性肛瘘：有一个内口，但是有多个瘘管和外口。

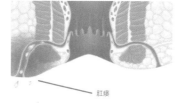

图18-5 肛瘘

【护理评估】

（一）健康史

评估病人有无肛周皮肤感染、直肠肛管周围脓肿病史，脓肿的治疗经过、换药情况、伤口闭合情况等。

（二）身体状况

1.症状 肛周有脓液排出是肛瘘的主要症状。分泌物刺激肛门周围皮肤出现瘙痒不适。当外口阻塞或假性愈合，瘘管内脓液积存，局部肿胀疼痛甚至发热，以后封闭的瘘口破溃，症状方始消失。由于引流不畅，脓肿反复发作，也可溃破出现多个外口。较大较高位的肛瘘，常有粪便或气体从外口排出。

2.体征 检查时外口常为一乳头状突起或是肉芽组织隆起，挤压有少量脓液排出，多为单一外口，在肛门附近。也可见有多个外口，外口之间皮下瘘管相通，皮肤发硬并萎缩。

直肠指诊在病变区可触及硬结或条索状物，有触痛，随索状物向上探索，有时可扪及内口。

（三）辅助检查

1.肛镜检查 直视下可见肛瘘内口常有的红肿等炎症表现，外口可见分泌物。

2.探针检查　于肛门内插入手指，用银质圆头探针由外口沿管道向肠腔方向轻轻探入。完全性肛瘘者，肠腔内手指在齿线附近可摸到探针确定内口。

3.染色检查　将干纱布放入直肠内，将美兰1～2ml由外口徐徐注入，然后拉出纱布，如有染色，即证明有内口存在。

4.手术检查　切开瘘道，沿瘘道寻找内口，较易找到。

（四）心理-社会状况

肛瘘病人常有脓性分泌物污染衣裤，身上会有异味，局部皮肤受刺激出现瘙痒等不适，且病程长，病人会出现焦虑、忧郁等心理反应。评估病人家属对病人的关心程度，以及对疾病防治知识的了解程度。

（五）处理原则

手术切开或切除瘘管。手术时应避免损伤肛门括约肌，防止肛门失禁，同时避免肛瘘的复发。

1.肛瘘切开术　将瘘管全部切开开放，靠肉芽组织生长使伤口愈合。适用于低位肛瘘。

2.挂线疗法　利用探针引导橡皮筋穿过瘘管，然后将橡皮筋拉紧打结，利用橡皮筋的弹性作用，使结扎处组织发生压迫性坏死，适用于高位单纯性肛瘘（图18-6）。此法可防止术后肛门失禁，因为切开瘘管后的炎症反应使切断的肌肉与周围组织粘连而逐渐愈合，肌肉不至于收缩过多。

3.肛瘘切除术　切开瘘管并将瘘管壁全部切除至健康组织，创面不予以缝合，填入油纱布，使其逐渐愈合。适用于低位单纯性肛瘘。

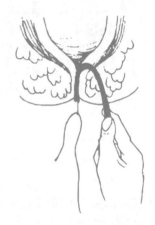

图18-6　肛瘘挂线疗法

🔎 护考情报站

治疗单纯高位肛瘘，能有效避免肛门失禁的方法是

A.1：5000高锰酸钾溶液坐浴　　B.挂线疗法　　C.局部换药治疗

D.避免搔抓　　　　　　　　　　E.使用抗菌药物

【答案】B

解析：挂线疗法切开瘘管后的炎症反应使切断的肌肉与周围组织粘连而逐渐愈合，可预防肛门失禁。

【常见护理诊断/问题】

1.焦虑　与对疾病的担忧、手术治疗的紧张和预后的不了解等有关。

2.疼痛　与肛管病变、手术创伤等有关。

3.组织完整性受损　与肛瘘分泌物刺激引起局部病变有关。

4.知识缺乏：缺乏肛瘘的防治知识。

5.潜在并发症：出血、肛门失禁等。

【护理目标】

1.病人焦虑减轻，能配合治疗和护理。

2.病人疼痛得到及时有效的缓解。

3.病人局部组织愈合良好。

4.病人对肛瘘的发病原因和预防等有相应的了解。

5.病人未发生并发症或得到及时处理。

【护理措施】

（一）非手术治疗的护理及术前护理

1.休息　炎症急性期注意休息，疼痛明显者安置病人舒适的体位以缓解疼痛。

2.饮食和排便　鼓励多饮水，多吃蔬菜水果以及富含纤维素的食物，以利通便，忌辛辣等刺激性食物，避免饮酒。必要时给予润肠剂或缓泻剂利于排便。

3.术前准备　做好术前常规准备，如备皮、皮试、胃肠道准备等。

（二）术后护理

1.体位　手术后根据麻醉选择合适的体位，麻醉作用消失后安置病人舒适的体位，术后取仰卧位时，臀部垫气圈，以防伤口受压。

2.饮食　早期多吃高能量、高维生素、清淡易消化少渣饮食，减少排便量，减轻对伤口的刺激；后期多吃蔬菜水果以及富含纤维素的食物，以保持大便通畅。

3.病情观察　观察病人的生命体征变化、局部伤口的情况等。观察伤口敷料有无渗血、渗液，渗液的颜色、量和性状。

4.伤口护理　注意观察伤口敷料有无渗血、渗液，渗液的颜色、量和性状。局部坐浴，促进炎症消退。挂线疗法病人要观察瘘管是否通畅，随时关注挂线的松紧度，及时调整，保证挂线效果。

5.预防并发症　观察有无出血、感染、大便失禁、复发等情况，发现异常及时报告医生。

🔍 **护考情报站**

男性病人，27岁，肛瘘切除术后，护士的健康教育不正确的是

A.多饮水　　　　B.保持大便通畅　　　C.可以适当进食辛辣食物

D.保持肛门清洁　　E.适当加强体育锻炼

【答案】C

解析：肛瘘病人忌辛辣等刺激性食物，避免饮酒。

【护理评价】

通过治疗和护理，病人是否：①焦虑减轻；②疼痛得到及时有效的缓解；③局部组织愈合良好；④了解直肠肛管疾病的发病原因和预防；⑤未发生并发症或得到及时处理。

（方志美）

❓ **思考题**

王先生，30岁，长期便秘史。因无痛性血便2日来院就诊。血液鲜红，量不多，与粪便不相混淆，无疼痛。

直肠肛管检查（截石位）：3、7、11点处见红色赘生物，表面光滑，无触痛。

请思考：

（1）该病人首先考虑什么病变？

（2）属于什么程度？

（3）病人非常紧张，要求住院手术，是否需要手术治疗？

（4）如何给病人做健康指导？

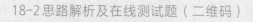
18-2思路解析及在线测试题（二维码）

育人学堂

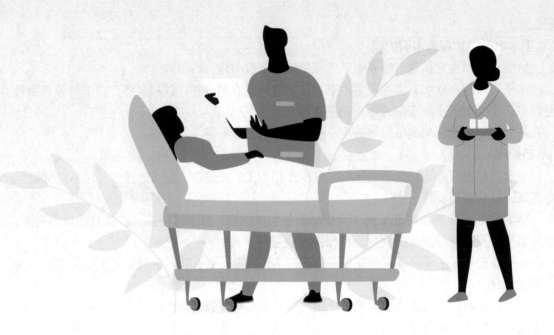

19-1 数字资源

学习目标

◎ **知识目标**

1. 掌握原发性肝癌病人的症状、体征和护理措施。

2. 熟悉原发性肝癌病人的辅助检查和处理原则；肝脓肿的临床特点及护理措施。

3. 了解原发性肝癌的病因和病理生理。

◎ **能力目标**

能正确运用原发性肝癌、肝脓肿的护理知识和技能对病人实施整体护理。

◎ **素质目标**

1. 培养独立观察、分析及解决临床实际问题的能力。

2. 具有认真的工作态度和为病人健康服务的意识，能够与病人有效沟通，运用姑息护理的理念为晚期肝病病人提供整体护理。

　　肝脏疾病是发生在肝脏的所有疾病的总称，包括肿瘤性疾病、感染性疾病、血管性疾病、自身免疫性疾病等。其中肿瘤性疾病分为良性肿瘤和恶性肿瘤，如肝脂肪瘤、肝血管瘤、肝癌等。感染性疾病又包括病毒感染、细菌感染、寄生虫感染等，如病毒性肝炎、细菌性肝脓肿、阿米巴性肝脓肿等。

第一节　原发性肝癌病人的护理

> **案例导入**
>
> 　　孙先生，70岁，因原发性肝癌入院，拟择日行原发性肝癌根治性切除术。该病人高血压病史12年，2型糖尿病史6年，一直以来坚持服用降压药和降糖药，吸烟史40年，5～10支/日，日常饮食喜辛辣食物，既往有习惯性便秘。
>
> 请思考：
>
> 1. 应该为病人做好哪些术前准备？
>
> 2. 手术后需要为该病人做好哪些护理措施？

　　原发性肝癌（primary liver cancer）是指发生于肝细胞和肝内胆管上皮细胞的癌。原发性肝癌是我国一种常见的恶性肿瘤，由于发展快，容易转移和复发，年死亡率占恶性肿瘤死亡率的第二位。在我国以40～50岁的东南沿海地区发病率较高，男女比例约为3：1。

【病因及发病机制】

　　原发性肝癌的病因尚未明确。目前认为病毒性肝炎、肝硬化是其主要原因，临床上，肝癌病人常有急性肝炎→慢性肝炎→肝硬化→肝癌的病史；其他原因有黄曲霉素、亚硝胺类化学致癌物质、水土等。

护考情报站

最易引起原发性肝癌的疾病是

A. 脂肪肝　　　　B. 血吸虫性肝硬化　　　C. 肝炎后肝硬化

D. 肝血管瘤　　　E. 肝内胆管结石

【答案】C

解析：病毒性肝炎与原发性肝癌有密切关系。

【病理生理】

　　1. 病理类型　　大体类型可分以下3型：①结节型：多见。多伴有肝硬化，恶性程度高，愈后差。②巨块型：常单发。肝硬化程度较轻，手术切除后愈后较好。③弥漫型：少见。多伴有肝硬化，病情发展迅速，愈后极差。根据肿瘤直径大小分为4种：微小肝癌（直径≤2cm），小肝癌（2cm＜直径≤5cm），大肝癌（5cm＜直径≤10cm），巨大肝癌（直径＞10cm）。

　　2. 组织学类型　　可分为肝细胞肝癌，胆管细胞癌和混合型肝癌，其中以肝细胞肝癌最为常见，约占原发性肝癌的90%。

　　3. 转移途径　　常见的转移途径有：①直接蔓延：癌肿直接蔓延，侵犯邻近组织、脏器，如膈肌、胸腔等。②血行转移：肝内血行转移发生最早，也最常见。癌细胞极易侵犯门静脉分支形成门静脉内癌栓，癌栓经门静脉系统在肝内直接播散，甚至阻塞门静脉主干，引起门静脉高压；肝外血行转移多见肺，其次为骨、脑等。③淋巴转移：较少见。主要转移至肝门淋巴结，其次为胰腺周围、腹膜后及主动脉旁淋巴结，晚期至锁骨上淋巴结。④种植转移：中晚期，癌细胞可脱落，引起腹腔、盆腔种植转移，出现血性腹水。

【护理评估】

（一）健康史

了解有无肝炎、肝硬化、其他部位肿瘤病史；了解居住环境，饮食习惯和生活习惯，有无进食被黄曲霉素污染食物或亚硝胺类食物史。了解家族中有无肝癌或其他肿瘤病人，有无其他系统伴随疾病。

（二）身体状况

早期缺乏典型症状和体征，多无意被发现或经甲胎蛋白普查检出早期病例。晚期可有明显局部和全身症状。

1.症状

（1）肝区疼痛：为最常见和最主要的症状，是半数以上病人的首发症状。呈持续性钝痛、刺痛或胀痛，夜间或劳累后有加重。疼痛部位与肿瘤部位密切相关，位于肝右叶顶部的肿瘤，累及膈肌时，疼痛可牵涉至右肩背部。当癌结节出现坏死、破裂时，可引起腹腔内出血，表现为突发右上腹剧痛，有腹膜刺激征等急腹症的表现。

（2）消化道症状：无特异性。主要表现为食欲减退、腹胀等，还可伴有恶心、呕吐、腹泻等症状。容易被忽视。

（3）全身症状：①可有不明原因的持续性低热或不规则发热，抗生素药物治疗无效，吲哚美辛栓可退热。②消瘦、乏力：早期不明显，晚期，体重呈进行性下降，可出现贫血、黄疸、腹水及恶病质等。

2.体征

（1）肝大与肿块：为中、晚期肝癌常见临床体征。肝脏出现进行性增大，质地坚硬，表面高低不平，有明显的结节或肿块。肿瘤位于肝右叶顶部者，肝浊音界上移，甚至出现胸腔积液。肝大严重者可见右上腹或右季肋部明显隆起。

（2）黄疸与腹水：晚期肝癌病人均可出现。

3.其他 可有癌旁综合征的表现，如红细胞增多症、高胆固醇血症、高钙血症、低血糖等；如发生肺、骨、脑等肝外转移，则出现相应的症状和体征；合并肝硬化者常有肝硬化门静脉高压症表现；晚期肝癌还可出现肝性脑病、上消化道出血、癌肿破裂出血、继发性感染等并发症。

护考情报站

肝硬化失代偿期的病人最常见的并发症是

A.电解质紊乱   B.肝性脑病   C.原发性肝癌   D.肝肾综合征   E.上消化道出血

【答案】 E

解析：肝硬化晚期往往因引起并发症而死亡，上消化道出血为肝硬化最常见的并发症，而肝性脑病是肝硬化最常见的死亡原因。

（三）辅助检查

1.实验室检查

（1）血清甲胎蛋白（AFP）测定：属肝癌血清标志物，具有专一性，是目前诊断原发性肝癌的重要方法。可用于普查，有助于发现无症状的早期病人，但常有假阳性出现，应动态观察。AFP持续升高且定量≥400μg/L，并排除活动性肝病、妊娠、生殖腺胚胎性肿瘤等，即可考虑诊断肝癌。临床上，原发性肝癌AFP阳性率约为70%，应同时检测AFP异质体，可提高诊断率。

（2）血清酶学检查：缺乏专一性和特异性，可作为辅助指标，如血清碱性磷酸酶（ALK）、γ-

谷氨酰转肽酶（γ–GT）、乳酸脱氢酶同工酶等。各种酶联合检测可提高诊断价值。

2.影像学检查

（1）B超检查：是诊断肝癌的首选检查方法，属无创筛选性检查，可用于高发人群的普查。能显示肿瘤的大小、形态、部位，了解肝静脉或门静脉有无栓塞等情况。能发现直径1～3cm的病变，诊断正确率可达90%。

（2）CT检查：应用广泛，可检出和诊断小肝癌，对肝癌的诊断符合率可达90%以上。临床上可用于判断肝癌分期、肝癌局部治疗的疗效评价。

（3）MRI检查：对血管瘤的鉴别优于CT检查，能检出直径1.0cm左右的微小肝癌。

（4）X线检查：腹部摄片可见肝脏阴影增大。肝右叶顶部的肿瘤，可见右侧膈肌抬高或局限性隆起；肝左叶或巨大的肝癌，可见胃和横结肠被推压。

（5）放射性核素肝扫描：诊断符合率85%～90%，但不易显示直径<3cm的肿瘤。应用^{198}Au、^{99m}Tc、^{131}I玫瑰红、^{113m}In同位素示踪肝扫描。放射性核素断层扫描（ECT）可提高诊断符合率。

（6）选择性肝动脉造影：为侵袭性创伤性检查手段，必要时才考虑采用。可明确肿瘤的数目、大小和血供情况，阳性率可达90%。数字减影肝血管造影（DSA），可发现直径0.5cm左右的肿瘤。对评估手术和选择治疗方案有重要价值。

3.腹腔镜探查 经各种检查仍未能确诊而临床又高度怀疑肝癌者，可行腹腔镜探查以明确诊断。

4.肝穿刺活组织检查 肝脏穿刺活检可取得病理诊断，用于缺乏典型肝癌影像学特征的肝脏病变。需在B超或CT检查引导下穿刺，但有出血和肿瘤沿针道种植转移的危险。

（四）心理–社会状况

评估病人对拟采取的治疗方法、疾病预后及手术前有关知识的了解程度，评估病人对手术过程、手术并发症及疾病预后所产生的焦虑、恐惧程度。评估病人及家属对本病治疗方法、预后的认知程度及心理承受能力。家庭经济承受能力和支持程度。

（五）处理原则

以手术治疗为主的综合治疗。

1.手术治疗 外科手术是目前治疗肝癌首选和最有效的方法。术前需对病人的全身状况及肝脏功能的储备情况进行全面的评估。

（1）部分肝切除术：由于肝癌合并肝硬化者占60%～80%，目前肝癌切除主张部分切除，切除的范围包括肿瘤及周围1cm以上的肝组织，或者做肿瘤所在的肝段或肝叶切除。对肿瘤结节少的多发肿瘤、微小肝癌和小肝癌等可做根治性肝切除。小肝癌的手术切除率≥75%，术后5年生存率60%～70%。根治术后复发性肝癌再手术切除，5年生存率可达53.2%。随着现代医学技术的不断提高，在传统开腹肝切除的基础上，可开展腹腔镜肝切除术。

（2）肝移植术：适用于不宜切除的小肝癌及失代偿期肝硬化。由于同时切除肿瘤和硬化的肝脏，所以可以获得较好的长期治疗效果。鉴于供肝源匮乏、治疗费用昂贵等，此类手术有待于进一步探讨。

2.非手术治疗 综合治疗是防止术后复发、提高生活质量、延长生存期的主要措施。方法有：①放射治疗。②射频消融术。③介入疗法（TACE）。④全身性治疗（分子靶向药物、系统化疗、免疫治疗、中医药治疗）等。

3.肝癌破裂出血的治疗 对全身情况良好、病变局限者，可急诊行肝叶切除术；全身情况差者可行肝动脉结扎或栓塞术、射频治疗、填塞止血、冷冻治疗等。对出血较少，生命体征平稳，可行非手术治疗。

【常见护理诊断/问题】

1.预感性悲哀 与担忧疾病预后和生存期限有关。

2.疼痛　与肿瘤增大导致肝包膜张力增加，或手术，放疗、化疗不适有关。

3.营养失调：低于机体需要量　与食欲减退、腹泻、代谢异常及肿瘤消耗有关。

4.潜在并发症：　肿瘤破裂出血、肝性脑病、上消化道出血、感染等。

【护理目标】

1.病人能表达悲哀，正确面对疾病、手术和预后，积极配合治疗和护理。

2.病人疼痛减轻或缓解。

3.病人能进食富含蛋白、能量、膳食纤维等食物，营养均衡，或接受营养支持治疗。

4.病人未出现并发症，若出现并发症，能被及时发现和处理。

【护理措施】

（一）术前护理

1.改善营养状况　宜进食高蛋白、高热量、高维生素和丰富纤维膳食的食物，鼓励家属提供病人喜爱的色、香、味俱全的食物，以刺激食欲，安排清洁舒适的进餐环境。必要时提供肠内、外营养支持，补充蛋白，纠正低蛋白血症。

🔍 护考情报站 ─────────────────────────

王先生，56岁。肝硬化3年，因肝性脑病入院。为了防止病人病情加重，应给予

A.低脂肪饮食　　　　B.低嘌呤饮食　　　　C.低胆固醇饮食

D.低蛋白饮食　　　　E.低盐饮食

【答案】D

解析：肝硬化病人经肠道吸收氨增多易导致肝性脑病，低蛋白可以避免氨的产生。

──────────────────────────────────

2.疼痛护理　半数肝癌病人出现疼痛，疼痛剧烈者，遵医嘱给予止痛剂或采用积极有效的镇痛治疗。

3.预防肿瘤破裂出血　是原发性肝癌常见并发症。①避免诱因：尽量避免剧烈咳嗽、用力排便等导致腹内压骤然增高的动作。②改善凝血功能：肝硬化病人肝脏合成的凝血因子减少，且脾功能亢进，血小板减少，因此术前3日肌内注射维生素K，以改善凝血功能，预防术中、术后出血。③密切观察：若突发腹痛加重，伴腹膜刺激征，应高度怀疑肿瘤破裂出血，积极配合抢救。④出血不能自行停止者，需手术治疗，应积极做好术前准备。对晚期病人，可采用补液、输血、应用止血剂等综合治疗。

🔍 护考情报站 ─────────────────────────

肖女士，41岁。原发性肝癌晚期，无明显诱因突发右上腹剧痛，面色苍白，大汗。查体：腹膜刺激征阳性，考虑为

A.肝癌腹膜移位　　B.肝癌结节破裂　　C.急性胃穿孔　　D.急性胆囊炎　　E.急性胰腺炎

【答案】B

解析：病人为原发性肝癌晚期，突发右上腹剧痛，且有腹膜刺激征阳性，考虑为肝癌结节破裂，胆汁等内容物进入腹腔。

──────────────────────────────────

4.术前准备　术前2～3日口服新霉素或链霉素等肠道非吸收抗生素，以避免胃肠道残血被肠道细菌分解产生氨，预防术后肝性脑病；术前1日晚清洁灌肠，禁碱性溶液灌肠。术前1周补充维生素K。

5.心理护理　肝癌的诊断，对病人及家属都是重大打击，护士提供一种开放式的、支持式的谈话

环境，与病人和家属进行有效的交流和沟通，了解病人情绪和心理变化，采取合适的诱导方法使其接受并正视现实，或请成功病人现身说法，消除不良情绪。提供热情、耐心、周到的服务，使其树立战胜疾病的信心，积极接受和配合治疗；向病人及其家属介绍各种治疗必要性、方法和注意事项；与家属共同探讨照护病人的计划措施，对晚期病人应给予情感上的支持和鼓励，使病人平静舒适地渡过生命的最后历程。

（二）术后护理

1.一般护理　术后24h应卧床休息，血压平稳后给予半卧位。术后不鼓励病人早期活动，避免剧烈咳嗽，以防术后肝断面出血。接受半肝以上手术切除者，间歇吸氧3～4日。

2.严密观察病情　术后48h应专人护理，动态观察病人生命体征及心、肺、肾、肝等重要脏器的功能变化和血清学指标的变化。密切观察引流液的量、颜色和性状。

3.维持体液平衡　给予静脉输液，补充水、电解质，保持体液平衡；对肝功能不良伴腹水者，严格控制水和钠摄入，积极保肝治疗，准确记录24h出入水量，每天观察、记录体重及腹围变化。

4.引流管的护理　肝叶和肝脏局部切除术后常放置双腔引流管，加强观察和护理：①妥善固定。②保持引流通畅：避免受压、扭曲和折叠。③严格遵守无菌原则：定期更换引流袋。④观察和准确记录引流液的量、颜色和性状。若引流出血性液且持续性增加，应警惕腹腔内出血，及时通知医师并配合治疗，必要时完善术前准备行手术探查；若引流液含有胆汁，应警惕胆瘘的发生。

5.预防感染　有胆道梗阻继发感染者，遵医嘱合理应用抗生素治疗。

6.肝性脑病的预防及护理　术后加强生命体征和意识状态的观察，若出现性格行为变化，如欣快感、表情淡漠等前驱症状时，应及时通知医师。预防肝性脑病的措施主要有：①消除诱因：积极防治上消化道出血和感染，避免大量、快速排钾利尿和放腹水，及时纠正电解质和酸碱平衡紊乱，慎用镇静催眠药和麻醉药。②禁用肥皂水灌肠：可用生理盐水或弱酸性溶液（如1%～2%食醋生理盐水），使肠道pH保持酸性。③抑制肠道细菌繁殖：口服甲硝唑或新霉素，减少氨的形成和吸收。④使用降血氨药物：如静脉滴注谷氨酸钾或谷氨酸钠。⑤纠正氨基酸代谢失衡：如口服或静脉滴注支链氨基酸的制剂或溶液。⑥减少血氨的来源：肝昏迷者限制蛋白质摄入。⑦促使肠道内氨的排出：便秘者口服乳果糖。

🔍 **护考情报站** ────────────────────

肝性脑病病人伴有肾脏损害，口服抗生素应选

A.新霉素　　B.卡那霉素　　C.氨苄西林　　D.庆大霉素　　E.甲硝唑

【答案】E

解析：甲硝唑肾毒性小可以使用，但其他药物肾毒性比较大不能使用。

7.心理护理　给病人做好解释，说明术后恢复过程，安放各种引流管的意义及注意事项，积极配合治疗和护理对康复的意义。晚期病人给予精神上的支持，尽可能平适地渡过生命的最后历程。

（三）肝动脉插管化疗的护理

1.插管前准备　向病人解释肝动脉插管化疗的目的、方法及注意事项，取得配合。穿刺处皮肤准备，术前进食4h，备好手术用物。

2.导管护理　①妥善固定导管。②严格遵守无菌原则：每次注药前消毒导管，注药后用无菌纱布包扎，防止逆行性感染。③防止导管堵塞：注药后用肝素稀释液（25U/ml）2～3ml冲洗导管。④严密观察：观察病人有无肝区疼痛、恶心、呕吐、食欲不振等症状。密切观察生命体征和腹部体征，若出现上消化道出血及胆囊坏死等并发症时及时通知医师进行处理。

3.拔管后护理　拔管后应预防出血，协助病人取平卧位，穿刺处沙袋压迫1h，穿刺肢体制动6h。密切观察穿刺口出血情况及穿刺侧肢体皮肤的色泽、温度及足背动脉搏动情况。

（四）健康指导

1.生活指导　注意防治肝炎，避免进食霉变食物，特别是豆类。有肝炎肝硬化病史者和肝癌高发区人群应定期体格检查；特别是年龄在40岁以上的男性至少每隔6个月检查一次血清AFP和B超，以期早期发现，及时诊断。

2.坚持后续治疗　肝癌虽然是严重疾病，但不是无法治疗的疾病，应帮助病人树立战胜疾病的信心，根据医嘱坚持化疗或其他治疗。

3.加强营养　多吃含能量、蛋白质和维生素丰富的食物和新鲜蔬菜、水果。食物应清淡易消化。若有腹水、水肿，应控制食盐和水的摄入量。

4.保持大便通畅　防止便秘，适当应用缓泻剂，预防血氨升高。

5.做好自我观察和定期复查　注意观察有无水肿、体重减轻、出血倾向、黄疸等症状，定期随访。2～3个月复查一次AFP、胸片和B超检查。必要时及时就诊。

【护理评价】

通过治疗和护理，病人是否：①焦虑减轻，能正确面对疾病、手术和预后；②病人疼痛减轻或缓解；③营养状况已改善，体重稳定或有所增加；④未发生并发症，或并发症发生时得到及时发现和治疗。

第二节　肝脓肿病人的护理

肝脏受感染后，形成的脓肿，成为肝脓肿（liver abscess）。肝脓肿属于继发性感染性疾病，根据病原菌不同可分为细菌性肝脓肿和阿米巴性肝脓肿。

一、细菌性肝脓肿

细菌性肝脓肿（bacterial liver abscess）是指由化脓性细菌侵入肝脏形成的肝内化脓性感染病灶。致病菌最常见的是大肠杆菌、金黄色葡萄球菌，其次是厌氧球菌。

【病因与发病机制】

1.胆源性　是引起细菌性肝脓肿最主要的原因和最常见的入侵途径，多由胆道感染引起，细菌沿胆管上行，感染肝脏而形成多个小脓肿。

2.血源性　全身任何部位的化脓性感染，如中耳炎、痈、全身的脓毒症等，细菌均可以经肝动脉进入肝脏。

3.门静脉系统　因腹腔内的感染如化脓性、坏疽性阑尾炎、细菌性痢疾、化脓性盆腔炎等致病菌经门静脉入肝，引起肝脓肿。

4.淋巴系统　邻近组织、器官感染，细菌经淋巴系统侵入。

5.外伤性　开放性肝损伤时，细菌经肝损伤处直接进入肝脏。

【病理生理】

细菌侵入肝后，即引起肝的炎症反应。随着肝组织的感染和破坏，可以形成单发或多发的脓肿。由于肝血供丰富，脓肿形成后，大量毒素被吸收入血，出现严重的毒血症表现。严重时可向膈下、腹腔、胸腔穿破。

【护理评估】

（一）健康史

了解居住环境，饮食习惯、生活习惯和心理状况，有无其他伴随疾病。

（二）身体状况

1.症状　起病急骤且较严重，典型症状是寒战、高热、肝区疼痛。肝区持续性胀痛或钝痛，靠近肝膈面的脓肿，疼痛可向右上牵涉到右肩部。有恶心和呕吐等。

2.体征　肝区压痛和肝大最为常见，右下胸部和肝区有压痛和叩击痛。严重时或并发胆道梗阻者，出现黄疸。脓肿巨大时可见右季肋部呈饱满或局部隆起，或皮肤凹陷性水肿。

3.并发症　肝脓肿可穿破进入腹腔、胸腔、心包，造成膈下脓肿或急性腹膜炎、胸腔或心包腔积脓。偶见肝内血管破裂由胆道排出，即胆道出血者。

（三）辅助检查

1.血常规　白细胞计数和中性粒细胞百分比升高、有核左移现象；病程长者可有贫血和低蛋白症。

2.影像学检查　B超检查为首选的检查方法。B超可明确脓肿的部位和大小，并可引导穿刺抽出脓液而确诊，诊断率达96%以上。X线检查可发现肝脏轮廓增大，右侧膈肌抬高。CT、MRI对诊断和鉴别诊断有重要作用。

（四）治疗原则

细菌性肝脓肿应早期诊断、积极治疗。

1.一般治疗　给予营养支持，可采用肠内或肠外营养支持，增强营养。贫血者可反复多次输血和血浆，提高机体抵抗力。纠正水、电解质紊乱及酸碱平衡失调。

2.抗生素治疗　早期未确定病原菌，经验性使用广谱抗生素。及早做血液或脓液的细菌培养，然后根据结果选择敏感抗生素。应考虑药物在肝脏能达到较高浓度。

3.经皮肝穿刺脓肿置管引流术　直径小于3～5cm的单个脓肿，可在超声或CT引导下行穿刺抽尽脓液并冲洗，置管引流。置管引流术后第二日或数日起，可用等渗盐水缓慢冲洗脓腔和注入抗菌药物。病人情况好转，无脓液引出，冲洗液变清亮，脓腔小于1.5cm时即可拔管。多数肝脓肿达到治愈。

4.手术治疗　手术切开引流，适用于较大、分隔较多的脓肿，估计有可能或已穿破胸腔或腹腔，以及慢性肝脓肿和胆源性肝脓肿。经腹腔镜切开引流目前也已成为常规手术。术中注意应妥善保护隔离腹腔和周围脏器，避免脓液污染。脓腔内放置多孔橡胶管引流。

5.中医药治疗　应根据病情进行辨证论治，以清热解毒为主，常用方剂有柴胡解毒汤和五味消毒饮酌情加减。

【常见护理诊断/问题】

1.体温过高　与肝脓肿及毒素吸收有关。

2.营养失调：低于机体需要量　与进食减少、感染分解代谢增加有关。

3.潜在并发症：膈下脓肿、腹膜炎、胸腔内感染、休克等。

【护理措施】

1.病情观察　观察生命体征和腹部体征，注意有无腹膜炎、膈下脓肿、胸腔内感染等严重并发症发生。肝脓肿若继发脓毒血症、急性化脓性胆管炎或出现中毒性休克时，应立即抢救。

2.营养支持　多食高蛋白、高热量、富含维生素和膳食纤维的食物，必要时少量多次输血或给予肠内、外营养支持。

3.高热护理

（1）保持病室空气清新：定时通风，维持室温于18～22℃，湿度为50%～70%。及时更换汗湿的衣裤和床单，以保持清洁和舒适。

（2）动态观察体温：高热者采用物理或药物降温，如冰袋、乙醇擦浴、4℃生理盐水灌肠等，必要时用解热镇痛药，如柴胡。

（3）维持体液平衡：保证高热病人每天至少摄入2000ml液体，记录出入水量。遵医嘱正确合理应用抗菌药，并注意观察药物疗效及不良反应。

4.引流管护理　彻底引流脓液，促进脓腔闭合。取半卧位，以利引流和呼吸。妥善固定引流管，防止滑脱；保持引流通畅；严格无菌操作；每天用生理盐水多次或持续冲洗脓腔；观察和记录脓腔引流液的颜色、性状和量；当引流液少于10ml时，可拔除引流管，改为凡士林纱条引流，及时换药，直至脓腔闭合。

二、阿米巴性肝脓肿

阿米巴性肝脓肿（amebic liver abscess）是溶组织阿米巴滋养体从肠道病变处经血流进入肝脏，使肝发生坏死而形成，是肠道阿米巴病最常见的并发症。

【病因病理】

阿米巴原虫经门静脉、淋巴管或直接侵入肝门。原虫产生溶组织酶，导致肝细胞坏死，形成脓肿。阿米巴性肝脓肿常见于肝右叶顶部，大多为单发性的大脓肿。

【护理评估】

（一）健康史

了解居住环境，饮食习惯、生活习惯和心理状况，有无阿米巴痢疾及其他伴随疾病。

（二）身体状况

细菌性肝脓肿与阿米巴性肝脓肿的鉴别见表19-1。

表19-1　细菌性肝脓肿与阿米巴性肝脓肿的鉴别

	细菌性肝脓肿	阿米巴性肝脓肿
病史	继发于胆道感染或其他化脓性感染	继发于阿米巴痢疾
症状	起病急骤、较严重。寒战、高热，全身中毒症状明显	起病缓慢，病程长，有不规则发热或高热、盗汗
血液检查	白细胞、中性粒细胞明显增高，血液细菌培养可阳性	白细胞可稍增高，无继发细菌感染时，血液细菌培养阴性。血清阿米巴抗体阳性
粪便检查	无特殊	部分可找到阿米巴滋养体
脓液	多为黄白色脓液，涂片及培养可发现细菌	多为棕褐色脓液，无臭，镜检可见阿米巴滋养体，无继发细菌感染时涂片和培养无细菌
脓肿	较小，常为多发性	较大，多为单发，多见于肝右叶
诊断性治疗	抗阿米巴治疗无效	抗阿米巴治疗有效

（三）处理原则

1.非手术治疗　是首选的方法。主要为抗阿米巴药物（如甲硝唑、氯喹、依米丁等）治疗和全身支持治疗。合并细菌感染者尽早使用抗生素。

2.手术治疗

（1）经皮肝穿刺置管闭式引流：非手术治疗脓腔未见缩小者，病情重；脓腔较大者，可套管针穿刺留置导管做闭式引流（防止继发细菌感染）。

（2）手术切开引流。

【护理措施】

1.密切观察病情　及时观察并发现继发性细菌感染。

2.药物治疗　遵医嘱正确使用抗阿米巴药物。

3.做好脓腔引流的护理　保持引流通畅，防止感染。

4.饮食护理　鼓励病人多食富含营养的食物，多饮水。

（徐　琳）

？思考题

张先生，55岁，以慢性肝炎20年，食欲减退，肝区隐痛3个月入院，体格检查：T 36.2℃，P 102次/min，R 28次/min，BP 100/70mmHg，贫血貌，消瘦乏力。肝右肋下缘可触及，质硬，轻度压痛。实验室检查：甲胎蛋白阳性，B超和CT检查发现肝右叶5cm占位，肝肾功能基本正常。

请思考：

（1）该病人可能的诊断是什么？术前应该为病人做哪些护理准备工作？

（2）该病人存在哪些主要护理诊断/问题？应给予哪些护理措施？

19-2思路解析及在线测试题（二维码）

育人学堂

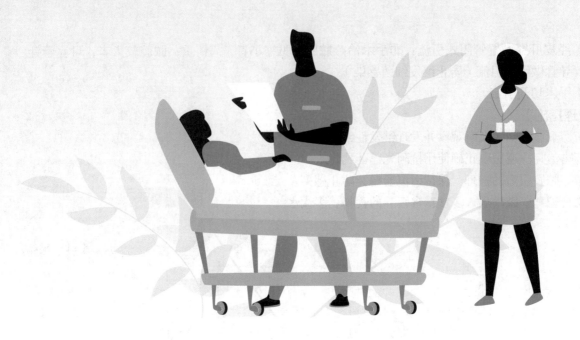

第二十章 门静脉高压症病人的护理

学习目标

◎ **知识目标**

　　1. 掌握门静脉高压症病人的症状、体征、常见护理诊断／问题和护理措施。

　　2. 熟悉门静脉高压症病人的辅助检查和处理原则。

　　3. 了解门静脉高压症的病因和病理生理。

◎ **能力目标**

　　1. 能对门静脉高压和上消化道出血进行初步诊断和急救处理。

　　2. 能对门静脉高压症病人实施整体护理。

◎ **素质目标**

　　培养严谨的科学态度及较强的人际沟通能力。具有为病人健康服务的意识和时刻关爱病人的态度。

> **病例导入**
>
> 　　马先生，58岁。中午进食后突然大量呕血，由家人紧急送医院就诊。主诉呕吐鲜血1h，量约500ml，含有少量食物残渣，排黑色便二次，既往有乙型肝炎病史10年。查体：面色苍白，精神紧张，贫血貌，T 36.4℃，P 108次/min，BP 85/58mmHg，心肺无异常，腹软，蛙状腹，触及脾肋下3cm，移动性浊音（＋）。

请思考：

1. 马先生可能患何种疾病？为明确诊断，需进行哪些检查？

2. 马先生的首要护理诊断是什么？应采取哪些护理措施？

门静脉高压症（portal hypertension）是指门静脉血流受阻、血液淤滞，引起门静脉及其分支压力增高，持续超过24cmH$_2$O，继而引起脾肿大及脾功能亢进、食管胃底静脉曲张破裂大出血、腹水等一系列症状的临床病症。门静脉压力正常值为13～24cmH$_2$O（1.27～2.35kPa），平均约18cmH$_2$O。

【病因及发病机制】

门静脉主干是由肠系膜上、下静脉和脾静脉汇合而成，约20%的血液来自脾。门静脉系统无静脉瓣膜，通过流入的血量和流出阻力形成并维持其压力。门静脉血流出阻力增加常是门静脉高压症的始动因素。

门静脉高压症约有90%以上由肝硬化引起。根据血流受阻所在的部位，将门静脉高压症分为肝前、肝内和肝后三型。其中肝内型门静脉高压症在我国最常见，占95%，又可分为窦前、窦后和窦型。在我国，肝炎后肝硬化是引起肝窦和窦后阻塞性门静脉高压症的常见病因。在南方，以血吸虫病性肝硬化为主，是肝内窦前性门静脉高压症的常见病因。血吸虫卵沉积在门静脉小分支引起栓塞，致门静脉血流受阻和压力增高。

【病理生理】

门静脉高压症主要病理改变是：

1. 脾大、脾功能亢进　是首先出现的病理改变。门静脉血流受阻后，出现脾脏充血肿大，脾功能亢进，外周血细胞计数减少，较常见的是白细胞和血小板计数减少。

2. 交通支扩张　由于门静脉通路受阻且门静脉无静脉瓣，门静脉系与腔静脉之间的4处交通支逐渐扩张，形成静脉曲张。其中受影响最早、最显著的是胃底、食管下段交通支，易发生静脉曲张、破裂出血。其他受影响的有直肠下段及肛管门静脉交通支、前腹壁交通支、腹膜后交通支（图20-1）。

3. 腹水　腹水发生机制：①门静脉压升高，致门静脉系毛细血管床滤过压增加，以及肝硬化等使肝内淋巴回流受阻并从肝脏表面大量漏入腹腔。②肝硬化时肝脏合成清蛋白障碍，使血浆胶体渗透压降低。③醛固酮继发性分泌过多，灭活减少，促进肾小管对钠及水的重吸收增加，导致钠、水潴留。

【护理评估】

（一）健康史

了解病人有无慢性肝炎、血吸虫病病史，是否进行治疗和用药史。了解有无吸烟、酗酒等不良生活习惯，有无黄疸、腹水、黑便等，既往有无出现肝性脑病、上消化道出血的病史。

（二）身体状况

1. 症状

（1）脾肿大、脾功能亢进：门静脉高压症的早期即可有脾脏充血、肿大，程度不一，在左肋缘下常可扪及。早期质软，活动度可，晚期脾内纤维组织增生而变硬，活动度小，常伴有脾功能亢进，表现为外周血白细胞、红细胞和血小板减少。

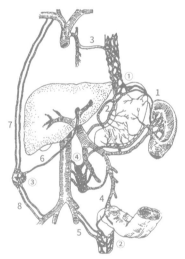

1胃短静脉；2胃冠状静脉；3奇静脉；4直肠上静脉；5直肠下静脉/肛管静脉；6脐旁静脉；7腹上深静脉；8腹下深静脉
①胃底/食管下段交通支；②直肠下端/肛管交通支；③前腹膜交通支；④腹膜后交通支

图20-1　门静脉系与腔静脉系之间的交通支

（2）呕血和黑便：曲张的食管、胃底静脉破裂出血是门静脉高压症最危险的并发症，出血部位常为食管下1/3和胃底。一次出血量可达1000～2000ml，表现为呕血、便血，呕吐出鲜红色血液，排出柏油样黑便。肝功能损害致凝血功能障碍，脾功能亢进致血小板减少及门静脉高压，因此，出血常不易自止。由于大出血、休克和贫血导致肝细胞严重缺血、缺氧，易诱发肝性脑病。

（3）腹水：是肝功能严重受损的表现。大出血后可形成"顽固性腹水"，常伴腹胀、食欲减退、下肢浮肿。

2.体征　门静脉高压症在左肋缘下能扪及脾。如有黄疸、腹水和前腹壁静脉曲张等体征，表示门静脉高压严重。如果能触到质地较硬、边缘较钝而不规整的肝，提示肝硬化。还可有慢性肝病的其他征象如蜘蛛痣、肝掌、男性乳房发育、睾丸萎缩等。

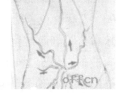
（三）辅助检查

1.实验室检查

（1）血常规检查：脾功能亢进时，全血细胞计数减少，白细胞计数可减少至$3×10^9$/L以下，血小板计数可减少至（70～80）$×10^9$/L以下。

（2）肝功能检查：血浆白蛋白降低，而球蛋白增高，致白蛋白与球蛋白比例倒置。凝血酶原时间延长。肝炎后肝硬化病人血清转氨酶和血胆红素增高明显，还应做乙型肝炎病原免疫学和AFP检查。

2.影像学检查

（1）B超检查：有助检查肝脏和脾脏的形态、大小、腹水及门静脉扩张情况。

（2）食管吞钡X线检查：食管吞钡剂检查，充盈时，食管黏膜呈虫蚀状改变；排空时，则表现为蚯蚓样或串珠状负影。

（3）腹腔动脉（静脉相）或肝静脉造影：可明确门静脉受阻部位及其侧支回流情况，为选择手术方式提供参考依据。

3.内镜检查　内镜下直观见曲张静脉或血管团，既可明确诊断，又可急诊止血治疗。

（四）心理-社会状况

评估病人是否因疾病过程久，迁延不愈，导致紧张、恐惧、悲观；工作和生活是否因长期、反复发病，受到影响；家人和社会能否提供心理和经济支持；病人及家属对门静脉高压症的治疗、预防再出血知识的了解程度。

（五）处理原则

1.食管胃底曲张静脉破裂出血的处理

（1）非手术治疗：一般状况不良，肝功能较差，难以耐受手术的病人，应尽量采用非手术治疗，同时进行手术前准备。①常规处理：绝对卧床休息；迅速建立有效静脉通道，输液、输血，补充血容量；保持呼吸道通畅，防止呕吐物吸入窒息或吸入性肺炎；严密监测生命体征。②药物止血：应用血管收缩剂，使门静脉血流量减少，可降低门静脉压力。常用药物是垂体后叶素、三甘氨酰赖氨酸加压素和生长抑素，急性出血控制率可达80%，与三腔二囊管压迫合用可达95%。③内镜治疗：经纤维内镜将硬化剂（鱼肝油酸钠）直接注入曲张静脉内，使之闭塞，达到止血和预防再出血的目的，成功率可达80%～90%。易发生的并发症是食管黏膜溃疡、狭窄和穿孔。④三腔二囊管压迫止血：利用充气气囊机械性压迫在胃底和食管下段的曲张静脉，从而达到止血目的，简单有效，以争取时间做紧急手术准备。⑤经颈静脉肝内门体分流术（TIPS）：属于介入治疗，是经颈静脉途径在肝静脉与门静脉的主要分支间建立通道，并置入支架支撑，实现门体分流。适用于食管胃底曲张静脉破裂出血经药物和硬化剂治疗无效、肝功能衰竭、不宜行急诊手术病人或等待肝移植的病人。

（2）手术治疗：对于无黄疸和明显腹水的病人（肝功能A、B级）发生大出血，或经非手术治疗24～48h无效者，行手术治疗。手术治疗有分流术和断流术两种手术方法。

1）分流术：通过在门静脉系统与腔静脉系统间建立分流通道、降低门静脉压力、达到止血效果的一种手术。

缺点：术后肝脏血供减少，对肝功能不利，不适用于肝功能较差的病人；术后肝性脑病的发生率较高。优点：降压效果好、再出血率低。

2）断流术：通过阻断门奇静脉间的反常血流，以达到控制门静脉高压症合并食管、胃底曲张静脉破裂出血的目的。

缺点：术后门静脉高压仍较明显、再出血概率高。优点：手术相对简单、创伤小，对肝脏门静脉血供影响较少，手术死亡率及并发症发生率低，术后生存质量高，在国内的临床应用最为广泛。

3）联合手术：选择性分流和断流联合手术，既保持一定的门静脉压力及门静脉向肝血流，又疏通门静脉系统的高血流状态，起到"断、疏、灌"的作用。但复合手术创伤和技术难度较大，且对病人肝功能要求高。

2.顽固性腹水的治疗　最有效的治疗手段是肝移植。其他疗法包括TIPS和腹腔-静脉转流术。

3.单纯脾肿大、脾功能亢进的治疗　对肝功能较好的血吸虫性肝硬化病人，严重脾大、脾功能亢进者，单纯脾切除效果良好。若病人有食管、胃底静脉曲张破裂出血史，应考虑在脾切除的同时做贲门周围血管离断术。

4.肝移植　适用于终末期肝硬化伴静脉曲张出血、难治性腹水、肝性脑病者。

【常见护理诊断/问题】

1.体液不足　与食管、胃底静脉曲张破裂大量出血有关。

2.体液过多：腹水　与肝功能损害致低蛋白血症、血浆胶体渗透压低及醛固酮分泌增多等有关。

3.营养失调：低于机体需要量　与肝功能损害、摄入不足、消化吸收障碍有关。

4.潜在并发症：出血、肝性脑病、感染、静脉血栓形成。

5.知识缺乏：缺乏预防上消化道出血及肝脏疾病的有关知识。

【护理目标】

1.病人体液不足能及时有效补充、得到纠正。

2.病人腹水减少，经治疗后体液平衡得到维持。

3.病人营养得到及时补充，全身营养状况得到改善。

4.病人无上消化道大出血、肝性脑病、感染等并发症。

5.病人了解预防上消化道出血、肝脏疾病的相关知识。

【护理措施】

（一）术前护理

术前在非手术治疗及护理的基础上，随时做好术前准备。

1.一般护理 ①绝对卧床休息：将病人安置于有抢救设备、安静的病房，平卧位，头偏向一侧，防止误吸；氧气吸入。②做好口腔护理：及时清理血迹和呕吐物，保持口腔清洁。③饮食护理：给予高热量、适量优质蛋白（肝功能受损严重者限制蛋白）、富含维生素食物。贫血和低蛋白血症者可输入全血及清蛋白。有腹水时限制水钠的摄入，避免粗糙、干硬、刺激性的食物。

2.恢复血容量 迅速建立有效的静脉通道，及早输液、输血，恢复血容量。宜输新鲜全血，有利于预防肝性脑病。病人出血量较多时，可给予白蛋白、血浆、血浆代用品，以提高胶体渗透压并维持循环血量。

3.止血 常用的止血方法有：①局部灌洗：用冰盐水或冰盐水加血管收缩剂（去甲肾上腺素）胃内灌洗，致回抽液清澈。②药物止血：遵医嘱应用止血药，并密切观察其疗效，注意药物不良反应。③三腔二囊管压迫止血（图20-2）。

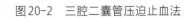

通胃气囊

通食管气囊

4.病情观察 严密观察病情变化，准确记录每小时尿量及中心静脉压的变化，观察呕血黑便的颜色及量。注意有无水、电解质及酸碱平衡失调。

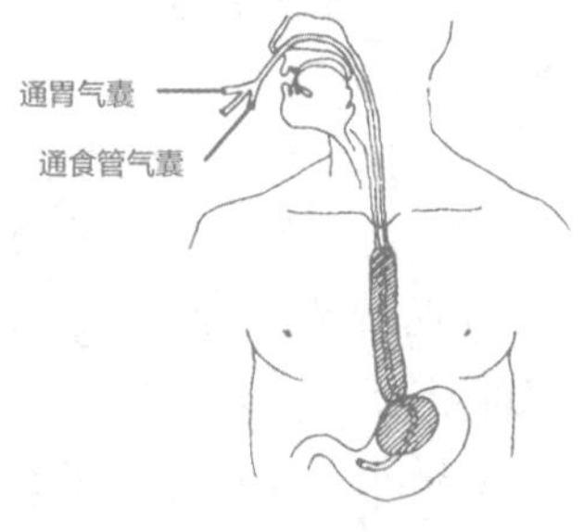

图20-2 三腔二囊管压迫止血法

5.三腔二囊管压迫止血的护理

（1）插管前准备：①向病人及家属解释放置三腔二囊管止血的目的、意义、方法及注意事项，取得配合。②将食管气囊和胃气囊分别注气约150ml和200ml，观察充盈后气囊是否膨胀均匀、弹性良好，再将气囊置入水中确认无漏气。③确认无漏气后抽空气囊，分别做好标记备用。

（2）插管方法：①前段带双气囊的管壁涂液状石蜡，从一侧鼻孔或口腔轻轻插入，边插边嘱病人做吞咽动作，直至插入50～60cm。②用注射器抽得胃液，确认在胃内后，先向胃气囊注入150～200ml空气。③止血钳夹闭管口，将三腔二囊管向外牵拉，感到牵拉不出并有轻度弹力时，用滑车装置在管端悬以0.25～0.5kg重物，做牵引压迫。④随后抽取胃液，观察止血效果，若仍有出血，再向食管气囊注入100～150ml空气压迫食管下端。⑤置管后，胃管接胃肠减压器或用生理盐水反复灌洗，清除积血减少氨的吸收，同时观察止血效果。若无出血，且脉搏、血压渐趋稳定，说明止血效果良好，出血已控制；反之表明三腔二囊管压迫止血失败。

（3）置管后护理：①体位：病人取半卧位或头偏向一侧，及时清除口、鼻咽腔分泌物，防止吸入性肺炎。②及时调整牵引绳松紧度：防止鼻黏膜或口腔黏膜长期受压发生糜烂、坏死；保持鼻腔黏膜湿润。三腔二囊管压迫期间每12h放气10～20min，暂时恢复胃、食管黏膜局部血液循环，避免黏膜因长期受压而缺血、糜烂、坏死。③观察和记录：胃肠减压引流液的颜色、量，判断出血是否停止，是决定紧急手术与否的关键。气囊压迫48h后，若胃管内仍抽出新鲜血液，表明压迫止血无效，应紧急手术止血。④防止窒息：床旁备剪刀，若气囊上移阻塞呼吸道可引起呼吸困难甚至窒息，应立即剪断三腔二囊管。⑤拔管：三腔二囊管放置时间不宜超过3～5日，避免食管、胃底黏膜长时间受压而溃烂、坏死。气囊压迫24h后，如出血停止，可先抽空食管气囊，再抽空胃气囊，继续观察12～24h，确认无出血，让病人口服液体石蜡30～50ml后，缓慢拔出三腔二囊管；若再次出血，可继续行三腔二囊管压迫止血或手术治疗。

6.做好术前准备 术前2～3日口服新霉素或链霉素等肠道非吸收抗生素，以避免胃肠道残血被肠道细菌分解产生氨，预防术后肝性脑病；术前1日晚用中性或弱酸性液体作清洁灌肠，禁碱性溶液灌肠；脾-肾静脉分流术前应明确肾功能是否正常；术前1周补充维生素K；纠正低蛋白血症等。术前一般不放置胃管，必须放置时，需选择细、软胃管，涂大量润滑油轻柔插入。

7.心理护理 耐心、细致做好病人的心理护理，时刻关心、体贴病人，沉着冷静的对待病人和家属的顾虑，减轻紧张焦虑，稳定病人的情绪。每次检查及护理前应给予解释，取得理解，树立战胜疾病的信心，使病人能够积极配合治疗。

（二）手术后护理

1.体位与活动 分流术后48h内，病人应取平卧位或15°低坡卧位，2～3日后血压平稳改半卧位；避免过多及过度活动，翻身时动作要轻柔；术后需卧床1周，不宜过早下床活动，以防血管吻合口破裂出血。

2.饮食护理 术后肠蠕动恢复后可以进流质，逐步过渡到正常饮食，保证热量供给。肝功能严重受损和分流术后，应限制蛋白质和肉类摄入，每日不能大于30g，避免诱发或加重肝性脑病。限制水钠的摄入。忌食粗糙、干硬、带刺、油炸及过热食物；禁烟、酒等刺激性食物。

3.病情观察 严密监测病人生命体征，密切观察病人面色、神志和尿量的变化。观察黄疸变化，有无发热、肝臭等肝功能衰竭的表现。每日定时测量腹围和体重。

4.引流管的护理 观察胃肠减压和腹腔引流液的量、颜色和性状，若短时内引流出200ml以上血性液体，应考虑出血，立即告知医师，及时妥善处理。若腹腔引流量较多且清晰，应考虑低蛋白血症。

5.保护肝脏 术后给予吸氧、保肝的药物应用，禁用或慎用对肝脏有损害的药物，如吗啡、巴比妥类、盐酸氯丙嗪等。

6.并发症的观察和预防

（1）肝性脑病：分流术后有部分门静脉血液未经肝脏解毒直接进入体循环，且肝脏功能受损后解毒功能下降，使血氨含量升高，术后易诱发肝性脑病。病人若出现神志淡漠、嗜睡、谵妄，应立即报告医师；遵医嘱及时测定血氨浓度，降低血氨水平；限制蛋白质的摄入，减少血氨的产生；清洁肠道，给予导泻、弱酸性溶液灌肠，减少氨的吸收。

（2）静脉血栓形成：脾切除术后血小板可迅速增高，诱发静脉血栓形成；术后避免用维生素K和其他止血药物，以防促使血栓形成。术后2周内，每日或隔日检查血小板1次，若血小板值超过600×10^9/L，应立即报告医师给予抗凝治疗。注意观察应用抗凝药物前后凝血时间变化。

7.心理护理 向病人及家属解释手术治疗的重要性、必要性，消除思想顾虑，取得配合。解释术后卧床1周的重要意义，各种引流管安放的意义，以及积极配合治疗和护理对康复的重要性。

护考情报站

男性病人，50岁。肝硬化5年。中午进食后突然呕血，色暗红，量约350ml，急诊入院。查体：神志清，T 37.5℃，P 120次/min，BP 90/60mmHg。病人情绪高度紧张，诉说有濒死的感觉，经抢救，病人病情平稳后行门体分流术。

1.入院时，病人主要的心理问题是
A.抑郁　　B.恐惧　　C.焦虑　　D.淡漠　　E.悲哀

2.病人入院后采取的处理措施中不正确的是

A.输液、输血　　　　　B.应用保肝药物　　　　C.静脉止血药物的应用

D.三腔二囊管压迫止血　E.应用肥皂水灌肠

3.分流术后24h内应指导病人采取的卧位是

A.半坐卧位　　　B.俯卧位　　　C.平卧位　　　D.中凹位　　　E.头低足高位

【答案】1.B　2.E　3.C

解析：①病人情绪紧张，诉说有濒死感，由此判断病人此时十分恐惧。②肝硬化易并发肝性脑病，可用生理盐水或弱酸性溶液灌肠，忌用肥皂水。③分流术后平卧48h，翻身动作应轻缓，保持大小便通畅，1周后方可下床活动，以防止血管吻合口破裂。

（三）健康指导

1.**活动指导**　合理休息，避免过度活动和劳累，一旦出现头晕、心慌和出汗等不适，立即卧床休息。

2.**饮食指导**　进食高热量、高维生素饮食，肝功能损害轻的可酌情选取优质高蛋白食物（50～70g/日），腹水病人限制水钠的摄入。禁烟、酒，避免进食粗糙、干硬、带刺、油炸及辛辣食物；尽量少喝咖啡和浓茶；饮食不宜过热，以免损伤食管黏膜而诱发上消化道出血。

3.**防止腹压升高**　避免剧烈咳嗽、打喷嚏、用力排便、提取重物等腹内压升高的因素，以免诱发曲张静脉破裂出血。

4.**病情观察指导**　指导病人观察有无黑便，皮肤、牙龈出血情况的观察等。

【护理评价】

通过治疗和护理，病人是否：①摄入足够的液体，体液维持平衡；②腹水程度减轻，腹围缩小；③肝功能及全身营养状况得到改善；④未发生上消化道大出血、肝性脑病等并发症，若发生，能够得到及时发现和处理；⑤会说预防上消化道出血、肝脏疾病的有关知识。

（徐　琳）

思考题

何先生，55岁。因肝区隐痛伴食欲减退、反复呕血3个月，再发呕血1日入院。有25年慢性肝炎史。自诉3月内反复出现呕血，1日前进食油炸食物后再发呕血，呕血量约800ml，精神紧张。查体：贫血貌，T 36.5℃，P 95次/min，BP 86/60mmHg，蛙状腹，脾肋下2cm，移动性浊音（+）。实验室检查：肝功能：SGPT为120U（赖氏法）；A/G比值为0.80：1，总胆红素37 μmol/L。纤维胃镜检查：胃底、食管下段曲张静脉出血。

请思考：

（1）请说出胃底、食管下段曲张静脉出血常见诱因是什么？胃底、食管下段曲张静脉出血特点是什么？

（2）病人目前存在哪些主要护理诊断/问题？应采取哪些护理措施？

20-2思路解析及在线测试题（二维码）

育人学堂

222

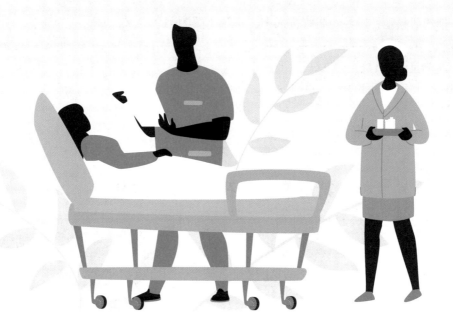

第二十一章 胆道疾病病人的护理

学习目标

21-1 数字资源

◎ **知识目标**

1.掌握胆石症、胆道感染病人的症状、体征和护理措施，胆道蛔虫病病人的临床特点。

2.熟悉胆道疾病的辅助检查和处理原则。

3.了解胆道疾病的病因和病理生理。

◎ **能力目标**

能正确运用胆道疾病的护理知识和技能对病人实施整体护理。

◎ **素质目标**

1.具有慎独和严谨求实的工作态度、较好的沟通能力

2.对病人有爱心、细心、耐心与责任心。

胆道系统分为肝内和肝外两大系统，包括肝内、肝外胆管、胆囊、胆管、Oddi 括约肌等。胆道系统具有分泌、贮存、浓缩与输送胆汁的功能，对胆汁排放入十二指肠有重要的调节作用。胆管的主要生理功能是输送肝细胞分泌的胆汁至胆囊和十二指肠。胆囊具有浓缩、储存、分泌和排出胆汁的功能。进餐后，迷走神经兴奋，

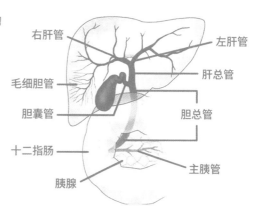

图 21-1 肝内外胆道系统

胆囊收缩，括约肌松弛，胆汁经胆管排入十二指肠（图21-1）。

第一节　胆石症病人的护理

案例导入

肖女士，46岁。晚餐后突然出现右上腹阵发性剧烈疼痛4h，向右肩、背部放射，伴高热、腹胀、恶心等症状。体格检查：一般情况差，T 39.1℃，P 116次/min，BP 110/88mmHg。右上腹部有压痛、肌紧张、反跳痛，Murphy征（＋）。实验室检查：白细胞12×10⁹/L，中性粒细胞0.87。B超检查示：胆囊肿大，壁增厚，胆囊内可见强光团伴声影。

请思考：

1.肖女士可能的疾病诊断是什么？

2.肖女士主要的护理问题有哪些？应采取哪些针对性护理措施？

胆石症（cholelithiasis）指发生在胆囊和胆管的结石，是胆道系统的常见病。胆石症分为胆固醇结石、胆色素结石和混合结石。女性发病率高于男性，肥胖或多次妊娠者多见，城市发病率高于农村。胆囊结石高于胆管结石，胆固醇结石高于胆色素结石。

【病因及发病机制】

胆石形成的原因是由多因素综合作用，主要因素有胆道感染和代谢异常等。

1.胆道感染

（1）胆道感染：胆道感染，胆汁内的大肠杆菌产生β–葡糖醛酸酶，会将结合胆红素水解为非结合胆红素，与钙结合后形成胆红素钙，促发胆色素结石形成。

（2）胆道异物：细菌、虫卵、炎症坏死组织等碎屑可成为结石的核心，形成结石。

（3）胆道梗阻：胆道感染导致Oddi括约肌痉挛，胆道梗阻，胆汁淤积、浓缩、沉淀，形成结石。

2.代谢异常　主要与脂类代谢有关。胆汁中有重要的溶质成分是胆盐、胆固醇、胆色素、卵磷脂。其中胆汁中胆盐、胆固醇、卵磷脂的比例适当，是维持胆固醇呈溶解状态的重要条件。当代谢异常时，胆固醇浓度升高或胆盐、卵磷脂浓度下降，三者比例失调，胆汁中的胆固醇则呈过饱和状态而析出形成结石。

【胆石分类】

1.胆结石按化学成分分为三类

（1）胆固醇结石：约占50%，多发生于胆囊，X线检查多不显影。

（2）胆色素结石：约占37%，多发生于胆管，X线检查常不显影。

（3）混合性结石：约占6%，多发生于胆囊及胆管内，X线检查常可显影（图21-2）。

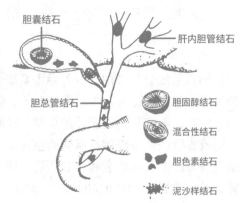

图21-2　胆结石类型及分布

2.按结石所在部位分 可分为胆囊结石、肝外胆管结石、肝内胆管结石。

【病理生理】

结石刺激胆道黏膜分泌大量的黏液糖蛋白；结石形成引起胆囊收缩能力减弱；胆道梗阻使胆汁淤滞，胆汁引流不畅利于结石形成。

结石症病理变化主要有：①胆道梗阻。②继发感染。③肝细胞损害甚至发生肝细胞坏死，胆源性肝脓肿；胆管炎症反复发作又可致胆汁性肝硬化。④胆石嵌顿于壶腹处，可引起急、慢性胰腺炎。⑤结石、炎症及胆汁中致癌物质长期的刺激可发生癌变。

【护理评估】

（一）健康史

了解病人的年龄、性别、职业、居住环境、饮食习惯。既往是否发生过胆绞痛或上腹部不适症状，现有无发热和黄疸，治疗及检查情况。

（二）身体状况

1.胆囊结石 单纯性胆囊结石且无梗阻和感染时，常无临床症状或仅有轻微的消化系统症状。当结石嵌顿胆囊颈部时，胆汁排出受阻，可出现下列症状和体征。

（1）症状：①胆绞痛：是胆囊结石最典型的症状，表现为突发的右上腹阵发性剧烈绞痛，或持续性疼痛阵发性加剧，可向右肩背部放射。常发生于饱餐、进油腻食物后胆囊收缩，或在睡眠改变体位时结石移位并嵌顿于胆囊颈部，使胆汁排空受阻，胆囊强烈痉挛。②消化道症状：常伴有恶心、呕吐、食欲不振、腹胀、腹部不适等非特异性的消化道症状。

（2）体征：①腹部体征：在右上腹可触及肿大的胆囊。可有右上腹部压痛，若继发感染，右上腹部可有明显的压痛、肌紧张或反跳痛。②黄疸：多见于Mirizzi综合征病人。Mirizzi综合征是特殊类型的胆囊结石，胆囊内较大的结石持续嵌顿和压迫胆囊壶腹部和颈部，引起肝总管狭窄或胆囊胆管瘘。临床特点主要是反复发作的胆囊炎、胆管炎和明显的梗阻性黄疸（图21-3）。③胆囊积液：胆囊结石长期嵌顿致胆囊管完全梗阻而未合并感染时，胆汁中的胆红素会被胆囊黏膜吸收，胆囊黏膜分泌的黏液积聚在胆囊内，致胆囊积液。积液呈无色透明，称为"白胆汁"。

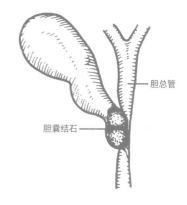

图21-3 Mirizzi综合征

2.肝外胆管结石 肝外胆管结石分为原发性和继发性。原发性肝外胆管结石是在胆管内形成，继发性肝外胆管结石则是胆囊结石或肝内胆管结石排入并停留在肝外胆管内。当结石阻塞胆管，胆汁淤滞并继发感染时，可出现典型的夏柯（Charcot）三联征：腹痛、寒战高热、黄疸。

（1）腹痛：发生在剑突下或上腹部，呈刀割样阵发性绞痛，或持续性疼痛阵发性加剧，可向右肩背部放射。原因是结石嵌顿于胆总管下端或壶腹部引起胆管梗阻，刺激胆总管平滑肌或Oddi括约肌痉挛。

（2）寒战高热：多发生于剧烈绞痛之后，出现寒战、高热，体温可高达39～40℃，呈弛张热。系胆道梗阻并继发感染后，细菌和毒素逆行经毛细胆管进入肝窦入肝静脉，再进入体循环所致的全身性中毒症状。

（3）黄疸：胆道梗阻后可出现黄疸。黄疸轻重取决于梗阻的程度及是否继发感染。完全性梗阻时，黄疸进行性加重，常有尿色变深，粪色变浅，皮肤瘙痒等症状。不完全梗阻所致的黄疸多呈间歇性和波动性。

3.肝内胆管结石 可无症状，或仅有肝区及患侧胸背部持续性胀痛不适。合并感染时，可出现

Charcot三联征或引起急性梗阻性化脓性胆管炎，也可引起肝脓肿、肝硬化、肝胆管癌等。

（三）辅助检查

1.实验室检查　感染时，血常规检查可见白细胞计数及中性粒细胞比例明显升高。肝细胞损害时，血清转氨酶和碱性磷酸酶升高。血清胆红素升高。尿液检查尿胆原降低或消失。

2.影像学检查　B超可作为首选检查项目。可发现结石影并明确其大小和部位。CT检查、MRI检查、经皮肝穿刺胆道造影（PTC）、经十二指肠逆行胆胰管造影（ERCP）有助于诊断疾病，可酌情选用。

（四）心理-社会状况

病人对疾病的治疗、护理措施及术后康复知识的了解程度，对本次发病的心理状态，有无因剧烈疼痛及反复发作而焦虑、烦躁等。家庭的经济承受能力及支持程度。

（五）处理原则

较小结石可应用药物排石治疗，并观察和随诊。较大结石手术治疗为主。

1.胆囊结石　胆囊切除是胆囊结石的首选治疗方法，可同时行胆总管探查术。常用手术方式有：①腹腔镜胆囊切除术（LC）：具有损伤小、恢复快、切口瘢痕小等优点，可首选。②开腹胆囊切除术（open cholecystectomy，OC）。③小切口胆囊切除术（minilaparotomy cholecystectomy，MC）。

2.肝外胆管结石　肝外胆管结石以手术治疗为主。手术方法主要有：①胆总管切开取石加T型管引流术。②胆肠吻合术，又称胆肠内引流术。③Oddi括约肌成形术。④经内镜Oddi括约肌切开取石术。

3.肝内胆管结石　宜采取手术为主的综合治疗。常用的手术方法主要有胆管切开取石、胆肠吻合术、肝部分切除术等。

【常见护理诊断/问题】

1.急性疼痛　与结石嵌顿致胆道梗阻、胆囊收缩、继发感染或胆管平滑肌及Oddi括约肌痉挛有关。

2.体温过高　与急性胆道感染有关。

3.营养失调：低于机体需要量　与进食减少、发热及消耗增加有关。

4.有皮肤完整性受损的危险　与胆道梗阻、胆汁酸盐淤积引起皮肤瘙痒及引流胆汁刺激有关。

5.潜在并发症：出血、胆瘘及感染等。

【护理目标】

1.病人诉疼痛减轻或缓解。

2.病人胆道感染得到控制，体温恢复正常。

3.病人营养状况已改善。

4.病人皮肤无破损及感染。

5.病人未发生并发症，或发生时能够得到及时发现和处理。

【护理措施】

（一）术前护理

1.病情观察　严密观察生命体征、神志及尿量的变化；观察腹部症状及体征。若出现寒战高热、腹痛加重及黄疸等，应考虑发生急性胆管炎，及时报告医师，积极配合处理。

2.缓解疼痛　密切观察疼痛的部位、性质、发作时间、疼痛程度及诱因；指导病人深呼吸放松以缓解疼痛；对已诊断明确且疼痛剧烈者，遵医嘱给予消炎利胆、解痉、镇静和止痛，常用盐酸哌替啶50mg、阿托品0.5mg肌内注射；但禁用吗啡，以免造成Oddi括约肌收缩痉挛，增加胆道压力。

3.降低体温　根据发热情况，选用温水擦浴等物理或（和）药物降温；遵医嘱给予足量有效的抗生素控制感染。

4.补充营养　给予低脂、高碳水化合物、高蛋白、高维生素的半流质饮食或普通饮食。禁食者，可通过肠外营养途径给予补充。

5.维持体液平衡

（1）密切观察：严密监测血压、每小时尿量，准确记录24h出入水量。

（2）补液扩容：休克者迅速建立静脉通路补液，尽快恢复血容量；必要时用血管活性药物，以改善和保证组织器官的血液灌注。

（3）纠正水、电解质及酸碱平衡紊乱：遵医嘱补液，维持水、电解质及酸碱平衡。

6.皮肤护理　黄疸病人胆盐刺激可致皮肤瘙痒，指导病人保持皮肤清洁，用温水擦洗皮肤，穿棉质衣裤；及时修剪指甲，不可抓挠皮肤，以免引起皮肤感染；瘙痒剧烈者，局部涂炉甘石洗剂止痒。

7.特殊术前准备

（1）凝血功能障碍者：肝功能损害的病人，术前遵医嘱肌内注射维生素$K_1$10mg，每日2次，预防术后出血。

（2）拟行胆肠吻合术者：术前3日应口服卡那霉素、甲硝唑等，术前1日晚（必要时术日晨）行清洁灌肠。

（3）LC手术前特殊准备：①皮肤准备：腹腔镜手术孔路多在脐部，术前嘱病人用温水清洗脐部（污垢可用液体石蜡清洁）。②呼吸道准备：LC术中需要将CO_2注入腹腔形成气腹，以便达到和维持术中清晰的手术野，为手术操作提供所需的空间。但可致CO_2弥散入血形成高碳酸血症，抑制呼吸。术前应戒烟、指导病人呼吸功能训练，预防和治疗呼吸道感染及其他并发症，利于术后康复。

8.心理护理　胆囊结石反复发作，病人往往会有焦虑情绪。给病人耐心讲解疾病相关知识、治疗方法及预后，手术的必要性、安全性、医师的技术水平等，使其产生安全感，接受和配合手术治疗。剧烈的疼痛常给病人心理造成较大的恐惧，护士应认真倾听病人的主诉，给予关心和关爱，用亲切的语言安慰和鼓励，并及时给予必要的镇痛措施。

（二）术后护理

1.病情观察　密切观察生命体征、腹部体征、伤口及引流情况，有无出血及胆汁渗漏情况。术前有黄疸的病人，术后应观察并记录大便颜色并监测血清胆红素变化。

2.营养支持　术后禁食和胃肠减压期间，可给予胃肠外营养，以补充足够的热量、氨基酸、维生素、水及电解质等，维持良好的营养状态。拔除胃管后，根据病人胃肠功能恢复情况，从无脂流质逐渐过渡至低脂正常饮食。

3.T型引流管护理　胆总管切开取石术后，常在胆总管切开处放置T型引流管，一端通向肝管，一端通向十二指肠，由腹壁穿出体外连接引流袋（图21-4）。主要目的是：①引流胆汁：胆总管切开后可致胆道水肿，胆汁排出受阻，胆总管压力增高，胆汁外漏，引起胆汁性腹膜炎、膈下脓肿等。②引流残余结石：引流胆管及胆囊内残余结石，尤其是泥沙样结石；术后也可经T型管溶石或造影等。③支撑胆道：防止胆总管切口瘢痕狭窄、管腔变小、粘连狭窄等。

（1）妥善固定：术后将T型管妥善固定于腹壁，末端连接引流袋。引流袋避免固定在床上，以防因翻身、活动或搬动时被牵拉而脱出。烦躁及不合作病人应有专人守护或适当约束，防止将T型管拔出。

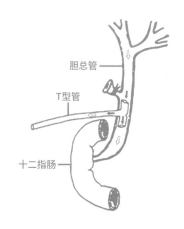

图21-4　T型管引流放置位置

（2）保持有效引流：T型管不可扭曲、折叠及受压，应由近端向远端经常挤捏管道，保持引流通畅。引流管不可高于腹部手术切口，以防胆汁逆流引起感染。引流袋的位置也不可过低，以免使胆汁流出过多，影响脂肪的消化和吸收。术后1周内管道阻塞，可用细硅胶管行负压吸引，1周后可用生理盐水加庆大霉素8万U进行低压冲洗。

（3）观察引流情况：严密观察并记录引流液的量、颜色和性质。正常成人每日分泌800～1200ml的胆汁，呈黄绿色或深绿色，清亮、无沉渣、有一定黏性。术后24h内引流量为300～500ml，恢复进食后，每日可增至600～700ml，以后逐渐减少并稳定至每日200ml左右。术后1～2日胆汁呈淡黄色混浊状，以后逐渐加深、清亮。如果胆汁突然减少甚至无胆汁流出，则提示管道有受压、阻塞、扭曲、折叠或脱出，应立即查找原因。若引流胆汁量过多，提示胆道下端可能梗阻。

（4）预防感染：严格无菌操作，定期更换无菌引流袋，每日清洁消毒引流管口周围皮肤，并覆盖无菌纱布，保持局部干燥，防止胆汁侵蚀皮肤引起红肿、糜烂。经T型管造影后应及时引流，以减少造影后反应和继发感染。

（5）拔管：传统开腹手术后T型管一般放置2周。若胆汁引流量逐渐减少，颜色呈透明淡绿色，无脓液、结石、无絮状物，病人无腹痛、发热、黄疸，大便颜色正常，可考虑拔管。拔管前试夹管1～2日，如无不适，可在X光线下行经T型管胆道造影，造影后持续开放引流24h以上，使造影剂完全排出后可拔管。拔除后残留窦道可用凡士林纱布填塞，1～2日可自行闭合。若造影发现仍有结石残留，则需保留T型管6周以上，再做取石或其他处理。腹腔镜下微创手术后T型管一般留置2个月。如果有胆管的炎症、胆管的狭窄没有解除，T型管需留置6个月以上，目的是通过T型管进行再次胆管取石，或是通过介入方法，对于胆管狭窄进行扩张。

4.并发症的护理

（1）出血：术后早期出血多由凝血机制障碍、术中止血不彻底或结扎线脱落所致。术后12～24h，腹腔引流管可有少量血性渗液。若出血较多，呈鲜红色，或伴有血压下降、脉搏细速、面色苍白等休克征象，应立即报告医生并配合抢救。

（2）胆瘘：多由胆管损伤、胆总管下端梗阻、T型管脱出所致。注意观察腹腔引流及有无胆汁性腹膜炎的发生。若术后腹腔引流液呈黄绿色胆汁样或出现发热、腹痛、黄疸等症状，应警惕胆瘘，立即报告医师并协助处理：①引流胆汁：取半卧位，保持腹腔引流管通畅，充分引流漏出的胆汁。②维持水、电解质平衡：大量胆瘘者应充分补液，维持水、电解质平衡。③防止胆汁损伤皮肤：及时更换被胆汁污染的敷料，局部皮肤用氧化锌软膏或皮肤保护膜涂敷。

5.LC手术后护理　①体位：LC手术一般采用全身麻醉，病人手术后应先取平卧位，麻醉清醒血压平稳后改半卧位。6h后即可起床活动。②饮食：术后6h内禁食。24h内由无脂流质逐渐过渡至低脂饮食。③预防高碳酸血症：高压CO_2容易弥散入血，引起高碳酸血症，表现为呼吸浅慢、$PaCO_2$升高。为预防高碳酸血症发生，LC术后应常规低流量吸氧，鼓励病人深呼吸及有效咳嗽，促进体内CO_2排出。④缓解肩背部酸痛不适：CO_2聚集在膈下刺激膈肌及胆囊创面，可引起肩背部酸痛不适，一般无需特殊处理，按摩肩背部可缓解症状。

6.心理护理　在进行各种治疗、护理的操作前、中、后，及时与病人进行有效的沟通，告知各种治疗的必要性、安全性、操作目的及配合方法，增强安全感和自信心。根据病人文化层次和疾病情况的不同，告知治疗方法、术后可能出现的不适及干预措施，让病人知情同意，心中有数，树立战胜疾病的信心。

（三）健康指导

1.饮食指导　宜选择低脂、高糖、高蛋白、高维生素易消化的饮食，做到"四忌"，即忌高脂肪食物、忌高胆固醇类食物、忌暴饮暴食、忌烟酒咖啡。

2.生活指导　指导病人养成良好生活规律，劳逸结合，避免劳累及精神高度紧张。

3.非手术治疗的病人指导　指导病人坚持治疗，按时服药，定期复查，出现腹痛、发热、黄疸等症状者及时就诊。

4.带T型管出院病人指导　①解释T型管的重要性。②防止引流管受压，尽量穿宽松柔软的衣服。③沐浴时采用淋浴，用塑料薄膜覆盖保护置管处，以免感染。④防止T型管脱出，在T型管上做好位置标记，以便观察是否脱出。避免提举重物、过度活动。⑤每日换药1次，引流管口周围皮肤涂氧化锌软膏加以保护。敷料渗湿应立即更换。⑥每日在同一时间记录引流袋内引流液量，并观察其颜色和性状，引流袋每周更换1次。⑦若T型管脱出或突然无液体流出或出现身体不适等，应及时就医。

🔍 **护考情报站**

女性病人，57岁。胆总管结石。入院行胆总管切开探查，T型管引流术。10日后戴T型管出院。出院护理指导以下不正确的是

　　A.穿柔软宽松衣物，以防引流管受压　　　B.避免过度劳动，以防牵拉T管致脱出

　　C.避免淋浴，以防感染发生　　　　　　　D.自行更换引流袋时，应注意消毒连接口

　　E.出现引流异常或管道脱出应及时就诊

【答案】D

【护理评价】

通过治疗和护理，病人是否：①疼痛减轻或缓解；②胆道感染得到控制，体温恢复正常；③病人的营养状况改善；④皮肤无损伤；⑤未发生出血、胆瘘、感染等并发症，或发生后得到及时发现和处理。

第二节 胆道感染病人的护理

　　胆道感染是指胆囊壁和（或）胆管壁受到细菌的侵袭发生的炎症反应。依据发病部位分为胆囊炎和胆管炎。胆道感染和胆石症互为因果关系。胆道感染反复发作是胆石形成的重要致病因素和促发因素。胆石症又可导致胆道梗阻，引发胆汁淤滞，细菌繁殖从而胆道感染。

【病因及发病机制】

　　1.急性胆囊炎（acute cholecystitis）　是胆囊管梗阻和细菌感染引起的急性胆囊炎症。女性多见。约95%以上病人存在胆囊结石，称结石性胆囊炎；无胆囊结石者称非结石性胆囊炎。

　　（1）胆囊管梗阻：多由结石引起。当结石阻塞或嵌顿在胆囊管或胆囊颈时，存留在胆囊内的胆汁排出受阻、瘀滞、浓缩，高浓度的胆盐可刺激损伤胆囊黏膜，引起急性炎症改变；结石可直接损伤黏膜引起炎症反应。

　　（2）细菌感染：细菌可通过胆道逆行进入胆囊，也可经血液或淋巴途径入侵胆囊，胆汁流出不畅时引起感染。主要致病菌是革兰阴性杆菌，常合并厌氧菌感染。

　　（3）其他因素相互作用：如严重创伤、烧伤、化学刺激、长期胃肠外营养、大手术后等，胆囊内胆汁淤滞、缺血可能是发病原因。

　　2.慢性胆囊炎（chronic cholecystitis）　是胆囊持续的、反复发作的炎症过程。约90%以上的病人有胆囊结石。

　　3.急性梗阻性化脓性胆管炎（acute obstructive suppurative cholangitis，AOSC）　又称急性重症胆管炎，是在胆道梗阻基础上并发急性化脓性细菌感染。引起胆道梗阻最常见的原因是肝内外胆管结石，其次是蛔虫和胆管狭窄。病人多有胆道疾病史和（或）胆道手术史。细菌感染的主要途径是经十二指肠逆行进入胆道，或经门静脉系统入肝到达胆道。青壮年多见。

【病理生理】

　　1.急性胆囊炎　急性胆囊炎早期均有胆囊管梗阻，胆汁淤积，胆囊内压力增高，胆囊肿大，黏膜充血水肿、渗出增多，称为急性单纯性胆囊炎；若梗阻未解除或炎症未控制，病变发展累及胆囊壁全层，胆囊壁充血水肿加重，出现瘀斑或脓苔，部分黏膜坏死、脱落，甚至浆膜也有纤维素和脓性渗出物，称为急性化脓性胆囊炎；若梗阻仍未解除，胆囊内压继续升高，胆囊壁血管受压而致血液循环障碍，胆囊呈片状缺血坏死，即称为急性坏疽性胆囊炎；坏疽性胆囊炎极易并发胆囊穿孔，引起胆汁性腹膜炎。

　　2.慢性胆囊炎　受炎症和结石的长期反复刺激，胆囊壁炎性细胞浸润、纤维组织增生，胆囊壁增厚，与周围组织粘连，甚至胆囊萎缩，失去其生理功能。

　　3.急性梗阻性化脓性胆管炎　AOSC的病理变化是胆管梗阻和胆管内化脓性感染。胆管梗阻及胆管感染，引起梗阻以上胆管扩张、黏膜肿胀，梗阻进一步加重甚至完全梗阻；胆管内压力升高，胆管壁充血水肿，黏膜糜烂、溃疡，胆管内逐渐充满脓性胆汁，导致胆道内压力继续升高。当压力超过

30cmH$_2$O时，胆管内细菌和毒素即逆行进入肝窦及体循环，引起严重的全身脓毒血症或感染性休克，甚至MODS。

【护理评估】

（一）健康史

了解病人的年龄、性别、职业、居住环境及饮食习惯。既往有无胆道疾病发作史、用药史、手术史，疾病治疗及检查情况。

（二）身体状况

1.急性胆囊炎

（1）症状：①腹痛：常发生于饱餐、进油腻食物后或夜间。典型的表现为阵发性右上腹剧烈绞痛，常向右肩背部放射。②消化道症状：常伴恶心、呕吐、食欲不振、腹胀、腹部不适等消化道症状。③发热：轻度或中度发热，如胆囊积脓、坏疽、穿孔，则出现畏寒、高热。

（2）体征：右上腹部有不同程度和范围的压痛，炎症波及浆膜时可出现反跳痛、肌紧张。急性胆囊炎的典型体征是墨菲（Murphy）征阳性（检查者左手置于病人右肋部，拇指放在右腹直肌外缘和肋弓交界处，嘱病人深吸气，使肝脏胆囊下移，若拇指触及肿大的胆囊，会引起疼痛病人突然屏气，称为Murphy征阳性）。胆囊穿孔则出现急性弥漫性腹膜炎的体征。

🔍 **护考情报站**

1.墨菲（Murphy）征阳性常见于

A.急性阑尾炎　　　　　　B.急性胃肠炎　　　　　　C.急性胰腺炎

D.慢性胆囊炎　　　　　　E.急性胆囊炎

【答案】 E

解析： 检查者左手置于病人右肋部，拇指放在右腹直肌外缘和肋弓交界处，嘱病人深吸气，会引起疼痛病人突然屏气，是急性胆囊炎的诊断重要标准。

2.慢性胆囊炎　　临床表现不典型，多数有典型的胆绞痛病史。常有上腹部饱胀不适、厌食油腻和嗳气等消化不良症状，以及右上腹和肩背部隐痛。

3.急性梗阻性化脓性胆管炎　　病人多数有胆道疾病史或胆道手术史。本病起病急骤，病情进展快。除了有一般胆道感染的夏柯（Charcot）三联征（腹痛、寒战高热、黄疸）表现外，还出现休克、中枢神经系统抑制的表现，称为雷诺（Reynolds）五联征。病人表现为突发剑突下或右上腹部胀痛或绞痛，继而寒战高热，体温持续升高，达39～40℃或更高，呈弛张热。多数病人同时伴有恶心、呕吐。若病情继续进展，多数病人可出现明显黄疸（若为一侧肝内胆管梗阻可不出现黄疸）。多数病人很快出现神经系统症状，如神志淡漠、烦躁、谵妄或嗜睡、神志不清，甚至昏迷。严重者，短期内出现代谢性酸中毒和感染性休克的表现。若救治不及时可在短期内迅速死亡。

🔍 **护考情报站**

夏柯三联征是指

A.腹痛、寒战与高热、黄疸　　　B.休克、精神症状、黄疸　　　C.腹痛、寒战与高热、休克

D.腹痛、精神症状、黄疸　　　　E.腹痛、黄疸、休克

【答案】 A

解析： 夏柯三联征是：腹痛、寒战高热、黄疸，是急性胆管炎的表现，在此基础上，又出现休克和神经精神症状，称雷诺五联征（Reynolds五联征），则发展为急性梗阻性化脓性胆管炎。

（三）辅助检查

1.急性胆囊炎

（1）实验室检查：血常规检查白细胞计数升高，中性粒细胞比例升高。部分病人有血清转氨酶、血清胆红素、碱性磷酸酶增高。

（2）影像学检查：B超检查可见胆囊增大，胆囊壁增厚，多数可探及胆囊内有结石光团。必要时行CT检查、MRI检查可协助诊断。

2.慢性胆囊炎　B超检查显示胆囊壁增厚，胆囊缩小、萎缩，收缩排空功能减退或消失，常伴有胆囊结石。

3.急性梗阻性化脓性胆管炎

（1）实验室检查：白细胞计数明显升高，可超过$20\times10^9/L$，中性粒细胞比例明显升高。生化检查肝功能出现不同程度损害，凝血酶原时间延长。

（2）影像学检查：B超检查可显示肝内、外胆管扩张，常见胆管内有结石光团。若病情稳定，可做CT或MRCP检查可协助诊断。

（四）心理-社会状况

评估病人本次发病的心理状态，有无紧张、焦虑、烦躁。评估其家庭经济承受能力及支持程度。评估病人对疾病发展、治疗、护理措施及术后康复知识了解程度。

（五）处理原则

1.急性胆囊炎　主要治疗措施为手术。

（1）非手术治疗：包括禁食和（或）胃肠减压，补液，解痉止痛，应用抗生素控制感染及全身支持治疗。治疗期间应密切观察病情变化，如病情加重，应及时决定手术治疗。大多数病人经非手术治疗后能够病情得以控制，可择期手术。

（2）手术治疗：①胆囊切除术：首选腹腔镜胆囊切除术，也可以应用传统的开腹手术或小切口的胆囊切除术。②经皮经肝胆囊穿刺术：用于一般情况较差、手术难度大、年老体弱有基础疾病者，可先行经皮经肝胆囊穿刺术，待情况好转后可选择二期手术切除胆囊。③超声引导下经皮经肝胆囊穿刺引流术（percutaneous transhepatic gallbladder puncture drainage，PTGD）：适用于病情危重又不宜手术的化脓性胆囊炎病人，可降低胆囊内压，急性期过后再择期手术。

2.慢性胆囊炎　临床症状明显的慢性胆囊炎并伴有胆囊结石者应行胆囊切除术。对年老体弱或伴有重要器官严重器质性病变者，可选择非手术治疗。

3.急性梗阻性化脓性胆管炎　应紧急手术，解除胆道梗阻，尽早有效降低胆道压力，控制感染，抢救生命。

（1）非手术治疗：既是治疗的手段，又是术前准备。主要措施有：①抗休克治疗。迅速补液，恢复血容量；应用肾上腺糖皮质激素，血管活性剂；改善通气功能。②纠正水、电解质、酸碱紊乱。③联合应用足量、有效、广谱抗生素。④其他治疗。吸氧、禁食和胃肠减压、解痉止痛，应用维生素K等。

（2）手术治疗：首要目的是解除梗阻，胆道减压，抢救生命。手术应力求简单有效。多采用胆总管切开减压、取石、T型管引流。病情许可下，也可采用经皮肝穿刺胆管置管引流术（percutaneous transhepatic cholangio-drainage，PTCD），经内镜鼻胆管引流术（endoscopic naso-biliary drainage，ENBD）。

【常见护理诊断/问题】

1.急性疼痛　与结石突然嵌顿、胆汁排出受阻胆囊强烈收缩或继发感染有关。

2.体液不足　与禁食、胃肠减压及感染性休克等有关。

3.体温过高　与胆囊或胆道感染有关。

4.营养失调：低于机体需要量　与进食减少或禁食、呕吐、消耗等有关。

5.潜在并发症：胆囊穿孔、出血、胆瘘、多器官功能衰竭等。

【护理目标】

1.病人疼痛缓解。

2.病人体液得到及时补充，血容量恢复。

3.病人胆道感染得到控制，体温逐渐恢复正常。

4.病人营养状况得到改善。

5.病人未发生胆囊穿孔、出血、胆瘘、多器官功能衰竭等，或得到及时发现、及时处理。

【护理措施】

（一）术前护理

参见本章第一节胆石症病人的护理。

（二）术后护理

1.病情观察　密切观察生命体征、腹部体征、切口及引流情况，术前有黄疸的病人，应观察大便颜色并监测血清胆红素变化。

2.饮食护理　术后禁食，待胃肠功能恢复、肛门排气、无腹痛腹胀后可给流质饮食，逐步过渡到正常饮食，应清淡易消化、低脂，忌油腻及饱餐。

3.T型引流管护理、LC手术后护理、并发症的护理、心理护理，参见本章第一节胆石症病人的护理。

（三）健康指导

1.生活指导　合理安排作息时间，劳逸结合，避免过度劳累和精神过度紧张。

2.饮食指导　低脂饮食，禁忌油腻食物，避免暴饮暴食，宜少量多餐。

3.疾病预防指导　告知病人胆囊切除术后会出现消化不良、脂肪性腹泻，并告知原因，解除其焦虑情绪。如果出现黄疸、陶土样大便时应及时医院就诊。

4.定期复查　胆囊造口术的病人遵医嘱继续服用消炎利胆药物，定期复查，以便确定是否行胆囊切除手术。若出现腹痛、发热、黄疸等症状及时就诊。

【护理评价】

通过治疗和护理，病人是否：①疼痛已缓解或减轻；②体液得到补充，血容量得到恢复；③胆道感染得到控制，体温已恢复正常；④呼吸稳定，未发生低氧血症，或发生时及时发现和有效纠正；⑤未发生胆囊穿孔、出血、胆瘘、多器官功能衰竭等并发症，或发生时得到及时发现和处理。

第三节　胆道蛔虫病病人的护理

胆道蛔虫病（biliary ascariasis）是指肠道蛔虫上行钻入胆道后所引起的一系列临床症状，多见于青少年和儿童，随着卫生条件改善及防治工作的开展，近年来本病发病率明显下降。

【病因和病理】

蛔虫寄生在小肠中下段，有钻孔习性，喜碱性环境。驱蛔不当、发热、胃肠道功能紊乱等，使蛔虫因寄生环境改变或受到刺激而上行窜动，经十二指肠大乳头钻入胆道，蛔虫钻入的机械刺激而致Oddi括约肌强烈痉挛，引发上腹部阵发性剧烈绞痛；蛔虫将肠道细菌带入胆道又可引起胆管炎症，甚至细菌性肝脓肿；若蛔虫阻塞胰管开口处，可引起急性胰腺炎；若蛔虫经胆囊管钻入胆囊，可引起胆囊穿孔；还可直接损伤胆道黏膜，引起胆道出血；蛔虫的虫体、残骸或虫卵，可成为结石形成的核心。

【护理评估】

（一）健康史

了解病人的年龄、性别、文化程度、居住环境、生活习惯及卫生观念等；了解是否有肠道蛔虫病史；了解近期是否有驱蛔、发热、胃肠道疾病等。

（二）身体状况

"症征不符"是胆道蛔虫病的特点，即剧烈腹痛与较轻的腹部体征。

1.症状　典型症状是突发性剑突右下方的阵发性"钻顶样"绞痛，可有右肩背部放射。绞痛发作突然、剧烈，病人坐卧不安，面色苍白，大汗淋漓，常伴有恶心呕吐，有时呕出蛔虫。疼痛反复发作，可突然缓解，间歇期宛如正常人。如蛔虫全部进入胆道，则疼痛为钝痛。继发感染时可有畏寒、发热、白细胞计数增高。

2.体征　其体征轻微。腹软，仅在剑突右下方可有轻度深压痛。如伴有梗阻和继发感染，可有肝脏肿大和轻度黄疸。

🔍 **护考情报站**

胆道蛔虫病病人临床表现最重要的特点是

A.发作时伴恶心、呕吐　　B.症状与体征不符　　C.症状可自行缓解

D.多不伴黄疸　　　　　　E.疼痛呈反复、间歇发作

【答案】B

解析：症状明显，体征轻微与症状不相符。

（三）辅助检查

B超检查是首选的检查方法。可显示蛔虫体。

（四）心理-社会状况

了解病人有无紧张焦虑，对本次疾病的认识程度及其他心理反应。

（五）处理原则

首选非手术治疗。非手术治疗无效或出现严重并发症时方考虑手术治疗。

1.非手术治疗　①解痉止痛。遵医嘱注射阿托品、山莨菪碱、盐酸哌替啶等。②利胆驱蛔。③抗感染。④ERCP取虫治疗。

2.手术治疗　通常采用胆总管探查、取虫及T型管引流。

【常见护理诊断/问题】

1.急性疼痛　与蛔虫刺激导致Oddi括约肌痉挛有关。

2.知识缺乏：缺乏饮食卫生知识及胆道蛔虫病相关保健知识。

【护理措施】

（一）术前护理

参见本章"胆石症病人的护理"。

（二）术后护理

参见本章"胆石症病人的护理"。

（三）健康指导

1.饮食及卫生指导　养成良好的饮食及卫生习惯，告知病人不喝生水，蔬菜要洗净煮熟，饭前便后要洗手。

2.用药指导　　正确服用驱虫药，应于清晨空腹或晚上临睡前服用，服药后注意观察大便中是否有蛔虫排出。

（徐　琳）

? 思考题

蔡先生，38岁。反复发作右上腹痛、高热、黄疸5年。2h前突然出现剑突下、右上腹胀痛，随后出现寒战、高热、恶心、呕吐，入院半小时后病人出现神志淡漠、谵妄。以往有胆管结石病史。体检：T 40.5℃，P 128次/min，BP 81/56mmHg。右上腹有压痛、肌紧张、反跳痛。实验室检查：白细胞20×10^9/L，中性粒细胞0.81，可见中毒颗粒。血清总胆红素105μmol/L，谷丙转氨酶160U/L。B超检查：胆管内见强光团伴声影，近端胆管扩张。

请思考：

（1）此时病人发生了什么？

（2）主要的护理诊断/问题有哪些？应采取哪些针对性的护理措施？

21-2思路解析及在线测试题（二维码）

育人学堂

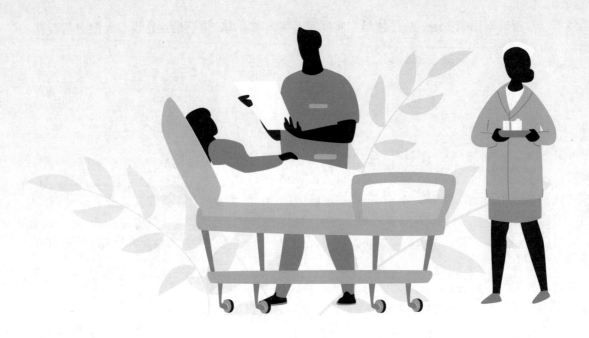

第二十二章 胰腺疾病病人的护理

22-1 数字资源

学习目标

◎ **知识目标**

    1.掌握急性胰腺炎、胰腺癌病人的症状、体征、常见护理诊断/问题、护理措施和健康教育。

    2.熟悉急性胰腺炎、胰腺癌的辅助检查和处理原则。

    3.了解急性胰腺炎、胰腺癌的病因、发病机制、病理生理和分型。

◎ **能力目标**

    1.能正确评估胰腺疾病病人的病情,及时提出主要护理诊断/问题。

    2.运用所学理论知识能对胰腺疾病病人实施整体护理。

◎ **素质目标**

    1.具有高度责任感和尊重、关爱病人,以及耐心、细致的工作态度。

    2.能体现人文关怀与病人进行恰当有效的沟通。

第一节 急性胰腺炎病人的护理

案例导入

余先生，52岁。2日前进食油腻食物后出现上腹部持续性胀痛，疼痛剧烈，伴恶心、呕吐，不能平卧，近6h感发热，尿色发黄。

体格检查：T 38.1℃，P 102次/min，R 24次/min，BP 87/60mmHg。神志恍惚，巩膜黄染。腹部膨隆，腹肌紧张，全腹压痛及反跳痛，移动性浊音阳性，肠鸣音减弱。实验室检查：Hb 120g/L，WBC 19.5×10⁹/L，N 90%，血淀粉酶365 U/L。初步诊断"急性胰腺炎"。

请思考：

1.目前余先生主要的护理诊断/问题是什么？应采取哪些相应的护理措施？

2.护士该如何对余先生实施有效的健康指导？

急性胰腺炎（acute pancreatitis）是一种常见的急腹症，是由多种原因导致胰酶在胰腺内被异常激活，对胰腺产生自身消化所引起的炎症性疾病。病变程度轻重不等，轻者以胰腺间质水肿为主，临床较多见；重者胰腺出血坏死，病情进展迅速，常并发休克，甚至全身多器官功能衰竭，病死率高。

【病因及发病机制】

引起急性胰腺炎的致病因素较多，在我国，急性胰腺炎的主要病因是以胆道疾病为主，西方国家主要与大量饮酒有关。

1.胆道疾病与胆石症 占50%以上，称胆源性胰腺炎。胆道结石、感染或手术操作引起的十二指肠乳头水肿或狭窄、Oddi括约肌痉挛、肿瘤和胆道蛔虫，都可使胆总管末端阻塞，此时胆汁可经"共同通道"反流入胰管，使胰酶活化；梗阻又可使胰管内压力增高，致胰小管和胰腺腺泡破裂，胰液外溢，损害胰腺组织（图22-1）。

2.大量饮酒和暴饮暴食 乙醇直接刺激，损伤胰腺组织；长期饮酒者常有胰液内蛋白含量增高，易沉淀而形成蛋白栓，导致胰液排出不畅。大量饮酒和暴饮暴食可引起胰液过度分泌，并刺激Oddi括约肌发生痉挛，引起十二指肠乳头水肿，使胰液排出受阻，胰管内压增高，甚至细小胰管破裂，胰液进入胰腺组织，激活胰蛋白酶原，使胰腺自身消化，引起急性胰腺炎。

3.其他 胰腺外伤、腹腔手术或内镜逆行胰胆管造影等直接或间接损伤胰腺组织可导致急性胰腺炎。胰管狭窄、

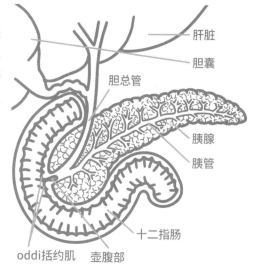

图22-1 胆胰管的解剖关系

肿瘤或蛔虫钻入胰管等都可以导致胰管梗阻从而发生急性胰腺炎。其他致病因素还包括药物因素、高钙血症、高脂血症等。临床有5%～25%的急性胰腺炎病因不明，称为特发性胰腺炎。

【病理生理】

急性胰腺炎按病理分型分为急性水肿性胰腺炎和急性出血坏死性胰腺炎。严重程度分级：可分为轻症急性胰腺炎、中重症急性胰腺炎和重症急性胰腺炎。基本的病理改变是胰腺呈不同程度的水肿、充血、出血和坏死。

1.急性水肿性胰腺炎 即轻症急性胰腺炎，此型较多见。病变轻，充血、水肿多局限在胰体尾

部，腹腔内脂肪组织可见黄白色的皂化斑，有时可发生局限性脂肪坏死。病情常呈自限性，预后良好。

2.急性出血坏死性胰腺炎　即重症急性胰腺炎，此型少见。胰腺肿大变硬，腺泡、脂肪组织坏死及血管坏死出血是本型的主要特点。肉眼可见胰腺内有灰白色或黄色斑块的脂肪组织坏死，出血严重者，胰腺呈棕黑色并伴有新鲜出血。腹腔内可见皂化斑和脂肪坏死灶，腹腔内或腹膜后有咖啡色或暗红色血性浑浊液体。晚期坏死组织继发感染、腹膜炎和休克等多种并发症，病死率高。

【护理评估】

（一）健康史

评估病人的饮食习惯，了解病人既往有无胆道、胰腺疾病、用药史（如噻嗪类利尿剂、糖皮质激素、四环素、磺胺类药物）等，有无酗酒、暴饮暴食、外伤及手术、感染等诱发因素。

（二）身体状况

1.症状

（1）腹痛：是急性胰腺炎的最主要和首发症状。常于饱餐或大量饮酒后突然发生，呈持续性剧烈疼痛，位于上腹正中偏左，炎症累及全胰时呈束带状向两侧腰背部放射，以左侧为主。身体前倾或蜷曲可减轻疼痛症状，而平躺则会加剧疼痛。

（2）恶心、呕吐：发生早而剧烈频繁，呕吐物为胃十二指肠内容物，重者可混有胆汁或咖啡样液体，呕吐后腹痛不缓解为其特点。

（3）发热：胰腺大量炎性渗出，可出现不同程度的体温升高。一般为38℃左右。持续3～5日，如超过1周不退，需要考虑有继发感染。胰腺坏死伴感染时，病人可持续性高热，为主要症状之一，体温常超过39℃。

（4）休克：重症急性胰腺炎可出现休克和脏器功能障碍。早期以低血容量性休克为主，后期合并感染性休克。

（5）多器官功能衰竭：为重症急性胰腺炎主要死亡原因之一。常有急性呼吸衰竭，急性肾功能衰竭、心力衰竭、消化道出血、胰性脑病，病情严重者甚至出现DIC表现。

2.体征

（1）腹膜炎体征：急性水肿性胰腺炎时，压痛只限于上腹部，常无明显肌紧张；出血坏死性胰腺炎压痛明显，并有肌紧张和反跳痛，肠鸣音减弱或消失，腹腔渗液量多者，移动性浊音阳性。

（2）腹胀：与腹痛同时存在，是重症急性胰腺炎的重要体征之一。早期为反射性，继发感染后，肠管受大量胰液、坏死组织和毒素的血性腹水的刺激而发生麻痹性肠梗阻所致。

（3）皮下出血：少数病人因外溢的胰液和坏死组织穿过组织间隙渗至皮下，溶解皮下脂肪使毛细血管破裂出血，可在腰部出现青紫色斑（Grey-Turner征）或脐周围蓝色改变（Cullen征）。

（4）黄疸：结石嵌顿或胰头肿大压迫胆总管可引起黄疸，程度一般较轻。

🔍护考情报站

急性胰腺炎的最典型临床表现是

A.上腹部疼痛　　B.消化不良　　C.恶心、呕吐　　D.肠鸣音减弱　　E.腹膜炎体征

【答案】A

解析：腹痛是急性胰腺炎的最主要和首发症状。

（三）辅助检查

1.实验室检查

（1）血清淀粉酶和尿淀粉酶测定：血清淀粉酶在发病6～12h后开始升高，24h达高峰，48h后

开始下降，持续4～5日；尿淀粉酶较血清淀粉酶增高迟，在发病24h后开始升高，48h达高峰，持续1～2周。淀粉酶值越高诊断正确率越高，但淀粉酶的升高程度与病变严重程度不成正比，如胰腺广泛坏死后，淀粉酶生成减少，血、尿淀粉酶均不升高。

（2）血清脂肪酶测定：血清脂肪酶常在起病后24～72h开始上升，持续7～10日，对病后就诊较晚的急性胰腺炎病人有诊断价值，且特异性较高。

（3）血钙测定：血钙降低与脂肪组织坏死后释放的脂肪酸与钙离子结合生成脂肪酸钙（皂化斑）有关。若血钙低于2mmol/L，常预示预后不良。

（4）其他：白细胞计数增多及中性粒细胞核左移、血尿素氮或肌酐增高、肝功能异常、血气分析异常、高血糖、C反应蛋白增高等。诊断性腹腔穿刺若抽出血性液体，所含淀粉酶明显增高有诊断意义。

2.影像学检查　B超主要用于胆源性胰腺炎，了解胆道是否有结石存在或有胆管扩张。CT检查是最具诊断价值的影像学检查，可鉴别是否合并胰腺组织坏死。MRI检查对诊断胆道结石、胆胰管解剖异常等引起的胰腺炎有重要作用。

（四）心理-社会状况

1.术前评估　评估病人和家属对疾病的认知程度；对手术治疗、护理配合知识的了解程度；对手术有何顾虑和思想负担；评估家庭的配合情况及家庭经济承受能力。

2.术后评估　了解病人术后有无恐惧、悲观、孤独等情绪及对康复训练和早期活动配合程度。

（五）处理原则

依据急性胰腺炎的分型、分类和病因选择恰当的治疗方案。急性水肿性胰腺炎采用非手术疗法；急性出血坏死性胰腺炎，尤其合并感染者则采用手术疗法；胆源性胰腺炎大多需要手术治疗，以解除病因。

1.非手术治疗　是急性胰腺炎的基础治疗，目的是减轻腹痛、减少胰液分泌、防治并发症。包括：①禁食、胃肠减压。②补液、防治休克。③解痉、镇痛。④抑制胰腺分泌和胰酶活性。⑤营养支持。⑥预防和控制感染。⑦中药治疗。⑧血液滤过治疗。

2.手术治疗　最常用的是坏死的胰腺及周围组织清除加引流术，若为胆源性胰腺炎则应同时解除胆道梗阻，畅通胆道引流。术后胃造瘘引流胃液，减少胰腺分泌；空肠造瘘留待肠道功能恢复时提供肠内营养。

【常见护理诊断/问题】

1.急性疼痛　与胰腺及周围组织炎症、水肿及胆道梗阻有关。

2.有体液不足的危险　与腹腔炎性渗液、出血、呕吐、禁食等有关。

3.营养失调：低于机体需要量　与呕吐、禁食、大量消耗等有关。

4.体温过高　与胰腺坏死和继发感染有关。

5.潜在并发症：休克、多器官功能衰竭、出血、感染、胰瘘、肠瘘、胆瘘。

【护理目标】

1.病人腹痛减轻或缓解。

2.病人能维持体液平衡，未出现水、电解质及酸碱平衡紊乱。

3.病人的营养状况得以改善。

4.病人的感染能够被有效控制，恢复正常体温。

5.病人未发生并发症，或发生的并发症得到及时发现和处理。

【护理措施】

（一）非手术治疗病人的护理

1.疼痛的护理

（1）评估病人腹痛的部位、性质及持续时间。了解有无腹肌紧张、疼痛程度和范围。

（2）嘱病人采取舒适的体位，保证充足的睡眠，减轻疼痛。

（3）禁食，持续胃肠减压，减轻腹胀、降低腹内压。使用抑制胰腺分泌的药物可减少胰液分泌及其对胰腺和周围组织的刺激。

（4）疼痛剧烈时，诊断明确后遵医嘱给予解痉镇痛药物，需谨慎使用吗啡，因其可引起Oddi括约肌张力增高。

🔍 **护考情报站**

胰腺炎病人禁用吗啡镇痛的原因是

A.吗啡可导致呼吸抑制　　　　　B.吗啡容易导致炎症扩散　　　C.使用吗啡容易成瘾

D.吗啡与其他治疗用药有配伍禁忌　　E.吗啡可引起Oddi括约肌痉挛，加重疼痛

【答案】E

解析：吗啡可引起Oddi括约肌痉挛，加重疼痛，因此禁用吗啡。

2.防治休克

（1）密切观察病情：休克早期一般表现为血压正常，心率加快，因此需严密观察生命体征变化。持续心电监护，随着病情的进展，要观察有无口渴、黏膜干燥、皮肤弹性差、眼眶下陷等脱水征。准确记录24h出入液量，必要时监测中心静脉压及每小时尿量。

（2）静脉输液：补液扩容，维持水、电解质及酸碱平衡。预防治疗低血压、低血钾、低血钙，维持循环稳定，改善微循环。

3.营养支持　禁食期间主要依靠完全胃肠外营养，使机体达到正氮平衡，以利于组织修复。重症急性胰腺炎病人，待病情稳定、淀粉酶恢复正常、肠麻痹消失后，可通过空肠造瘘管行肠内营养支持，逐步过渡到全肠内营养及经口进食。

4.降低体温　评估病人的发热的类型及伴随症状。病人体温超过38.5℃时，给予物理降温，必要时药物降温；遵医嘱针对性使用抗生素控制感染。

5.药物护理　遵医嘱使用质子泵抑制剂或H_2受体阻滞剂，可间接抑制胰腺分泌；生长抑素及胰蛋白酶抑制剂也有抑制胰腺分泌的作用。呕吐基本控制后，经胃管注入复方清胰汤等中药。有感染时可针对性的使用抗生素。

6.心理护理　为病人提供安静舒适的环境，多与病人交流，耐心解答病人的问题，讲解有关疾病知识和必要的治疗、护理措施，帮助病人树立战胜疾病的信心。

（二）手术治疗病人的护理

1.严密观察病情　24～48h观察并记录生命体征，维持水、电解质及酸碱平衡，准确记录24h出入液量。观察腹部症状和体征，了解有无腹痛、腹胀及腹膜刺激征等。

2.体位　病人麻醉未清醒前取平卧位，头偏向一侧，以免呕吐物、分泌物吸入导致窒息或并发吸入性肺炎。清醒后且血压稳定者，改为半卧位，以利于呼吸和引流。

3.管道护理　重症胰腺炎病人手术后可能同时有胃肠减压管、T型引流管、腹腔双套管、胰周引流管、胃造瘘管、空肠造瘘管、腹腔冲洗引流管、吸氧管、导尿管、中心静脉置管或经外周静脉静脉置管（输液）等。护理时要注意：①应在每根管道上标注管道的名称，了解每根管道放置的时间和作用。②妥善固定：维持管道的正常位置，防止滑脱。③保持通畅：正确处理各种堵塞及引流不畅的情

况。④保持无菌：防止污染，外接的无菌引流袋、引流管应定期更换。⑤准确记录各种引流物的量、颜色、性状。⑥冲洗液、灌注液要现用现配。

腹腔双套管灌洗引流护理目的：冲洗脱落的坏死组织、脓液、血块。使创面及脓腔保持高效引流，创腔缩小，促进伤口愈合。护理措施：①持续灌洗引流，常用加抗生素的生理盐水，持续灌洗速度为以20～30滴/min，灌洗液现配现用。②保持通畅，确保引流管无扭曲、受压。持续低负压吸引，负压不宜过大，以免损伤内脏组织和血管。③观察及记录引流物的量、颜色和性状，引流液开始呈暗红色混浊液体，含有坏死组织、脓液、血块，2～3日后颜色渐淡、清亮。若引流液变血性，并出现脉搏细速、血压下降等，考虑大血管受腐蚀破裂引发大出血，应立即通知医师，并做好紧急手术的准备。④保持出入液量平衡，准确记录灌洗量和引流量，保持平衡。⑤拔管护理，病人病情稳定体温正常10日左右，血常规白细胞计数正常，引流液少于5ml/d，引流液的淀粉酶值正常，可考虑拔管。拔管后观察拔管处伤口有无渗液，应保持局部敷料清洁、干燥。

4.伤口护理　观察伤口有无渗液、有无裂开，按时换药；并发胰外瘘时，要注意保持负压引流通畅，并用氧化锌软膏或皮肤保护膜保护瘘口周围皮肤。

5.并发症的观察及护理　及时发现如休克、多器官功能衰竭、大出血、胰瘘、胰腺脓肿或假性囊肿等并发症。

（1）术后出血：术后可能发生胃肠道应激性溃疡出血、手术创面活动性渗血或腹腔大出血。护理要点：①应定时监测血压、脉搏的变化；②观察并记录病人呕吐物及引流液量、颜色、性状，应及时清理引流液，避免不良刺激；③密切监测凝血功能，遵医嘱及时纠正凝血功能紊乱；④遵医嘱应用止血药，并做好介入手术和急诊手术的准备。

（2）胰瘘：术后病人出现持续腹痛、腹胀、发热，腹腔引流管或伤口流出无色透明的液体，应考虑胰瘘。护理要点：①病人取半卧位，应持续负压引流，保持引流通畅；②禁食、持续胃肠减压；③严密观察引流液量、颜色和性状，准确记录；④肠外营养支持，遵医嘱静脉泵入生长抑素等；⑤保护腹壁瘘口周围皮肤，可用凡士林纱布覆盖、皮肤保护膜或氧化锌软膏涂抹。

（3）肠瘘：术后引流管或创口有消化液、食糜或食物残渣引出，出现明显的腹膜刺激征，应考虑肠瘘。护理要点：①持续低负压吸引，保持引流通畅；②纠正水、电解质和酸碱平衡紊乱；③加强营养支持；④必要时采用手术治疗。

6.做好基础护理及心理护理　预防褥疮、呼吸系统、泌尿系统等并发症。告诉病人以良好的心态接受治疗。根据不同的病情，允许家属陪护，给予情感上的支持，以减轻病人孤独、悲观的情绪。

（三）健康指导

1.合理饮食　宜进食低脂、易消化食物，避免暴饮暴食，应戒酒戒烟。

护考情报站

女性病人，40岁，急性胰腺炎住院，经保守治疗后好转，出院时护士饮食建议，不妥的是

A.避免暴饮暴食　　　B.清淡饮食　　　C.热量充足、禁酒类饮料

D.清淡饮食，允许少量饮酒　　E.适量蛋白，禁酒类饮料

【答案】D

解析：急性胰腺炎病人出院后饮食宜进食低脂、易消化食物，避免暴饮暴食，应戒酒戒烟。

2.休息与活动　养成良好的生活习惯，保证充足的睡眠，保持心情舒畅，避免劳累。

3.随访指导　遵医嘱定时复查，一旦出现异常，应及时就诊。

【护理评价】

通过治疗和护理，病人是否：①腹痛减轻或缓解；②维持水、电解质和酸碱平衡；③营养状况

得以改善；④感染得到控制，体温恢复正常；⑤未发生并发症，或并发症及时被发现和处理。

第二节　胰腺癌病人的护理

案例导入

　　方先生，76岁。无明显诱因下出现中上腹不适，逐渐加重，伴后背部持续疼痛，1个月前出现皮肤黄染，于当地医院就诊。起病以来，精神、食欲、睡眠欠佳，小便深黄，大便陶土色，体重下降7kg。CT检查：胰头见大小约2.7cm×1.9cm占位性病变，入院诊断"胰头癌"，手术治疗。在气管插管全麻下行Whipple手术。目前术后1周左右，病人出现发热，右上腹痛、腹肌紧张及反跳痛，腹腔引流管引出胆汁样液体，T型管引流量突然减少。

　　请思考：

　　1.方先生目前主要的护理诊断/问题是什么？

　　2.方先生术后发生了什么并发症？该如何处理？

　　胰腺癌（pancreatic carcinoma）是一种较常见的消化系统恶性肿瘤，主要起源于胰腺导管上皮及腺泡细胞的恶性肿瘤，恶性程度极高，起病隐匿，早期诊断困难，进展迅速，预后很差。发病率男性高于女性，多发生于40岁以上。胰腺癌包括胰头癌和胰体尾部癌，胰头癌最多见，占胰腺癌的70%～80%。

护考情报站

　　胰腺癌最常见的发生部位是

　　A.胰管　　　B.胰导管　　　C.胰头部　　　D.胰体部　　　E.胰尾部

　　【答案】C

　　解析：胰头部是胰腺癌最容易发生的部位，约占胰腺癌病人总数的70%甚至80%以上，指起源于胰腺头部的恶性肿瘤。

【病因和病理】

　　病因尚未完全明确，长期吸烟是公认的胰腺癌危险因素。饮酒、高脂肪和高蛋白饮食、过量饮用咖啡导致胰腺癌发生风险增加。环境污染、糖尿病、慢性胰腺炎及遗传可能也是胰腺癌的致病因素。

　　根据WHO分类，胰腺癌病理分型按照组织起源可分为上皮来源和非上皮来源，导管细胞腺癌最多见，占胰腺癌的80%～90%。另外黏液性囊腺癌、腺泡细胞癌比较少见。胰头癌主要转移和扩散的途径为淋巴转移和局部浸润，晚期可经血行转移至肝、肺、骨、脑等处。

【护理评估】

（一）**健康史**

　　评估病人有无长期吸烟、饮酒、高脂肪、高蛋白饮食等不良生活习惯；其中有无食欲减退、消化不良、腹痛或不明原因的明显消瘦等症状；有无糖尿病、慢性胰腺炎等病史；有无胰腺癌家族史。

（二）**身体状况**

　1.症状

　　（1）腹部不适与腹痛：是胰腺癌最常见的首发症状。表现为上腹部不适或隐痛、钝痛、胀痛，逐渐发展为持续性、进行性加重的中上腹疼痛，向腰背部放射。晚期肿瘤腹腔神经丛可出现持续性剧烈疼痛，甚至一般止痛剂不能缓解。

（2）黄疸：是胰腺癌，特别是胰头癌的主要症状。黄疸为梗阻性，进行性加重，可伴有顽固性皮肤瘙痒，尿深黄和陶土色大便。

（3）消化道症状：与胰液和胆汁不能进入十二指肠有关。最多见的为食欲不振，其次有恶心、呕吐，可有腹泻或便秘甚至黑便。晚期肿瘤侵及十二指肠可出现消化道梗阻或出血。

（4）消瘦和乏力：病人起病初即出现明显的消瘦，体重下降。晚期由于饮食减少、消化不良、休息与睡眠不足和癌肿消耗出现恶病质，极度消瘦。

2.体征　可触及肿大的肝脏和胆囊。晚期可在上腹部触及质地坚硬的肿块，可出现腹水。

（三）辅助检查

1.实验室检查

①血清生化检查：可有血、尿淀粉酶一过性升高，空腹或餐后血糖可以升高。胆道梗阻时查肝功能能血清总胆红素和直接胆红素升高；碱性磷酸酶和转氨酶可正常或升高。②免疫学检查：胰腺癌没有特异性的肿瘤标志物，癌胚抗原（CEA）、胰胚胎抗原（POA）、糖类抗原19-9（CA19-9）等几种常见的肿瘤标志物缺乏特异性敏感性，不可用于筛查检测胰腺癌。但其水平若显著升高，则对已知疾病病人的辅助诊断、监测治疗疗效和复发有评价价值。

2.影像学检查

（1）CT检查：是诊断胰腺癌的重要手段。能为胰腺肿瘤的定性、定位诊断提供非常重要的影像学依据，能清楚显示胰腺形态、肿瘤部位、与毗邻器官的关系及腹腔淋巴结情况。

（2）B超检查：是常规的检查方法。对胰管、胆道的扩张比较敏感，但对胰腺常显示不清楚。

（3）MRI检查：一般不作为诊断胰腺癌的首选方法，胰腺病变鉴别诊断困难时，可作为CT增强扫描的有益补充。

（4）逆行胰胆管造影（ERCP）：造影可显示胆管或胰管的狭窄或扩张，对获取十二指肠和壶腹部癌的病变组织活检均特别有用。检查的同时可在胆管内植入支架管减压，以减轻黄疸。

3.细胞学检查　是确诊胰腺癌的金标准。除手术外，获得病理学标本的方法还包括内镜超声（EUS）或CT引导下穿刺活检、腹水细胞学检查、腹腔镜探查活检等。

（四）心理-社会状况

了解病人及家属对疾病的认识程度，有无恐惧、悲哀的心理反应，是否了解手术前后相关的护理配合的注意事项，家庭经济状况等。

（五）处理原则

手术切除是胰腺癌治疗最有效的方法，以手术为主的综合治疗是提高疗效的主要手段。即使是姑息手术治疗亦能显著提高病人的生存质量。

1.根治性手术　对于可切除的胰腺癌，尽早行根治手术，术后根据病理和病人情况选择辅助治疗。常用的手术方式有：胰十二指肠切除术（Whipple手术）（图22-2）、保留幽门的胰十二指肠切除术（PPPD）、胰体尾部切除术。

2.姑息性手术　对高龄、已有肝转移、肿瘤已不能切除或合并明显心肺功能障碍不

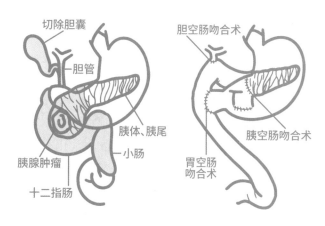

图22-2　胰十二指肠切除术

能耐受大手术者，可行胆肠内引流术，解除梗阻性黄疸；行胃空肠吻合术，解除十二指肠梗阻。

3.辅助治疗　包括化疗、介入治疗、放射治疗、基因治疗和免疫治疗等。对于可能切除胰腺癌，可以先给予新辅助治疗（即手术前先给予化疗），再评估能否手术切除。对于不可切除胰腺癌，可以采取化疗、放疗和免疫治疗等综合治疗；对于不能耐受放化疗者，可以给予营养支持、缓解疼痛等最佳支持治疗。

【常见护理诊断/问题】

1.急性疼痛　与疾病过程中癌肿侵犯腹膜后神经丛及手术伤口有关。

2.营养失调：低于机体需要量　与饮食减少或禁食、吸收不良、呕吐及恶性肿瘤消耗有关。

3.恐惧　与得知癌症之诊断及身体完整性受到威胁有关。

4.潜在并发症：如出血、胆瘘、胰瘘、感染、胃排空延迟等。

【护理目标】

1.疼痛减轻或可以忍受疼痛。

2.病人的营养状况得到改善。

3.病人情绪稳定，积极配合治疗。

4.病人的并发症得以有效预防、及时发现与处理。

【护理措施】

（一）术前护理

1.疼痛护理　对于疼痛剧烈的胰腺癌病人，镇痛药物治疗遵循WHO三阶梯镇痛药物治疗，以阿片类药物为主，并严密观察用药后的效果及不良反应。

2.改善营养状况　鼓励病人进食高蛋白、高热量、高维生素、低脂肪饮食，少量多餐。对于不能进食或进食量少者，应给予肠外营养或肠内营养支持。

3.心理护理　胰腺癌是高度恶性的肿瘤，预后较差，病人常出现恐惧、焦虑、紧张等不良情绪，从而影响治疗的顺利开展。护理人员应关心安慰病人，有针对性地向病人解释治疗的过程与意义，对待病人的态度要诚恳，要有耐心，使其减少顾虑，增强信心，积极配合治疗和护理。

4.对症护理　合并高血糖者，调节饮食，并遵医嘱应用胰岛素，控制血糖水平；肝功能异常者，使用保肝药、符合维生素B等；有黄疸并伴有皮肤瘙痒者，静脉补充维生素K，改善凝血功能，嘱病人避免抓痒，并用温水沐浴，涂抹炉甘石剂；有胆道梗阻并发感染者，应用抗生素控制感染。

5.术前肠准备　进行术前各项检查，备血、皮肤准备。术前3日开始预防性口服抗生素抑制肠道细菌，术前2日流质饮食。术前晚行全胃肠道灌洗或清洁灌肠，以减少术后腹胀及并发症的发生。

（二）术后护理

1.体位　全麻术后病人取平卧位，头偏向一侧，待全麻清醒、生命体征指标稳定后可改为半卧位。

2.病情观察　密切监测生命体征、心电图及血氧饱和度等指标，准确记录24h出入液量。观察腹部体征、伤口及引流情况，预防各种并发症。

3.营养支持　术后早期禁食，禁食期间给予完全胃肠外营养支持，维持水、电解质和酸碱平衡。待病人肠胃排空后方可拔除胃管，并根据病人康复情况逐渐过渡至正常饮食。必要时输入血浆、白蛋白等。术后胰腺外分泌功能减退，易发生消化不良、腹泻等，根据病情可口服胰酶制剂。

4.引流管护理　术后需要放置各种引流管，如胰管、胃肠减压管、导尿管及多个腹腔引流管等，护理中应保证引流管妥善固定且引流通畅，密切关注引流液的量、颜色、性状。

5.并发症的观察和护理　胰十二指肠切除术后并发症主要包括出血、胰瘘、胆瘘、感染等。

（1）出血：若引流出血性液体，或出现便血、呕血，同时伴有血压下降、脉搏增快、出汗等情况，应考虑出血。护理要点：①严密观察病人的生命体征、伤口敷料及引流液的量、颜色和性状；②准确记录24h出入液量；③对有出血倾向者及时通知医生，遵医嘱配合治疗，必要时做好手术准备。

（2）胰瘘：是胰十二指肠切除术后最常见的并发症和致病人死亡的主要原因，多发生在术后1周左右，病人突发剧烈腹痛、腹胀、发热、腹腔引流管引出或伤口敷料渗出清亮液体，疑为胰瘘。护理措施参见急性胰腺炎病人的护理。

（3）胆瘘：多发生在术后5～7日，病人出现发热、右上腹痛、腹肌紧张及反跳痛，腹腔引流管引出或伤口敷料渗出胆汁样液体，而T型管引流量突然减少，疑为胆瘘。护理措施参见胆石症病人的护理。

（4）感染：观察有无发热、腹痛、腹胀、白细胞计数升高，术后应定时为病人更换切口敷料，尤其是引流管处的敷料，以预防感染。并发症发生时，应立即通知医生，及时进行处理。

（三）健康指导

1.保持良好的精神状态，饮食均衡，戒烟酒。

2.40岁以上、短期内出现持续性上腹痛、腹胀、黄疸、食欲减退、消瘦等表现时，尽早就诊，进行胰腺疾病的筛查。

3.术后应遵照医嘱定期复查，术后第1年，建议每3个月随访1次；第2～3年，每3～6个月随访1次；术后3年之后，每6个月随访1次。随访内容包括血常规、肝肾功能、肿瘤标志物检查，以及影像学检查等。

【护理评价】

通过治疗和护理，病人是否：①疼痛减轻或可以忍受疼痛。②营养状况得到改善。③情绪稳定，积极配合治疗。④未发生出血、胰瘘、胆瘘、感染等并发症，或并发症被及时发现和处理。

（周淑萍）

？思考题

1.孔先生，55岁。主诉3日前，饱餐后突发左上腹持续性钝痛并逐渐加重，伴恶心、呕吐4h，血检示：ALP、GGT、血尿淀粉酶升高。查体：T 38.5℃，P 96次/min，R 22次/min，BP 90/60mmHg。腹腔穿刺抽出血性液体，血液淀粉酶升高。入院诊断：急性出血坏死性胰腺炎，遵医嘱给予持续低流量吸氧，持续胃肠减压，解痉止痛、抑酸抑酶，抗炎补液保守治疗，紧急手术。

请思考：

（1）孔先生主要的护理诊断/问题是什么？针对该病人的优先护理诊断/问题，应采取哪些相应的护理措施？

（2）如术后发生胰瘘，护理措施有哪些？

2.赵女士，78岁。因"腹痛40日，呕血黑便30日，皮肤黄染7日"入院。入院后全腹部CT平扫+增强提示：十二指肠降部肠壁增厚，十二指肠占位模糊不清。查体：T 37.0℃，P 80次/min，R 20次/min，BP 110/50 mmHg，病人神清，精神可。入院诊断：胰头癌，手术治疗。术后第7日，病人诉切口疼痛忍受，有低热，无恶心呕吐，无腹痛腹胀，无皮肤巩膜发黄。

请思考：

（1）护士术后应注意哪些病情观察？

（2）该病人术后发生了什么？该如何采取相应的护理措施？

22-2 思路解析及在线测试题（二维码）

育人学堂

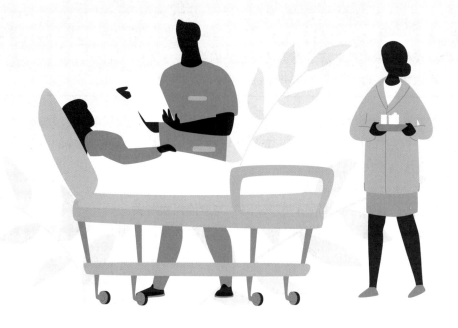

第二十三章 周围血管疾病病人的护理

23-1 数字资源

学习目标

◎ **知识目标**

　　1. 掌握下肢静脉曲张、血栓闭塞性脉管炎、深静脉血栓病人的症状、体征、常见护理诊断/问题和护理措施。

　　2. 熟悉下肢静脉曲张、血栓闭塞性脉管炎、深静脉血栓病人的辅助检查和处理原则。

　　3. 了解下肢静脉曲张、血栓闭塞性脉管炎、深静脉血栓的病因和病理生理。

◎ **能力目标**

　　能对下肢静脉曲张、血栓闭塞性脉管炎、深静脉血栓病人进行护理评估，实施整体护理。

◎ **素质目标**

　　注重人文关怀，能与病人有良好的沟通。

第一节　下肢静脉曲张病人的护理

案例导入

　　刘女士，57岁。因"双侧大隐静脉曲张"收入院，入院2日后预行"双侧大隐静脉高位结扎术+剥脱术"。

原发性下肢静脉曲张（primary lower extremity varicose veins）是指下肢浅静脉瓣膜功能不全，静脉内血液倒流，远端静脉淤滞，继而病变静脉壁伸长、迂曲，呈曲张表现的一种状态。持久站立工作、体力活动强度高、久坐者多见。

【病因】
1.先天因素　静脉壁薄弱和静脉瓣膜缺陷，与遗传因素有关。
2.后天因素　长期站立、重体力劳动、肥胖、妊娠、慢性咳嗽和习惯性便秘等后天因素使瓣膜承受过度的压力，逐渐松弛，不能紧密关闭。

【病理生理】
下肢静脉血流对抗重力回流，主要依赖于：①吸气时和心脏舒张期胸腔内负压的向心吸引作用；②下肢肌肉收缩作用；③静脉瓣膜单向开放作用。其中静脉瓣膜的单向开放作用是防止血液逆流的关键。

当下肢静脉瓣膜病变，血液淤滞，皮肤微循环障碍，毛细血管通透性增加，血液中的一些大分子物质渗入组织间隙及血管内微血栓形成。渗出的纤维蛋白聚集，造成局部代谢障碍，致使皮肤色素沉着、纤维化、皮下脂质硬化和皮肤萎缩、坏死，最终形成静脉溃疡。

【护理评估】
（一）健康史
有无长期站立工作、重体力劳动、妊娠、慢性咳嗽、习惯性便秘等，同时了解病人一般情况，如年龄、性别、婚姻、职业、饮食、睡眠等。

（二）身体状况
1.症状　早期表现为下肢沉重、酸胀、疼痛、乏力、疲劳等。
2.体征　在小腿内侧或外侧浅静脉隆起、迂曲，蜿蜒成团。如肢体营养不良，可表现为毛发脱落、色素沉着、湿疹样改变、慢性溃疡等（图23-1）。也可继发血栓性静脉炎、曲张静脉破裂。

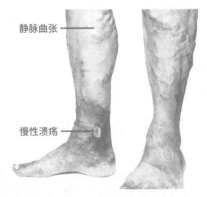

图23-1　下肢静脉曲张及小腿慢性溃疡

（三）辅助检查
1.影像学检查
（1）多普勒超声检查：提供可视的管腔变化，测定血流变化。
（2）下肢静脉造影：可了解病变的性质、范围和程度，为确诊的金标准。

2.特殊检查
（1）深静脉通畅试验（Perthes test）：病人取站立位，待静脉充盈后，在腹股沟下方缚止血带压迫大隐静脉，嘱病人连续做下蹲动作10余次，随着小腿肌收缩使浅静脉血向深静脉回流，充盈的曲张静脉应明显减轻或消失。若曲张静脉加重，提示深静脉阻塞（图23-2）。此浅静脉曲张为继发性，应禁忌做浅静脉手术。
（2）大隐静脉瓣膜功能试验（Trendelenburg test）：病人仰卧，抬高患肢，使浅静脉血液排空，在大腿上1/3处缚止血带，但不宜过紧，以阻断大隐静脉血液返流为度，然后让病人站立，放松止血带后10s内，若出现自上而下静脉迅速充盈，则提示大隐静脉瓣膜功能不全（图23-3）。同样原理在腘窝部扎止血带，亦可检测小隐静脉瓣膜功能。

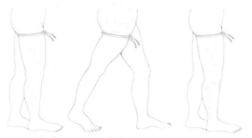
A. 取站立位，在腹股沟下方缚止血带压迫大隐静脉   B. 嘱病人连续做下蹲动作10余次，曲张静脉应明显减轻或消失   C. 曲张静脉加重，提示深静脉阻塞

图23-2 深静脉通畅试验

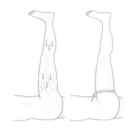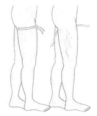
A. 仰卧，抬高患肢，在大腿上1/3处缚止血带   B.站立，放松止血带后10s内，出现自上而下静脉迅速充盈，提示大隐静脉瓣膜功能不全

图23-3 大隐静脉瓣膜功能试验

（3）交通支瓣膜功能试验（Pratt test）：病人仰卧，抬高患肢，在大腿根部扎止血带，从足趾向上到腘窝扎第一根弹力绷带，再自止血带处向下扎第二根弹力绷带。让病人站立，一边向下解开第一根弹力绷带，一边向下继续扎第二根绷带，若在两根绷带之间的间隙内出现曲张静脉，表示该处有瓣膜功能不全的交通支静脉。

（四）心理-社会状况

评估病人是否因静脉曲张而影响生活和工作，是否因慢性溃疡经久不愈而紧张焦虑。评估病人对本病知识的了解程度及家庭、社会支持情况等。

（五）处理原则

1.非手术治疗 仅能改善症状，适用于症状轻微又不愿手术者，妊娠期发病，手术耐受力极差者。采用弹力绷带包扎或穿弹力袜，注意休息，避免久站、久坐，间歇抬高患肢。

2.硬化剂注射 硬化剂注入排空的曲张静脉后引起的炎症反应使之闭塞。也可作为手术的辅助疗法，处理残留的曲张静脉。

3.手术治疗 诊断明确且无禁忌证者都可施行手术治疗。传统方法是大隐或小隐静脉高位结扎及主干与曲张静脉剥脱术。已确定交通静脉功能不全的，可选择筋膜外、筋膜下或借助内镜做交通静脉结扎术。近年来应用激光和射频进行静脉闭合手术。

【常见护理诊断/问题】

1.活动无耐力 与下肢静脉回流障碍有关。

2.皮肤完整性受损 与皮肤营养障碍、慢性溃疡有关。

3.知识缺乏：缺乏本病的预防知识、患肢锻炼和保护方法的知识。

4.潜在并发症：深静脉血栓、曲张静脉破裂出血。

【护理目标】

1.病人的活动耐力逐渐增加。

2.病人的皮肤完整无受损或有慢性溃疡的伤口得以有效处理。

3.病人了解本病的预防知识，学会正确的患肢锻炼和保护方法。

4.病人无并发症或并发症能被及时发现和处理。

【护理措施】

（一）非手术治疗的护理/术前护理

1.病情观察 观察肢体活动情况，局部皮肤有无色素沉着、溃疡、湿疹等，观察局部血管隆起情况，患肢远端皮肤的温度、颜色、肿胀、渗出、疼痛等情况。

2.促进下肢静脉回流

（1）使用弹性绷带、穿弹力袜：弹力袜的长短、压力、厚薄应符合病人腿部的情况，穿前应抬高患肢，排空曲张静脉内的血液，弹性绷带应自下而上包扎，保持一定的松紧度，以不妨碍关节活动且可以扪及足背动脉搏动为宜。

（2）体位与活动：卧床休息或睡觉时，抬高患肢30°～40°，以利于静脉回流。告知病人避免长时间站立和久坐，坐时双膝不要交叉或盘腿，以免压迫腘窝而影响静脉回流。

（3）避免腹内压增高：保持大便通畅，防止便秘；避免穿过紧的衣服。

3.保护患肢　告知病人勤剪指甲，勿搔抓皮肤，避免外伤。

4.心理护理　向病人解释病情发展情况、主要的治疗和护理措施，减轻病人焦虑，鼓励病人及家属积极配合各项治疗和护理工作。

（二）术后护理

1.病情观察　注意观察切口情况，有无皮下渗血，局部有无感染，发现异常及时通知医生并妥善处理。

2.休息与活动　卧床休息，患肢抬高30°，指导病人做足部伸屈和旋转运动，但应避免过于劳累导致曲张静脉破裂出血。如无异常，术后24h可鼓励病人下床活动，促进静脉回流，防止术后下肢深静脉血栓形成。

3.应用弹性绷带　注意保持弹性绷带的松紧度，一般需维持1～3个月。

4.保护患肢　勿搔抓皮肤，避免外伤；有小腿溃疡者，应继续加强换药，并使用弹性绷带护腿。

5.心理护理　理解、关心病人，消除病人的焦虑情绪，向病人及家属耐心解释各项治疗和护理措施，争取病人及家属积极配合治疗。

🔍 护考情报站

1.下肢静脉曲张术后早期活动目的是预防

A.患肢僵硬　　　B.切口延迟愈合　　　C.血管痉挛　　D.术后复发　　E.血栓性静脉炎

【答案】E

解析：术后24h可鼓励病人下床活动，促进静脉回流，防止术后下肢深静脉血栓形成。

2.男性病人，56岁，下肢静脉高位结扎及剥脱术后4h，因站立排尿，小腿部伤口处突然出血不止，紧急处理方法是

A.指压止血　　　B.用止血带绑扎　　　C.站立位包扎

D.钳夹结扎　　　E.抬高患肢，加压包扎

【答案】E

解析：病人可能由于术后早期站立，下肢静脉压力增高，引起局部结扎线松脱出血不止，在紧急状态下，应平卧、抬高患肢，减低下肢静脉张力，局部加压包扎。

（三）健康教育

向病人说明：①避免长时间站立和坐位，坐时尽量双膝不要交叉，休息时患肢抬高；②保持大小便通畅，避免肥胖，注意加强体育锻炼，增强血管壁弹性；③非手术病人坚持使用弹力袜或弹力绷带；手术后应继续用弹性绷带或弹力袜1～3个月；④活动时注意保护患肢，避免外伤引起曲张静脉破裂出血。

【护理评价】

通过治疗和护理，病人是否：①活动耐力逐渐增加；②皮肤完整无受损；③发生并发症，或得到及时发现和处理；④掌握下肢静脉曲张的防治知识。

第二节　血栓闭塞性脉管炎病人的护理

案例导入

陈先生，65岁，吸烟45年，20～30支/日。近2个月出现左下肢肢端发凉、怕冷，足趾有麻木感，休息后缓解，近日疼痛加重，足背动脉消失。诊断为"左下肢血栓闭塞性脉管炎"。

请思考：

1.评估该病人应注意收集哪些资料？

2.该病人目前主要的护理诊断/问题有哪些？可采取哪些护理措施？

血栓闭塞性脉管炎（thromboangitis obliterans，TAO）又称Buerger病，是一种累及血管的炎症性、节段性和周期性发作的慢性闭塞性疾病，多侵袭四肢中小动静脉，以下肢多见，好发于男性青壮年。

【病因】

病因尚不甚清楚，可能与以下因素有关：①外在因素：长期吸烟，寒冷与潮湿，感染和慢性损伤等；②内在因素：神经及内分泌功能紊乱，免疫功能异常，性激素、前列腺素失调等。其中，主动或被动吸烟是本病发生和发展的重要因素。

【病理生理】

①初期常起自中小动脉，后累及伴行静脉，病变呈节段性分布。②活动期受累动静脉管壁为全层非化脓性炎症，以血管痉挛为主，继而血管内膜增厚，管腔内血栓形成。③后期炎症消退，血栓机化，新生毛细血管形成，动脉周围有广泛纤维组织形成，闭塞血管远端的组织可出现缺血性改变，甚至坏死。

【护理评估】

（一）健康史

有无吸烟嗜好、受寒、感染及外伤史，了解病人一般情况，包括年龄、性别、婚姻、文化、职业、饮食、睡眠等。

（二）身体状况

起病隐匿，临床表现取决于动脉阻塞的程度、范围和侧支循环失代偿情况。根据病程可分为三期：

1.局部缺血期　主要为血管痉挛，表现为患肢供血不足，出现肢端发凉、怕冷，足趾有麻木感。典型表现为间歇性跛行，行走一段距离后，患肢疼痛无法行走，休息片刻即可缓解，症状反复出现。还可表现为游走性静脉炎，即浅小静脉条索状炎性栓塞，局部皮肤红肿、压痛。此期患肢足背、胫后动脉搏动明显减弱。

2.营养障碍期　此期除血管痉挛继续加重外，还有明显的血管壁增厚及血栓形成。典型表现为静息痛（休息痛），在休息时也不能满足局部组织的血液供应，肢端持续性疼痛，夜间尤甚。剧痛常使病人彻夜不眠，为减轻疼痛，病人常将患肢垂于床沿下，以增加血供缓解疼痛。此时，患肢足、小腿皮肤苍白、干冷，肌肉萎缩，趾甲生长缓慢、增厚变形，患肢足背、胫后动脉搏动消失。

3.组织坏死期　此期患肢动脉完全闭塞，肢体自远端逐渐向上发生干性坏疽，坏死组织可自行脱落，形成经久不愈的溃疡。当继发感染时，成为湿性坏疽，常伴有全身感染中毒症状。

男性病人，50岁，间歇性跛行，足背动脉搏动消失，为血栓闭塞性脉管炎的哪一期

A.局部缺血期　　　　　　B.营养障碍期　　　　　　C.组织坏死期

D.溃疡期　　　　　　　　E.溃烂期

【答案】A

解析：血栓闭塞性脉管炎局部缺血期典型表现是间歇性跛行；营养障碍期典型表现为休息痛（静息痛）。

（三）辅助检查

通过辅助检查了解动脉闭塞的部位、范围、性质、程度及侧支循环等情况。

1.一般检查　动脉触诊及听诊；记录间歇性跛行时间与距离；对比测定双侧肢体对应部位皮温差异。如双侧肢体对应部位皮肤温度相差2℃以上，提示皮温降低侧动脉血流减少。

2.肢体抬高试验（Buerger试验）　病人平卧，下肢抬高45°（上肢伸直高举过头部），持续60s，指、趾皮肤保持淡红色或稍发白属正常，若出现麻木、疼痛、皮肤呈苍白或蜡黄色，提示存在肢体动脉供血不足。待病人坐起，将下肢自然下垂于床缘以下（上肢自然下垂），正常人皮肤色泽可在10s内恢复正常。若超过45s皮肤仍不能复原，则提示患肢存在动脉供血障碍。

3.多普勒超声检查　能评估缺血的严重程度，动静脉是否狭窄或闭塞。利用多普勒血流射频显示血流的流速、方向和阻力等。

4.动脉造影　能显示动脉狭窄或闭塞的部位、范围、侧支及阻塞远侧动脉主干的情况，以确定诊断。

男性病人，34岁。左足麻木、疼痛，走路时小腿酸胀、易疲劳，足底有硬胀，初步诊断为血栓闭塞性脉管炎。可确诊的辅助检查是

A.肢体抬高试验　　　　　　　　B.静脉注射硫酸镁10ml

C.仔细检查肢体各脉搏搏动情况　　D.行交感神经阻滞　　　　E.行动脉造影

【答案】E

解析：动脉造影（DSA）可显示肢体远端动脉的受累情况，病变血管的狭窄程度，还可显示闭塞血管周围有无侧支循环，并能与动脉栓塞相鉴别，是确诊血栓闭塞性脉管炎的主要检查。

（四）心理-社会状况

评估病人对本病的了解情况，有无焦虑、抑郁等，能否配合治疗和护理，能否坚持功能锻炼。

（五）处理原则

处理原则在于控制易患因素、合理用药，防止病变发展，改善和增进下肢血液循环。

1.一般疗法　严格戒烟，防止受冷、受潮和外伤，但不应使用热疗，以免组织需氧量增加而加重症状。疼痛严重者，可用止痛剂及镇静剂。病肢应进行适度锻炼，以利促使侧支循环建立。

2.非手术治疗　除了选用抗血小板聚集与扩张血管药物、高压氧舱治疗外，可根据中医辨证论治原则予以治疗。

3.手术治疗　目的是重建动脉血流通道，增加肢体血供，改善缺血引起的后果。常见手术方式有旁路转流术、腰交感神经节切除术或大网膜移植术、动静脉转流术，腔内血管成形术、截肢术等。

4.创面处理　已有肢体远端缺血性溃疡或坏疽时，应积极处理创面，选用有效抗生素治疗。组织已发生不可逆坏死时，应考虑不同平面的截肢术。

【常见护理诊断/问题】

1.疼痛　与患肢缺血、组织坏死有关。

2.组织完整性受损　与肢端感染、坏疽有关。

3.活动无耐力　与患肢远端供血不足有关。

4.知识缺乏：缺乏本病的预防知识及患肢锻炼方法的知识。

5.潜在并发症：出血、远端血管栓塞、移植血管闭塞、感染、吻合口假性动脉瘤。

【护理目标】

1.病人患肢疼痛程度减轻。

2.病人患肢皮肤完整无破损。

3.病人活动耐力逐渐增强。

4.病人能叙述本病的预防知识，学会正确的患肢锻炼方法。

5.病人无出现并发症或并发症能得到及时发现和处理。

【护理措施】

（一）术前护理

1.疼痛护理　早期可遵医嘱应用血管扩张药物、中医药、低分子右旋糖酐等，减少血液黏稠度和改善微循环；中晚期可遵医嘱应用麻醉性镇痛药物，必要时可用连续硬膜外阻滞止痛。

2.患肢护理　①注意保暖，促进血管扩张，但应避免热疗，以免增加组织需氧量，加重肢体病变程度；②保持足部清洁、干燥，有足癣者要及时治疗，以免继发感染；③防止外伤，已发生皮肤溃疡或坏疽的，应保持局部清洁干燥，避免受压及刺激，加强创面换药，遵医嘱应用抗生素。

3.心理护理　体贴关心病人，给病人以心理支持，帮助其树立战胜疾病的信心，积极配合治疗及护理。

4.术前准备　做好手术前的皮肤准备，如需植皮，注意供皮区的皮肤准备。

（二）术后护理

1.一般护理　静脉血管重建术后，抬高患肢30°，卧床制动1周；动脉血管重建术后，患肢平放、制动2周。自体血管移植术后愈合较好者，卧床制动时间可适当缩短。卧床制动期间鼓励病人做足背伸屈活动，以利静脉血回流。

2.病情观察　①密切观察病人生命体征、意识、尿量等；②患肢保暖，避免肢体暴露于寒冷环境中；②观察患肢切口渗血等情况，特别警惕吻合口大出血等情况发生；③观察患肢远端皮温、皮肤颜色和血管搏动情况，常温下患肢皮温一般较正常侧低2℃以上，定时用半导体测温计测量皮肤温度，两侧对照，做好记录，以观察疗效；④观察术后肢体肿胀情况，主要由组织间液增多及淋巴回流受阻所致，一般可在数周内消失。

3.防止感染　观察切口有无渗液，红、肿、热、痛等感染征象，有无畏寒、发热等全身感染征象，发现异常应及时报告医师，遵医嘱合理使用抗生素。

4.引流管护理　介入手术者术后无需放置引流管；传统手术者，引流管通常放置在血管鞘膜外，注意观察引流液的颜色、性质及量，保持引流通畅，并准确记录。

5.功能锻炼　鼓励病人早期在床上活动，进行肌肉收缩和舒张交替运动，促进血液回流和组织间液重吸收，有利于减轻患肢肿胀，防止下肢深静脉血栓形成。

6.心理护理　术后给予病人和家属心理上的支持，解释术后恢复过程，帮助病人消除悲观情绪，树立信心，促进身心健康，密切配合治疗和护理。

（三）健康指导

向病人说明：①绝对戒烟：以消除烟碱对血管的毒性作用。②饮食指导：选择低糖、低胆固醇、低脂饮食，多摄取维生素，维持血管平滑肌的弹性；并保持大便通畅。③保护肢体：切勿赤足行走，避免外伤；注意患肢保暖，避免受寒；穿合脚的棉质鞋袜，勤更换，以防真菌感染。④功能锻炼：指导病人进行Buerger运动，促进侧支循环的建立。方法：平卧，抬高患肢45°以上，维持2～3min，然后双足下垂床边2～5min，并做足背的伸屈和旋转运动；恢复平卧姿势，双腿放平，休息5min，完成运动（图23-4）。以上运动练习5次为一组，每日可进行数次。但是在腿部发生溃疡及坏死，有动脉或静脉血栓形成时，不宜做此运动，否则将加重组织缺血缺氧，或导致血栓脱落造成栓塞。⑤服药指导：旁路手术后病人应遵医嘱服用抗血小板聚集、抗凝、降脂及降压药，每1～2周复查凝血功能。⑥定期复诊：遵医嘱服药，3～6个月定期门诊复查。

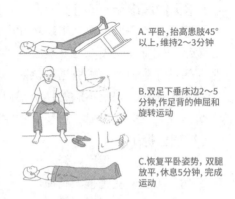

A.平卧，抬高患肢45°以上，维持2～3分钟

B.双足下垂床边2～5分钟，作足背的伸屈和旋转运动

C.恢复平卧姿势，双腿放平，休息5分钟，完成运动

图23-4　Buerger运动

【护理评价】

通过治疗和护理，病人是否：①疼痛减轻；②焦虑减轻，配合治疗及护理；③皮肤完整无破损；④未发生并发症，或发生时得到及时发现和处理；⑤熟悉本病的预防知识，学会正确的患肢锻炼方法。

第三节　深静脉血栓病人的护理

案例导入

郑先生，68岁，3周前因"双侧坐骨、耻骨骨折伴分离移位及右髂骨骨折"在硬膜外麻醉下行骨盆切开内固定术，卧床休息3周后，于今晨突感右侧小腿肿胀、疼痛，按之凹陷。静脉造影检查考虑右下肢深静脉血栓形成。

请思考：

1.评估该病人应注意收集哪些资料？

2.该病人目前主要的护理问题有哪些？可采取哪些护理措施？

深静脉血栓形成（deep venous thrombosis，DVT）是指血液在深静脉腔内不正常凝结，阻塞静脉腔，导致静脉回流障碍。如未予及时治疗，急性期可并发肺栓塞，后期则因血栓形成后综合征，影响生活和工作能力。全身主干静脉均可发病，多见于下肢。

【病因】

静脉损伤、血流缓慢、血液高凝状态是引起深静脉血栓的三大因素。

1.静脉损伤　可由静脉输注各种刺激性溶液导致静脉炎、骨折碎片损伤血管、静脉周围的感染病灶等引起静脉损伤，启动内源性凝血系统，导致血栓形成。

2.血流缓慢　常由久病卧床，术中、术后以及肢体制动状态及久坐不动等引起。

3.血液高凝状态　常见于妊娠、产后或术后、创伤、长期服用避孕药、肿瘤组织裂解产物等。

【病理生理】

血栓形成后可向主干静脉的近端和远端滋长蔓延，随后在纤维蛋白溶酶的作用下，血栓可溶解消散，血栓脱落或裂解的碎片成为栓子，随血流进入肺动脉引起肺栓塞。但血栓形成后常激发静脉壁和静脉周围组织的炎症反应，使血栓与静脉壁粘连，并逐渐纤维机化，最终形成边缘毛糙管径粗细不一的再通静脉。同时，静脉瓣膜被破坏，导致继发性下肢深静脉瓣膜功能不全，即深静脉血栓形成后综合征。

【护理评估】

（一）健康史

有无静脉炎、骨折、长期卧床、久坐不动、妊娠、产后或术后、创伤、长期服用避孕药、肿瘤史等，了解病人一般情况，包括年龄、性别、婚姻、文化、职业、饮食、睡眠等。

（二）身体状况

主要表现为血栓静脉远端回流障碍症状，可出现肢体肿胀、疼痛、浅静脉曲张、发热等。

1.上肢深静脉血栓　前臂和手部肿胀、胀痛，上肢下垂时症状加重。

2.上、下腔静脉血栓形成

（1）上腔静脉血栓：上肢静脉回流障碍表现，面颈部肿胀，球结膜充血水肿，眼睑肿胀，胸背以上浅静脉广泛扩张，胸壁扩张静脉血流方向向下。

（2）下腔静脉血栓：常为下肢深静脉血栓向上蔓延所致。其临床特征为双下肢深静脉回流障碍，躯干浅静脉扩张，血流方向向头端。当血栓累及下腔静脉肝段，影响肝静脉回流时，则有巴德-吉亚利综合征的临床表现。

3.下肢深静脉血栓形成　下肢深静脉血栓最常见，可发生在下肢深静脉的任何部位。根据血栓形成的解剖部位分为三型。

（1）中央型：即髂股静脉血栓形成。起病急骤，全下肢明显肿胀，病侧髂窝、股三角区有疼痛和压痛，浅静脉扩张，病肢皮温及体温均升高。左侧发病多于右侧。

（2）周围型：包括股静脉或小腿深静脉血栓形成。局限于股静脉的血栓形成，主要特征为大腿肿痛，由于髂股静脉通畅，故下肢肿胀往往并不严重。局限在小腿部的深静脉血栓形成，临床特点为突然出现小腿剧痛，患足不能着地踏平，行走时症状加重；小腿肿胀且有深压痛，做踝关节过度背屈试验可致小腿剧痛（Homans征阳性）。

（3）混合型：即全下肢深静脉血栓形成。主要临床表现为：全下肢明显肿胀、剧痛，股三角区、腘窝、小腿都可有压痛，常伴有体温升高和脉率加速。如病程继续进展，肢体极度肿胀，对下肢动脉造成压迫以及动脉痉挛，导致下肢动脉血供障碍，出现足背动脉和胫后动脉搏动消失，进而小腿和足背出现水疱，皮肤温度明显降低并呈青紫色，如不及时处理，可发生静脉性坏疽。

（三）辅助检查

1.超声多普勒检查　采用超声多普勒检测仪，可以判断下肢主干静脉是否有阻塞。彩色超声可显示静脉腔内强回声、静脉不能压缩，或无血流等血栓形成的征象。

2.下肢静脉顺行造影　为最准确的检查方法，能使静脉直接显像，有效地判断有无血栓，确定血栓的大小、位置、形态及侧支循环情况。后期行逆行造影，还可了解静脉瓣膜功能情况。

（四）心理-社会状况

评估病人对本病的了解情况，有无焦虑、抑郁等，能否配合治疗和护理。

（五）处理原则

1.非手术治疗　适用于周围型及3日以上的中央型和混合型。

（1）一般处理：卧床休息、抬高患肢，适当使用利尿剂，以减轻肢体肿胀。病情缓解后穿医用弹力袜或扎弹力绑带起床活动。

（2）药物治疗：包括祛聚、抗凝、溶栓及中医中药治疗等。

2.手术疗法　取栓术最常用于下肢深静脉血栓形成，尤其是髂股静脉血栓形成的早期病例。经导管直接溶栓术是腔内治疗技术之一，适用于急性期中央型和混合型血栓形成。

【常见护理诊断/问题】

1.疼痛　与血栓引起的肢体肿胀、炎症反应有关。

2.活动无耐力　与患肢远端静脉回流障碍有关。

3.体温过高　与血栓引起的炎症反应有关。

4.知识缺乏：缺乏本病的预防、治疗知识。

5.潜在并发症：出血、肺栓塞等。

【护理目标】

1.病人患肢疼痛程度减轻。

2.病人活动耐力逐渐增强。

3.病人体温正常。

4.病人能叙述本病的预防治疗知识。

5.病人无出现并发症或并发症能得到及时发现和处理。

【护理措施】

（一）非手术治疗的护理/术前护理

1.体位与活动　①休息时患肢高于心脏平面20～30cm，改善静脉回流，减轻水肿和疼痛；②禁止热敷、按摩，避免活动幅度过大，避免用力排便，以免血栓脱落；③下床活动时，穿医用弹力袜或用弹力绷带，使用时间因栓塞部位而异，周围型血栓形成使用1～2周，中央型血栓形成可用3～6个月。

2.饮食护理　宜进食低脂、高纤维食物，多饮水，保持大便通畅，避免因用力排便引起腹内压增高而影响下肢静脉回流。

3.病情观察　密切观察患肢疼痛的部位、持续时间、性质、程度，皮肤颜色、皮肤温度、动脉搏动及肢体感觉等，并每日进行测量、记录、比较。

4.缓解疼痛　采用各种非药物手段缓解疼痛，必要时遵医嘱给予镇痛药物。

5.用药护理　遵医嘱应用祛聚、抗凝、溶栓等药物，用药期间避免碰撞及跌倒，用软毛牙刷刷牙。

6.并发症的护理

（1）出血：主要由溶栓、抗凝治疗期间抗凝药物使用不当造成，是抗凝、溶栓治疗的严重并发症。应注意观察病人有无创口渗血或血肿，有无牙龈、消化道或泌尿道出血等情况，监测凝血功能变化；发现异常立即通知医师。

（2）肺栓塞：注意病人有无出现胸痛、呼吸困难、咯血、血压下降甚至晕厥等表现，如出现肺栓塞，立即嘱病人平卧，避免深呼吸、咳嗽及剧烈翻动，同时给予高浓度氧气吸入，并报告医师，配合抢救。

（二）术后护理

1.病情观察　观察病人生命体征，切口敷料有无渗血、渗液，皮肤颜色、皮肤温度、动脉搏动、肢体感觉等，以判断术后血管通畅程度、肿胀消退情况等。

2.体位　休息时抬高患肢至高于心脏平面20～30cm，膝关节微屈，适当进行足背屈伸运动，逐渐增加活动量，以促进下肢深静脉再通和侧支循环建立。避免屈膝、屈髋或穿过紧衣物影响静脉回流。

3.饮食护理、用药护理及并发症的护理　同术前护理。

（三）健康教育

1.疾病预防　手术、制动、血液高凝状态是该病的高危因素，给予抗凝、祛聚药物，鼓励病人做四肢的主动运动和早期离床活动，是主要的预防措施。

2.保护患肢　指导病人正确使用弹力袜、弹力绷带，保持良好体位。绝对戒烟，防止烟草中尼古丁刺激引起血管收缩。

3.复诊指导　出院3～6个月后到门诊复查，告知病人若出现下肢肿胀疼痛，平卧或抬高患肢仍不缓解时，及时就诊。

【护理评价】

通过治疗和护理，病人是否：①疼痛程度减轻；②活动耐力逐渐增强；③体温正常；④未发生并发症或得到及时发现和处理；⑤能叙述本病的预防治疗知识。

（韩慧慧　周淑萍）

? 思考题

陈先生，37岁。诊断为左下肢血栓闭塞性脉管炎，在血管外科行左下肢动脉血管重建术，术后6日，病人自行下床，不配合卧床制动时间。若你是该病人的责任护士

请思考：

（1）你如何向病人做好解释工作和健康指导？

（2）术后卧位有什么要求？患肢护理包括哪些内容？

23-2思路解析及在线测试题（二维码）

育人学堂

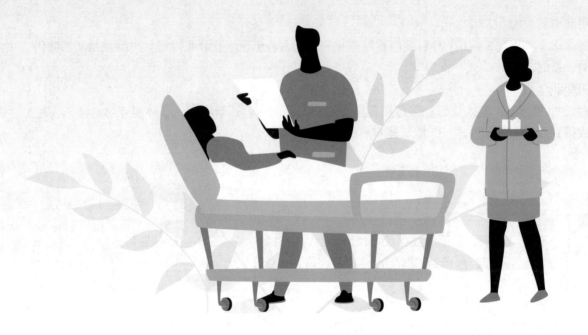

第二十四章 颅脑疾病病人的护理

24-1 数字资源

学习目标

◎ **知识目标**

  1.掌握颅内压增高、脑疝、颅脑损伤、颅内肿瘤等病人的护理评估和护理措施及脑疝急救。

  2.熟悉颅内压增高、颅脑损伤等疾病的病因、护理诊断/问题及处理原则。

  3.了解颅内压正常的生理调节；颅脑损伤、颅内肿瘤等疾病的分类。

◎ **能力目标**

  1.运用所学理论知识能发现颅脑疾病病人的病情异常变化，能及时采取相应的护理措施。

  2.能熟练进行脑室外引流管护理操作，严格执行无菌操作。

◎ **素质目标**

  具有高度责任感和尊重、爱护病人，以及耐心、细致的态度；进行脑室外引流管护理操作时，体现无菌观念和人文关怀。

第一节　颅内压增高病人的护理

　　方女士，46岁。因颅内肿瘤收治入院，完善术前准备工作。今晨因便秘用力解大便后突然出现烦躁不安、头痛加剧、呕吐等症状。检查：P 50次/min，R 15次/min，BP 160/95mmHg；左侧瞳孔6mm，对光反射消失，右侧瞳孔3mm，对光反射存在。

　　请思考：

　　1.该病人可能发生了什么情况？

　　2.急救护理措施包括哪些？

　　颅内压（intrcranial pressure，ICP）是指颅内容物（脑组织、脑脊液和脑血液）对颅腔壁所产生的压力，一般以脑脊液静水压来表示，通过侧卧时腰椎穿刺或直接穿刺脑室测定。成人正常颅内压为$70 \sim 200mmH_2O$（$0.7 \sim 2.0kPa$），儿童为$50 \sim 100mmH_2O$（$0.5 \sim 1.0kPa$）。

　　成人颅缝闭合后，颅腔容积基本不变。在正常情况下，颅腔所含内容物相对稳定，与颅腔容积相适应，维持正常的颅内压力。正常颅内压可随呼吸、血压变化有细微波动，收缩期颅内压略增高，舒张期颅内压略下降；呼气时颅内压略增高，吸气时颅内压略下降。在病理情况下，其中任一项颅内容物体积或量的增加，其他两项内容物体积或量的相应缩减，才能维持颅内压于正常水平。由于脑组织不会在短时间内被压缩，对颅腔容积代偿作用很小，所以颅内压主要依赖脑脊液和脑血液的增减来调节。①脑脊液调节：当颅内压增高时，可通过加速脑脊液吸收和将脑脊液挤入脊髓蛛网膜下腔来缓冲颅内压。通过脑脊液量增减的代偿作用为$8\% \sim 10\%$。②脑血流量调节：当颅内压增高时，脑血流阻力可明显增加，脑血流量减少，颅内的静脉血被挤压到颅外血液循环，在保证脑组织代谢最低需要情况下，血液代偿作用为$2\% \sim 3\%$。这种代偿是有限度的，当引起颅内压增高因素持续存在，病变体积不断扩大，最终超出了代偿范围时，即可发生颅内压增高（intrcranial hypertension）。颅内压增高是指各种原因引起颅内压持续在$200mmH_2O$以上，并出现以头痛、呕吐、视神经乳头水肿为主要临床表现的一种综合征。持续颅内压增高可导致脑疝（brain hernia），是颅脑疾病病人死亡的主要原因。

　　【病因】

　　1.颅内容物体积或量的增加　①脑体积增加：如脑组织损伤、炎症、缺血缺氧、中毒等各种原因导致的脑水肿；②脑脊液量增多：脑脊液分泌过多、吸收障碍或脑脊液循环受阻，如先天性脑积水、脑脊膜膨出等；③脑血流增加：如颅内动静脉畸形、恶性高血压、高碳酸血症等各种原因导致脑血管扩张，脑血流量增加。

　　2.颅内占位性病变　如颅内肿瘤、颅内血肿、脑脓肿和脑寄生虫病等病灶占据了一定的颅内空间。

　　3.颅腔容量缩减　如狭颅症、颅底凹陷症、向内生长的颅骨肿瘤、大片凹陷性颅骨骨折等使颅腔狭小。

　　护考情报站

　　下列选项中，属于颅内压增高的常见原因是

　　A.颅内血肿　　　　　　　B.狭颅症　　　　　　　C.颅内容物体积增加

　　D.颅底凹陷性骨折　　　　E.颅内肿瘤

　　【答案】C

解析：引起颅内压增高的原因有颅内容物体积或量的增加、颅内占位性病变、颅腔容量缩减。颅内容物体积或量的增加是最常见原因；其他原因包括各种原因导致的脑水肿，脑脊液分泌或吸收失衡所致脑积水，各种原因导致脑血管扩张，脑血流量增加。

【护理评估】

（一）健康史

了解有无颅脑外伤、颅内感染、脑肿瘤、高血压、颅脑畸形等疾病史，初步明确颅内压增高的原因；了解有无呼吸道梗阻、咳嗽、癫痫、便秘等诱发颅内压增高的因素及了解有无合并其他系统疾病。

（二）身体状况

1.头痛　最早和最主要症状，部位多位于前额和两颞，以清晨和晚间为重，头痛程度与颅内压成正比关系，以胀痛和撕裂样痛为多见，咳嗽、打喷嚏、用力、弯腰和低头时加重。头痛是脑膜血管和神经受刺激所致。

2.呕吐　常出现在剧烈头痛时，呈喷射状，可伴有恶心，与进食无直接关系，但多见于餐后。呕吐后头痛可缓解，是因迷走神经受刺激所致。

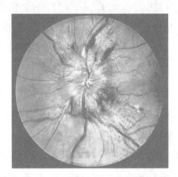

3.视神经乳头水肿　重要的客观体征，表现为视神经乳头充血、水肿、边缘模糊不清、生理凹陷变浅或消失，视网膜静脉曲张等，严重者乳头周围可见火焰状出血（图24-1）。早期视力无明显障碍或仅有视野缩小，继而视力下降甚至失明。由视神经受压、眼底静脉回流受阻所致。

图24-1　颅内压增高视盘水肿

临床上通常将头痛、呕吐、视神经乳头水肿三项合称为颅内压增高"三主征"。

4.意识障碍　急性颅内压增高病人意识障碍呈进行性发展，由嗜睡、迟钝逐渐发展至昏迷；慢性颅内压增高者表现为神志淡漠、反应迟钝和呆滞或症状时轻时重。

5.生命体征紊乱　早期代偿时，表现为血压增高，脉搏缓慢有力，呼吸加深变慢（即"二慢一高"）；后期失代偿时，表现为血压下降，脉搏细快，呼吸浅快不规则，此种生命体征的变化称为库欣（Cushing）反应。

6.其他　一侧或双侧外展神经麻痹、复视、阵发性黑蒙、头晕、猝倒、头皮静脉怒张、头颅增大、囟门饱满、颅缝增宽、叩诊头颅时呈破罐音等。

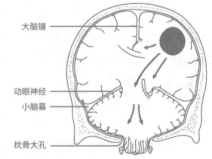

图24-2　大脑镰下疝（上）、小脑幕切迹疝（中）、枕骨大孔疝（下）示意图

7.脑疝　脑疝是颅内压增高加剧的必然结局，是一种极严重的临床危象。当颅腔某分腔有占位性病变时，该分腔的压力大于邻近分腔的压力，脑组织从压力高处向压力低处移位，压迫脑干、血管和神经而产生的一系列严重临床症状和体征，称为脑疝。根据脑疝发生部位和脑组织移位的不同，可分为小脑幕切迹疝（颞叶钩回疝）、枕骨大孔疝（小脑扁桃体疝）、大脑镰下疝等（图24-2）。临床以小脑幕切迹疝、枕骨大孔疝最多见。

（1）小脑幕切迹疝：是幕上一侧占位性病变引起颅内压持续增高，使颞叶海马回、钩回通过小脑幕切迹向幕下移位，故又称颞叶钩回疝。表现为：①剧烈头痛和频繁呕吐；②意识改变：意识障碍进行性加重；③瞳孔变化：患侧瞳孔短暂缩小后逐渐扩大，对光反射迟钝、消失，晚期双侧瞳孔明显散大，对光反射消失，眼球固定不动；④肢体活动：病变对侧肢体自主活动减少或消失；⑤生命体征改变：表现为呼吸深而慢，血压升高，脉搏缓慢而有力，晚期出现潮式或叹息样呼吸，脉搏快而弱，血压和体温下降，最后呼吸心跳停止。

（2）枕骨大孔疝：大多继发于颅后窝占位性病变，是在颅内压不断增高时，小脑扁桃体经枕骨大孔向椎管内移位，故又称小脑扁桃体疝。由于颅后窝容积小，代偿缓冲容积小，较小的占位性病变即可发生枕骨大孔疝。一旦发生，表现为：①剧烈头痛和频繁呕吐；②枕下疼痛：是移位脑组织压迫上颈部神经根所致，或枕骨大孔区硬脑膜、血管壁和神经受牵拉所致；③颈项强直、强迫头位：此为机体保护性作用，以防止因头部的变动而致延髓受压加重；④生命体征紊乱出现较早，可迅速出现呼吸、循环衰竭，呼吸减慢、潮式呼吸乃至呼吸心跳停止。

（三）辅助检查

1.影像学检查

（1）头颅X线摄片：可显示为颅缝增宽、蝶鞍骨质稀疏、蝶鞍扩大、蛛网膜颗粒压迹增大加深、脑回压迹增多等。早期病人在颅骨X线片无异常表现，因此不能否定颅内压增高的存在。

（2）CT、MRI检查：CT是诊断颅内占位性病变的首选检查，CT和MRI检查均能较准确地定位诊断并可帮助定性诊断。

（3）脑造影检查：包括脑血管造影、脑室造影、数字减影血管造影（DSA）等，主要用于疑有脑血管畸形或动脉瘤等疾病的病例，可提供定位和定性诊断。

2.腰椎穿刺　可测定颅内压力，并可取脑脊液标本做生化检查。但有引起脑疝的危险，对颅内压增高症状和体征明显者应禁用。

（四）心理-社会状况

头痛、呕吐等可使病人产生烦躁不安、焦虑等心理反应，了解病人对疾病的认知程度。了解家属对疾病的认知和心理反应及对病人的关心和支持程度。

（五）处理原则

1.病因治疗　是最理想有效的治疗方法，如开颅清除颅内血肿、异物，切除颅内肿瘤等。

2.降低颅内压　对病因不明或暂时不能解除病因者，针对不同情况，采取不同降颅压措施。

（1）脱水治疗：使用高渗性脱水（如20%甘露醇），提高血液渗透压，使脑组织水分向血液循环内转移，再由肾脏排出，从而减少脑组织中的水分，缩小脑体积，达到降低颅内压的作用。使用利尿性脱水（如呋塞米），抑制肾小管对钠和氯离子的再吸收而产生利尿作用，但脱水作用弱，易引起水电解质紊乱，单独使用少。

（2）糖皮质激素治疗：糖皮质激素可加速脑水肿消退和减少脑脊液生成，降低毛细血管通透性，稳定血脑屏障，预防和缓解脑水肿。

（3）过度换气或给氧：可降低$PaCO_2$，使脑血管收缩，减少脑血流量，降低颅内压。但脑血流量明显减少会加重脑缺氧危险，故过度换气持续时间不宜超过24h。

（4）冬眠低温治疗：可降低脑组织的新陈代谢率和脑组织的耗氧量，防止脑水肿的发生和发展，一般采用亚低温法。

（5）手术治疗：当颅内压增高明显，药物治疗难以控制或不宜采用药物治疗时，紧急情况下，可采用脑室穿刺外引流术、颞肌下去骨瓣减压术等手术治疗，以缓解颅内压增高。

3.对症处理　疼痛者给镇痛剂，但禁用吗啡和哌替啶；抽搐者给抗癫痫药物；外伤和感染者给抗生素；呕吐者应暂禁食和维持水、电解质及酸碱平衡。

【常见护理诊断／问题】

1.疼痛：头痛　与颅内压增高有关。

2.脑组织灌注量改变　与颅内压增高有关。

3.营养失调：低于机体需要量　与呕吐、不能进食和脱水治疗等有关。

4.焦虑/恐惧　与颅脑疾病的诊断，担心手术与预后不佳等有关。

5.潜在的并发症：脑疝、窒息等。

【护理目标】

1.病人主诉头痛减轻，舒适感增强。

2.病人脑组织灌注正常，意识障碍得到改善，生命体征平稳。

3.病人营养状态得到改善，体液恢复平衡，无脱水症状和体征。

4.病人焦虑与恐惧程度减轻，情绪稳定。

5.病人无窒息、脑疝等并发症，或并发症得到及时发现和处理。

【护理措施】

（一）一般护理

1.休息与体位　绝对卧床休息，保持病室安静。抬高床头15°～30°的斜坡位，以利头部静脉回流，减轻脑水肿，降低颅内压。昏迷者侧卧位，便于呕吐物、呼吸道分泌排出，以免引起误吸。

2.给氧　持续或间断吸氧，使脑血管收缩，减少脑血流量，降低颅内压。

3.饮食与补液　神志清醒者，给予低盐普食。不能进食者可鼻饲或静脉补液，成人每日输液量控制在1500～2000ml，其中生理盐水不超过500ml，24h尿量不少于600ml即可；输液速度不宜过快，防止短时间内输入大量液体加重脑水肿。使用脱水剂时应注意水、电解质的平衡。

4.维持正常体温　高热可加重脑缺氧，加重脑的损害，应积极采取降温措施。中枢性高热应用物理降温为主，药物降温为辅，必要时使用冬眠疗法。

5.加强基础护理　做好口腔护理；定时翻身、拍背、雾化吸入，清醒者鼓励其深呼吸、有效咳嗽，防止肺部并发症的发生；保持会阴部和臀部清洁、干燥，以防发生压疮；对留置导尿管者，做好导尿管护理，防止泌尿系感染；昏迷者眼分泌物增多时，应定时清洗，必要时用抗生素眼药水或眼膏，以防眼部感染；眼睑不能闭合者涂以眼膏或用眼罩以防暴露性角膜炎；注意安全，防止损伤。

（二）病情观察

密切观察病人意识状态、瞳孔，生命体征、肢体活动和癫痫发作情况，有条件者可做颅内压监测。

1.意识状态　可反映大脑皮层和脑干结构的功能状态。意识障碍的程度、持续时间和演变过程是分析病情进展的重要指标。目前对意识障碍程度的分级有两种方法。

（1）传统方法，分为清醒、模糊、浅昏迷、昏迷和深昏迷五级（表24-1）。

表24-1　意识状态的分级

意识	语言刺激反应	痛刺激反应	生理反应	大小便自理	配合检查
清醒	灵敏	灵敏	正常	能	能
模糊	迟钝	不灵敏	正常	有时不能	尚能
浅昏迷	无	迟钝	正常	不能	不能
昏迷	无	无防御	减弱	不能	不能
深昏迷	无	无	无	不能	不能

（2）格拉斯哥（Glasgow）昏迷评分法（表24-2），分别对病人的言语、睁眼、运动三方面的反应进行评分，再累计得分。最高分为15分，最低分为3分，8分以下为昏迷，分数越低表明意识障碍越严重。

表24-2 Glasgow昏迷评分法

A. 睁眼反应	计分	B. 言语反应	计分	C. 运动反应	计分
自动睁眼	4	回答正确	5	能按指令动作	6
呼之睁眼	3	回答错误	4	对疼痛能定位	5
刺痛睁眼	2	语无伦次	3	对疼痛能躲避	4
不能睁眼	1	有声无语	2	疼痛时肢体屈曲	3
		不能发声	1	疼痛时肢体过伸	2
				对疼痛无任何反应	1
评分					

2.瞳孔　瞳孔变化可由动眼神经、视神经及脑损伤引起；某些药物、中毒、剧痛也可影响瞳孔变化，吗啡、氯丙嗪使瞳孔缩小，阿托品、麻黄碱使瞳孔散大。因此，密切观察瞳孔大小、形态、对光反射、眼裂大小、眼球位置及活动情况，注意两侧对比。正常瞳孔等大、等圆、直径3～4mm、直接和间接对光反射灵敏。如颅内压增高病人出现一侧瞳孔先缩小继之进行性散大、对光反射减弱或消失，可能发生了小脑幕切迹疝。

🔍 护考情报站

小脑幕切迹疝病人早期瞳孔变化

A.患侧瞳孔缩小　　　　B.双侧瞳孔散大　　　　C.双侧瞳孔缩小

D.对侧瞳孔散大　　　　E.对侧瞳孔缩小

【答案】A

解析：小脑幕切迹疝病人最初动眼神经受到刺激，兴奋性增高，早期可有短暂的瞳孔缩小，以后患侧瞳孔逐渐散大，对光反射迟钝或消失。

3.生命体征　为避免病人躁动影响结果的准确性，应先测呼吸，再测脉搏，最后测血压。注意呼吸、脉率、血压和脉压的变化，急性颅内压增高病人早期常有血压增高，脉搏缓慢有力，呼吸加深变慢（即"二慢一高"）表现。

4.神经系统体征　小脑幕切迹疝可表现为病变对侧肢体自主活动减少或消失。

5.其他　剧烈头痛、频繁呕吐，标志颅内压急剧升高，可能是脑疝的先兆，尤其是躁动时血压升高，脉搏无相应增快，可能已有脑疝存在。

6.颅内压监测　用颅内压监护仪连续观察和记录病人颅内压的动态变化。

（三）防止颅内压骤升的护理

1.安静休息　避免情绪激动，以免血压骤升，引起颅内压升高。清醒病人不要用力坐起或提重物。

2.保持呼吸道通畅　引起呼吸道梗阻的原因有呼吸道分泌物积聚、呕吐物误吸、卧位不正确导致气管受压或舌根后坠等。呼吸道梗阻时，病人用力呼吸致胸腔内压力增高，由于颅内静脉无静脉瓣，胸腔内压力可直接传导到颅内静脉，加重颅内压增高；呼吸道梗阻使$PaCO_2$增高，导致脑血管扩张，脑血流量增多，加重颅内高压。因此，及时清除呼吸道分泌物、呕吐物，防止吸入呼吸道；卧位时防止颈部屈曲或胸部受压；舌后坠者托起下颌或放置口咽通气管；痰液黏稠者行雾化吸入；对意识不清或咳痰有困难者，应配合医生尽早行气管切开。

3.避免剧烈咳嗽和用力排便　剧烈咳嗽、用力排便均可使胸腹腔内压力骤然升高而引起脑疝。因此，避免并及时治疗感冒、咳嗽。能进食者鼓励其多吃蔬菜和水果或给缓泻剂以防止便秘；对已有便秘者嘱其不要用力屏气排便，给予开塞露或低压小剂量灌肠，禁忌高压灌肠，必要时戴手套掏出粪块。

4.及时控制癫痫发作　癫痫发作可加重脑缺氧和脑水肿。因此，要注意观察有无癫痫发作，一旦发生，应报告医生，按医嘱定时、定量给予抗癫痫药物。

（四）对症护理

1.高热　高热造成脑组织相对缺氧，加重脑损害，必须采取降温措施，必要时应用冬眠低温疗法。

2.头痛　减轻头痛最好方法是应用高渗性脱水剂，适当应用止痛剂，但禁用吗啡和哌替啶，以免抑制呼吸中枢；避免咳嗽、打喷嚏、弯腰、低头等使头痛加重因素。

3.躁动　寻找原因（如呼吸不畅，尿潴留，卧位不适，衣服、被子被大小便或呕吐物浸湿等），并及时处理。慎用镇静剂，禁忌强制约束，以免病人挣扎而使颅内压进一步增高，加床挡，防止坠床等意外伤害。

4.呕吐　及时清除呕吐物，防止误吸，观察并记录呕吐物的量和性状。

（五）药物治疗护理

1.脱水治疗的护理　颅内压增高者常用高渗性和利尿性脱水剂。脱水药物应按医嘱定时、反复使用，停药前逐渐减量或延长给药间隔时间，以防颅内压反跳。使用20%甘露醇250ml，15～30min内快速滴完，每日2～4次，用药后10～20min颅内压开始下降，维持4～6h，若同时合用利尿药（如呋塞米），降颅内压效果更好。使用呋塞米还需注意有无血糖升高；在脱水期间要观察血压、脉搏、尿量变化，了解脱水效果及有无血容量不足、水电解质失衡等副作用；注意观察和记录24h出入水量。

🔍 **护考情报站**

20%甘露醇250ml，点滴系数为15，要求在30min内输完，每分钟滴速为

A.110滴　　B.120滴　　C.125滴　　D.150滴　　E.170滴

【答案】C

解析：液体总液量×点滴系数/时间＝每分钟滴数，即250×15/30＝125。

2.糖皮质激素治疗的护理　糖皮质激素如地塞米松、氢化可的松等，可预防和缓解脑水肿，但可引起消化道应激性溃疡和增加感染机会，应加强观察和护理。

（六）脑疝的急救与护理

1.快速静脉输注20%甘露醇200～400ml，利用留置导尿管以观察脱水效果。

2.保持呼吸道通畅并给氧，呼吸功能障碍者，应气管插管行人工辅助呼吸。

3.密切观察病人意识、瞳孔、生命体征变化和肢体活动情况，配合医生完成必要的诊断性检查（如CT）。

4.做好紧急手术的准备。

（七）脑室外引流的护理

1.妥善固定　病人回病房后，在无菌操作下连接引流瓶（袋），妥善固定。引流管开口高于侧脑室平面10～15cm，以保持正常颅内压。搬动病人时，将引流管暂时夹闭，防止脑脊液逆流引起颅内感染。

2.保持引流通畅　防止引流管受压、扭曲、折叠、成角，尤其是在病人活动、翻身时避免牵拉引流管。若引流管被挫碎的脑组织或小凝血块阻塞，可在严格的无菌操作下用无菌注射器轻轻向外抽吸，切忌注入生理盐水冲洗，以免管内阻塞物冲入至脑室系统，引起脑脊液循环受阻。

3.控制引流速度和量　禁忌流速过快，避免颅内压骤降造成脑移位危险，每日引流量以不超过500ml为宜。

4.严格执行无菌操作　每天更换引流袋，更换时先夹闭引流管，以防空气进入或脑脊液逆流入颅内，注意整个装置无菌状态。

5.观察和记录　观察和记录脑脊液性状、颜色和量。正常脑脊液无色透明、无沉淀。若脑脊液中有大量鲜血或颜色逐渐加深，提示脑室内出血。若脑脊液混浊则提示颅内感染，应及时报告医生。

6.拔管　脑室外引流管放置一般不宜超过5～7日，开颅术后脑室引流管一般放置3～4日。拔管前行头颅CT检查，并夹闭引流管24h，观察有无头痛、呕吐等颅内压增高征象；若未出现颅内压增高征象，说明病人脑脊液循环通畅，即可拔管。拔管时先夹闭引流管，以免管内液体逆流入脑室引起感染。拔管后如有脑脊液漏，应告知医生妥善处理，以免引起颅内感染，同时观察病人意识、瞳孔、生命体征、肢体活动等情况，发现异常及时报告医生。

（八）冬眠低温疗法的护理

冬眠低温疗法是应用药物和物理方法降低病人体温，其目的是降低脑组织耗氧量和新陈代谢率，增强脑对缺血缺氧的耐受力，减少脑血流量，防止脑水肿的发生和发展，也有一定的降低颅内压作用。适用于各种原因引起的严重脑水肿、中枢性高热病人，儿童和老年人慎用，休克、全身衰竭、房室传导阻滞者禁用。

1.安置病人　安置于单人房间，室内光线宜暗，室温调节至18～20℃。

2.降温方法　先遵医嘱给予冬眠药物（如氯丙嗪、异丙嗪及哌替啶组成的冬眠Ⅰ号合剂，哌替啶、异丙嗪及氢化麦角碱组成的冬眠Ⅱ号合剂），最好选择静脉滴注。给冬眠药物半小时后，机体御寒反应消失，进入睡眠状态后，方可进行物理降温。物理降温可采用头部戴冰帽或在体表大血管处放置冰袋，如颈动脉、腋动脉、肱动脉、股动脉等处。降温速度以每小时下降1℃为宜，体温维持在肛温32～34℃、腋温31～34℃为宜，体温过低易诱发心律失常、低血压等并发症。

3.用冬眠药　半小时内不宜搬动病人或为病人翻身，防止发生体位性低血压。

4.密切观察病情变化　冬眠治疗前观察并记录意识、瞳孔、体温、脉搏、呼吸、血压和神经系统病征，作为治疗前后观察对比的基础。在冬眠期间，若发现收缩压＜100mmHg（13.3kPa），脉搏＞100次/min，呼吸慢而不规则时，应及时通知医生，遵医嘱停止冬眠疗法或更换冬眠药物。

5.冬眠期间机体代谢率降低，对能量、水分的需求量减少　液体入量每日不宜超过1500ml；鼻饲者，鼻饲食物温度应与当时体温相同。

6.预防并发症　预防肺部、泌尿系感染，防止冻伤和压疮等并发症。

7.停止冬眠治疗　冬眠低温治疗时间一般为3～5日，停止冬眠疗法时，先停物理降温，再逐步减少冬眠药物剂量直至停用。同时注意保暖，让体温自然复温。

（九）心理护理

及时发现病人心理异常和行为异常，查找并去除原因；协助病人对人物、时间、地点定向力的辨识，用爱心、细心、同情心、责任心照顾病人，有助于改善病人的心理状况。

（十）健康指导

1.**心理指导**　颅脑疾病后，病人及家属均对脑功能的康复有一定的忧虑，担心影响今后的生活和工作，应鼓励病人尽早自理生活，对恢复过程中出现的头痛、耳鸣、记忆力下降等给予适当的解释，树立病人信心。

2.**康复训练**　颅脑疾病手术后，可能遗留语言、运动或智力障碍，伤后1～2年仍有恢复的可能，制定康复计划，进行语言、记忆力等方面的训练，以改善生活自理能力和社会适应能力。

3.**复诊指导**　若出现头痛、呕吐等颅内增高症状，应及时到医院检查。

【护理评价】

通过治疗和护理，评估病人是否：①头痛、呕吐得到有效控制；②脑组织灌注正常，意识障碍得以改善；③基本营养得到满足，体液平衡得以维持；④病人心理及社会反应减轻；⑤未发生并发症，或发生时被及时发现和处理。

第二节　颅脑损伤病人的护理

> **案例导入**
>
> 钟先生，35岁。因高抛物击中头部10h来院就诊。亲属叙述病人伤后即不省人事，持续约20min，以后神志苏醒。1h前，病人再次不省人事，频繁呕吐。
>
> 请思考：
>
> 1.初步考虑该病人是什么情况？
>
> 2.护士应该实施哪些护理措施？

颅脑损伤（head injury）占全身损伤的15%～20%，仅次于四肢损伤，常与其他部位损伤并存，伤残率和死亡率均居首位。颅脑损伤包括头皮损伤、颅骨骨折和脑损伤，三者可单独存在或合并存在。对预后起决定作用的是脑损伤的程度及处理效果。

一、头皮损伤病人的护理

头皮损伤（scalp injury）是最常见的颅脑损伤，由直接外力造成，包括头皮血肿、头皮裂伤和头皮撕脱伤。

【病因和分类】

1.**头皮血肿**　头皮分5层（图24-3）。头皮血肿多由钝器伤所致，按血肿的部位分为皮下血肿、帽状腱膜下血肿和骨膜下血肿。

2.**头皮裂伤**　多为锐器或钝器打击所致。锐器伤者，伤口整齐，污染轻。钝器伤者，裂伤创缘常不整齐，伴皮肤挫伤，可有明显污染。

3.**头皮撕脱伤**　因发辫受机械力强力牵拉，大块头皮自帽状腱膜下层连同颅骨骨膜被撕脱或整个头皮甚至连额肌、颞肌及骨膜一并撕脱，使骨膜或颅骨外板暴露。分为不完全性撕脱和完全性撕脱。

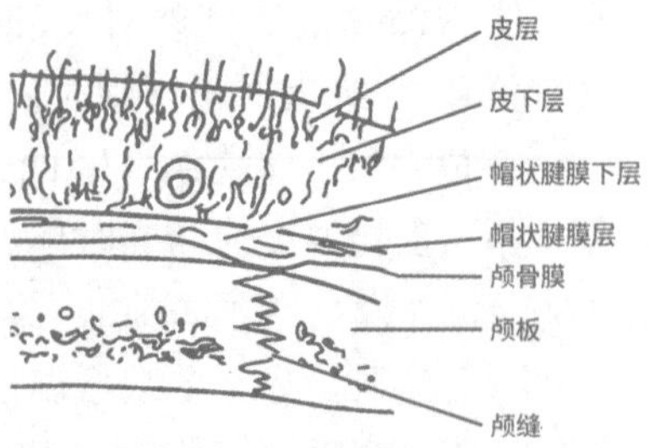

皮层
皮下层
帽状腱膜下层
帽状腱膜层
颅骨膜
颅板
颅缝

图24-3　头皮各层示意图

【护理评估】

（一）健康史

了解受伤的经过，评估病人有无暂时性意识障碍，有无其他部位损伤等，同时应了解现场急救情况。

（二）身体状况

1.头皮血肿　①皮下血肿：位于皮肤层和帽状腱膜之间，因皮肤借纤维隔与帽状腱膜紧密连接，血肿不易扩散。因此，血肿范围较局限，无波动，张力高，边缘隆起，中央凹陷，压痛明显，易误诊为凹陷性骨折。②帽状腱膜下血肿：位于帽状腱膜和骨膜之间，常由头部受到斜向暴力使头皮发生剧烈滑动，撕裂该层间的血管所致。该处组织疏松，出血易扩散，可蔓延至全头部。因此，头颅增大，肿胀，波动感明显，失血量多。③骨膜下血肿：位于骨膜和颅骨外板之间，常由颅骨骨折或产伤引起，因骨膜在骨缝处紧密连接，血肿以骨缝为界，局限于某一颅骨范围内，张力较高，可有波动。

2.头皮裂伤　伤口大小、深度不一，创缘多不规则，可有组织缺损；头皮血管丰富，出血量大，不易自行停止，严重者可伴有休克。

3.头皮撕脱伤　头皮缺失，颅骨外露，常因剧烈疼痛和大量失血导致创伤性休克。

（三）辅助检查

单纯头皮损伤的诊断一般不难，但要注意检查有无颅骨骨折和颅脑损伤及休克，必要时做X线、CT、MRI等检查。

（四）心理-社会状况

由于头皮损伤出血多，常引起病人紧张、焦虑。因此，要了解病人情绪变化及对疾病的认知程度。

（五）处理原则

1.头皮血肿　小血肿无需特殊处理，1～2周可自行吸收，伤后给予冷敷以减少出血和疼痛，24h后改用热敷以促进血液吸收，忌用力揉搓；血肿较大时在无菌操作下穿刺抽血后加压包扎。处理头皮血肿同时，应警惕合并颅骨损伤及脑损伤的可能。

2.头皮裂伤　现场急救可加压包扎止血，及早进行清创缝合，因头皮血供丰富，清创缝合时间可放宽至24h。常规注射破伤风抗毒素，应用抗生素预防感染。注意观察有无合并颅骨损伤及脑损伤。

3.头皮撕脱伤　现场急救时用无菌敷料覆盖创面，加压包扎止血；完全撕脱者撕脱头皮用无菌敷料包裹，干燥冷藏法随病人一起送至医院。不完全撕脱者争取在伤后6～8h清创后缝回原处；完全撕脱者，清创后采用头皮血管吻合或将撕脱的头皮切成皮片植回；若撕脱的皮瓣已不能用，在颅骨上多处钻空至板障层，待肉芽组织生长后再植皮。同时注射破伤风抗毒素、抗生素及止痛药。

4.防治休克　及时止血和补充血容量，以防休克发生。

【常见护理诊断/问题】

1.疼痛　与外伤有关。

2.焦虑/恐惧　与头皮损伤及出血有关。

3.有感染的危险　与头皮损伤有关。

【护理措施】

1.病情观察　密切监测生命体征、尿量和神志、瞳孔等变化，注意有无休克、颅骨和脑损伤的发生。

2.伤口护理　注意创面有无渗血，皮瓣有无坏死和感染，保持敷料清洁和干燥。头皮撕脱伤者，为了保证植皮存活，植皮区不能受压，病人需日夜端坐。

3.预防感染　严格无菌操作规程，观察有无全身和局部感染的发生，遵医嘱应用抗生素。

4.心理护理　给予精神和心理上的支持，鼓励病人，消除病人紧张、恐惧的心理，必要时给予镇静剂和镇痛剂，对合并脑损伤者禁用吗啡类药物。

二、颅骨骨折病人的护理

颅骨骨折（skull injury）是指颅骨受暴力作用致颅骨结构改变，常合并脑损伤。按骨折部位分为颅盖骨折和颅底骨折；按骨折形态分为线形骨折和凹陷骨折；按骨折部位与外界是否相通分为开放性骨折和闭合性骨折。

【护理评估】

（一）健康史

了解受伤过程，如暴力的性质、大小、方向和着力点及身体状况等，当时有无意识障碍、口鼻流血流液等情况，有无其他合并伤及其他疾病。

（二）身体状况

1.颅盖骨折　①线形骨折：局部压痛、肿胀，可伴有头皮血肿和头皮裂伤等。确诊主要依靠X线和CT检查，应警惕是否合并脑损伤和颅内血肿。②凹陷骨折（图24-4）：局部可扪及颅骨凹陷，若骨折位于脑重要功能区，可出现偏瘫、失语、癫痫等神经系统定位病症。

2.颅底骨折　常为线形骨折，多由间接暴力作用于颅底所致。颅底部的硬脑膜与颅骨贴附紧密，故颅底骨折时易撕裂硬脑膜，导致脑脊液外漏而成为开放性骨折。根据骨折的部位分为颅前窝、颅中窝和颅后窝骨折，其临床表现各异（表24-3）。确诊颅底骨折主要依靠临床表现。

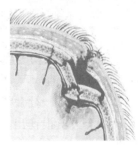

图24-4　凹陷骨折图

表24-3　颅底骨折的临床表现

骨折部位	脑脊液漏	瘀斑部位	可能累及的脑神经
颅前窝	鼻漏	眶周、球结膜下（熊猫眼征）	I～II
颅中窝	鼻漏或耳漏	乳突区（Battle征）	VII～VIII
颅后窝	无	乳突部、枕下部、咽后壁	IX～XII

（三）辅助检查

X线可帮助了解颅盖骨折片陷入的深度和有无合并脑损伤，对颅底骨折的诊断意义不大。CT可确定有无骨折，并有助于脑损伤的诊断。

（四）心理-社会状况

病人常因头部损伤而表现出焦虑、恐惧等心理反应，对伤后的恢复缺乏信心。了解家属对疾病的认识和对病人的关心及支持程度。

（五）处理原则

1.颅盖骨折　①单纯线形骨折：无需特殊处理，卧床休息，对症治疗如止痛、镇静，注意观察有无继发性脑损伤的发生。②凹陷骨折：凹陷不深，范围不大者可等待观察。若凹陷骨折位于脑重要功能区，有脑受压症状或颅内压增高表现，凹陷直径＞5cm或深度＞1cm，骨折片刺入脑内，为开放性粉碎性凹陷骨折，应手术复位或摘除碎骨片。

2.颅底骨折　本身无需特殊治疗，重点在于观察有无脑损伤和处理脑脊液漏、脑神经等合并伤。脑脊液漏一般在1～2周自行愈合，若超过4周仍未停止漏液，需手术做硬脑膜修补术。若骨折片压迫视神经，应及早手术减压。使用TAT及抗生素预防感染。

【常见护理诊断/问题】

1.知识缺乏：缺乏脑脊液外漏的护理知识。

2.焦虑/恐惧 与颅脑损伤和担心治疗效果有关。

3.潜在并发症：颅内压增高、颅内出血、感染等。

【护理措施】

1.观察病情 密切观察病人的意识、瞳孔、生命体征、颅内压增高症状和肢体活动等情况，及时发现和处理并发症。

2.协助检查 协助病人做好辅助检查，以明确诊断。

3.脑脊液外漏的护理 ①体位：取头高位，抬高床头15°～30°，维持到脑脊液漏停止后3～5日。目的是借助重力的作用，使脑组织移向颅底，贴附于硬脑膜漏孔处而使漏口粘连封闭。②保持外耳道、鼻腔、口腔清洁：及时用盐水、乙醇棉签清除外耳道、鼻前庭的血迹、污垢，防止脑脊液引流受阻而逆流导致颅内感染，并告知病人勿挖鼻、抠耳。③禁止耳鼻滴药、冲洗和堵塞，严禁从鼻腔吸痰和放置胃管，禁忌腰穿。④避免用力咳嗽、打喷嚏、擤鼻涕及用力排便，以免导致气颅或脑脊液逆流。⑤观察和记录脑脊液流出量，于鼻孔前或外耳道口松松地放置干棉球，随湿随换，24h计算棉球数，估计脑脊液外漏量。⑥按医嘱应用抗生素和破伤风抗毒素（TAT）。

4.心理护理 指导病人正确面对损伤，调整心态，配合治疗。

5.健康指导 告知颅骨缺损病人如何保护头颅，嘱咐其可在第一次手术切口愈合后3～6个月做颅骨成形术。

三、脑损伤病人的护理

脑损伤（brain injury）是指脑膜、脑组织、脑血管及脑神经的损伤。

【病因、分类及发病机制】

1.根据伤后脑组织是否与外界相通 分为开放性和闭合性脑损伤。开放性脑损伤多为锐器或火器伤，常伴头皮破裂、颅骨骨折和脑膜破裂；闭合性脑损伤多为钝器伤或间接暴力所致，脑膜完整。

2.根据脑损伤发生的时间和机制 分为原发性和继发性脑损伤。原发性脑损伤是指暴力作用头部后立即发生的脑损伤，包括脑震荡（cerebral concussion）和脑挫裂伤（cerebral contuision and laceration）；继发性脑损伤是指头部受伤一段时间后出现的脑受损病变，包括脑水肿和颅内血肿等。

3.根据暴力作用于头部的方式 分为直接损伤、间接损伤和旋转损伤。

（1）直接损伤：是外力导致颅骨变形，并使头颅产生加速或减速运动，亦可使头颅产生直线性或旋转性运动，使脑组织受到压迫、牵拉、滑动及负压吸附等多种应力产生的损伤。①加速性损伤：运动的物体撞击静止头部，使头部呈加速运动时产生的脑损伤；②减速性损伤：运动的头部撞击静止物体，使头部运动突然停止时产生的脑损伤；③挤压伤：两个向反方向的暴力同时作用于头部，造成整个颅骨变形，颅内压急剧上升而产生的脑损伤。

（2）间接损伤：是暴力作用于身体其他部位，然后外力传导至头部造成的脑损伤。①传递性损伤：双足或臀部着地的坠落，外力通过下肢、脊柱传递至颅底发生的损伤；②挥鞭样损伤：外力作用于躯干，引起躯干急骤运动，头部运动落后于躯干，使头部发生过伸或过屈如挥鞭样运动造成的脑干和脊髓损伤；③创伤性窒息：胸腹部受猛烈挤压时，胸腹腔压力骤升，上腔静脉血逆流，引起脑、头面部毛细血管破裂。

（3）旋转损伤：是外力作用方向没有通过头部轴心，使头颅沿其他轴线做旋转运动，颅底蝶骨嵴、大脑镰、小脑幕的锐利边缘等导致脑损伤。通常将受力侧的脑损伤称为冲击伤，其对侧损伤称为对冲伤。

【护理评估】

（一）健康史

详细了解受伤经过，如暴力性质、大小、方向、速度和身体状况，受伤后有无意识障碍及程度和持续时间，有无中间清醒期、逆行性遗忘，有无恶心、呕吐、头痛等症状，有无口鼻耳流血和脑脊液外漏。了解急救情况、既往健康状况。

（二）身体状况

1.**脑震荡** 是最轻的脑损伤，为一过性脑功能障碍，无肉眼可见的神经病理改变，显微镜下可见神经组织结构紊乱。表现为伤后立即出现的短暂意识丧失，一般不超过30分钟。同时出现皮肤苍白、出汗、血压下降、脉搏细弱、生理反射迟钝等。意识恢复后不能回忆伤前及当时情况，而对往事记忆清楚，称逆行性遗忘。病人多有头痛、头晕、恶心、情绪不稳、记忆力减退等症状，一般持续数日、数周。神经系统检查无阳性体征，脑脊液无明显改变，CT检查颅脑无阳性发现。

🔍 **护考情报站**

王女士，50岁。骑车时不慎滑倒，头部着地，当即昏迷约20min。醒后主诉头痛、恶心，无其他不适，最可能的诊断是

A.脑震荡　　B.头皮血肿　　C.脑出血　　D.脑内血肿　　E.脑脓肿

【答案】 A

解析：脑震荡是最轻的脑损伤，表现为伤后立即出现的短暂意识丧失，一般不超过30min；意识恢复后有逆行性遗忘；有头痛、头晕、恶心、情绪不稳、记忆力减退等症状，神经系统检查阴性。

2.**脑挫裂伤** 为脑实质性损伤，包括脑挫伤和脑裂伤，两者常并存，临床上又不易区分，合称为脑挫裂伤。脑挫伤是指脑组织遭受破坏较轻，软脑膜尚完整；脑裂伤是指软脑膜、血管、脑组织同时有破裂，伴有外伤性蛛网膜下隙出血。脑挫裂伤的继发性改变，即脑水肿和血肿形成，更具有重要的临床意义。①意识障碍：伤后立即出现，持续时间长短不一，程度与持续时间与损伤程度和范围相关，常超过30min，昏迷持续时间越长，伤情越重。②局灶症状和体征：依损伤程度和部位而不同，如在功能区，立即出现相应症状和体征，如失语、失聪、锥体束征、偏瘫等。③头痛、呕吐：与颅内压增高、自主神经功能紊乱或蛛网膜下腔出血相关。蛛网膜下腔出血者还可出现脑膜刺激征，脑脊液检查有红细胞。④生命体征紊乱：由颅内压增高、脑疝或脑干损伤所致，表现为呼吸节律紊乱、心率及血压明显波动，中枢性高热等。⑤颅内压增高与脑疝：由继发性脑水肿和颅内血肿所致，表现为颅内压增高"三主征"、意识障碍和瞳孔改变等。

原发性脑干损伤是脑挫裂伤中最严重的特殊类型，脑干是呼吸循环中枢所在部位，伤后早期出现严重的生命体征紊乱。由于网状上行激活系统受损，病人昏迷深而持久。上下行神经传导束都经过脑干，伤后锥体束征阳性，出现肌张力增高、单侧或双侧病理征、中枢性瘫痪，甚至出现去大脑强直。第3对至第12对脑神经核团位于脑干，脑干损伤后引起所属脑神经的临床症状和体征。

3.**颅内血肿** 颅脑损伤中最常见、最严重、可逆性的继发性病变。按血肿所在部位分为硬脑膜外血肿、硬脑膜下血肿和脑内血肿三型（图24-5）。按症状出现的时间分为急性（伤后3日内出现症状）、亚急性（伤后3日～3周出现症状）和慢性（伤后3周以上出现症状）三型。因血肿压迫脑组织，引起占位性病灶症状和体征及颅内压增高等，可导致脑疝危及生命。

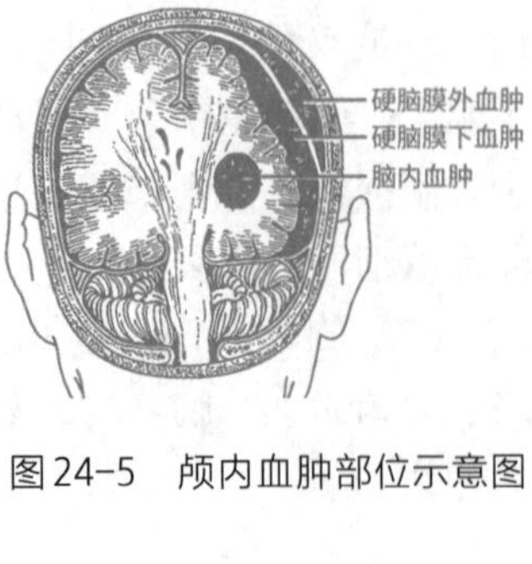

图24-5　颅内血肿部位示意图

（1）急性硬脑膜外血肿：硬脑膜外血肿是指血液积聚于颅骨与硬脑膜之间的血肿。血肿形成与颅骨损伤有密切关系，是由于骨折或颅骨的变形，撕破了脑膜中动脉或静脉窦而引起出血，或骨折的板障出血所致。

临床症状取决于血肿的大小、出血速度和部位。除颅内压增高征象外，常因血肿挤压脑组织导致颞叶钩回疝。典型病例意识状态改变有"中间清醒期"，即昏迷—清醒—再昏迷；患侧瞳孔进行性散大；对侧肢体瘫痪以及生命体征变化。

（2）硬脑膜下血肿：是指血液积聚于硬脑膜与蛛网膜之间的血肿，是最常见颅内血肿。出血来源可为脑挫裂伤所致的皮质动脉或静脉破裂，或由颅内血肿穿破皮质流到硬脑膜下腔形成。

急性或亚急性硬脑膜下血肿：多见于额颞部，昏迷时间较长，常无"中间清醒期"；较早出现颅内压增高和脑疝症状。慢性硬脑膜下血肿：因致伤力小，出血缓慢，病情进展缓慢。临床症状常不典型，表现为头痛、呕吐等颅内增高症状，偏瘫、失语等神经定位体征，头昏、记忆力减退等智力障碍和精神症状。

（3）脑内血肿：多见于额颞部。脑内血肿的临床症状和体征与硬脑膜下血肿相近，神经系统定位症状和体征表现更为突出。

（三）辅助检查

1.脑脊液检查　脑挫裂伤时，脑脊液常有红细胞。

2.影像学检查　CT检查是首选项目，脑震荡常无异常改变；CT可显示脑挫裂伤的部位、范围，脑水肿程度和有无脑室受压及中线结构移位等，可明确定位颅内血肿（硬脑膜外血肿：可见颅骨内板与硬脑膜之间的双凸镜形或弓形高密度影；急性或亚急性硬脑膜下血肿：可见脑表面新月形高密度、混杂密度或低密度影；慢性硬脑膜下血肿：可见脑表面新月形或半月形低密度或等密度影），并计算出血量，对开放性脑损伤可了解伤道及碎骨片和异物定位等。

（四）心理-社会状况

了解病人及家属对颅脑损伤及其功能恢复的心理反应，了解家属对病人的关心程度和支持能力。

（五）处理原则

1.脑震荡　一般无需特殊处理，卧床休息1～2周，可适当给予止痛、镇静等药物对症处理，多数病人2周内恢复正常。对于超过半年，遗留所谓"脑震荡综合征"者，需加强心理护理。

2.脑挫裂伤　局限性脑挫裂伤给予止血、脱水、补液及一些对症处理。重度脑挫裂伤病人处理原则如下。

（1）保持呼吸道畅通：严重脑损伤者做气管切开或气管内插管辅助呼吸。

（2）防治脑水肿：是治疗脑挫裂伤的关键。用脱水剂、利尿剂、糖皮质激素、过度换气和吸氧等对抗脑水肿和降低颅内压，严格限制入水量，必要时应用冬眠低温治疗。

（3）防治高热：对于中枢性高热病人，采用物理或药物降温，如冬眠合剂、全身冰毯机等。

（4）防治癫痫：严重脑挫裂伤和伤后癫痫病人，遵医嘱应用抗癫痫药物。

（5）清创、减压：对开放性脑损伤应及早进行清创；重度脑挫裂伤，出现脑疝迹象时，及时手术去除颅内压增高的原因，常用手术方法包括脑挫裂伤灶清除、去骨瓣减压术或颞肌下减压术等。

（6）营养支持和维持水、电解质及酸碱平衡。

（7）预防并发症：特别要重视预防和治疗呼吸道感染、消化道出血、泌尿系统感染、颅内感染以及压疮等。

（8）促进脑功能恢复：应用神经营养药物和高压氧治疗等。

（9）严密观察病情：定期观测呼吸、脉搏、血压、意识、瞳孔、肢体活动，及时发现和处理颅内压增高和脑疝等并发症。

3.颅内血肿 急性颅内血肿，一经确诊应立即手术清除血肿；慢性硬膜下血肿多采用颅骨钻孔引流术。

男性病人，21岁。头部外伤后昏迷5min，清醒后2h再次昏迷，查体：血压增高、脉搏减慢，左侧瞳孔散大，右侧肢体瘫痪。首选处理原则是

A.神经营养药物应用　　B.抗生素应用　　　　　C.输液

D.立即手术　　　　　　E.非手术治疗无效再手术

【答案】D

解析：病人有头部外伤史，中间清醒期，血压增高、脉搏减慢，左侧瞳孔散大，右侧肢体瘫痪，最可能诊断是急性硬脑外血肿，处理原则是立即手术清除血肿。

【常见护理诊断/问题】

1.意识障碍 与脑损伤、颅内压增高有关。

2.清理呼吸道无效 与意识障碍有关。

3.营养失调：低于机体需要量 与呕吐、长期不能进食等有关。

4.焦虑/恐惧 与脑损伤和担心治疗效果有关。

5.潜在并发症：颅内压增高、脑疝、癫痫、感染、压疮、废用综合征等。

昏迷患者出现频繁呕吐时，首要解决的护理问题是

A.体液不足　　　B.有误吸危险　　　　C.营养失调

D.有感染危险　　E.有皮肤完整性受损的危险

【答案】B

解析：昏迷患者吞咽、咳嗽反射丧失，未及时清除呕吐物易发生误吸，甚至窒息。

【护理目标】

1.病人意识逐渐恢复，能够进行有效语言沟通。

2.病人呼吸道保持畅通，无缺氧征象。

3.病人营养状态能够维持，体液平衡得到维持。

4.病人情绪稳定，能配合治疗和护理，遵从指导。

5.病人并发症能够被及时发现和处理。

【护理措施】

（一）现场急救

1.保持呼吸道畅通 颅脑损伤病人常有不同程度的意识障碍，正常咳嗽反射和吞咽功能减弱或丧失，呼吸道分泌物不能有效咳出，血液、脑脊液、呕吐物等可引起误吸；舌根后坠可引起呼吸道梗阻。因此，将病人侧卧，尽快清除口咽部血块、呕吐物和分泌物；昏迷病人置口咽通气管，必要时进行气管切开或人工辅助呼吸。

2.妥善处理伤口 开放性颅脑损伤应剪短伤口周围头发，并消毒，伤口局部不冲洗、不用药。外露的脑组织周围用消毒纱布卷架空保护，外加干纱布适当包扎，避免局部受压。尽早应用抗生素和破伤风抗毒素。

3.防治休克 出现休克征象时，应平卧、保暖、补充血容量等，同时查明有无颅脑以外其他部位损伤。

4.做好护理记录 准确记录受伤情况、急救处理经过，以及意识、瞳孔、生命体征、肢体活动等情况，为进一步处理提供依据。

（二）病情观察

病情动态观察是鉴别原发性与继发性脑损伤的重要手段。每15～30min观察记录一次，稳定后可适当延长。

1.意识状态 反映大脑皮质和脑干的功能状态。意识障碍的程度反映脑损伤的程度，出现的迟早和有无加重，是区别原发性和继发性脑损伤的重要依据，详见颅内压增高病人的护理相关内容。

2.瞳孔 密切观察瞳孔大小、形态、对光反射、眼裂大小、眼球位置及活动情况，注意两侧对比。伤后瞳孔正常，以后一侧瞳孔先缩小继之进行性散大，对光反射减弱或消失，可能发生小脑幕切迹疝；双侧瞳孔散大、对光反应消失、眼球固定伴深昏迷或去皮质强直，多为原发性脑干损伤或临终状态；双侧瞳孔大小形状多变，对光反射消失伴眼球分离，提示中脑损伤；眼球不能外展且有复视表现，提示展神经受损；眼球震颤常见于小脑或脑干损伤。有无间接对光反射可鉴定视神经损伤与动眼神经损伤，伤后立即出现一侧瞳孔散大，是原发性动眼神经损伤；瞳孔散大，间接对光反应存在，提示视神经受损。

3.生命体征 密切观察生命体征的变化，颅内压增高时常出现"二慢一高"，警惕颅内血肿或脑疝发生。因组织创伤反应可出现中度发热，若累及脑干，可出现体温不升或中枢性高热，伤后数日后体温升高，常提示有感染存在。

4.神经系统体征 原发性脑损伤引起的局灶症状，伤后立即出现，不再继续加重。继发性脑损伤的症状，在伤后逐渐出现，多呈进行性加重。

5.其他 颅内压增高时，有剧烈头痛、频繁呕吐。躁动时血压升高，脉搏无相应增快，提示已有脑疝存在。

6.CT和颅内压监测 CT监测可早期发现脑水肿和迟发性颅内血肿，注意观察和记录病人颅内压的动态变化。

（三）一般护理

参见颅内压增高病人的护理相关内容。

（四）避免颅内压突然升高

保持呼吸道、大便通畅，控制咳嗽、癫痫发作等，以免诱发脑疝。参见颅内压增高病人的护理相关内容。

（五）对症护理

参见颅内压增高病人的护理相关内容。

（六）并发症护理

1.颅内压增高和脑疝 参见颅内压增高病人的护理相关内容。

2.外伤性癫痫护理 伤后应注意有无癫痫症状，一旦发生立即报告医生，并注意防止意外损伤；按医嘱给予抗癫痫药物，如地西泮、苯妥英钠等，癫痫完全控制后，继续服药1～2年，逐渐减量后停药，突然停药可使癫痫再发。

3.应激性溃疡护理 严重颅脑损伤及大量糖皮质激素应用可诱发急性胃肠黏膜病变。以预防为主，观察有无呕血、便血，一旦出现立即报告医生，暂禁食、吸氧，按医嘱补充血容量，停用激素，应用止血药和抑制胃酸分泌的药物，如雷尼替丁、奥美拉唑等药物。

（七）心理护理

鼓励病人或家属说出心理感受，帮助其接受疾病带来的改变，指导病人学习康复知识与技能。

（八）健康指导

1.心理指导　鼓励和指导病人尽早自理生活，对恢复过程中出现的头痛、头晕、记忆力减退给予适当解释和安慰，鼓励病人树立正确的人生观，克服悲观消极情绪，树立战胜疾病的信心。

2.加强安全意识教育　遵守交通规则，防止意外创伤；外伤性癫痫病人，应按时服药，不可单独外出、登高、游泳等，防止意外伤害。

3.康复训练　脑外伤遗留的语言、运动和智力障碍，伤后1～2年有部分恢复的可能，制定康复计划，进行功能训练，尽可能改善生活自理能力和社会适应能力。

【护理评价】

通过治疗和护理，病人是否：①意识状态逐渐恢复，生活需要得到满足；②呼吸道通畅，呼吸平稳，没有缺氧征象；③营养供给得到保证，营养状态良好；④能正确对待损伤所致的反应；⑤未发生并发症，或发生时被及时发现和处理。

第三节　颅内和椎管内肿瘤病人的护理

一、颅内肿瘤病人的护理

颅内肿瘤（intracranial tumors）又称脑瘤，是指颅内占位性新生物。分原发性和继发性两类。原发性颅内肿瘤是指发生于脑组织、脑膜、脑血管、脑垂体、松果体、脑神经等组织肿瘤。继发性颅内肿瘤是指身体其他部位恶性肿瘤转移或侵入颅内的肿瘤。颅内肿瘤可发生于任何年龄，以20～50岁多见。成年人多为神经上皮组织肿瘤（又称胶质瘤），以星形细胞瘤最多见，其次为脑膜瘤和垂体瘤、听神经瘤等。颅内肿瘤发病部位以大脑半球最多，其次为蝶鞍、鞍区周围、脑桥小脑角、小脑、脑室及脑干。儿童颅内肿瘤约占全身肿瘤的7%，以后颅窝和中线部位肿瘤为多，如髓母细胞瘤和颅咽管瘤等。

【病因和分类】

病因目前尚不清楚，包括遗传因素、物理和化学因素及生物因素等。颅内肿瘤的分类方法多样。目前国内多使用北京神经外科研究所分类：①神经上皮组织肿瘤：包括星形细胞瘤、少突胶质细胞瘤、室管膜肿瘤、脉络丛肿瘤、松果体肿瘤、胶质母细胞瘤、髓母细胞瘤；②脑膜肿瘤：包括各类脑膜瘤、脑膜肉瘤；③神经鞘细胞肿瘤：包括良性、恶性神经鞘瘤，良性、恶性神经纤维瘤；④垂体前叶肿瘤：包括嫌色性腺瘤、嗜酸性腺瘤、嗜碱性腺瘤、混合性腺瘤；⑤先天性肿瘤：包括颅咽管瘤、上皮样囊肿、畸胎瘤、神经错构瘤等；⑥血管性肿瘤：血管网状细胞瘤；⑦转移性肿瘤；⑧邻近组织侵入性肿瘤：如软骨及软骨肉瘤、鼻咽癌、中耳癌、颈静脉球瘤等侵入颅内的肿瘤；⑨未分类肿瘤。

【护理评估】

（一）健康史

详细询问病史，有无脑肿瘤家族史，有无接触化学、物理和生物致癌因素等其他病史。

（二）身体状况

1.颅内压增高　90%的病人可出现头痛、呕吐和视神经乳头水肿等颅内压增高症状和体征。常呈慢性、进行性发展。还可出现视力减退、黑蒙、复视、头晕、猝倒、意识障碍等，严重可出现脑疝。老年人由于脑萎缩，颅内空间相对增大，颅内肿瘤发生时颅内增高不明显易误诊。

2.局灶症状和体征　是由于颅内肿瘤刺激、压迫或破坏脑组织或脑神经，使其功能受到损害的结果。首发症状和体征常表明脑组织是最先受损的部位,有定位诊断意义。不同部位的肿瘤所产生的局灶症状和体征是不相同的,如中央前回肿瘤可出现中枢性瘫痪和癫痫发作;额叶前部肿瘤可出现精神障碍;额叶后部肿瘤可有对颜面、上下肢的全瘫或轻瘫;顶叶肿瘤主要表现为感觉功能障碍;颞叶肿瘤出现某些幻觉;枕叶肿瘤可出现视力障碍;语言中枢肿瘤出现运动性失语或感觉性失语;听神经鞘瘤产生听力和前庭功能障碍;鞍区肿瘤出现垂体功能低下或亢进;松果体区肿瘤出现性早熟;脑干肿瘤出现交叉性瘫痪;小脑肿瘤可引起一系列共济失调性运动障碍等。

(三)辅助检查

CT或MRI是诊断颅内肿瘤的首选方法,能明确诊断,且能确定肿瘤的位置、大小、肿瘤的周围组织情况。发现垂体腺瘤,需做内分泌激素的测定。

(四)心理-社会状况

评估病人及家属的心理状况,了解病人有无焦虑、恐惧、悲伤、绝望的心理,有无轻生动机和行为;了解病人及家属对疾病及其手术治疗的认知程度,了解家属对病人的关心程度和支持能力。

(五)处理原则

1.降低颅内压 缓解症状以争取治疗时间,包括脱水治疗、糖皮质激素治疗、脑脊液外引流等。降低颅内压的根本方法是切除肿瘤。

2.手术治疗 最直接、最有效的方法。若肿瘤不能完全切除,可行内减压、外减压和脑脊液分流术等。

3.放疗 适用于位于重要功能区或深部等不宜手术的肿瘤,全身情况差不宜手术者及对放疗较敏感的肿瘤。包括常规放射、立体定向放射、放射性核素内放射治疗。

4.化疗 逐渐成为重要的综合治疗手段之一。应选择容易通过血脑屏障,无中枢神经毒性的药物。在化疗过程中注意防止颅内压增高、肿瘤坏死出血和骨髓抑制等副作用的发生。

5.其他治疗 如免疫治疗、中医药治疗和基因治疗等。

【常见护理诊断/问题】

1.自理缺陷 与肿瘤压迫及开颅手术有关。

2.营养失调:低于机体需要量 与呕吐、食欲下降、放疗、化疗有关。

3.焦虑/恐惧/预感性悲哀 与肿瘤诊断和担心疗效有关。

4.潜在并发症:颅内压增高、脑疝、颅内出血、癫痫发作、感染等。

【护理措施】

(一)一般护理

1.体位 以头高足低位为佳,有利于颅内静脉回流,降低颅内压。

2.营养支持 均衡饮食,保证足够的蛋白质和维生素的摄入,无法进食者采用鼻饲或静脉输入,维持病人水、电解质和酸碱平衡。

3.保持呼吸道畅通 及时清理口鼻腔呕吐物和分泌物,必要时气管切开。定时协助病人翻身、拍背,必要时雾化吸入,防止肺部感染。

4.癫痫发作的护理 癫痫发作时,遵医嘱及时应用抗癫痫药物,应限制病人活动范围,保护病人安全。

5.加强生活护理 生活上给予照顾,保持安静、舒适的环境,保证足够的休息和睡眠。下床活动时,注意安全,防止意外伤害发生。加强皮肤护理,防止压疮发生。与语言、听力、视力障碍的病人进行交流时,了解病人的意图,满足病人的生理需要。

6.心理护理 给予心理支持,使病人和家属能面对现实,耐心倾听病人诉说,减轻病人的心理压力。告知病人可能采用的治疗计划及如何配合,帮助家属学会照顾病人的方法。

（二）术前护理

除了一般护理、术前常规准备外，强调：①消除引起颅内压增高的因素，及时施行降低颅内压的措施；②剃去头发并消毒，做好皮肤准备；③术前应用阿托品，以减少呼吸道分泌和抑制迷走神经。

（三）术后护理

1.一般护理

（1）体位：全麻未醒病人，取侧卧位；意识清醒，血压平稳取头高足低位；幕上开颅术后取健侧卧位；幕下开颅术后早期取无枕侧卧或侧俯卧位，以免切口受压。经口鼻蝶窦入路术后取半卧位，保证伤口引流。体积较大肿瘤切除术后24～48h术区应保持高位。后组颅神经损伤、吞咽功能障碍病人取侧卧位，以防止口咽部分泌物误入气管。

（2）病情观察：观察意识、瞳孔、生命体征、肢体活动等状况，尤其注意有无颅内压增高症状。

（3）营养及输液：一般颅脑手术后，次日即可进流质饮食，第2～3日给半流质饮食，以后逐渐过渡至普通饮食。较大的颅脑手术或全麻术后伴恶心呕吐或消化道功能紊乱者，应禁食1～2日。颅后窝手术或听神经瘤手术后应禁止经口进食，采用鼻饲法供给营养，待吞咽功能恢复后逐渐练习进食。昏迷病人经鼻饲法供给营养，必要时应用全胃肠外营养。颅脑手术后均有脑水肿反应，适当控制输液量，每日以1500～2000ml为宜。定期监测电解质、血气分析，记录24h出入水量，维持水、电解质和酸碱平衡。

（4）保持呼吸道畅通，定时协助病人翻身、拍背，必要时给予雾化吸入，并给予吸氧。

（5）疼痛护理：应了解头痛的原因、性质和程度。切口疼痛多发生于术后24h内，一般止痛剂可奏效。颅内压增高性头痛，多发生在术后2～4日脑水肿高峰期，应给予脱水剂和糖皮质激素等降低颅内压。保证术后病人安静，防止颅内压增高，可适当应用氯丙嗪、异丙嗪或水合氯醛等镇静剂。

（6）引流管的护理：观察引流管是否牢固和有效，观察引流液量和颜色及性状，不可随意放低或抬高引流瓶，3～4日后血性脑脊液已转清，拔除引流管。

（7）遵医嘱给予抗癫痫药物和抗生素。

（8）加强生活护理：注意口腔卫生，帮助病人排便、排尿，训练定时排便功能，保持会阴部清洁。注意与病人沟通，了解并满足其生活需要。帮助家属学会对病人的照顾方法和技巧。

2.并发症的预防和护理

①颅内出血：是脑手术后最危险的并发症，多发生在术后1～2日，常表现为意识障碍和颅内压增高或脑疝征象。一旦发现有颅内出血征象，及时报告医师并做好再次手术准备。②感染：切口感染，常发生于术后3～5日，肺部感染常发生于术后一周左右。防治措施参见相关章节内容。③中枢性高热：下丘脑、脑干病变可引起中枢性高热，多出现于术后12～48h，体温高达40℃以上，一般物理降温效果较差，需采用冬眠低温疗法。④颅内积液或假性囊肿：颅脑肿瘤术后在残留的创腔内放置引流管，以引流残腔内血性液体和气体，减少局部积液或形成假性囊肿。引流瓶置于头旁枕上或枕边，高度和头部创腔保持一致。术后48h内，不可随意放低引流瓶，以免脑组织迅速移位，撕破大脑上静脉，引起颅内出血；48h后，可将引流瓶略放低，引流出腔内液体，减少局部残腔；引流管放置时间一般为3～4日。⑤其他：包括尿崩症、胃出血、顽固性呃逆、癫痫发作、脑脊液漏等，应注意观察，及时发现和处理。

3.做好化疗、放疗的护理　参见肿瘤病人的护理。

4.健康指导　告诉病人放疗和化疗可能出现的副反应，让病人做好心理准备，鼓励病人尽快适应社会和自身形象的改变。指导病人功能锻炼，包括肢体训练、语言训练及记忆力恢复，尽早开始。教会病人和家属对病人的护理方法，尽可能提高生活质量。

二、椎管内肿瘤病人的护理

椎管内肿瘤（intraspinal tumor）又称脊髓肿瘤，指发生于脊髓本身和椎管内与脊髓邻近组织的原发性或转移性肿瘤。可发生于任何年龄，以20～50岁多见，男性多于女性。可发生椎管的任何节段，以胸段最多见，其次为颈段和腰段。

根据肿瘤与脊髓、硬脊膜的关系，分为硬脊膜外肿瘤、硬脊膜下肿瘤和髓内肿瘤三大类。以硬脊膜下肿瘤为多见，占椎管内肿瘤的65%～70%，主要病理类型是神经鞘瘤和脊膜瘤。硬脊膜外肿瘤约占25%，主要病理类型是神经鞘瘤、脊膜瘤、血管瘤、脂肪瘤和转移瘤等。髓内肿瘤少见，占5%～10%，病理类型有室管膜瘤、星形细胞瘤及胶质母细胞瘤等。

【护理评估】

（一）健康史

详细询问病史、家族史，有无接触化学、物理和生物致癌因素等病史。

（二）身体状况

肿瘤进行性压迫而损害脊髓和神经根，临床分为三期：①刺激期：瘤体较小，主要表现为神经根痛，疼痛部位固定且沿神经根分布区域扩散，咳嗽、用力、屏气、用力排便时加剧，部分病人可出现夜间痛和平卧痛，为椎管内肿瘤特征性表现之一；②脊髓部分受压期：肿瘤增大直接压迫脊髓，出现传导束受压症状，表现为受压平面以下肢体运动和感觉障碍，典型体征是脊髓半切综合征；③脊髓瘫痪期：脊髓功能因肿瘤长期压迫而完全丧失，表现为受压平面以下的运动，感觉和括约肌功能完全丧失，并可出现皮肤营养不良征象。

（三）辅助检查

脑脊液检查蛋白含量增高，细胞数正常，称为蛋白细胞分离现象，是重要诊断依据。MRI是最有价值的检查方法。

（四）心理-社会状况

评估病人及家属的心理状况，了解病人有无焦虑、恐惧、悲伤、绝望的心理，了解家属对病人的关心程度和支持能力。

（五）处理原则

手术切除肿瘤是目前唯一有效的治疗手段。良性肿瘤切除后预后良好，恶性者切除肿瘤并作充分减压，辅以放疗，能使病情得到一定程度的缓解。

【常见护理诊断/问题】

1.有受伤危险　与感觉减退及运动功能障碍有关。

2.潜在并发症：肺部感染、脊髓血肿、脊髓水肿、失用综合征等。

【护理措施】

1.一般护理

（1）卧硬板床，保持床单干燥、整洁，定时翻身，防止压疮发生。翻身时要呈直线，防止脊髓损伤。

（2）术后取俯卧位或侧卧位，必须使头部和脊柱的轴线保持一致，防止脊柱屈曲或扭转。

2.观察病情　观察意识、瞳孔、生命体征、肢体活动等状况，及时发现术后脊髓血肿和水肿征象等。

3.呼吸道护理　及时清除呼吸道分泌物并保持通畅，防止发生肺部感染。

4.防止腹胀　术后常出现迟缓性胃肠麻痹，腹胀严重者可行肛管排气。

5.防止大小便失禁或便秘和尿潴留　出现时应及时处理。

6.防止意外伤害　因神经麻痹，瘫痪，病人对冷、热、疼痛感觉减退或消失及运动功能障碍等，应防止烫伤和冻伤及坠床等意外伤害。

7.心理护理　给予心理支持，减轻病人的心理压力。告知病人可能采用的治疗计划及如何配合，帮助家属学会对病人的照顾方法。

8.功能恢复　尽早功能锻炼，防止废用综合征的发生。

第四节　脑脓肿病人的护理

脑脓肿（intracerebral abscess）是化脓性细菌侵入脑组织引起化脓性炎症，并形成局限性脓肿。

【病因】

1.耳源性脑脓肿　最多见，约占脑脓肿的48%，常继发于慢性化脓性中耳炎或乳突炎；多数位于同侧颞部，部分发生于同侧小脑半球，多为单发脓肿。

2.血源性脑脓肿　脓毒血症或身体其他部位的化脓性感染病灶的致病菌经血液循环进入脑组织，约占脑脓肿的30%，常为多发脓肿。

3.其他　鼻源性、外伤性、医源性和原因不明的隐源性脑脓肿。

【病理】

病理过程分为三期：①急性脑炎期；②化脓期；③包膜形成期。包膜形成的时间取决于细菌的毒力和机体的防御能力，一般在10～14日初步形成，3～8周趋于完善。脑脓肿常伴发局限性浆液性脑膜炎和局限性蛛网膜炎，脑表面与脑膜粘连，逐渐扩大的脓腔及周围脑组织水肿，可引起颅内压增高，甚至脑疝。脓腔壁较薄时，可突发破裂，造成急性化脓性脑膜炎或脑室炎。

【护理评估】

（一）健康史

详细询问病史，多数病人有近期感染史，如慢性中耳炎或副鼻窦炎的急性发作，肺或胸腔的化脓性感染，或有颅脑外伤史等。

（二）身体状况

1.病变早期　表现为脑炎、脑膜炎及全身中毒症状，包括畏寒、发热、头痛、呕吐、颈项强直等。

2.脓肿形成后　脑脓肿呈占位性病变，导致颅内压增高，严重者可引起脑疝。脓肿破裂引起急性化脓性脑膜炎或脑室炎，表现为突发性高热、昏迷、全身抽搐、角弓反张，甚至死亡。脑脓肿因脑组织的破坏及脓肿的压迫，常产生局灶性症状，因部位不同而表现各异。如额叶脓肿，常有精神和性格改变，记忆力减退及局灶性或全身性癫痫等；颞叶脓肿可出现中枢性面瘫，同侧偏盲或感觉性失语等；小脑半球脓肿，可出现共济失调，水平性眼球震颤等症状。

（三）辅助检查

1.实验室检查　血常规检查呈炎症改变。疾病早期，脑脊液检查示白细胞数明显增多，糖及氯化物含量正常或降低；脓肿形成后，脑脊液压力明显增高，白细胞数可正常或略升高，糖及氯化物含量正常，蛋白含量增高；若脓肿破裂，脑脊液白细胞数增多，甚至呈脓性。

2.CT、MRI检查　是诊断的主要手段，可确定脓肿部位、大小、数目及脑室受压情况。

（四）心理-社会状况

评估病人及家属的心理状况，了解病人有无焦虑和恐惧心理，了解病人对疾病的认知程度，了解家属对病人的关心和支持程度。

（五）处理原则

1.抗感染治疗　高效广谱抗生素控制感染，直至感染症状完全消除。

2.降低颅内压　给脱水剂等，以缓解颅内压升高和预防脑疝发生。

3.手术治疗　适用于已形成包膜的脑脓肿，包括穿刺抽脓术、脓肿引流术和脓肿切除术。

【常见护理诊断/问题】

1.体温过高　与颅内感染有关。

2.潜在并发症：颅内压增高、脑疝等。

【护理措施】

1.病情观察　包括意识、瞳孔、生命体征等，发现异常及时通知医师。

2.控制感染　按医嘱使用有效抗生素，体温正常、血常规和脑脊液正常可停药。

3.防止意外发生　避免咳嗽、打喷嚏、用力排便等颅内压增高因素，防止颅内压骤升；癫痫和共济失调的病人应注意安全。

4.加强营养及增强抵抗力　适当补充蛋白质和维生素，维持水、电解质和酸碱平衡，必要时输入高营养液、血液或血浆。

5.引流管的护理　①引流管置于脓腔中心，引流高度至少低于脓腔30cm。②保持引流管固定和通畅。③每日更换引流袋，严格无菌操作。④术后24h方可进行脓腔冲洗，冲洗时先用生理盐水缓慢注入腔内，再轻轻抽出，注意不可加压。冲洗后注入抗生素，然后夹闭引流管2～4h。⑤脓腔闭合后及时拔管。

6.心理护理　向病人解释和说明疾病相关的问题，给予心理支持。

7.健康指导　及时治疗中耳炎、鼻窦炎等各种感染，加强营养，增强抵抗力，防止疾病的发生。指导脑功能的康复训练，加强运动和语言等功能的康复训练。出院后病情随访，出现颅内压增高症状时，及时复诊。

第五节　脑血管病变病人的护理

脑血管疾病需要外科手术治疗的主要有颅内动脉瘤、颅内动静脉畸形和脑卒中等。

一、颅内动脉瘤病人的护理

颅内动脉瘤（intracranial aneurysm）是颅内动脉壁的囊性膨出，多因动脉壁局部薄弱和血流冲击形成，多位于大脑动脉环的前部及邻近的动脉主干上，是造成蛛网膜下腔出血的首位原因。好发于40～60岁中年人，在脑血管意外中，仅次于脑血栓和高血压脑出血，居第三位。

【病因和病理】

发病原因不十分明了，先天性缺陷学说认为动脉壁先天性平滑肌层缺乏；后天性退变学说认为动脉粥样硬化和高血压使动脉内弹力板破坏，动脉壁逐渐膨出而形成。另外，体内感染病灶脱落的栓子，侵蚀脑动脉壁可形成感染性动脉瘤，头部外伤可导致动脉瘤的形成。动脉瘤的形成也可能与遗传相关。颅内动脉瘤根据位置将其分为两类，一是颈内动脉系统动脉瘤，占90%，包括颈内动脉–后交通动脉瘤，前动脉–前交通动脉瘤，中动脉动脉瘤等；二是椎基底动脉系统动脉瘤，占10%，包括椎动脉瘤、基底动脉瘤和大脑后动脉瘤等。

🔍 护考情报站 ───────────────────────────────

颅内动脉瘤最常见部位是

A.大脑中动脉　　　　B.大脑后动脉　　　　C.颈内–后交通动脉

D.大脑前动脉　　　　E.基底动脉

【答案】C

解析： 动脉瘤的好发部位依次是：颈内动脉约占35%，前交通动脉约占30%，大脑中动脉约占15%，椎基底动脉约占10%，椎动脉约占5%，其他部位约占5%。

【护理评估】

（一）健康史

详细询问病史、家族史，有无动脉粥样硬化、高血压、头部外伤等病史。

（二）身体状况

1.局灶症状　小动脉瘤（直径＜0.5cm）未出血者可无症状，大动脉瘤（直径1.6～2.5cm）、巨大动脉瘤（直径＞2.5cm）可压迫邻近组织出现局灶症状，如动眼神经麻痹、视力障碍等。

2.动脉瘤破裂出血症状　多突然发生，部分病人可有运动、情绪波动、咳嗽、用力排便等诱因。一旦破裂出血，血液流至蛛网膜下隙，表现为蛛网膜下腔出血症状，病人有剧烈头痛，形容如"头要炸开"，频繁呕吐，意识障碍，脑膜刺激征等。严重者因急性颅内压增高引发脑疝而危及生命。

多数动脉瘤破口会被凝血封闭而出血停止，病情趋于稳定。如未及时治疗，随着动脉瘤破口周围血块溶解，动脉瘤可能再次破裂出血，2周内出血率为15%～20%。

3.蛛网膜下腔出血可诱发脑动脉痉挛　多发生在出血后3～15日。局部血管痉挛只发生在动脉瘤附近，症状不明显。广泛脑血管痉挛可发生脑梗死，病人出现意识障碍、偏瘫、失语，甚至死亡。

（三）辅助检查

数字减影脑血管造影（DSA）是确诊颅内动脉瘤的金标准，CT和MRI有助诊断，腰穿应慎用。

（四）心理－社会状况

了解病人及家属的心理状况，了解病人及家属对手术治疗及预后有无充分思想准备。

（五）处理原则

主要是防止出血或再次出血。发现病变应及时手术或血管内介入栓塞治疗，开颅动脉瘤颈夹闭术是首选方法；血管内介入栓塞治疗适宜于不宜手术者。动脉瘤破裂出血者应绝对卧床休息，保持安静，避免情绪激动，维持正常血压，同时处理颅内压增高和脑血管痉挛等。

【常见护理诊断/问题】

1.知识缺乏：缺乏防止动脉瘤破裂的防治知识。

2.潜在并发症：颅内动脉瘤破裂、颅内压增高、脑血管痉挛等。

【护理措施】

（一）预防出血或再次出血

1.卧床休息　床头抬高15°～30°，有利于静脉回流，减少不必要活动。尽量减少外界不良因素的刺激，稳定病人情绪，保证充足睡眠，预防再出血。

2.保持适宜的颅内压　颅内压波动可诱发再出血，维持颅内压在100mmH$_2$O左右，颅内压骤降会加大血管壁内外压力差，诱发动脉瘤的破裂。因此，在应用脱水剂时，控制输液速度，不能加压输入；脑脊液引流者，引流速度要慢；脑室引流者，引流瓶位置不能过低。同时避免颅内压增高的诱因，如咳嗽、用力排便、癫痫发作等。

3.维持血压稳定　动脉瘤破裂可因血压波动而诱发，因此要维持血压稳定，避免血压骤升骤降。一旦出现血压升高，遵医嘱使用降压药物，使血压下降10%即可。用药期间注意血压的变化，避免血压过低造成脑缺血。

（二）术前护理

除术前常规准备外，介入栓塞治疗者应做好双侧腹股沟区皮肤准备工作。大脑动脉环前部的颅内动脉瘤病人行封闭治疗，术前进行颈动脉压迫试验及练习，以建立侧支循环。方法是用手指或用特制的颈动脉压迫装置按压患侧颈总动脉至该侧颞浅动脉搏动消失。开始每次压迫5min，以后逐渐延长压迫时间，直到持续压迫20～30min，病人不出现眼黑、头昏、对侧肢体无力和发麻等表现时，才可进行手术治疗。

（三）术后护理

1.一般护理　参见颅内肿瘤病人的术后护理。

2.并发症预防与护理

（1）脑血管痉挛：动脉瘤介入栓塞治疗或手术刺激脑血管，可诱发脑血管痉挛。病人可出现一过性神经功能障碍，如头痛、短暂的意识障碍、肢体麻木、失语等症状。预防与护理：术后常用尼莫地平治疗，给药期间观察有无胸闷、面色潮红、血压下降、心率减慢等不良反应。

（2）脑梗死：因术后血栓形成或血栓栓塞引起。病人可出现一侧肢体无力、偏瘫、失语，甚至出现意识障碍等症状。预防与护理：术后病人若处于高凝状态，应用肝素预防。发生脑梗死，病人应绝对卧床休息，保持平卧位，遵医嘱给予扩血管、扩容、溶栓治疗。

（3）穿刺部位局部血肿：常发生于介入栓塞治疗术后6h内。可能由动脉硬化、血管弹性差或术中肝素过量、凝血机制障碍或术后局部压迫力量不够、穿刺侧肢体活动频繁等所致。预防与护理：介入治疗后病人绝对卧床休息24h，术侧髋关节制动6h，穿刺点加压包扎。

3.健康指导　注意休息，保持心态平稳，避免情绪激动和剧烈运动；合理饮食，保持大便通畅；遵医嘱服用降压药、抗癫痫药，不要随意减量或停药；不要单独外出或锁门洗澡；介入栓塞治疗后，要定期复查脑血管造影，一旦发现异常应及时就诊。

二、颅内动静脉畸形病人的护理

颅内动静脉畸形（arteriovenous malformations，AVM）是先天性脑血管发育异常，由一支或多支迂曲扩张的供血动脉和引流静脉形成的病理脑血管团，二者之间没有毛细血管，动脉血直接流入静脉，形成动静脉短路，畸形周围的脑组织因缺血而萎缩。其体积随人体发育而生长，常在20～30岁发病，男性稍多于女性。可发生在脑的任何部位，多呈楔形指向侧脑室。

【护理评估】

（一）健康史

了解胎儿期其母有无特殊感染和放射线接触及服药情况，是否异常分娩等。

（二）身体状况

1.出血　是最常见的首发症状，发生率为30%～65%。畸形血管破裂导致脑内、脑室内或蛛网膜下腔出血，以脑内出血为多见。表现为剧烈头痛、呕吐和意识障碍等。

2.癫痫发作　发生率为30%～60%。额、颞部颅内动静脉畸形的青年人多以抽搐为首发症状。可在颅内出血时发生，也可单独出现。与脑缺血、病变周围胶质样变有关。

3.头痛　约一半病人有头痛病史，单侧局部或全头痛，间断性或迁移性。与供血动脉、引流静脉及静脉窦的扩张有关，或与小量出血和颅内压增高有关。

4.神经功能障碍　因周围脑组织缺血萎缩、血肿压迫或合并脑水肿等，引起神经功能障碍，包括运动、感觉、视野及语言功能障碍，病变广泛者可出现智力障碍及精神症状。婴幼儿可因颅内血管短路引起心力衰竭。

（三）辅助检查

脑血管造影是确诊颅内动静脉畸形的最可靠的方法，CT和MRI有助于诊断，脑电图可帮助癫痫的诊断。

（四）**心理-社会状况**

了解病人及家属的心理情况，了解病人及家属对手术治疗及预后有无思想准备。

（五）**处理原则**

手术切除是最根本的治疗方法。对位于脑深部位或主要功能区的直径＜3cm的畸形，可考虑放射治疗，对血流丰富和体积较大者行血管栓塞术。各种治疗后应复查脑血管造影，对残存的畸形血管继续治疗。

【**常见护理诊断/问题**】

1.知识缺乏：缺乏防止颅内动静脉畸形破裂的防治知识。

2.潜在并发症：颅内动静脉畸形破裂、颅内压增高、术后出血等。

【**护理措施**】

规律生活，避免情绪激动和剧烈运动；合理饮食，保持大便通畅，避免暴饮暴食和酗酒；对于高血压和癫痫发作者，遵医嘱服用降压药及抗癫痫药。其他护理措施参考颅内血管瘤。

三、脑卒中病人的护理

脑卒中（stroke）是各种原因引起的脑血管疾病的急性发作，造成脑的供应动脉狭窄或闭塞及非外伤性的脑实质出血，引起的相应症状和体征。包括缺血性脑卒中和出血性脑卒中，以前者多见。部分脑卒中病人需要外科治疗。

【**病因**】

1.缺血性脑卒中　多见于60岁以上，主要原因是在动脉粥样硬化基础上发生脑血管痉挛或血栓形成，导致脑的供应动脉狭窄或闭塞，脑组织发生缺血性坏死，常在睡眠中发生。

2.出血性脑卒中　50岁以上高血压动脉硬化病人，男性多见，是高血压病人的主要死因，常由剧烈活动或情绪激动诱发。

【**护理评估**】

（一）**健康史**

评估病人年龄、性格、职业。了解有无高血压、动脉硬化、颅内动静脉畸形等病史。

（二）**身体状况**

1.缺血性脑卒中　分三种类型：①短暂性脑缺血发作：神经功能障碍持续时间在24h内，有大脑半球供血不足的表现（突发单侧肢体无力，感觉麻木，一时性黑蒙及失语等），或有椎底动脉供血不足的表现（眩晕、复视、步态不稳、耳鸣及猝倒等）。常反复发作，自行缓解，多不留后遗症。②可逆性缺血性神经功能障碍：发病同短暂性脑缺血发作，但持续时间长，超过24h，可达数天，可完全恢复。③完全性脑卒中：脑部有明显梗死病灶，症状更严重，常有意识障碍，神经功能障碍长期不能恢复。

2.出血性脑卒中　临床表现依据出血部位不同而不同。出血多位于基底节壳部，可扩延至内囊部，出血形成血肿，压迫脑组织和神经纤维束，引起神经功能障碍和颅内压增高及脑疝。表现为突然意识障碍、呼吸急促、脉搏缓慢、血压升高，随后出现偏瘫、大小便失禁，严重者出现昏迷、完全性瘫痪及去大脑强直等。

（三）**辅助检查**

主要是影像学检查，CT和MRI可确定缺血和出血部位，磁共振血管造影（MRA）可显示动脉狭窄或闭塞，颈动脉B超和经颅多普勒有助于诊断。对于急性脑出血首选CT检查。

（四）**心理-社会状况**

了解病人及家属有无焦虑、恐惧、悲伤、绝望等心理，了解病人及家属对手术治疗有无思想准备及对预后有无充分了解。

（五）处理原则

对缺血性脑卒中：绝对卧床休息，扩张血管、抗凝或血液稀释治疗。脑动脉完全闭塞者可考虑手术治疗，在24h内行颈内动脉内膜切除或颅内－颅外动脉吻合术。

对出血性脑卒中：绝对卧床休息，控制血压、止血、脱水降低颅内压力等非手术治疗，病情严重者可手术清除血肿和解除脑疝。

【常见护理诊断/问题】

1. 知识缺乏：缺乏防止脑卒中的防治知识。

2. 躯体移动障碍　与脑组织缺血或脑出血等有关。

3. 潜在并发症：颅内压增高、脑疝、颅内出血、感染等。

【护理措施】

1. 术前护理　除了术前常规护理外，注意控制血压、减轻脑水肿、降低颅内压等措施。在溶栓、抗凝治疗期间，注意观察药物疗效及副作用。

2. 术后护理　一般护理、并发症预防与护理等内容，参考颅内肿瘤病人的术后护理。

3. 健康指导　加强功能锻炼：指导病人康复训练，病情稳定后早期即可开始，包括肢体的被动和主动训练，语言能力及记忆力的恢复训练；教会病人自我护理方法，如翻身、穿衣、行走、上下轮椅等，最大限度恢复其自理能力，早日回归社会。避免再次出血：告知病人如何避免再出血的诱发因素，高血压病人应注意气候变化和规律服药，将血压控制在适当水平；保持心态平稳，避免情绪激动；多食富含粗纤维的饮食，保持大便通畅。外出须有陪护，防止意外发生。

（叶国英）

❓ 思考题

1. 寿先生，30岁。半年前开始头痛，位于前额和左颞部，呈抽动样痛，休息后好转。近1周头痛加重，出现恶心呕吐，呕吐物为胃内容物，呕吐后自觉症状稍有好转。查体：神志清，反应迟钝，精神呆滞，瞳孔等大，对光反射灵敏；眼底检查，视神经乳头充血、水肿、边缘模糊不清、生理凹陷变浅；四肢肌力Ⅴ级，生理反射对称存在，未引出病理征。超声检查示中线偏斜，头颅CT提示左侧额叶占位性病变，为进一步治疗收治入院。

医疗诊断：颅内肿瘤、颅内压增高。

治疗：拟行手术治疗。

请思考：

（1）什么是颅内压增高？颅内压增高病人的临床表现主要有哪些？

（2）颅内压增高最严重的后果是什么？如何预防颅内压骤升？

---

2. 马先生，26岁。1h前因癫痫发作倒地，导致头部外伤，来院急诊就医。来院后病人诉头痛、头晕。检查：神志清，生命体征正常，鼻腔有血性液体流出，双侧瞳孔大小正常、对光反射灵敏，肢体活动自如。头部CT检查无异常。

医疗诊断：颅前窝骨折。

请思考：

（1）诊断颅前窝骨折的依据是什么？

（2）对鼻腔有血性液体流出应如何护理？

24-2 思路解析及在线测试题（二维码）

育人学堂

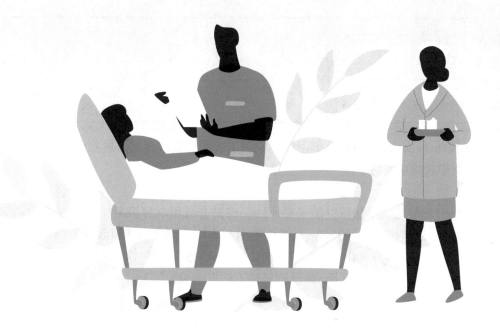

第二十五章 颈部疾病病人的护理

25-1 数字资源

学习目标

◎ **知识目标**

　　1.掌握颈部疾病病人的症状、体征、常见护理诊断/问题和护理措施。

　　2.熟悉颈部疾病的相关辅助检查和处理原则。

　　3.了解甲状腺功能亢进症的分类、甲状腺肿瘤的病理生理。

◎ **能力目标**

　　1.能对颈部疾病病人进行正确的护理评估，列出护理诊断/问题，

　　2.能运用颈部疾病的护理知识对颈部疾病病人实施整体护理。

◎ **素质目标**

　　具有耐心、爱心、同理心和良好的护患沟通能力。

第一节　单纯性甲状腺肿病人的护理

案例导入

　　李先生，35岁，因双侧甲状腺肿大就诊。体格检查：双侧甲状腺肿大，腺体表面光滑、质地柔软，随吞咽上下移动，P 80次/min，BP 120/65mmHg，甲状腺功能正常，初步诊断：单纯

性甲状腺肿。

请思考：

1.该疾病主要的发病原因有哪些？

2.如何对李先生进行健康指导？

单纯性甲状腺肿（simple goiter）是指由多种原因引起的非炎症性或非肿瘤性的甲状腺肿大，临床表现一般不伴有甲状腺功能的异常。

【病因】

1.碘缺乏　是引起单纯性甲状腺肿的主要原因。碘是合成甲状腺激素（TH）的重要原料之一，由于碘摄入量不足，无法合成足量的TH，反馈性地引起垂体分泌促甲状腺激素（TSH）增多，刺激甲状腺代偿性增生和肿大。高原及山区土壤中的碘盐被冲洗流失，导致饮水和食物中含碘量不足，因此，我国多山的地区居民患此病的较多，故又称"地方性甲状腺肿"。

2.TH合成或分泌障碍　散发性（地方性/原发性）甲状腺肿的原因复杂，主要包括：①碘摄入过多：致使甲状腺中碘的有机化障碍；②致甲状腺肿的食物或药物：食物如萝卜、卷心菜等，药物如硫脲类、硫氰酸盐等；③先天性合成障碍。

3.TH需求量增加　在青春期、妊娠期、哺乳期，机体对TH的需求量增加，可出现相对性缺碘而导致生理性甲状腺肿。

【发病机制】

发病机制尚未明确。一般认为，由于上述一种或多种因素阻碍了TH合成，导致TSH的分泌增加，从而引起甲状腺代偿性增生肥大。

【护理评估】

（一）健康史

了解发病过程及治疗经过；有无高原山区长期居住史；有无家族史；有无致甲状腺肿药物的长期服用史；是否处于青春期、妊娠期、哺乳期；了解既往史及手术史等。

（二）身体状况

甲状腺功能和基础代谢率大多数正常，除非结节性甲状腺肿继发甲状腺功能亢进。起初，甲状腺呈对称性弥漫性肿大，表面光滑、无压痛，随吞咽动作可上下移动。甲状腺显著肿大时可出现压迫症状，如压迫食管引起吞咽困难，压迫气管引起呼吸困难，压迫喉返神经引起声音嘶哑。体积巨大、病程较长的甲状腺肿可延伸形成胸骨后甲状腺肿，致使上腔静脉回流受阻，出现面部肿胀、青紫及颈胸部表浅静脉扩张。

（三）辅助检查

1.甲状腺功能检查　血清T_4偏低或正常，T_3、TSH偏高或正常。

2.甲状腺摄^{131}I率及T_3抑制试验　摄^{131}I率增高但无高峰前移，可被T_3抑制。当甲状腺结节有自主功能时，可不被T_3抑制。

3.甲状腺扫描　可见弥漫性甲状腺肿，常呈现均匀分布。

（四）心理-社会状况

评估病人对其身体外形变化的认知和感受；病人是否已了解甲状腺疾病的相关知识；是否愿意接受手术治疗；是否掌握康复知识；了解家庭经济状况。

（五）处理原则

1.生理性甲状腺肿　可不予药物治疗，宜多食含碘丰富的食物如紫菜、海带等。

2.20岁以下病人的弥漫性单纯性甲状腺肿　可给予小剂量甲状腺素或左甲状腺素片，从而抑制腺垂体TSH分泌，缓解甲状腺的增生和肿大。

3.手术指征　有以下情况出现时，应及时行甲状腺大部切除的手术治疗：因食管、气管或喉返神经受压而引起相应的临床症状者；胸骨后甲状腺肿者；巨大甲状腺肿影响日常工作和生活者；结节性甲状腺肿继发功能亢进者；结节性甲状腺肿疑有恶变者。

【常见护理诊断/问题】

1.自我形象紊乱　与甲状腺肿大致颈部增粗有关。

2.知识缺乏：缺乏对疾病知识、康复知识、药物使用及食物选择的了解。

3.潜在并发症：呼吸困难、吞咽困难、声音嘶哑等。

【护理措施】

（一）非手术治疗病人的护理

1.病情观察　观察病人甲状腺的质地、肿大程度，有无结节及压痛，颈部增粗的进展情况及有无局部压迫表现等。结节在短期内迅速增大应警惕癌变。

2.用药护理　碘缺乏者，嘱病人长期、准确补充碘剂，并观察药物疗效及不良反应。如有心动过速、呼吸急促、怕热多汗、食欲亢进、腹泻等甲状腺功能亢进症表现，应及时汇报医生。

3.心理护理　了解病人对身体外形改变的心理反应，与病人多接触交流，鼓励其表达感受，帮助病人缓解精神压力，树立信心。

（二）手术治疗病人的护理

见本章第二节甲状腺功能亢进病人的护理。

（三）健康指导

1.饮食指导　指导病人多进食含碘丰富的食物，如紫菜、海带等海产类食品，并食用加碘食盐，避免摄入大量阻碍TH合成的食物，如卷心菜、萝卜、菠菜等。

2.用药指导　指导病人坚持长期服药，以免停药后复发。学会观察药物的治疗效果及不良反应。避免服用保泰松、硫氰酸盐、碳酸锂等阻碍TH合成的药物。

3.预防　除食用含碘盐外，在妊娠期、哺乳期、成长发育期的病人应指导增加其含碘食物的摄入。

第二节　甲状腺功能亢进病人的护理

> **案例导入**
>
> 李女士，40岁，因怕热、多汗、多食、消瘦2年余，心悸并胸闷半月余入院诊治。发病来，病人多食易饥，性情急躁，激动时全身发抖。诊断为：甲状腺功能亢进。
>
> 请思考：
>
> 1.应对李女士做哪些护理评估？
>
> 2.根据病人情况，应对李女士提供哪些护理措施？

甲状腺功能亢进（hyperthyroidism）简称甲亢，是由各种原因引起的甲状腺素异常增多而出现以全身代谢亢进为主要特征的疾病。

【分类】

1.原发性甲亢　最常见，好发年龄在20～40岁，女性多见。病人在出现甲状腺肿大的同时，出现功能亢进的症状。腺体肿大呈弥漫性，两侧对称性肿大，常伴有眼球突出，故又称"突眼性甲状腺肿"。

2.继发性甲亢　　较少见，好发年龄在40岁以上。病人在结节性甲状腺肿基础上发生甲亢，病人先有结节性甲状腺肿多年，以后逐渐出现功能亢进症状。腺体呈结节状肿大，两侧多不对称，无眼球突出，容易发生心肌损伤。

3.高功能腺瘤　　临床少见。腺体内有单个或多个自主性高功能结节，病人无眼球突出，结节周围的甲状腺组织呈萎缩样改变。

【病因及发病机制】

原发性甲亢的病因迄今尚未完全明确。目前认为原发性甲亢是一种自身免疫性疾病，其病人血液中有两类刺激甲状腺的自身抗体：一类抗体能刺激甲状腺的功能活动，作用与促甲状腺素（TSH）相似，但作用时间比TSH持久，称为"长效甲状腺激素"；另一类为"甲状腺刺激免疫球蛋白"，两类物质均属于G类免疫球蛋白，来源于淋巴细胞，都能够抑制垂体前叶分泌TSH，并与甲状腺滤泡壁细胞膜上的TSH受体结合，从而增强甲状腺细胞功能，使T_3和T_4大量分泌。

继发性甲亢和高功能腺瘤的病因尚未完全明确。病人血液中的长效甲状腺激素等的浓度不高，可能与结节本身自主性分泌紊乱有关。

【护理评估】

（一）健康史

了解病人发病过程及治疗经过；了解既往史，如有无其他自身免疫性疾病；是否有家族史；有无手术史等。

（二）身体状况

1.甲状腺肿大　　呈弥漫性、对称性肿大，质地不均，无压痛，一般无局部压迫症状。因腺体内血管扩张、血流加速，故扪诊可触及震颤感，听诊可闻及杂音。

2.交感神经功能亢进　　病人常表现为多语、急躁、易激动，失眠，双手颤动，皮肤常较温暖且双手常有细速颤动等交感神经功能亢进症状。

3.突眼征　　典型病例常有双侧眼球突出、眼裂增宽的表现。严重者，上下眼睑难以闭合，甚至不能盖住角膜；凝视时瞬目减少，眼向下看时上眼睑不能随眼球下闭，两眼内聚能力差等。

4.心血管功能改变　　病人出现心悸、胸部不适；脉快有力，脉率常在100次/min以上，休息和睡眠时仍偏快；收缩压升高、舒张压降低，脉压增大。脉率增快及脉压增大常是判断病情程度和治疗效果的重要标志。合并甲状腺功能亢进性心脏病时，出现心脏增大、心律失常和心力衰竭。

5.基础代谢率增高　　病人食欲亢进但身体消瘦，体重下降，怕热、多汗，疲乏无力，工作效率降低。

一些病人可出现停经、阳痿等内分泌紊乱或肠蠕动亢进、腹泻等症状。极个别病人伴有局限性胫前黏液性水肿，并常与严重突眼同时或先后发生。

（三）辅助检查

1.基础代谢率测定　　可根据脉压和脉率进行计算，或者用基础代谢率测定器测定。前者较为简便，后者较为可靠。常用计算公式：基础代谢率（%）＝（脉率＋脉压）－111。基础代谢率应在清晨空腹、安静时进行测定。正常值为±10%，轻度甲亢为+20%～+30%，中度甲亢为+30%～+60%，重度甲亢为+60%以上。

2.甲状腺摄^{131}I率测定　　正常甲状腺24h内的摄^{131}I量为人体总量的30%～40%。若2h内甲状腺摄^{131}I量超过人体总量的25%，或24h内超过50%，且吸收^{131}I高峰提前出现，均可诊断为甲亢。

3.血清中T_3和T_4含量测定　　甲亢时血清T_3可高于正常值的4倍左右，而T_4仅为正常的2.5倍，故T_3测定对甲亢的诊断具有较高的敏感性。

（四）心理-社会状况

评估病人的情绪是否稳定；是否掌握甲状腺疾病的相关知识；是否能够适应医院环境；是否愿意接受手术治疗；能否掌握康复知识；了解家庭经济的承受能力。

（五）处理原则

甲状腺大部切除术是治疗中度以上甲亢的最常用且有效的方法。

手术适应证：①继发性甲亢或高功能腺瘤；②中度以上的原发性甲亢；③腺体较大，伴有压迫症状，或胸骨后甲状腺肿等类型的甲亢；④抗甲状腺药物或 ^{131}I 治疗后复发者或坚持长期用药有困难者；⑤甲亢影响妊娠（流产、早产等），而妊娠同时又加重甲亢，故妊娠早、中期的甲亢病人凡具有上述指征者，也应考虑手术治疗。

手术禁忌证：①青少年病人；②症状较轻者；③年老体弱或有严重器质性疾病而无法耐受手术治疗者。

【常见护理诊断/问题】

1.焦虑　与交感神经功能亢进、担心手术、环境改变及预后有关。

2.营养失调：低于机体需要量　与基础代谢率增高有关。

3.清理呼吸道无效　与咽喉部及气管受到刺激、分泌物增多以及切口疼痛有关。

4.潜在并发症：呼吸困难和窒息、甲状腺危象、喉返神经损伤、喉上神经损伤和手足抽搐等。

【护理目标】

1.病人情绪稳定，焦虑减轻或缓解。

2.病人营养状况改善，体重能够得以维持或增加。

3.病人能有效清除呼吸道分泌物，保持呼吸道通畅。

4.病人术后生命体征平稳，无并发症发生或并发症能被及时发现并处理。

【护理措施】

（一）术前护理

1.完善术前检查　完善术前常规检查和实验室检查。对于有甲亢或甲状腺巨大肿块的病人，还应检查：①颈部透视或摄片，了解气管受压或移位的情况；②心脏检查，了解有无扩大、杂音或心律不齐等情况；③喉镜检查，确定声带的功能；④测定基础代谢率；⑤检查神经肌肉的应激性是否增高，测定血液中钙、磷的含量，了解甲状旁腺的功能状态。

2.一般护理　①饮食护理：指导病人进食高热量、高蛋白质、高维生素的食物；需保证病人足够的液体摄入以补充出汗等丢失的水分，但合并有心脏病病人应避免摄入过多的液体，以防止心力衰竭或水肿。禁止饮用对中枢神经系统有兴奋作用的浓茶、咖啡等饮料。②体位训练：术前教会病人取头低肩高体位。每日练习用软枕垫高肩部数次，以适应术中颈过伸的体位。

3.用药护理　使用药物以降低病人的基础代谢率是术前准备的重要环节。①单用碘剂：开始即服用，待 2～3 周后甲亢症状得到基本控制，即可手术。甲亢症状控制的标准为：病人情绪稳定，睡眠好转，体重增加，脉率稳定在每分钟 90 次以下，脉压恢复正常，基础代谢率在 +20% 以下。常用的碘剂为复方碘化钾溶液（Lugol 液），口服，每日 3 次，第 1 日每次 3 滴，第 2 日每次 4 滴，以后逐日每次增加1滴至每次16滴为止，然后维持此剂量。②硫脲类药物加用碘剂：先服用硫脲类药物，待甲亢症状基本得以控制后停药，再单独服用碘剂1～2周，再行手术。③碘剂加用硫脲类药物后再单用碘剂：少数病人服用碘剂2周后症状改善不明显，可同时服用硫脲类药物，待甲亢症状基本控制后停服硫脲类药物，再继续单独服用碘剂1～2周后手术。用药期间密切观察药物的疗效与不良反应。

碘剂作用是抑制蛋白水解酶，降低甲状腺球蛋白的分解，从而抑制甲状腺素的释放，预防术后甲状腺危象的发生。碘剂还能降低甲状腺的血流量，减轻腺体充血，使腺体变硬缩小，有利于手术的进行。但碘剂抑制甲状腺素的释放是暂时的，如过久服用或突然停药，原贮存于甲状腺滤泡内的甲状腺球蛋白会大量分解，甲亢症状可再次出现，甚至比原来更加严重。因此，不准备手术的病人，一律不可服用碘剂。

对于常规应用碘剂或联合应用硫脲类药物不能耐受或无反应的病人，可遵医嘱应用普萘洛尔（心得安）或与碘剂联合应用。普萘洛尔每6h一次，每次40～60mg，一般服4～7日即可达到要求；由于普萘洛尔在体内的半衰期不足8h，故应在术前1～2h再口服一次；术后继续口服4～7日。另外，术前不可使用阿托品，以免引起心动过速。

4.眼睛护理　突眼者应注意保护眼睛，按医嘱滴用眼药水，外出时可戴墨镜或眼罩，睡前使用抗生素眼膏敷眼或用油纱布遮盖，以免角膜过度暴露后干燥受损而发生溃疡。

5.术前准备　指导病人正确深呼吸、有效咳嗽及咳痰的方法。术前12h应禁食，4h禁水。术日清晨准备麻醉床，床旁备气管切开包、引流装置、无菌手套及拆线包等急救物品。

6.心理护理　了解病人的心态，有针对性地与病人进行沟通，减轻病人的顾虑与恐惧心理，避免情绪激动；避免过多外来刺激；劳逸结合，保证睡眠充分。对于精神过度紧张或失眠者，遵医嘱给予镇静剂或安眠药。

（二）术后护理

1.一般护理　①饮食与营养：病人全麻清醒后，即可饮用少量温凉水，注意观察有无误咽、呛咳等现象。若无不适，逐渐给予温凉流质饮食，过热可使手术部位血管扩张，加重切口渗血。以后逐步过渡到普食。病人只要吞咽时无疼痛等不适的感觉，就应鼓励病人少量多餐。②体位和活动：病人全麻清醒后，若血压平稳可取半坐卧位，以利于呼吸和引流。在床上变换体位或起身时用手支撑头部，以防气管压迫或牵拉伤口引起疼痛。避免剧烈咳嗽、过多说话等，消除出血诱因。

2.病情观察　①监测生命体征：若病人出现脉率过快，体温升高等，应警惕甲状腺危象的发生。②观察切口渗血情况，及时更换敷料，并记录出血量。③观察并记录引流液的颜色、量和性状。一般术后常规放置橡皮片或引流管，引流24～48h。④观察病人发音，与术前进行对比，有无声音嘶哑或音调降低。⑤观察病人进食后，有无出现呛咳或误咽。⑥观察病人有无出现面部、唇部或手足部的针刺样麻木感或强直感。一旦出现手足抽搐，应当限制病人食用乳制品、蛋类和肉类等食品。

3.保持呼吸道通畅　指导病人深呼吸，有效咳嗽、咳痰。必要时行超声雾化吸入，预防肺部感染等并发症。

4.用药护理　甲亢病人术后遵医嘱继续服用复方碘化钾溶液，每日3次，每次10滴，共1周左右；或由每日3次，每次16滴开始，逐日每次减少1滴，直至病情平稳。年轻病人术后常口服甲状腺素，每日30～60mg，连服6～12个月，预防复发。

5.并发症的观察与护理

（1）呼吸困难和窒息：是术后最危急的并发症，常发生于术后48h内。常见原因：①切口内出血压迫气管：常由术中止血不完善，或血管结扎线滑脱而致。②喉头水肿：常由手术创伤或气管插管而致。③气管塌陷：气管壁长期受肿大的甲状腺压迫而出现软化，若切除大部分甲状腺腺体，软化的气管壁因失去支撑而发生塌陷。④双侧喉返神经损伤：导致双侧声带麻痹。表现为进行性呼吸困难、烦躁、发绀，甚至窒息；可有颈部肿胀，切口渗血等。甲状腺大部分切除术后常规在病人床旁备无菌气管切开包和手套，若切口内出血形成血肿压迫气管引起，应立即行床旁抢救，及时剪开缝线，敞开切口，迅速去除血肿。若呼吸困难仍无改善，应立即行气管切开；情况好转后，再送手术室进行进一步检查、止血及处理。

（2）喉返神经损伤：大多数是术中不慎造成喉返神经缝扎、切断、钳夹或牵拉而导致；少数是血肿或瘢痕组织压迫或牵拉而导致。单侧喉返神经损伤，大多引起声音嘶哑，可经健侧声带向患侧过度内收而代偿；双侧喉返神经损伤导致双侧声带麻痹，引起失声、呼吸困难，甚至窒息，应立即行气管切开。因术中缝扎、切断、钳夹、牵拉等直接损伤喉返神经者，术中立刻出现症状，但因血肿压迫、瘢痕组织牵拉而致者，常于术后数日出现症状。切断、缝扎可引起永久性损伤。钳夹、牵拉、血肿压迫多为暂时性损伤，经理疗等处理后，多在3～6个月可自行恢复。

（3）喉上神经损伤：多由术中误伤喉上神经内外分支引起。喉上神经分内（感觉）、外（运动）两支。如外支损伤可使环甲肌瘫痪，引起声带松弛、音调降低。如内支损伤可使喉部黏膜感觉丧失，病人进食尤其是饮水时，容易发生误咽、呛咳。一般经理疗后可自行恢复。

（4）甲状旁腺损伤：术中甲状旁腺被误切、挫伤或其血液供应受累而引起甲状旁腺功能低下，导致血钙浓度下降、神经肌肉的应激性显著提高，引起手足抽搐。手足抽搐多于术后1～3日出现。多数病人只有唇部、面部或手足部的针刺样麻木感或强直感，经2～3周后，未受损的甲状旁腺出现增生、代偿，症状即可消失。严重者可出现手足和面肌伴有疼痛的持续性痉挛，每天多次发作，每次持续10～20min或更长，甚至可以发生喉和膈肌痉挛，引起窒息死亡。因此在甲状腺切除时，应注意保留腺体背面部分的完整。

处理方法：限制肉类、乳品和蛋类等食品的摄入。若发作抽搐，应立即遵医嘱静脉注射氯化钙10～20ml或10%葡萄糖酸钙。轻者可口服葡萄糖酸钙或乳酸钙2～4g，每日3次；重者或长期不恢复者，可加服维生素D_3，每日5万～10万U，以促进钙在肠道内的吸收。

（5）甲状腺危象：是甲亢术后的严重并发症。原因可能与术前甲亢症状未得到控制、准备不充分及手术应激有关。主要表现为：术后12～36h出现高热（＞39.0℃）、脉快而弱（＞120次/min）、大汗、烦躁不安、谵妄甚至昏迷，常伴有呕吐、腹泻。甲状腺危象是由甲状腺素过量释放而引起的暴发性肾上腺素能兴奋现象，如处理不当或不及时可迅速发展为昏迷、虚脱、休克甚至死亡，死亡率为20%～30%。

处理方法：①碘剂：口服复方碘化钾溶液3～5ml，紧急时将10%碘化钠5～10ml加入10%葡萄糖500ml中静脉滴注，从而降低血液中甲状腺素水平。②氢化可的松：每日200～400mg，分次静脉滴注，以拮抗过量的甲状腺素反应。③肾上腺素能阻滞剂：可选用利血平1～2mg肌内注射或胍乙啶10～20mg口服。还可用普萘洛尔5mg加入5%～10%葡萄糖溶液100ml中静脉滴注，以降低周围组织对肾上腺素的反应。④镇静剂：常用苯巴比妥钠100mg或冬眠合剂Ⅱ号半量肌内注射，每6～8h1次。⑤降温：采用退热、冬眠药物或物理降温等综合措施，维持病人体温在37.0℃左右。⑥静脉给予大量葡萄糖溶液，以补充能量。⑦吸氧：改善组织缺氧。⑧心力衰竭者，可应用洋地黄制剂。

（三）健康指导

1.康复与自我护理指导　指导病人进行术后功能锻炼，并向病人讲解术后并发症的自我观察；指导病人正确面对疾病，控制自我情绪；合理安排休息与饮食，维持机体代谢需求；鼓励病人尽可能生活自理，促进康复。

2.用药指导　说明甲亢术后继续服药的重要性并指导其准确服用。

3.指导复诊　病人出院后应定期到门诊复查，以了解甲状腺的功能。若出现心悸、手足震颤、抽搐等情况时应及时就诊。

【护理评价】

通过治疗和护理，病人是否：①情绪稳定，能安静地休息和睡眠；②术后营养状况改善，体重增加；③术后呼吸道保持通畅；④未发生窒息、呼吸困难、甲状腺危象、喉返神经损伤、喉上神经损伤或手足抽搐等并发症，或发生时被及时发现并处理。

第三节　甲状腺肿瘤病人的护理

【病因和病理】

1. 甲状腺腺瘤（thyroid adenoma）　最常见的甲状腺良性肿瘤。按形态学分类可分为滤泡状和乳头状囊性腺瘤两种，腺瘤具有完整的包膜。临床上以滤泡状腺瘤最为常见。多见于40岁以下女性。

2. 甲状腺癌（thyroid carcinoma）　最常见的甲状腺恶性肿瘤，约占全身恶性肿瘤的1%，女性发病率高于男性。除髓样癌外，绝大多数甲状腺癌都源于滤泡上皮细胞。按肿瘤的病理类型可分为：

（1）乳头状癌：约占成人甲状腺癌的60%和儿童甲状腺癌的全部。常发生于30～45岁女性，恶性程度较低，较早便出现颈部淋巴结转移，但预后较好。

（2）滤泡状腺癌：大约占甲状腺癌的20%。常发生于中年人，肿瘤为中度恶性，且有侵犯血管倾向，可经血运转移至肺、肝和骨及中枢神经系统，因此预后不如乳头状癌好。

（3）未分化癌：大约占甲状腺癌的15%，常发生于老年人。肿瘤进展迅速，高度恶性，约50%的肿瘤病人早期发生颈部淋巴转移，或侵犯喉返神经、气管或食管。另外，常经血运转移至肺、骨等处，预后很差。

（4）髓样癌：大约占甲状腺癌的7%，常有家族史。来源于滤泡旁降钙素分泌细胞。中度恶性，预后不如乳头状癌，但较未分化癌好。

【护理评估】

（一）健康史

了解发病过程及治疗经过，了解颈部结节的大小、性质、活动度，是否有压迫等症状，是否有既往史及手术史。

（二）身体状况

1. 甲状腺腺瘤　颈部出现圆形或椭圆形结节，多为单发。结节质地稍硬，表面光滑，边界清楚，无压痛，随吞咽上下移动。多数病人无任何症状。腺瘤生长缓慢。在乳头状囊性腺瘤因囊壁血管破裂而致囊内出血时，肿瘤可在短期内迅速增大，且局部出现胀痛。

2. 甲状腺癌　腺体内肿块质硬而固定、表面不平是甲状腺癌的各种病理类型的共同表现。发病初期多无明显症状，甲状腺内仅有单个、固定、质硬、表面不光滑的肿块。肿块逐渐增大，吞咽时上下移动度降低。晚期常因压迫喉返神经、气管或食管而引起声音嘶哑、呼吸困难或吞咽困难。肿瘤压迫颈部交感神经节引起Horner综合征，侵犯颈丛浅支时出现耳、枕、肩等处的疼痛和局部淋巴结及远处器官转移等表现。未分化癌可较早出现颈部淋巴结转移。髓样癌组织可产生激素样活性物质，如5-羟色胺和降钙素，病人出现心悸、腹泻、脸面潮红和血钙降低等症状，还伴有其他内分泌腺体的增生。

（三）辅助检查

1. 放射性^{131}I或^{99m}Tc扫描　甲状腺腺瘤多为温结节，如有囊内出血则为冷结节或凉结节，一般边缘较清晰。甲状腺癌则呈冷结节，边缘一般较模糊。

2. 细胞学检查　结节用细针进行穿刺、抽吸、涂片，再进行病理学检查。

3. 影像学检查　①B超检查：能发现甲状腺肿块；若有囊内出血，则提示囊性变。能够明确甲状腺腺体的大小，结节的位置、大小、数目及与邻近组织的关系。若结节呈实性，并不规则反射，则恶性概率较高。②X线检查：颈部正侧位片，了解有无肿块钙化、气管移位、狭窄及上纵隔增宽等。若甲状腺部位有细小的絮状钙化影，则恶性的可能性较大。通过胸部及骨骼摄片可了解有无骨及肺转移。

4.血清降钙素测定　利用放射免疫法测定血清降钙素可以帮助诊断髓样癌。

（四）心理-社会状况

了解病人对甲状腺肿瘤的相关知识和康复要点的掌握情况，是否接受手术，以及病人对疾病的心理反应，社会和家庭的支持系统等。

（五）处理原则

1.甲状腺腺瘤　有20%的甲状腺腺瘤能引起甲亢，10%的病例有恶变的可能性，因此应早期行包括腺瘤的患侧甲状腺大部或部分（腺瘤小）切除术。切下的标本应立即行冷冻切片检查，从而判断有无恶变。

2.甲状腺癌　手术治疗是除未分化癌以外各型甲状腺癌的基本治疗方法，并辅以甲状腺激素、核素和外放射等治疗。手术治疗包括甲状腺本身的手术，以及颈部淋巴结清扫。

【常见护理诊断/问题】

1.清理呼吸道无效　与咽喉部及气管受刺激、分泌物增多及切口疼痛有关。

2.焦虑　与肿块性质不明确，担心手术及预后有关。

3.疼痛　与肿块压迫和手术创伤有关。

4.潜在并发症：呼吸困难、窒息、神经损伤及手足抽搐等。

【护理措施】

（一）术前护理

1.一般护理　术前指导病人进行颈过伸位锻炼。

2.术前准备　保证病人手术前晚有充足的睡眠，可给予镇静安眠类药物，使病人身心处于最佳状态。若病人行颈部淋巴结清扫术，术前1日帮助病人剃除耳后毛发，并清洗干净。

3.心理护理　针对病人及其家属对该疾病的了解程度，有针对性地讲解有关知识，介绍手术的必要性、手术方法、术后恢复等过程及预后情况。

（二）术后护理

1.一般护理　①饮食：病情稳定后，可少量饮水。若病人无不适反应，鼓励其进食流质饮食，逐步过渡为半流质及软食。②体位：病人血压平稳后，采取半卧位，鼓励其床上适当活动。保证病人充足的休息和睡眠，可适当应用镇静止痛药物。

2.病情观察　①监测病人的生命体征，尤其是呼吸和脉搏的变化；②了解病人的吞咽和发音情况，判断有无声音嘶哑或音调降低、误咽及呛咳等症状；③保持创面敷料清洁干燥，及时更换敷料，并估计渗血量；④妥善固定颈部引流管，保持通畅。观察并记录引流液的颜色、量及性状。若有异常，及时通知医生。

3.备气管切开包　对于甲状腺手术，尤其颈淋巴结清扫术的病人，床旁必须备气管切开包。①甲状腺肿块较大、长期压迫气管病人，术后可能出现气管软化而出现窒息症状，故术后严密观察病人的呼吸情况，一旦出现窒息，立即配合医生进行床旁抢救；②若出现颈部血肿并压迫气管，立即配合医生床旁抢救，拆除切口缝线，清除血肿。

4.并发症护理　甲状腺肿瘤术后不会出现甲状腺危象，其余与甲状腺功能亢进术后并发症相似。

5.心理护理　根据病人术后病理结果，指导病人调整心态，配合后续治疗。

6.健康指导　①指导病人颈部制动一段时间后，可以逐步活动，促进颈部的功能恢复。行颈部淋巴结清扫者，斜方肌有不同程度的受损，切口愈合后开始行肩关节和颈部的功能锻炼，持续至出院后3个月。②指导病人出院后定期来院复诊，指导病人自行检查颈部的方法。若出现颈部肿块或淋巴结肿大等情况，应及时就诊。

（乔乔）

？思考题

1.赵女士，40岁。半年前无明显诱因下出现乏力，心悸，食欲亢进，消瘦，失眠，腹胀等症状，性情变得急躁。入院后查体：T 36.2℃，P 115次/min，R 18次/min，BP 152/92mmHg。查体：眼睑水肿，双眼突出，颈静脉怒张，甲状腺Ⅰ度肿大，质软，双手平伸震颤（＋），血管杂音（＋）。实验室检查：血清T_3高于正常值4倍，血清T_4、AST均升高，TSH下降，WBC $3.9 × 10^9$/L。诊断为甲状腺功能亢进，拟行甲状腺大部切除术。

请思考：

（1）该病人手术前护理措施有哪些？

（2）手术后常见的并发症有哪些？应该如何预防？

2.李先生，45岁，甲亢术后16h，出现高热、寒战、脉快而弱，大汗，烦躁不安，谵妄等症状，并伴有呕吐和水样便，测得生命体征：T 39.5℃，P 129次/min，BP 141/92mmHg，R 20次/min。

请思考：

（1）该病人出现了哪种术后并发症？

（2）发生该并发症最可能的原因是什么？应对该病人采取哪些护理措施？

25-2思路解析及在线测试题（二维码）

育人学堂

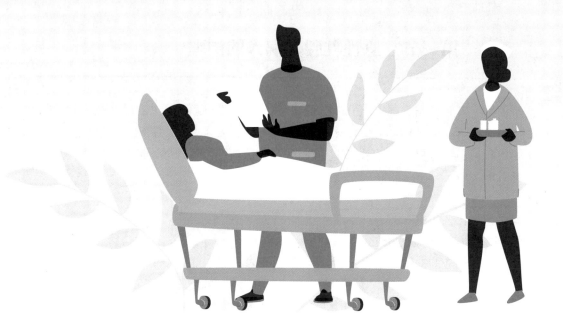

第二十六章 ▷ 乳腺疾病病人的护理

26-1 数字资源

.... 学习目标 ....

◎ **知识目标**

　　1.掌握急性乳腺炎、乳腺癌病人的症状、体征、常见护理诊断/问题和护理措施。

　　2.熟悉急性乳腺炎的病因和健康指导；乳腺癌的辅助检查和处理原则。

　　3.了解急性乳腺炎的病理生理；乳腺癌的病理分型、转移途径及分期；乳腺囊性增生病、乳房良性肿瘤的护理评估。

◎ **能力目标**

　　1.能正确指导乳腺癌病人进行患肢的功能锻炼和乳房自我检查。

　　2.能运用乳腺疾病的护理知识对乳腺疾病病人实施整体护理。

◎ **素质目标**

　　1.培养尊重病人，关爱病人，保护病人的隐私的职业素养。

　　2.具有良好的心理素质和护患沟通能力。

第一节 急性乳腺炎病人的护理

案例导入

刘女士，28岁。产后哺乳3周。2日前右侧乳房红肿、胀痛伴乏力，情绪烦躁。查体：T 39.3 ℃，P 105次/min，R 24次/min，BP 126/73mmHg。右乳外上象限局部红肿，约5cm×4.5cm大小，伴压痛性肿块，有波动感，同侧腋窝淋巴结肿大有触痛。血常规检查：WBC 13.5×10⁹/L，N 92%。

请思考：

1.刘女士可能患了什么疾病？

2.目前主要的护理诊断/问题是什么？

3.护士应采取哪些相应的护理措施？

急性乳腺炎（acute mastitis）为乳腺的急性化脓性感染，多发生于产后哺乳期的妇女，尤以初产妇更为多见，发病多在产后3～4周。

【病因及发病机制】

1.乳汁淤积　乳汁是理想的培养基，乳汁淤积后有利于入侵细菌的生长繁殖。乳汁淤积的常见原因有：①乳头发育不良；②授乳经验不足，未能充分将乳汁排空；③乳管不通，乳管开口堵塞。

2.细菌入侵　金黄色葡萄球菌是主要致病菌。引起细菌感染的途径有两条：①细菌自破损或皲裂的乳头入侵乳房。②细菌直接侵入乳管，继而扩散至乳腺小叶导致感染。

护考情报站

急性乳腺炎的主要病因是

A.乳头破损　　B.乳头内陷　　C.乳汁淤积　　D.乳汁过多　　E.乳管堵塞

【答案】C

解析：乳汁淤积是急性乳腺炎最常见的病因。

【病理生理】

乳腺炎初期，乳房内部的炎症呈蜂窝织炎阶段，数日后可形成脓肿。脓肿成熟时，浅部脓肿可自行破溃；深部脓肿可深达乳房基底部与胸大肌之间的乳房后疏松结缔组织，形成乳房后脓肿。感染进一步扩散可并发脓毒症。

【护理评估】

（一）健康史

了解病人是否为初产妇；有无乳腺炎既往史及其他乳房疾病病史、乳头发育不良或皲裂、破损；哺乳期营养不良；婴儿有无口腔炎等。

（二）身体状况

1.症状

（1）局部症状：可根据病期和病灶部位的深浅有不同表现。①病灶深，多以疼痛和压痛为主；②病灶浅，可出现典型的化脓性炎症的表现，可出现搏动性疼痛、局部红肿、发热为主。

（2）全身症状：哺乳期急性乳腺炎起病时常有全身中毒症状，如高热、寒战等，体温可达40℃。

2.体征

（1）局部改变：浅部炎症初期为患侧乳房增大，有局限性肿块，压痛。进一步发展，皮肤水肿发红，皮温增高。局部肿块僵硬，压痛明显，再继续发展，会在短期内形成脓肿，有波动感。脓肿可自行溃破，或经乳头排出。脓肿常位于乳晕下、乳管内、乳腺内或乳腺后，深部脓肿波动不显著（图26-1）。

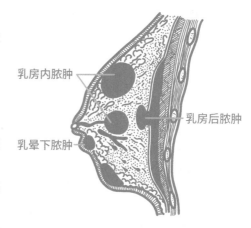

图26-1　乳房不同部位的脓肿

（2）淋巴结肿大：同侧腋窝淋巴结肿大和触痛。

（三）辅助检查

1.实验室检查　血常规白细胞计数及中性粒细胞比例升高。

2.影像学检查　B超检查可明确脓肿的位置、大小、深浅，有利于切开引流的定位。

3.诊断性穿刺　深部脓肿不能确诊时可进行穿刺，若抽出脓液表示脓肿已形成，穿刺或切开时取少量脓液可做细菌培养加药敏试验，为应用抗生素提供指导。

（四）心理-社会状况

急性乳腺炎病人会因为不能给婴儿喂乳而自责，缺乏对疾病的正确认识而焦虑。过度紧张刺激、忧虑、悲伤等不良的心理因素会给病人的身心健康带来伤害，因此在治疗期间对病人心理上的疏导非常重要。

（五）处理原则

急性乳腺炎的处理原则是控制感染，排空乳汁。

1.非手术治疗　适用于仅有乳汁淤积、全身症状轻、尚未形成脓肿的病人。①患乳停止哺乳，用吸乳器排空乳汁，减轻淤积；②选用针对金黄色葡萄球菌敏感的抗生素控制感染；③乳房肿胀明显或有肿块形成者，局部热敷或理疗，促进炎症消散。

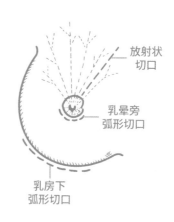

图26-2　乳房脓肿引流切口

2.手术治疗　适用于已形成脓肿的病人。脓肿形成应在脓肿的最低点及时切开引流（图26-2）。①切口一般以乳头、乳晕为中心呈放射状切口，可避免乳管损伤；②乳晕下浅脓肿可沿乳晕做弧形切口；③深部脓肿或位于乳房后脓肿，应在乳房下缘皮肤皱襞1～2cm做弧形切口；④脓腔较大时，可在脓腔的最底部另加切口做对口引流。

3.终止乳汁分泌　若感染严重或脓肿引流后并发乳瘘，病人应停止哺乳，可口服溴隐亭，或已烯雌酚，或肌内注射苯甲酸雌二醇，到乳汁停止分泌为止。

🔍 **护考情报站**

女性病人，30岁。产后3周，左侧乳房红、肿、热、痛，经处理后乳腺出现波动感。宜采取的处理措施是

A.局部热敷　　　B.经静脉输注抗生素　　　C.停止哺乳

D.切开引流　　　E.口服清热解毒中药

【答案】D

解析：脓肿形成应在脓肿的最底部，及时切开引流。

【常见护理诊断/问题】

1.体温过高　与炎症反应有关。

2.急性疼痛　与乳汁淤积、炎性肿胀及手术切口有关。

3.焦虑　与担心婴儿喂养及缺乏对疾病的认识有关。

4.知识缺乏：缺乏哺乳期乳腺保健知识。

【护理目标】

1.病人体温恢复正常。

2.病人自诉疼痛减轻或消失。

3.病人焦虑症状减轻或消失，情绪稳定。

4.病人掌握哺乳期乳腺保健知识，并采取相应措施。

【护理措施】

（一）非手术治疗病人的护理

1.一般护理　产后应注意增强机体免疫力，适当休息，注意个人卫生，给予病人高热量、高蛋白、高维生素、低脂肪、易消化饮食，并注意补充水分。

2.病情观察　监测生命体征，定时测体温、脉搏、呼吸；了解白细胞计数及中性粒细胞比例有无升高，注意用药反应。

3.缓解疼痛　①消除乳汁淤积：可用吸乳器抽吸，或用手、梳子背沿乳管方向加压按摩，使乳管通畅。②托起患乳：用乳罩托起肿大的乳房，以减轻疼痛，有利于血液循环，控制炎症发展。③局部热敷：每次热敷20～30min，每日3～4次，促进血液循环，有利于炎症消散。严重者可用25%硫酸镁溶液湿敷。

4.控制感染　遵医嘱尽早给病人应用青霉素或头孢类抗生素。

5.发热护理　密切监测体温。高热病人可先给予物理降温，如酒精擦拭、放置冰袋或戴冰帽，必要时给予药物降温，避免病人因高热引起全身中毒症状。

（二）脓肿切开引流术后病人的护理

感染严重伴全身中毒症状者，应先积极控制感染，给予全身支持疗法；脓肿切开引流后，保证有效引流，观察引流液的量、颜色、性状及气味变化；术后每1～2日更换敷料，防止残留脓腔、经久不愈或乳瘘形成。

（三）心理护理

宣传哺乳卫生及急性乳腺炎预防知识，指导正确哺乳及婴幼儿喂养的方法，告知病人炎症治愈后乳房的形态和功能均不会受到明显影响，消除担忧。鼓励病人克服疼痛、生活不便和睡眠不佳等因素，尽可能满足病人生活上的需求。

（四）健康指导

预防急性乳腺炎最重要的方法就是保持乳房局部的清洁和防止乳汁淤积。

1.保持乳房清洁　产妇在哺乳时保持两侧乳房的清洁，每日用清水清洗。一旦发生破损，患侧乳房要停止喂奶，防止乳头局部防御能力下降，乳头干裂导致细菌感染。

2.排空积乳　保持乳汁通畅，产后尽早开始哺乳，可以刺激泌乳，促进排乳通畅，防止淤乳。

3.正确哺乳　按需哺乳，哺乳时避免手指压住腺管，以免影响乳汁排出，每次哺乳时让婴儿吸净乳汁，如有淤积可用吸乳器或采取按摩方法帮助排空乳汁。不让婴儿含乳头睡觉，让婴儿用正确的姿势含接乳头和乳晕。

4.积极预防　如乳头内陷、分裂等，可于分娩前3～4个月开始每日挤捏、提拉乳头或用吸乳器吸引，使乳头外突。

5.保持情绪稳定 生活要有规律，保持心情愉快，避免出现紧张、焦虑的情绪，可适当户外的运动。

【护理评价】

通过治疗和护理，病人是否：①体温正常；②疼痛减轻；③焦虑症状减轻或消失，情绪稳定；④掌握正确的哺乳方法及哺乳期乳腺保健知识。

第二节　乳腺囊性增生病病人的护理

案例导入

肖女士，40岁。左侧乳房结块胀痛1年余，情绪波动及月经来潮前症状明显加重。2日前因情绪不佳，感右侧乳房胀痛，洗澡时触摸到皮下有结块，即来院诊治。查体：双侧乳房对称，左侧可触及多个花生米大小的结块，表面光滑，质韧，推之可移动。

请思考：

1.肖女士目前主要的护理诊断/问题是什么？

2.如何对肖女士实施健康指导？

乳腺囊性增生病（cystic hyperplasia of breast）是乳腺组织的良性增生，以乳腺小叶小导管及末端导管高度扩张形成的囊肿为主要特征，同时伴有乳腺结构不良病变。存在恶变的危险，应予以重视。常见于中年女性。

【病因和病理】

本病认为与内分泌失调有关。当卵巢内分泌紊乱时，过量的雌激素刺激乳腺上皮发生过度增生；上皮细胞脱落，堵塞管腔，分泌物排除障碍，使腺管内压力增高，导致乳腺小叶、小导管及末端导管扩张致使囊肿形成。

【护理评估】

（一）健康史

询问病人乳房疼痛是否与月经周期有关，有无乳腺肿块、乳头异常溢液等病史，既往自我情绪调节情况。

（二）身体状况

本病病程较长，发展缓慢，常以一侧或双侧乳房胀痛和肿块为本病的主要表现。

1.症状 乳房胀痛是主要表现，与月经周期关系密切，常于经前加重，经后缓解。部分病人表现为周期性。一般月经期前疼痛明显，月经期后减轻或消失。

2.体征 肿块可见于单侧或双侧乳房，可单发，亦可多发，肿块呈颗粒状、结节或团块状，其形状、大小不一，质韧而不硬，与周围乳腺组织界限不清。少数病人可有自发性乳头溢液，多为浆液性或浆液血性液体。

（三）辅助检查

乳腺钼靶X线摄影、B超检查、红外线扫描检查等都有助于本病的诊断。

（四）心理-社会状况

病人因周期性疼痛和担心肿块恶变而焦虑、恐惧。

（五）处理原则

1.非手术治疗　主要是对症治疗和定期复查。口服中药逍遥散、小金丹等中草药可缓解症状；也可选用他莫昔芬和维生素类药物联合治疗。对局限性乳腺囊性增生病，应在月经干净后5日内复查，若肿块变软、缩小或消退，则可继续观察和中药治疗。若肿块无明显消退者，或对局部病灶有恶变可疑时，应做活组织病理检查。

2.手术治疗　经药物治疗后疗效不明显，肿块增多并有不典型上皮增生；年龄在40岁以上，有乳腺癌家族史等高危因素者，宜选择手术治疗。

【常见护理诊断/问题】

1.焦虑/恐惧　与担心肿块恶变等有关。

2.慢性疼痛　与内分泌失调导致乳腺实质过度增生有关。

3.知识缺乏：缺乏乳腺囊性增生病的相关知识。

【护理措施】

1.心理护理　告知病人乳房疼痛与月经周期有关，要注意自我情绪的调节，建立良好的生活方式，保持心情舒畅。介绍治疗的方法和定期复查的重要性。

2.减轻疼痛　介绍疼痛的原因，避免穿过紧的内衣；指导病人遵医嘱服药。

3.健康指导　由于本病存在恶性病变的可能性，高危人群应积极规避可控危险因素，重视乳腺癌的筛查工作，学习和掌握乳房自我检查方法，养成每月1次的乳房自查习惯，做到早发现、早治疗。

第三节　乳腺良性肿瘤病人的护理

案例导入

秦女士，30岁。1月前在体检时发现右侧乳腺肿块即来院诊治。B超探查显示肿块为低回声影，边缘光滑，有包膜，右乳2点及10点距乳头4cm处分别触及8mm×6mm和5mm×5mm的低回声结节各一个。查体：双乳发育良好，右乳稍大，表面光滑，质韧，活动。乳房无明显胀痛，无凹陷、糜烂、溢血溢液。

请思考：

1.目前考虑秦女士患有什么疾病？

2.秦女士目前主要的处理原则是什么？

3.如何对秦女士实施术后护理措施和健康指导？

乳腺良性肿瘤主要以乳腺纤维腺瘤、乳管内乳头状瘤为主。其中以乳腺纤维腺瘤最多见，约占良性肿瘤的75%，其次为乳管内乳头状瘤，约占良性肿瘤的20%。

一、乳腺纤维腺瘤

【病因和病理】

与体内性激素水平失衡有关，一般认为是由于某一区域乳房组织腺上皮或纤维细胞对雌激素异常敏感，发生过度增生导致纤维腺瘤形成。多见于20～25岁青年女性。

【护理评估】

（一）健康史

询问病人既往乳房发育情况，是否有怀孕史和外源性雌激素药物服用史。

（二）身体状况

1.症状 病人常无明显症状，多在无意间触摸到乳房的无痛性肿块，增长缓慢。

2.体征 为单发肿块，少数多发，呈圆形或椭圆形，质地较硬，表面光滑，活动度好与周围组织无粘连。乳腺纤维腺瘤的大小与月经周期无关，好发于乳房外上象限。

（三）辅助检查

通常以B超检查为主，确诊依据病理学检查。

（四）心理-社会状况

了解病人的心理状况，以及对疾病的认知情况。

（五）处理原则

1.随诊观察 由于乳腺纤维腺瘤生长缓慢，极少恶变，且手术切除后复发率较高，所以大多数纤维腺瘤病人的最佳选择是密切观察、定期随诊，每6个月进行一次检查。

2.传统手术切除 如果发现纤维瘤增大迅速；彩超显示肿块内无血流信号或可见大量血流信号，可以考虑手术治疗。

3.乳腺微创旋切手术 对乳腺纤维腺瘤诊断明确者，利用真空辅助旋切设备，在乳腺超声引导下选择麦默通旋切手术。

【常见护理诊断/问题】

1.疼痛 与手术有关。

2.焦虑/恐惧 与乳房肿块及相关知识缺乏有关。

【护理措施】

1.一般护理 保持心情舒畅，控制高脂肪、高热量饮食的摄入，不滥用外源性雌激素。

2.乳腺自查 掌握乳腺自我检查方法，养成每月1次的乳房自查习惯，注意纤维腺瘤大小、质地、活动度的变化。

3.伤口护理 术后保持伤口敷料清洁，弹力绷带加压包扎预防切口出血，避免外伤。

4.定期复查 每年应定期进行乳腺超声、钼靶X线摄片等影像学检查。

二、乳管内乳头状瘤

【病因和病理】

本病约75%病例发生在大乳管近乳头的壶腹部，瘤体细小，带蒂而有绒毛，血管丰富且壁薄、质脆，极易出血。多见于40～50岁的经产妇。

【护理评估】

（一）健康史

询问病人既往乳房发育情况、月经史和生育史。

（二）身体状况

1.症状 主要是乳头溢液。溢液多为血性、浆液血性或浆液性溢液。溢液可为持续性或间断性。少数病人可出现疼痛或有炎症表现。

2.体征 瘤体小，常不能触及肿块。中央型乳头状瘤，可在乳晕区扪及直径为数毫米的小结节，多呈圆形、结节状或条索状肿块，质地较软，轻压肿块时可引出溢液。

（三）辅助检查

1.乳管内镜检查　可直接观察溢液乳管的上皮及管腔内的情况，并可酌情进行活检，提高了诊断准确性，为需要手术的病人提供肿瘤的准确定位。

2.乳腺超声检查　对较大的导管内乳头状瘤彩超可见到扩张的导管和肿瘤影像。

（四）心理-社会状况

了解病人的心理状况，缓解病人焦躁、不安等不良情绪。

（五）处理原则

一般认为是癌前期病变，癌变率为6%～8%。明确诊断者，最有效的治疗方法为手术切除。

【常见护理诊断/问题】

1.疼痛　与手术有关。

2.焦虑　与乳房肿块或乳头溢液及相关知识缺乏有关。

【护理措施】

1.乳腺自查　应每月1次乳腺自我检查结合定期体检，发现乳头溢液、结节等乳腺异常及时就诊。

2.定期检查　注意饮食、生活习惯等，定期进行检查，预防疾病的复发。

第四节　乳腺癌病人的护理

案例导入

方女士，56岁，既往有"乳腺增生"史3年，定期复查。本次来院查体：双侧乳房触及散在片状、颗粒状腺体增生，左乳外上象限触及直径2.7cm×2.3cm质硬肿块，表面不光滑，与周围组织分界不清楚，活动度小，无压痛，皮肤无橘皮样征，右腋下可触及一肿大活动淋巴结。取活检病理检查报告诊断：乳腺癌。择期手术治疗，病人情绪非常低落。

请思考：

1.目前病人主要的护理诊断/问题是什么？应采取哪些措施去帮助她？

2.如何帮助病人术后早日康复？

乳腺癌（breast cancer）其发病率位居女性恶性肿瘤首位，在全球女性癌症中约占24.2%。在我国，乳腺癌的发病率也呈逐年上升趋势，在东部沿海地区及经济发达的大城市尤其明显。从20岁以后开始逐渐上升，45～50岁达到高值。男性乳腺癌较为少见。

【病因及发病机制】

乳腺癌病因尚不完全清楚。乳腺是多种内分泌激素的靶器官，其中雌酮和雌二醇与乳腺癌的发病有着直接关系。随着乳腺癌高危因素不断积聚，患病风险就会增大。

1.月经、婚育史　月经初潮年龄早，绝经年龄晚，不孕或初次生育年龄晚，未哺乳或哺乳时间短者发病率增加。

2.激素作用　停经后进行雌激素替代疗法等，均可增加或延长体内雌激素的暴露，与乳腺癌发病密切相关。

3.乳腺良性疾病　与乳腺癌的关系尚有争论，但多认为乳腺小叶上皮高度增生或不典型增生者可能与乳腺癌发病有关。

4.饮食与营养　营养过剩、高脂饮食、肥胖、过度饮酒等会增加乳腺癌的发病率。

5.遗传因素　一级亲属中有乳腺癌病史者（如父母、子女以及兄弟姐妹），其发病风险性是普通人群的2～3倍。

6.其他　基因突变、某些物理因素（如儿童时期接受胸部放射线治疗），精神长期处于应激紧张状态，也会增加乳腺癌的患病风险。

【病理生理】

1.病理分型　乳腺癌病理组织形态较为复杂，有多种分型方法，目前国内多采用以下病理分型。

（1）非浸润性癌：包括①导管内癌（癌细胞未突破导管壁基底膜），②小叶原位癌（癌细胞未突破末梢乳管或腺泡基底膜），③导管内乳头状癌，④乳头湿疹样乳腺癌。此型属早期，预后较好。

（2）早期浸润性癌：包括指癌的浸润成分小于10%。①早期浸润性导管癌（癌细胞突破管壁基底膜，开始向间质浸润），②早期浸润性小叶癌（癌细胞突破末梢乳管或腺泡基底膜，开始向间质浸润，但仍局限于小叶内）。此型仍属早期，预后较好。

（3）浸润性特殊癌

1）浸润性特殊癌：包括乳头状癌、髓样癌（伴大量淋巴细胞浸润）、小管癌（高分化腺癌）、腺样囊性癌、黏液腺癌、大汗腺样癌、鳞状细胞癌等。此型分化一般较高，经过积极的治疗，预后比较好。

2）浸润性非特殊癌：包括浸润性导管癌（临床上最为常见类型）、浸润性小叶癌、硬癌、髓样癌（无大量淋巴细胞浸润）、单纯癌、腺癌等。此型一般分化低，预后比较差，且是乳腺癌中最常见的类型，占80%，但判断预后尚需结合疾病分期等因素。

（4）其他罕见癌：如炎性乳腺癌、乳头湿疹样乳腺癌。

2.转移途径

（1）局部浸润：癌细胞沿导管或筋膜间隙蔓延，继而侵及Cooper韧带和皮肤。

（2）淋巴转移：最常见，主要途径有：①癌细胞沿胸大肌外侧缘淋巴管侵入同侧腋窝淋巴结，然后侵入锁骨下淋巴结以至锁骨上淋巴结，进而经胸导管（左）或右淋巴管侵入静脉血流而向远处转移，约占60%。原发灶多在乳头、乳晕区及乳房的外上象限。②癌细胞向内侧淋巴管，侵入胸骨旁淋巴结，继而到达锁骨上淋巴结，并通过同样的途径进入血循环，占20%～30%，原发灶多在乳房内侧部分。

🔍 **护考情报站**

根据乳腺癌淋巴转移的主要途径，护理评估应重点关注的部位是

A.腹股沟　　B.颌下　　C.颈后　　D.颈前　　E.腋窝

【答案】 E

解析： 癌细胞沿胸大肌外侧缘淋巴管侵入同侧腋窝淋巴结。

（3）血行转移：癌细胞可经淋巴途径进入静脉，也可直接侵入血循环向远处转移。最常见远处转移依次为肺、骨、肝。目前认为，有些早期乳腺癌已有血行转移。

3.临床分期　乳腺癌的分期方法很多，现多数采用国际抗癌协会建议的T（原发肿瘤）、N（淋巴结）、M（远处转移）分期法。用于描述原发肿瘤的大小，以及肿瘤向附近淋巴结或身体其他部位的扩散。TNM分期法对于预测肿瘤的复发转移有很高的临床价值，也是较为成熟的风险评估指标。

【护理评估】

（一）健康史

询问月经婚育史、哺乳史、家族史、既往乳腺疾病史、长期大量服用雌激素史、生活方式及饮食习惯。

（二）身体状况

1.症状　早期乳腺癌的症状多不明显，乳房肿块是最常见的症状；少数病人局部出现乳头或乳晕异常、乳房皮肤异常、乳头溢液，多为血性分泌物。

2.体征

（1）乳房肿块：是乳腺癌最重要的早期表现。常是病人无意发现，多位于乳房外上象限，其次是乳晕区或内上象限。多为无痛、单侧、单发、质硬、表面不光滑，与周围组织分界不清楚，难以被推动的小肿块。

（2）乳房外形改变：癌肿进一步增大时，乳房局部隆起；癌细胞侵及乳房不同组织，出现相应特征性表现：①若癌肿侵及Cooper韧带，使其缩短致肿瘤表面皮肤凹陷，呈"酒窝征"（图26-3）。②当肿块侵犯乳头或乳晕下区时，可因牵拉乳管使之缩短，将乳头牵向癌肿一侧，使乳头内陷、偏移、回缩。③当癌细胞阻塞了淋巴管，可造成淋巴水肿，皮肤呈"橘皮样"改变（图26-4）。④当癌细胞浸润到皮内生长时，可在主病灶周围形成散在的皮肤硬性结节，即卫星结节。若结节彼此融合，弥漫成片，可延伸至对侧胸壁和背部，致胸壁紧缩呈铠甲状，病人呼吸受限。⑤癌肿处皮肤可溃破而形成溃疡，常有恶臭，易出血。

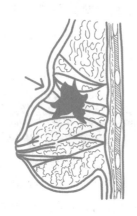
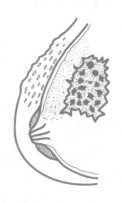

图26-3　乳房"酒窝征"　　　　　图26-4　乳房"橘皮样"改变

（3）腋窝淋巴结肿大：初期病人多表现为同侧腋窝淋巴结肿大，肿大的淋巴结尚可活动。继而淋巴结由小变大、由少变多，最后相互融合固定。当病情继续发展，可在锁骨上和对侧腋窝摸到转移的淋巴结。

（4）特殊类型乳腺癌

1）炎性乳腺癌（inflammatory breast carcinoma）：不多见，发生于妊娠期或哺乳期的年轻妇女。其特征为乳房明显增大，皮肤发红、水肿、增厚、坚实、皮温升高有触痛，类似急性炎症改变，病程发展迅速，预后差。

2）乳头湿疹样乳腺癌（Paget carcinoma of the breast）：多见于非哺乳期妇女。表现为单侧乳头、乳晕及其周围的瘙痒、烧灼感，呈境界清楚的红色斑片状湿疹样外观，表面多有渗出结痂或角化脱屑，严重时可形成溃疡。恶性程度低，病情发展慢，及时手术治疗则预后较好。

（三）辅助检查

1.钼靶X线检查　广泛用于乳腺癌的筛查，可见密度增高阴影，边缘呈毛刺状或细小钙化灶。

2.B超检查　用于乳腺癌的诊断及鉴别诊断，可区别囊性或实性病灶，结合彩色超声多普勒检查观察肿块血流供应情况，能够对肿块的性质做出判断。年轻、妊娠、哺乳期妇女，可作为首选的影像学检查。

3.活组织病理检查　疑为乳腺癌者，可将肿块连同周围少许正常组织整块切除，做组织病理学检查。

4.细胞学检查　采用超声引导下对肿块穿刺，取出少量肿块组织进行病理学检查。多数病例可获得较肯定诊断，但有一定局限性。

（四）心理-社会状况

病人对乳腺癌的治疗、对手术的认知程度和预后产生担忧和恐惧。手术治疗会导致病人出现脱发、上肢水肿等不良反应；出现体象痛苦和低自尊问题。了解病人的年龄、工作、家庭经济状况和配偶对乳腺癌治疗及预后的认知程度和心理承受能力等。

（五）处理原则

乳腺癌治疗以手术治疗为主，辅以化学药物治疗、内分泌治疗、放射线治疗、靶向治疗等综合疗法。

1.手术治疗　手术是治疗病灶局限于局部及区域淋巴结病人的首选方法。手术方式的选择应综合评估乳腺癌分期和病人身体情况。手术适应证为TNM分期的0、Ⅰ、Ⅱ和部分Ⅲ期的病人。

1）保留乳房乳腺癌切除手术：手术切除范围为肿瘤及肿瘤周围1～2cm的组织。适用于早期乳腺癌，且有保留乳房需求的病人，术后辅以放射性治疗。

2）全乳房切除术：手术切除范围为整个乳房，包括腋尾部及胸大肌筋膜。适用于原位癌、微小癌及年迈体弱不宜做根治术的病人。

3）乳腺癌根治术和乳腺癌扩大根治术：根治术切除范围包括整个乳房、胸大肌、胸小肌、腋窝所有淋巴结。扩大根治术除上述范围外，还须切除胸廓内动静脉及周围的淋巴结。因切除范围太大，现已少用。

4）乳腺癌改良根治术：相对于根治术，区别在于是否切除胸大肌和（或）胸小肌，因手术保留了胸肌，术后外观效果较好，是目前常用的手术方式。

2.化学药物治疗　乳腺癌是实体瘤中应用化疗最有效的肿瘤之一。①术后化疗可杀灭手术无法清除的微小病灶，减少癌灶转移复发，提高病人生存率。一般2～3个疗程。②术前化疗又称新辅助化疗，多用于局部晚期的病例，目的在于缩小肿瘤，提高手术成功率及测试肿瘤对药物的敏感性。一般用4～6个疗程。化学药物以采用蒽环类联合紫杉类为主。

3.内分泌治疗　通过去除或阻断激素的作用，阻止癌细胞生长。特别适合于激素受体（ER/PR）阳性的各期乳腺癌病人。常见抗雌激素药物包括三苯氧胺（又名他莫昔芬）、托瑞米芬等。

4.放射线治疗　常与外科手术或化疗搭配使用，以减少肿瘤转移及复发，提高病人生存率。对晚期乳腺癌病人，有时也可考虑姑息性放疗。

5.靶向治疗　通过特异性干扰，进而阻断肿瘤生长的治疗手段。与化疗相比，其对正常细胞的影响较小，治疗过程中病人的耐受性较好，适用于HER-2阳性的乳腺癌病人。

【常见护理诊断/问题】

1.有组织完整性受损的危险　与留置引流管、患侧上肢淋巴引流不畅、头静脉被结扎和腋静脉栓塞或感染有关。

2.自我形象紊乱　与乳腺癌切除术造成乳房缺失和术后瘢痕形成有关。

3.焦虑/恐惧　与担心手术造成身体外观改变和预后有关。

4.知识缺乏：缺乏有关乳腺癌术后患肢功能锻炼和康复的知识。

5.潜在并发症：气胸、皮下积液、皮瓣坏死和上肢水肿等。

【护理目标】

1.病人手术创面愈合良好，患侧上肢肿胀减轻或消失。

2.病人能够积极面对自我形象的变化。

3.病人焦虑症状减轻,情绪稳定。

4.病人掌握了患肢功能锻炼的知识,并能正确进行功能锻炼。

5.病人未发生气胸、皮下积液、皮瓣坏死和上肢水肿等并发症,或并发症发生时得到及时发现和处理。

【护理措施】

(一)术前护理

1.妊娠期与哺乳期　妊娠期及哺乳期病人,应立即终止妊娠或停止哺乳,以免因体内激素水平活跃而加快癌肿发展。

2.控制感染　晚期乳腺癌皮肤破溃病人术前注意保持病灶局部清洁,及时给予换药,应用抗生素控制感染。

3.皮肤准备　做好皮肤准备,尤其是腋窝部,避免损伤。对切除范围大、考虑植皮的病人,需做好供皮区的准备。

4.心理护理　恶性肿瘤不确定的疾病预后、因乳房缺失或外观的改变、严重的化疗反应等问题都会给病人带来巨大的痛苦和不适,病人往往有焦虑、恐惧,害怕死亡等可能会对身边亲人和医护人员宣泄情绪。此时医护人员应给予病人更多的耐心,有针对性地进行心理护理,鼓励其家人尤其是爱人给予病人更多的关爱。告知病人术后能逐步恢复工作与生活,切除的乳房可以重建,鼓励病人树立战胜疾病的信心,有助于控制病情,促进快速康复。

(二)术后护理

1.体位　术后麻醉清醒、生命体征平稳后取半卧位,以利呼吸和引流。术后常因伤口疼痛不敢咳嗽和排痰,可能并发肺不张和肺部感染,鼓励病人做有效咳嗽排痰。

2.饮食　病人术后6h无麻醉反应可给予正常饮食,并注意营养的补充,以利于病人术后恢复。

3.病情观察　注意密切观察生命体征的变化,防止休克发生。胸骨旁淋巴结清除的病人,观察呼吸变化,发现病人有胸闷、呼吸困难等情况,应考虑术中损伤胸膜引起气胸等可能,及时报告医生并配合处理。

4.伤口护理

(1)有效包扎:术后用弹力绷带或胸带包扎伤口,使皮瓣能紧贴胸壁,防止皮下积液积气。松紧度适宜。压迫过紧可引起皮瓣、患侧上肢的血运障碍,松弛则易出现皮瓣下积液,致使皮瓣或植皮片与胸壁分离,不利于愈合。因此,要妥善包扎,松紧度以能容纳一手指、呼吸无压迫感为宜。

(2)观察皮瓣血供情况:更换敷料时注意观察皮瓣是否红润,是否紧贴胸壁,皮瓣下有无积液积气,发现异常应报告医生及时处理。

(3)观察患侧肢体远端的血供状况:如皮肤发绀,伴皮温下降,脉搏无法扪及,提示腋部血管受压,应及时调整绷带松紧度,如绷带或胸带松脱滑动应重新加压包扎,减少创腔的积液,使皮瓣或植皮等与胸壁紧贴以利愈合。

(4)保护伤口:手术后近期内应当注意局部制动,避免剧烈运动和活动导致伤口裂开,或者出现创面出血积液等情况。创面愈合后,以柔软毛巾清洗局部,轻轻吸干皮肤上的水分,用护肤软膏轻轻涂于皮肤表面,促进血液循环,防止干燥脱屑。

5.引流管护理　乳腺癌根治术后在乳腺术区引流管留置3～5日,腋窝引流管的引流时间为5～7日,每天应予以更换引流袋。

(1)妥善固定:皮瓣下引流管妥善固定于床旁。若需起床可固定于上衣,告知病人及家属勿牵拉引流管,卧位时,翻身幅度不易过大,以防脱出。

（2）保持通畅：持续性负压吸引，及时挤压引流管，保持引流管的通畅，防止血块阻塞、引流管受压、扭曲、折转成角。

（3）观察记录引流情况：注意密切观察引流液的量、颜色、性状。一般术后1～2日引流出血性引流液每日50～200ml，以后引流液颜色逐渐变淡、量减少。应记录引流情况，发现异常及时报告医生。

（4）适时拔管：术后连续3日，引流液量少于每日10～15ml，无感染征象，无皮下积液，皮瓣生长良好，可考虑拔管。

6.患侧上肢功能锻炼 乳腺癌术后，因皮瓣分离的范围较大，腋窝淋巴结清扫，手术区域瘢痕粘连，使患侧肩关节活动明显受限。所以术后应加强肩关节活动，可增强肌肉力量、松解和预防粘连，最大限度地恢复肩关节的活动范围。为减少和避免术后残疾。鼓励和协助病人早期开始患侧上肢功能锻炼。

（1）术后24h内：开始进行手指及腕关节的功能锻炼（握拳、伸指、旋转手腕）。

（2）术后1～3日：进行前臂伸屈运动，可用健侧上肢或他人协助患侧上肢进行屈肘、伸臂等锻炼，逐渐扩大到肩关节小范围前屈（<30°）、后伸（<15°）运动。

（3）术后4～7日：鼓励病人练习用患侧手洗脸、刷牙、进食等，并做以患侧手触摸同侧耳朵及对侧肩部的锻炼。

（4）术后1～2周：术后1周皮瓣基本愈合后，可开始进行肩关节活动，以肩部为中心，前后摆臂；术后10日左右，皮瓣与胸壁黏附已较牢固，可鼓励病人循序渐进地进行上臂各关节的活动锻炼，做手指爬墙运动（逐渐递增幅度），直至病人手指能高举过头，自行梳理头发，同时做一些旋转或肩关节力量的训练，避免肩关节发生粘连。

功能锻炼以每日3～4次、每次20～30min为宜，注意避免过度疲劳，应循序渐进地增加锻炼范围。患侧肩关节术后7日内不上举、10日内不外展；不得以患侧上肢支撑身体，需他人扶持时不要扶持患侧，以防皮瓣移位影响愈合。皮下积液时减少练习次数。

护考情报站

女性病人，46岁，因患乳腺癌，右侧乳房切除术后一日，护士协助其更换上衣时应

A.先脱患侧，先穿健侧　　　　B.先脱患侧，先穿患侧　　　　C.先脱健侧，先穿患侧

D.先脱健侧，先穿健侧　　　　E.双侧衣袖同时穿上

【答案】C

解析：手术后近期内应当注意局部制动，避免剧烈运动和活动导致创口裂开，或者出现创面出血积液等情况。

7.并发症防治与护理

（1）皮下积液：乳腺癌术后皮下积液较为常见，发生率在10%～20%，护理：术后要特别注意保持引流通畅，包扎胸带松紧度适宜，避免过早外展患侧上肢。发现积液要及时引流。

（2）皮瓣坏死：乳腺癌切除术后皮瓣坏死率为10%～30%。皮瓣缝合张力大和术后加压包扎过紧是引起皮瓣坏死的主要原因。坏死初期皮瓣边缘出现表皮下积液，继之全层皮肤发黑，变硬。护理：①术后包扎伤口时，压力适宜，避免过紧或过松使得皮瓣漂浮。②注意观察胸部创面，有异常及时处理。③若坏死区域较大，必要时需要进行植皮治疗。

（3）患肢淋巴水肿：主要是乳腺癌淋巴清扫术后破坏了淋巴回流系统，使上肢淋巴回流受阻而造成患侧淋巴水肿。护理：①避免损伤：禁止在患侧上肢静脉穿刺、输液、测量血压，避免患侧过度劳累、负重和外伤。②保护患侧上肢：平卧时将患侧上肢垫软枕抬高10°～15°，肘关节轻度屈曲，

半卧位时屈肘90°置于胸腹部。③促进肿胀消退：可采用患侧上肢远心端的按摩，以促进静脉和淋巴的回流。进行适当的手臂运动促进淋巴回流，肿胀严重者可借助弹力绷带或戴弹力袖促进回流，也可采取腋区及上肢热敷等措施。

8.乳房外观矫正与护理　义乳的选择应与健侧乳房大小相似，每日注意清洁，存放时勿受压变形。使用松紧带将义乳固定内衣上，重建的方法有盐水、硅胶义乳植入术，背阔肌肌瓣转位术，横位式腹直肌皮瓣转位术等。

9.综合治疗与护理　病人在手术后放疗、化疗期间还需做相关检查，要严密监测、定期检查血象及肝功能情况。①放射治疗病人的护理：放射治疗病人皮肤可能发生鳞屑、脱皮、干裂、瘙痒、红斑等，局部可用清水清洗照射部位，并保持局部干燥，忌用肥皂擦洗和粗毛巾搓擦、抓挠。选择柔软的内衣，不要戴胸罩，避免冷、热刺激。②化学药物治疗病人的护理：化学药物治疗时可发生恶心、呕吐、脱发以及因骨髓抑制而造成白细胞计数严重下降、肝细胞损害等毒性反应，应根据出现的情况进行对症治疗及采取预防措施。

（三）健康指导

1.饮食　给予高蛋白、高热量、高维生素饮食，避免高脂肪饮食。

2.术后随诊　1～2年每3个月随诊1次；3～5年后每半年1次。加强患肢功能锻炼，如上肢旋转、后伸、轻度扩胸运动等，1～3次/日，循序渐进，避免在患侧肢体测血压、抽血、静脉注射、提重物等，患肢负重不能超过5kg，以免影响患侧肢体功能的恢复。

3.避孕　术后5年内避免妊娠，以防乳腺癌复发。

4.鼓励坚持放疗或化疗　要坚持放疗或化疗，并定期返院检查肝肾功能和血常规，一旦出现骨髓抑制等异常情况应及时就医，并暂停放疗和化疗。

5.定期乳房检查　对有家族史、一侧患乳腺癌的病人、乳腺良性疾病、未婚或已婚未育和40岁以上的妇女每年做乳腺检查，以早期发现，早期诊断并治疗，从而有效降低乳腺癌病死率。乳腺癌术后病人（或40岁以上女性），应每年定期行钼靶X线摄片检查。

（1）自查时间：绝经前的妇女选在月经周期的第7～10日或月经结束后2～3日进行检查为宜，每1个月自我检查乳房1次；绝经期妇女每月固定时间检查。

（2）自查方法：①视诊：脱去上衣，充分暴露胸部，站在镜前以各种姿势（两臂放松垂于身侧、向前弯腰或双手高举枕于头后）仔细观察双侧乳房大小和外形是否对称一致，皮肤是否有异常改变，乳头有无内陷、回缩、抬高、偏移等。②触诊：病人仰卧床上，被查侧手臂弯曲枕于头下，肩下垫一薄枕或将手臂置于头下进行触诊。另一侧手的示指、中指、无名指并拢，用指腹在对侧乳房进行环形触摸（不可抓捏），按顺序依次检查外上、外下、内下、内上象限，最后扪及乳头、乳晕区检查有无肿块；再检查两侧腋窝有无淋巴结肿大；最后用拇指及示指轻轻挤压乳头检查有无溢液；疑有异常及时就诊，做进一步检查。

【护理评价】

通过治疗和护理，病人是否：①手术创面愈合良好，患侧上肢肿胀减轻或消失；②能够积极面对自我形象的变化；③焦虑症状减轻，情绪稳定；④掌握了患肢功能锻炼的知识，能正确进行功能锻炼；⑤未发生气胸、皮下积液、皮瓣坏死和上肢水肿等并发症，或发生时得到及时发现和处理。

（周淑萍）

？思考题

1.李女士，25岁，因"右乳头破损10日，右乳胀痛伴发热3日"收治入院。病人出院后母乳喂养3周。10日前哺乳时右乳头被婴儿咬破、出血，因乳头疼痛停止哺乳。3日前出现右乳胀痛不适，伴乳腺外上象限皮肤轻度红肿，疼痛明显。体格检查：T 39.8℃，P 114次/min，R 25次/min，BP 101/68mmHg。病人精神倦怠，右乳外上象限约4cm×3cm范围皮肤轻度红肿，未见破溃，未见橘皮样改变，右乳头表面可见血痂，未见新鲜创面。血常规：WBC 13.93×10⁹/L，N 98%。

请思考：

（1）考虑李女士患了什么疾病？

（2）目前应采取哪些相应的护理措施？

（3）如果局部脓肿形成该如何处理？

2.罗女士，39岁，已婚，发现右侧乳房肿物3个月，以乳腺癌收入院。入院前病人已知道病理检查结果，入院时病人表现沉默、容易激怒。体格检查：T 36.8℃，P 82次/min，R 20次/min，BP 120/82mmHg。入院后在全麻下行"右侧乳腺癌根治术"，术后生命体征平稳，病人主诉伤口疼痛难于入睡，手术当夜间断入睡1～2h。伤口敷料固定干净，伤口引流管引流通畅，予输液抗感染治疗，患侧上肢局部肿胀。病人可进普食，但食欲较差，精神弱，不能集中注意力。

请思考：

（1）罗女士主要的护理诊断/问题是什么？针对该病人的优先护理诊断/问题，应采取哪些相应的护理措施？

（2）罗女士术后患侧上肢肿胀该如何处理？

26-2 思路解析及在线测试题（二维码）

育人学堂

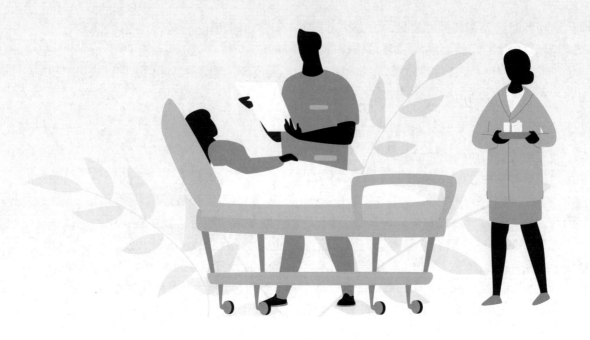

第二十七章 胸部疾病病人的护理

27-1 数字资源

学习目标

◎ **知识目标**

1. 掌握胸部损伤、肺癌、食管癌、心脏疾病病人的症状、体征、常见护理诊断/问题和护理措施；胸部损伤病人的现场急救。

2. 熟悉胸部损伤、肺癌、食管癌、心脏疾病病人的辅助检查和处理原则。

3. 了解胸部损伤、肺癌、食管癌、心脏疾病病因、病理生理。

◎ **能力目标**

1. 能运用所学知识，正确评估胸部损伤、肺癌、食管癌、心脏疾病病人的症状和体征。

2. 能协助医生对胸部损伤病人进行急救和治疗。

3. 能运用所学知识对胸部损伤、肺癌、食管癌、心脏疾病病人实施整体护理和健康指导。

◎ **素质目标**

培养学生在护理胸部疾病病人的过程中，具有认真负责、严谨的工作态度和高尚的人文素养。

第一节　胸部损伤病人的护理

案例导入

　　王先生，23岁。20min前被汽车撞及左胸部，出现面色苍白、呼吸急促，嘴唇发紫，辗转不安，急诊入院。T 36.9℃，P 118次/min，R 34次/min，BP 80/50mmHg，左侧胸廓饱满，气管明显移向右侧，叩诊呈鼓音，听诊呼吸音消失。

　　请思考：

　　1.该病人最可能的诊断是什么？针对该情况，在现场如何急救？

　　2.入院后医生给该病人行胸腔闭式引流术，该如何护理？

　　胸部损伤（thoracic injury）在临床上较多见，在平时、战时均可发生。胸部暴露面积较大，胸腔内包括许多重要脏器，易遭受外力损伤，严重者导致心肺受损危及生命。

　　根据胸部损伤是否造成胸膜腔与外界相通，分为闭合性损伤和开放性损伤。闭合性损伤多由暴力冲撞、挤压或钝器打击胸部引起。轻者只有胸壁软组织挫伤和（或）单纯肋骨骨折，重者多伤及胸膜腔内器官或血管，导致气胸、血胸、心脏损伤等。当胸部受到猛烈的暴力挤压时，可引起创伤性窒息，因压力传至静脉系统，静脉压骤然升高，引起上半身广泛皮肤、黏膜、末梢毛细血管淤血及出血性损害，亦可发生呼吸困难或休克。开放性损伤多由锐器致伤，战时以火器伤多见，多伴有胸腔内组织、脏器损伤，其中进行性出血是病人死亡的主要原因。闭合性或开放性损伤均可造成膈肌损伤、胸腔和腹腔器官同时损伤。

一、肋骨骨折病人的护理

　　肋骨骨折（rib fracture）是指暴力直接或间接作用于肋骨，导致肋骨的完整性和连续性中断，是最常见的胸部损伤，多发生在第4～7肋。

　　【病因】

　　1.暴力因素　大部分肋骨骨折由暴力所致。暴力又分为直接暴力和间接暴力。直接暴力使胸部受伤部位的肋骨向内弯曲折断，间接暴力使肋骨向外过度弯曲折断。

　　2.病理因素　严重骨质疏松或恶性肿瘤发生肋骨转移的病人，可因咳嗽、打喷嚏或肋骨病灶处轻度受力而发生骨折。

　　【分类】

　　根据骨折断端是否与外界相通，分为开放性肋骨骨折和闭合性肋骨骨折。根据骨折的程度，分为单根单处肋骨骨折、单根多处肋骨骨折、多根单处肋骨骨折和多根多处肋骨骨折。

　　【病理生理】

　　单根或多根肋骨单处骨折时，因其上、下仍有完整的肋骨支撑胸廓，对呼吸功能影响不大；但当尖锐的肋骨断端向内移位，刺破肋间血管、壁层胸膜、肺组织时，可引起大出血、气胸、血胸等。相邻多根多处肋骨骨折时，折断的肋骨上下缘、前后端均失去完整的肋骨支撑，导致骨折处胸壁软化。吸气时，软化区胸壁向内凹陷，呼气时向外凸起，即呈反常呼吸

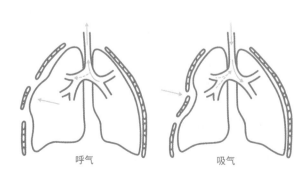

呼气　　　　　吸气

图27-1　反常呼吸运动

运动（图27-1），软化的胸壁称连枷胸。这种反常呼吸运动多发生在前胸壁或侧胸壁。若软化区范围较大，反常呼吸可使两侧胸膜腔压力不平衡，出现纵隔随呼吸左右扑动，影响肺通气和静脉血回流，导致体内缺氧和二氧化碳滞留，严重者可发生呼吸、循环功能衰竭。

【护理评估】

（一）健康史

了解病人受伤时间、过程、部位、伤后病情变化，有无恶心、呕吐、昏迷等。

（二）身体状况

1.症状

（1）局部疼痛：局部疼痛是肋骨骨折最明显的早期症状，主要由骨折端刺激肋间神经引起，在深呼吸、咳嗽、改变体位时加剧。

（2）呼吸困难：因胸痛使呼吸变浅、咳嗽无力，继而造成呼吸道分泌物增多、潴留，引起下呼吸道梗阻、肺不张导致呼吸困难。尤其是多根多处肋骨骨折病人，胸痛和胸廓稳定性受损，使呼吸困难加重甚至出现低氧血症。

（3）其他：骨折断端向内移位可刺破胸膜、肺组织、肋间血管等，出现气胸、血胸、皮下气肿、咯血、发绀或休克等。

2.体征　受伤胸壁肿胀，可有畸形，有时可触及骨折断端和出现骨擦音，骨折处有明显的压痛。当用双手分别在胸廓前后部位同时向内挤压时，可引起骨折处胸壁疼痛，为胸廓挤压试验阳性。多根多处肋骨骨折时，骨折处可见胸壁反常呼吸运动；部分病人出现皮下气肿。

（三）辅助检查

1.实验室检查　血常规可有血红蛋白和红细胞压积下降。

2.影像学检查　胸部X线可显示肋骨骨折线及其断端有无错位，明确骨折的部位、性质，有无气胸、血胸、肺萎陷等，但前胸肋软骨骨折不能显影。

（四）心理-社会状况

了解病人对本次损伤有无焦虑、恐惧，病人和家属对本次损伤相关知识的了解程度，对预后的认知、对治疗所需费用的承受能力。

（五）处理原则

肋骨骨折治疗的基本原则是镇痛、清除呼吸道分泌物、稳固胸廓、治疗和预防并发症，根据病情确定治疗方案。

1.闭合性肋骨骨折

（1）单纯肋骨骨折：骨折端无明显错位和合并伤者，一般胸痛较轻，可不做特殊处理或服用非甾体类药物多可自愈。胸痛症状严重者，给予对呼吸无抑制的镇痛药物。多根多处肋骨骨折则需要持久有效的镇痛，包括硬膜外镇痛、静脉镇痛、肋间神经阻滞和胸膜腔内镇痛。

（2）固定胸廓：闭合性单根单处肋骨骨折或胸背部、胸侧壁多根多处肋骨骨折但胸壁软化范围小、反常呼吸运动不严重的病人，用多头胸带或弹性胸带固定胸廓，能限制骨折断端的活动，减轻疼痛。对多根多处肋骨骨折且胸壁软化范围大、反常呼吸运动明显者，常用方法包括：①包扎固定法：用厚敷料盖于软化区，绷带或胸带包扎固定。②牵引固定法：用布巾钳钳住浮动胸壁中央处的肋骨，再固定于牵引支架上牵引，使浮动胸壁复位。③手术固定法：适用于肋骨骨折合并症需开胸探查的病人，术中行肋骨内固定。

（3）清除呼吸道分泌物，改善肺通气：对咳嗽无力、不能有效排痰者，给予祛痰药物、雾化吸入、吸痰等方法排痰，以维持呼吸道通畅。严重呼吸困难或呼吸衰竭者，行气管插管或气管切开，给氧和施行呼吸机辅助呼吸等。

（4）预防并发症：及时发现和处理气胸、血胸，合理应用抗生素预防感染。

2.开放性肋骨骨折　除上述相关处理外，还需彻底清创胸壁伤口。若胸膜已穿破，行胸腔闭式引流。

【常见护理诊断/问题】

1.气体交换障碍　与肋骨骨折引起的疼痛、反常呼吸运动有关。

2.急性疼痛　与肋骨骨折、胸部组织损伤有关。

3.潜在并发症：气胸、血胸、肺部和胸腔感染。

【护理目标】

1.病人呼吸功能恢复正常，无呼吸困难、气促、发绀等。

2.病人自述疼痛减轻，舒适感增强。

3.病人未发生并发症，或并发症得到及时发现和处理。

【护理措施】

1.维持有效气体交换　①保持呼吸道通畅：及时清理呼吸道内的分泌物、痰液，协助和鼓励病人有效咳嗽、排痰。痰液黏稠不易咳出者，应用祛痰药物、雾化吸入促进痰液排出。对咳嗽无力不能有效排痰者及时吸痰。②给氧：呼吸困难及发绀者，及时给予吸氧，严重者可行气管插管、气管切开或辅助呼吸。③体位：病情稳定者可取半卧位，使膈肌下降，有利于呼吸。④行胸带包扎固定胸廓时，注意调整胸带的松紧。⑤行牵引固定胸壁时，定时观察并保持有效牵引。

2.缓解疼痛　①密切观察病人疼痛的程度。②妥善固定胸部。③遵医嘱给予镇痛药物。④病人咳嗽、咳痰时，协助或指导其用双手按压患侧胸壁减轻疼痛。

3.病情观察　密切观察脉搏、呼吸、血压及神志的变化，观察胸部运动情况，及时发现有无呼吸困难、反常呼吸，若有异常及时通知医师并做好抢救准备。

4.防治感染　①监测体温变化，若体温超过38.5℃，及时通知医师并配合处理。②鼓励并协助病人深呼吸、有效咳嗽、咳痰，防止肺部感染。③及时更换创面敷料，保持敷料清洁、干燥和引流通畅。④对开放性肋骨骨折者，遵医嘱合理使用抗生素。

5.心理护理　加强与病人的沟通，耐心倾听病人的主诉，关心安慰病人，帮助病人消除紧张情绪，配合治疗。

6.健康指导　①向病人说明深呼吸、有效咳嗽的意义，指导病人练习腹式呼吸，鼓励病人积极配合治疗。②对需要做胸膜腔穿刺、胸膜腔闭式引流者，操作前向病人和家属说明治疗的目的、意义及注意事项。③告知病人肋骨骨折愈合后，恢复期间胸部可有轻微疼痛，活动不适时疼痛可能会加重，但不影响患侧肩关节锻炼及活动。④3个月后复查胸部X线，以了解骨折愈合情况。

【护理评价】

通过治疗和护理，病人是否：①呼吸功能恢复正常，无呼吸困难、气促、发绀等；②疼痛减轻或消失；③未发生并发症，或发生得到及时发现和处理。

二、气胸与血胸病人的护理

气胸（pneumothorax）是指胸膜腔内积气，分为闭合性气胸、开放性气胸和张力性气胸三类。闭合性气胸通常由自发性气胸或肋骨骨折引起。开放性气胸多由锐器或火器等导致的胸部穿透伤所致。张力性气胸多由肺泡破裂、肺裂伤、支气管破裂引起。

血胸（hemothorax）是指胸膜腔内积血，与气胸同时存在称为血气胸（hemopneumothorax）。血胸根据积血量的多少，分为小量血胸（成人<500ml）、中量血胸（500～1000ml）和大量血胸（≥1000ml）。根据胸膜腔内有无活动性出血，分为非进行性血胸和进行性血胸。根据病理生理特点，

分为进行性血胸、凝固性血胸、感染性血胸和迟发性血胸。

【病理生理】

1.气胸

（1）闭合性气胸：空气通过伤道进入胸膜腔后，在呼气肺回缩时，脏层胸膜破口自行封闭，气体不再漏入胸膜腔，胸膜腔内压力增高但低于大气压，导致患侧肺部分萎陷，有效气体交换面积减少，影响肺通气和肺换气。胸膜腔积气量的多少决定伤侧肺萎陷的程度和肺功能被影响的程度。

（2）开放性气胸：胸膜腔通过胸壁伤口或软组织缺损处与外界大气相通，外界空气可随呼吸自由进出胸膜腔。当伤口直径大于3cm时，胸膜腔内压几乎等于大气压，患侧肺完全萎陷致呼吸功能障碍。双侧胸膜腔内压力不等，吸气时健侧胸膜腔内负压升高，纵隔移向健侧，呼气时双侧胸膜腔内压力差减少，纵隔又移向患侧，致使纵隔随呼吸来回摆动，称为纵隔扑动（图27-2）。纵隔扑动影响换气和静脉血液回流，引起呼吸和循环功能障碍。

（3）张力性气胸：又称高压性气胸。由于气管、支气管或肺损伤裂口与胸膜腔相通，且形成活瓣，每次吸气时气体从裂口进入胸膜腔，呼气时裂口活瓣关闭，气体不能排出，使胸膜腔内积气不断增多，压力逐步升高，胸膜腔内压高于大气压。胸膜腔内压力增高使患侧肺受压严重萎陷，纵隔显著向健侧移位，健侧肺组织受压，腔静脉回流受阻，导致呼吸、循环功能严重障碍。胸膜腔内高压使气体经支气管、气管周围疏松结缔组织或壁层胸膜裂口处，进入纵隔或胸壁软组织，并向皮下扩散，形成纵隔气肿或面、颈、胸部等处的皮下气肿（图27-3）。

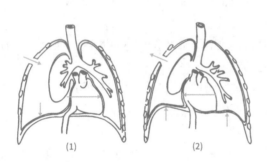
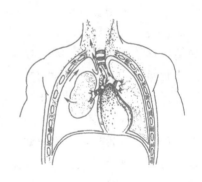

图27-2　开放性气胸的纵隔扑动　　　　　图27-3　张力性气胸和纵隔、皮下气肿

2.血胸　胸膜腔内血液积聚，压力增高，患侧肺受压萎陷，纵隔向健侧移位，健侧肺也受压，导致呼吸功能降低。血胸以肺组织裂伤出血最多见，由于肺循环压力低，出血量少且缓慢，多自行停止。肋间血管或胸廓血管出血来自体循环，压力较高，出血量多且不易自止，常需手术止血。心脏或大血管损伤，出血量大，伤情重，常在短时间内失血性休克而死亡。

（1）进行性血胸：大量持续出血所致的胸膜腔积血。

（2）凝固性血胸：当血液在胸膜腔迅速积聚，积血量超过肺、膈肌和心包运动所起的去纤维蛋白作用时，胸膜腔内积血发生凝固。凝血块机化后形成纤维板，限制肺及胸廓活动，损害呼吸功能。

（3）感染性血胸：细菌经伤口或肺破裂口侵入胸膜腔后，在积血中迅速滋生繁殖，形成感染性血胸，最终导致脓血胸。

（4）迟发性血胸：受伤一段时间后，因活动致肋骨骨折，断端刺破肋间血管或血管破裂处血凝块脱落，发生延迟出现的胸膜腔积血。

【护理评估】

（一）健康史

了解病人受伤经过、部位、伤后病情，有无恶心、呕吐、昏迷等。

（二）身体状况

1.气胸

（1）症状：与胸膜腔积气量多少及肺萎陷程度有关。①闭合性气胸：肺萎陷30%以下为小量气胸，病人一般无明显呼吸和循环功能紊乱的症状；肺萎陷30%～50%为中量气胸，肺萎陷50%以上为大量气胸，后两者均可出现明显的低氧血症。②开放性气胸：病人有明显的呼吸困难、口唇发绀，严重者甚至出现休克。③张力性气胸：病人有严重或极度呼吸困难、口唇发绀、烦躁、意识障碍、大汗淋漓、休克、昏迷、窒息等。

（2）体征：①闭合性气胸：可见患侧胸部饱满，气管向健侧移位，叩诊呈鼓音，听诊呼吸音减弱或消失。②开放性气胸：患侧胸壁可见伤口，在呼吸时可闻及气体进出胸腔伤口发出吸吮样声音，称为胸部吸吮伤口；可出现颈静脉怒张，气管向健侧移位，胸部和颈部皮下可触及捻发音，伤侧胸部叩诊呈鼓音，听诊呼吸音减弱或消失。③张力性气胸：患侧胸部饱满，颈静脉怒张，气管向健侧明显移位，常有皮下气肿，叩诊呈鼓音，听诊呼吸音消失。

2.血胸

（1）症状：与出血量、出血速度及并发症的程度有关。小量血胸，可无明显症状。中量血胸和大量血胸，可出现面色苍白、脉搏细速、呼吸急促、血压下降、四肢湿冷等低血容量性休克症状。并发感染时，出现寒战、高热、出汗、疲乏无力等全身表现。

（2）体征：伤侧胸部肋间隙饱满，气管向健侧移位，叩诊呈浊音，呼吸音减弱或消失等。

（三）辅助检查

1.实验室检查　血胸者，血常规检查显示红细胞、血红蛋白、红细胞比容下降。继发感染者，白细胞和中性粒细胞比值增高。

2.影像学检查　①胸部X线：闭合性气胸显示不同程度的胸膜腔积气和肺萎陷；开放性气胸显示胸膜腔大量积气和肺萎陷，纵隔内器官移向健侧；张力性气胸显示胸膜腔严重积气和肺完全萎陷，纵隔内器官移向健侧；小量血胸仅显示肋膈角消失；大量血胸时显示胸腔有大片阴影，纵隔向健侧移位；血气胸时显示气液平面。②B超：可明确胸腔积液的位置和量。

3.胸腔穿刺　既能明确有无气胸和血胸的存在，又能抽出气体或血液降低胸膜腔内压力，缓解症状。张力性气胸在进行胸腔穿刺时有高压气体向外冲出，外推针筒芯。

（四）心理-社会状况

参见本节肋骨骨折病人的护理。

（五）处理原则

以抢救生命为首要原则。处理措施包括封闭胸壁开放性伤口，通过胸腔穿刺或胸腔闭式引流排出胸膜腔内的积气、积液，合理应用抗生素防治感染。

1.胸腔闭式引流

（1）目的：①引流胸膜腔内积气、积液；②重建胸膜腔内负压，维持纵隔正常位置；③促进肺复张。

（2）适应证：①中、大量闭合性气胸，开放性气胸，张力性气胸，血胸，脓胸；②胸腔穿刺术治疗下肺无法复张者；③需使用机械通气或人工通气的气胸或血气胸者；④剖胸术后引流。

（3）置管位置：根据临床诊断、胸部X线检查结果，确定置管位置。气胸因积气向上积聚，引流一般选在锁骨中线第2肋间隙；积液引流一般选在腋中线与腋后线间第6或第7肋间隙；脓胸通常选择脓液积聚的最低位置。

（4）引流管的选择：排气的引流管宜选用质地较软，管径为1cm的塑胶管，既能引流，又可减少局部刺激和疼痛；排液的引流管选用质地较硬、管径为1.5～2cm的橡胶或硅胶管，不易折叠和堵塞，利于通畅引流。

（5）胸腔引流装置：目前临床上广泛使用的是一次性使用的胸腔引流装置（图27-4）。①单瓶闭式引流：水封瓶内装无菌生理盐水，其橡皮塞上有两个孔，分别插入长管和短管，短管下口远离液面，使瓶内空气与外界大气相通，长管浸没水面下3～4cm，另一端与病人的胸腔引流管相连。②双瓶闭式引流：分为收集瓶和水封瓶，收集瓶介于病人和水封瓶之间，其橡皮塞上插两根短管，一根短管与病人的胸腔引流管连接，另一根与水封瓶的长管连接。③三瓶闭式引流：在双瓶的基础上增加了一个控制抽吸力的负压控制瓶。传导到引流瓶内抽吸力的大小取决于通气管没入液面的深度。

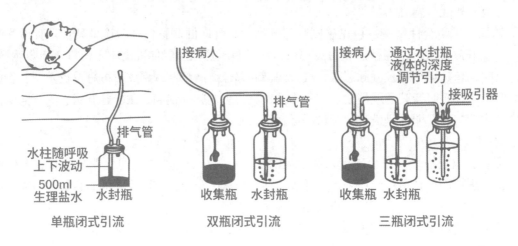

图27-4　胸腔闭式引流装置

2.不同类型气胸的处理原则

（1）闭合性气胸：少量气胸一般在1～2周可自行吸收，无需特殊处理。大量气胸应行胸腔穿刺，或行胸腔闭式引流。

（2）开放性气胸：尽快封闭胸壁伤口，变开放性气胸为闭合性气胸。用无菌凡士林纱布外加棉垫，紧急时利用衣服、围巾等在病人深呼气末盖住伤口，包扎固定，然后穿刺胸膜腔抽气减压。进一步处理根据病人的情况给予输血、补液、给氧、清创、缝合胸壁伤口、胸腔闭式引流、应用抗生素预防感染等治疗。若疑有胸腔内器官、血管损伤或进行性出血者，尽早行剖胸探查术。

（3）张力性气胸：立即抽气减压。用粗针头在患侧锁骨中线第2肋间刺入胸膜腔排气减压，外接单向活瓣装置，紧急情况下可在针柄外接气球、橡胶手指套等，将其顶端剪1cm开口，可起到活瓣作用。紧急救治后，病人取斜坡半坐位，行胸腔闭式引流。若疑有严重的肺裂伤或支气管断裂，需行剖胸探查术。

3.不同类型血胸的处理原则

（1）非进行性血胸：小量积血可自行吸收，中、大量血胸，采取胸腔穿刺或胸腔闭式引流。

（2）进行性血胸：在补充血容量，纠正低血容量性休克的同时，行剖胸探查、手术止血。

（3）凝固性血胸：为预防感染和血块机化，于出血停止后数日内经手术清除积血和血凝块。已机化的血块，待病情稳定后行纤维板剥脱术。

（4）感染性血胸：及时行胸腔引流，排尽感染性积血、积脓；若效果不佳或肺复张不良，尽早手术清除感染性积血，剥离脓性纤维膜。

【常见护理诊断/问题】

1.气体交换障碍　与胸部损伤、疼痛、胸廓活动受限、肺萎陷有关。

2.外周组织灌注无效　与失血引起的血容量不足有关。

3.急性疼痛　与胸部组织损伤有关。

4.潜在并发症：肺部和胸腔感染。

【护理目标】

1.病人能维持正常的呼吸功能，呼吸平稳。

2.病人心脏功能和有效循环血量维持正常，心率、血压平稳。

3.病人自诉疼痛减轻，舒适感增强。

4.病人未出现并发症，或并发症得到及时发现和处理。

【护理措施】

（一）非手术治疗护理／术前护理

1.现场急救　对开放性气胸者，紧急封闭胸壁伤口，阻止气体继续进入胸膜腔。对张力性气胸者，立即协助医师行胸腔穿刺排气或胸腔闭式引流。对胸部有较大异物者，不宜立即取出，以免出血不止。

2.维持有效气体交换　参见本节肋骨骨折病人的护理。

3.补充血容量　迅速建立静脉通路，按医嘱补充血容量，合理安排输注晶体液和胶体液，并根据血压和心肺功能等控制补液速度。

4.病情观察　监测生命体征、神志、瞳孔、尿量等变化；遵医嘱行血常规和生化检查；观察胸腔引流液的量、颜色和性质。如有下列征象之一提示胸腔内有活动性出血：①临床症状经治疗后未见明显好转甚至加重，如持续脉搏增快，血压下降，或补充血容量后血压仍不稳定；②胸腔引流血量＞200ml/h（或4ml/（kg·h）），持续3h以上者；③血红蛋白、红细胞计数和红细胞比容进行性降低；④胸腔穿刺抽不出血或胸腔引流出的血液迅速凝固，胸部X线示胸膜腔阴影持续增长。进行性血胸在补液、输血的同时，做好手术准备。

5.缓解疼痛　参见本节肋骨骨折病人的护理。

6.防治感染　参见本节肋骨骨折病人的护理。

7.术前护理　做好血型鉴定、交叉配血试验、药物过敏试验及术区备皮等。

8.心理护理　参见本节肋骨骨折病人的护理。

（二）术后护理

1.病情观察　①密切观察病人生命体征的变化，给予心电监测，观察病人神志、瞳孔、尿量等变化，并详细记录。②妥善安置、固定各种管道并保持通畅，观察胸腔引流液的量、颜色和性质。

2.呼吸道管理　参见本节肋骨骨折病人的护理。

3.胸腔闭式引流的护理

（1）保持引流装置密闭：①引流管周围用凡士林纱布严密覆盖。②水封瓶保持直立，长管没入水中3～4cm。③更换引流瓶、搬动病人或外出检查时，用两把止血钳双重反向夹闭引流管，但漏气明显的病人不可夹闭引流管。④随时检查整个引流装置是否密闭，防止引流管脱落。

（2）妥善固定：将引流瓶置于安全处，并妥善安置，以免意外翻倒。

（3）保持引流通畅：定时挤压引流管，防止引流管阻塞、受压、扭曲。病人取半坐卧位，鼓励和指导病人多咳嗽、深呼吸、变换体位，促进胸膜腔内气体和液体排出，促进肺复张。

（4）严格无菌操作，防止逆行感染：①保持引流装置无菌。定时更换胸腔闭式引流瓶，并严格遵守无菌技术操作原则。②保持胸壁引流口处敷料清洁、干燥，一旦渗湿或污染，及时更换。③引流瓶位置应低于胸壁引流口平面60～100cm，依靠重力引流，防止瓶内液体逆流入胸膜腔，造成逆行感染。

（5）观察和记录：①观察引流液的量、颜色和性状，并准确记录。②密切观察水封瓶长管中水柱波动情况，一般长管中水柱上下波动为4～6cm。若水柱波动幅度过大，超过10cm，提示可能存在肺不张或胸膜腔内残腔大；深呼吸或咳嗽时水封瓶内有气泡溢出，提示胸膜腔内有积气；水柱静止不动，提示引流管不通畅或肺已完全复张。

（6）意外事件处理：若引流管从胸腔脱出，立即用手捏闭伤口处皮肤，消毒后用凡士林纱布暂时封闭伤口，协助医师进一步处理；若引流管从连接处脱落或引流瓶损坏，立即将胸侧引流管折叠，或用止血钳夹闭胸侧引流管，同时鼓励病人深呼吸、咳嗽，更换引流装置。

（7）拔管护理：①拔管指征：留置引流管48～72h后，若引流瓶中无气体逸出且引流液颜色变浅，引流液量＜50ml/24h，或脓液＜10ml/24h，病人无呼吸困难或气促，听诊呼吸音恢复，胸部X线显示肺复张良好，可以考虑拔管。②拔管方法：协助医师拔管，嘱病人深吸气，在吸气末屏气，迅速拔管，并立即用凡士林纱布和厚敷料封闭胸壁伤口，包扎固定。③拔管后护理：拔管后24h内，应注意观察病人是否有胸闷、呼吸困难、切口漏气、渗血、渗液和皮下气肿等，若发现异常及时通知医师。

4.并发症的观察与护理

（1）切口感染：保持切口敷料清洁、干燥，及时更换，观察切口有无红、肿、热、痛等炎症表现，如有异常，及时通知医师处理。

（2）肺部和胸腔感染：密切观察体温变化及痰液性质，如病人出现畏寒、高热或咳脓痰等感染征象，及时通知医师处理。

（三）健康宣教

（1）呼吸功能锻炼：向病人解释深呼吸、有效咳嗽、咳痰的意义和方法，并给予指导，嘱病人出院后仍坚持锻炼。

（2）活动指导：告知病人恢复期间胸部仍有轻微不适或疼痛，应尽早开始患侧肩关节的功能锻炼，循序渐进，促进功能恢复。气胸痊愈的1个月内，不宜参加剧烈的活动，如跑步、打球、抬举重物等。

（3）定期复诊：胸部损伤严重者定期来院复诊，发现异常及时治疗。

【护理评价】

通过治疗和护理，病人是否：①呼吸功能恢复正常，没有气促、呼吸困难、发绀等；②心脏功能和有效循环血量正常，心率、血压平稳；③疼痛减轻或消失；④未发生并发症，或发生时得到及时发现和处理。

第二节　肺癌病人的护理

案例导入

　　张先生,68岁,3个月前出现胸闷、胸痛、咳嗽，痰少、白色，偶有血丝，近1周咳嗽加重、痰量增多，应用抗生素后效果不佳。胸部X线：右肺上叶有一不规则团块状阴影。既往有结核病史。

　　请思考：

　　1.该病人最可能的诊断是什么？要明确诊断最重要的检查是什么？

　　2.目前病人最主要的护理诊断/问题是什么？该如何实施护理？

肺癌（lung cancer）多起源于支气管黏膜上皮，也称支气管肺癌（bronchopulmonary carcinoma）。近年来，全世界肺癌的发病率和死亡率明显增高。在工业发达国家和我国大城市中，肺癌的发病率已居男性恶性肿瘤的首位。肺癌病人以男性多见，发病年龄多在40岁以上。

【病因及发病机制】

肺癌的病因至今尚未清楚，一般认为与下列因素有关。

1.吸烟　调查研究表明长期大量吸烟是肺癌的重要危险因素。烟草中含有多环芳烃等50多种致癌物质。每日吸烟量越大、开始吸烟的年龄越早、吸烟年限越长，患肺癌的危险越高。

2.化学物质　已确认的化学致癌因素包括石棉、铬及其化合物、镍、无机砷化合物、铜、锡、煤烟焦油和石油中的多环芳烃等。

3.空气污染　包括室内污染和室外污染。室内污染包括天然气、煤等燃料燃烧、烹饪过程中产生的致癌物；室外污染包括工业废气、汽车尾气、公路沥青等都有致癌物质存在，其中主要是苯并芘。

4.人体内在因素　如遗传因素、代谢活动、免疫状态、肺部慢性感染等，也与肺癌的发病有关。癌基因（如K-ras、CerbB-2）或肿瘤抑制基因Rb、p53等的异常、突变、缺失或过度表达与肺癌的发病也有密切关系。

5.其他　长期、大剂量电离辐射可引起肺癌。

【病理生理】

肺癌起源于支气管黏膜上皮，癌肿可向支气管腔内和（或）邻近的肺组织生长，并可通过淋巴、血行、支气管转移扩散。肺癌的分布情况右肺多于左肺，上叶多于下叶。

【分类】

1.根据癌肿发生的部位，分为周围型肺癌和中心型肺癌。周围型肺癌起源于肺段支气管以下，分布在肺的周围部分；中心型肺癌起源于主支气管、肺叶支气管，靠近肺门。

2.根据细胞分化程度和形态特征，临床最常见的肺癌可分为非小细胞肺癌和小细胞肺癌。非小细胞癌主要包括腺癌、鳞状细胞癌（鳞癌）、大细胞癌和小细胞癌。

（1）腺癌：近年来发病率上升明显，已超过鳞癌成为最常见的肺癌。多为周围型肺癌，一般生长较慢，但有时在早期即发生血行转移，淋巴转移发生较晚。

（2）鳞状细胞癌（鳞癌）：与吸烟密切相关，男性多见。多为中心型肺癌，生长速度较缓慢，病程较长，通常先经淋巴转移，血行转移发生较晚。

（3）大细胞癌：相对少见，老年男性，周围型多见，分化程度低，预后很差。

（4）小细胞癌：与吸烟关系密切，老年男性，中心型多见。恶性程度高，生长速度快，较早出现淋巴和血行转移，对放疗和化疗较敏感，但可迅速产生耐药，预后较差。

此外，少数肺癌病人同时存在不同类型的癌肿组织，如鳞癌和腺癌混合，小细胞癌与非小细胞癌并存等。

【护理评估】

（一）健康史

了解病人的年龄、吸烟史、家族、工作环境；病人是否患有慢性支气管炎或其他呼吸系统慢性疾病等。

（二）身体状况

肺癌的临床表现与癌肿的大小、部位，是否压迫和侵犯邻近器官，有无转移等密切相关。早期多无明显表现，癌肿增大后可出现下列表现。

1.咳嗽　最常见，为刺激性干咳或少量黏液痰，抗感染治疗无效。当癌肿继续增大引起支气管狭窄时，咳嗽加重，呈高调金属音。若继发肺部感染，可有脓痰，痰量增多。

2.血痰　通常为痰中带血点、血丝或少量咯血，大量咳血少见。

3.胸闷和发热　较大的支气管被癌肿不同程度阻塞时，可出现胸闷、哮鸣、气促和发热等症状。

4.胸痛　癌肿侵犯胸膜、胸壁、肋骨及其他组织引起，多为胸部不规则隐痛或钝痛，可随呼吸、咳嗽加重。

5.晚期　除了体重减轻、食欲减退、乏力等全身症状外，还可出现癌肿压迫或侵犯邻近组织、器官或发生远处转移的征象：①压迫或侵犯喉返神经：声带麻痹、声音嘶哑。②压迫上腔静脉：引起上腔静脉综合征，表现为面部、颈部、上肢和上胸部静脉曲张，皮下组织水肿。③侵犯胸膜、胸壁：可引起持续性剧烈胸痛；血性胸膜腔积液，还可引起气促。④压迫侵犯膈神经：可引起同侧膈肌麻痹。⑤侵入纵隔，压迫食管：引起吞咽困难。⑥上叶顶部肺癌：亦称Pancoast瘤，可以侵入纵隔和压迫位于胸廓上口的器官或组织。如肿瘤压迫颈交感神经，引起同侧眼睑下垂，瞳孔缩小，眼球内陷，面部无汗等颈交感神经综合征（又称Horner综合征）。⑦肺癌远处转移的表现：转移至淋巴结，锁骨上淋巴结是肺癌转移的常见部位，淋巴结肿大、固定而坚硬，多无痛感；转移至脑时，头痛最常见，出现呕吐、视觉障碍、眩晕、颅内压增高等；转移至肝时，肝区疼痛最常见，出现黄疸、腹水、肝功能异常等；转移至骨，局部压痛、病理性骨折、瘫痪等。

6.副癌综合征　少数肺癌病例，由于癌肿产生内分泌物质，临床上呈现非转移性的全身症状，如杵状指、骨膜增生、骨关节痛等骨关节综合征、Cushing综合征、男性乳房增生、重症肌无力、多发性肌肉神经痛等。这些症状在切除癌肿后可能消失。

（三）辅助检查

1.痰细胞学检查　是普查和诊断肺癌的一种简便有效的方法。肺癌表面脱落的癌细胞可随痰液咳出，痰细胞学检查找到癌细胞，即可确诊。

2.影像学检查　诊断肺癌的重要手段。

（1）X线：早期中心型肺癌X线可无异常征象，当癌肿阻塞支气管后可出现肺不张、肺炎征象。周围型肺癌最常见的X线表现为肺野周围孤立性圆形或椭圆形块状阴影，轮廓不规则，边缘模糊毛糙。

（2）CT与MRI：CT可发现X线检查隐藏区（如肺尖、膈上、心脏后、纵隔、脊柱旁等处）的早期病变，还能显示肿瘤有无侵犯邻近器官。PET-CT能对病灶精准定位和分期，提高诊断的准确性。MRI在明确肿瘤与大血管之间的关系方面明显优于CT。

（3）骨扫描：采用^{99m}Tc标记的双膦酸盐进行骨代谢显像是肺癌骨转移筛查的重要手段。

3.纤维支气管镜检查　诊断中心型肺癌阳性率较高。可直接观察到肿瘤大小、部位及范围，并可钳取或穿刺病变组织做病理学检查，也可用支气管刷取肿瘤表面组织或取支气管内分泌物行细胞学检查。

4.其他检查　如纵隔镜、胸腔镜、经胸壁穿刺活组织检查、胸腔积液检查、转移病灶活组织检查、肿瘤标记物检查等。

（四）心理-社会状况

评估病人对疾病的认知程度、有无焦虑和恐惧、家属和朋友的关心支持程度、家庭对治疗费用的承受能力等。

（五）处理原则

一般采用个体化多学科综合治疗。非小细胞肺癌采用以手术治疗为主的综合治疗，小细胞肺癌以化疗和放疗为主，放化疗后手术，再化疗。

1.手术治疗　原则是彻底切除肺部原发病灶和局部及纵隔淋巴结，尽可能保留健康的肺组织。首选手术方式肺叶切除和淋巴结清扫。肺叶切除的范围取决于病变的部位和大小。周围型肺癌，一般施行肺叶切除术；中心型肺癌，一般施行肺叶或一侧全肺切除术。若癌肿位于一个肺叶内，但已侵及局部主支气管或中间支气管，为保留正常的邻近肺叶，避免做一侧全肺切除术，可切除病变的肺叶及一段受累的支气管，再吻合支气管上下端，称为支气管袖状肺叶切除术；若相伴的肺动脉局部受侵，同时做部分切除，端端吻合，称为支气管袖状肺动脉袖状肺叶切除术。

2.放射治疗 是肺癌局部治疗的一种主要手段。用于早期肺癌但不能耐受手术病人的局部治疗、手术后切缘残余的处理、晚期或肿瘤复发病人的姑息性治疗等。在肺癌的各种类型中，小细胞癌对放疗敏感性较高，鳞癌次之，腺癌最低。

3.化学治疗 包括新辅助化疗（术前化疗）、辅助化疗（术后化疗）和系统性化疗。可单独用于晚期肺癌病人以缓解症状，或与手术、放射治疗综合应用，以防止癌肿转移复发，提高治愈率。在肺癌的各种类型中，小细胞癌对化疗特别敏感，鳞癌次之，腺癌最差。

4.靶向治疗 是针对肿瘤特有的基因异常进行的治疗。靶向治疗针对性强、疗效较好且副作用轻。目前，在肺癌领域得到应用的靶点主要有表皮生长因子受体（EGFR）、血管内皮生长因子（VEGF）和间变淋巴瘤激酶（ALK）。治疗中国非小细胞肺癌最重要的靶向治疗药物是EGFR的小分子抑制剂（如厄洛替尼、吉非替尼）。

5.中医中药治疗 用于改善病人的症状，减轻放疗、化疗的副反应，提高机体抵抗力，增强疗效、延长生存期。

6.免疫治疗 ①特异性免疫疗法：用经过处理的自体肺癌细胞或加用佐剂后，做皮下接种治疗。②非特异性免疫疗法：用卡介苗、短小棒状杆菌、干扰素、胸腺素、转移因子等生物制品，或左旋咪唑等药物激发和增强人体免疫功能。

【常见护理诊断/问题】

1.气体交换障碍 与肺组织病变、肿瘤阻塞支气管、呼吸道分泌物潴留、麻醉、手术、肺膨胀不全等有关。

2.营养失调：低于机体需要量 与肿瘤引起的机体代谢增加、手术创伤等有关。

3.疼痛 与癌症晚期、手术有关。

4.焦虑与恐惧 与久咳不愈、咯血及担心手术和预后有关。

5.潜在并发症：出血、肺部感染、肺不张、急性肺水肿、心律失常等。

【护理目标】

1.病人能维持正常的呼吸功能，呼吸平稳。

2.病人营养状况改善。

3.病人自诉疼痛减轻，舒适感增强。

4.病人自诉焦虑、恐惧减轻或消失。

5.病人未出现并发症，或并发症得到及时发现和处理。

【护理措施】

（一）术前护理

1.呼吸道护理

（1）戒烟：吸烟刺激肺、气管及支气管，使呼吸道分泌物增加，妨碍支气管纤毛的活动和清洁功能，影响痰液排出，造成肺部感染，故劝告病人戒烟2周以上。

（2）保持呼吸道通畅：①支气管分泌物较多（痰量＞50ml/d）、病情允许时应行体位引流。②痰液黏稠不易咳出者，予雾化吸入，必要时支气管镜吸痰。③遵医嘱应用抗生素、祛痰剂、支气管扩张剂等，控制呼吸道感染，改善呼吸状况。

（3）预防和控制感染：注意口腔卫生，遵医嘱治疗上呼吸道感染、龋齿等口腔疾病，减少细菌通过口腔进入下呼吸道引起感染。如合并肺部感染、慢性支气管炎、肺气肿等，遵医嘱给予抗生素治疗及雾化吸入治疗。

（4）指导训练：指导病人有效咳嗽、咳痰、腹式呼吸，学会使用深呼吸训练器进行有效呼吸功能锻炼，以促进术后肺复张，提高肺功能，预防肺部并发症。

（5）机械通气治疗：对于呼吸功能异常者，可根据需要应用机械通气治疗。

2.营养支持　为病人建立良好的进食环境，注意口腔清洁以增进食欲；提供色香味齐全的高热量、高蛋白、高维生素饮食；营养不良者，遵医嘱给予肠内或肠外营养支持，以改善病人营养状况，增强机体抵抗力。

3.心理护理　向病人和家属详细介绍疾病治疗和护理相关知识，如手术的方法、意义，并介绍手术成功的实例，增强病人的信心。协助病人完成各项检查，认真耐心倾听和解答病人的问题，减轻病人焦虑或恐惧程度。动员家属给病人以心理和经济方面的全力支持。

（二）术后护理

1.安置体位

（1）一般情况：病人意识未恢复前取平卧位，头偏向一侧，以免呕吐物、分泌物吸入呼吸道而窒息或造成吸入性肺炎。意识清醒、血压平稳后改为半坐卧位，以利呼吸和引流。术后避免病人垂头仰卧位，以防膈肌上升妨碍通气。

（2）特殊情况：①楔形切除术或肺段切除术的病人，尽量选择健侧卧位，以促进手术侧组织扩张。②一侧肺叶切除术的病人，若呼吸功能尚可，取健侧卧位，以利于术侧残留肺组织扩张；若呼吸功能差，取平卧位，避免健侧肺受压而限制肺的通气功能。③全肺切除的病人，避免过度侧卧，可取1/4侧卧位，预防纵隔移位压迫健侧肺导致呼吸循环功能障碍。④有血痰、支气管瘘的病人，取术侧卧位。

2.病情观察　术后2～3h，每15分钟测量生命体征一次，稳定后改为每30分钟至1小时测量一次。定时观察呼吸并呼唤病人，防止因麻醉副作用引起的呼吸暂停，注意观察有无呼吸窘迫，如有异常立即通知医师。严密观察血压，肢端温度，口唇、甲床、皮肤颜色，周围静脉充盈情况等，考虑是否存在血容量不足和心功能不全。

3.维持呼吸道通畅

（1）吸氧：肺切除术后病人有不同程度的缺氧，常规鼻塞或面罩吸氧，注意根据血气分析结果调整给氧浓度。

（2）观察：密切观察病人呼吸的频率、幅度及节律以及双肺呼吸音，密切观察病人有无气促、发绀等缺氧征象及血氧饱和度等，若有异常及时通知医师。

（3）深呼吸及有效咳嗽：病人意识清醒后，立即鼓励并协助其进行深呼吸和有效咳嗽，1～2h/次。咳嗽前按由下向上，由外向内的顺序先给病人叩背或体外震颤，然后嘱病人深呼吸3～5次，深吸气末屏气3～5s，再用力咳嗽将痰咳出。病人咳嗽时，协助固定胸部伤口，以减轻震动引起的疼痛。

（4）稀释痰液：呼吸道分泌物黏稠者，可用糜蛋白酶、祛痰剂、支气管扩张剂、抗菌药物等行氧气或超声雾化，以稀释痰液、解痉、抗感染。

（5）吸痰：对于咳痰无力，呼吸道分泌物滞留者予以吸痰。全肺切除术，因其支气管残端缝合处在隆突下方，行深部吸痰时容易刺破，故吸痰管插入长度以不超过气管的1/2为宜。必要时行纤维支气管镜吸痰。

4.全肺切除术后胸腔闭式引流的护理　一侧全肺切除术后，两侧胸膜腔内的压力不平衡，纵隔易向手术侧移位，因此全肺切除术后病人的胸腔引流管一般呈全钳闭或半钳闭状态，以保证术后患侧胸腔有一定的渗液，维持双侧胸腔内压力平衡，防止和减轻纵隔过度摆动。全钳闭时，随时观察病人的气管位置，并根据其调整引流管开放的时间和次数。若气管明显移向健侧，立即听诊呼吸音，排除肺不张后，酌情放出适量的气体或引流液。放气放液时速度宜慢，开放时禁止咳嗽，每次放液量不超过100ml，避免快速多量放液引起纵隔突然移位，导致心脏骤停。半钳闭时，注意保持引流管内水柱随呼吸波动的幅度为4～6cm。

5.维持液体平衡和补充营养　①严格控制输液的量和速度：防止心脏前负荷过重引起急性肺水肿。全肺切除术后应控制钠盐摄入量，补液量＜2000ml/24h，输液速度以20～30滴/min为宜。严格记录出入液量，维持液体平衡。②补充营养：病人意识恢复无恶心现象，拔除气管插管后可饮水。肠蠕动恢复后，可进食清淡流质、半流质饮食，进食后无任何不适可改为普食。饮食宜为高蛋白、高热量、丰富维生素、易消化，以保证营养，提高机体抵抗力，促进伤口愈合。

6.减轻疼痛　①遵医嘱给予镇痛药，观察镇痛效果及是否出现呼吸抑制的征象。②胸带约束，减轻咳嗽时切口的张力，减轻疼痛。③咳嗽时协助病人固定胸廓。

7.活动与休息　①鼓励病人早期下床活动：目的是改善呼吸循环功能，预防肺不张。生命体征平稳后，鼓励和协助病人下床或床旁站立移步。可根据病人耐受情况逐渐增加活动量。活动期间，病人出现头晕、气急、心悸、心动过速、出汗等症状应停止活动。②手臂和肩关节运动：预防术侧肩关节强直及失用性萎缩。病人清醒后，可协助其进行臂部、躯干和四肢的轻度活动，每4h一次；全肺切除术后的病人，鼓励取直立的功能位，以恢复正常姿势，防止脊柱侧弯畸形。

8.并发症的观察与护理

（1）胸腔内出血：密切观察病人的生命体征，伤口敷料及引流管周围的渗血情况，胸腔引流液的量、颜色和性状。若引流液量＞100ml/h，色鲜红、有血凝块，病人有烦躁不安、脉搏增快、血压下降、尿量少等血容量不足的表现时，应考虑有活动性出血。一旦出现，立即通知医师，遵医嘱输血、补液、止血等处理，必要时做好开胸探查止血的准备。

（2）肺部并发症：常见有肺感染、肺不张、急性肺水肿、呼吸衰竭等。表现为发热、气促、呼吸困难、泡沫样血痰、发绀、脉速等。重在预防，早期协助和鼓励病人深呼吸、有效咳嗽排痰，补液时严格控制输液速度和量。

（3）心律失常：多发生于术后4日内，与缺氧、出血、水电解质酸碱失衡有关。术前合并心血管疾病、糖尿病者，术后更容易发生心律失常。护理措施：①术后心电监护，发现异常立即通知医师。②遵医嘱应用抗心律失常药，密切观察心率、心律，观察药物疗效及不良反应，严格掌握药物剂量、浓度、给药方法、速度。③控制静脉输液速度和量。

（4）支气管胸膜瘘：多发生于术后1周左右，是肺切除术后严重的并发症之一。病人常出现高热、刺激性咳嗽、痰中带血、胸闷、呼吸困难等症状。用亚甲蓝注入胸膜腔，病人咳出蓝色痰液即可确诊。一旦发生，立即通知医师，置病人患侧卧位，以防漏液流向健侧，遵医嘱使用抗生素，继续行胸腔闭式引流等处理，必要时做好开胸手术修补的术前准备。

9.心理护理　术后给予病人心理上的支持，解释术后恢复过程，各项护理的目的和重要性，鼓励病人积极配合。

（三）健康指导

1.告知病人出院后数星期内，仍应进行腹式呼吸及有效咳嗽。

2.保持良好的口腔卫生，避免出入公共场所或与上呼吸道感染者接触，避免与烟雾、化学刺激物接触，戒烟。一旦发生呼吸道感染，及早就医。

3.保持良好的营养状况，每日保持充分的休息与活动，半年内不得从事重体力劳动。

4.术后化疗或放疗过程中，注意血象的变化，定期复查血细胞和肝功能。

5.若出现伤口疼痛、剧烈咳嗽及咯血、进行性倦怠时，应及时返院复查。

【护理评价】

通过治疗和护理，病人是否：①呼吸功能恢复正常；②营养状况改善；③疼痛减轻或消失；④焦虑、恐惧减轻或消失；⑤未发生并发症，或发生时得到及时发现和处理。

第三节　食管癌病人的护理

案例导入

　　张先生，65岁，河南林县人，进行性吞咽困难5个月入院治疗。入院时明显消瘦，T 37.1℃，P 80次/min，R 18次/min，既往吸烟45年。食管钡餐造影提示食管中段6cm长狭窄伴黏膜破坏，狭窄处有深溃疡龛影。

　　请思考：

　　1.该病人最可能的诊断是什么？要明确诊断还应做什么检查？

　　2.术后第7日，病人出现呼吸困难，胸腔引流液有食物残渣，该病人发生了什么问题？针对该问题该如何实施护理？

　　食管癌（esophageal carcinoma）是发生在食管黏膜上皮的恶性肿瘤。食管癌是我国最常见的恶性肿瘤之一。我国也是食管癌病死率最高的国家之一。发病年龄多在40岁以上，男性多于女性。早发现、早诊断、早治疗仍是食管癌防治的重点。食管癌多见于食管胸中段，下段次之，上段较少。

【病因及发病机制】

　　食管癌的病因尚未完全明确，下列因素被认为是重要的致癌因素。

　　1.长期慢性刺激　长期吸烟、饮烈性酒、食物过烫、过硬等易致食管上皮损伤，造成癌症的易感和促进因素。

　　2.化学因素　亚硝胺是公认的致癌物，酸菜、腌肉等腌制食品中含量高，与食管癌和食管上皮重度增生的患病率呈正相关。

　　3.生物因素　长期进食发霉、变质的含有真菌的食物，有些真菌自身有致癌作用，有些真菌促进亚硝胺及前体的形成。

　　4.缺乏某些营养元素　食物中造成维生素A、维生素B_2和维生素C等缺乏，影响人体内阻断亚硝基化合物合成的功能；缺乏微量元素如锌、钼、锰、铁等，可造成亚硝酸盐的堆积。

　　5.遗传因素　食管癌的发病常有家族聚集性，河南林县食管癌有阳性家族史者占60%。食管癌高发家族中，染色体数目及结构异常者显著增多。

　　6.食管自身疾病　食管慢性炎症、憩室、白斑、瘢痕狭窄，贲门失弛缓症等均有癌变的危险。

【病理生理】

　　1.大体分型　早期食管癌按其形态可分为隐伏型、斑块型、糜烂型和乳头型。中晚期食管癌分为髓质型、溃疡型、蕈伞型、缩窄型和腔内型，其中髓质型最常见。

　　2.组织学分型　食管癌在组织学上有鳞癌、腺癌、小细胞癌等类型，以鳞癌最常见，其次是腺癌。

　　3.扩散与转移

　　（1）直接浸润：癌细胞沿黏膜、黏膜下扩散，侵及肌层，沿食管向上下、全周，进一步侵蚀食管周围组织和器官，如气管、支气管、心包、大血管等。

　　（2）淋巴转移：是食管癌的主要转移方式。癌细胞沿黏膜下淋巴管进入食管旁、纵隔及颈部、上腹部淋巴结。

　　（3）血行转移：发生较晚，转移至肺及肝最为常见。

【护理评估】

（一）健康史

了解病人的家族史、生活方式、饮食习惯、有无食管疾病等。

（二）身体状况

1.症状

（1）早期：多无明显症状，在进粗硬食物时可有不同程度的不适感，包括进食时哽噎感，食管内有停滞感或异物感，胸骨后出现烧灼感、针刺样疼痛。

（2）中晚期：典型症状是进行性吞咽困难，开始时难咽下干硬食物，继而半流质、流质饮食，最后水和唾液也难以咽下。当癌肿侵犯喉返神经，可发生声音嘶哑；当癌肿侵犯气管和支气管时，可引起呛咳，出现食管气管瘘后，可并发肺炎、肺脓肿；当癌肿转移至肺与胸膜时，出现胸腔积液；当癌肿侵入大血管时可出现呕血。

2.体征　晚期病人逐渐出现消瘦、贫血等恶病质体征，也可触及锁骨上淋巴结肿大，肝肿块、腹水、胸腔积液等远处转移体征。

（三）辅助检查

1.食管拉网细胞学检查　主要用于食管癌高发地区人群普查。

2.X线钡餐造影　是食管癌早期诊断的重要手段，早期食管癌X线可显示：局部黏膜皱襞变粗、紊乱或中断，小溃疡龛影，小的黏膜充盈缺损，食管壁无蠕动、僵硬。中晚期食管癌出现明显的管腔狭窄、巨大充盈缺损、管壁僵硬，严重狭窄者近端食管扩张等。

3.食管内镜和超声内镜　食管内镜可直接观察到病变的部位、形态，并可钳取活组织做病理学检查，是食管癌确诊主要方法。超声内镜可较准确地判断癌肿浸润食管的深度、向外扩散程度以及有无纵隔、淋巴结及腹腔内脏器转移等。

4.放射性核素检查　利用某些亲肿瘤的核素，如^{32}磷、^{131}碘、^{67}镓等检查，对早期食管癌病变的发现有帮助。

5.气管镜检查　肿瘤在隆嵴以上应行气管镜检查。

6.CT　了解食管癌向管腔外扩展情况、有无腹腔内器官或淋巴结转移，对决定手术有参考价值。

（四）心理-社会状况

评估病人有无焦虑和恐惧，程度如何；了解病人对疾病的认知程度；了解家属及朋友对病人的关心、支持程度，家庭对治疗所需费用的承受能力。

（五）处理原则

1.手术治疗　是治疗食管癌首选的方法。方法有：①内镜下食管黏膜切除术：适用于原位癌、重度不典型增生。一般每次切除食管黏膜不应超过局部食管周径的1/2，否则易发生狭窄。②食管癌根治术：切除癌肿和上下5～8cm的食管及所属区域的淋巴结，常用胃体或结肠食管吻合，重建食管（图27-5）。常用的手术路径有：①左侧开胸切口：是最常用的手术路径，适用于中、下段食管癌。②右胸、上腹、左颈三切口：适用于中、上段食管癌切除，便于清扫食管上三角区淋巴结。③非开胸食管癌切除术：又称之为食管内翻拔脱术。该方法创伤小，但不能进行胸腔淋巴结清扫，仅适用于早期癌，心、肺功能差不宜开胸手术者。④其他手术：晚期食管癌，进食有困难的病人，可做姑息性减状手术，如胃或空肠造瘘术、食管腔内置管术、食管分流术等，以达到改善营养、延长生命的目的。

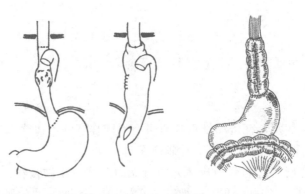

图27-5 食管重建

2.放射治疗　单纯放疗多用于颈段、胸上段食管癌及有手术禁忌证，尚能耐受放疗者。与手术治疗综合应用：术前放疗，使癌肿缩小，间隔2～3周再手术；对术中切除不完全的残留癌组织在术后3～6周开始术后放疗。

3.化学治疗　食管癌对化疗敏感性差，与其他方法联合应用，有时可提高疗效。化疗分为姑息性化疗、新辅助化疗（术前）、辅助化疗（术后）。

4.其他　中药及免疫治疗等有一定疗效。

【常见护理诊断/问题】

1.营养失调　低于机体需要量，与进食减少和机体代谢增加有关。

2.清理呼吸道无效　与手术、麻醉有关。

3.疼痛　与手术有关。

4.焦虑与恐惧　与对癌症和手术的恐惧，担心预后有关。

5.潜在并发症：出血、肺感染、肺不张、吻合口瘘、乳糜胸等。

【护理目标】

1.病人营养状况改善。

2.病人呼吸道分泌物能够及时排出。

3.病人疼痛缓解。

4.病人自诉焦虑、恐惧减轻或消失。

5.病人未出现并发症或并发症得到及时发现和处理。

【护理措施】

（一）术前护理

1.改善营养状况　病人因吞咽困难而出现摄入不足，营养不良，水、电解质失衡，机体对手术的耐受力降低。术前应保证营养的摄入，改善病人的营养状况。指导和鼓励病人进食高热量、高蛋白、高维生素的流质或半流质饮食，如米汤、鸡汤、鱼汤、牛奶、鸡蛋羹、菜汁等，避免刺激性饮食。对一般情况较差或长期不能进食者，可遵医嘱提供肠内、肠外营养支持。

2.术前准备

（1）呼吸道准备：对吸烟者，术前2周应劝其严格戒烟；指导病人进行腹式深呼吸和有效咳嗽训练，必要时使用抗生素控制呼吸道感染。

（2）胃肠道准备：①对有明显食管梗阻、进食后有滞留或反流的病人，术前3日开始每日经胃管用生理盐水加抗生素冲洗食管，减轻局部水肿和感染，利于术后吻合口的愈合。②结肠代食管手术的病人，术前3日进少渣饮食，同时口服肠道抗生素，术前晚行清洁灌肠或全肠道灌洗后禁食水。③术日晨常规留置胃管，胃管通过梗阻部位困难时，不能强行进入，以免戳破食管，可将胃管置于梗阻部位上方，待手术中调整。

3.心理护理　参见本章第二节。

🔍 护考情报站 ————————————

患者，女性，60岁，拟择期行食管癌切除手术。现患者能进食粥之类的食物，护士建议的饮食为

A.高热量、低蛋白、低脂肪流食　　　　B.高热量、低蛋白、低脂肪半流食

C.高热量、高蛋白、高维生素半流食　　D.高热量、低蛋白、高维生素半流食

E.高热量、高蛋白、高脂肪普食

【答案】C

解析：食管癌术前应指导患者合理进食高热量、高蛋白、含丰富维生素的流质或半流质饮食，术前1日禁食。术后禁食水4～6日，每日静脉输液。待肠功能恢复，逐步恢复饮食。

（二）术后护理

1.病情观察　术后2～3h，严密监测病人生命体征的变化，平稳后改为30min至1h测量一次，如有异常通知医师。

2.呼吸道护理　参见本章第二节。

3.胃肠道护理

（1）胃肠减压的护理：①妥善固定胃管，防止脱出，待肛门排气、引流量减少后，拔除胃管。②严密观察引流液的量、颜色和性状并准确记录。术后6～12h一般有少量血性或咖啡色液体，若引流出大量鲜血或血性液，病人出现烦躁、脉搏增快、血压下降、尿量减少等，应考虑吻合口出血，立即通知医师并配合处理。③经常挤压胃管，避免堵塞，保持引流通畅。若胃管不畅，可用少量生理盐水冲洗并及时回抽。④胃管脱出后应立即通知医师，密切观察病情，不应盲目插入，以免戳穿吻合口部位，造成吻合口瘘。

（2）结肠代食管术后护理：①保持结肠祥内的减压管通畅。②注意观察腹部体征，发现异常及时通知医生。③若从减压管内吸出大量血性液或呕吐大量咖啡色液，并伴有全身中毒症状，应考虑代食管的结肠祥坏死，须立即通知医生并配合抢救。④结肠代食管后，因结肠逆蠕动，病人常嗅到大便气味，需向病人解释原因，指导其注意口腔卫生，一般半年后会逐步缓解。

4.胸腔闭式引流护理　参见气胸和血胸病人的护理。

5.饮食护理　①术后禁饮禁食3～4日，持续胃肠减压，拔管前尽量不要将口水、唾液咽下，减少食管吻合口感染的发生。禁食期间遵医嘱予以肠内和肠外营养支持。②停止胃肠减压后24h，若病人无胸内剧痛、呼吸困难、患侧呼吸音减弱、高热等吻合口瘘的症状，可开始进食。先试饮少量水，无特殊不适进全清流质，每2h一次，每次不超过100ml，每日6次。逐渐加入半流质饮食，以清淡、易消化的食物为主，如蛋花汤、烂面条、米粥等。术后2周改为软食。术后3周如无特殊不适可进普食，但仍应注意少食多餐，进食不宜过多过快。③食管癌术后可发生胃液反流至食管，嘱病人餐后2h内不要平卧，睡眠时抬高床头。④胃代食管术后，因胃拉入胸腔压迫肺，进食后病人出现胸闷、呼吸困难，建议病人少食多餐，1～2个月后，症状多可缓解。⑤术后饮食原则是循序渐进，由稀到干，少食多餐，避免进食生、冷、硬、刺激性食物，防止后期吻合口瘘。

6.减轻疼痛　参见本章第二节。

7.并发症的观察与护理

（1）出血、肺不张、肺感染：参见本章第二节。

（2）吻合口瘘：根据部位分为颈部吻合口瘘和胸内吻合口瘘。胸内吻合口瘘是食管癌术后极为严重的并发症，多发生于术后5～10日，死亡率高达50%。吻合口瘘与以下因素有关：①食管的解剖特点，如无浆膜覆盖，且肌纤维呈纵形走向，易发生撕裂；②食管血液供应呈节段性，易造成吻合口缺血；③吻合口张力太大；④营养不良、贫血、低蛋白血症、感染等。表现：①病人出现胸痛、胸腔积液、呼吸困难和全身中毒症状，如高热、寒战甚至休克。②胸腔引流液有食物残渣。护理措施：①嘱病人立即禁饮食。②协助医师行胸腔闭式引流并常规护理。③遵医嘱予抗感染治疗和营养支持。④严密观察生命体征，若出现休克，积极治疗。⑤需再次手术的，积极完善术前准备。

（3）乳糜胸：多由手术伤及胸导管或其分支导致，多发生在术后2～10日，少数病人可在术后2～3周出现。早期因禁食胸腔闭式引流出淡黄色或淡血性液，量较多；进食后胸腔闭式引流出乳白色液，量较多。如未及时治疗，短时间内可造成全身过度消耗、衰竭而死亡，故应积极预防和及时处理：①注意观察病人有无胸闷、气促、心悸甚至血压下降。②禁饮食，并给予肠外营养支持。③若诊断明确，协助医生迅速留置胸腔闭式引流，必要时持续低负压吸引，以及时引流胸腔内乳糜液，促使肺膨胀。④保守治疗无效者，需手术结扎胸导管，做好术前准备。

8.心理护理　应及时倾听病人的主诉，给予有针对性的指导，纠正病人认识上的误区，协助并鼓励病人配合治疗和护理，争取家属给予病人心理和经济上的支持。

（三）健康指导

1.饮食指导　解释术前术后禁食的目的，取得病人的配合。术后指导病人遵循饮食原则，逐渐恢复正常饮食。告知注意事项，预防并发症的发生，如避免进食刺激性食物与碳酸饮料，避免进食过量过快；质硬的药片碾碎后服用，避免进食花生、豆类等，以免导致吻合口瘘。嘱病人餐后2h内勿平卧，以防食物反流，反流症状严重者，睡眠时最好取半卧位，并服用减少胃酸分泌的药物。

2.活动指导　指导病人劳逸结合，逐渐增加活动量。术后早期不宜下蹲大小便，以免引起体位性低血压或发生意外。

3.加强自我观察　术后进干、硬食物时可能会出现轻微哽噎症状，与吻合口扩张程度差有关。若术后3～4周再次出现吞咽困难，且进半流质仍有咽下困难可能为吻合口狭窄，应到院复诊。

4.定期复查，坚持后续治疗。

【护理评价】

通过治疗和护理，病人是否：①营养状况改善；②呼吸道通畅；③疼痛减轻或消失；④焦虑、恐惧减轻或消失；⑤未发生并发症，或发生时得到及时发现和处理。

第四节　心脏疾病病人的护理

案例导入

章女士，45岁。拟诊断"风心病，二尖瓣狭窄"入院，准备行手术治疗。3年前出现活动后心悸、心慌、气促的现象，近2个月病情加重，出现双下肢水肿、面颊和口唇轻度发绀。既往有风湿性关节炎病史。

请思考：

1.章女士目前主要的护理问题有哪些？

2.术前应采取哪些护理措施？

一、冠状动脉粥样硬化性心脏病病人的护理

冠状动脉粥样硬化性心脏病（atherosclerotic coronary artery disease）是指由于冠状动脉粥样硬化引起管腔狭窄、堵塞，使冠状动脉供血不足，导致心肌缺血缺氧甚至坏死的一种心脏病，简称冠心病。本病多发生于40岁以后，随着年龄的增加发病率也逐渐增高，男性多于女性。

【病因】

冠状动脉粥样硬化性心脏病是动脉粥样硬化导致器官病变的常见类型，发病机制尚未完全明确，主要危险因素有高血脂、高血压、高血糖、肥胖、长期吸烟、缺乏体育锻炼、家族史等。高血脂和动脉粥样硬化形成关系最密切，包括高胆固醇、高甘油三酯。原发性高血压病人血压持续升高，动脉粥样硬化的发生率明显增高。糖尿病多伴有高脂血症、凝血因子Ⅷ增高及血小板活力增高，使动脉粥样硬化的发病率明显增加，比无糖尿病者高2倍。

【病理】

冠状动脉粥样硬化引起管壁增厚、管腔狭窄或阻塞，使冠状动脉血流量减少，造成心肌缺血、缺氧。当冠状动脉发生长时间痉挛、血管腔内形成血栓、急性阻塞时，可造成局部心肌缺血、坏死。若心肌梗死后1h内恢复再灌注，部分心肌细胞功能可以恢复，再灌注时间超过2～6h，则心肌梗死无法逆转。急性心肌梗死可引起严重心律失常、心源性休克、心力衰竭甚至猝死。

【护理评估】

（一）健康史

评估病人的性别、年龄、职业，有无高脂血症、高血压、糖尿病、肥胖、吸烟等危险因素，评估有无心绞痛发作、心肌梗死史等，评估药物史、手术史等。

（二）身体状况

1.心绞痛　以发作性胸痛为主要临床表现。典型表现为胸骨后、心前区的压榨样疼痛、胸闷不适，常可放射至左肩、左臂内侧达无名指和小指，或至咽、颈、背、上腹部等。常在体力劳动、情绪激动、饱餐、寒冷、阴雨天气、吸烟等诱发因素出现时发作。在停止活动、原地休息或含服硝酸甘油后，疼痛可于数分钟后缓解。心绞痛发作时常见面色苍白、表情焦虑或痛苦、皮肤湿冷或出汗，血压升高、心率增快，有时心尖部可闻及第四心音、一过性收缩期杂音。

2.心肌梗死　出现比心绞痛更加严重的压榨、窒息或烧灼样痛，剧烈、难以忍受，伴有大汗淋漓、烦躁不安、恐惧及濒死感，持续时间可长达数小时或数天，休息和含服硝酸甘油无效。少数急性心肌梗死病人可无疼痛，一开始即表现为心律失常、休克或急性心力衰竭甚至猝死。心肌梗死时，心脏浊音界可正常或轻至中度增大，心率可增快或减慢，可心律不齐，心尖部第一心音减弱，可闻及奔马律，部分病人在心前区可闻收缩期杂音或喀喇音。右心衰竭时出现颈静脉怒张、肝大、水肿等体征。

（三）辅助检查

1.实验室检查　急性心肌梗死12h内，血清心肌酶如肌酸激酶及其同工酶升高，心肌肌红蛋白和肌钙蛋白增高。24～48h后血白细胞升高，中性粒细胞增多，嗜酸性粒细胞减少或消失，红细胞沉降率增快。

2.心电图检查　心绞痛时，心电图示心肌缺血性改变，出现以R波为主的导联中可见ST段压低、T波低平或倒置。心肌梗死时，表现为异常深、宽的病理性Q波的坏死性改变，ST段呈弓背向上明显抬高的损伤性改变，T波倒置的缺血性改变。

3.超声心动图　可评估心室梗死面积，测量心功能，了解心室各壁的运动情况及血管、心脏的血流动力学状态，为临床治疗及判断预后提供重要依据。

4.冠状动脉造影　可准确显示冠状动脉粥样硬化的病变部位、血管狭窄程度和狭窄远端血流的通畅情况，具有确诊价值。

（四）心理-社会状况

评估病人对疾病的认知程度、焦虑程度、家庭及朋友的社会关心及支持程度等。

（五）处理原则

1.非手术治疗　病因预防、药物治疗、介入治疗等主要在内科治疗阐述，起着预防及缓解症状、减缓病变发展、解除狭窄、增加血供及冠脉再通的作用。介入治疗包括经皮腔内冠状动脉成形术（PTCA）和支架植入术。

2.手术治疗　主要是冠状动脉旁路移植术，又称为冠状动脉"搭桥"术。手术治疗适用于心绞痛经内科治疗不能缓解，影响工作和生活，经冠状动脉造影发现冠状动脉主干或主要分支明显狭窄，其狭窄的远端血流通畅的病人。手术是取病人本身的血管在冠状动脉狭窄的近端和远端之间建立一条血管通道，使血液绕过狭窄部位而到达远端冠脉血管，以恢复心肌的血液供应的手术，是治疗冠心病十分有效的手段。临床上常用的为大隐静脉-冠状动脉搭桥术和胸廓内动脉-冠状动脉的旁路吻合术。

【常见护理诊断/问题】

1.活动无耐力　与心绞痛和心功能不全有关。

2.焦虑/恐惧　与疾病、手术等有关。

3.知识缺乏：缺乏冠心病手术的有关知识。

4.潜在并发症：出血、肺部感染、急性肾衰等。

【护理目标】

1.病人活动耐力提高。

2.病人自诉焦虑/恐惧减轻或消失。

3.病人能复述有关冠心病围手术期的知识。

4.病人未发生并发症，或并发症得到及时发现和处理。

【护理措施】

（一）术前护理

1.一般护理　病人休息，保证睡眠充足，避免劳累和情绪激动，减轻心脏负荷。进食高热量、高蛋白、高维生素、多纤维素和低脂食物，补充营养，防止便秘。心功能不佳者应限制钠盐摄入。

2.术前准备　术前常规戒烟，有呼吸道感染者应积极治疗控制。术前3日间断或持续给氧，改善组织器官氧供。术前3～5日停服抗凝剂、利尿剂、洋地黄、奎尼丁等药物，以防止术中出血不止、洋地黄毒性反应等。常规给予硝酸甘油、氯化钾等药物，改善心功能。指导病人深呼吸、有效咳嗽，床上肢体功能锻炼等。术日可遵医嘱给少量镇静药物，减少紧张引起的心肌耗氧增加。

（二）术后护理

1.病情观察　①密切监测生命体征，尤其是血压、心率、心律的变化，警惕心律失常和心肌梗死的发生。②观察外周血管充盈情况，监测血氧饱和度和血气分析，防止低氧血症的发生。③观察体温变化，术后早期积极复温，注意保暖。④观察术侧肢体动脉搏动情况和末梢温度、肤色、水肿情况。

2.维持呼吸、循环功能　按体外循环术后常规性呼吸、循环功能监护。心脏术后常规采用气管插管机械通气，支持呼吸功能，及时清除呼吸道分泌物、呕吐物，保持呼吸道通畅。连续监测动脉血压、心功能等循环指标，按医嘱输液、给药，维持良好循环功能状态。

3.功能锻炼　卧床休息，注意抬高患肢，以减轻肿胀，避免足下垂；术后2h，可进行术侧下肢、脚掌和趾的被动活动；术后24h可鼓励病人床上坐起、坐在床旁及椅子上，逐渐过渡到下床活动，站立时持续时间不宜过久；根据病人耐受程度，逐渐进行肌肉被动和主动训练，提高活动能力。

4.并发症护理　①出血：术后应抗凝治疗，防止搭桥血管形成血栓。应监测凝血酶原时间，密切观察手术切口及下肢取血管处伤口渗血情况，观察并记录引流液的量、性状的变化，判断有无心包压塞的征象。②肺部感染：鼓励和协助病人深呼吸、有效咳嗽及排痰，痰液黏稠时予超声雾化吸入，防止肺不张、肺部感染。③急性肾衰：密切观察尿量、尿比重、血钾、血清尿素氮和肌酐等指标的变化。若疑为急性肾衰，应限制水、钠、钾的摄入，甚至予以透析治疗。

（三）心理护理

心脏手术及麻醉较复杂、危险性大、并发症多，病人常有较大心理压力。护士要根据病人的主诉，了解其所担心的问题并及时解答，简要介绍围手术期的知识及注意事项，争取病人家属的支持，关心、体贴病人，减轻病人的心理负担，缓解其紧张焦虑的情绪，积极调整心态、配合治疗和护理，使病人树立战胜疾病的信心。

（四）健康指导

1.生活指导　进食高蛋白、高纤维素、低盐、低胆固醇饮食，少食多餐，切忌暴饮暴食，控制体重。戒烟、不熬夜，保证充分的睡眠与休息、规律生活，养成良好的生活习惯。学会放松的技巧，避免情绪激动，积极应对缓解压力。

2.用药、复诊指导　术后病人终生坚持服用抗凝药，了解用药注意事项，学会观察用药不良反应，出院后3～6个月复查一次，出现异常或不适，及时就诊。

3.活动指导　术后胸骨愈合大概需要3个月时间，在恢复期内，直立或坐位时，尽量保持上半身挺直，两肩向后展；避免胸骨受到如举重物、抱小孩等较大的牵张；每日做上肢水平上抬练习，避免肩部僵硬；根据个体耐受和心功能恢复情况逐渐增加活动量，养成定期锻炼的习惯。

【护理评价】

通过治疗和护理，病人是否：①活动耐力提高；②焦虑/恐惧减轻或消失；③能复述有关冠心病围手术期的知识；④未发生并发症，或发生后得到及时发现和处理。

二、二尖瓣狭窄病人的护理

二尖瓣狭窄（mitral stenosis）是指二尖瓣瓣膜受损、瓣膜结构和功能异常所导致的瓣口狭窄，导致左心房血流受阻的一种心脏瓣膜病。发病率女性高于男性，2/3的病人为女性。主要发生在40岁以下的人群中。

【病因和病理】

二尖瓣狭窄主要由风湿热引起，多有反复链球菌感染史。风湿热累及二尖瓣后反复发作，两个瓣叶在交界处互相粘连、融合、瓣叶肥厚、挛缩、钙化、变硬，瓣叶活动受限，瓣口狭窄。当瓣口狭窄面积缩小至1.5～2.0cm²时，可有心脏杂音，但无明显临床症状；当瓣口狭窄面积缩小至1.0～1.5cm²时，血流障碍明显，出现临床症状；当瓣口狭窄面积小于1.0cm²时，血流障碍严重，左心房压力升高，导致肺静脉压升高和肺毛细血管扩张、淤血，发生急性肺水肿，出现明显的临床症状。晚期肺动脉压力显著增高，右心室排血负荷加重，故而逐渐肥厚、扩大，最终诱发右心衰竭。

【护理评估】

（一）健康史

评估病人青少年时期是否常患感冒、咽喉炎、发热及是否出现过多发性关节炎、关节痛、皮下结节等风湿热表现的病史；评估病人居住地条件是否拥挤、潮湿等；评估同一家族中兄弟姐妹是否有过类似症状的家族史。

（二）身体状况

1.症状　二尖瓣口明显狭窄后，病人出现劳累后气促、呼吸困难、咳嗽、咯血、发绀等症状，常有心悸、心前区闷痛、乏力等症状；严重狭窄、过度劳累或呼吸道感染时，活动明显受限，由劳力性呼吸困难发展为夜间阵发性呼吸困难或端坐呼吸，痰中带血，咳出粉红色泡沫样痰的急性肺水肿症状。病程较长者出现食欲不振、恶心、呕吐、腹胀、少尿、水肿等右心功能衰竭的症状。

2.体征　可见面颊和口唇轻度发绀的二尖瓣面容；心尖部可扪及舒张期震颤；听诊第一心音亢进及舒张期隆隆样杂音，胸骨左缘可闻及二尖瓣开放拍击音；右心衰竭者可见颈静脉怒张、肝大、腹水和双下肢浮肿。

（三）辅助检查

1.X线　胸片可见到左心房和右心室扩大，心影呈梨形（二尖瓣型）；长期肺淤血者可见肺门增大而模糊、致密的粟粒或网状阴影。

2.心电图　可有电轴右偏，P波二尖瓣型呈增宽、双峰或电压增高；可出现各类心律失常，以心房颤动最常见。

3.超声心动图　为确诊二尖瓣狭窄的可靠方法。M型超声显示二尖瓣瓣叶双峰消失，活动受限，呈城墙垛样改变，两叶呈同向运动，左心房扩大。二维超声心动图可显示狭窄瓣膜的形态和活动度，可测量瓣口开放面积，可提供房室大小。食管心脏超声可检出左心房有无血栓。

（四）心理-社会状况

评估病人对疾病的认知程度及心理反应，评估家庭、朋友及社会关系对病人的关心、支持程度及治疗所需费用的承受能力。

（五）处理原则

有症状且心功能Ⅱ级以上的病人，应外科手术治疗。常用手术方式有经皮穿刺球囊导管二尖瓣交界扩张术、闭式二尖瓣交界扩张分离术及体外循环下直视二尖瓣置换术。目前多采用经皮穿刺球囊导管扩张术，二尖瓣置换术。临床上使用的人工瓣膜有机械瓣膜和生物瓣膜两种。

【常见护理诊断/问题】

1.活动无耐力　与心输出量减少、气体交换受损、手术、麻醉等有关。

2.焦虑/恐惧　与疾病、手术、麻醉和费用压力等有关。

3.知识缺乏：缺乏有关手术、康复的知识。

4.潜在并发症：出血、动脉栓塞、低心排血量综合征等。

【护理目标】

1.病人活动耐力提高。

2.病人焦虑/恐惧减轻或消失。

3.病人能复述有关手术、康复的知识。

4.病人未发生并发症，或并发症得到及时发现和处理。

【护理措施】

（一）术前护理

1.一般护理　注意休息，限制活动量，避免情绪激动。进食高热量、高蛋白、丰富维生素饮食，加强营养，增强机体抵抗力，提高对手术的耐受力，但要限制钠盐摄入。低蛋白血症和贫血者，可遵医嘱输入白蛋白、新鲜血予以改善。

2.术前准备　常规戒烟；保持口腔和皮肤卫生，避免皮肤和黏膜损伤；注意保暖，预防呼吸道和肺部感染；积极治疗感染灶。常规吸氧改善缺氧情况；限制液体额外输入，遵医嘱应用强心、利尿、补钾药物。改善循环、呼吸功能状态，有利手术顺利康复。

（二）术后护理

1.呼吸功能监护　对带有气管插管的病人，要注意观察气管插管的位置，防止脱出，及时吸痰和湿化气道；气管插管拔除后定时协助病人翻身、拍背、咳痰，保持呼吸道通畅。

2.循环功能监护　监测血压、中心静脉压等血流动力学变化，监测记录每小时尿量和24h出入量，根据指标补充血容量，严格控制输液的速度和量，以免加重心脏负担。遵医嘱应用强心、利尿、补钾和血管活性药物，观察药物疗效及副作用，以便及时处理；观察心率和心律的变化，警惕出现心律失常；观察体温、皮温和色泽以了解外周血液循环情况。瓣膜置换术后24～48h，应开始口服华法林行抗凝治疗，定期测量凝血酶原时间活动度国际标准比值（INR），使之保持在2.0～2.5为宜，并据此调整华法林的用量。生物瓣膜置换者，一般抗凝治疗3～6个月；机械瓣膜置换者，须终生予以抗凝治疗。

3.并发症护理

（1）出血：观察并记录引流液的颜色、性质和量。当引流量大于200ml/h或4ml/kg·h，连续3h以上，呈鲜红色、有血凝块，病人出现烦躁不安、血压下降、脉搏增快、尿量少等血容量不足的表现时，应考虑有活动性出血。服用华法林抗凝期间，应密切观察病人有无牙龈、鼻出血，有无皮肤青紫、瘀斑、血尿等出血征象。发现上述异常，均应及时通知医生处理。

（2）动脉栓塞：警惕病人有无突发晕厥、偏瘫或下肢厥冷、皮肤苍白、疼痛等血栓形成或肢体栓塞的表现，出现异常及时报告医生处理。

（3）低心排血综合征：观察心率、心律、血压和尿量、尿比重、尿pH的变化，做好留置导尿的护理，观察有无心、脑、肾缺血的表现，正确记录出入液量，按医嘱输液，维持水、电解质平衡。

（三）心理护理

简要介绍心脏围手术期的知识及注意事项，争取病人家属的支持，关心、照顾病人，减轻病人的心理负担，稳定病人情绪，使之配合治疗和护理，树立战胜疾病的信心。

（四）健康指导

1.饮食指导　进食高蛋白、丰富维生素、低脂肪的均衡饮食，少食多餐。心功能较差的病人应限制饮水量，不宜过多进食稀饭和汤类，以免液体入量过多；少吃维生素K含量高的食物，如菠菜、菜花、胡萝卜、猪肝等，以免降低抗凝药物的作用。

2.生活、用药指导　一般术后休息3～6个月，避免劳累，保持良好的生活习惯；妇女经量不多时，抗凝药物剂量暂不改变，如量增多，考虑使用维生素K，如大出血，应及时就诊；妇女两年后方可妊娠，妊娠期间、分娩前后按医嘱使用抗凝药物。严格遵医嘱服用强心、利尿、补钾及抗凝药物，未经医生许可不得擅自停药或改变剂量。服药期间注意自我监测出血、栓塞等征象，出现异常应及时就诊。

【护理评价】

通过治疗和护理，病人是否：①活动耐力提高；②焦虑/恐惧减轻或消失；③能复述有关手术、康复的知识；④未发生并发症，或发生后得到及时发现和处理。

（赵春阳　沈开忠）

? 思考题

1.李先生，42岁，从高处摔下，伤后自觉呼吸困难伴左季肋部疼痛，入急诊科。查体：T 36.8℃，P 108次/min，呼吸 30次/min，BP 80/55mmHg，神志清，面色苍白、四肢湿冷；气管向右侧移位，左侧胸廓饱满，捻发音（+），并可触及骨擦感，左侧呼吸音减弱，心律齐，胸穿抽出不凝血。化验检查：Hb 78g/L，WBC 8.5×10⁹/L；尿常规：RBC 30～50/HP。

请思考：

（1）此时病人发生了什么？

（2）该病人现阶段首要的护理诊断/问题是什么？

（3）该如何急救和实施护理？

2.陈先生，69岁，近期进食梗阻感加重，体重明显下降，初步诊断为食管癌。拟行结肠代食管手术。

请思考：

（1）为进一步明确诊断，应做哪些辅助检查？

（2）术后放置胸腔闭式引流管，病人不小心把引流管从连接处脱开，如何紧急处理？

（3）术后第7日，病人突发高热、胸痛、呼吸困难，胸腔引流出少许食物残渣，请问病人最可能发生了什么？该如何护理？

27-2思路解析及在线测试题（二维码）

育人学堂

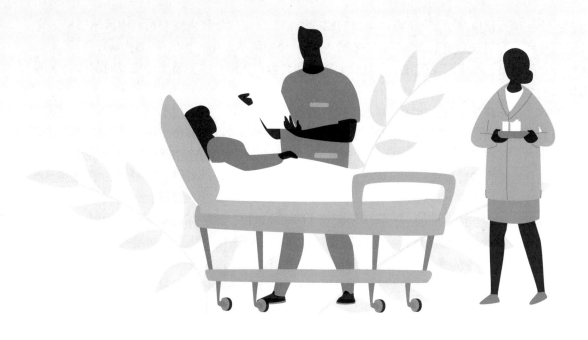

第二十八章 泌尿、男性生殖系统外科疾病的常用检查及护理

28-1 数字资源

学习目标

◎ **知识目标**

1. 掌握泌尿、男性生殖系统外科疾病常用检查的意义及护理要点。

2. 熟悉泌尿、男性生殖系统外科疾病常用检查的适应证及禁忌证。

3. 了解泌尿、男性生殖系统外科疾病常用检查的方法。

◎ **能力目标**

1. 能叙述泌尿、男性生殖系统外科疾病常用检查的方法、过程及意义。

2. 能正确实施泌尿、男性生殖系统外科疾病常用检查的护理要点，完成护理记录。

◎ **素质目标**

1. 培养现代整体护理理念，尊重、关心、爱护病人的职业情感，敬佑生命、救死扶伤的医学美德。

2. 具有护理工作过程中的良好护患沟通能力、无菌观念、注意保护病人隐私、耐心细致的职业态度。

泌尿、男性生殖系统外科疾病的常用检查主要包括实验室检查、器械检查和影像学检查三大类。

【实验室检查】

1. **尿液检查**　包括尿常规、尿三杯试验、尿细菌学检查、尿细胞学检查、尿肿瘤标志物检查等。

尿常规检查：住院病人留取清晨5～6点钟排出的晨尿送检最佳；门诊病人随时留取中段尿送检，要避免女性阴道分泌物和男性包皮的污染。尿细菌学检查：要留取清晨第一次的中段尿5ml，盛于无菌带盖的尿杯中立即送检，或采取无菌导尿、耻骨上膀胱穿刺抽取尿液标本，避免污染或时间久后细菌繁殖而影响检查结果。

（1）尿常规：是诊断泌尿系统疾病最基本的检查项目，包括颜色、透明度、酸碱度（pH）、比重、蛋白、尿糖及显微镜检查。正常尿液呈淡黄、透明，pH为4.6～8，可呈酸性、中性或弱碱性，尿糖阴性，极微量蛋白，尿比重正常值为1.015～1.025。正常不离心尿每高倍镜视野可有红细胞0～2个及白细胞0～3个。清洁新鲜尿离心后，尿沉渣每高倍镜视野红细胞＞3个为镜下血尿，白细胞＞5个为白细胞尿（脓尿）。

（2）尿三杯试验：在连续不断的一次排尿中收集3杯尿液送检，第一杯收集最初始段，第二杯收集中间段尿，第三杯收集最后一段尿，每杯尿量5～10ml。根据检查结果可初步判断病变来源部位。以初始血尿即第1杯尿液异常为主者，提示病变在前尿道；以终末血尿即第3杯尿液异常为主者，提示病变在后尿道、膀胱颈部或膀胱三角区；以全程血尿即三杯尿液均明显异常者，提示病变在膀胱或膀胱以上尿路部位。

（3）尿细菌学检查：尿沉渣革兰染色涂片检查可初步筛选化脓性细菌种类。肾结核诊断则应用抗酸染色涂片检查或结核菌培养，此检查用于泌尿系感染的诊断和临床指导用抗菌药。清晨新鲜中段尿沉渣涂片，涂片细菌数＜10个/高倍镜视野或尿培养菌落数＜10^3/ml为正常。若细菌数达15～20个或菌落数＞10^5/ml可作为尿路感染的诊断依据，菌落数为10^4～10^5/ml则当为感染可疑。

（4）尿细胞学检查：尿沉渣涂片用显微镜观察异常细胞并评估其意义，是简便、无创、特异性高的检查方法，主要用于泌尿系统肿瘤的初步筛选或肿瘤术后的随访，但不能确定肿瘤来源部位。如肾盂、输尿管和膀胱的癌细胞均能在涂片中检出。

（5）尿肿瘤标志物检查：用定性或定量的方法检测尿标本中肿瘤相关抗原，可用于尿路上皮肿瘤的初筛或随访。目前主要检测膀胱肿瘤相关抗原，如膀胱肿瘤抗原（bladder tumor antigen，BTA）诊断膀胱癌正确率70%左右，其他如ABO（H）血型抗原、核基质蛋白22（NMP22）、纤维蛋白降解产物（FDP）、尿N乙酰–β–D–氨基葡萄糖苷酶（NAG）、透明质酸与透明质酸酶（HA–HAase）等也是膀胱癌的相关抗原。临床上单一的肿瘤标志物难以特异性地诊断膀胱癌，目前尚无可以取代膀胱镜检查效果的肿瘤标志物，故而临床应用受到限制。

2.肾功能检查　包括尿比重、血尿素氮（BUN）及肌酐（Scr）、β₂-微球蛋白、尿酸等测定及内生肌酐清除率（Ccr）、尿酚红排泄试验（PSP）等，对诊断泌尿系统疾病引起肾功能损害有重要参考意义。

（1）尿比重：能反映肾脏的浓缩功能和排泄废物功能。尿比重低且固定于1.010左右时，结合尿量突然减少，提示急性肾衰、肾浓缩功能严重受损可能。

（2）血尿素氮（BUN）及肌酐（Scr）测定：反映肾小球的滤过功能或肾的排泄功能，BUN、Scr及BUN/Scr比值升高提示肾功能受损。但BUN会受到高蛋白饮食、消化道出血、脱水及高分解代谢等诸多肾外因素的影响。而Scr主要是内生肌酐，是肌肉所含磷酸肌酸的终末代谢产物，基本不受肾外因素的影响。所以Scr测定较血BUN更为准确及具有临床意义。

3.前列腺液检查　前列腺液是精液的组成部分之一，占精液的15%～30%，正常成年男性的前列腺每日分泌约2ml前列腺液。采集前列腺液前要禁欲3～7日，采集时病人先排尿，用肛门指检按摩法使前列腺液从尿道口流出或滴出，直接滴在玻璃片上，盖上盖玻片或玻璃管收集，立即送检，避免干燥。正常前列腺液为黏稠、乳白色、半透明的稀薄液体，镜检下可见大量卵磷脂小体，分布均匀，白细胞0～2个/高倍镜视野，可见少量来自前列腺的上皮细胞和尿道上皮细胞，有时可见淀粉样体，偶可见精子。若涂片镜检可见白细胞增多，＞10个/高倍镜视野，可成堆出现，上皮细胞增多，卵磷脂小体减少，提示前列腺炎。前列腺炎多数是非细菌性炎症，怀疑细菌性前列腺炎时，应进行前列腺液细菌培养及药敏试验才可确诊。

4.前列腺特异性抗原（PSA）检查　PSA是一种前列腺相关的抗原，血清PSA正常值为0～4 ng/ml。PSA是目前诊断前列腺癌的生物学指标，广泛用于前列腺癌的筛选、早期诊断、分期、疗效评价和随访观察。其升高提示前列腺癌的可能性，在前列腺炎、良性前列腺增生和前列腺癌时，均可导致血清PSA水平升高，但当＞10ng/ml时，应高度怀疑前列腺癌可能性。

【器械检查】

1.导尿管　导尿管是一种由尿道插入膀胱或通过穿刺、内镜、手术途径安置于尿路以便引流尿液的管道。

（1）制备材料：现在有聚氯乙烯（PVC）、硅橡胶、天然橡胶制成的尿管。①PVC：尿管较硬，刺激性较大，异物感强烈，多为无气囊普通导尿管。②硅橡胶：尿管较软，生物相溶性好，无异物感，多为无气囊导尿管，但价格高。③天然橡胶：尿管柔软，生物相溶性好，感觉舒适，表面光洁度高，刺激性很小，价格适宜，多为气囊导尿管（Foley导尿管），操作方便，可留置使用。

（2）种类：按结构划分，有单腔、双腔、三腔导尿管。①单腔导尿管：其内只有一个通道，头端无气囊，不易固定，留置时间短。单腔儿童型用于儿童导尿；单腔标准型用于成人临时性导尿；单腔梅花头型（蕈型或伞状）尿管，主要用于膀胱或肾盂造瘘术后引流尿液，即膀胱或肾盂造瘘管；单腔弯头型头部呈尖状，易于男性前列腺增生病人插入使用。②双腔导尿管：有两个腔。一个为注水或注气囊腔；另一个为排液腔，头端有气囊，便于固定尿管，用于留置导尿，即双腔气囊导尿管。③三腔导尿管：有注水或注气囊腔、注药液腔、排液腔三个腔，用于留置导尿、膀胱内药液灌注、冲洗、引流等。三腔气囊导尿管尤其广泛应用于经尿道前列腺增生电切除术（TURP）后病人的膀胱冲洗。

（3）型号：按外径的周长，通常可分为6F～30F共13个规格型号，主要表示导尿管的粗细，即外直径的大小。成人常用的导尿管有12F、14F、16F、18F四种型号。

（4）适应证：导尿管既用于泌尿外科的诊断检查，又用于治疗。①诊断检查主要是收集尿标本、测定膀胱容量及残余尿，监测尿量，注入造影剂行尿路逆行造影，试插导尿管诊断膀胱、尿道损伤。②治疗主要是解除尿潴留，持续引流尿液，膀胱内灌注，泌尿外科疾病腔内、开放手术后等。

2.尿道探针　尿道探针或探条或探子是一套特殊的金属杆仪器，不同粗细型号类似于导尿管。主要用于尿道狭窄的预防与治疗，进行尿道扩张术。同时也可以探查尿道有无尿道结石、狭窄等梗阻情况。一般选用16F～20F探条，不宜过细，防止探条头部损伤尿道黏膜。

3.泌尿系统内镜　包括膀胱尿道镜、输尿管镜和肾镜。

（1）膀胱尿道镜：是泌尿外科最重要的内镜诊断和治疗方法之一（图28-1）。

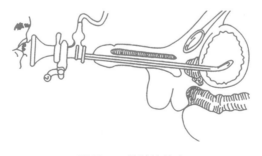

图28-1　膀胱镜检查

1）基本结构：由电镜鞘、检查窥镜、处置和输尿管插管窥镜以及镜芯四部分构成，并附有电灼器、剪开器和活组织检查钳等附件，以及备有冷光源箱的照明系统，经反向的强冷光通过光学纤维导光束，传送到膀胱内部，照明良好，影像清晰，随意可调光等特点。

2）适应证：①诊断上可直接观察尿道及膀胱内病变的部位、数目、大小及形态，并可取活体组织做病理学检查，是确诊膀胱癌和膀胱结石的辅助检查；可做输尿管插管行逆行肾盂造影、收集肾盂尿测定两侧肾功能。②治疗上可放置输尿管支架管做内引流或进行输尿管套石术，行经尿道膀胱肿瘤电切除术（TUR-BT），行膀胱内结石的碎石、取石术，行膀胱内异物钳取等。

3）禁忌证：尿路急性炎症期如急性膀胱炎等不宜检查，以免炎症扩散；膀胱容量过小如＜60ml者，不应做此检查，以免导致膀胱破裂危险；尿道狭窄者不能检查，膀胱镜无法插入；妇女月经期或妊娠3个月以上、严重心、肝、肾功能不全等也不宜膀胱镜检查。

4）护理措施：用40%福尔马林（甲醛）溶液的蒸气密闭熏蒸20min或10%福尔马林溶液浸泡20min消毒，不能用煮沸法、酒精、0.1%新洁尔灭溶液浸泡法，以免损坏。①术前：器械检查属于有创性检查，检查前须做好必要解释工作，消除病人顾虑。术前嘱病人排空膀胱。②术中：生理盐水清洗膀胱镜并备好，协助病人取截石位，协助医生清洗消毒病人会阴皮肤，协助医生膀胱冲洗，供应物品，保证电源，观察病人反应等。③术后：检查后病人会有尿道灼痛，嘱多饮水，必要时可给予止痛剂，1～2日后即能缓解或消失；术后常有血尿发生，为术中损伤黏膜所致，一般3～5日后停止；术后若发生尿路感染、发热或腰痛，应按医嘱使用抗生素控制。

（2）输尿管肾盂镜：是一项用于诊断检查与治疗输尿管、肾盂内病变的内镜方法。

1）基本结构：由尿道经膀胱进入输尿管肾盂，前端有镜面，可将影像通过反射或光机传导至另一端，透过管镜视窗观察输尿管肾盂构造及病变。

2）适应证：可以很清晰地观察到输尿管肾盂内的结石、肿瘤、损伤、狭窄等病变。主要应用于不明原因血尿，包括输尿管口喷血、不明原因输尿管狭窄或梗阻者，输尿管石街者、尿路造影发现肾盂或输尿管充盈缺损者、影像学检查正常而尿细胞学检查阳性者等。

3）禁忌证：全身出血性疾病、病变以下尿路梗阻、膀胱挛缩及膀胱镜检查禁忌情况者。

（3）肾镜：经腰背部皮肤穿刺到达肾盏、肾盂，经此通道进行肾和部分上端输尿管疾病的诊断和治疗。临床主要用于经皮肾镜碎石、取石术。

4.尿流动力学检查 是根据流体力学及电生理学的原理来测量尿路输送、贮存、排出尿液功能的技术。

（1）适应证：主要为排尿困难或障碍病人的原因诊断、治疗方法选择及疗效评定提供客观依据。

（2）类型：可分为上尿路及下尿路尿流动力学检查两类。当前临床上主要为下尿路尿流动力学检查，测量膀胱、尿道贮存及排出尿液的过程。主要包括尿流率、膀胱压力容积、排尿时压力/尿流率、尿道压力分布测定等。

（3）指标：①尿流率测定：尿流率指单位时间内自尿道外口排出的尿量，其单位为ml/s，重要参数有最大尿流率（MFR）、平均尿流率（AFR）、排尿时间及尿流时间、尿量等，其中MFR意义最大。尿流率参数可反映下尿路贮尿、排尿功能的一般水平，为下尿路尿流动力学检查的基本项目，临床上常用于前列腺增生等机械性下尿路梗阻和神经源性膀胱的鉴别及疗效评价等。②膀胱压力容积测定：主要通过测定膀胱内压力与容积间的关系反映膀胱的功能，将膀胱充盈（贮尿功能）及收缩（排尿功能）过程描记成膀胱压力容积曲线，从曲线上了解膀胱的容量、顺应性、稳定性及膀胱的感觉、运动神经支配等情况，主要用于神经源性膀胱病人的诊断与分类。③排尿时压力/尿流率测定：检查要同步测定排尿时的膀胱内压、腹内压（即直肠压）、逼尿肌收缩压（膀胱内压减腹内压）及尿流率，可对逼尿肌收缩能力及下尿路梗阻做出准确分析判断，是一项基本联合检查技术，弥补前述两项检查单独使用时的不足。④尿道压力测定：沿尿道全长连续测定记录其腔内压力称作尿道压力测定（UPP），主要用以了解尿道功能。UPP有非排尿状态时的静态测定及排尿时的动态测定两种类型，前者主要反映处于闭合状态下尿道控制排尿之能力，后者则反映排尿时尿道压力发生相应变化的能力。

5.前列腺细针穿刺活检　是明确诊断前列腺癌的病理学检查。

（1）方法：有经直肠穿刺活检和会阴部穿刺活检两种。

（2）适应证：适用于直肠指检发现前列腺有硬结、血清前列腺特异性抗原（PSA）异常、B超发现前列腺低回声结节或MRI发现异常信号者。

（3）护理措施：穿刺前1周停用抗凝血药，术前1～2日应用抗生素，术日晨低位清洁灌肠。病人取截石位，会阴或肛周皮肤及直肠黏膜常规消毒。穿刺后嘱病人多饮水，持续使用抗生素3～5日，观察术后有无血尿及大便带血，出血多于1～3日自行停止，持续性血尿或术后出现尿潴留，可插导尿管并起到压迫前列腺止血作用，持续性大便带血可适量应用止血药。

【影像学检查】

1.B超　B超是一种非侵入性、无创伤性的超声波检查方式，广泛用于泌尿外科疾病的筛选、诊断、介入治疗和随访。B超能有效检出泌尿系统的占位性病变，如肾、膀胱肿瘤；尤其对积液与囊肿的物理定性和数量、体积等相当准确，对泌尿系结石的检出率高，临床可用于诊断肾损伤、血肿、肾肿块性质、肾积水、尿路结石、鞘膜积液等，同时可测定残余尿、测量前列腺体积等。在B超引导下，还可行穿刺、引流、活检等诊断及介入性治疗。

2.X线检查

（1）尿路平片（KUB）：能显示肾轮廓、大小、位置，腰大肌阴影，肿瘤骨转移和不透光的结石（阳性结石）阴影。腰大肌阴影消失提示腹膜后炎症或肾周围感染。摄片前2～3日禁用铋剂、硫酸钡等X线不透光的药物，摄片前应做肠道准备，如术前1日少渣饮食，术前1日晚口服缓泻剂，术日晨禁食并排便，也可灌肠，以清除肠道内的气体和粪便，以免干扰平片质量。

（2）排泄性尿路造影（IVU）：即静脉肾盂造影（IVP）。①方法：静脉注射有机碘造影剂后，于注射后5、15、30、45min等时间点分别摄片。肾功能良好者5min即可尿路显影，10min后可显影双侧肾、输尿管和部分充盈的膀胱。②应用与禁忌：IVU既能显示尿路形态，如有无扩张、推移、受压和充盈缺损等，同时又可显示两侧肾的肾功能。如一侧尿路在各时间段显影延迟或不显影，表示该侧肾功能不佳或已无肾功能。妊娠、严重肝肾心血管疾患、甲亢及造影剂过敏者禁用此检查。③护理要点：造影前1日口服缓泻剂排空肠道准备，检查前6～12h禁食、禁饮，使尿液浓缩，增加尿路造影剂浓度，提高显影效果。检查前做碘过敏试验，对离子型造影剂过敏时，可用非离子型造影剂。检查中密切观察病人反应，备好急救药品。

（3）逆行肾盂造影：是经膀胱镜行输尿管插管，注入有机造影剂显影梗阻以下尿路的造影检查。①应用：主要适用于IVU显示尿路不清晰或禁忌者。可注入空气作为阴性比衬，有利于判断是否存在X线透光结石（阴性结石）；输尿管插管注入造影剂可帮助体外冲击波碎石（ESWL）时进行输尿管结石的定位及碎石。②护理要点：术前常规肠道准备，禁饮食，除有过敏史者外，可不必常规做碘过敏试验。

（4）顺行肾盂造影：即经皮肾穿刺造影。在B超引导下，经皮穿刺入肾盂，注入造影剂以显示上尿路情况，适用于上述造影方法失败或有禁忌的上尿路梗阻性病变。能同时收集尿液送检或行肾穿刺造瘘。

（5）膀胱造影：经导尿管注入造影剂150～200ml，显示膀胱形态及其病变，如膀胱肿瘤显示充填缺损，膀胱破裂显示为造影剂外渗，膀胱憩室显示膀胱外憩室影等。

（6）肾动脉造影：能显影双肾动脉、腹主动脉及其分支，经皮穿刺股动脉插管行选择性肾动脉造影，更能清晰显示肾血管形态。

1）适应证与禁忌证：适用于肾血管疾病（如肾动脉狭窄）、肾良恶性实质肿瘤（如肾错构瘤、肾癌等）、部分肾损伤、晚期肾肿瘤栓塞的诊断与介入治疗。有严重心血管功能不全、冠状动脉疾病、全身情况差及对碘过敏者禁忌。

2）护理措施：①术前：解释造影的过程及注意事项，以消除顾虑，争取术中配合；检查心、肝、肾功能以及血常规和出凝血时间；造影前1日肠道准备，用静脉法做造影剂过敏试验，术前1日应用抗生素预防感染，两侧腹股沟及会阴部备皮，术前2h用镇静剂。②术后：穿刺点局部加压包扎，卧床休息24h，注意观察足背动脉搏动、皮肤温度及颜色、感觉和运动情况，应用抗生素预防感染，静脉滴注5% GS 1000ml，促进造影剂排出，保护肾功能。

3.CT检查　CT不仅能显示肾盂、肾盏、膀胱内腔等整个尿路，还能显示肾实质、肾上腺、膀胱壁、前列腺等实体部位的病变。①方法、应用与禁忌：CT有平扫和增强扫描两种方式，能鉴别泌尿系实质性和囊性病变，确定肾损伤范围和程度，对肾、肾上腺、膀胱、前列腺等部位肿瘤的诊断与分期均可提供可靠的依据。过敏体质或有离子型造影剂过敏史及心、肺、肝、肾功能不全者，不宜增强CT检查。CT尿路成像（CTU）检查，是经静脉注入对比剂后，通过螺旋CT对泌尿系统进行快速连续容积扫描，将获得的原始影像经计算机后处理三维重组，从而获得整个泌尿系立体影像的成像技术。CT是一种快速、简单、全面的尿路检查方法，可提供更清晰的图像。②护理要点：检查前去除身上物品，不穿戴有金属物质的内衣。增强CT扫描如用离子型造影剂，需做静脉注射造影剂碘过敏试验，20min后无反应，方可进行检查。

4.磁共振成像（MRI）检查　对良恶性肾肿瘤的辨别、膀胱癌浸润膀胱壁深度的判定、前列腺癌的分期、肾上腺肿瘤的诊断等，泌尿系MRI较CT检查分辨率更高。①磁共振血管成像（MRA）：适用于肾动脉瘤、肾动静脉瘘、肾动脉狭窄、肾静脉血栓形成、肾癌分期及肾移植术后血管通畅情况的诊断检查。②磁共振尿路成像（MRU）：又称磁共振水成像，无需造影剂和插管，不依赖肾功能即能显示含尿液的尿路形态和结构，是了解上尿路梗阻情况的无创性检查。

（沈开忠）

? 思考题

张先生，55岁，塑料厂工人。间歇性肉眼血尿伴右腰部疼痛1个月住院。近1个月出现肉眼血尿，腰部胀痛不适，劳累后加重，休息后能自行缓解、血尿消失，无尿频、尿急、尿痛，无恶心呕吐。今排尿又见明显血红色尿液1次，甚觉慌张不安，遂收住入院诊治。

请思考：

（1）该病人需做哪些辅助检查可以明确病情？

（2）若该病人血尿是全程血尿、终末加重，你初步判断病变来源于哪里？

28-2思路解析及在线测试题（二维码）

育人学堂

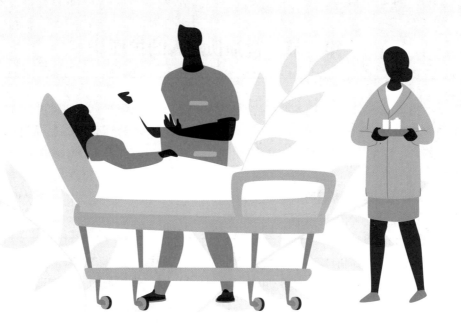

第二十九章 > 泌尿系统损伤病人的护理

29-1 数字资源

学习目标

◎ **知识目标**

1.掌握肾、膀胱、尿道损伤病人的症状、体征、常见护理诊断/问题和护理措施。

2.熟悉肾、膀胱、尿道损伤病人的辅助检查、处理原则。

3.了解肾、膀胱、尿道损伤的病因、病理生理。

◎ **能力目标**

1.能评估肾、膀胱、尿道损伤病人的病情，完成护理评估记录。

2.能配合医生对肾、膀胱、尿道损伤病人实施现场急救处理。

3.能正确实施肾、膀胱、尿道损伤病人的护理措施要点及健康指导。

◎ **素质目标**

1.培养现代整体护理理念，尊重、关心、爱护病人的职业情感，敬佑生命、救死扶伤的医学美德。

2.具有护理工作过程中的良好护患沟通能力、高度责任心、耐心细致的职业态度。

    泌尿系统损伤包括肾、输尿管、膀胱及尿道损伤。其中以男性尿道损伤最多见，肾、膀胱损伤次之，输尿管和女性尿道损伤少见。泌尿系统损伤大多为独立部位的损伤，但可合并胸、腹、骨盆等其他部位损伤，临床表现往往与合并伤相互掩盖。

第一节　肾损伤病人的护理

案例导入

　　黄先生，38岁。车祸后1h来院就诊。行走时被汽车撞伤左腰部，随即腰痛，并排出1次血红色尿液约200ml。体检BP 90/75mmHg，P 92次/min，痛苦貌，面色苍白，四肢湿冷，左腰部饱满、触痛。

　　请思考：

　　1.该病人采取哪些辅助检查可以明确病情？

　　2.目前应紧急采取什么护理措施？

　　肾脏深藏于腹膜后，前面有腹壁和腹腔脏器，后面有脊柱、肋骨和肌肉，上面被盖膈肌，受到周围组织的保护，且肾脏随呼吸有一定活动度，故不易受损。但肾质地脆，包膜薄，受暴力打击易引起肾损伤。

【病因及分类】

　　1.闭合性肾损伤　原因可分为直接暴力和间接暴力。直接暴力多见于交通事故，如撞击、挤压、跌打等，为最常见的原因；间接暴力如高处跌落时足部或臀部着地的震荡伤，急刹车所产生的减速性损伤等，这种间接暴力可引起肾蒂的撕裂或肾盂输尿管交界处破裂。

　　2.开放性肾损伤　多见于刀刃、火器、枪刺等引起的损伤，多合并有胸、腹脏器损伤。

　　3.病理性、医源性肾损伤　肾本身有肾积水、肾肿瘤等病理改变时，受轻微外伤即可造成肾破裂，常被称为"自发性"肾破裂。偶然发生如肾穿刺、肾镜检查时的医源性肾损伤。

【病理】

　　根据肾损伤的程度、范围及部位不同，肾损伤病理可分为四型（图29-1）。

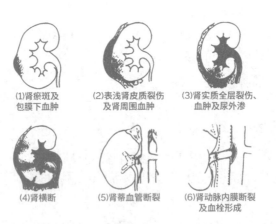

图29-1　肾损伤的病理分型

　　1.肾挫伤　只限于肾实质内损伤或包膜下血肿，包膜及肾盂黏膜完整。血尿症状轻微，可自愈，是最轻微、最常见的病理类型。

　　2.肾部分裂伤　肾实质有一处或多处较深裂口。裂口若与肾盂肾盏相通，血尿严重。若裂口通向肾包膜，并伴有包膜破裂，可引起肾周围巨大血肿，一旦血肿破裂，可威胁病人生命。

　　3.肾全层裂伤　肾实质深度裂伤，外可累及肾包膜，内可达肾盂肾盏黏膜，血尿和尿外渗致肾周围血肿均较严重。包括肾横断伤和粉碎伤，往往伤势严重，可并发休克，需积极手术治疗。

4.肾蒂损伤 如肾蒂血管完全断裂，为最严重的肾损伤，常大量出血来不及抢救。若是肾动脉内膜撕裂及血栓形成，应立即手术或介入治疗，防止肾梗死。若只是单纯肾蒂处肾外型肾盂破裂，出血少，以尿外渗为主，病理损害相对较轻。

【护理评估】

（一）健康史

评估病人外伤史，如受伤的原因、部位、时间及地点，外力作用的性质、强度及方向，受伤后的救治经过，肾脏既往病史。

（二）身体状况

1.症状

（1）血尿：肾损伤大多有血尿，且以肉眼血尿为多见，是肾损伤最常见的症状。但血尿与肾损伤的病理严重程度可不一致，如肾蒂血管断裂、肾动脉内血栓形成等严重肾损伤血尿却轻微或没有。尿中伴有条索状的铸型血块，说明血来自上尿路。血尿一般持续2～4周。若伤后活动过早、腹内压增加或并发感染，可继发出血或血尿时间延长。病人有肾外伤史而出现血尿症状可初步诊断为肾损伤。

（2）疼痛：肾损伤时肾包膜激惹可引起腰部或上腹部疼痛，血块阻塞输尿管或在输尿管内移动可产生肾绞痛，外渗的血和尿流入腹腔或合并腹内脏器损伤时可引起腰、腹部疼痛。

（3）休克：严重的肾损伤多有程度不同的休克，主要为大量出血所致，伴有腹内实质脏器损伤时更易发生，严重休克可危及生命。

（4）其他：肾损伤可有吸收热或合并感染时出现发热等全身中毒表现，合并胸、腹脏器及脊柱等损伤时出现的相应表现。

2.体征 肾损伤时血和尿外渗至肾周围组织，可在上腹部及腰部扪及肿块，伴明显局部触痛和肌强直。

（三）辅助检查

1.实验室检查 尿常规有大量红细胞，可监测血尿的轻重；血常规可监测有无活动性出血或是否合并感染等。

2.影像学检查 可发现肾损伤的部位、程度，有无血肿或尿外渗、合并伤及肾功能的情况等。

（1）B超：是怀疑闭合性肾损伤时首选的影像学检查。能提示肾外伤的部位和程度，有无包膜下和肾周血肿、尿外渗，其他器官外伤及对侧肾情况。

（2）CT检查：CT平扫及增强可清晰显示肾实质裂伤程度、尿外渗和血肿范围，以及肾组织有无活力，并可了解与其他脏器的关系。

（四）心理-社会状况

评估病人对伤情、手术的危险性及术后并发症产生的恐惧、焦虑，对病情的认知程度和治疗所需费用的承受能力等。

（五）处理原则

肾损伤的治疗应由损伤的严重程度决定。轻微肾挫伤经短期休息可康复，多数肾损伤可用非手术的保肾治疗，仅少数严重损伤需手术治疗。

1.紧急治疗 有大出血、休克等危及生命的情况应迅速采取抢救措施，输液、输血同时明确有无合并其他器官损伤，并做好紧急手术的准备。

2.非手术治疗 应绝对卧床休息2～4周。病情稳定，血尿消失稳定后才逐渐允许离床活动，过早过多离床活动，有再度出血的危险。补充血容量和热量，维持水、电解质、酸碱平衡，保持足够尿量，必要时输血。应用抗生素以预防感染。使用止痛、镇静剂及止血药物对症处理。

3.手术治疗　开放性肾损伤及闭合性肾损伤在保肾治疗期间出现手术指征者都应施行手术探查，对肾损伤可依具体情况决定做肾修补、部分肾切除术或患侧肾切除术。肾损伤血肿继发感染致肾周围脓肿应切开引流，持久性血尿可施行选择性肾动脉栓塞术等。

【常见护理诊断/问题】

1.疼痛　与肾损伤血肿、尿外渗等有关。

2.焦虑　与肾损伤程度、治疗疗效及心态变化等有关。

3.组织灌流不足　与肾损伤引起休克、失血有关。

4.有感染的危险　与肾损伤后血肿、尿外渗及全身免疫力低下有关。

【护理目标】

1.病人疼痛缓解或消失。

2.病人焦虑减轻或消失，情绪稳定，心情舒畅，睡眠良好。

3.病人生命体征平稳，血尿消失，尿量恢复正常，组织灌流量充足。

4.病人感染等并发症得到预防或及时处理。

【护理措施】

（一）非手术治疗护理

1.一般护理

（1）活动与休息：非手术治疗病人应绝对卧床休息2～4周，期间即使血尿消失，仍需继续卧床休息至预定时间，防止继发出血。骨突受压处可经常按摩避免压疮发生，但患侧腰部禁忌按摩以免加重出血。勿搬动或小心的轻柔平移搬动病人，不可随意翻身，以免加重肾损伤。

（2）饮食与营养：给予高热量、高蛋白、高维生素饮食，多饮水，保持足够的尿量；按医嘱输液，维持水、电解质、酸碱及血容量的平衡。

2.病情观察　密切观察生命体征，每隔1～2h测量血压、脉搏、呼吸1次。并注意局部、全身的症状和体征的变化，如观察血尿的颜色、量及次数变化。可每30min～2h留取尿液于试管中，观察血尿颜色深浅。若颜色逐渐加深，说明出血加重；准确测量并记录腹部肿块的大小，观察腹膜刺激症状的轻重，以判断渗血、渗尿情况。若肿块逐渐增大，说明有进行性出血或尿外渗。定时检测血红蛋白和血细胞计数，以判断有无出血或其变化；定时观察体温和血白细胞计数，以判断有无继发感染。

3.用药护理　高热病人必要时可予药物降温；腰腹部疼痛明显者，可按医嘱给予止痛镇静剂，以减轻疼痛，避免躁动，加重出血；应用止血药物以减少和控制出血；应用抗生素以防治感染。

4.术前准备　有手术指征者，积极进行各项常规术前准备。

（二）术后护理

1.一般护理

（1）体位与休息：麻醉作用消失且血压平稳者，可取半卧位，以利于引流和呼吸。患侧肾切除术后应卧床休息2～3日，肾部分切除术后病人绝对卧床休息1～2周，以防继发性出血。

（2）饮食与营养：术后禁食2～3日，待肠蠕动恢复后开始逐渐进食。应加强营养，促进修复。

2.观察病情　严密监测生命体征，每隔1～2h测量血压、脉搏、呼吸1次直至平稳。观察尿液的量及颜色变化。术后12h内，尿大多带有血色，当尿色鲜红时应视为异常；准确测量并记录尿量，如果发现患侧肾切除术后尿量突然减少或尿量逐日减少，均应寻找原因，立即报告医生及时处理。

3.切口及引流管护理　保持手术切口清洁干燥，防止感染；肾周引流管妥善固定，保持引流通畅，翻身活动时避免引流管被拉出、扭曲及引流袋接口脱落，注意观察引流物的量、颜色及性状。肾周引流管一般于术后3～5日引流停止时拔除，若发生感染或尿漏，则延迟拔管时间。

4.心理护理　主动帮助、关心照顾病人，解释各项检查、治疗措施及恢复过程，解除病人思想顾虑，有利于积极配合治疗和护理，加快康复。

（三）健康指导

告诉病人绝对卧床休息以及观察血尿、肿块、腹痛等症状的注意事项和重要性；介绍卧床期间保护皮肤的意义，解释疾病转归的情况；宣传保肾者出院后3个月内避免重体力劳动，以及患侧肾切除术者保护对侧肾的重要性及方法。

【护理评价】

通过治疗和护理，病人是否：①疼痛缓解或消失；②焦虑减轻或消失，情绪稳定，睡眠良好；③生命体征平稳，血尿消失，尿量恢复正常，组织灌流量充足；④未发生感染等并发症，或发生后得到预防或及时处理。

第二节　膀胱损伤病人的护理

案例导入

周先生，42岁。乘车时不慎下腹部受撞击并腹痛1h来院就诊。自诉尿急但无法排尿，仅排出少量血尿。查体：神志清，生命体征尚平稳，但下腹部明显压痛、反跳痛。插导尿管能顺利插入膀胱，经导尿管注入200ml生理盐水，稍等片刻后抽吸出的液体量仅为70ml。

请思考：

1.你考虑病人主要发生了什么损伤？

2.该病人目前主要的护理诊断/问题是什么？应如何采取相应的护理措施？

膀胱是贮存、排泄尿液的空腔器官，位于骨盆深处,受到周围组织保护，空虚时不易受伤，充盈时膀胱壁紧张而薄，且高出耻骨联合伸展至下腹部，则可遭受损伤。膀胱损伤的类型、部位和范围可因其位置、年龄、性别、尿液充盈程度及与周围脏器关系的不同而不同。

【病因及分类】

1.闭合性损伤　膀胱以闭合性损伤多见，且多见于膀胱充盈时。直接暴力以下腹部遭受直接撞击、挤压等常见。间接暴力以骨盆骨折的骨片刺破膀胱壁所致。

2.开放性损伤　多见于火器伤、锐器伤，常合并盆腔内脏器损伤。

3.医源性损伤　医源性原因有膀胱内器械操作如膀胱镜检查、输尿管镜操作、腔内碎石、前列腺增生或膀胱癌电切等。盆腔手术及疝修补术时可误伤膀胱，难产时胎头的压迫亦可造成膀胱阴道瘘。

【病理】

1.膀胱挫伤　膀胱壁未破裂，仅伤及黏膜或肌层，可发生血尿但无尿外渗，经休息后可自愈。

2.膀胱破裂　膀胱全层破裂，有尿外渗，可分两型（图29-2）。

（1）腹膜内型：膀胱壁破裂伴腹膜破裂，多发生于膀胱的顶部和后壁（有腹膜覆盖），结果膀胱与腹腔相通，大量膀胱内尿液流入腹腔，引起腹膜炎。

（2）腹膜外型：多由骨盆骨折所引起，破裂口在膀胱的前壁或颈部（无腹膜覆盖），腹膜完整，故尿外渗在腹膜外膀胱周围组织及耻骨后间隙。

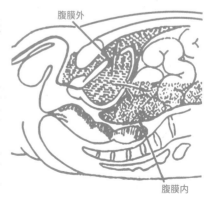

图29-2　膀胱破裂（腹膜内、外型）的尿外渗范围

【护理评估】

（一）健康史

评估病人受伤的原因、部位、时间及地点，外力作用的性质、强度及方向，受伤前膀胱的状态（膀胱是否充盈），受伤后的救治经过。特别注意下腹部受伤、骨盆骨折易引起膀胱损伤。

（二）身体状况

1.症状

（1）排尿困难和血尿：是膀胱损伤的主要临床表现。膀胱挫伤仅有少量终末血尿，可无排尿困难；膀胱破裂后尿液流入腹腔和膀胱周围，病人可有尿意，但不能排尿或仅排出少量血尿。

（2）休克：膀胱损伤多无休克，若伴骨盆骨折、巨大血肿或其他脏器损伤时可出现休克。

（3）疼痛：腹膜外型膀胱破裂时，尿外渗及血肿形成可引起下腹部疼痛。腹膜内型膀胱破裂可有急性腹膜炎表现。

2.体征　腹膜外型膀胱破裂时，下腹部有压痛及腹肌紧张，直肠指检可有触痛并触及肿物。腹膜内型膀胱破裂时，可引起腹膜刺激征，腹部可触及移动性浊音。开放性膀胱损伤可见尿液自伤口溢出，如膀胱腹壁瘘、膀胱直肠瘘及膀胱阴道瘘等，易合并尿路感染。

（三）辅助检查

1.导尿试验　即膀胱测漏实验。导尿管插入膀胱后，可经导尿管向膀胱内注入生理盐水200～300ml，片刻后引出，液体外漏时引出量会减少，腹腔液体回流时引出量会增多。若液体出入量差异大，提示膀胱破裂。

2.X线检查　平片可发现是否有骨盆骨折，经导尿管注入造影剂行膀胱造影可确诊膀胱破裂。排泄性尿路造影可评价上尿路情况。

（四）心理-社会状况

评估病人对伤情的认知程度和承受能力，有无焦虑或恐惧心理反应。

（五）处理原则

通畅的尿液引流或完全的尿流改道，充分引流尿外渗，闭合膀胱壁缺损。

1.紧急治疗　有大出血、休克时应迅速采取输液、输血等抢救措施，同时明确有无合并其他器官损伤，并做好紧急手术的准备。

2.非手术治疗　主要适于膀胱挫伤者，通过支持疗法、适当休息、充分饮水、抗感染等即可痊愈。挫伤较重者可留置导尿10日左右，多饮水并保持通畅。

3.手术治疗　主要适用于膀胱破裂者。腹膜外型膀胱破裂做膀胱修补加耻骨上膀胱造瘘术，留置导尿管2周左右。腹膜内型膀胱破裂应行剖腹探查，修补膀胱壁及处理其他脏器损伤和清洗腹腔，并做腹膜外耻骨上膀胱造瘘。

【常见护理诊断/问题】

1.疼痛　与膀胱损伤、血肿、尿外渗等有关。

2.排尿异常　与膀胱损伤后尿液贮存、排泄障碍有关。

3.组织灌流不足　与损伤引起休克、失血有关。

4.有感染的危险　与损伤后出血、尿外渗及尿瘘有关。

【护理目标】

1.病人疼痛减轻或消失。

2.病人排尿通畅，血尿消失。

3.病人生命体征平稳，尿量恢复正常，组织灌流量充足。

4.病人感染等并发症得到预防或及时处理。

【护理措施】

（一）非手术治疗护理

1.一般护理

（1）休息与活动：病人应卧床休息，合并骨盆骨折应睡硬板床6～8周。

（2）饮食与营养：予高营养支持饮食，根据病情输液及补充血容量。

2.病情观察　密切观察生命体征直至平稳；注意观察排尿、血尿、疼痛及有无腹膜炎或是否改善；监测体温和血白细胞计数，以判断有无感染存在。

3.用药护理　伤情明确且疼痛剧烈者，可给予止痛镇静剂，以减轻疼痛；应用止血药物，减少和控制出血；应用抗生素，预防或控制感染。

4.术前准备　膀胱破裂者，应积极做好各项术前准备。

（二）术后护理

1.常规护理　泌尿外科术后常规护理。

2.膀胱造瘘管护理

（1）管道应妥善固定，防止过度牵拉造成病人不适。

（2）保持引流通畅，注意有无血块堵塞、导管扭曲、受压、脱落等情况。若堵塞可用无菌生理盐水或0.02%呋喃西林液间断冲洗导管，每次冲洗量一般50～100ml，冲洗压力也不宜太大，以免外渗。

（3）保护造瘘口周围皮肤，保持局部皮肤清洁。可涂氧化锌软膏，避免尿液刺激，瘘口周围敷料浸湿及时更换。

（4）观察造瘘管引流出尿液的量、颜色及性状，发现异常，及时处理。

（5）造瘘管一般留置10日左右，拔管前先夹管试验，观察排尿通畅后才可拔管。

3.心理护理　向病人及家属解释手术、留置导尿管、膀胱造瘘管的方法及效果，缓解过度焦虑，使病人密切配合治疗与护理。

（三）健康指导

告知病人膀胱破裂愈合前禁止自行排尿，尤其用力排尿，以免加重尿外渗，甚至发生尿瘘。

【护理评价】

通过治疗和护理，病人是否：①疼痛减轻或消失；②排尿通畅，血尿消失；③生命体征平稳，尿量恢复正常，组织灌流量充足；④未发生感染等并发症或发生后能得到及时发现和处理。

第三节　尿道损伤病人的护理

> **案例导入**
>
> 张先生，48岁，建筑工人。不慎高处滑落会阴骑跨于脚手架2h来院。痛苦呻吟，自诉尿意强烈难忍，但不能排尿，会阴疼痛，小腹胀满。测BP 125/85mmHg，尿道口滴出鲜血浸透内裤，会阴肿胀、瘀斑，下腹耻骨上区隆起，叩诊浊音。
>
> 请思考：
>
> 1.该病人可能出现了什么情况？
>
> 2.该病人目前主要的护理诊断/问题是什么？应采取哪些相应的护理措施？

男性尿道长而弯曲，有耻骨下和耻骨前两个弯曲。又以尿生殖膈为界可分为前、后两段，前尿道包括阴茎部和球部，后尿道包括膜部和前列腺部。男性尿道为肌肉黏膜管，且血供丰富，因其解剖上的特点，易遭受损伤，是泌尿外科常见的急症，可产生尿外渗、感染、尿道狭窄和尿瘘等并发症。而女性尿道短而直，很少损伤。

【病因及分类】

1.闭合性尿道损伤　多见于骑跨伤、骨盆骨折等直接或间接暴力。直接暴力的骑跨伤指会阴部骑跨于硬物上，使尿道球部挤压于耻骨弓与硬物之间而受伤。间接暴力为骨盆骨折引起，其骨断端可刺破尿道或骨折断端移位使尿生殖膈移位而撕裂尿道膜部。

2.开放性尿道损伤　多为锐器、火器等引起，但少见。

3.医源性尿道损伤　尿道内检查和治疗不当为医源性损伤，如尿道探子、导尿管、膀胱镜或经尿道电切镜、输尿管镜等使用不当。

【病理】

男性尿道损伤多见于前尿道的球部和后尿道的膜部。

1.球部损伤　病理类型可为挫伤、裂伤或完全断裂。尿道挫伤时仅有水肿和出血，愈合后不留瘢痕。尿道裂伤可引起尿道周围血肿和尿外渗，愈合后有明显的瘢痕性尿道狭窄。尿道完全断裂除血肿大，尿外渗多而广以外，可因断端退缩、分离使尿道连续性破坏而发生尿潴留。其血肿和尿外渗的部位及范围在会阴部、阴囊、阴茎及下腹壁（图29-3）。

2.膜部损伤　骨盆骨折时使尿生殖膈移位而撕裂尿道膜部，甚至在前列腺尖端处撕断，使前列腺向后上方移位。骨盆骨折又可引起大量出血，在前列腺和膀胱周围形成血肿。膜部损伤尿外渗范围均在尿生殖膈以上的膀胱周围及耻骨后间隙（图29-4）。

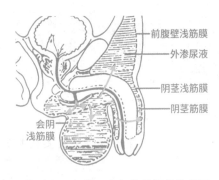

图29-3　尿道球部损伤的尿外渗范围

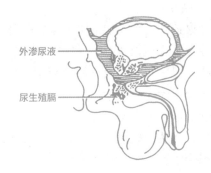

图29-4　尿道膜部损伤的尿外渗范围

【护理评估】

（一）健康史

评估病人受伤的原因、部位、时间及地点，外力作用的性质、强度及方向，受伤后的救治经过。

（二）身体状况

1.症状

（1）尿道外口出血：球部损伤可见尿道外口滴血；膜部损伤则见于排尿前或后有少量血液滴出，出血逆流至膀胱或渗至尿道周围可形成血肿。

（2）排尿困难和尿潴留：尿道完全断裂时病人完全无法排出尿液出现急性尿潴留；尿道挫裂伤时可因局部出血、水肿或疼痛致尿道括约肌痉挛而排尿困难，甚至发生尿潴留。尿道外口滴血、排尿困难和尿潴留是尿道损伤最主要的临床表现。

（3）疼痛：会阴部或下腹部等受损伤处有疼痛，有时可放射到尿道外口，排尿时更为剧烈。

（4）尿外渗和尿瘘：尿道全层裂伤后尿液可由裂口外渗到周围组织中，易继发感染致蜂窝组织炎甚至脓毒症。尤其是排尿困难和尿潴留病人用力排尿时更加导致尿外渗。尿道开放性损伤则尿液可从皮肤伤口、肠道或阴道瘘口流出，晚期形成尿瘘。

（5）休克：常见于严重的尿道损伤，如伴有骨盆骨折或巨大血肿的后尿道损伤，常因出血多而引起休克。

2.体征　尿道骑跨伤可发生会阴部、阴囊处明显肿胀、瘀斑及血肿。后尿道膜部断裂时，直肠指检可出现前列腺尖部浮动及触及血肿。

（三）辅助检查

1.试插导尿管或导尿试验　是简便、有效的诊断尿道损伤的方法。试插导尿管可以检查尿道是否连续、完整。如果导尿管能插入膀胱，说明无尿道损伤或损伤轻微，反之说明尿道有明显的病理损伤，连续性、完整性破坏。但插导尿管可形成假道或插入血肿、耻骨后间隙。

2.X线检查　平片可发现是否合并骨盆骨折，经导尿管注入造影剂行尿道造影可显示造影剂从尿道损伤处外渗，明确尿道损伤的部位和范围，可明确诊断。

（四）心理－社会状况

评估病人焦虑或恐惧心理反应的程度，对伤情、并发症及手术治疗的认知程度和承受能力。

（五）处理原则

尿道损伤的治疗原则为纠正休克，引流尿液及尿外渗，恢复尿道连续性，防治尿道狭窄。

1.紧急治疗　有大出血、休克等危及生命的情况应迅速采取输血、输液等抢救措施，同时明确有无合并其他器官损伤，做好紧急手术的准备。

2.非手术治疗　轻微尿道挫伤能自行排尿者无需特殊治疗。不能自行排尿但能插入导尿管至膀胱者，留置导尿管2周左右。导尿管无法插入膀胱又不宜一期手术者可耻骨上膀胱造瘘引流尿液。同时需应用抗感染、止血、止痛及维持体液平衡等治疗。

3.手术治疗

（1）尿道球部：尿道球部断裂可急症行经会阴尿道修补术或断端吻合术，留置导尿管2～3周。有休克或会阴、阴囊血肿巨大者，可先做膀胱造瘘术，以后再做尿道瘢痕切除、端－端吻合术。

（2）尿道膜部：尿道膜部断裂一部分病人可采用急症尿道会师术，合并骨盆骨折而休克严重则不宜做此手术，先做一期高位膀胱造瘘，3个月后再二期行尿道瘢痕切除、端－端吻合术等。

（3）尿外渗：明显的尿外渗区域需做切开引流术，以防感染。

4.并发症治疗　尿道损伤后期及术后常并发尿道狭窄，一般在导尿管拔除后排尿尿线变细时需定期做尿道扩张术。尿瘘者适时进行手术治疗。

【常见护理诊断/问题】

1.排尿异常　与尿道损伤后尿液排泄障碍有关。

2.疼痛　与损伤、血肿、尿外渗等有关。

3.组织灌流不足　与骨盆骨折、血肿、出血多引起休克、失血有关。

4.焦虑/恐惧　与尿道损伤、排尿异常、并发症及治疗效果等有关。

5.知识缺乏：缺乏尿道损伤的并发症及后续处理知识。

6.潜在并发症：感染、尿道狭窄和尿瘘。

【护理目标】

1.病人尿管引流通畅，排尿恢复正常。

2.病人疼痛缓解或消失。

3.病人生命体征平稳，休克纠正，组织灌流量充足。

4.病人焦虑或恐惧减轻或消失，情绪稳定，睡眠良好。

5.病人能复述尿道损伤的相应知识。

6.病人并发症得到预防或及时处理。

【护理措施】

（一）术前护理

1.心理护理 尿道损伤并发症多，后期尚有尿道狭窄、闭锁、阳痿等并发症，病人常情绪低落，不愿与人交往，食欲下降，难以入睡等。所以应进行心理疏导，在思想精神上进行鼓励，使之积极配合治疗与护理，争取早日康复。

2.密切观察病情 监测病人的生命体征、尿量和腹部情况，做好记录，发现异常及时报告医生，并配合处理。

3.防治休克 迅速建立2条及以上静脉通路，遵医嘱快速输液、输血，确保管路通畅，维持体液平衡、保证组织有效灌流。在抗休克的同时，有效止血，勿随意搬动病人，遵医嘱做好各项术前准备。

（二）术后护理

1.留置导尿管护理 ①向病人及其家属解释留置导尿管的目的与意义。②管道应妥善固定。③保持引流通畅，避免受压、扭曲、堵塞等造成引流不畅，引流不畅时应根据原因处理，如挤捏、冲洗尿管等。④定时观察尿的颜色、性质、量，以判断肾功能及尿路情况。定时无菌更换尿袋，引流管应低于耻骨联合水平，防止逆行感染。每日2次尿道口及外阴消毒，除去分泌物及血痂，鼓励病人多饮水。⑤尿道会师术后尿管留置1～2周，创伤严重者可酌情延长留置时间，拔管前先定时夹闭尿管以训练膀胱反射功能，拔管后观察能否自行排尿，观察尿线粗细的排尿通畅情况。

2.并发症护理 ①伴骨盆骨折长期卧床的病人，应鼓励其做深呼吸帮助排痰，防止坠积性肺炎的发生。②尿道损伤多为青壮年男性，必要时需遵医嘱给予己烯雌酚，避免阴茎勃起，防止尿道修补的吻合口撕裂，防止继发出血、感染。③后期并发尿道狭窄应接受定期尿道扩张，开始每周1次，持续1个月后仍需定期施行尿道扩张术。

3.预防感染 ①保持手术切口清洁干燥。②保证抗生素的及时准确输入。③留置尿管者，保持尿道口清洁，每日清洁尿道口周围2次。④尿外渗放置引流管者，注意观察引流物的量、颜色、性状和气味。

（三）健康指导

告诉病人及家属留置导尿管、膀胱造瘘管的目的与意义；宣传卧床、多饮水、进易消化饮食、防止感染、配合医护的知识；详细说明出院后注意事项及定期来院复查、后期尿道狭窄进行尿道扩张的重要性及意义。

【护理评价】

通过治疗和护理，病人是否：①尿管引流通畅，排尿恢复正常；②疼痛缓解或消失；③生命体征平稳，休克纠正，组织灌流量充足；④焦虑或恐惧程度减轻或消失，情绪稳定，睡眠良好；⑤治疗的认知度得到改进；⑥未发生并发症，或发生时能得到及时发现和处理。

（沈开忠）

？思考题

1.邱先生，45岁。右腰部撞伤3h住院。3h前工地劳动时不慎从高处跌落，右腰部撞在地上一堆建筑钢筋上，当即右腰腹剧烈疼痛，伴恶心，神志尚清。伤后排出全程肉眼血尿1次，伴有少量条形小血凝块，急诊入院。查体：T 37.3℃，P 100次/min，R 20次/min，BP 96/60mmHg。腹部（－），右腰部大片皮下瘀斑，局部肿胀，触痛明显，尿道口有血迹。

请思考：

（1）该病人的初步诊断是什么？

（2）采取哪些辅助检查可以明确病情？

（3）如果病人采取非手术治疗，请制定主要的护理措施。

2.刘先生，29岁。车祸右髋部受撞击1h入院。1h前乘车出车祸被汽车撞伤右髋部，随即局部疼痛，尿急但不能排尿，无恶心，呕吐。查体：病人神志尚清，面色苍白，四肢发凉，T 37.5℃，P 114次/min，R 26次/min，BP 90/75mmHg，腹平软，无腹膜刺激征，右髋部触痛、肿胀、大片瘀血斑，输尿管径路、膀胱区（－），尿道口少量血迹。X线检查提示：骨盆骨折。

请思考：

（1）判断该病人是否有尿道损伤可做什么检查？

（2）若试插导尿管成功，简述留置导尿管的护理要点。

29-2思路解析及在线测试题（二维码）

育人学堂

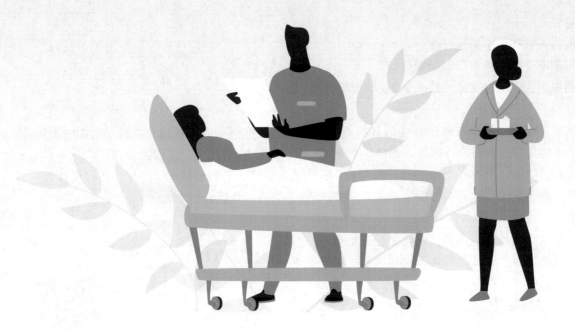

第三十章 > 泌尿系统结石病人的护理

30-1 数字资源

学习目标

◎ **知识目标**

    1.掌握泌尿系统结石病人的症状、体征和护理措施。

    2.熟悉泌尿系统结石病人的辅助检查和处理原则。

    3.了解泌尿系统结石的病因和病理生理。

◎ **能力目标**

    1.学会对泌尿系统结石病人进行护理评估,列出主要护理问题。

    2.能正确运用护理程序对泌尿系统结石病人实施整体护理。

◎ **素质目标**

    1.培养严谨细致和认真负责的工作态度。

    2.具有同理心,尊重、关爱病人。

    泌尿系统结石又称为尿石症,包括肾结石、输尿管结石、膀胱结石和尿道结石。肾结石和输尿管结石称为上尿路结石,发生率较高;膀胱结石和尿道结石称为下尿路结石。我国泌尿系统结石的患病率为1%～5%,男女发病比例为3:1,好发年龄为30～50岁。泌尿系统结石是泌尿外科常见疾病,而且治疗后复发率较高。因此,在做好泌尿系统结石病人护理的同时,采取有效措施预防或延迟泌尿系统结石的复发十分重要。

第一节　肾、输尿管结石病人的护理

案例导入

　　王先生，27岁，运动后突发左腰部刀割样剧痛1h急诊入院。病人自诉疼痛难忍，伴恶心、呕吐1次。体格检查：T 37.1℃，R 28次/min，BP 125/76mmHg，腹部无压痛、反跳痛，左肾区有叩击痛。辅助检查：超声提示左肾盂内有多个直径1.2～1.8cm大小不等的结石。

　　请思考：

　　1.如何对该病人进行护理评估？

　　2.该病人目前最适宜的治疗方法是什么？

　　3.针对该病人存在的护理诊断/问题，如何制定相应的护理措施？

　　肾结石和输尿管结石以单侧多见，较少发生双侧结石。

【**病因及发病机制**】

　1.代谢异常

　　（1）形成尿结石的物质排出：尿液中某些成分如钙、尿酸、草酸排出量增加。

　　（2）尿pH改变：尿pH影响结石形成，酸性尿中易形成胱氨酸结石和尿酸结石，碱性尿中易形成磷酸钙结石和磷酸镁铵结石。

　　（3）尿中抑制晶体形成的物质不足：如枸橼酸、焦磷酸盐、酸性黏多糖、镁等减少。

　　（4）尿液减少：使尿中盐类和有机物质的浓度增高。

　2.局部因素　　尿液淤滞、尿路感染和尿路异物等。

　3.药物相关因素　　药物相关因素导致的肾结石占所有结石的1%～2%。相关药物分两类：①尿液浓度高但溶解度较低的药物、治疗HIV感染的药物、硅酸镁和磺胺类药物等。②可以诱发结石形成的药物，如乙酰唑胺、维生素D、维生素C和皮质激素等。

【**病理生理**】

　　肾、输尿管结石以草酸钙结石最为多见，可引起泌尿系统局部损伤、梗阻、感染或恶性变。病理生理改变与结石的部位、大小、数目，是否继发炎症和梗阻程度等有关。结石损伤尿路黏膜可导致出血，位于尿路较细处如肾盏颈、肾盂输尿管连接处、输尿管，可造成尿路梗阻。尿路梗阻时更易继发感染，感染与梗阻又促使结石迅速增大或再形成结石。肾盂黏膜可因结石的长期慢性刺激而发生恶变。

【**护理评估**】

（一）健康史

　　了解病人的年龄、性别、职业、饮食种类、饮水习惯及有无特殊嗜好，了解病人的既往史及发病情况。

（二）身体状况

　1.症状

　　（1）疼痛：病人多有肾区疼痛，疼痛程度与结石大小、位置密切相关。肾盂内大结石及肾盏结石，可无明显临床症状，常在活动后出现上腹或腰部钝痛。结石活动和刺激引起输尿管平滑肌痉挛或输尿管完全性梗阻时，可引起肾绞痛。典型肾绞痛表现为突发性腰部或上腹部剧烈疼痛，难以忍受，疼痛可沿输尿管向下腹部、会阴部和大腿内侧放射，发作时病人呈急性病容、辗转反侧、呻吟不已、面色苍白、出冷汗、恶心、呕吐，严重者甚至出现休克。疼痛多在深夜至凌晨发作，持续数分钟至数小时不等，如未经治疗，可反复发作。

（2）血尿：常在疼痛后发生，以镜下血尿多见，少数病人可见肉眼血尿。血尿是结石移位或病人剧烈运动后结石损伤肾脏集合系统导致，有时活动后镜下血尿可作为肾结石的唯一临床表现。

（3）膀胱刺激征：当结石合并感染或发生输尿管膀胱壁段结石时，可出现尿急、尿频、尿痛等膀胱刺激症状。

（4）其他症状：结石继发急性肾盂肾炎或肾积脓时，病人可有畏寒、发热等全身症状。双侧上尿路完全性梗阻时可导致无尿，甚至发生尿毒症。

2.体征　病人可有患侧肾区叩击痛。结石引起严重肾积水时，可在上腹部触到增大的肾脏。

（三）辅助检查

1.实验室检查

（1）尿液分析：常可见到肉眼血尿或镜下血尿；伴感染时有脓尿，必要时可做尿细菌培养；还可检测尿液pH、钙、磷、尿酸、肌酐、草酸及行尿胱氨酸检查等。

（2）血液分析：检测血钙、白蛋白、肌酐和尿酸等。

（3）结石成分分析：首次结石病人都应进行结石成分分析，首选分析方法为红外光谱（IRS）或X射线衍射（XRD），可为预防结石复发和选用溶石疗法提供依据。

2.影像学检查

（1）超声检查：超声可发现尿路平片不能显示的小结石和X线透光结石，还能显示肾积水和肾实质萎缩。

（2）X线检查：①尿路平片：结石检出率高，可发现90%以上的X线阳性结石。②排泄性尿路造影：可反映结石所致的尿路形态和肾功能改变，有无引起结石的局部因素。③逆行肾盂造影：仅适用于其他方法不能确诊时。④CT检查：平扫CT检查可发现以上检查不能显示的或较小的输尿管中、下段结石，增强CT检查能反映肾脏积水的程度和肾实质的厚度，反映肾功能的改变情况。

（3）磁共振水成像（MRU）：可反映结石梗阻后肾输尿管积水的情况。

3.内镜检查　包括经皮肾镜、输尿管镜、膀胱镜等。当尿路平片未显示结石，排泄性尿路造影有充盈缺损而不能确诊时，借助内镜可明确诊断和进行治疗。

（四）心理-社会状况

了解病人和家属对结石造成的危害、治疗方法、康复知识、并发症的认知程度，了解病人的心理和经济承受能力。

（五）处理原则

根据结石的大小、成分、数目、位置、肾功能状况和全身情况制定安全、合理的治疗策略。

1.病因治疗　去除病因，如为甲状旁腺功能亢进（主要是甲状旁腺瘤）引起者，可切除腺瘤；如因尿路梗阻引起者，可解除梗阻。

2.非手术治疗　适用于结石＜0.6cm，无尿路梗阻和感染的病人。

（1）水化疗法：指导病人每日饮水2500～3000ml，以保持每日尿量在2000ml以上。大量的饮水配合适当运动可促进小结石的排出，有助于稀释尿液、减少晶体沉积和起到内冲洗的作用，延缓结石增大和手术后结石的复发。

（2）药物治疗：根据对已排出结石或经手术取出结石的成分分析结果，制定药物治疗方案。

1）药物溶石：常用于非钙结石。①调节尿液pH的药物：可提高结石的溶解度。尿酸结石可服用枸橼酸氢钾钠、碳酸氢钠碱化尿液；胱氨酸结石的治疗需要碱化尿液；口服氯化铵使尿液酸化有利于防止磷酸钙及磷酸镁结石的生长。②调节代谢的药物：α-巯丙酰甘氨酸、乙酰半胱氨酸有溶石作用；别嘌醇可降低血、尿的尿酸含量，对尿酸结石有一定治疗效果。

2）中药和针灸：解痉、止痛，促进小结石的排出。常用的中药有金钱草和车前子，常用的针刺穴位有肾俞、三阴交、阿是穴等。

3）控制感染：感染性结石需控制感染。

4）解痉止痛：当病人发生肾绞痛时，需紧急处理，以解痉止痛为主。常用的止痛药包括非甾体镇痛抗炎药物（如双氯芬酸和吲哚美辛）和阿片类镇痛药（如哌替啶、曲马多等）。解痉药主要有阿托品、钙通道阻滞剂、黄体酮等。

3.体外冲击波碎石（ESWL） 利用X线检查或B超定位，将冲击波聚焦后作用于结石使之粉碎，然后随尿液排出。适用于直径 ≤ 2cm 的肾、输尿管上段结石，且病人无ESWL禁忌者。

4.手术治疗

（1）内镜取石或碎石术：①经皮肾镜取石或碎石术（PCNL）：适用于 ≥ 2cm 的肾结石、有症状的肾盏结石及体外冲击波治疗失败的结石。通过X线检查或B超引导，细针经腰背部穿刺建立皮肤至肾内的通道，插入肾镜，在直视下取石或碎石。取石后酌情放置双"J"管和肾造瘘管。②输尿管镜取石或碎石术（URL）：适用于中、下段输尿管结石，因肥胖、结石硬、停留时间长而用ESWL困难者，也可用于ESWL治疗后所致的"石街"处理。经尿道插入输尿管镜至膀胱，经膀胱输尿管口进入输尿管，在直视下找到结石，进行套石或取石。若结石较大，可采用超声、液电、激光或气压弹道碎石。③腹腔镜输尿管取石（LUL）：适用于直径 ＞ 2cm 的输尿管结石，原考虑开放手术或经ESWL、输尿管镜手术失败者。

（2）开放手术：主要有肾盂切开取石术、肾实质切开取石术、肾部分切除术、肾切开取石术、输尿管切开取石术等，适用于结石远端有梗阻、部分泌尿系统畸形、结石嵌顿紧密、其他治疗无效、肾积水感染严重或病肾功能丧失的尿石症病人。

【常见护理诊断/问题】

1.疼痛 与结石刺激引起炎症、损伤及平滑肌痉挛有关。

2.知识缺乏：缺乏预防尿石症的知识。

3.潜在并发症：出血、感染、"石街"形成等。

【护理目标】

1.病人自诉疼痛减轻，舒适感增强。

2.病人知晓尿石症的预防知识。

3.病人未发生并发症，或并发症得到及时发现和处理。

【护理措施】

（一）非手术治疗的护理

1.病情观察 观察病人的体温与排尿情况，每次排尿于玻璃瓶或金属盆内，观察尿液内是否有结石排出。

2.防治感染 尿白细胞增多者，按医嘱给予抗生素；体温升高、血白细胞计数增多时，给予输液和应用敏感的抗生素，控制感染。

3.肾绞痛的护理 发作期指导病人卧床休息，做深呼吸、放松训练，遵医嘱应用止痛药物，观察疼痛缓解情况。

4.促进排石 鼓励病人在病情允许的情况下大量饮水，以保证每日尿量在2000ml以上。多做跳跃运动或经常改变体位，以促进结石排出。

5.心理护理 向病人及家属讲解尿路结石的防治知识，提高病人对治疗和护理的依从性，增强病人治疗的信心。

（二）体外冲击波碎石的护理

1.术前护理

（1）术前准备：术前3日忌进食易产气食物，术前1日口服缓泻剂，术日晨禁饮禁食。术前指导病人练习手术配合体位、固定体位。术日晨行泌尿系统X线平片复查以了解结石位置，复查后用平车接送病人，避免结石移位。

（2）心理护理：向病人讲解治疗过程和治疗特点，叮嘱病人术中不要随意移动体位，以确保碎石定位的准确性。

2.术后护理

（1）休息和饮食：术后应卧床休息6h；若病人未出现不良反应，可正常进食。鼓励病人每日饮水2500～3000ml，增加尿量，促进结石排出。

（2）采取有效体位：在病情允许的情况下，鼓励病人适当运动，经常变换体位，促进碎石排出。指导病人采用正确体位：①头高脚低卧位：结石位于中肾盏、肾盂、输尿管上段者，碎石后宜采用头高脚低卧位，上半身抬高。②头低卧位：肾下盏结石者可采用头低卧位，并叩击背部以加速排石。③健侧卧位：肾结石病人碎石后，常规取健侧卧位，同时叩击患侧肾区，以利于碎石由肾盏排入肾盂、输尿管。④患侧侧卧位：巨大肾结石碎石后，为避免大量碎石短时间内积聚于输尿管导致堵塞，引起"石街"和继发感染，甚至导致肾功能改变，应采用患侧侧卧位，以利于减缓结石排出速度。

（3）病情观察：①严密观察和记录碎石后病人排尿及排石情况。②用纱布或滤尿器过滤尿液，收集结石碎渣进行结石成分分析。③定时做腹部平片检查，观察结石排出的情况。若需再次治疗，间隔时间不少于7日。

（4）并发症的观察和护理：①血尿：碎石术后多数病人会出现暂时性肉眼血尿，一般可自行消失，无须处理。②疼痛：结石排出引发肾绞痛时，应遵医嘱给予解痉、止痛等处理。③发热：遵医嘱应用抗生素，高热者给予降温措施。④"石街"形成：体外冲击波碎石后的严重并发症，病人可有腰痛或不适，可继发感染和脏器受损等，需立即经输尿管镜取石或碎石。

（三）内镜碎石术的护理

1.术前护理

（1）术前准备：①监测凝血功能：注意病人的凝血功能是否正常，如近期服用阿司匹林、华法林等抗凝药物者应停药，待凝血功能正常后再行碎石术。②体位训练：术中病人取截石位或俯卧位，术前指导病人进行俯卧位练习，从俯卧30min开始，逐渐延长至2h，提高病人术中体位的耐受性。③备皮、配血和肠道清洁：术前1日备皮、配血，术前晚进行肠道清洁。

（2）心理护理：耐心向病人及家属介绍各种内镜碎石术的方法与优点，术中的配合要求及注意事项，消除病人的顾虑，增强病人战胜疾病的信心。

2.术后护理

（1）病情观察：密切观察病人的生命体征、尿液颜色和性状等。术后早期，肾造瘘管引流液一般为淡血性，若1～3日转清，则不需处理。若术后短时间内造瘘管引出大量鲜红色血性液体，则病人可能发生了大出血，应立即报告医师处理。按医嘱应用止血药，夹闭肾造瘘管1～3h，以增加肾盂内压力，达到压迫止血的目的。出血停止、病人生命征平稳后，可重新开放肾造瘘管。

（2）防治感染：观察病人的体温，遵医嘱应用抗生素。指导病人多饮水，勤排尿。对留置尿管的病人，应注意清洁尿道口与会阴，肾造瘘口应定时更换敷料，保持皮肤的清洁、干燥。

（3）引流管护理

1）肾造瘘管护理：经皮肾镜取石术后，为引流尿液和残余碎石常规放置肾造瘘管。①妥善固定：妥善固定肾造瘘管和尿袋，防止牵拉和滑脱，指导病人在翻身活动时避免造瘘管被拉出、扭曲及引流袋接口脱落。②保持引流通畅：当造瘘管发生堵塞，挤捏无效时，可协助医师在无菌操作下行造瘘管冲洗，用注射器吸取5～10ml生理盐水，缓慢注入造瘘管内再缓慢吸出，反复冲洗，直至管道恢复通畅。③观察并记录引流情况：观察并记录引流液的颜色、性状和量。④预防逆行感染：引流管位置应低于肾造瘘口，以防引流液逆流引起逆行感染。⑤适时拔管：术后3～5日，若引流液转清、体温正常即可拔管，拔管前先夹闭造瘘管24～48h，注意观察病人有无发热、排尿困难、腰腹痛等反应，拔管后3～4日，督促病人每2～4h排尿1次，避免膀胱过度充盈。

2）双"J"管护理：输尿管镜取石或碎石术后，为引流尿液、扩张输尿管、排出小结石、防止输尿管内"石街"形成，常规留置双"J"管（图30-1）。①安置合适体位：术后指导病人取半卧位，利于引流尿液和碎石。②防止尿液反流：指导病人多饮水、勤排尿，避免膀胱过度充盈导致尿液反流。③防止管道滑脱：鼓励病人早期下床活动，但要注意避免剧烈运动和过度弯腰、突然下蹲等动作，以免双"J"管滑脱或上下移位。④取管时间：双"J"管一般留置4～6周，经B超或腹部摄片复查后确定无结石残留，经膀胱镜可取出双"J"管。

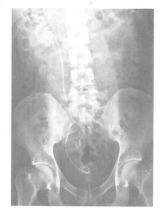

图30-1　双"J"管
（输尿管支架管）

（四）手术治疗的护理

1.术前护理

（1）术前准备：除了术前常规准备外，输尿管结石病人入手术室前需再行腹部平片定位；注意继发性结石或老年病人的全身情况和原发病的护理。

（2）心理护理：耐心向病人解释手术治疗的必要性，关心体贴病人，消除病人的恐惧和焦虑，取得病人的支持与配合。

2.术后护理

（1）休息与体位：肾实质切开者，术后应卧床2周。上尿路结石术后，应采取侧卧位或半卧位，以利于结石和尿液引流。

（2）饮食与输液：待肠功能恢复后，病人可进食。输液并鼓励病人多饮水，每日3000～4000ml。血压稳定者，应用利尿剂，以增加尿量，冲洗尿路和改善肾功能。

（3）病情观察：观察并记录尿液的颜色、量及患侧肾功能情况。

（4）引流管的护理：①妥善固定：妥善固定肾周围引流管和集尿袋，防止牵拉和滑脱，指导病人翻身活动时避免引流管被拉出、扭曲，防止引流袋接口脱落。②保持引流通畅。③观察并记录引流情况：观察并记录引流液的颜色、性状、量和气味。④适时拔管：术后3～4日可拔除，若发生感染或尿瘘，则应延迟拔管时间。

（5）心理护理：关心爱护病人，向病人及家属解释术后恢复过程，说明引流管放置的必要性和注意事项。

（五）健康指导

1.知识宣教　告知病人尽早解除尿路梗阻、感染、异物等因素，可预防结石复发。

2.饮食指导　合理增加饮水和调节饮食可预防结石复发。①含钙结石病人：可食用含纤维丰富的食物，限制牛奶、奶制品、豆制品、巧克力、坚果等含钙量高的食物；限制浓茶、菠菜、番茄、土豆、芦笋等含草酸较多的食物；避免大量摄入动物蛋白、精制糖和动物脂肪。②尿酸结石病人：忌食动物内脏，限制摄入富含嘌呤的高蛋白食物，如各种肉类和鱼虾等。③胱氨酸结石病人：应限制摄入含蛋氨酸的食物，如蛋、奶、肉、花生和小麦。

3.用药指导　告知病人应用影响代谢的药物，以碱化或酸化尿液可预防结石复发。①维生素B_6：

可减少尿中草酸含量。②氧化镁：可增加尿中草酸溶解度。③枸橼酸钾、碳酸氢钠：可使尿pH保持在6.5～7.0以上，预防尿酸和胱氨酸结石。④别嘌醇：可减少尿酸形成，对含钙结石有抑制作用。⑤氯化铵：可酸化尿液，预防感染性结石的生长。

4.特殊性指导　告知病人伴甲状旁腺功能亢进者必须摘除腺瘤或增生组织，长期卧床者应进行适当功能锻炼，以防止骨脱钙，减少尿钙排出。

5.复查指导　指导病人治疗后定期做尿液化验、X线检查或B超检查，观察有无复发、残余结石情况。若出现腰痛、血尿等症状，应及时就诊。

【护理评价】

通过治疗和护理，病人是否：①疼痛减轻或缓解；②能够复述尿石症的预防知识，生活方式有利于结石的预防；③未发生尿路感染、出血、"石街"形成等并发症，若发生能得到及时的发现和处理。

第二节　膀胱结石病人护理

案例导入

黄先生，75岁，2月前开始出现排尿突然中断，变换体位后可继续排尿，偶有尿痛，伴尿频。B超示：膀胱结石。现拟"膀胱结石"收住入院。

请思考：

1.该病人术前应采取哪些术前准备？

2.术后容易出现哪些并发症？如何采取相应的护理措施？

膀胱结石发生率较低，约为尿路结石的5%。

【病因和病理】

原发性膀胱结石多见于男孩，与营养不良、低蛋白饮食有关。继发性膀胱结石多见于前列腺增生，尿道狭窄，膀胱憩室，神经源性膀胱，异物或肾、输尿管结石排入膀胱。感染性结石的成分主要是磷酸镁铵等，非感染性结石的成分主要是草酸钙和尿酸。

【护理评估】

（一）健康史

了解病人的年龄、职业、饮食饮水习惯及有无特殊嗜好，了解病人有无泌尿系疾病史。

（二）身体状况

1.典型症状　排尿突然中断，由排尿时结石落于膀胱颈所致，改变体位后又可排出尿液。

2.疼痛和血尿　疼痛在排尿时尤为明显，并可放射至远端尿道及阴茎头部，常伴有终末血尿。

3.并发感染时　可出现膀胱刺激症状。

（三）辅助检查

X线检查能显示绝大多数结石；B超能发现膀胱区的强光团及声影，还可同时发现膀胱憩室等；膀胱镜检查能直接见到结石，并可发现膀胱病变。

（四）心理-社会状况

了解病人对疾病相关知识、治疗方法、预后及并发症的认知程度，了解病人的心理承受能力。

（五）处理原则

膀胱结石主要采用手术治疗。严重感染时，应用抗生素；排尿困难者留置导尿管，以利于尿液引流及感染控制。

1.经尿道膀胱镜取石或碎石术　结石直径<2～3cm者，可应用碎石钳机械碎石后将碎石取出。较大的结石需采用超声、液电、激光或气压弹道碎石。

2.耻骨上膀胱切开取石术　适用于结石过大、过硬或膀胱憩室病变者。小儿及合并严重膀胱感染者，应先做耻骨上膀胱造瘘，以加强尿液引流，待感染控制后再行取石手术。

【常见护理诊断/问题】

1.急性疼痛　与结石刺激引起的炎症、损伤及平滑肌痉挛有关。

2.潜在并发症：感染。

【护理目标】

1.病人自诉疼痛减轻，舒适感增强。

2.病人未发生并发症，或并发症得到及时发现和处理。

【护理措施】

（一）非手术治疗的护理

1.病情观察　密切观察病人的生命体征、尿液颜色和性状等。

2.防治感染　指导病人多饮水，勤排尿，预防感染，遵医嘱应用抗生素。

（二）术后护理

1.病情观察　观察和记录病人碎石后排尿及排石情况。膀胱和尿道机械性操作后，注意观察出血量、尿的颜色和性状等。观察病人下腹部情况，注意有无膀胱穿孔症状。

2.切口护理　保持切口清洁、干燥，敷料被浸湿时及时更换。

3.预防感染　指导病人多饮水、勤排尿，并遵医嘱应用抗生素预防切口及尿路感染。

4.疼痛护理　评估病人的疼痛程度，遵医嘱应用止痛药。

5.引流管的护理　耻骨上膀胱切开取石术后一般留置膀胱造瘘管、尿管及膀胱侧间隙引流管。护理重点：①妥善固定引流管，防止管道牵拉和滑脱。②避免引流管扭曲、折叠，保持引流通畅。③观察并记录引流液的量、颜色及性状。④根据病人病情的恢复情况，一般先拔除引流管和尿管，最后拔除膀胱造瘘管。⑤鼓励病人多饮水，起到内冲洗作用。

【护理评价】

通过治疗和护理，病人是否：①疼痛减轻或缓解；②未发生尿路感染等并发症，若发生能得到及时的发现和处理。

第三节　尿道结石病人护理

案例导入

张先生，80岁，1周前开始出现点滴状排尿，伴有剧烈疼痛，偶有血尿。病人自述1年前发现右肾结石，当时未予治疗。

请思考：

1.为明确诊断，还需做哪些辅助检查？

2.该病人目前主要的护理诊断/问题是什么？针对问题该如何护理？

尿道结石临床并不多见，绝大多数来自肾和膀胱，多见于男性。

【病因及病理】

尿道结石分为原发性和继发性两种。原发性尿道结石多在尿道已有病变的基础上发生，如有尿道狭窄、尿道憩室及异物存在时可致尿道结石。继发性尿道结石绝大多数是膀胱结石或上尿路结石排出过程中经过尿道时受阻，可直接损伤尿道引起出血，并引起梗阻和感染。

【护理评估】

（一）健康史

了解病人的年龄、职业、饮食饮水习惯及有无特殊嗜好，了解病人有无泌尿系疾病史。

（二）身体状况

尿道结石多位于前尿道。典型症状为排尿困难、点滴状排尿及尿痛，严重时造成急性尿潴留。前尿道结石可沿尿道扪及，后尿道结石经直肠指诊可触及。

（三）辅助检查

超声、X线检查等影像学检查有助于明确诊断。

（四）心理-社会状况

了解病人对疾病相关知识、治疗方法、预后及并发症的认知程度，了解病人的心理承受能力。

（五）处理原则

尿道结石的治疗应根据结石的位置选择适当的方法。

1.前尿道结石　采用阴茎根阻滞麻醉下，压迫结石近端尿道以阻止结石后退，向尿道内注入无菌液状石蜡，轻轻向尿道口推挤，然后将结石钳出。如取出有困难，可选择内镜下碎石后取出，尽量不做尿道切开取石，以免尿道狭窄。

2.后尿道结石　用尿道探条将结石轻轻地推入膀胱，再按膀胱结石处理。

【常见护理诊断/问题】

1.急性疼痛　与结石刺激引起的炎症、损伤及平滑肌痉挛有关。

2.潜在并发症：感染。

【护理目标】

1.病人自述疼痛减轻，舒适感增强。

2.病人未发生并发症，或并发症得到及时发现和处理。

【护理措施】

参见膀胱结石病人的护理措施。

🔍 **护考情报站**

男性病人，52岁。近年来常有排尿中断现象，另有尿频、尿急和终末尿痛症状，诊断为尿道结石。行尿道取石术，术后并发症是

A.尿失禁　　B.膀胱挛缩　　C.肾积水　　D.尿道狭窄　　E.阳痿

【答案】D

解析：尿道取石术易导致尿道狭窄。

【护理评价】

通过治疗和护理，病人是否：①疼痛减轻或缓解；②未发生尿路感染等并发症，若发生能得到及时的发现和处理。

（李静静　周淑萍）

? 思考题

　　刘女士，48岁，一周前无明显诱因下出现右腰部疼痛，无发热，伴恶心，无呕吐，无尿频尿急尿痛，门诊CT检查示右侧输尿管结石，拟行体外冲击波碎石术。

　　请思考：

　　（1）责任护士如何做好术前准备？

　　（2）术后可能出现哪些并发症？如何预防？

30-2思路解析及在线测试题（二维码）

育人学堂

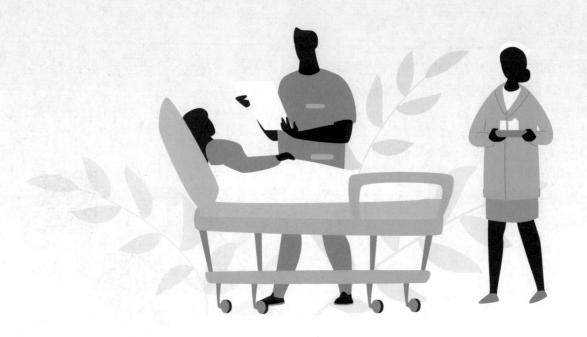

第三十一章 泌尿、男性生殖系统结核病人的护理

31-1 数字资源

学习目标

◎ **知识目标**

1. 掌握肾结核病人的症状、体征和护理措施。

2. 熟悉肾结核病人的辅助检查和处理原则。

3. 了解肾结核的病因与病理生理，了解前列腺结核和精囊结核病人的护理评估和护理措施。

◎ **能力目标**

1. 能对肾结核病人进行护理评估，列出主要护理问题。

2. 能正确运用护理程序对肾结核病人实施整体护理。

◎ **素质目标**

1. 培养严谨、细致的工作态度。

2. 具有高度的责任感，尊重、关心、爱护病人。

结核病是危害人类健康的重大疾病，是由结核分枝杆菌引起的慢性传染病，可侵入人体多个器官。泌尿生殖系统结核是常见的肺外器官结核，也是泌尿外科常见的感染性疾病。

第一节　肾结核

案例导入

　　章先生，45岁，半年前患肺结核，经抗结核药物治疗病情稳定。1月前逐渐感到左腰胀痛不适，继而出现尿频、尿痛、尿急，反复发作，一般抗生素治疗无效。体检：左肾区可疑叩痛；辅助检查：B超示左肾增大积水，尿常规化验：白细胞满视野。临床诊断：左肾结核。

　　请思考：

　　1.目前该病人主要的护理诊断/问题有哪些？

　　2.应该采取哪些针对性护理措施？

　　肾结核好发于20～40岁的青壮年，男女发病率之比为2∶1，约90%为单侧发病。

【病因及发病机制】

　　肾结核主要起源于肺结核，少数继发于骨关节结核及肠道结核。肾结核约90%是原发感染时结核分枝杆菌经血行播散到肾脏的，这一过程往往要经过3～10年或更长时间，故儿童发病多在10岁以上，婴幼儿罕见。

【病理生理】

　　结核分枝杆菌经血行播散进入肾，主要在肾小球周围毛细血管丛内形成多发性微小结核病灶。由于该处血供丰富，修复力强，如果病人免疫状况良好，感染细菌的数量少或毒力较小，早期微小结核病变可以全部自行愈合，病人常不出现症状，称为病理肾结核，但此期肾结核可在尿中查到结核分枝杆菌。如果病人免疫能力低下，细菌数量大或毒力较强，肾皮质内的病灶不愈合且逐渐扩大，结核分枝杆菌经肾小管达到髓质的肾小管袢处，由于该处血流缓慢、血液循环差，易发展为肾髓质结核。病变在肾髓质继续发展，穿破肾乳头到达肾盏、肾盂，发生结核性肾盂肾炎，出现临床症状及影像学改变，称为临床肾结核。

　　肾结核的早期病变主要是肾皮质内炎性细胞浸润形成的多发性结核结节，随着病变发展，病灶浸润逐渐扩大，结核结节彼此融合，形成干酪样脓肿，逐渐扩大蔓延累及全肾（图31-1）。肾盏颈或肾盂出口因纤维化而发生狭窄，可形成局限的闭合脓肿或结核性脓肾。结核钙化也是肾结核常见的病理改变，可为散在的钙化斑块，也可为弥漫的全肾钙化。少数病人全肾广泛钙化时，肾功能完全丧失，输尿管常完全闭塞，含有结核分枝杆菌的尿液不能流入膀胱，膀胱继发性结核病变逐渐好转和愈合，膀胱刺激症状也逐渐缓解甚至消失，尿液检查趋于正常，这种情况称之为"肾自截"。但病灶内仍存有大量活的结核分枝杆菌，仍可作为病源复发，不能因症状不明显而予以忽视。

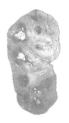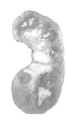

图31-1　肾结核

　　含结核分枝杆菌的脓液随尿液排出，可引起输尿管结核、膀胱结核、尿道结核。膀胱结核病变从患侧输尿管开口周围开始，膀胱壁的广泛纤维化及瘢痕收缩，可导致膀胱挛缩。严重时可引起健侧输尿管口狭窄，导致健侧肾积水。

护考情报站

　　肾结核的原发病灶大多在

　　A.骨　　B.肺　　C.肠　　D.肝　　E.脑

【护理评估】

（一）健康史

了解病人的年龄、性别、发病时间及结核病史。

（二）身体状况

1.症状　肾结核的症状取决于肾病变范围及输尿管、膀胱继发结核病变的严重程度。早期往往无任何症状，仅在尿液检查时有少量蛋白、红细胞和白细胞，尿液呈酸性，尿中可能查出结核分枝杆菌。

（1）尿频、尿急、尿痛：肾结核的典型症状。尿频往往最早出现，常是病人就诊时的主诉。最初是因含有结核分枝杆菌的脓尿刺激膀胱黏膜引起，以后当病变侵及膀胱壁，发生结核性膀胱炎及溃疡，常使尿频加剧，并伴有尿急、尿痛。晚期膀胱发生挛缩，容量显著缩小，尿频更加严重，每日排尿次数可达数十次，甚至出现尿失禁现象。

（2）血尿：肾结核的重要症状，常为终末血尿。主因是结核性膀胱炎及溃疡，由排尿终末膀胱收缩时出血所致。少数肾结核因病变侵及血管，也可以出现全程肉眼血尿且不伴有任何症状；如果肾脏出血严重形成血凝块，通过输尿管时可造成梗阻，引发肾绞痛。

（3）脓尿：肾结核的常见症状。肾结核病人均有不同程度的脓尿，严重者尿如洗米水状，内含有干酪样碎屑或絮状物，显微镜下可见大量脓细胞。

（4）腰痛和肿块：肾结核病人一般无明显腰痛，仅少数肾结核病变破坏严重和梗阻，发生结核性脓肾或继发肾周感染，或输尿管被血块、干酪样物质堵塞时，可发生腰部钝痛或绞痛。较大肾积脓或对侧巨大肾积水时，腰部可触及肿块。

（5）全身症状：常不明显。晚期肾结核或合并其他器官活动结核时，可有发热、盗汗、贫血、消瘦、虚弱、食欲减退等典型结核症状。严重双肾结核或肾结核对侧肾积水时，可出现恶心、呕吐、贫血、水肿、少尿、无尿等慢性肾功能不全的症状。

2.体征

（1）肿块：较大肾积脓或对侧巨大肾积水时，可出现腰部肿块。

（2）硬块、"串珠"样改变：50%～70%肾结核病人合并生殖系统结核，发生附睾结核病变时，可触及不规则硬块。发生输精管结核病变时，输精管变粗硬，呈"串珠"样改变。

（三）辅助检查

1.尿液检查

（1）尿常规：尿液呈酸性，可见红细胞、白细胞、少量蛋白等。

（2）尿沉渣抗酸染色：检查前1周停用抗结核药物及抗生素，留取第1次新鲜晨尿送检，至少连续检查三次或收集24h尿液送检。但即使找到抗酸杆菌，也不可作为诊断肾结核的唯一依据，因包皮垢杆菌、枯草杆菌也是抗酸杆菌，易和结核分枝杆菌混淆。

（3）尿结核分枝杆菌培养：是诊断肾结核的关键。选取晨尿标本用于培养，一般培养3～5次。阳性率可高达90%，但操作复杂，培养时间较长（4～8周）。

2.影像学检查

（1）超声：常作为初选检查手段，操作简便、快速、阳性率高，对中晚期病例可初步确定病变部位，常显示患肾结构紊乱、有钙化，同时也较容易发现对侧肾积水及膀胱有无挛缩。

（2）KUB和IVU：KUB可见病肾局灶或斑点状钙化影或全肾广泛钙化。IVU是早期肾结核最敏感的检查方法。典型表现为肾盏破坏，边缘不光滑如虫蚀状，或由于肾盏颈部狭窄肾盏变形，空洞充盈不全或完全不显。中晚期肾结核广泛破坏肾功能丧失时，病肾表现为"无功能"，无法显示典型的结核破坏性病变。根据临床表现，如尿内找到结核分枝杆菌，静脉尿路造影一侧肾正常，另一侧"无功能"未显影，虽造影不能显示典型的结核性破坏病变，但可以确诊肾结核。逆行尿路造影可显示病肾空洞性破坏，输尿管僵硬，管腔节段性狭窄且边缘不整齐。

（3）胸部及脊柱X线：可用于排除陈旧性或活动性肺结核和脊柱结核。

（4）CT和MRI：CT对中晚期肾结核可清楚显示扩大的肾盏肾盂、皮质空洞及钙化灶，三维成像还能显示输尿管全长病变。MRI水成像对诊断肾结核对侧肾积水有独到之处。当双肾结核或肾结核对侧肾积水，静脉尿路造影显影不良时，CT、MRI有助于明确诊断。

3.膀胱镜检查 膀胱结核早期可见膀胱黏膜充血、水肿、浅黄色结核结节、结核性溃疡、肉芽肿及瘢痕等病变，以膀胱三角区和患侧输尿管口周围较明显。患侧输尿管口可呈"洞穴"状，有时可见混浊尿液喷出。如膀胱结核严重、膀胱挛缩、容量小于100ml或有急性膀胱炎时，不宜做膀胱镜检查。

（四）心理-社会状况

了解病人和家属对肾结核、治疗和预后的认知情况，了解病人的心理和经济承受能力。

（五）处理原则

肾结核无法自愈，应根据病人全身情况和病肾情况，选择药物治疗或手术治疗。

1.药物治疗 适用于早期肾结核，药物处理原则为早期、适量、联合、规律、全程，在正确应用抗结核药物治疗后多能治愈。抗结核首选药物包括吡嗪酰胺、利福平、异烟肼和链霉素等，其他如乙胺丁醇、乙硫异烟胺、环丝氨酸等为二线药物。因抗结核药物多数有肝毒性，服药期间应同服保肝药物，并定期检查肝功能。药物治疗最好用3种药物联合服用的方法，降低治疗过程中耐药发生的可能性，并且药量要充分，疗程要足够长，早期病例用药6～9个月，有可能治愈。

2.手术治疗 包括结核病变毁损性手术和重建性手术。药物治疗6～9个月无效，肾结核破坏严重者，应在药物治疗的配合下行手术治疗。肾切除术前抗结核治疗不应少于2周，肾部分切除前抗结核药物治疗至少4周，术后继续抗结核药物治疗6～9个月。

（1）肾切除术：适用于：①无功能的结核肾，伴或不伴有钙化；②结核病变累及整个肾脏导致实质广泛破坏，合并难以控制的高血压或伴有肾盂输尿管交界处梗阻者；③结核合并肾细胞癌。近年来，腹腔镜下结核肾切除术开展广泛，并且已经取得较好的效果。

（2）肾部分切除术：适用于：①局限性钙化病灶，经6周药物治疗无明显改善；②钙化病灶逐渐扩大而有破坏整个肾脏危险者。近年来，该手术已很少应用。

（3）解除输尿管狭窄的手术：适用于肾结核病变较轻、功能良好、输尿管结核病变致使管腔狭窄引起肾积水。狭窄位于中上段者，行输尿管端端吻合术；狭窄靠近膀胱者，施行狭窄段切除，输尿管膀胱再植术。

（4）挛缩膀胱的手术治疗：适用于肾结核并发挛缩膀胱者，在患肾切除及抗结核治疗3～6个月，待膀胱结核完全愈合后，对侧肾正常、无结核性尿道狭窄的病人，可行肠膀胱扩大术。因前列腺、精囊结核引起后尿道狭窄者，不宜行肠膀胱扩大术。

【常见护理诊断/问题】

1.焦虑 与病程长、患肾切除、担心预后有关。

2.排尿障碍 与结核性膀胱炎、膀胱挛缩有关。

3.潜在并发症：出血、感染、肾衰竭、尿瘘、肝功能受损等。

【护理目标】

1.病人焦虑程度减轻，情绪稳定。

2.病人能维持正常的排尿状态。

3.病人的并发症得到有效的预防，或并发症得到及时发现和处理。

【护理措施】

（一）术前护理

1.休息与饮食　嘱咐病人注意休息，适当活动，避免劳累。改善并纠正全身营养状况，鼓励病人进食富含维生素、营养丰富的食物，指导病人多饮水，以减轻结核性脓尿对膀胱的刺激，必要时可给予肠外营养支持。

2.用药护理　指导病人按时、足量、足疗程服用抗结核药物，观察药物副作用，及时报告医师并协助处理。①肝功能损害：应遵医嘱使用护肝药物，定期检查肝功能。②肾功能损害：勿用或慎用对肾脏有毒性的药物，如氨基糖苷类、磺胺类药物。③听力损害：一旦发生，应通知医生停药或换药。

3.术前准备　完善尿培养、尿涂片、IVU等检查，术前1日备皮、配血，术前晚行肠道清洁灌肠。肾积水病人，需经皮留置引流管处理肾积水，待肾功能好转后再行手术治疗，注意做好引流管及皮肤护理。

4.心理护理　向病人解释疾病的特点及规范抗结核治疗的意义，全身治疗可增强抵抗力，合理的药物治疗及必要的手术治疗可清除病灶，缩短病程。积极消除或缓解病人的焦虑，使病人保持心情愉悦，促进病人康复。

（二）术后护理

1.休息与活动　肾全切除术者可早期下床活动，肾部分切除术者常需卧床3～7日，以免发生继发性出血或肾下垂。

2.饮食护理　待肛门排气后可开始进食，指导病人进食易消化、营养素丰富的食物。

3.预防感染　术后监测生命体征，遵医嘱复查血常规，使用抗生素。保持切口敷料清洁干燥，敷料有渗血、渗液及时更换。保持引流通畅，适时拔管。定时翻身、拍背、雾化吸入，必要时予以吸痰。

4.管道护理　妥善固定肾周引流管和导尿管，保持引流管通畅，密切观察并记录引流液的颜色、性状和量。引流管一般于术后3～4日拔除，若发生感染或尿瘘，则应延长拔管时间。

5.并发症护理

（1）出血：观察病人的血压、脉搏、引流情况，以判断病人是否发生术后出血。如肾部分切除术或肾病灶切除术的病人出现大量血尿；肾切除术病人伤口内引流血性液体量24h未减少，每小时超过100ml，并达300～500ml；术后7～14日因咳嗽、便秘等情况突然出现虚脱、血压下降、脉搏加快等症状时，应尽快通知医师并协助处理。

（2）肾衰竭：术后应观察并准确记录病人24h尿量，若手术后6h仍无尿或24h尿量较少，提示可能发生肾衰竭，须及时报告医师并协助处理。

（3）尿漏：术后应保持引流通畅，指导病人避免憋尿或腹部用力。如出现肾窝引流管和导尿管的引流量减少、渗尿、切口疼痛、触及皮下波动感等情况，提示可能发生尿漏，须及时报告医师并协助处理。

（三）健康指导

1.康复指导　指导病人保持心情愉悦，加强营养，适当活动，避免劳累。肾造瘘者注意自身护理，防止继发感染。

2.用药指导　严格遵医嘱继续行抗结核治疗6个月以上，勿随意增减药物剂量或停药，不规则用药可产生耐药性。告知病人用药期间定期复查肝肾功能、测听力、视力等，发现相关症状时及时就诊。勿用和慎用对肾有害的药物，如氨基糖苷类、磺胺类抗菌药物等。

3.复诊指导　术后应每月检查尿常规、尿结核分枝杆菌和血沉，连续半年尿中无结核分枝杆菌称为稳定阴转，5年不复发可认为治愈。但如果有明显膀胱结核或伴有其他器官结核，随诊时间延长至10～20年或更长。

【护理评价】

通过治疗和护理，病人是否：①焦虑减轻，情绪稳定；②排尿状态恢复正常；③未发生出血、感染、肾衰竭、尿瘘、肝功能受损等并发症，一旦发生能得到及时发现和处理。

第二节　男性生殖系统结核病人的护理

案例导入

吴先生，28岁，因左侧睾丸进行性肿大6个月入院。病人自诉有肾结核病史，6个月前无意中发现左侧睾丸肿大，逐渐增大，无明显疼痛，偶有发热，体温最高可至38.4℃，未予诊治。体格检查：左侧睾丸及附睾肿大，约4cm×4cm，界限不清，质硬，无明显压痛，表面光滑，左侧阴囊有一大小约0.6cm破溃口，右侧睾丸及附睾未见明显异常。

请思考：

1.该病人目前的主要护理诊断/问题有哪些？

2.如何对该病人实施相应护理措施和健康指导？

男性生殖系统结核包括前列腺结核、精囊结核及附睾结核，多继发于泌尿系统结核，以20～40岁青壮年多见。单纯前列腺、精囊结核因部位隐蔽，临床症状不明显，不易发现，而附睾结核临床症状常较明显，容易被发现。

【病因及发病机制】

1.前列腺、精囊结核　常继发于肾结核，多由后尿道病灶蔓延而来，也可能是由肺结核、骨结核、结核性脑膜炎等原发感染血行播散所致。

2.附睾结核　由结核分枝杆菌侵入附睾引起，多为含结核分枝杆菌的尿经前列腺、精囊、输精管而感染附睾。

【病理生理】

1.前列腺、精囊结核　早期前列腺导管、射精管、精囊壁出现结核结节，后出现干酪样坏死、液化，形成空洞和纤维化。结核病灶向周围蔓延时，易形成会阴部窦道，也可破入膀胱、尿道或直肠。

2.附睾结核　感染结核分枝杆菌后，可形成结核肉芽肿、干酪样变、空洞形成和纤维化。病变常从尾部开始，可蔓延到整个附睾，甚至扩散至睾丸，可继发不育。

【护理评估】

（一）健康史

了解病人的年龄、性别、发病时间、既往有无结核病史。

（二）身体状况

1.前列腺、精囊结核　症状多不明显，偶感会阴和直肠内不适。病变严重者可表现为射精痛、血精、精液减少、血尿、性功能障碍、不育及肛周窦道形成。

2.附睾结核　无明显疼痛，生长缓慢，阴囊部肿胀不适或有坠胀感。病变发展形成寒性脓肿，阴囊局部出现红肿、疼痛，破溃后可形成窦道，经久不愈。病变侧输精管变粗，有串珠状小结节，偶有少量鞘膜积液。

（三）辅助检查

1.尿道镜检查　可见前列腺管口扩张，尿道管腔扩大，黏膜增厚，可有结核结节。

2.影像学检查　B超可显示前列腺内脓肿或空洞。尿道造影可见前列腺尿道部狭窄、僵硬、管壁不规则，膀胱颈挛缩。IVU可了解尿路是否有结核，前列腺区可见钙化，精道造影可见虫蚀样模糊不清，晚期可见输精管闭塞致精道不显影。

3.组织活检　必要时可经会阴或直肠穿刺活检，如发现结核结节，则提示为前列腺结核。

（四）心理-社会状况

了解病人及家属对男性生殖系统结核相关知识、治疗和预后的认知程度，了解病人的心理和经济承受能力。

（五）处理原则

1.前列腺、精囊结核　常用抗结核药物治疗，但应去除泌尿系统结核病灶。

2.附睾结核　早期或病变稳定无脓肿者用抗结核药物多数可以治愈。如病情较重，已有脓肿或窦道形成则应在药物治疗基础上行附睾及睾丸切除术。

【常见护理诊断/问题】

1.恐惧与焦虑　与担心影响性功能及生育能力等有关。

2.潜在并发症：继发细菌感染、不育等。

【护理目标】

1.病人恐惧与焦虑程度减轻。

2.病人未出现继发细菌感染、不育等或得到及时发现和处理。

【护理措施】

1.心理护理　耐心向病人介绍疾病知识及可能发生的并发症，关心、理解病人，告知病人结核病是可以治愈的，增强病人的信心，使其积极配合治疗和护理工作。

2.防治感染　遵医嘱使用抗生素，加强局部护理，附睾结核形成窦道者，应保持局部清洁、干燥，无菌换药。

3.用药护理　同肾结核病人用药护理。

（三）健康指导

1.按要求足量、足疗程、规律服用抗结核药物。

2.定期复查，如有不适，及时就诊。

3.加强营养，适量运动，增强体质。

4.积极治疗结核病，预防其他男性生殖系统结核的发生。

【护理评价】

通过治疗和护理，病人是否：①恐惧与焦虑程度减轻，情绪稳定；②未发生继发细菌感染、不育等并发症，若发生能得到及时发现和处理。

（李静静　周淑萍）

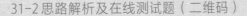
? **思考题**

张先生，35岁，因反复出现尿频、尿急、尿痛，伴低热、乏力、消瘦、尿液浑浊1月余入院。病人自述有肺结核病史。诊断为左肾结核，拟行左肾部分切除术。如果你是张先生的责任护士，

请思考：

（1）术前应做好哪些准备工作？

（2）术后病情观察的重点是什么？

31-2思路解析及在线测试题（二维码）

育人学堂

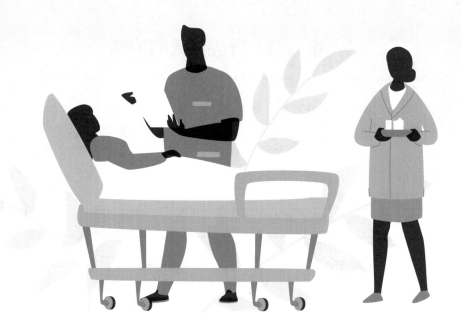

第三十二章 泌尿、男性生殖系统肿瘤病人的护理

32-1 数字资源

学习目标

◎ **知识目标**

1.掌握泌尿、男性生殖系统肿瘤病人的症状、体征和护理措施。

2.熟悉泌尿、男性生殖系统肿瘤病人的辅助检查和处理原则。

3.了解泌尿、男性生殖系统肿瘤的病因和病理生理。

◎ **能力目标**

1.学会对泌尿、男性生殖系统肿瘤病人进行护理评估，列出主要护理问题。

2.能正确运用护理程序对泌尿、男性生殖系统肿瘤病人实施整体护理。

◎ **素质目标**

1.培养耐心、细致的工作态度和同理心。

2.具有高度的责任感，尊重、关心、爱护病人。

随着我国经济社会发展、人民生活水平提高和人口老龄化，以前列腺癌、膀胱癌、肾癌为代表的"泌尿三癌"发病率逐年递增。其中，前列腺癌的发病率呈现持续快速增长趋势，其发病率和死亡率仅次于肺癌。

第一节 肾癌病人的护理

案例导入

刘先生，54岁，因"触及左侧腹部肿块1周"入院。病人一周前无意中触及左侧上腹部肿块，伴左侧腰部不适和血尿2日，无排尿疼痛，无明显腹胀，大便正常。否认高血压、糖尿病史，否认手术史。B超提示：左肾可见一大小约3.5cm×3.5cm×2.7cm的占位性病变。

请思考：

1.该病人可能的诊断是什么？

2.该病人需要进一步完善哪些检查？

肾癌是指起源于肾实质泌尿小管上皮系统的恶性肿瘤，是泌尿系统常见的肿瘤之一，占成人恶性肿瘤的2%～3%。肾癌常见于60～70岁人群，男女发病率之比为1.5∶1。

【**病因及发病机制**】

肾癌的病因至今尚未明确，目前认为其发病与遗传因素、吸烟、肥胖、饮食、高血压、职业接触（石棉、芳香族类化合物等）等有关。

【**病理生理**】

肾癌多为单发肿瘤，双侧肾脏先后或同时发病者仅占2%～4%。约20%为多发病灶病例，常见于遗传性肾癌及肾乳头状腺癌的病人。肾癌主要包括肾透明细胞癌、乳头状肾细胞癌和嫌色性肾细胞癌等3种类型，其中肾透明细胞癌占70%～80%，是最常见的肾细胞癌病理类型。肾癌可蔓延至肾盏、肾盂、输尿管，并侵犯肾静脉。静脉内柱状的癌栓可延伸至下腔静脉，甚至右心室。肾癌远处转移最常见的部位是肺、骨骼、肝和大脑。

【**护理评估**】

（一）**健康史**

了解病人的年龄、性别、职业、吸烟史及有无泌尿系统肿瘤的家庭史。

（二）**身体状况**

1.症状

（1）血尿、疼痛和肿块：称为肾癌"三联征"，但目前同时具备"三联征"表现的病人已很少见。间歇性、无痛性、全程肉眼血尿为常见症状，表明肿瘤已经侵犯肾盏、肾盂。疼痛常为腰部钝痛或隐痛，多由肿瘤生长牵张肾包膜或侵犯腰大肌、邻近器官所致。出血形成的血块通过输尿管时引起梗阻可发生肾绞痛。肿瘤较大时在腹部和腰部可被触及。

（2）副瘤综合征：约10%～20%的肾癌病人有副瘤综合征。临床表现为发热、高血压、高钙血症、高血糖、血沉增快、体重减轻、恶病质、红细胞增多症、肝功能异常、神经肌肉病变、淀粉样变性、溢乳症和凝血机制异常等。

（3）转移症状：肾癌因转移部位和程度不同可出现咳嗽和咯血、瘙痒和黄疸、骨痛和病理性骨折、神经麻痹等。

2.体征　早期体征不明显，体积巨大的肾癌可触及腹部肿块，无明显压痛，可随呼吸活动。有淋巴结转移者可有左侧锁骨上淋巴结肿大；有下腔静脉癌栓严重阻塞静脉回流者可有双下肢水肿；左肾肿瘤肾静脉癌栓者可有不受体位改变而变化的左精索静脉曲张。

（三）**辅助检查**

1.B超检查　发现肾癌的敏感性高，能鉴别肾实质性肿块与囊性病变，是发现肾肿瘤最简便和常用的方法。

2.X线检查 平片可见肾外形增大、不规则，偶见肿瘤散在钙化影。

3.排泄性尿路造影 可见肾盏肾盂因肿瘤挤压而有不规则变形、狭窄、拉长、移位或充盈缺损。

4.CT、MRI和肾动脉造影 有助于早期诊断和鉴别肾实质内肿瘤的性质。

5.肾穿刺活检 不宜手术治疗的肾癌病人行穿刺活检明确病理诊断，有助于选择治疗用药。采用消融治疗的肾癌病人，治疗前应行肾肿瘤穿刺活检获取病理诊断。

（四）心理-社会状况

了解病人对疾病相关知识、治疗及预后的认知程度，了解家属对病人的支持情况及经济承受能力。

（五）处理原则

肾癌的治疗已经由单一外科手术治疗转向综合治疗。根治性肾切除术和保留肾单位手术是肾癌最主要的手术治疗方法。对于不适合手术的小肾癌病人，可采用消融治疗，包括射频消融、冷冻消融和高强度聚焦超声。肾癌放射及化学治疗效果不好，免疫治疗对转移癌有一定疗效，可显著提高晚期病人的客观反应率及总体生存期。

【常见护理诊断/问题】

1.恐惧与焦虑 与恐惧癌症、害怕手术、担心疾病预后有关。

2.营养失调：低于机体需要量 与长期血尿、癌肿消耗、手术创伤有关。

3.潜在并发症：出血、感染等。

【护理目标】

1.病人恐惧与焦虑程度减轻，情绪稳定。

2.病人能维持正常的营养状态。

3.病人的并发症得到有效的预防，或并发症得到及时发现和处理。

【护理措施】

（一）术前护理

1.心理护理 向病人适当解释病情，告知手术治疗的必要性和可行性，关心、爱护病人，倾听病人诉说，消除病人的恐惧、焦虑、绝望的心理。

2.营养支持 增进病人食欲，必要时可给予肠外营养支持.贫血者可予少量多次输血。

3.其他 做好术前常规护理。

（二）术后护理

1.体位与活动 术后意识清醒、血压平稳者，取半卧位。行肾癌根治术者建议早期下床活动，行肾部分切除术者常需卧床3～7日，避免过早下床活动导致手术部位出血。

2.病情观察 密切观察病人生命体征与健肾功能，术后连续3日准确记录24h尿量，且观察第1次排尿的时间、尿量、颜色。若手术后6h无尿或24h尿量较少，提示健肾功能可能有障碍，应及时通知医师处理。

3.引流管的护理 保持引流通畅，密切观察引流液的颜色、性质及量，若无引流物排出，肾周引流管即可拔除；术后一周，腹膜后引流管可拔出。

🔍 护考情报站 ————————————————————————————————

肾癌根治术后，腹膜后引流管的正常拔出时间是术后

A.1日 B.2～3日 C.4～5日 D.5～6日 E.7日

答案：E

4.并发症的护理

（1）出血：肾部分切除术最主要的并发症。应密切观察病人生命体征的变化，如病人引流液较多、色鲜红且很快凝固，伴有血压下降、脉搏增快等低血容量休克表现，往往提示出血，应及时通知医师并协助处理。①遵医嘱应用止血药物；②对出血量大、血容量不足者，给予输液和输血；③对经处理出血未能停止者，须积极做好手术止血准备。

（2）腹胀：手术时腹膜后神经受到刺激；麻醉抑制胃肠蠕动，胃内容物不能排空，均可导致腹胀。病人呼吸吞入空气、长时间卧床可加重腹胀。一般术后2～3日胃肠功能即可恢复正常，肛门排气后症状可迅速缓解。

（三）健康指导

1.生活指导　注意休息，适量运动，戒烟，避免重体力活动，加强营养，增强体质。

2.复诊指导　定期复查超声检查、CT和血尿常规，及时发现肾癌复发或转移病灶。

【护理评价】

通过治疗和护理，病人是否：①恐惧与焦虑程度减轻，情绪稳定；②营养状态恢复正常；③未发生出血、感染、肾衰竭、尿瘘、肝功能受损等并发症，或发生后能得到及时发现和处理。

第二节　膀胱癌病人的护理

> **案例导入**
>
> 　　张先生，67岁，反复无痛性肉眼血尿1周，血尿全程、颜色鲜红、尿中有血凝块。病人吸烟40余年，1～2包/日。
>
> 　　请思考：
>
> 　　1.引起该病人血尿的原因最可能是什么？
>
> 　　2.该病人当前的主要护理诊断/问题是什么？

　　膀胱癌是泌尿系统最常见的恶性肿瘤之一，多为尿路上皮癌，好发于50～70岁，男性发病率高于女性。

【病因及发病机制】

1.吸烟　是最重要的致癌因素。吸烟可使膀胱癌发病风险增加24倍。吸烟量越大，持续时间越长，初始年龄越小，膀胱癌发病风险越大。其发病机制可能与香烟中的多种芳香胺衍生物有关。

2.长期接触工业化学产品　联苯胺、2-萘胺、4-氨基双联苯等化合物被认为是导致膀胱癌的危险因素，长期接触染料、皮革、橡胶、塑料、油漆等的从业人员，其发生膀胱癌的风险显著增加，可在30～50年后发病。

3.膀胱慢性感染与异物长期刺激　如膀胱憩室、膀胱结石、血吸虫感染或长期留置导尿管等，会增加膀胱癌的发病风险，以鳞癌较为多见。

4.其他　长期高脂饮食可增加膀胱癌发病风险；非那西汀与环磷酰胺的代谢产物可诱导膀胱癌发生，其致癌性与服药剂量、持续时间有关；食物中或由肠道菌群作用产生的亚硝酸盐以及盆腔放射治疗等，均可成为膀胱癌的病因。其他如慢性感染、炎症、结石、电离辐射、硒元素缺乏、遗传等也与膀胱癌的发病密切相关。

【病理生理】

1.组织类型　95%以上为上皮性肿瘤，其中尿路上皮移行细胞乳头状瘤占90%以上。鳞癌和腺癌各占2%～3%。

2.分化程度 2004年，WHO对膀胱等尿路上皮肿瘤分为乳头状瘤、低度恶性倾向乳头状尿路上皮肿瘤、低级别乳头状尿路上皮癌和高级别乳头状尿路上皮癌。

3.生长方式 分为原位癌、乳头状癌和浸润性癌。原位癌局限在黏膜内，无乳头亦无浸润基底膜现象。移行细胞癌多为乳头状，低分化者常有浸润。鳞癌和腺癌常为浸润性癌。不同生长方式可单独或同时存在。

4.浸润深度 是肿瘤临床（T）和病理（P）分期的依据，根据癌浸润膀胱壁的深度（乳头状瘤除外），多采用TNM分期标准。

5.转移途径 膀胱癌易复发，肿瘤扩散主要向膀胱壁内浸润，直至累及膀胱旁脂肪组织及邻近器官。淋巴转移是膀胱癌最主要的转移途径，主要转移到盆腔淋巴结。血行转移多发生在晚期，主要转移至肝、肺、肾上腺和小肠等。种植转移可见于腹部切口、尿道上皮、切除的前列腺窝、腹腔和损伤的尿道口。

【护理评估】

（一）健康史

了解病人的年龄、性别、职业、饮食习惯；有无长期接触致癌物质；有无泌尿系肿瘤；有无其他疾病史。

（二）身体状况

1.症状

（1）血尿：是膀胱癌最常见和最早出现的症状。约85%的病人表现为无痛性、间歇性、全程肉眼血尿，有时仅表现为镜下血尿。肿瘤乳头断裂、肿瘤表面坏死和溃疡均可引起血尿，出血量与肿瘤大小、数目及恶性程度并不一致。

（2）膀胱刺激症状：包括尿急、尿频和尿痛，多为膀胱癌的晚期表现，常由肿瘤坏死、溃疡或并发感染所致。常见于膀胱原位癌和浸润癌病人，可同时伴有血尿。

（3）其他：肿瘤发生在膀胱颈部或三角区，或肿瘤破坏逼尿肌或支配排尿神经时可导致排尿困难和尿潴留；骨转移者可出现骨痛；腹膜后转移或肾积水者可出现腰骶部疼痛等症状。

2.体征 多数病人无明显体征，当肿瘤增大到一定程度时，可在下腹部触及肿块。发生肝或淋巴结转移时，可扪及肿大的肝或锁骨上淋巴结。

（三）辅助检查

1.尿液检查 尿常规检查时，反复尿沉渣中红细胞计数＞5个/高倍镜视野，应警惕膀胱癌可能。在新鲜尿液中容易发现脱落的肿瘤细胞，但干扰因素过多。近年来开展的尿液膀胱肿瘤抗原检查（BTA）、纤维蛋白和纤维蛋白降解产物（FDPs）、核基质蛋白（NMP-22）等检查方法，有助于膀胱癌的早期诊断。

2.影像学检查

（1）超声检查：简便易行，在膀胱适度充盈下可清晰显示肿瘤部位、数目、大小、形态及基底宽窄情况，能分辨0.5cm以上的膀胱肿瘤，可作为病人的最初筛查。

（2）IVU：可了解膀胱充盈情况及肿瘤浸润范围、深度，并可了解输尿管浸润及浸润的程度、是否肾积水等。

（3）CT、MRI：可观察肿瘤浸润膀胱壁的深度、有无淋巴结和远处转移。

3.膀胱镜检查 是诊断膀胱癌最直接、重要的方法。可以直接显示肿瘤的数目、大小、形态和部位，初步估计浸润程度等。膀胱镜观察到肿瘤后可获取组织做病理检查，有助确定诊断和治疗方案。

（四）心理-社会状况

了解病人及家属对疾病相关知识、治疗、术后并发症、尿道改道的认知程度，了解病人的心理和经济承受能力。

（五）处理原则

以手术治疗为主。根据肿瘤分化程度、临床分期并结合病人全身状况，选择合适的手术方式，必要时术后辅助化疗或放疗。

1.手术治疗　原则上 T_a、T_1 及局限的 T_2 期肿瘤，可采用保留膀胱的手术；较大、多发、反复发作的 T_2 期和 T_3、T_4 期肿瘤，应行膀胱全切除术。

（1）经尿道膀胱肿瘤切除术（transurethral resection of bladder tumor，TURBT）：适用于表浅膀胱肿瘤（T_a、T_1）的治疗，切除范围包括肿瘤基底部周边2cm的膀胱黏膜。

（2）膀胱部分切除术：适用于 T_2 期分化良好、局限的膀胱肿瘤。切除范围包括距离肿瘤边缘2cm以内的全层膀胱壁，如肿瘤累及输尿管口，切除后需做输尿管膀胱吻合术。

（3）根治性膀胱全切术：适用于反复复发、多发或侵犯膀胱颈、三角区的膀胱肿瘤。切除范围包括膀胱、前列腺和精囊。膀胱切除术后须行尿流改道和膀胱替代。最常用的是回肠或结肠代膀胱术，分非可控性和可控性，后者又分为异位可控和正位可控性肠代膀胱术（如原位新膀胱术）。

2.化学治疗　是根治性膀胱切除术的重要辅助治疗手段，主要包括术前新辅助化疗和术后辅助化疗，有全身化疗及膀胱灌注化疗等方式。全身化疗多用于无法手术治愈的转移性膀胱癌病人，药物可选用甲氨蝶呤、阿霉素、长春新碱、顺铂及5-氟尿嘧啶等。对保留膀胱的病人，术后可采用膀胱内灌注化疗药物预防复发，常用药物有卡介苗（BCG）、丝裂霉素、表柔比星、吡柔比星、阿霉素等，每周灌注1次，8次后改为每月1次，共1～2年。

3.放射治疗　包括根治性放射治疗、辅助性放射治疗、姑息性放射治疗，适用于膀胱癌各期病变。

【常见护理诊断/问题】

1.恐惧与焦虑　与对癌症的恐惧、担心预后有关。

2.身体意象紊乱　与尿流改道术后留置造口，化学治疗导致脱发等有关。

3.潜在并发症：出血、感染、膀胱穿孔、尿瘘、尿失禁、代谢异常等。

【护理目标】

1.病人焦虑、恐惧缓解，情绪稳定。

2.病人及家属能够接受形象改变。

3.病人未发生并发症或并发症被及时发现和处理。

【护理措施】

（一）术前护理

1.病情观察　观察并记录每日排尿量、性状和血尿程度。

2.休息与饮食　出现明显血尿者，应卧床休息。给予高蛋白、高热量、高维生素、易消化饮食，必要时输液、输血或静脉营养等，纠正贫血、改善全身营养状况。

3.术前准备　除了术前常规准备外，行膀胱部分切除术，嘱病人术日晨勿排尿，以便术中识别膀胱。根治性膀胱切除术须做肠道准备，术前3日开始口服肠道不吸收的抗生素，少渣半流质饮食，每晚灌肠；膀胱全切双侧输尿管皮肤造口术，应同时做好腹部皮肤准备。

4.心理护理　根据病人的具体情况开展宣教与沟通，以消除其恐惧、焦虑、绝望的心理。

（二）术后护理

1.体位　病人意识清醒、血压平稳后，取半卧位，以利于伤口引流和尿液引流。膀胱全切除术后应卧床8～10日。

2.病情观察 密切观察生命体征与尿量，早期发现休克征象，及时通知医生协助处理。

3.休息与活动 术后6～12周，应避免久坐、重体力劳动、性生活等，多参与日常活动以及轻度、可耐受的锻炼。

4.饮食护理 膀胱部分切除和膀胱全切双输尿管皮肤造口术后病人，待肛门排气后，进食营养丰富、富含纤维的饮食。回肠膀胱术、可控膀胱术后按肠吻合术后饮食，禁食期间给予静脉营养。经尿道膀胱肿瘤电切术后6h，可正常进食。

5.引流管的护理 准确做好标识，妥善固定，保持引流通畅，观察记录引流液的颜色、性状、量，发现异常及时报告医师并协助处理。①输尿管支架管：目的是支撑输尿管、引流尿液。引流袋位置应低于膀胱，以防止尿液反流。一般术后10～14日可拔除。②膀胱造瘘管：目的是引流尿液及代新膀胱冲洗，术后2～3周，经造影新膀胱无尿瘘及吻合口无狭窄后可拔除。③导尿管：目的是引流尿液，代膀胱冲洗及训练膀胱的容量，应经常挤压尿管，避免血块及黏液堵塞，待新膀胱容量达150ml以上后拔除。④盆腔引流管：目的是引流盆腔内的积血、积液，同时可观察有无发生活动性出血与尿瘘。

6.膀胱灌注化疗的护理 膀胱灌注化疗可预防或推迟肿瘤复发，适用于膀胱保留术后病人能憋尿者。①化疗时间：病情许可时，一般术后半月开始进行化疗。②化疗药物：常用药物是免疫抑制剂BCG或抗癌药。③化疗方案：遵医嘱将免疫抑制剂BCG或抗癌药灌注入膀胱，每周灌注1次，共6次，以后每月1次，持续两年。④灌注方法：病人灌注前4h禁饮水，排空膀胱，以便使膀胱内药液达到有效浓度；灌注时保持病室温度适宜，充分润滑导尿管，减少尿道黏膜损伤；常规消毒外阴及尿道口，将用蒸馏水或等渗盐水稀释过的药液灌入膀胱，保留0.5～2h，协助病人每15～30min变换体位1次，分别取俯、仰、左、右侧卧位，促使药液均匀地与膀胱壁接触；灌注后嘱病人大量饮水，稀释尿液以降低药物浓度，减少对尿道黏膜的刺激。⑤注意事项：如有化学性膀胱炎、血尿等症状，遵医嘱适当延长灌注时间间隔、减少剂量、使用抗生素等，特别严重者应暂停膀胱灌注。

7.造口护理 尿流改道术后留置腹壁造口，病人需终生佩戴造口集尿袋。应注意保持造口皮肤清洁干燥，观察造口颜色与状态，及时清理造口及周围皮肤黏液，使尿液顺利流出。当造口周围出现因细菌分解尿酸形成的白色末状结晶物时，可先用白醋清洗，再用清水清洗。

8.新膀胱冲洗的护理 ①冲洗目的：预防代膀胱的肠黏液过多引起管道堵塞；②冲洗时机和次数：一般术后第3日开始行代膀胱冲洗，每日1～2次，肠黏液多者可适当增加次数；③冲洗方法：病人取平卧位，用生理盐水或5%碳酸氢钠溶液作冲洗液，温度控制在36℃左右，每次用注射器抽取30～50ml溶液，连接膀胱造瘘管注入冲洗液，低压缓慢冲洗，并开放导尿管引出冲洗液，反复冲洗至冲洗液澄清为止。

9.并发症的护理 经尿道膀胱肿瘤切除术最常见的并发症是膀胱穿孔，根治性膀胱切除术常见并发症有出血、感染、尿瘘、尿失禁、代谢异常等。

（1）膀胱穿孔：常发生于膀胱侧壁，多为腹膜外穿孔，经适当延长导尿管留置时间，大部分可自行愈合。

（2）出血：若病人出现血压下降、脉搏加快，引流管内引流出鲜血，每小时超过100ml且易凝固，提示可能发生活动性出血，应报告医师及时处理。

（3）感染：加强各项基础护理措施，定时翻身、促进排痰，若痰液黏稠予雾化吸入；保持切口清洁、干燥，敷料渗湿时要及时更换；更换引流袋时严格执行无菌操作；定时测体温及血白细胞变化，发现体温升高、白细胞计数和中性粒细胞升高等感染征象时，应及时报告医生并协助处理。

（4）尿瘘：指导病人养成定时排尿、及时排尿习惯，避免长时间憋尿，以预防新膀胱自发破裂；

发现盆腔引流管引流出尿液、切口部位渗出尿液、导尿管引流量减少等尿瘘征象时，提示可能发生新膀胱与尿道吻合口漏或新膀胱与输尿管吻合口漏，应协助病人取半坐卧位，保持各引流管通畅，盆腔引流管做低负压吸引，同时遵医嘱使用抗生素。

（5）尿失禁：常于夜间加重，可能与神经反馈或括约肌逼尿肌反射消失及夜间括约肌张力降低有关，应指导病人通过书写排尿日记、尿垫使用情况监测失禁程度；睡前排空膀胱，夜间闹钟唤醒2～3次，以帮助减少夜间尿失禁；指导病人锻炼盆底肌肉功能以辅助控尿。

（6）代谢异常：可能与肠道黏膜对尿液成分的吸收和使用肠道替代后肠道功能变化有关，容易导致水、电解质、酸碱平衡失调，营养失调，膀胱结石。应定期行血气分析监测病人血pH及电解质水平，术后规律排空膀胱、规律冲洗，以减少结石发生率，遵医嘱纠正水电解质、酸碱平衡失调，适量补充维生素。

（三）健康指导

1.自我保护　术后病人要适当锻炼，加强营养，平衡饮食，增强体质；对密切接触致癌物质者加强劳动保护，禁止吸烟，可防止或减少膀胱肿瘤的发生。

2.自我护理　教会尿流改道术后腹部佩带接尿器者自我护理，避免集尿器的边缘压迫造瘘口，保持清洁，定时更换尿袋。可控膀胱术后，开始每2～3h导尿1次，逐渐延长间隔时间至每3～4h 1次，导尿时要注意保持清洁，定期清除黏液及沉淀物。

3.原位膀胱功能训练　新膀胱造瘘口愈合后，指导病人进行新膀胱训练。①贮尿功能：夹闭导尿管，定时放尿，初起每30分钟放尿1次，逐渐延长至1～2h。放尿前收缩会阴，轻压下腹，逐渐形成新膀胱充盈感。②控尿功能：收缩会阴及肛门括约肌10～20次/日，每次维持10s。③排尿功能：选择特定的时间排尿，如餐前30min，晨起或睡前；定时排尿，一般白天2～3h排尿1次，夜间2次，减少尿失禁。④排尿姿势：病人自行排尿早期可采用蹲位或坐位排尿，如排尿通畅，试行站立排尿。排尿时先放松盆底肌，再稍微增加腹内压。

4.定期复查　浸润性膀胱癌术后须定期复查肝、肾、肺等脏器功能，及早发现转移病灶。放疗、化疗期间，定期查血、尿常规，一旦出现骨髓抑制，应暂停治疗。保留膀胱术者，每3个月进行1次膀胱镜检查，2年无复发者，改为每半年1次。

【护理评价】

通过治疗和护理，病人是否：①焦虑、恐惧缓解；②接受排尿方式的改变；③未发生出血、感染、尿瘘等并发症，或发生时被及时发现和处理。

第三节　前列腺癌病人护理

案例导入

胡先生，78岁，因"腰部和盆腔疼痛2月"入院。病人自述5年前因"前列腺增生"行手术治疗。体格检查：左侧颈部可扪及数个肿大淋巴结。前列腺MRT示：前列腺不规则增大并信号异常，实验室检查：PSA 141.6ng/ml。

请思考：

1.该病人目前主要的护理诊断/问题有哪些？

2.该病人术前应采取哪些术前准备？

前列腺癌是源自前列腺上皮的恶性肿瘤，常见于老年男性。近年来，随着我国人均寿命的延长、饮食结构的改变以及诊断技术的提高，前列腺癌发病率呈显著上升态势。

【病因及发病机制】

前列腺癌的发病机制尚不明确，可能与种族、遗传、环境、饮食、肥胖、癌前病变和性激素等有关。过多的动物脂肪摄入可促进前列腺癌的发生与发展。双氢睾酮等雄激素与前列腺癌的发病相关。此外，有前列腺癌家族史的人群有较高的前列腺癌患病危险性。

【病理生理】

前列腺癌主要为腺泡腺癌，其他少见类型包括鳞癌、导管腺癌、黏液腺癌、小细胞癌等。前列腺癌常直接向精囊和膀胱底部浸润，血行转移主要转移至骨，以脊椎骨最为常见。淋巴转移首先至闭孔淋巴结，随之到内脏淋巴结、胃底淋巴结、骶骨前淋巴结和主动脉旁淋巴结。

1.组织学分级　临床分级多采用Gleason分级法，根据腺体分化程度以及肿瘤在间质中的生长方式评价肿瘤的恶性程度。Gleason将肿瘤分成主要类型和次要类型，每个类型分为5级，1级分化最好，5级分化最差。两种类型分级之和为Gleason得分。Gleason 2～4分属于分化良好癌，5～7分属于中等分化癌，8～10分属于分化差或未分化癌。

2.临床分期　多采用TNM分期系统。根据肿瘤侵犯范围不同，分为4期：T_0期为没有原发瘤证据；T_1期为不能被扪及和影像发现的临床隐匿肿瘤；T_2期肿瘤局限于前列腺内；T_3期肿瘤穿透前列腺被膜；T_4期肿瘤固定或侵犯精囊以外的组织。N、M代表有无淋巴结转移或远处转移。

【护理评估】

（一）健康史

了解病人的年龄、性别、职业、饮食习惯；有无长期接触致癌物质；有无泌尿系肿瘤；有无其他疾病史。

（二）身体状况

1.症状　早期前列腺癌多无明显症状。随着肿瘤生长，病人可出现下尿路梗阻症状，如尿频、尿急、尿流缓慢、排尿困难甚至尿潴留或尿失禁等。前列腺癌出现骨骼转移时可以引起骨痛、脊髓压迫症状、排便失禁及病理性骨折等。其他晚期症状包括贫血、衰弱、下肢水肿、排便困难等。少数病人以转移症状为主就医，局部症状不明显，易导致误诊。

2.体征　直肠指诊可触及前列腺结节，质硬。淋巴结转移时，病人可出现下肢浮肿。

（三）辅助检查

1.实验室检查　血清前列腺特异性抗原（PSA）是前列腺癌的特异性标志物，对早期无症状前列腺癌的诊断具有重要意义。正常男性PSA浓度应＜4ng/ml。前列腺癌病人血清PSA常升高，有转移病灶者血清PSA可显著升高。

2.影像学检查　超声检查能对前列腺癌进行较可靠的分期；MRI在诊断前列腺癌方面有着较高的敏感性和特异性，并可对肿瘤局部侵犯程度及有无盆腔淋巴结转移做出初步评估；当前列腺癌发生骨转移时，可通过X线平片或全身放射性核素扫描得以发现。

3.前列腺穿刺活检　在B超引导下进行系统性穿刺活检，是确诊前列腺癌的主要方法。

（四）心理-社会状况

了解病人能否接受患病的事实，了解病人和家属对疾病相关知识、治疗、预后、并发症的认知程度，了解病人的心理及经济承受能力。

（五）处理原则

根据病人的年龄、全身情况、临床分期等综合考虑。早期前列腺癌可通过根治性手术或者根治性放疗等方式达到良好的治疗效果。局部进展期和转移性前列腺癌一般选择抗雄激素去势治疗为主的姑息性治疗。部分局部进展期的前列腺癌病人可选择手术切除或在放疗基础上的综合治疗。

1.手术治疗　根治性前列腺切除术是治疗前列腺癌最有效的方法，可通过传统开放手术、腹腔镜、机器人腹腔镜等进行。

2.放疗　前列腺癌的放疗分为根治性放疗和姑息性放疗。对于器官局限性肿瘤，根治性放疗能达到近似治愈的效果，其5～10年的无瘤存活率可与根治性前列腺切除术相似。姑息性放疗主要用于前列腺癌骨转移病灶的治疗，缓解疼痛症状。

3.抗雄激素去势治疗　雄激素与前列腺癌的发生、发展密切相关，绝大多数的前列腺癌通过去除体内雄激素作用后，肿瘤的生长将在一定时间内得到有效抑制。抗雄激素去势治疗是通过去除体内雄激素对前列腺癌的"营养"作用而达到治疗目的的方法。

4.其他治疗　高聚能超声、冷冻治疗等新兴物理能量治疗对前列腺癌病灶具有一定控制效果，晚期前列腺癌局部压迫尿道引起的排尿梗阻，以及侵犯输尿管开口引起的肾脏积水可通过经尿道前列腺电切术得以缓解。化疗、免疫治疗、靶向药物治疗等在晚期前列腺癌治疗中具有重要价值。

【常见护理诊断/问题】

1.恐惧/焦虑　与对癌症的恐惧、担心疾病预后等有关。

2.营养失调：低于机体需要量　与癌肿消耗、手术创伤、肿瘤转移有关。

3.潜在并发症：出血、感染等。

【护理目标】

1.病人恐惧/焦虑减轻或消除。

2.病人营养状况得以维持或改善。

3.病人未发生出血、感染等并发症，或发生并发症时得到及时发现和处理。

【护理措施】

1.饮食护理　大部分前列腺癌病人确诊时已为中晚期，且多有不同程度机体消耗，需给予营养支持。告知病人保持丰富的膳食营养，尤其多食富含多种维生素的食物，必要时给予肠内外营养支持。

2.心理护理　耐心向病人宣教疾病知识，让病人充分了解自己的病情，减轻思想压力，稳定情绪，消除恐惧、焦虑心理，积极配合治疗与护理。

3.并发症的预防及护理

（1）出血：根治术后有继发出血的可能，若病人血压下降、脉搏增快，引流管内引出鲜血，立即凝固，每小时量超过100ml，提示继发出血，应立即通知医师处理。

（2）感染：加强各项基础护理措施，保持切口清洁，敷料渗湿及时更换，保证引流管通畅且固定牢靠。应用广谱抗菌类药物预防感染，发现感染迹象时应及时通知医师处理。

（3）尿失禁：主要由术后括约肌功能不全、逼尿肌功能不稳定和顺应性下降引起，常于术后1年内得到改善。应指导病人坚持盆底肌肉训练，配合电刺激和生物反馈治疗等措施改善失禁症状。

（4）性功能障碍：术中损伤血管、神经，继而诱发缺氧，导致勃起组织纤维化，出现勃起功能障碍。内分泌治疗时，睾酮水平的下降可使病人出现性欲下降和勃起功能障碍。应加强心理护理，可借助一些药物或者工具帮助完成性生活。注意观察有无心血管并发症。

（5）男性乳房女性化：常见于内分泌治疗的病人，发生率为50%～80%。男性乳房女性化与雌二醇增加有关，可遵医嘱使用雌激素受体拮抗剂治疗。

（6）其他：还可出现肝功能受损、骨质疏松、肥胖、心血管和代谢并发症等，应注意监测病人肝功能、血糖、血脂，指导病人补充钙剂，进行有效的体育锻炼。

（三）健康指导

1.康复指导　适当锻炼，保持良好的饮食习惯，避免高脂肪饮食，少吃动物脂肪和红色肉类；多吃豆类、谷物、蔬菜、水果等，对预防本病有一定作用。

2.用药指导　雌激素、雌二醇氮芥等可抑制前列腺癌的进展，用药期间应严密观察心血管、肝、肾、肺的副作用。

3.复查指导　每3～6个月复查PSA和直肠指检，可判断前列腺癌预后。若发生骨痛，应即查骨扫描，确定有骨转移者可加用放射治疗。

【护理评价】

通过治疗和护理，病人是否：①恐惧/焦虑减轻或消除；②营养状况改善；③未发生出血、感染等并发症，或发生时得到及时发现和处理。

（李静静　周淑萍）

思考题

王先生，52岁，半年前反复出现无痛性肉眼血尿，伴腰部隐痛，体重减轻，无尿频、尿急、尿痛。2周前血尿明显加重，为寻求进一步治疗入院。

请思考：

（1）王先生需做哪些辅助检查可以协助诊断？

（2）若王先生拟行手术治疗，如何做好围术期护理？

32-2思路解析及在线测试题（二维码）

育人学堂

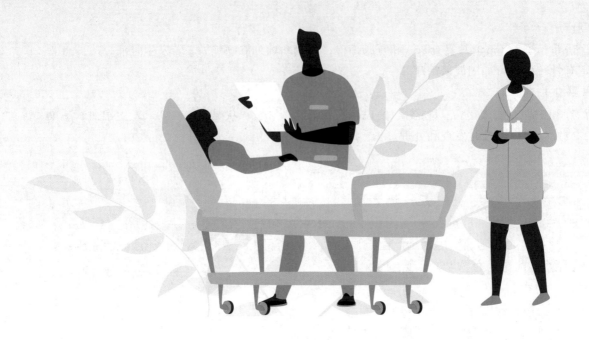

第三十三章 > 良性前列腺增生症病人的护理

33-1数字资源

学习目标

◎ **知识目标**

1. 掌握良性前列腺增生病人的症状、体征和护理措施。

2. 熟悉良性前列腺增生病人的辅助检查和处理原则。

3. 了解良性前列腺增生的病因和病理生理。

◎ **能力目标**

能正确运用护理程序对良性前列腺增生病人进行护理评估并实施整体护理。

◎ **素质目标**

1. 培养护士具有对良性前列腺增生病人人文关怀的能力。

2. 具有良好的心理素质和护患沟通能力。

良性前列腺增生症（benign prostatic hyperplasia，BPH）简称前列腺增生，亦称良性前列腺肥大，是引起中老年男性排尿障碍最为常见的一种良性疾病。

男性随年龄的增长，前列腺增生的发生率逐年增加。一般发生在40岁以后，60岁男性发生率大于50%，80岁时可以高达80%以上。有研究表明，亚洲人较美洲人更容易产生中、重度前列腺增生相关的临床症状。

案例导入

张先生，65岁，2年前开始出现排尿费力、尿线变细和排不尽感，并逐渐加重。昨天淋雨后，今晨起床不能排尿1h，小腹胀满感，现前来就诊。

请思考：

1. 为明确诊断，可以采用哪些辅助检查？

2. 张先生目前主要的护理诊断/问题是什么？该如何实施护理措施？

【病因及发病机制】

前列腺增生的发生必须具备年龄的增长和有功能的睾丸这两个条件。但前列腺增生发生的具体机制尚不太明确，可能是由上皮和间质细胞增殖与细胞凋亡的平衡性破坏而引起的。

前列腺增生发生的相关因素有：雄激素（睾酮、双氢睾酮）及其与雌激素的相互作用、前列腺间质-腺上皮细胞的相互作用、生长因子、炎症细胞、神经递质及遗传因素等。

【病理生理】

前列腺增生主要发生于前列腺尿道周围移行带，增生的组织呈多发结节，结节主要表现为腺体组织的增生。增生的腺体将外周的腺体挤压萎缩而形成前列腺外科包膜，与增生腺体有明显界限，使后续手术治疗中易于分离。增生的腺体突向后尿道，使前列腺部尿道伸长、弯曲、受压变窄，尿道阻力增加，引起排尿困难（图33-1）。尿道梗阻程度与前列腺增生体积的大小并不一定成正比，但与增生腺体的位置和形态有直接关系。

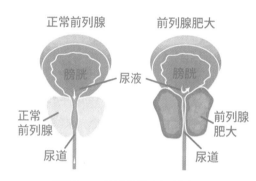

图33-1　前列腺增生解剖改变

此外，围绕膀胱颈部的平滑肌内含有丰富的a1肾上腺素能受体，激活使该处平滑肌收缩，可明显增加前列腺尿道的阻力，造成膀胱出口的梗阻，使逼尿肌增强收缩力，逐渐地代偿性肥大。同时，长期膀胱内的高压状态，使膀胱壁出现了小梁小室或假性憩室。由于逼尿肌退行性变化，顺应性差，逐渐出现逼尿肌的不稳定收缩，导致尿频、尿急甚至急迫性尿失禁。如梗阻长期未能解除，逼尿肌萎缩，失去代偿能力，收缩力减弱，可导致膀胱不能完全排空而出现残余尿增加。严重时出现慢性尿潴留及充溢性尿失禁，尿液反流引起上尿路积水及肾功能损害。梗阻还可继发感染和形成结石。

【护理评估】

（一）健康史

1. 一般情况　了解年龄、烟酒嗜好、生活习惯、饮食习惯、睡眠等。有无发病诱因如饮酒、受冷、劳累等。

2. 既往史　了解既往有无排尿困难情况及治疗经过；有无其他伴随的疾病，如心脑血管疾病、肺气肿、糖尿病等；有无手术史。

3. 用药史　有无服用治疗前列腺增生的药物或其他治疗泌尿系统疾病的药物。

（二）身体状况

1. 症状　评估病人排尿困难的程度、排尿次数（尤其是夜间排尿次数）、每次尿量，有无尿急、尿痛、尿失禁和血尿情况；可以使用国际前列腺症状评分I-PSS对病人进行评估。

（1）尿频：是前列腺增生症病人最常见的早期症状，夜间较明显。随着梗阻的加重，残余尿逐渐增多，膀胱有效容量减少，尿频现象更加明显，可以出现急迫性尿失禁。

（2）排尿困难：进行性排尿困难是前列腺增生最主要的症状，病情发展缓慢。典型的表现是排尿迟缓、间断、费力、尿流细、射程短，排尿不尽感，尿后滴沥等。

（3）尿潴留、尿失禁：梗阻加重到一定程度，残余尿逐渐增加，继而发生慢性尿潴留。膀胱过度充盈时，少量尿液从尿道口溢出，出现充盈性尿失禁，又称为假性尿失禁。

（4）并发症症状：①可发生不同程度的无痛性血尿；②若合并感染或结石，可有尿频、尿急、尿痛的膀胱刺激症状；③长期梗阻可出现严重的肾积水和肾功能不全表现；④长期排尿困难导致腹压持续增加，会引起腹股沟疝或内痔、脱肛的现象。

2.体征　直肠指检能够触到增大的前列腺，表面光滑、边缘清晰、有弹性，中央沟变浅或消失。

（三）辅助检查

1.B超　可显示前列腺的大小，计算其体积，还可测量膀胱残余尿量，是确诊前列腺增生最简便的方法。

2.尿流率检查　可确定前列腺增生病人排尿的梗阻程度，与神经源性膀胱功能障碍、逼尿肌和尿道括约肌功能失调引起的排尿障碍相鉴别。检查时要求排尿量在150～200ml，如最大尿流率<15ml/s表示排尿不畅，最大尿流率<10ml/s提示严重梗阻，是手术指征之一。

3.血清前列腺特异抗原（prostate specific antigen，PSA）测定　PSA是前列腺产生的一种含有237个氨基酸的蛋白酶，在前列腺癌、前列腺增生、前列腺炎时都可增高，它是前列腺癌的预测因子。如前列腺体积较大、有结节或较硬时，应测定血清PSA，排除合并前列腺癌的可能性。

（四）心理-社会状况

评估病人是否因排尿异常产生生活不便引起焦虑，评估病人及家属对拟采取的治疗方法和手术可能发生并发症的了解程度、家庭经济承受能力和自我护理能力。

（五）处理原则

前列腺增生未引起梗阻者一般无需处理，梗阻较轻或不能耐受手术治疗者可采用非手术治疗或姑息性手术。前列腺增生梗阻情况严重、膀胱残余尿量较多、症状明显而药物治疗效果不佳，身体状况能够耐受手术者，应考虑手术治疗。

1.药物治疗　适用于梗阻症状轻、残余尿量<50ml者。常用的药物有α受体阻滞剂、5α还原酶抑制剂和植物类药物等。

2.手术治疗　当前列腺增生排尿梗阻严重、残余尿量>60ml，导致反复尿潴留、反复血尿、反复泌尿系感染、膀胱结石、继发性肾积水或有肾功能损害时，应考虑手术治疗。

手术方式的选择应综合考虑病人前列腺体积、病人并发疾病和全身情况来确定。

（1）经尿道前列腺切除术（transurethral resection of prostate，TURP）：目前最常见的手术方式。

（2）经尿道前列腺激光手术：目前用于治疗前列腺增生的激光主要包括钬激光、绿激光、铥激光；激光手术的共同特点是术中出血相对较少、无电切综合征，尤其适合高危病人（高龄、贫血、重要脏器功能减退）。

（3）其他疗法：包括微创前列腺悬扩术、前列腺高能水切割术、前列腺水蒸气消融术、经尿道柱状水囊前列腺扩开术、前列腺支架、前列腺内注射、腹腔镜/机器人辅助前列腺摘除术。

【常见护理诊断/问题】

1.排尿异常　与前列腺增生、膀胱出口梗阻导致尿频、尿急、血尿、尿失禁有关。

2.排尿型态改变　与留置导尿有关。

3.疼痛　与逼尿肌功能不稳定、导尿管刺激、膀胱痉挛有关。

4.潜在并发症：膀胱痉挛、出血、尿失禁、前列腺电切综合征、尿道狭窄、静脉血栓栓塞症。

【护理目标】

1.病人排尿正常，无尿频、尿急、血尿、尿失禁等情况。

2.病人恢复正常的自主排尿，排尿通畅。

3.病人自觉下腹部疼痛减轻或消失。

4.病人没有发生各种并发症，或发生并发症能够被及时发现和处理。

【护理措施】

（一）非手术治疗护理/术前护理

1.饮食护理　改变生活嗜好，吃富含纤维素、容易消化的食物，预防便秘；避免或减少饮酒、咖啡因和辛辣食物摄入。酒和咖啡有利尿和刺激作用，可引起尿量增多、尿频、尿急症状。

2.急性尿潴留的护理　①预防：避免引发急性尿潴留的诱发因素，如饮酒、便秘、久坐、受凉、过度劳累；适当限制饮水可以缓解尿频的症状；优化排尿习惯：伴有尿不尽的病人可以采用放松排尿、二次排尿的方法；不憋尿，避免尿路感染。②护理：若无法自主排尿而膀胱膨胀严重发生急性尿潴留，应及时留置导尿或膀胱造瘘，并做好导尿管或耻骨上膀胱造瘘管的护理。

3.用药护理　①α受体阻滞剂：如多沙唑嗪、阿夫唑嗪、特拉唑嗪、坦索罗辛，能有效降低膀胱颈及前列腺平滑肌张力，减少尿道阻力，缓解膀胱刺激症状。②5α还原酶抑制剂：常用药物有非那雄胺、度他雄胺。通过抑制体内睾酮向双氢睾酮的转化，达到缩小前列腺体积、改善排尿症状的作用。

4.安全护理　夜尿次数较多的病人白天适量饮水，睡前30min少饮水或不饮水；床位安排在临近厕所的位置，夜间睡前在床边为病人准备便器，病人夜间起床如厕动作缓慢，以防跌倒。

5.术前准备　①前列腺增生病人多为老年人，大多合并各种慢性疾病，术前应完善心、脑、肝、肺、肾等重要器官功能的检查，评估病人对手术的耐受性。②对于慢性尿潴留的病人，先留置导尿引流尿液，改善肾功能；对于尿路感染的病人，应及时根据医嘱抗感染治疗。③术前指导病人深呼吸、有效咳嗽排痰的方法。④术前一日口服肠道清洁剂清洁肠道，防止术后便秘。⑤准备抗血栓压力梯度带（弹力袜）、一次性中单等辅助物品，并教会病人穿弹力袜的方法。

6.心理护理　护士应理解病人排尿障碍带来的痛苦，帮助病人解决排尿异常给生活带来的不便。讲解前列腺增生的主要治疗方法和预后，消除病人的恐惧、焦虑心理，树立治疗信心。

（二）术后护理

1.体位与饮食　根据麻醉方式决定取平卧位的时间，建议半卧位时床头摇高不要超过30°；术后如有导尿管牵拉固定的情况，固定侧下肢保持伸直状态，防止气囊移位失去对膀胱颈口压迫的作用，导致前列腺窝创面出血；解除牵拉固定后自由活动下肢。术后6h，如无恶心、呕吐，根据医嘱进半流质饮食；鼓励多饮水，1～2日后，如无腹胀可恢复正常饮食。

2.病情观察　严密观察病人的血压、心率、呼吸、经皮氧分压指标和意识状态，尤其密切观察尿液和膀胱冲洗流出液的颜色。

3.预防感染　因病人手术后免疫力低下同时有留置导尿管，容易出现尿路感染，应注意观察体温及血常规白细胞变化。若有畏寒、发热症状，应注意观察有无附睾肿大及疼痛。术后常规应用抗生素3日，留置导尿管期间会阴护理每日2次，防止感染。

4.膀胱冲洗的护理　前列腺增生手术后持续膀胱冲洗是为了防止血凝块形成导致尿管堵塞。护理：①冲洗液的选择：一般选择0.9%生理盐水作为冲洗液，临床上采用3L/袋的规格。②控制冲洗液温度：控制在25～30℃，防止冲洗液过冷导致膀胱痉挛的发生。③保持冲洗通畅：若血凝块堵塞管道致引流不畅时，应及时采取调整导管位置、挤捏尿管、加快冲洗速度等方法进行处置，无效时可用20～50ml注射器吸取无菌生理盐水，从导尿管进行反复抽吸冲洗直至引流通畅。④控制好冲洗速度：一般80～100滴/min，可根据尿液颜色来调节快慢，血尿颜色深则快，血尿颜色浅则慢。为与静脉输液管路相区别，冲洗液管路上悬挂"膀胱冲洗"的标示牌（图33-2）。⑤采用密闭式的冲

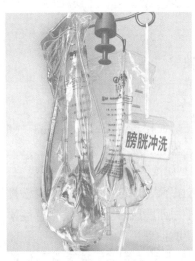

图33-2　膀胱冲洗标示牌

洗管路：为预防尿路感染，在膀胱冲洗过程中，尽量减少不必要的管路脱开。⑥记录冲洗情况：正确记录冲洗入量和排出量，尿量＝排出量－冲洗量；密切观察导尿管流出液的颜色，前列腺切除术后随着时间的延长血尿颜色逐渐变浅；如果短时间内有大量鲜红色的液体流出，则说明有活动性出血，应及时通知医师处理。⑦膀胱冲洗的停止：根据膀胱冲洗流出液的颜色决定是否停止冲洗。目前临床上在手术次日早上即停止，导尿管冲洗腔连接引流袋，保持引流通畅。

5.引流管的护理　手术后大部分病人有留置导尿管，部分病人同时会有耻骨上膀胱造瘘管。①妥善固定引流管，防止术后导尿管滑脱和扭曲；②妥善放置引流管，避免折叠、扭曲、受压、堵塞，保持引流管通畅；③各种引流管的拔除：经尿道前列腺电切术后3～5日拔除导尿管；一般耻骨上膀胱造瘘管在术后10～14日拔除，拔管后采用凡士林纱布填塞的方法来封堵瘘口，病人排尿时用手指压迫瘘口敷料以防漏尿，一般2～3日瘘口愈合。

6.并发症的护理

（1）膀胱痉挛

1）原因：留置导尿管的刺激、冲洗液温度过低、速度过快、血块堵塞冲洗管、逼尿肌不稳定等均可引起膀胱痉挛。

2）表现：自觉下腹部疼痛、尿道烧灼感，有强烈的便意或尿意不尽感，可以看到引流液一过性血性或尿道口有血液或尿液渗出，膀胱冲洗速度减缓，甚至出现逆流现象。

3）护理：①安慰病人，解释膀胱痉挛的原因，让病人做深呼吸以缓解其紧张情绪；②观察冲洗是否通畅，处理血块堵塞现象；③维持合适的冲洗液温度，调节合理的冲洗速度；④天气寒冷时做好床单位保暖工作；⑤遵医嘱给予解痉药物并观察用药效果。

（2）经尿道前列腺电切综合征

1）原因：手术中大量的冲洗液被前列腺窝创面开放的血窦吸收，使体内血容量急剧增加，形成稀释性低钠血症。

2）表现：病人可在几小时内出现烦躁、恶心、呕吐、抽搐、昏迷等症状，严重者可出现肺水肿、脑水肿、心力衰竭等症状，血清钠低于正常值。

3）护理：病人术后回到病房，护士应密切观察生命体征和前列腺电切综合征的临床表现，一旦发现立即汇报医生；给予吸氧，减慢输液速度，按医嘱给予利尿剂、脱水剂静脉注射，监测血电解质和意识情况；保护病人，避免坠床和导管意外滑脱的风险。加强病情观察，做好基础护理、用药护理、管道护理。

（3）出血

1）原因：手术中止血不彻底，手术后用力大便或术后剧烈咳嗽，前列腺窝痂皮脱落。

2）表现：膀胱冲洗时出现大量鲜红色的流出液，排便或咳嗽后出现血尿。

3）护理：及时汇报医生配合处理，对于非凝血功能障碍引起的出血，用气囊导尿管牵拉固定的方法压迫前列腺窝止血，保持持续膀胱冲洗通畅，避免血块形成导致堵塞尿管而加重出血；保持排便通畅，避免用力排便，避免长时间处于半卧位，半卧位低于30°，避免下半身移动过猛擦到前列腺窝导致创面出血；做好保暖工作，避免感冒咳嗽。对于凝血功能障碍的出血，根据不同原因给予止血药物治疗或输血。如果出血量较大、保守治疗没有效果，配合医生做好再次手术止血的准备工作。

（4）尿失禁

1）原因：与尿道括约肌功能受损、膀胱逼尿肌不稳定和尿道黏膜水肿、膀胱出口梗阻等因素有关。

2）表现为：拔除导尿管后，病人有尿液不受控制地流出的现象。

3）护理：这种情况多为暂时性，一般无需药物治疗，做好病人的解释和安慰工作；指导病人行盆底肌功能训练、逐步延长两次排尿间隔时间的膀胱功能训练；有条件的也可以行经皮神经电刺激、生物反馈的治疗。

（5）静脉血栓栓塞症

1）原因：①手术时取截石位，造成腘窝受压，静脉回流受影响；②术后导尿管牵拉固定，一侧下肢制动，导致下肢活动减少引起血流缓慢。

2）表现：一侧下肢出现肿胀、疼痛。

3）护理：术后密切观察两侧下肢情况和病人有无胸闷、呼吸困难的主诉，以尽早发现肺栓塞的情况，必要时测量下肢周径；指导病人多喝水，对制动侧下肢进行踝泵运动；解除下肢制动后，可以穿弹力袜促进静脉回流，多下床活动。

（6）尿道狭窄

1）原因：是手术的远期并发症，与尿道瘢痕形成有关。

2）表现：尿线变细。

3）护理：告知病人可能出现尿道狭窄的情况和表现，指导病人密切观察自我排尿情况，一旦发现尿线变细情况，应及时到医院就诊；定期超声监测残余尿量、尿动力仪器测定尿流率，必要时行尿道扩张术或尿道狭窄切除术。

7.心理护理 有些病人手术后排尿情况改善不明显，会产生手术效果不好的焦虑心态。应告知病人术后早期可能由于尿道黏膜水肿的原因排尿情况改善不明显，会逐渐好转，耐心观察。部分病人术后可能会出现逆行射精现象，不必担心。少数病人可能出现阳痿情况，可先采取心理疏导、松弛疗法，同时查明原因，再进行针对性治疗。

（三）健康教育

1.饮食与活动 术后加强营养，进食含纤维多、易消化的食物，保持大便通畅，预防便秘。术后1～2个月为防止继发性出血，避免久坐、承重和剧烈活动，如跑步、骑自行车等。

2.预防尿潴留 非手术治疗者，应避免受凉、劳累、便秘，避免咖啡因、酒、辛辣食物等摄入，以防发生急性尿潴留。

3.功能锻炼 指导病人有意识地经常锻炼提肛肌，以尽快恢复尿道括约肌功能，防止溢尿。经尿道前列腺切除术后1个月，原则上可以恢复性生活，可能会出现逆射精的现象，不影响性生活。

4.康复指导 前列腺窝的修复需3～6个月，因此术后可能仍会有轻度血尿现象，多饮水保持排尿通畅。经尿道前列腺电切术后若出现尿线逐渐变细，甚至出现排尿困难者，应及时到医院检查和处理。附睾炎常在出现术后1～4周，如病人出现阴囊肿大、疼痛、发热等症状应及时就诊。

🔍 **护考情报站**

男性病人，64岁。良性前列腺增生术后3日，护士对其进行健康教育，正确的是

A.手术后加强运动　　　　　B.手术后早期少饮水　　　　C.排尿异常会在术后2个月内消失

D.术后要进行提肛肌锻炼　　　E.半年避免外出

【答案】D

【护理评价】

通过治疗和护理，病人是否：①恢复正常的自主排尿，排尿通畅；②无尿频尿急、尿失禁和血尿情况；③无下腹部疼痛；④未发生尿道狭窄等并发症，或发生时得到及时发现和处理。

（王卫红）

？思考题

王先生，69岁。因排尿困难2年，夜尿5～6次，以前列腺增生入院。查体：一般情况良好，B超示前列腺5.6cm×5.5cm×4.8cm，残余尿100ml。在硬膜外麻醉下行经尿道前列腺电切手术，术后持续膀胱冲洗；冲洗停止已3日，病人大便后出现导尿管流出鲜红色的尿液。

请思考：

（1）病人可能出现了哪种并发症？出现并发症的原因有哪些？

（2）护士应该如何对病人做好观察和处理？如何预防此并发症的发生？

33-2思路解析及在线测试题（二维码）

育人学堂

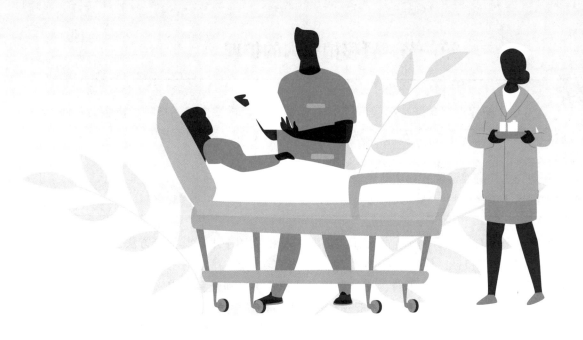

第三十四章 > 肾移植病人的护理

34-1 数字资源

· 学习目标 ·

◎ **知识目标**

1.掌握肾移植病人的术前、术后评估要点和护理措施。

2.熟悉肾移植病人的适应证、禁忌证和健康指导。

3.了解肾移植的排斥反应。

◎ **能力目标**

能正确运用护理程序对肾移植病人进行护理评估，对肾移植病人实施整体护理。

◎ **素质目标**

1.培养护士灵活应用肾移植护理理论和技能，提升临床的实践水平。

2.具有同理心，尊重、关爱病人。

慢性肾衰竭是各种慢性肾脏病进展的最终阶段，应进行肾脏替代治疗，包括血液净化、腹膜透析治疗和肾移植。随着组织配型技术、器官低温保存技术、移植外科技术的提高，以及各种高效低毒免疫抑制剂的研发和临床应用，肾移植效果取得了巨大进步。

第一节　肾移植病人的护理

案例导入

　　刘先生，49岁，因慢性肾功能衰竭尿毒症3年，4年来一直依赖血液透析来维持生命。他想拥有更好的生活质量，不想长期进行血液透析，前来咨询最佳的替代治疗方法。

　　请思考：

　　1.如何向刘先生介绍目前解决肾功能衰竭最好的替代治疗方法？

　　2.如果他选择了该替代治疗，病人需要做哪些准备工作？

　　移植是指将某一个体有活动力的细胞、组织或器官即移植物用手术或其他等方法，植入到自体或另一个体的同一或其他部位，以替代原来细胞、组织或器官功能的一门医学技术。

　　肾移植手术是利用亲属或者尸体的肾，用外科手术移植于不可逆性肾衰竭病人体内的手术治疗方法，是不可逆肾衰竭和无法忍受长期腹膜透析或血液透析的有效替代治疗办法。肾移植手术前需充分评估病人的一般情况和伴随的基础疾病。

护考情报站

根据人体器官移植相关规定，下列不属于活体器官接受者的是

A.配偶　　B.儿子　　C.姑姑　　D.姐姐　　E.朋友

【答案】E

解析：《人体器官移植条例》明确规定，活体器官的接受人必须与活体器官捐赠人之间有特定的法律关系，即配偶关系、直系血亲或者三代以内旁系血亲关系，或者有证据证明与活体器官捐赠人存在因帮扶等形成了亲情关系的人员。

【适应证与禁忌证】

（一）适应证

　　适用于经其他治疗无效、须靠透析治疗才能维持生命的终末期慢性肾脏病病人。70%的原发病为慢性肾小球肾炎（包括膜型肾炎、IgA肾病、抗肾小球基底膜肾炎、系膜增生性肾小球肾炎等）、肾盂肾炎、多囊肾、高血压性肾硬化、糖尿病性肾病等疾病所致的不可逆的慢性肾衰竭尿毒症期。对肾移植病人的年龄没有绝对限制，但一般来讲，受者年龄越大发生并发症的风险越高。受者年龄以12～50岁为宜。高龄病人，如心肺等重要脏器功能正常、血压平稳、精神状态良好者，也可以考虑肾移植。

　　（二）禁忌证

　　1.绝对禁忌证　　合并其他疾病，难以耐受麻醉或手术，一般情况差。禁忌证包括：①恶性肿瘤或转移性恶性肿瘤；②严重心脏血管疾病；③泌尿系统严重的先天性畸形；④活动性消化道溃疡；⑤慢性呼吸功能衰竭；⑥活动性感染，如活动性肺结核和肝炎；⑦精神病和精神状态不稳定者；⑧淋巴细胞毒交叉配合试验或PRA强阳性者。

　　2.相对禁忌证　　年龄偏大或偏小、比较严重的多发性动脉硬化、多发性大动脉炎、严重的泌尿系感染。

【护理评估】

（一）术前评估

1. 健康史

（1）一般情况：了解病人的性别、年龄、婚姻、职业，女性病人还需了解生育、哺乳和月经史。

（2）既往史：了解病人肾脏疾病的发生、发展和治疗经过，血液透析或腹膜透析的时间和效果；有无伴随其他慢性疾病，如糖尿病、心血管疾病等；心、脑、肺、肝等重要脏器的功能情况；要排除HIV、梅毒、病毒性肝炎等，以免造成术后感染的爆发。

2. 身体状况

（1）症状：了解病人有无高血压、乏力、贫血、水肿现象，排尿次数和每天尿量的多少。

（2）体征：了解病人的生命体征，尤其注意血压、体重增减情况，有无脸色苍白、颜面部、下肢浮肿等营养不良情况，有无其他部位的感染灶。

3. 辅助检查 完善病人肾移植术前的常规及特殊检查，如血常规、血生化检查、尿、咽部细菌培养的结果；心、肝、肾及肺功能；还要评估供者和受者之间的免疫学检查结果，如两者血型是否相符、HLA抗原配型相容程度、供受体淋巴细胞毒交叉配合试验、淋巴细胞PRA检测结果。

4. 心理-社会状况

（1）心理状态：了解病人有无对手术的焦虑、恐惧心理，评估病人的精神状态、心理状态和对手术的期望程度。

（2）认知程度：了解病人和家属对肾移植的相关知识、对肾移植术后可能产生的并发症的认知程度和心理承受能力。

（3）社会支持系统：评估家庭对病人肾移植所需的昂贵费用的承受能力，以及能给病人精神上的支持程度。

（二）术后评估

1. 术中情况 了解术中出血、补液及尿量情况；术中是否输血和输血量；了解移植肾植入部位，是否切除病肾，术中血管吻合等情况。

2. 身体状况

（1）生命体征：监测病人移植后的生命体征，尤其是血压和中心静脉压的变化。

（2）伤口与引流管情况：评估切口疼痛情况；敷料是否干燥；引流管固定在位；引流液的量、颜色和性状。

（3）移植肾功能：评估移植肾的排泄功能及体液代谢平衡，如尿量、血肌酐、尿素氮及电解质变化，移植肾区域局部有无肿胀和压痛等。

（4）有无术后并发症：评估病人有无排斥反应、出血、感染、泌尿系统并发症。

3. 心理-社会状况 评估移植后病人的心理状态，对移植肾的认同程度；了解病人及家属对有关肾移植术后健康指导内容的掌握程度和出院前的心理状态。

【常见护理诊断/问题】

1. 焦虑/恐惧 与担心移植后治疗效果与康复有关。

2. 营养失调：低于机体需要量 与长期食欲不振、胃肠道吸收不良和低蛋白饮食等有关。

3. 有体液失衡的危险 与术前透析不足或过度、摄入的水分不足或过多、术后多尿期体液排出过多有关。

4. 知识缺乏：缺乏移植手术后自我管理知识有关。

5. 潜在并发症：出血、感染、急性排斥反应、肾破裂、尿瘘、肾动静脉血栓形成等泌尿系统并发症。

【护理目标】

1.病人情绪稳定，焦虑程度减轻或缓解。

2.病人营养状态得到改善，营养指标提升。

3.病人未发生体液失衡情况或发生后得到纠正。

4.病人对移植手术后的抗排斥药物和术后自我观察、护理以及饮食、活动有所了解，能简单复述要点。

5.病人移植术后未出现移植并发症，或及时发现并及时得到处理。

【护理措施】

（一）术前护理

1.心理护理　术前应向接受肾移植的病人和家属耐心细致地介绍手术方案和将采取的治疗措施，使他们详细了解有关肾移植的基本知识；讲解肾移植成功的案例，增强病人的手术信心；同时讲解手术后可能出现的各种情况或并发症，使之有充分的思想准备，减少或消除病人对手术的焦虑和恐惧，术前能保持良好的情绪。

2.营养支持　指导病人进行高碳水化合物、高维生素饮食、优质蛋白、低钠饮食，改善病人的营养状况，纠正低蛋白血症，提高手术耐受性。

3.一般护理　完善各项检查，术前备皮，肠道准备，准备好层流病房。

（二）术后护理

1.保护性隔离　术后入住单人层流病房，执行保护性隔离，设专人护理。肾移植病人术后大量应用激素和免疫抑制药物，导致机体免疫力下降，应采取非常严格的消毒隔离措施预防感染。

2.病情观察

（1）监测生命体征：术后每小时测量并记录血压、心率、血氧饱和度、中心静脉压。平稳后第2日可根据病人情况逐步延长测量间隔时间，要求术后血压不能过低、应略高于正常范围，以保证移植肾的有效血流灌注。体温异常，>38℃者，应高度重视，评估是否发生排斥反应或感染。

（2）监测尿量：尿量是反映移植肾功能状况及体液平衡的重要指标。术后24h内应监测每小时尿量，术后第1日尿量宜维持在300ml/h以上。由于术前尿毒症，病人可存在不同程度的水钠潴留，所以多数病人术后早期出现多尿的现象，尿量可达1000ml/h以上。每日尿量达到5000～10000ml时，称为多尿期，易发生在术后24h内。部分病人术后未出现多尿期，而表现为少尿或无尿，如果<100ml/h，应仔细分析和查找原因，可能为术前血液透析过度、术中失血造成血容量不足、术后移植肾发生急性肾小管坏死或急性排斥反应等，应及时汇报医生。

🔍护考情报站

非肾移植的女性病人，30岁，近几日来平均尿量为14ml/h，应为

A.多尿　　B.少尿　　C.无尿　　D.尿潴留　　E.正常尿量

【答案】B

解析：少尿指24h尿量少于400ml，或每小时尿量少于17ml，常见于心脏、肾脏疾病和发热、休克病人。

（3）观察切口和引流量：观察移植肾局部有无压痛；腹部切口有无出血、淋巴漏和（或）尿外渗等，保持敷料清洁干燥；观察髂窝引流管引流量和色泽变化，如果>100ml/h，则提示有活动性出血，及时汇报医生。

3.合理静脉输液

（1）静脉的选择：原则上不在手术侧下肢及做血液透析用的动静脉造瘘肢体选择静脉穿刺点，

术后早期应建立两条静脉通道，保证静脉通路的通畅。

（2）输液的原则：静脉输液应遵循"量出为入"的原则，记录24h出入量，每小时出量包括尿量、引流量和不显性失水，根据尿量和中心静脉压（CVP）及时调整补液速度与量。后1h的补液量与速度依照前1h排出的量而定。尿量＜200ml/h，补液量等于尿量；尿量为200～500ml/h，补液量为尿量的80%；尿量为500～1000ml/h，补液量为尿量的70%；尿量＞1000ml/h，补液量为尿量的50%。应根据病情确定输液种类，合理安排输液顺序及速度。后续要重点维持水电解质及酸碱平衡，出现低钙血症时应适当补钙。

4.免疫抑制剂的应用与监测

（1）常用的肾移植三联免疫抑制治疗的方案为：①环孢素A+吗替麦考酚酯/西罗莫司/硫唑嘌呤+激素；②他克莫司+吗替麦考酚酯/西罗莫司/硫唑嘌呤+激素。

（2）术前使用抗体诱导的病人，继续按疗程使用抗淋巴细胞球蛋白（ALG）等。

（3）免疫抑制剂的浓度监测：定期测定血药浓度，预防因血药浓度过低或过高而引起排斥反应或者药物中毒；监测血药浓度"谷值"的时间在服药前30min，监测血药浓度"峰值"的时间在服药后2h，抽血的时间节点务必要准确。

5.饮食指导和营养支持 术后第2日，病人胃肠功能会逐渐恢复，肛门排气后可先进食少量的流质，逐渐过渡为半流质、普食；移植术后病人机体消耗比较大、抵抗力低。如果肾功能恢复较好，给予高蛋白、高热量、高维生素、低脂、易消化的饮食，保证营养供给，提高机体免疫力；必要时也可以给予静脉高营养或要素饮食。

6.并发症的护理 并发症的观察和护理是肾移植术后关键的环节。

（1）出血：肾移植病人术后可发生移植肾的血管出血或创面出血，常发生于术后72h内。

1）表现：病人心率增快，血压下降、中心静脉压降低、血尿，伤口敷料有渗血；血常规示红细胞数量及红细胞压积明显下降；伤口引流管有鲜红色液体引出＞100ml/h，提示有活动性出血的可能。

护理：①观察：监测病人神志、生命体征、中心静脉压，观察伤口有无渗液及引流量情况，移植肾区有无肿胀，记录24h出入水量。②预防血管吻合口破裂：采取适当体位，术后平卧24h，要求移植肾侧下肢髋、膝关节水平屈曲15°～25°，不能突然改变体位，以减少血管吻合口的张力，防止血管吻合口破裂出血。术后第2日指导病人进行床上活动，术后第3～7日根据病情协助其下床活动，活动量以逐渐增大为原则。保持大便通畅，避免排便时因屏气引起腹压增高而致血管吻合口张力增加。③处理：一旦发现出血的征象，配合医生加快补液速度，给予止血药或输血；协助医师做好手术探查止血的术前准备。

（2）感染：是器官移植后最常见的并发症，肾移植术后并发肺部感染和败血症的病死率比较高。

1）表现：感染好发部位为肺部、伤口、尿路、皮肤和口腔等。病人出现体温逐渐升高，尿量没有减少但血肌酐升高的情况时，常提示感染的存在。

2）护理：以预防为主。①基础护理：每日进行口腔护理，根据病人口腔pH选择适当的漱口液，预防口腔感染。做好皮肤、会阴、尿道和引流管护理；保持伤口敷料清洁干燥、密切观察渗液、渗血情况。②严格病房管理：每日用消毒液擦拭病室地面和物体表面，定期进行空气细菌培养，确保病室符合器官移植病房的感染控制要求。③病人衣裤、床上用品须经高压灭菌后使用。④医护人员进入病室前应洗手并穿戴隔离衣、鞋、帽和口罩。⑤预防交叉感染：术后早期病人不适合外出，若必须外出进行检查、治疗，应注意保暖，并戴好口罩、帽子，防止交叉感染。⑥定期检查血、痰、咽拭子、尿、大便、引流液的培养及药敏，以早期发现感染病灶。⑦及时处理感染病灶：出现疑似感染的症状时，结合病人的临床表现、实验室和相关检查结果，明确感染的部位及病原体，遵医嘱应用敏感的抗生素或抗病毒药物治疗，以便及时、有效地控制感染。

（3）急性排斥反应

1）表现：病人体温突然升高且持续高热，同时血压升高、尿量减少、血清肌酐升高，移植肾区有闷胀感和压痛等。

2）护理：①病情观察：密切观察病人的生命体征、尿量、肾功能和肾移植区局部情况，发现上述表现时提示出现排斥反应。②用药护理：根据医嘱正确、及时地执行抗排斥反应的冲击治疗，如甲基泼尼松龙（MP）、莫罗莫那CD₃（OKT₄）等，观察用药的效果。甲基泼尼松龙冲击治疗期间要观察病人腹部情况和大便色泽变化，警惕应激性消化道溃疡发生。③排斥逆转判断：抗排斥治疗后，如果体温恢复正常，尿量增多，体重保持稳定，移植肾肿胀消退、无压痛、质地变软，身体症状缓解或消失，血肌酐和尿素氮下降，则提示排斥逆转。

（4）泌尿系统并发症：肾移植术后早期应观察有无尿瘘、移植肾自发性破裂、移植肾输尿管梗阻和肾动脉血栓形成或栓塞等并发症。

1）表现：病人尿量突然减少或无尿、血尿，移植肾区腹痛，有压痛、移植肾质地变化、血尿素氮、肌酐增高的现象。

2）护理：记录24h尿量，观察伤口引流液的性状、量。如引流出尿液样的液体>100ml/日，引流液肌酐的检测结果符合尿肌酐的水平，提示尿漏的可能；如引流出乳糜样的液体则提示出现了淋巴漏。发现异常情况及时报告医师，按医嘱做好再次手术的准备。

7.心理护理　　了解病人手术后的心理状态，以同理心关心和体贴病人，向其讲解肾移植术后的自我观察、自我管理和需要配合的康复知识，让病人参与治疗、护理的决策过程，保持良好的情绪，以积极主动的心态配合治疗护理。

（三）健康指导

1.生活起居和饮食指导

（1）合理安排作息时间，保持心情愉悦，做力所能及的事，术后半年可恢复正常工作。

（2）根据身体恢复情况进行适当的体育锻炼，其强度和运动幅度以循序渐进为宜；注意保护移植肾不被硬物挤压或碰撞。

（3）饮食宜少量多餐，多进食优质高蛋白，富含维生素、低脂、低盐、少渣、易消化的食物；避免生冷、刺激性食物；禁烟酒和禁服用增强免疫力功能的补品，如人参、蜂王浆或其他刺激性补药；进食前食物需煮沸或微波炉加热消毒。

2.用药指导　　指导病人严格遵医嘱，正确、准时服用免疫抑制剂及其他药物；不能自行增减药物的剂量或服用替代药物；不要服用对免疫抑制剂有拮抗或增强的药品和食品；指导病人学会观察各种药物不良反应和排斥反应的表现。

3.自我监测　　指导病人出院后每日测量体温、体重、血压和尿量，尤其监测尿量和控制体重，如有异常情况及时到医院就诊。监测内容和方法：①每日晨起和下午各测体温一次并记录；②每日早晨测空腹体重并记录；③记录24h总尿量；④指导病人自我体检方法，如轻压移植肾部位，是否有压痛及肿胀，了解移植肾的大小和软硬度。

4.预防感染　　①勤洗手、保持口腔清洁；注意保暖，预防感冒；加强锻炼，提高抵抗力；②保持个人卫生，保持衣裤、被褥清洁干燥，居室保持通风；③避免交叉感染：术后3～6个月，外出时戴口罩，尽量不到公共场所或人多嘈杂的环境；④户外运动时建议穿长袖衣裤、运动鞋和棉袜，避免蚊虫叮咬；⑤注意饮食卫生，不食生、冷、硬和不洁的食物。

5.避孕　　女性病人应做好避孕措施，延迟妊娠到移植术后至少一年，身体符合产科要求，经医生评估后才可以妊娠，妊娠期间在医生指导下应严密监测生命体征和肾功能。

6.随访复查指导　　出院后病人应定期到门诊随访复查，时间一般安排为：出院3个月内每周1次，出院4～6个月每2周1次，出院半年后至1年每月1次；以后根据病人情况或根据医嘱到医院随访，保证每年至少有2次的门诊复查。若有病情变化，应及时就诊。

【护理评价】

　　通过治疗和护理，病人是否：①焦虑/恐惧减轻，情绪稳定，有良好的心理状态配合治疗和护理；②营养状况得到改善，营养指标好转，能够符合肾移植手术的身体要求；③体液维持平衡状态；④病人掌握围手术期的疾病和治疗、护理相关知识，能够复述；⑤术后没有发生出血、感染、急性排斥反应等并发症，或发生时及时发现并得到处理。

（王卫红）

❓思考题

　　张先生，男，55岁。肾移植术后第6日，病人诉全身乏力、移植肾区有闷胀感和压痛情况。体检：T 38.9℃，P 102次/min，BP 162/97mmHg，尿量25ml/h，血肌酐检测596mmol/L。

　　请思考：

　　（1）该病人目前出现了什么情况？

　　（2）目前最关键的处理措施是什么？

　　（3）主要的护理措施有哪些？

34-2思路解析及在线测试题（二维码）

育人学堂

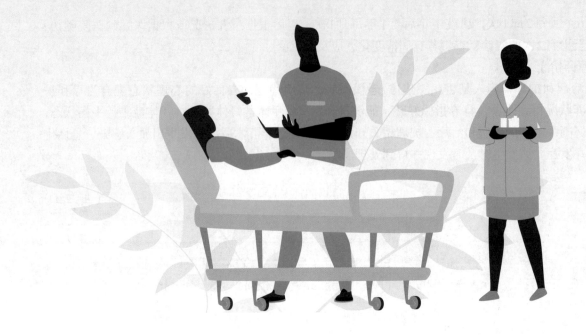

第三十五章 骨折病人的护理

35-1 数字资源

 学习目标

◎ **知识目标**

　　1.掌握骨折的专有体征、并发症和急救措施；常见四肢骨折、脊柱骨折、脊髓损伤的护理诊断／问题及护理措施。

　　2.熟悉骨折及常见四肢骨折的概念、护理评估；脊柱骨折及脊髓损伤病人的辅助检查、处理原则。

　　3.了解骨折、脊柱骨折及脊髓损伤的病因、分类、病理生理；骨折愈合过程及影响愈合的因素。

◎ **能力目标**

　　1.能正确运用所学知识，对常见四肢骨折、脊柱骨折、脊髓损伤进行护理评估，及时判断病情发现并发症，做好急救处理，指导病人肢体妥善安置功能位。

　　2.能正确运用所学知识对病人实施整体护理和健康指导。

◎ **素质目标**

　　1.具有高度责任感和尊重、关爱病人，以及耐心、细致的态度。

　　2.进行骨科技术护理操作时，体现认真负责的工作态度和以人为本的理念。

第一节　概述

案例导入

　　王先生，45岁，不慎从高处跌落，由单位同事急送入院。查体：T 36.7℃，P 100次/min，R 26次/min，BP 92/62mmHg，神志清，右腿部肿胀、外旋畸形、疼痛难忍。X线摄片显示右股骨下端骨折。经闭合复位后采用胫骨结节牵引。

请思考：

1.为保持有效牵引，牵引过程中有哪些注意事项？

2.骨牵引常见的并发症有哪些？该如何预防？

一、骨折的定义、病因、分类

【定义】

　　骨折（fracture）是指骨的完整性和连续性中断。骨折多由暴力引起，也可因骨骼疾病、积累性劳损等因素引起，如车祸、跌伤等。

【病因】

　　1.直接暴力　暴力作用的部位直接发生骨折，常伴有不同程度的周围软组织损伤。如车祸时，车轮撞击小腿，在撞击处发生胫腓骨骨干骨折。

　　2.间接暴力　暴力作用时通过力的纵向传导、杠杆作用、旋转作用等引起远处骨折，即骨折处远离暴力的部位。当高空坠落足部着地时，可引起脊柱压缩性或爆裂骨折；跌倒时手掌撑地，暴力向上传导，引起肱骨髁上骨折或桡骨远端骨折。

　　3.肌肉牵拉　肌肉剧烈收缩时拉断附着部位的骨折，如骤然跪倒时，股四头肌强烈收缩导致的髌骨骨折。

　　4.疲劳性骨折　长期、反复、轻微的直接或间接暴力，可累积应力导致肢体某一特定部位发生骨折，又称应力性骨折，如长途行走导致的第2、3跖骨骨折。

　　5.病理性骨折　是指骨质本身有病变（如骨肿瘤、骨髓炎等）导致骨质破坏，受轻微外力或肌肉的牵拉即发生骨折。

【分类】

　　可依据骨折程度与形态、稳定程度及受影响的组织等进行分类。

　　1.根据骨折的程度与形态分类

　　（1）不完全骨折：骨的完整性和连续性部分中断，按其形态可分为：①裂缝骨折：骨质出现裂隙、无移位，多见于颅骨、肩胛骨等；②青枝骨折：常见于儿童，骨质与骨膜部分断裂，可有成角畸形，与青嫩树枝被折时相似而得名。

　　（2）完全骨折：骨的完整性和连续性全部中断，按骨折线的方向及形态可分为：①横形骨折：骨折线与骨纵轴接近垂直。②斜形骨折：骨折线与骨纵轴成一定角度。③螺旋形骨折：骨折线围绕骨纵轴成螺旋状。④粉碎性骨折：骨质碎裂成三块及以上，骨折线呈Y形或T形者。⑤嵌插性骨折：骨折片相互嵌入，多见于干骺端骨折。⑥压缩性骨折：骨质因压缩而变形，常见于松质骨，如跟骨骨折、脊椎骨折。⑦凹陷性骨折：骨折片局部下陷，常见于颅骨。⑧骨骺分离：经过骨骺的骨折，骨骺的断面可带有数量不等的骨组织（图35-1）。

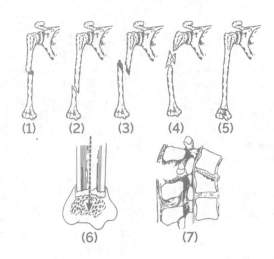

（1）横行骨折；（2）斜形骨折；（3）螺旋形骨折；（4）粉碎性骨折；（5）T形骨折；（6）嵌插性骨折；（7）压缩性骨折

图35-1　骨折线形态类型

2.按骨折的稳定程度分类

（1）稳定性骨折：在生理外力作用下，骨折端不易移位或复位后不易发生移位者，如青枝骨折、裂缝骨折、长骨横形骨折、嵌插骨折、压缩性骨折。

（2）不稳定性骨折：在生理外力作用下，骨折端易移位或复位后易移位者，如斜形骨折、粉碎性骨折、螺旋形骨折。

3.根据骨折处皮肤、筋膜或骨膜的完整性分类

（1）开放性骨折：骨折处的皮肤、筋膜或骨膜破裂，骨折端与外界直接或间接相通。

（2）闭合性骨折：骨折处的皮肤、筋膜或骨膜完整，骨折端与外界不通。

4.根据骨折后的时间分

（1）新鲜骨折：新发生的2～3周的骨折。

（2）陈旧性骨折：伤后3周以上的骨折。

【骨折端移位】

由于暴力作用、骨折远侧端肢体重量的牵拉、肌肉牵拉、不恰当的搬运、治疗不当等原因，大多数骨折均有不同程度的移位。常见的移位有短缩移位、分离移位、成角移位、侧方移位和旋转移位等5种，且几种移位可同时存在（图35-2）。

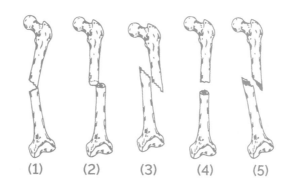

（1）成角移位；（2）侧方移位；（3）短缩移位；（4）分离移位；（5）旋转移位

图35-2 骨折移位

二、骨折的临床表现和诊断

【临床表现】

大多数骨折一般只引起局部症状，多发性骨折和严重骨折可出现全身反应。

（一）全身表现

（1）休克：多发性骨折、骨盆骨折、股骨干骨折、脊柱骨折及严重的开放性骨折。病人常因广泛的软组织损伤、大量出血、剧烈疼痛或并发内脏损伤等导致休克甚至死亡。

（2）发热：骨折后一般体温正常。但骨盆骨折、股骨干骨折等出血量大的骨折，可因血肿的吸收出现低热，一般不超过38℃。开放性骨折病人如体温超过38℃，考虑感染的可能性。

（二）局部表现

1.一般表现

（1）局部疼痛、肿胀、瘀斑、伤口、出血等。

（2）功能障碍：因局部肿胀、疼痛或完全性骨折，使患肢功能受限或完全丧失。

2.特有体征

（1）畸形：骨折端移位使患肢外形发生改变，有短缩、成角、旋转和延长等畸形。

（2）异常活动：肢体在正常情况下不能活动的部位，骨折后出现了类似关节的不正常活动。

（3）骨擦音或骨擦感：骨折后两骨折端相互摩擦时产生的声音或感觉，称为骨擦音或骨擦感。

以上三种特有体征只要有其一者，即可诊断为骨折。但未见此三种特有体征者也不能排除骨折的可能，如裂缝骨折、嵌插骨折、骨盆骨折等，应常规行X线平片检查，必要时行CT或MRI检查，以便确诊。

（三）辅助检查

1.X线检查　对骨折的诊断、治疗效果有重要价值，是骨折最常用的检查方法。可进一步明确骨折的形态及移位情况。

2.CT检查　可发现X线检查难以发现的骨折，可更准确地了解骨折移位情况以及骨折端对周围软组织的压迫和损害程度等，如脊柱骨折可能压迫脊髓神经根者。

3.MRI检查　对于颈椎骨折合并脊髓损伤的病人用MRI检查能更清楚地了解骨折的类型及脊髓损伤的程度，目前已广泛用于脊柱骨折的检查。

4.血常规检查　术前常规检查，骨折大量出血时，血红蛋白和血细胞比容降低。

三、骨折并发症

【早期并发症】

1.休克　骨折后的休克主要是由严重创伤、骨折引起的大出血，或重要脏器损伤所致的创伤性或失血性休克。

2.感染　开放性骨折易发生化脓性感染和厌氧菌感染。

3.脂肪栓塞综合征　主要发生于成人，由于长形管状骨骨折处髓腔内血肿张力过大，骨髓组织被破坏，脂肪滴经破裂的静脉窦进入血液循环，引起肺、脑脂肪栓塞。肺脂肪栓塞者出现呼吸功能不全、发绀、心率加快和血压下降等。脑脂肪栓塞出现烦躁、谵妄甚至昏迷、死亡等表现。

4.重要周围组织损伤

（1）重要血管损伤：由骨折的直接伤害或石膏绷带过紧压迫所致。最易发生损伤的血管是肱动脉和腘动脉，如伸直型肱骨髁上骨折易伤及肱动脉，胫骨平台骨折易伤及腘动脉。

（2）周围神经损伤：是由肌肉、骨骼创伤时直接损伤引起或石膏绷带过紧压迫或过度牵引所致，易发生在骨与神经紧密相邻的部位。较多见的有上肢骨折可能损伤桡神经、正中神经和尺神经。腓骨小头和腓骨颈骨折时，可能引起腓总神经受损。

（3）脊髓损伤：是脊柱骨折与脱位的严重并发症，出现损伤平面以下部位瘫痪。

5.重要内脏器官损伤　骨折可导致肺、脾、肝、直肠、膀胱、尿道等损伤，如严重的下胸壁损伤。除导致肋骨骨折外，还可损伤脾、肝，引起出血性休克；骨盆骨折可损伤膀胱、尿道等。

6.骨筋膜室综合征　是由骨、骨间膜、肌间隔和深筋膜形成的骨筋膜室内肌肉和神经因急性缺血而产生的一系列早期症候群。最常见于前臂掌侧和小腿。引起骨筋膜室内压力增高的原因主要是血管内因素与血管外因素。血管内因素为主干动、静脉的损伤，血栓形成或结扎等。血管外因素最常见，常因肢体直接损伤、缺血、水肿使筋膜室内内容物体积骤增；或因肢体局部受压、肢体包扎过紧引起筋膜室内容积锐减所致。

骨筋膜室综合征最早出现的症状是呈持续性剧烈疼痛，且进行性加剧，受累肌肉出现被动牵拉痛是最重要的体征。确诊后，应立即切开筋膜减压，这是最重要和最根本的治疗措施。

【晚期并发症】

1.坠积性肺炎　主要见于骨折后长期卧床的病人，特别是老年、体弱和伴有慢性肺部疾病的病人。

2.压力性损伤　严重创伤骨折，尤其是截瘫的病人，长期卧床，身体骨凸处受压，由局部血液循环障碍引起，常见于骶尾部、足跟部、髋部。

3.下肢深静脉血栓　多见于下肢骨折或骨盆骨折，下肢需长时间制动，导致静脉血回流缓慢。加之创伤导致的血液高凝状态，易出现血栓形成。

4.感染　开放性骨折，尤其是污染严重或伴有严重的软组织损伤者，如果清创不彻底，易发生感染，处理不当可导致化脓性骨髓炎。

5.关节僵硬　因患肢长时间固定，静脉和淋巴回流不畅，关节周围组织中浆液纤维性渗出和纤维蛋白沉积，发生纤维粘连，并伴有关节囊和周围肌挛缩，导致关节活动障碍。关节僵硬是骨折与关节损伤最常见的并发症。

6.骨化性肌炎　又称损伤性骨化。关节扭伤、脱位或关节附近骨折，骨膜剥离形成骨膜下血肿，处理不当使血肿扩大、机化，并在关节附近软组织内骨化，造成严重关节活动功能障碍，多见于肘关节。

7.创伤性骨关节炎　关节内骨折，关节面被破坏，又未得到解剖复位，骨愈合后使关节面不平整，长期磨损引起创伤性骨关节炎，关节活动时出现疼痛。

8.急性骨萎缩　又称反射性交感神经性骨营养不良，是由损伤所致关节附近的痛性骨质疏松，好发于手、足骨折后。典型症状是疼痛和血管舒缩紊乱。

9.缺血性骨坏死　骨折后，某一骨折端的血供被破坏，而发生该骨折端的缺血性坏死。如腕舟骨骨折后近侧骨折端缺血性坏死，股骨颈骨折后股骨头缺血性坏死。

10.缺血性肌挛缩　是骨折最严重的并发症之一，是骨筋膜室综合征处理不当的严重后果，也可由骨折和软组织损伤直接所致。常见于骨折处理不当，尤其是外固定过紧。一旦发生，治疗困难，效果极差，可致严重残疾。典型的畸形是爪形手或爪形足（图35-3）。

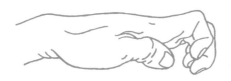

图35-3　爪形手畸形

四、骨折愈合过程和影响因素

【骨折愈合过程】

骨折的愈合是一个连续进行的复杂过程，按组织学和细胞学的变化将其分为三个阶段。

1.血肿炎症机化期　骨折导致骨髓腔、骨膜下和周围组织血管破裂出血，在骨折处形成血肿。骨折端由于血液循环中断，出现少量的骨质坏死。伤后6～8h，内外凝血系统激活，骨折处的血肿凝结成血块、与局部坏死组织一起导致无菌性炎症反应，形成肉芽组织，继而转化为纤维结缔组织，连接骨折两断端，称为纤维连接。故此期又称纤维愈合期。这一过程大约需要2周。

2.原始骨痂形成期　骨内膜与骨外膜的成骨细胞增生，在骨折端内、外形成骨样组织，逐渐骨化形成新骨，即膜内化骨。新骨不断增多和向骨折端生长、会合形成梭形，称为内骨痂和外骨痂。骨折的断端间及髓腔内的纤维组织逐渐转化为软骨组织，软骨组织增生、钙化而骨化，即软骨内化骨，然后形成环状骨痂和髓腔内骨痂，即为连接骨痂。连接骨痂与内、外骨痂相连形成桥梁骨痂，标志着原始骨痂的形成，此期亦称临床愈合期。这一过程需要12～24周。

3.骨痂改造塑形期　原始骨痂中新生骨小梁逐渐增加，排列规则且致密，新骨形成的爬行替代骨折断端的坏死骨，骨折部位形成骨性连接，但还尚欠牢固，不能完全适应生理需要。随着肢体活动和负重，在应力轴线上的骨痂不断得到加强，应力轴线以外的骨痂逐渐被清除，原始骨痂逐渐变为永久骨痂，此期为骨性愈合期。此过程一般需1～2年。

【骨折愈合标准】

骨折的愈合标准包括临床愈合标准和骨性愈合标准。

1.临床愈合标准　①局部无压痛及纵向叩击痛。②局部无反常活动。③X线检查显示骨折线已模糊，有连续性骨痂通过骨折线。达到临床愈合后，可拆除外固定进行功能锻炼逐步恢复患肢功能。④在解除外固定的情况下，肢体能承受以下要求者：上肢持重1kg向前平伸达1min；下肢不扶拐在平地上能连续徒步行走3min，并且不少于30步者。⑤连续观察2周骨折处不变形者。

2.骨性愈合标准　①具备临床愈合标准的条件。②X线检查显示骨小梁通过骨折线。

【影响骨折愈合的因素】

骨折愈合有三个先决条件：要有充分的接触面积、坚强的固定、良好的血液供应。

1.病人因素　①年龄：不同年龄骨折的愈合差异很大。年龄越小愈合越快。如股骨骨折，成年人一般需要3个月左右，新生儿2周即可达到坚固愈合。②病人的健康状况：健康状况欠佳的病人骨折愈合延迟，尤其是慢性消耗性疾病，如营养不良、低蛋白血症、糖尿病、钙磷代谢紊乱、恶性肿瘤等疾病。

2.局部因素 ①骨折种类：不同种类的骨折，断端接触面积不同，愈合速度不同。接触面积越大愈合速度越快，如斜型骨折、螺旋骨折。②固定：良好的固定能促进骨痂的形成，固定不良影响骨折的愈合。③血液供应：这是影响骨折愈合的重要因素，良好的血液供应能促进骨折的愈合。④软组织嵌入：若有肌肉、肌腱等软组织嵌入两骨折端内，则骨折难愈合或不愈合。⑤感染：开放性骨折发生局部感染可导致化脓性骨髓炎，出现软组织坏死和死骨的形成，严重影响骨折的愈合。

3.治疗方法 反复多次的手法复位，复位动作粗暴，手术失误，过早或不恰当的功能锻炼，都不利于骨折愈合，甚至会使骨折愈合延迟或不愈合。

五、骨折的急救

骨折的急救不仅要注意骨折的处理，更应注意骨盆骨折、股骨骨折等易伴有全身严重多发性损伤的骨折。骨折急救的目的是用最简单有效的方法抢救生命，保护患肢，迅速安全地运送到医院，以便尽快获得妥善治疗。

1.一般处理 首先检查病人的全身情况，如骨折合并其他脏器、组织损伤，先检查判断病人的呼吸、循环和意识状态，如发现呼吸困难、窒息、大出血、休克、昏迷等，应立即给予相应的急救措施。凡是疑有骨折的病人均应按骨折处理，一切动作要谨慎、轻柔、稳妥，以免增加疼痛和损伤。如闭合性骨折病人的衣服、鞋袜等不必脱去，肿胀较剧者需用剪刀剪开衣袖和裤管，避免局部压迫。

2.伤口包扎 伤口出血大多数可用加压包扎止血，大血管出血还可用止血带止血，并记录止血带的时间。伤口用无菌敷料或清洁布类包扎，以减少污染。若骨折端已外露且已污染，但又未压迫重要的神经、血管者，现场不应复位，以免污染物带入伤口内；若在包扎过程中外露的骨折端自行滑入伤口内，应做好记录，送病人到医院后向主诊医师说明情况，以便在清创时做进一步处理。

3.妥善固定 固定是骨折急救的重要措施，其目的是缓解疼痛，便于运输，避免运输中过多地损伤组织和脏器。骨折或怀疑骨折者，用夹板、自身肢体等妥善固定受伤的肢体，如条件不允许可就地取材，如树枝、木棍、木板等。

4.迅速转运 病人经现场初步处理后，应尽快送往就近有治疗条件的医院进行下一步治疗。

六、骨折的治疗

骨折治疗的三大基本原则：即复位、固定、功能锻炼。

1.复位 将移位的骨折端重新恢复正常或接近正常的解剖关系，以重建骨的支架作用。复位是骨折治疗的首要步骤，也是骨折固定和功能锻炼的基础。

（1）按复位的程度分为：①解剖复位：两骨折端的接触面（对位）和两骨折端在纵轴线上的关系（对线）完全良好，完全恢复到正常解剖学位置。②功能复位：两骨折端虽未恢复到正常的解剖关系，对位欠佳，但对线基本良好，愈合后对肢体功能无明显影响。

（2）复位的方法：①闭合复位（手法复位）：是最常用的复位方法。②切开复位（手术复位）：手术切开骨折部位，直视下将骨折复位。

2.固定 骨折复位后，易发生再移位，将骨折维持在复位后的位置，使其在良好对位的情况逐渐愈合。常用骨折固定的方法有外固定和内固定。

（1）外固定：主要用于经手法复位后的骨折病人，也有些骨折经切开复位内固定手术后，需加用外固定者。常采用的外固定方法有小夹板、石膏绷带、外固定器（图35-4）、外展架、持续牵引等。

（2）内固定：切开复位后，采用金属内固定物，如接骨板、螺丝钉、髓内钉或带锁髓内钉、加压钢板等，将骨折段固定于已复位的位置（图35-5）。

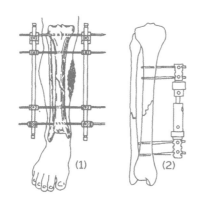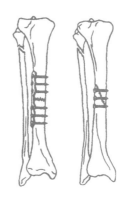

（1）双边外固定器；（2）单边外固定器

图35-4　骨外固定器　　　　　　　图35-5　骨折内固定

3.功能锻炼　功能锻炼与复位、固定同等重要。功能锻炼是在不影响固定的情况下，尽快恢复患肢肌肉、韧带、肌腱、关节囊等软组织的舒缩活动。功能锻炼是恢复肢体功能、预防并发症的重要保证，充分调动病人的积极性，指导病人遵循由主动到被动、循序渐进地进行功能锻炼。通常骨科病人的功能锻炼分3个阶段。

（1）骨折早期：伤后1～2周，此期功能锻炼的目的是促进患肢血液循环，消除组织肿胀，防止肌肉萎缩。此期功能锻炼因骨折的部位和严重程度而异，以肌肉主动缩舒活动为主，即让固定肢体中的肌肉做等长舒缩活动。活动范围是在外固定之外的肢体末端关节，骨折部上下关节暂不活动，身体其他各部位应加强关节、肢体的主动活动。

（2）骨折中期：伤后2周后，局部疼痛减轻、肿胀消退，骨折部位日趋稳定。此时根据骨折和稳定程度，在医护人员的帮助和指导下，配合简单的器械或支架辅助锻炼，缓慢增加其活动强度和范围，开始肌肉的等张收缩活动，即骨折部位上、下关节活动，防止关节僵硬和肌肉萎缩。

（3）骨折后期：此期是康复的关键时期。骨折已达临床愈合标准，外固定已拆除，通过借助器械练习，或辅以物理治疗和外用药物熏洗等措施，在抗阻力下进行全面功能锻炼，促进肌力的恢复、克服肌挛缩、恢复关节活动度。

【常见护理诊断/问题】

1.疼痛　与骨折、软组织损伤、肌痉挛、水肿有关。

2.有感染的危险　与开放性骨折、组织损伤、牵引或应用外固定架有关。

3.有周围血管神经功能障碍的危险　与骨和软组织损伤、石膏固定不当有关。

4.有皮肤完整性受损的危险　与骨折、软组织损伤、长期卧床等有关。

5.潜在并发症：脂肪栓塞、骨筋膜室综合征、坠积性肺炎、深静脉血栓形成等。

【护理目标】

1.病人疼痛逐渐缓解或者消失。

2.病人无感染发生或感染得到控制。

3.病人的组织灌注和神经功能正常，皮肤颜色、温度、感觉正常，末梢动脉搏动有力。

4.病人未发生皮肤破损或皮肤破损得到了及时治疗和护理。

5.病人未发生并发症或并发症得到了及时治疗和护理。

【护理措施】

（一）一般护理

1.营养支持　给予高热量、高蛋白、高钙、高铁、高维生素饮食。对长期制动病人应适当增加膳食纤维的摄入，多饮水，防止便秘及肾结石的发生。

2.生活护理　病人在患肢固定制动期间，指导其进行力所能及的活动，给予病人必要的帮助和照顾，如协助其生活起居、进食、进水、排便和翻身等。

3.心理护理　鼓励病人表达其所担心的问题，稳定病人情绪，多与病人沟通，耐心向病人及家属解释病情、骨折的治疗方式、愈合过程。

（二）病情观察

损伤较重的，密切观察病人的意识、生命体征，必要时监测中心静脉压和记录24h体液出入量。若病人出现休克、脂肪栓塞、骨筋膜室综合征等骨折早期并发症，应及时报告医师，协助医生采取相应处理措施。

（三）疼痛护理

除创伤、骨折、手术切口引起的疼痛外，骨折固定不确切、神经血管损伤、伤口感染、组织受压缺血都会引起疼痛。根据疼痛原因，对因对症处理。①患肢固定、制动、抬高，以减轻肿胀引起的疼痛；②伤后24h内局部冷敷，使血管收缩，减少血液和淋巴液渗出，减轻水肿及疼痛；③24h后局部热敷，减轻肌肉的痉挛及关节、骨骼的疼痛，促进渗出液回吸收；④及时清创并遵医嘱应用抗生素；⑤疼痛原因明确时，遵医嘱使用止痛药；⑥执行护理操作时动作应轻柔、准确，避免粗暴剧烈，如在移动病人的过程中，对损伤部位重点扶托保护，缓慢移至舒适体位，争取一次完成，以免加重病人疼痛。

（四）维持循环功能，减轻肢体水肿

1.根据病人具体情况选择合适的体位，骨折复位后，适当抬高患肢，促进静脉回流，并遵医嘱将患肢维持于固定体位。如股骨颈骨折的病人，应保持患肢于外展中立位，防止因髋关节内收、外旋造成髋关节脱位。

2.有出血者及时采取相应措施进行止血。

3.四肢骨折病人要严密观察肢端有无剧痛、麻木、皮温降低、苍白或青紫等现象，有无肢端甲床血液充盈时间延长、动脉搏动减弱或消失等组织血液灌注不足的征象，若出现异常应及时通知医生积极对因对症处理。

（五）预防感染

现场急救应注意保护伤口，避免二次污染及细菌进入深层组织。开放性骨折应尽早实施清创术，给予有效引流，遵医嘱正确应用抗生素，加强全身营养支持。无禁忌者可经常变更卧姿，预防压疮和坠积性肺炎的发生。若病人出现体温和脉搏明显增高，或骨折处疼痛减轻后又进行性加重，伤口皮肤出现红、肿、热，有脓液渗出或有异味时，常提示有感染发生，应及时报告医师并协助处理。

（六）牵引病人的护理

1.维持有效的牵引　①妥善固定：每日检查牵引装置及效果、包扎的松紧度、有无滑脱或松动。若出现移位，及时调整。颅骨牵引时，检查牵引弓有无松脱，并定期拧紧螺母，防止其脱落。②位置正确：躯干伸直，骨盆放正，两者中轴在同一直线。牵引方向与近端肢体成直线，并明确告知病人和家属不能擅自改变体位。③保持有效牵引力：牵引期间，牵引方向与被牵引肢体长轴应成直线，牵引锤保持悬空。嘱咐病人及家属不得随意放松牵引绳、不要擅自改变体位、不能随便增减牵引重量。④设置对抗牵引力：利用体重形成与牵引力方向相反的对抗牵引力，抬高床端15～30cm。⑤避免过度牵引：每日测量被牵引的肢体长度，并与健侧对比，避免发生过度牵引。

2.维持有效的血液循环　密切观察患肢末梢血液循环情况，局部有无皮温降低、色泽改变、肿胀、麻木、疼痛及运动障碍，若发现异常及时报告医师给予相应的处理。

3.皮肤护理　骨牵引的针孔处皮肤用75%乙醇溶液纱布覆盖，牵引针两端套上软木塞或有胶皮盖

的小瓶，以免刺伤皮肤或划破被服。胶布牵引时牵引重量不宜过大，注意观察胶布边缘皮肤有无水疱或皮炎。

4.并发症的护理 牵引期间预防血管和神经损伤、牵引针（弓）脱落、牵引针眼感染、足下垂畸形、坠积性肺炎、下肢深静脉血栓等并发症，应加强病情观察，注意预防并及时处理。

（七）石膏固定病人的护理

1.石膏干固前 搬运及翻身时，用手掌平托石膏固定的肢体，切忌抓捏，以免留下指凹点，干固后形成局部压迫。若要加快干固，夏天可用电扇吹，冬天可通过提高室温、烘干及热风机吹干等方法，切忌烫伤。

2.石膏干固后

（1）保持石膏清洁、干燥：臀部及会阴部附近的石膏易受大小便污染，大小便后应及时清洗，勿污染及弄湿石膏。若石膏污染，用布蘸少量洗涤剂擦拭，清洁后立即擦干。变形、断裂、严重污染的石膏应及时更换。

（2）保持有效固定：行石膏管型固定者，因肢体肿胀消退或肌萎缩可导致原石膏失去固定作用，必要时应重新更换。

（3）病情观察：密切观察病情，若病人出现肢体血液循环受阻或神经受压的征象，立即放平肢体并通知医师，全层剪开固定的石膏。严重者须拆除，甚至行肢体切开减压术。

（4）功能锻炼：按照功能锻炼原则进行，以预防和减少并发症。

3.石膏拆除的护理 拆除石膏前向病人解释。石膏拆除后，石膏下的皮肤用温水清洗后，涂一些润肤霜以保护皮肤，并避免搔抓，每日行局部按摩。

（八）健康指导

1.功能锻炼指导 ①向病人说明功能锻炼的意义和方法，使病人充分认识功能锻炼的重要性，主动配合锻炼。②调动病人的积极性，共同参与功能锻炼方案的讨论和制定。③指导家属协助病人完成功能锻炼。

2.安全指导 指导病人及家属评估家居环境的安全性，妥善放置可能影响病人活动的障碍物，如小块地毯、散放的家具等。指导病人安全使用步行辅助器械或轮椅。行走练习需有人陪伴，以防跌倒。

3.饮食指导 对病人进行饮食指导，调整膳食结构，保证营养素的供给。

4.康复指导 告知病人出院后有关注意事项，遵医嘱定期复诊，评估功能恢复情况。如若出现骨折远端肢体感觉麻木、肢端发凉、肿胀或疼痛明显加重，夹板、石膏或外固定器械松动等，应立即到医院复查。

第二节　常见四肢骨折病人的护理

案例导入

男孩，9岁，与同学玩耍时跌倒，右手掌撑地，当时即出现右腕部疼痛、逐渐肿胀、不敢活动，速来急诊科就诊，查体：右手腕部呈"银叉"畸形。

请思考：

1.该病人可能发生了什么？

2.病人当前的主要护理诊断/问题有哪些？

四肢骨折分为上肢骨折和下肢骨折。常见上肢骨折有锁骨骨折、肱骨干骨折、肱骨髁上骨折、桡骨下端伸直型骨折。下肢骨折包括股骨颈骨折、股骨干骨折、胫腓骨干骨折。

【护理评估】

（一）健康史

了解病人的年龄、外伤经过，既往有无骨骼疾病史，如肿瘤、炎症等。明确外力作用的时间、方式、性质和程度。了解病人受伤时的体位和环境，伤后立即发生的功能障碍及其发展情况，急救处理的经过等。

（二）身体状况

1.肱骨干骨折 是指肱骨外科颈下1～2cm至肱骨髁上2cm间的骨折。肱骨干中下1/3段骨折易发生桡神经损伤。此处肱骨干后外侧有桡神经沟，桡神经自内后方紧贴骨面斜向外前方进入前臂。

骨折后上臂迅速出现疼痛、肿胀、皮下瘀斑，多有畸形和假关节活动，检查可感知骨擦感。若损伤了桡神经，可出现垂腕，各手指掌指关节不能背伸，手背桡侧皮肤感觉减退或消失。X线正、侧位片可确定骨折的类型、移位方向等细节。

2.肱骨髁上骨折 是指肱骨髁上约2cm以内的骨折。多见于儿童，尤其是10岁以下儿童，占儿童肘部骨折的首位。根据创伤机制分为伸直型和屈曲型两种，以伸直型多见，占97%（图35-6）。严重移位的肱骨髁上骨折，其骨折端容易伤及肱动脉、桡神经、正中神经。

伤后肘部迅速肿胀、疼痛、功能障碍、皮下瘀斑，有时可出现张力性水疱。外观呈枪托样双曲畸形，肘部向后突出并处于半屈曲位。局部有明显压痛，可有骨擦音及假关节活动，可触到骨折端，肘后三角关系正常。关节的主动活动和被动活动均应疼痛而受限。若损伤了正中神经，表现为"猿手"（大鱼际萎缩，骨间肌萎缩，拇指不能对掌，桡侧三个手指不能屈曲，手的外形类似猿的手，故称猿手）。若损伤尺神经，表现为"爪形手"（尺侧两指呈屈曲畸形，桡侧三指可伸直，在手指伸直时，其外形类似鸟的爪子，故称爪形手）。

3.桡骨远端骨折 是指距桡骨远端关节面3cm以内的骨折，多由间接暴力所致。根据受伤的机制，分为伸直型骨折、屈曲型骨折、关节面骨折伴腕关节脱位。其中以桡骨远端伸直型骨折最多见，是指跌倒后，手掌先着地，骨折的远端向背侧及桡侧移位，又称克雷氏骨折（Colles骨折），常见于中老年人。伤后局部疼痛、肿胀、活动受限，可出现典型的畸形姿势，即侧面看呈"银叉"畸形，正面看呈"枪刺刀"畸形（图35-7）。腕关节正侧位X线片可明确诊断。

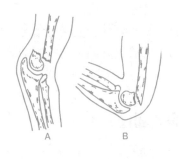

图35-6 肱骨髁上骨折典型移位
（A伸直型；B屈曲型）

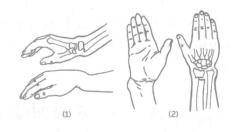

（1）"银叉"畸形；（2）"枪刺刀"畸形

图35-7 Colles骨折后手的畸形

护考情报站

桡骨远端骨折后出现"银叉"畸形是因为

A.远侧骨折端向掌侧移位　　　B.远侧骨折端向背侧移位　　　C.远侧骨折端向尺侧移位

D.远侧骨折端向桡侧移位　　　E.以上均不正确

【答案】B

解析：桡骨远端骨折后出现"银叉"畸形是远侧骨折端向背侧移位，造成掌倾角消失或变负。

4.股骨颈骨折　　是指股骨头至股骨颈基底部之间的骨折。多发生于老年人，尤以老年女性较多，多由间接暴力所致，与骨质疏松导致骨量下降有关，遭受轻微扭转暴力则可发生骨折。由于股骨颈血供较差，骨折不愈合率高。

根据骨折的部位分为：股骨头下型、经股骨颈型、股骨基底型（图35-8）。股骨头下型和经股骨颈型骨折，易造成股骨头缺血性坏死。根据X线片上骨折线方向（Pauwels角大小）分为：①内收型骨折，即Pauwels角（远端骨折线与两髂嵴连线的夹角）大于50°；②外展型骨折，Pauwels角小于30°（图35-9）。Pauwels角越大，骨折端所遭受的剪切力越大，骨折越不稳定。故内收型骨折属于不稳定性骨折，外展型属于稳定性骨折。

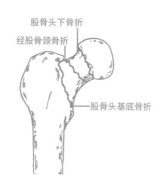

图35-8　股骨颈骨折按骨折部位的分类

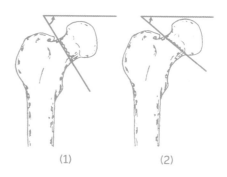

（1）内收型骨折；（2）外展型骨折

图35-9　股骨颈骨折按骨折线方向分类

有跌倒受伤史，受伤后髋部出现疼痛，下肢活动受限，不能站立或行走，检查时可发现患肢出现短缩、内收或外展、外旋畸形（图35-10）。大粗隆上移，患髋有压痛，足跟部或大粗隆部叩打时髋部疼痛，股三角处有压痛。股骨颈骨折的治疗以手术治疗为主。

5.股骨干骨折　　是指股骨小转子以下至股骨髁以上之间的骨折。骨折端由于暴力作用的方向、所附着的肌起止点的牵拉、下肢重力的牵拉、不适当的搬运等而出现各种不同的移位。①股骨上1/3骨折时，骨折近端屈曲、外展及外旋移位，骨折远端则向后上、内移位。②股骨中1/3骨折时，骨折向外成角畸形。③股骨下1/3骨折时，骨折近端内收向前移位，骨折远端多向后倾斜，

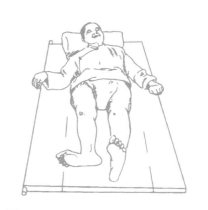

图35-10　股骨颈骨折伤肢的外旋畸形

形成短缩畸形，有压迫或损伤腘动脉、腘静脉、胫神经或腓总神经的危险。

受伤后出现大腿疼痛、肿胀、皮下瘀斑，患肢活动受限，局部出现骨折特有表现，有成角、短缩、旋转等畸形、异常活动、骨擦音。股骨干骨折出血多，易发生低血容量性休克。若有血管损伤，可出现患侧足背动脉搏动减弱或消失，甚至肢体坏死。若有神经损伤，可出现足趾感觉减弱或消失。坐骨神经损伤表现为足下垂、足趾伸屈无力和足部感觉障碍等典型症状体征。X线片可确定骨折部位及移位情况。

6.胫腓骨干骨折　　是指胫骨平台以下到踝上的部分发生的骨折。多见于青壮年和儿童，发生率高，是四肢最常见的骨折之一，以直接暴力为主。因胫骨位于皮下，骨折端容易穿破皮肤，引起开放性骨折，易合并感染。在腓骨颈，有腓总神经通过，腓骨颈有移位的骨折可引起腓总神经损伤。胫骨中下1/3交界处骨折处因供血不足，常发生骨折延迟愈合或不愈合。

骨折后有局部疼痛、肿胀、活动受限、畸形和反常活动。开放性骨折可有骨折端外露，若伴有

腓总神经、胫神经损伤，可出现足下垂或仰足的表现。若伴有胫前及胫后动脉损伤，出现足背动脉和胫后动脉搏动消失，趾端苍白、冰凉。如果继发骨筋膜室综合征，远端肢体出现疼痛、肿胀、麻木、肢体苍白、感觉消失。

（三）辅助检查

骨折部位X线检查可以显示骨折类型和移位情况，B超、CT等检查可了解相关内脏损伤情况。

（四）心理-社会状况

病人的心理状态取决于损伤的范围、严重程度、并发症的发生等。应了解病人及家属对骨折的心理反应、认知状况、对骨折复位后治疗情况及康复知识的了解程度，了解病人的家庭经济情况、社会支持系统。

（五）处理原则

1.肱骨干骨折　①手法复位外固定：麻醉后行手法复位。凡有条件者复位后均应X线检查，确认骨折的对位对线情况。复位成功后用石膏固定。②切开复位内固定：手法复位失败、骨折有分离移位、合并神经血管损伤等有手术指征的情况，均应采用切开复位，用加压钢板螺钉内固定。

2.肱骨髁上骨折　①手法复位外固定：肘部受伤时间短、肿胀轻、无血液循环障碍者可行手法复位外固定，麻醉后行手法复位，复位后用后侧石膏托屈肘位固定。②持续骨牵引：肘部肿胀严重，受伤时间长，末梢血供良好者可行尺骨鹰嘴牵引。肿胀消退后再行手法复位石膏托固定。③手术治疗：手法复位失败或伴有血管、神经损伤者行切开复位交叉克氏针内固定术。

3.桡骨下段伸直型骨折　①手法复位外固定：麻醉后在牵引下进行复位，用石膏固定腕关节于旋前、屈腕、尺偏位，待水肿消退后，更换石膏将其固定在功能位。②切开复位内固定：有手术指征者应切开复位，用松质骨螺钉或钢针固定。

4.股骨颈骨折　①持续皮牵引：适用于无明显移位的外展嵌插骨折。皮肤牵引一般持续6～8周，患肢保持中立位。牵引期间注意肌肉、关节的功能锻炼，3个月后可考虑扶拐下地行走，但患肢不负重，6个月后可弃拐行走。②手法复位内固定：内收型骨折和有移位的骨折应尽早予以复位，经皮多枚骨圆针或加压螺纹钉内固定术（图35-11）。③人工股骨头或全髋置换术：适用于60岁以上的老人，股骨头下骨折有明显移位或旋转者。

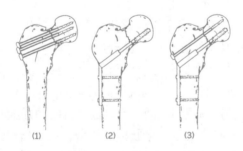

（1）空心拉力螺纹钉固定；（2）动力髋螺钉固定；（3）空心拉力螺纹钉与动力髋螺钉联合应用固定

图35-11　股骨颈骨折内固定方法

5.股骨干骨折　对于开放性骨折病人应及早清创缝合，采取内固定手术或外固定。①非手术治疗：3岁以下的儿童，采用垂直悬吊皮牵引（图35-12）；近年来3岁以上儿童及成人的股骨干骨折多采用手术内固定治疗，有手术禁忌证者，可采用胫骨结节或股骨髁上持续骨牵引8～10周。②手术治疗：对于非手术治疗失败或骨折合并有神经、血管损伤；或伴有多发性损伤；不宜卧床过久的老年人等可采用切开复位内固定，成人股骨干骨折常用加压钢板内固定、带锁髓内钉固定，儿童股骨干骨折多采用弹性钉内固定（图35-13）。严重的开放性骨折可用外固定架治疗。

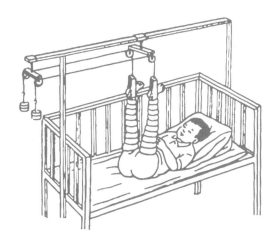

图 35-12 儿童的垂直悬吊皮牵引

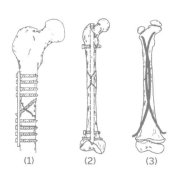

（1）　　　（2）　　　（3）

（1）钢板固定；（2）带锁髓内钉固定；（3）股骨干骨折弹性钉内固定

图 35-13 股骨干骨折内固定方法

6.胫腓骨干骨折　①手法复位外固定：无移位的骨折采用石膏固定，有移位的横断形、短斜形骨折可以采取手法复位，石膏外固定。②牵引：斜形、螺旋形或轻度粉碎性骨折可行跟骨结节牵引，待纤维愈合后，去掉牵引，用长腿石膏托或小夹板继续外固定。③切开复位内固定：手法复位失败、不稳定的胫腓骨干双骨折采用切开复位后，螺丝钉、加压钢板或髓内针固定。对于开放性或粉碎性严重的可采用骨外固定术。

【护理措施】

1.肱骨干骨折　复位固定后尽早开始手指屈伸活动和上臂肌肉的主动舒缩运动，2～3周后，开始腕、肘关节屈伸主动活动和肩关节外展、内收活动，逐渐增加活动量和活动频率。6～8周后加大活动量，并做肩关节旋转活动，以防肩关节僵硬或萎缩。

2.肱骨髁上骨折　复位固定后尽早开始手指及腕关节屈伸活动和上臂肌肉的主动舒缩运动，有利于减轻水肿。4～6周后外固定解除，开始肘关节屈伸活动。手术切开复位且内固定稳定者，术后2周即可开始肘关节活动。

3.桡骨远端骨折　复位固定后尽早开始手指屈伸活动和用力握拳活动，以及前臂肌肉的舒缩运动。4～6周后外固定解除，开始腕关节活动。

4.股骨颈骨折　早期患肢股四头肌等长收缩、踝关节和足趾屈伸、旋转运动，预防下肢深静脉血栓形成、肌肉萎缩和关节僵硬。在锻炼患肢的同时，双上肢及健侧下肢进行全范围关节活动和功能锻炼。在病情允许的情况下，遵医嘱指导病人借助吊架和床栏更换体位、坐起、移动以及使用助行器、拐杖。

5.股骨干骨折　复位固定后，指导病人股四头肌等长收缩运动，并可活动足部、踝关节和小腿。X线检查证实有牢固的骨愈合后，逐渐下床活动。

6.胫腓骨干骨折　复位固定后尽早开始趾间和足部关节的屈伸活动、股四头肌等长舒缩运动和髌骨的被动活动。有夹板外固定者可进行踝关节和膝关节活动，但禁止在膝关节伸直情况下旋转大腿，以防发生骨不连。去除牵引或外固定后遵医嘱进行踝关节和膝关节的屈伸练习和髋关节各种运动，逐渐下地行走。

【护理评价】

通过治疗和护理，病人是否：①疼痛缓解或减轻；②未发生感染，或发生时得到及时发现和处理；③伤肢维持良好的组织灌注，皮温和色泽正常，感觉恢复，末梢动脉搏动有力；④创伤后综合征得到预防或早期发现并及时处理；⑤未发生并发症，或及时发现并得到治疗和护理。

第三节　脊柱骨折及脊髓损伤病人的护理

案例导入

　　张先生，27岁，被车撞伤腰部后5h，腰部疼痛、双下肢活动障碍为来院就诊。查体：腰部压痛、肿胀，受伤平面以下感觉、运动功能消失，排尿失控。

　　请思考：

　　1.该病人可能的诊断是什么？

　　2.应采取哪些处理原则？

　　3.卧床期间该病人易发生哪些常见并发症？

脊柱骨折（fracture of the spine）又称脊椎骨折，包括颈椎、胸椎、胸腰段及腰椎的骨折，其发病率约占全身骨折的5%～6%，以胸腰段脊柱骨折最多见，是一种较严重且复杂的创伤性疾病。脊髓损伤（spinal injury）是脊柱骨折的严重合并症，尤其是颈椎骨折–脱位合并脊髓损伤者，常导致截瘫，造成病人终身残疾，甚至危及生命。

【病因和分类】

脊髓损伤是脊柱骨折的严重并发症，脊柱骨折绝大多数由间接暴力引起，少数由直接暴力所致。脊柱骨折，导致椎体移位或碎骨块突入椎管内，压迫或直接损伤脊髓、马尾神经，使受伤平面以下感觉、运动、反射异常。胸腰段损伤使下肢的感觉与运动产生障碍，称为截瘫；颈段脊髓损伤后，双上肢也有神经功能障碍，为四肢瘫痪。

（一）脊柱骨折分类

1.根据暴力作用的方向分类　①屈曲型损伤：最常见，多发生于胸腰段交界处的椎骨；②伸直型损伤：极少见，如椎弓骨折合并椎体向后脱位；③屈曲旋转型损伤：可发生椎间小关节脱位；④垂直压缩型损伤：可引起胸、腰椎粉碎压缩骨折或寰椎裂开骨折。

2.根据损伤的程度和部位分类　①胸腰椎骨折与脱位：包括椎体单纯压缩骨折、椎体粉碎压缩骨折和椎骨骨折脱位；②颈椎骨折与脱位：包括颈椎半脱位、颈椎椎体骨折、颈椎脱位及寰枢椎骨折与脱位；③附件骨折：常与椎体压缩骨折合并发生，如关节突骨折，椎板、椎弓根、横突和棘突骨折等。

3.根据骨折的稳定性分类　①稳定型骨折：指单纯压缩骨折，不超过椎体原高度的1/3，骨折无移位；②不稳定型骨折：损伤较为严重，复位后容易移位。

（二）脊髓损伤的分类

1.脊髓震荡　脊髓遭受强烈震荡，损伤后脊髓有暂时性功能抑制。但脊髓神经细胞结构正常，无形态学改变。

2.不完全性脊髓损伤　临床表现为不完全瘫痪，损伤平面以下感觉、运动功能，括约肌反射不完全丧失，肛门骶区感觉存在。

3.完全性脊髓损伤　临床表现为完全瘫痪，损伤平面以下感觉、运动完全丧失，排尿、排便功能障碍，肛门会阴区感觉和运动丧失。圆锥损伤仅为括约肌和骶区感觉和运动丧失。

【护理评估】

（一）健康史

了解病人受伤的时间、暴力的性质、大小、方向、作用部位，受伤的体位、抢救措施、伤情变化、搬运方法及所用工具等。了解以往病人健康状况及应用药物情况。

（二）身体状况

1.脊柱骨折　有受伤局部疼痛、肿胀、畸形、棘突间隙加宽及局部有明显触痛、压痛和叩击痛，脊柱活动受限。胸腰段损伤时，有后突畸形。如有瘫痪，四肢或双下肢感觉、运动障碍。

2.脊髓损伤

（1）脊髓震荡：损伤平面以下的运动、感觉、反射及括约肌的功能完全丧失，但在数分钟或数小时内神经功能可完全恢复。这是脊髓损伤中最轻微的一种，无组织形态学病理变化。

（2）不完全性脊髓损伤：①前脊髓综合征：颈椎爆裂骨折，损伤平面以下大部分运动完全瘫痪，出现四肢瘫痪。②后脊髓综合征：脊髓受损平面以下深感觉丧失。③脊髓中央管周围综合征：损伤平面以下的四肢瘫，感觉不完全丧失，括约肌可无障碍或轻度障碍。④脊髓半切综合征：损伤平面以下同（伤）侧肢体的运动及深感觉消失，对侧肢体痛觉和温觉消失。

（3）完全性脊髓损伤：胸段脊髓损伤表现为截瘫，颈段脊髓损伤表现为四肢瘫：上颈椎损伤的四肢瘫均为痉挛性瘫痪，下颈椎损伤的四肢瘫上肢表现为弛缓性瘫痪，下肢仍为痉挛性瘫痪。

（4）脊髓圆锥损伤：表现为皮肤鞍状感觉障碍，大小便失禁、尿潴留和性功能障碍。双下肢感觉、运动正常。

知识链接

截瘫指数

脊髓损伤后各种功能丧失的程度用截瘫指数来表示。截瘫指数是按脊髓活动的3种功能，即运动、感觉及括约肌功能受损程度加以计算。一般记录肢体自主运动、感觉及两便的功能情况。截瘫指数高，截瘫程度严重。三项功能水平以0、1、2表示。"0"代表功能完全正常或接近正常；"1"代表功能部分丧失；"2"代表功能完全丧失或接近完全丧失。从截瘫指数可以大致反映脊髓损伤的程度、发展情况等，还可以比较治疗效果。

（5）马尾神经损伤：第2腰椎以下骨折或骨折脱位，单纯损伤马尾神经。完全损伤时，损伤平面以下感觉丧失，弛缓性瘫痪，肌张力降低，腱反射消失，无病理性锥体束征，括约肌功能丧失。

（三）辅助检查

1.X线检查　可明确椎体骨折的部位、类型和移动情况。

2.CT检查　可清楚地显示小关节的骨折、椎管内软组织的变化及脊髓压迫的影像，有助于进一步明确诊断，确定损伤部位、类型和移位等。

3.MRI检查　有助于明确脊髓、神经、椎间盘损伤的程度和范围。

（四）心理-社会状况

了解病人对功能失调的感性认识和对现况的承受能力；病人及其家属对疾病治疗的态度；病人

心理状况的改变程度等。

（五）处理原则

　　1.挽救生命　优先处理危及生命的损伤，如颅脑、胸腹腔脏器损伤或休克等。

　　2.急救搬运　从受伤现场运送至医院内的急救搬运脊柱骨折者的方式至关重要。最好采用脊柱板或担架，门板或木板也可。脊柱骨折病人正确搬运方法有滚动法和平托法，无论采取何种搬运方法，都应注意保持伤员颈部的稳定性，以免加重颈脊髓损伤。

　　3.胸腰椎骨折

　　（1）单纯压缩型骨折：①椎体压缩不到1/3者或年老体弱不能耐受手术者，需仰卧于硬板床上，骨折部位垫厚枕，使脊柱过伸，3日后开始腰背肌锻炼，从第3个月开始以卧床休息为主，可稍下地活动，3个月后开始逐渐增加下地活动时间。②椎体压缩超过1/3的青少年和中年受伤者，可采用两桌复位法或双踝悬吊法复位（图35-14）。复位后包石膏背心，固定3个月。

　　（2）爆裂型骨折：①无神经症状且证实无骨折片挤入椎管者：可采用双踝悬吊法复位；②有神经症状和有骨折片挤入椎管者，不宜复位，需手术去除突入椎管的骨折片及椎间盘组织，再做植骨和内固定术。

　　4.颈椎骨折　①稳定型颈椎骨折：轻者可用颌枕带牵引复位（图35-15），有明显压缩脱位者，采用持续颅骨牵引复位。牵引重量3～5kg，复位并牵引2～3周后用头胸石膏固定3个月；②爆破型骨折有神经症状者：原则上应早期手术切除碎骨片、减压、植骨及内固定。若有严重并发伤，待病情稳定后手术。

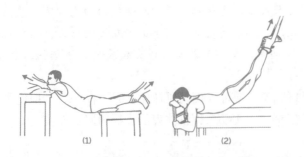

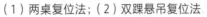

（1）两桌复位法；（2）双踝悬吊复位法

图35-14　胸、腰椎骨折的复位方法

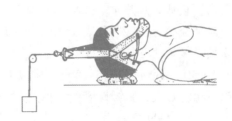

图35-15　颌枕带牵引

　　5.脊髓损伤　伤后6h内是关键时期，24h内为急性期。

　　（1）非手术治疗：①药物治疗：伤后8h以内的，大剂量甲泼尼龙冲击治疗是一种可选的治疗手段。其主要是治疗脊髓损伤后的继发损害，如对抗氧自由基等。②高压氧治疗：伤后2h内应用效果最好，伤后 4 ～ 6h 应用也可收到良好的效果。③其他：改善微循环药物、自由基清除剂、兴奋性氨基酸受体阻滞剂等。

（2）手术治疗：及早解除脊髓压迫，是保证脊髓功能恢复的关键。

【常见护理诊断/问题】

1.低效性呼吸型态　与呼吸肌神经损伤及活动受限有关。

2.有体温异常的危险　与脊髓损伤、自主神经功能紊乱有关。

3.躯体活动障碍　与疼痛及神经损伤有关。

4.有皮肤完整性受损的危险　与活动障碍、感觉障碍和长期卧床有关。

5.知识缺乏：缺乏有关功能锻炼的知识。

6.潜在并发症：压疮、泌尿系感染、肺感染、失用综合征等。

【护理目标】

1.病人能维持良好的通气状态。

2.病人体温恢复正常。

3.病人最大限度恢复肢体功能。

4.病人未发生压疮。

5.病人能够掌握有关功能锻炼的知识，能有计划地进行功能锻炼。

6.病人未发生并发症或及时被发现，得到了有效的治疗和护理。

【护理措施】

（一）维持呼吸功能

1.观察病人的呼吸频率、型态、深浅，听诊肺部呼吸音，了解病人有无呼吸道梗阻、呼吸困难。遵医嘱持续或间断吸氧，以增加血氧饱和度。

2.床旁备好各种急救药品和器械，如呼吸兴奋药、气管切开包、人工呼吸机、电动吸引器等。

3.鼓励病人深呼吸、有效咳嗽，促进排痰和肺部膨胀。教会病人使用呼吸训练器，每 2 ～ 4h 锻炼 1 次，用后评估效果。

4.指导协助病人每 2h 翻身 1 次，轻轻叩击胸背部，促进痰液排出。痰液黏稠者，给予雾化吸入，稀释痰液。必要时，用吸引器吸痰或经气管镜吸痰，以保持呼吸道通畅，防止肺部感染。

5.用呼吸机辅助呼吸的病人，监测动脉血气分析，及时调整各项参数。

6.颈髓损伤的病人，应早期进行气管切开，减少呼吸道梗阻和防止肺部感染。气管切开的病人应按气管切开术后常规护理。

（二）病情观察

1.伤后 24h 内　严密观察病人的运动、感觉、反射等功能有无变化，观察病情是否加重或减轻，如出现异常立即通知医生。

2.伤后 48h 内　严密观察病人的生命体征，防止心动过缓和低血压出现。尤其是在翻身或吸痰后，注意观察病人循环和呼吸的反应。

3.尿量检测　留置导尿管，监测尿量，准确记录每日出入液量。

4.维持体温正常　①严密监测体温变化：颈部脊髓损伤时，由于自主神经系统功能紊乱，丧失了对周围环境温度变化的调节和适应的能力，病人常出现高热（40℃以上），或低温（35℃以下），体温过高或过低都是病情恶化的征兆；②高温时，用冰袋冷敷、冰水灌肠、乙醇擦浴等物理降温方法，同时，用通风散热、降低室温来调节环境温度等；③低温时注意保暖，可加盖棉毯，关闭门窗，升高室温等。

（三）生活护理

1.增强自理能力　①及时进行康复治疗，提高病人独立生活的能力，如教会病人自行完成进食、穿衣、沐浴等基本活动；②对损伤后完全丧失行走能力必须依靠拐杖、轮椅的病人，教会病人掌握使用拐杖、轮椅的技巧。

2.训练规律排便　①规律排便：无禁忌者，每日应摄入至少2000ml的液体，以利于排便；增加膳食纤维的摄入，如新鲜蔬菜、水果等，以刺激肠蠕动。②便秘者：可从右向左做腹部按摩，每日2～3次，以促进肠蠕动和肠内容物移动。对2～3日以上未排便者，可给予栓剂或缓泻剂，必要时灌肠。粪便硬不易排出，可戴涂润滑剂的手套，将粪块掏出。

3.促进规律排尿　①仔细观察并记录尿量、颜色及性质，定期检查腹部体征，评估病人膀胱功能受损情况。②损伤初期，应留置尿管，持续引流尿液并记录尿量，以防膀胱过度膨胀。2～3周后改为每4～6h开放1次导尿管，或白天每4h导尿1次，晚间每6h导尿1次，以防膀胱萎缩。③急性期后，应用诱导方法刺激排尿，如听流水声、热敷会阴部、按摩腹部膀胱等。④指导病人膀胱反射性动作训练。还可加强会阴肌、腹肌功能训练，以辅助排尿等。⑤长期留置尿管的病人，做好尿管及尿道口的护理，遵医嘱行膀胱冲洗。教会病人及家属尿管的护理方法，注意预防尿路感染。

（四）改善营养状况

①提供含蛋白丰富易消化的食物。②鼓励病人少食多餐，细嚼慢咽，以利于食物的消化和吸收。③饮食中应多用植物油，以利于润滑肠道，缓解便秘。④进食时，安排病人尽量保持舒适的坐位，避免环境中不良刺激。⑤消化不良、肠炎、腹泻、便秘的病人应多食用酸奶，有助于减轻腹泻和便秘。

（五）并发症的护理

1.压力性损伤　截瘫长期卧床的病人，身体的骨隆突处皮肤易发生压疮且极难愈合。防治的关键是间歇性解除压迫。防治方法是保持皮肤清洁干燥并定期按摩、床单平整、应用充气床垫或波纹气垫、每2～3h翻身1次。已发生的压疮，应按压疮常规进行护理。

2.泌尿系感染　保持会阴部清洁。做好留置尿管的护理：①插导尿管时，严格无菌操作，保持尿管引流通畅，防止逆行感染；②损伤早期留置尿管持续开放，使膀胱排空，减少感染发生的机会；③2～3周后，每4～6h定时开放导尿管1次，使膀胱充盈，训练自律性膀胱功能，防止膀胱萎缩；④长期留置导尿管的病人，必要时进行膀胱冲洗，以冲出膀胱内积存的沉渣；⑤鼓励病人多饮水，每日争取饮水3000ml，每日尿量在1500ml以上，预防泌尿系统感染和结石的发生。

3.肺部感染　鼓励病人深呼吸、有效咳嗽、翻身、拍背，促进痰液排出。痰液黏稠者，给予雾化吸入抗生素、地塞米松或糜蛋白酶，以达到抗感染、稀释分泌物促进排除的目的。对于呼吸机辅助呼吸的病人，做好呼吸机护理。有气管切开的病人，保持呼吸道通畅，加强气管切开的护理。此外，注意保暖，避免因受凉而诱发上呼吸道感染。

（六）心理护理

主动关心病人，鼓励病人表达对疾病及预后的看法和感受，耐心回答病人提出的问题，尤其是有关疾病预后及康复的问题。帮助病人采取正确的应对措施对待身体的各种变化，如指导、协助病人最大限度自理，减少依赖性，增强自信心和自尊感。鼓励病人家属、亲友及其社交成员多与病人接触，关心照顾病人，给予病人身体、心理上的支持。

（七）健康指导

1.功能锻炼指导　①根据病情制定适合病人的功能锻炼计划。②指导和协助病人主动、被动锻炼未瘫痪的肌肉。③对瘫痪肢体，指导病人及家属进行关节的全范围被动活动和肌肉按摩。每日2～3次，每次30～60min。④注意锻炼适度，活动度由小到大，手法轻柔，力度适中，不可过急过猛以防加重损伤。锻炼时间及次数以病人不感到疲惫为宜。

2.安全指导　指导病人、家属注意病人的安全，保证家庭环境中无有害物体存在，并能满足病人的特殊需要（如助步器、轮椅）。

3.康复指导　①鼓励病人继续按计划进行功能锻炼。②培养病人自理生活的能力，尽可能自行完成日常生活活动。③指导病人进行膀胱及直肠功能训练。

4.日常护理指导　教会病人及家属日常生活自理及预防压疮的方法。

【护理评价】

通过治疗和护理，病人是否：①维持良好的通气状态，能自主咳嗽和有效咳嗽；②体温维持在正常范围，无高热或低温等现象；③最大限度恢复肢体功能；④皮肤完整无损伤；⑤掌握有关功能锻炼的知识，能有计划进行功能锻炼；⑥未发生压疮、泌尿系感染、肺感染、失用综合征等并发症。

（赵春阳　周淑萍）

？思考题

1.孙先生，25岁，车祸致左小腿剧烈疼痛、不能活动。检查：左小腿肿胀明显，肢体畸形，压痛明显，活动受限。

请思考：

（1）该病人可能发生了什么？确诊需做哪些检查？

（2）确诊后，行闭合复位后左小腿管型石膏固定，该如何护理？

（3）石膏固定12h后，患肢出现剧烈疼痛、进行性加重，足趾麻木。患肢剧烈疼痛的可能原因是什么？如何处理？

2.邱先生，49岁，高空坠落，当即出现背部剧烈疼痛，活动受限，急送入院。经全面检查，诊断为胸10锥体单纯压缩性骨折，压缩1/5，行非手术治疗。

请思考：

（1）该病人卧床期间应采取何种体位？

（2）如何指导病人进行肢体活动和腰背肌功能锻炼？

35-2思路解析及在线测试题（二维码）

育人学堂

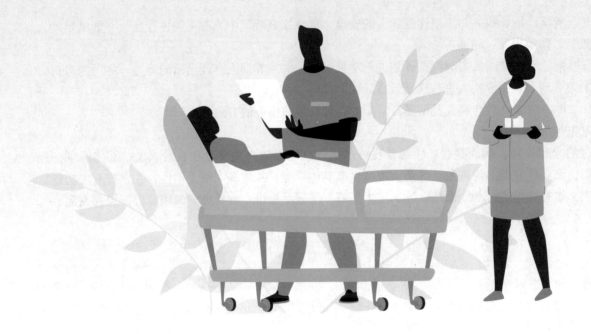

第三十六章 常见关节脱位病人的护理

36-1 数字资源

学习目标

◎ **知识目标**

　　1.掌握关节脱位病人的症状、专有体征、常见的护理诊断/问题和护理措施。

　　2.熟悉关节脱位病人的辅助检查及处理原则。

　　3.了解关节脱位的病因、分类和病理生理。

◎ **能力目标**

　　1.能正确评估关节脱位的病情，根据脱位的类型协助医生做好处理。

　　2.能针对关节脱位病人制定相应的护理措施和健康指导。

◎ **素质目标**

　　1.培养学生具有应用骨科基本知识和技能护理关节脱位病人的能力。

　　2.培养学生工作认真负责的态度和以人为本的理念。

第一节　概述

　　关节脱位（dislocation of joint）指由于直接或间接的暴力作用于关节，使关节面失去正常的对合关系。创伤是其最常见的原因，多见于青壮年和儿童。关节失去部分正常的对合关系称为半脱位（subluxation）。四肢大关节中以肩关节和肘关节脱位最常见。

【病因与分类】

1.按发生脱位的原因分为

（1）创伤性脱位：由外来暴力直接或间接作用于正常关节引起，是导致关节脱位最常见的原因。其中以间接暴力多见，多发生于青壮年。

（2）先天性脱位：胚胎发育异常引起关节先天发育不良，出生后即有脱位，且逐渐加重。如先天性髋关节脱位，是由于股骨头和髋臼先天发育不良或异常引起。

（3）病理性脱位：因关节结构发生病变，骨端遭受破坏，发生病变的关节不能维持正常的对合关系。如类风湿关节炎、关节结核等所引起的脱位。

（4）习惯性脱位：创伤性脱位后，导致关节囊及韧带松弛或在骨附着处被撕脱，使关节结构不稳定，轻微外力即可导致再脱位，反复发生，称为习惯性脱位。常见于肩关节脱位。

2.按脱位后关节腔是否与外界相通分为

（1）闭合性脱位：脱位处皮肤完整，关节腔与外界不相通。

（2）开放性脱位：是指脱位的关节腔与外界相通。

3.按脱位后的时间分为

（1）新鲜脱位：脱位时间在2周以内。

（2）陈旧性脱位：脱位时间超过2周。

4.按脱位的程度分类

（1）全脱位：关节面的对合关系完全丧失。

（2）半脱位：关节面的对合关系部分丧失。

【病理生理】

创伤性脱位发生时，骨端发生移位，同时关节囊出现不同程度撕裂和关节附近的韧带、肌肉和肌腱的损伤，还可伴有骨折、血管、神经等损伤。损伤早期关节腔及周围组织有出血，3周左右血肿机化，形成肉芽组织，继而成为纤维组织，导致关节周围粘连而影响关节功能。

【临床表现】

1.症状　常出现关节疼痛、肿胀、瘀斑、局部压痛、关节功能障碍等一般表现。

2.特有体征

（1）畸形：关节脱位处有明显的畸形，如出现内收或外展、旋转、短缩等畸形，与健侧肢体不对称，关节的正常骨性标志发生改变。

（2）弹性固定：关节脱位后，关节囊周围肌肉痉挛、韧带牵拉，使患肢固定在异常位置，被动活动时感到弹性抵抗力。

（3）关节盂空虚：脱位后可触到空虚的关节盂或突出的关节头。

【辅助检查】

X线检查，可确定脱位的方向、类型、程度及是否合并骨折、有无骨化性肌炎等。

【处理原则】

1.复位　包括手法复位和切开复位，其中以手法复位为主。复位最好在脱位后早期进行，早期复位容易成功，且关节功能恢复良好。若脱位时间较长，关节周围组织容易粘连，空虚的关节腔被纤维组织充填，容易导致手法复位失败。如果脱位合并关节内骨折、有软组织嵌入或陈旧性脱位经手法复位失败者应考虑手术切开复位。

2.固定　复位后将关节固定于适当位置，固定时间根据脱位情况而定，一般2～3周，使损伤的关节囊、韧带、肌肉等软组织得以恢复。

3.功能锻炼　为防止肌肉萎缩和关节僵硬，鼓励病人早期活动。如在固定期间，指导病人进行关节周围肌肉的伸缩活动、患肢其他关节的主动或被动活动。在固定解除后，为促进关节功能早日恢复，应逐步扩大脱位关节的活动范围，并辅以中药熏洗、理疗等。功能锻炼以病人不感到劳累为宜，切忌在锻炼过程中粗暴地被动活动，以免加重损伤。

第二节　常见关节脱位病人的护理

案例导入

　　王先生，28岁。走路跌倒后，右肘着地出现肿胀、疼痛、不能活动，肘关节固定于半伸直位，尺骨鹰嘴突出于肘后，肘部三角关系发生改变。

　　请思考：

　　1.王先生可能的诊断是什么？应做哪些检查？

　　2.王先生目前主要的护理诊断/问题有哪些？应采取哪些护理措施？

　　关节脱位中肩关节脱位最常见，其次为肘关节脱位、髋关节脱位等。

【护理评估】

（一）健康史

　　了解病人的年龄、受伤过程，明确暴力作用的时间、方式、程度、性质，了解病人受伤时的体位、环境，受伤后立即发生的功能障碍、急救处理的经过、发展情况等。了解病人既往有无关节和骨端的炎症、肿瘤，有无反复脱位的病史等。

（二）身体状况

　　1.肩关节脱位　多由创伤引起，最常见的是间接暴力。当侧位跌倒时手掌撑地，肩关节外展、外旋、后伸位，暴力使肱骨头突破关节囊前壁，滑出肩胛盂而出现脱位。若上肢处于后伸位跌倒，或肱骨后上方直接撞击于硬物上，所产生的向前暴力迫使肱骨头向前脱位。

　　根据肱骨头脱位的方向，肩关节脱位分为前脱位、后脱位、上脱位、下脱位，临床上前脱位最多见。前脱位又可分为锁骨下脱位、喙突下脱位、盂下脱位（图36-1），其中以喙突下脱位最多见。

　　主要临床表现有肩部疼痛、周围软组织肿胀、肩关节活动障碍。常用健侧手托住患肢前臂，头向患肩倾斜。肩关节脱位后，关节盂空虚，三角肌塌陷，肩峰明显突出，肩部失去正常饱满圆钝的外形，呈"方肩"畸形（图36-2），关节盂外可触及肱骨头。搭肩试验（Dugas征）阳性，即病人患侧肘部贴于胸壁时，其手掌无法搭到对侧肩部，或患侧手掌搭于对侧肩部时，其肘部不能紧贴胸壁。

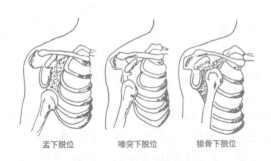

图36-1　肩关节前脱位类型

盂下脱位　　喙突下脱位　　锁骨下脱位

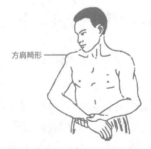

方肩畸形

图36-2　肩关节前脱位

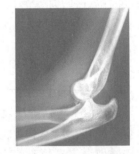

图36-3　肘关节后脱位

　　2.肘关节脱位　发生率仅次于肩关节脱位，常见于10～20岁的青年，多为运动损伤或跌落伤等间接暴力所致。

　　根据脱位后关节远端的位置，可分为前脱位、后脱位、侧方脱位，以后脱位最为常见。病人跌倒时，上臂伸直手掌撑地，暴力传递至尺、桡骨上端，在尺骨鹰嘴突产生杠杆作用，使尺、桡骨近端向肱骨远端后方脱位（图36-3）。肘关节脱位还可合并骨折、血管、神经损伤等。

主要临床表现有肘部疼痛、周围软组织肿胀、功能障碍；鹰嘴后突明显，肘后空虚感，肘后三角失去正常关系，肘关节弹性固定于半伸直位。

3.髋关节脱位　髋关节由股骨头和髋臼组成，是人体典型的杆臼关节。髋臼为半球形，深而大，容纳大部分股骨头，周围有强大的韧带与肌肉附着，结构稳定。只有强大暴力才能导致髋关节脱位，约50%髋关节脱位可合并骨折，常见于青壮年。

根据脱位后股骨头的位置分为前脱位、后脱位、中心脱位，其中以后脱位最为常见。髋关节后脱位多见于交通事故，病人处于坐位，屈膝屈髋，当膝部受到暴力时，大腿急剧内收内旋，使股骨头从后关节囊薄弱处脱出。另外，当病人处于下蹲或弯腰时，重物砸击骨盆或高空坠落，下肢强力外展、外旋时，大转子以髋臼缘上为支点，股骨头向前滑出穿破关节囊，发生髋关节前脱位。

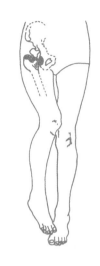

图36-4　髋关节后脱位

主要临床表现为：髋关节后脱位时，患侧髋关节疼痛，被动活动时疼痛加剧，患肢短缩，髋关节呈屈曲、内收、内旋畸形（图36-4）。大转子上移，可在臀部触及股骨头。若合并坐骨神经损伤，出现相应支配区域的感觉及运动异常。髋关节前脱位时，患肢出现明显外旋、外展、屈曲畸形，患肢很少出现短缩，有时甚至较健肢稍长，腹股沟处肿胀，可摸到股骨头。

（三）辅助检查

X线检查可明确脱位的类型、有无合并骨折，必要时行CT做进一步检查。

（四）心理-社会状况

评估病人对疾病的心理反应，如焦虑和恐惧等；评估病人对疾病治疗的态度；评估病人的生活模式、社会角色等是否受到疾病的影响；评估病人的家庭经济和社会支持情况。

（五）处理原则

1.肩关节脱位

（1）复位：对于新鲜肩关节脱位，以手法复位为主，常用手牵足蹬法（Hippocrates法）（图36-5）。当合并骨折、软组织嵌入等，积极采取手术切开复位治疗。

（2）固定：单纯肩关节脱位复位后，腋窝垫棉垫，肘关节屈曲90°，上肢悬吊于胸前。一般固定3周，若合并肱骨大结节骨折应延长1～2周。对关节囊明显破损或肩胛肌肌力不足者，术后摄片有肩关节半脱位者，应搭肩位胸肱绷带固定（图36-6）。切忌长期制动以避免造成关节僵硬。

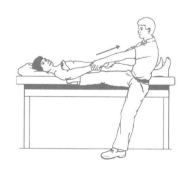

图36-5　Hippocrates复位法

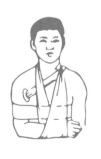 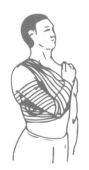

三角巾悬吊固定　搭肩位胸肱绷带固定

图36-6　肩关节脱位复位后固定法

（3）功能锻炼：固定期间应主动活动手指和腕部，疼痛肿胀缓解后，病人在健侧手的帮助下，缓慢进行外展与内收活动，活动范围以不引起疼痛为限。解除固定后，循序渐进，主动锻炼肩关节各个方向活动，使受伤关节的活动范围得到最大限度恢复。同时可以配合理疗，效果更好。

2.肘关节脱位

（1）复位：大多数采用手法复位可完成脱位关节的复位。手法复位的方法：助手在前臂及上臂做牵引和反牵引，术者从肘后用双手握住肘关节，用双手拇指向前方推压尺骨鹰嘴或桡骨头向前下，同时纠正侧方移位，助手在复位过程中保持牵引的同时逐渐屈肘，当出现弹跳感则表示复位成功。手法复位失败者、合并神经损伤者、超过3周的陈旧性肘关节脱位者，应行手术复位。

（2）固定：复位后用长臂石膏托或超关节夹板固定病人于屈肘90°功能位，再三角巾悬吊胸前2～3周后去除固定。

（3）功能锻炼：固定期间，开始肌肉收缩锻炼，如手指屈伸活动、握拳、伸掌等活动。外固定去除后，练习肘关节屈伸活动及前臂旋转活动。切忌强力拉扳及麻醉下手法扳正，以免引起骨化性肌炎，使关节丧失功能。

3.髋关节脱位

（1）复位：脱位24h内，在全身麻醉或椎管内麻醉下进行手法复位。常用手法复位方法有提拉法（Allis法）（图36-7）。手法复位不成功时、伴有骨折者，采取手术切开复位。小儿髋关节脱位后12h内，可行手法复位；对不能行手法复位需行手术治疗的患儿，术后行骨牵引或人字形石膏固定4～6周以获得髋关节稳定。

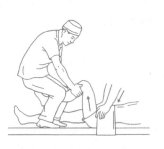

图36-7　Allis法

（2）固定：复位后患肢用皮牵引或穿丁字鞋固定2～3周。后脱位者保持患肢于伸直、外展位，以防止髋关节屈曲、内收、内旋；前脱位者保持患肢于伸直、轻度内收、内旋位，以利于关节囊恢复，避免再脱位的发生。

（3）功能锻炼：卧床休息4周，固定期间行股四头肌等长收缩活动、踝关节及足趾的主动屈伸活动；2～3周后开始活动髋关节；4周后可持双拐下地活动；3个月后患肢方可完全负重，以免发生股骨头因受压而出现缺血性坏死。

【护理诊断/问题】

1.疼痛　与关节脱位导致局部组织损伤、神经受压等有关。

2.躯体活动障碍　与关节脱位、疼痛、局部制动有关。

3.有皮肤完整性受损的危险　与外固定压迫、摩擦局部皮肤有关。

4.知识缺乏　缺乏关节脱位的治疗、护理、康复训练及预防并发症等相关知识。

5.潜在并发症：周围神经、血管损伤。

【护理目标】

1.病人主诉疼痛减轻或消失。

2.病人脱位关节活动能力得到改善。

3.病人脱位关节周围皮肤完整，未出现压疮。

4.病人能正确认识疾病，掌握与疾病相关的治疗、护理和康复的相关知识。

5.病人未出现血管、神经损伤，或能被及时发现和处理。

【护理措施】

1.疼痛护理　①尽早复位、抬高患肢，促进静脉回流，减轻组织肿胀，减轻疼痛。②伤后24h内局部冷敷，达到消肿止痛目的，24h后给予热敷，以减轻因肌肉痉挛引起的疼痛。③避免加重疼痛的因素：如移动病人或进行护理操作时，应托住患肢，动作轻柔。④镇痛：运用非药物镇痛方法，如心理暗示、转移注意力、松弛疗法等方法缓解疼痛，必要时遵医嘱使用镇痛剂。

2.病情观察　移位的关节端可压迫相邻的神经和血管，引起患肢缺血，感觉、运动障碍。应定时观察患肢远端皮肤色泽、温度、动脉搏动、感觉、运动情况等；若发现患肢远端苍白、发冷、动脉搏动减弱或消失、剧烈疼痛、感觉麻木、肌肉麻痹等，应及时通知医生并配合处理。注意外固定的松紧度，确保外固定安全可靠。

3.保持皮肤完整性　牵引或石膏固定的病人，避免因固定物或牵引物压迫、摩擦而损伤皮肤；对于髋关节脱位的病人因需长时间卧床，鼓励病人经常变换体位，保持床单位整洁，预防压疮的产生。对皮肤感觉功能障碍的肢体，防止冻伤和烫伤。

4.提供相关知识　向病人及家属介绍脱位治疗及功能的相关知识；指导病人正确进行功能锻炼，严禁强力扳正关节。

5.心理护理　耐心做好解释工作，对病人表示理解和同情，给予安慰和鼓励，以减轻其紧张心理。同时向病人耐心讲解关节脱位的相关知识，增加病人对疾病的认知，以便积极配合治疗。

6.健康指导　向病人及家属说明复位后固定和康复锻炼的目的、意义及注意事项，使病人及家属充分了解固定和康复锻炼的必要性及复位后的固定时限。科学地指导病人进行功能锻炼，防止锻炼不当或过早锻炼引起习惯性脱位。固定期间，应进行关节周围肌肉的收缩运动及除患肢外其他未固定关节的主动活动。固定解除后，逐渐加大脱位关节的活动范围，防止关节僵硬和肌肉萎缩；同时可配合热敷、理疗、中药熏洗等促进血液循环，消除肿胀。习惯性关节脱位者，在保持有效固定的同时严格遵医嘱进行功能锻炼，避免再脱位的发生。

【护理评价】

通过治疗与护理，病人是否：①疼痛缓解、消失或得到有效控制；②脱位关节功能恢复，自理能力改善；③皮肤完整，无感染或压疮的发生；④能正确认识疾病并掌握治疗和康复的相关知识；⑤未发生血管、神经损伤，或得到及时发现和处理。

（赵春阳　周淑萍）

? 思考题

陈先生，25岁。打篮球时向后跌倒，摔伤左肩部来就诊。检查见左肩部方肩畸形，肩关节盂空虚，弹性固定，Dugas征阳性。

请思考：

（1）陈先生可能的诊断是什么？

（2）应采取哪种复位方法？

（3）复位后应如何固定？复位后还需注意哪些问题？

36-2思路解析及在线测试题（二维码）

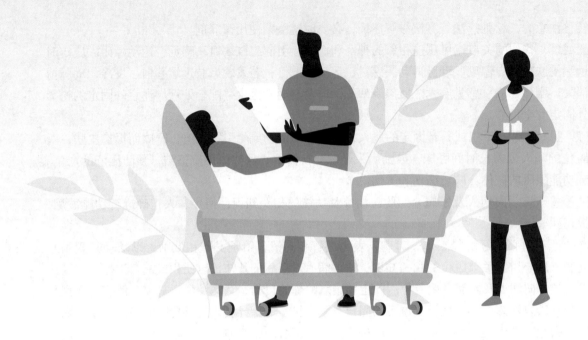

第三十七章 骨与关节感染病人的护理

37-1 数字资源

学习目标

◎ **知识目标**

1. 掌握化脓性骨髓炎、化脓性关节炎及骨与关节结核的症状、体征、常见护理诊断/问题、护理措施和健康指导。

2. 熟悉化脓性骨髓炎、化脓性关节炎及骨与关节结核的辅助检查和处理原则。

3. 了解化脓性骨髓炎、骨与关节结核的病因、病理生理。

◎ **能力目标**

1. 能指导骨与关节感染病人功能锻炼、定期复查等健康指导。

2. 能运用护理程序对骨与关节感染病人实施整体护理。

◎ **素质目标**

具有认真、严谨的工作态度和尊重病人的意识。

骨与关节感染性疾病，包括化脓性骨髓炎、化脓性关节炎、骨与关节结核等。骨与关节发生感染时，其局部会出现不同程度的疼痛，病人出现肢体功能障碍，甚至导致关节挛缩畸形及病理性骨折。抗感染治疗结合全身支持疗法，必要时进行手术治疗以缩短疗程。术前积极对症处理，缓解疼痛、维持体温正常、改善营养状态以及术后坚持正确的功能锻炼是预防术后并发症、促进病人康复的重点。

第一节　化脓性骨髓炎病人的护理

案例导入

　　患儿，男，12岁，因外伤后出现右小腿上端肿痛、活动受限5日，加重伴寒战、高热2日入院。查体：T 40.1℃；血常规：WBC 20×10^9/L，中性粒细胞占比85%；右小腿上端明显肿胀，局部皮温高，压痛阳性。

请思考：

1. 作为责任护士，该患儿入院后重点评估内容包括哪些？

2. 针对该患儿的护理诊断/问题，应采取哪些有效的护理措施？

　　化脓性骨髓炎（pyogenic osteomyelitis）是骨膜、骨密质、骨松质及骨髓受到化脓性细菌感染而引起的炎症。其感染途径主要有三条：①血源性感染：由身体其他部位的化脓性病灶通过血液循环播散至骨组织，即血源性骨髓炎；②创伤后感染：细菌从伤口直接侵入骨组织，如开放性骨折感染发生的骨髓炎，即创伤性骨髓炎；③蔓延性感染：相邻软组织感染直接蔓延至骨组织，如脓性指头炎引起指骨骨髓炎。

一、急性血源性化脓性骨髓炎病人的护理

　　由身体其他部位的化脓性病灶中的细菌通过血液循环播散至骨组织，导致骨膜、骨皮质和骨髓的急性化脓性炎症称急性血源性化脓性骨髓炎（acute hematogenous osteomyelitis）。发病人群80%以上为12岁以下儿童，男性多于女性。好发部位为长骨干骺端，最常见的发生部位为胫骨近端和股骨远端，其次为肱骨近端与髂骨。

【病因及发病机制】

　　溶血性金黄色葡萄球菌为本病最常见的致病菌，其次为 β 溶血性链球菌，还包括流感嗜血杆菌、大肠埃希菌、产气荚膜杆菌和白色葡萄球菌等。

　　一般先有身体其他部位的感染病灶，常见于皮肤黏膜处，如疖、痈、扁桃体炎和中耳炎等。当原发感染灶处理不当或机体抵抗力下降时，细菌可经血液播散至骨组织。因儿童干骺端骨滋养血管为终末血管，血流缓慢，细菌容易沉积，所以儿童长骨干骺端是好发部位。外伤可能是发病诱因。

【病理生理】

　　大量细菌沉积在长骨的干骺端，局部充血、水肿和白细胞浸润，并形成局限性小脓肿。菌栓阻塞小血管，导致骨坏死和更大的脓肿。骨内压升高可使脓液向压力低的方向扩散：①向骨髓腔内扩散；②沿中央管和穿通管扩散，导致密质骨感染；③穿破骨密质外层骨板，蔓延至骨膜下间隙，掀起骨膜形成骨膜下脓肿；④骨膜下脓肿穿破骨膜进入软组织间隙，引起软组织蜂窝组织炎；⑤脓液增多时，高压脓液穿破干骺端的骨密质，经骨小管进入骨髓腔并随之蔓延，破坏骨髓组织、松质骨和内层密质骨的血液供应，造成大片骨坏死；⑥若脓液穿破皮肤排出体外，形成窦道；⑦若干骺端位于关节囊内，脓液进入关节，出现化脓性关节炎；⑧脓液也可穿破骨膜沿筋膜间隙流注而形成深部脓肿（图37-1）。

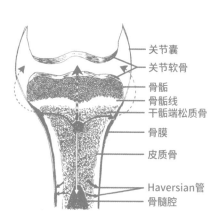

图37-1　急性血源性骨髓炎的扩散途径

本病病理变化为骨质破坏与死骨形成，后期出现反应性新生骨，形成骨性包壳。早期以骨破坏为主，晚期则以死骨形成为主。脓肿掀起骨膜，阻碍外层密质骨的血液供应，形成死骨；坏死骨周围形成炎性肉芽肿，长期存留在体内。病灶周围骨膜因炎症和脓液刺激形成新骨，产生骨性包壳。死骨和包壳使病灶经久不愈，进入慢性阶段。

【护理评估】

（一）健康史

评估病人有无其他部位感染和外伤史，病程长短，已采取何种治疗措施及其效果。疾病是否呈反复发作，既往有无药物过敏史和手术史等。

（二）身体状况

1.症状

（1）全身表现：起病急骤，体温≥39℃，伴寒战、烦躁不安、呕吐或惊厥等全身中毒症状，严重者出现昏迷或感染性休克。

（2）局部表现：早期为患部剧痛，肌肉痉挛，肢体成半屈曲状，患儿因疼痛而抗拒主动和被动活动。数日后局部出现肿胀，压痛更为明显，说明此处已形成骨膜下脓肿。脓肿穿破骨膜形成软组织深部脓肿时，疼痛反而减轻，但局部红、肿、热、压痛更为明显。

2.体征　患肢局部皮温增高、明显压痛。若整个骨干受到破坏，有发生继发病理性骨折的危险。

（三）辅助检查

1.实验室检查　白细胞计数明显升高，中性粒细胞比值可占90%以上。红细胞沉降率加快，血中C反应蛋白（C-reactive protein，CRP）升高；应在病人出现寒战高热时或应用抗生素前抽取血培养，可提高血培养阳性率。

2.影像学检查

（1）X线检查：病程早期检查无异常。发病2周后，X线可见层状骨膜反应与干骺端骨质稀疏，继之后出现干骺区散在虫蚀样骨质破坏，骨皮质表面出现葱皮状、花边状或放射状致密影。随着病变发展，依次出现内层和外层不规则，可见死骨形成。

（2）CT、MRI检查：CT检查可发现骨膜下脓肿。MRI检查有助于早期发现骨内炎性病灶及其范围。

（3）核素骨显像：发病48h内可发现感染性核素浓聚，具有早期诊断价值。

3.局部脓肿分层穿刺　应选择肿胀和压痛最明显部位进行穿刺，边穿刺边抽吸。如无脓液抽出则再逐层深入抽吸。切勿一次穿入骨内，避免单纯软组织脓肿的细菌带入骨内。穿刺液标本应及时送检，若涂片发现脓细胞或者细菌，即可明确诊断，有助于临床选择用药。

（四）心理-社会状况

了解病人对疾病的认知程度，是否存在焦虑、恐惧心理。了解其对治疗期望程度。评估家属对病人的关心、支持情况，病人对疾病预后的心理接受能力等。

（五）处理原则

处理关键是早期诊断与正确治疗。尽快控制感染，防止炎症扩散，及时手术治疗，防止急性骨髓炎演变为慢性骨髓炎。

1.非手术治疗

（1）全身支持治疗：补液，补充能量，维持水、电解质和酸碱平衡；发热时可采取物理降温；加强营养，适当增加蛋白质和维生素摄入；必要时少量多次输注新鲜血、血浆或白蛋白，以增加机体抵抗力。

（2）抗感染治疗：应早期、足量、联合使用有效抗生素治疗，一般在发病5日内使用可控制感染。待检出致病菌后再予调整敏感抗生素，并至少持续使用3周。至体温恢复正常，局部炎性症状消失，实验室检查红细胞沉降率、C反应蛋白水平正常，再停用抗生素。

（3）局部制动：患肢于功能位，可采用皮牵引或石膏托固定，有利于炎症消退及缓解疼痛，并可防止关节挛缩畸形和病理性骨折。

2.手术治疗　手术目的是引流脓液减压、减少脓毒症症状，以防止急性骨髓炎向慢性骨髓炎转变。如抗生素治疗48～72h后仍不能控制局部炎症，应尽早手术。手术方式有局部钻孔引流或开窗减压。在骨腔内放置两条引流管，术后持续冲洗引流（图37-2）。

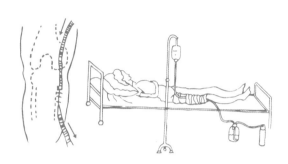

图37-2　骨腔内闭合冲洗引流的放置

【常见护理诊断/问题】

1.体温过高　与化脓性感染有关。

2.疼痛　与炎症刺激及手术有关。

3.组织完整性受损　与化脓性感染和骨质破坏有关。

【护理目标】

1.病人体温正常，维持在正常范围。

2.病人疼痛减轻或消失。

3.病人感染得到控制，创面愈合。

【护理措施】

（一）术前护理

1.维持正常体温

（1）控制感染：按医嘱及时抽取血培养，配合医师行局部脓肿分层穿刺，及时送检标本。尽早联合足量使用有效抗生素药物，以控制感染。药物使用过程中应注意：①合理安排给药顺序、给药时间，且保证药物在单位时间内有效输入。②严密观察药物副作用及毒性反应，警惕发生双重感染。

（2）降温：高热病人应鼓励多饮水，可采用冰袋、温水擦浴等措施进行物理降温，按医嘱使用退热药物，以防高热惊厥发生。

（3）卧床休息：高热病人宜卧床休息，取舒适卧位并保护患肢，减少机体消耗。

2.缓解疼痛

（1）患肢制动：抬高患肢，有利于血液和淋巴回流。限制患肢活动，必要时用石膏托或皮牵引使患肢维持于功能位，以减轻疼痛，有利于局部病灶修复。移动患肢时，注意保护患肢，动作宜轻稳，并做好支撑，避免患处受压。

（2）药物镇痛：按医嘱应用镇痛药物缓解疼痛，注意观察药物效果。

（3）非药物镇痛：鼓励病人与他人交流、听音乐等，以分散注意力。

3.避免意外伤害　严密观察病情变化，尤其对出现中枢神经系统功能紊乱症状者如惊厥、谵妄、昏迷等，及时应用床栏、约束带等保护性措施，必要时按医嘱给予镇静药物。

（二）术后护理

1.体位护理　做好全麻术后护理，以防发生误吸。术后因伤口连续冲洗，需卧床休息，注意保持床单位清洁干燥，协助翻身以预防压疮。

2.病情观察　监测病人意识、生命体征、切口敷料及患肢皮肤温度和色泽等变化。注意水、电解质平衡情况，及时准确记录24h出入量。

3.保持有效引流

（1）妥善固定引流装置：紧密连接各接口防止松动；翻身或转运病人时妥善安置引流管，以防导管滑脱；病人躁动时应适当约束肢体，防止其自行将引流管拔出。

（2）保持引流通畅：①保持引流管与负压引流器接口紧密连接，并维持有效负压状态。②切口部位一般放置两条引流管：切口高处为冲洗管，其连接的输液袋应高于伤口60～70cm，以1500～2000ml抗生素溶液24h维持滴注冲洗；切口低位引流管连接负压引流器，引流器低于切口50cm，有利于引流。③观察引流液的量、颜色和性状，注意保持出入量的平衡。④根据引流液的颜色和清亮程度调节灌洗速度。一般引流术后24h内应连续快速灌洗，定时挤压，以防血凝块堵塞，以后每2h快速冲洗一次。当引流液颜色变淡时应逐渐减少、减慢冲洗液量及滴速，冲洗维持直至引流液清亮为止。如发生滴入不畅或引流量突然减少，应立即检查是否有血凝块堵管或者管道受压、扭曲、折叠，并及时处理，以保证引流通畅。

（3）拔管指征：引流管需留置3周，体温正常，引流液清亮且连续3次培养呈阴性，先拔除冲洗管，3日后再拔除引流管。

4.功能锻炼　为防止长期制动发生肌肉萎缩或关节僵硬，术后鼓励病人麻醉恢复即可进行踝关节跖屈、背伸和旋转运动及肌肉等长舒缩活动；待炎症控制后，对关节未明显受到破坏者，可适当进行关节功能训练。

5.心理护理　多与患儿家长交流，与病人建立良好护患关系使其积极配合治疗；耐心讲解疾病相关知识和护理方法，增强对疾病治疗的信心。

（三）健康指导

1.饮食　加强营养，鼓励病人进食高蛋白、高热量、高维生素、易消化食物，提高机体抵抗力，以免疾病反复。

2.用药　遵医嘱应用抗生素治疗，连续用药3周左右，以巩固疗效。一旦出现药物毒、副作用，应立即停药并到医院就诊。

3.引流　告知病人及其家属保持伤口持续冲洗及引流通畅重要性。

4.活动　指导病人每日进行规律性活动：患肢肌肉等长收缩训练及关节被动或主动活动。指导病人准确使用辅助器具，如拐杖、助行器等，以减轻患肢负重，经X线检查证实病变恢复正常开始逐渐负重训练，避免发生病理性骨折。

5.预防压疮　对卧床病人，保持床单位清洁干燥，协助病人定期翻身，预防压疮。

6.复诊指导　指导病人进行伤口自我观察，若伤口愈合后又出现红、肿、热、痛、流脓等症状应及时就诊。

【护理评价】

通过治疗与护理，病人是否：①体温维持在正常范围；②疼痛减轻或消失；③感染得到控制，创面逐渐愈合。

二、慢性血源性化脓性骨髓炎病人及护理

慢性血源性化脓性骨髓炎（chronic hematogenous osteomyelitis）由急性血源性化脓性骨髓炎在急性感染期未能彻底控制，反复发作演变而成，常遗留死骨、无用腔和窦道，形成骨性包壳。

【病因及发病机制】

慢性血源性化脓性骨髓炎大多继发于急性血源性化脓性骨髓炎；若低毒性细菌感染，也可在发病时即表现为慢性血源性化脓性骨髓炎。

【病理生理】

慢性血源性化脓性骨髓炎的基本病理变化是病灶死骨、无用腔、骨性包壳、窦道形成和纤维疤痕化。①死骨和无用腔：骨质因细菌破坏和吸收，形成局部无用腔，内有脓液、坏死组织、死骨和炎性肉芽组织，形成经久不愈的感染源。②骨性包壳：骨膜反复向周围形成板层状新生骨性包壳，包壳内有多处无用腔和外界的开口，称为瘘孔，与无用腔以及窦道相通。③窦道：脓液穿破皮肤形成窦道，小的死骨可经窦道排出，窦道可暂时闭合，由于无用腔存在，炎症难以彻底被控制。④纤维疤痕化：窦道内反复流脓，局部血供不良，周围软组织形成大量疤痕，修复功能减退。当病人抵抗力降低时，残留在无用腔内的细菌又开始活动导致急性炎症再次发作，如此反复。窦道长期排液会刺激窦道口皮肤恶变成鳞状上皮癌（图37-3）。

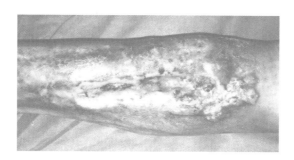

图37-3 慢性化脓性骨髓炎病理改变

【护理评估】

（一）健康史

了解病人病程长短，已采取哪些治疗措施及其效果如何；询问有无外伤史、药物过敏史和手术史。

（二）身体状况

1.症状 病变静止期可无症状，急性发作时发热和局部炎症表现。

2.体征 长期病变使患肢局部粗糙、肢体变形，肢体可出现短缩或内、外翻，关节挛缩畸形。如有窦道，伤口长期不愈合，偶有小死骨排出。有时伤口暂时闭合，但因感染病灶未彻底治愈，在机体抵抗力下降时可引起急性发作，表现为红、肿、热、痛，闭合的窦道口开放，可流出大量脓液或死骨。如此反复发作，可导致肌肉萎缩、关节僵硬及发生病理性骨折可能。

（三）辅助检查

1.X线检查 骨干失去正常外观形态，骨膜掀起有新生骨，可显示三角状或葱皮样骨膜反应。骨质硬化，边缘不规则，有大小不一的死骨影，边缘不整齐，死骨周围有透亮的无用腔。

2.CT检查 可见脓腔与死骨，通过窦道插管注入碘造影剂可显示脓腔形状及部位。

（四）心理-社会状况

病人长期反复发病，严重影响生活质量。了解病人有无焦虑、恐惧、甚至悲观心理反应及其战胜疾病的信心，评估家庭的经济状况及其支持系统。

（五）处理原则

以手术治疗为主，目的是清除死骨、炎性肉芽组织及消灭无用腔。

1.清除病灶 在骨壳上开窗，进入病灶内，吸出脓液、清除死骨及炎性肉芽组织。彻底切除病灶是术后窦道闭合的关键。

2.消灭无用腔

（1）蝶形手术：在清除病灶后，使用骨刀将骨腔边缘削去一部分，成为平坦的蝶状，使肉芽组织逐渐向蝶形腔内填充而消灭无用腔。

（2）带蒂肌瓣填塞：将骨腔边缘略做修整后，用邻近肌做带蒂肌瓣填塞，封闭无效腔，肌肉血供丰富，与骨腔壁愈合后可改善对骨的血供。

（3）闭式灌洗：在清除病灶后，伤口内留置灌洗管和吸引管各一根，术后经灌洗管滴入抗生素液，吸引液呈清亮时即可停止灌洗。

（4）抗生素骨水泥珠链填塞和二期植骨：将敏感抗生素粉剂放入骨水泥（即聚甲基丙烯酸甲酯）中，制成直径7mm左右的小球。用不锈钢丝穿成珠链，填塞入骨无用腔内，留1粒小珠露于皮肤外，使骨腔内有效抗生素浓度稳定维持约2周，随着基地肉芽组织的生长逐步抽出串珠。大型的骨无用腔可在拔除珠链后再次手术植骨。

（5）缺损骨修复：慢性骨髓炎病灶清除后遗留的骨缺损，可采用抗生素磷酸钙人工骨进行填充和修补。

3.其他　腓骨、肋骨等其他部位慢性化脓性骨髓炎，可采取病变骨段切除术。窦道周围皮肤发生恶变者，可行截肢术。

【常见护理诊断/问题】

1.焦虑/恐惧　与疾病迁延不愈、反复发作有关。

2.皮肤完整性受损　与局部炎症、溃疡、窦道有关。

3.潜在并发症：病理性骨折。

【护理目标】

1.病人焦虑/恐惧心理缓解或消失，能积极配合治疗。

2.病人皮肤完整或感染得到控制，窦道愈合。

3.病人未出现病理性骨折，或发生时能得到及时发现和处理。

【护理措施】

（一）术前护理

1.一般护理

（1）卧床休息：抬高患肢，患肢于功能位并制动，以缓解疼痛，可防止关节畸形及病理性骨折；移动患肢时，给予协助，动作轻稳。

（2）营养支持：病人机体处于消耗状态，应增加营养，给予高蛋白、高热量、高维生素饮食。

2.维持正常体温　病人发热，鼓励其多饮水，可采用物理降温，必要时遵医嘱给予药物降温。

3.控制感染　注意抗生素浓度和滴入速度，密切观察用药后的副作用和毒性反应。

4.术前皮肤准备　做好常规皮肤清洁，尤其是窦道口周围皮肤。

5.心理护理　该病病程长，反复发作，对手术治疗存在顾虑。病人会产生焦虑、恐惧、悲观心理。护士应充分理解病人及家属的心情，尽可能满足他们要求。向病人及家属讲解手术的必要性及过程，以增强对疾病及手术的认知和信心。

（二）术后护理

1.伤口护理　注意观察术后伤口、肉芽组织的生长情况，保持伤口敷料清洁干燥。

2.移植皮瓣护理　病灶清除后，伤口软组织缺失较大而影响伤口愈合。临床常采用局部随意皮瓣、带血管的皮瓣、游离皮肤肌肉皮瓣和复合组织皮瓣等方法进行治疗。术后应严密观察皮瓣色泽、温度、肿胀、毛细血管充盈反应。若皮瓣苍白、局部温度下降、毛细血管充盈时间延长，考虑动脉供血不足；若出现发绀、水泡、肿胀等现象，考虑静脉回流障碍，及时报告医师进行处理。

3.引流管护理

（1）保持各引流管路通畅，术后多采用点滴灌注和负压引流。术后24h内应快速滴入冲洗液，以免血凝块堵塞管道。冲洗液宜选用细菌敏感的抗生素，每日用量视病情而定。

（2）伤口行药物灌注冲洗持续的时间一般为2～4周。体温正常，伤口无炎症迹象，引流液清晰，引流液细菌培养为阴性，为拔管指征。先拔除冲洗管，保留引流管，继续负压吸引1～2日。

（三）健康指导

1.饮食　应鼓励病人进食富含高蛋白、高热量、高维生素、易消化的食物，注意食物多样性。

2.活动　鼓励病人主动功能锻炼，学会使用拐杖、助行器等辅助器械，避免患肢早期负重。X线显示包壳已坚固形成、破坏骨已经修复正常，逐渐开始负重。

3.复诊　本病易反复发作，当伤口再次出现局部红、肿、热、痛或窦道流脓等感染现象时，应及时就诊治疗。

【护理评价】

通过治疗与护理，病人是否：①焦虑/恐惧情绪得到缓解或消除；②感染得到控制，创面得到有效护理，逐渐愈合；③潜在并发症得到有效预防。

第二节　化脓性关节炎病人的护理

化脓性关节炎(suppurative arthritis)指发生在关节内的化脓性感染，多见于儿童，男性多于女性。成人以创伤后感染多见。好发于髋、膝关节，多为单发。

【病因及发病机制】

金黄色葡萄球菌为化脓性关节炎最常见致病菌，约占85%。其次为白色葡萄球菌、淋病奈瑟菌、肺炎链球菌和肠道杆菌等。

最常见的感染途径是由身体其他部位化脓性病灶内的细菌，经血液循环播散至关节内而引起的感染。其他途径包括邻近关节附近的化脓性病灶直接蔓延至关节腔内、开放性关节损伤后继发感染以及关节腔注射等操作后引起的医源性感染。

【病理生理】

化脓性关节炎根据病变发展过程可分为三个阶段，各个阶段有时可演变缓慢，有时发展迅速难以区分。

1.浆液性渗出期　细菌进入关节腔后，滑膜明显充血、水肿，有白细胞浸润及浆液性渗出物。该期关节软骨尚未破坏，如及时、正确治疗，渗出物可以完全被吸收，不遗留任何关节功能障碍。

2.浆液纤维性渗出期　病变继续发展，渗出物增多、混浊，内含大量白细胞及纤维蛋白。纤维蛋白的沉积影响软骨代谢，白细胞释放大量溶酶体酶类物质协同破坏软骨基质；氨基葡萄糖开始丢失，导致关节软骨破坏，并造成关节粘连。该期关节软骨发生不同程度的毁损，部分病理变化已为不可逆改变，可导致不同程度的关节功能障碍。

3.脓性渗出期　渗出物转为明显脓性，炎症侵及软骨下基质，滑膜和关节软骨被破坏，关节周围亦有蜂窝织炎。由于关节重度粘连呈纤维性或骨性强直，治愈后亦遗留严重关节功能障碍。

【护理评估】

（一）健康史

了解病人近期是否有局部化脓性感染病灶，以及关节外伤、手术史；了解病人一般情况，发病过程及已采取的治疗措施；有无药物过敏史。

（二）身体状况

1.症状　起病急骤，全身中毒症状严重，表现为寒战、高热，体温可达39℃以上、乏力，严重者甚至出现谵妄与昏迷，小儿可见惊厥。病变关节部位剧烈疼痛。

2.体征　病变关节功能障碍，活动受限。局部可表现有明显感染征象。

（1）浅表关节病变表现：局部红、肿、热，压痛表现明显，关节取半屈曲位可减轻疼痛。积液在膝关节处最为明显，出现髌上囊隆起，浮髌试验可呈阳性。

（2）深部关节病变表现：如髋关节，因有皮下组织及厚实的肌肉覆盖，局部红、肿、热、压痛可不明显。关节常处于屈曲、外展、外旋位，以缓解疼痛，关节活动受限，尤为内旋。

（三）辅助检查

1.实验室检查　白细胞计数及中性粒细胞比值升高，中性粒细胞占90%以上。红细胞沉降率增快，C反应蛋白增加。寒战期抽取血培养可检出致病菌。

2.影像学检查　X线检查早期关节周围软组织阴影扩大，关节间隙增宽；后期关节间隙变窄或消失，关节面粗糙，可见骨质破坏或增生。

3.关节腔穿刺　病变早期抽出关节液外观呈浆液性，中期呈混浊，后期呈黄白色脓液；涂片见大量成堆的脓细胞，细菌培养可明确致病菌。

（四）心理-社会状况

评估病人对疾病及治疗预后是否存在焦虑和恐惧心理；了解病人的经济状况及家属支持情况。

（五）处理原则

处理原则是早期、足量应用抗生素，控制感染结合全身支持治疗。

1.非手术治疗

（1）抗生素治疗：遵医嘱予早期足量应用抗生素，注意观察药物不良反应。

（2）全身性治疗：加强支持治疗，适量输注血制品以提高机体抵抗力。增加摄入富含高蛋白、高维生素食物。

（3）局部治疗

1）关节腔内注射抗生素：关节穿刺每日1次，抽出积液后，注入抗生素；若抽出液逐渐转清，且局部症状和体征缓解，说明有效，可继续治疗直至穿刺液清亮，体温正常，实验室相关检查结果正常。

2）关节腔灌洗：适用于表浅大关节，如在膝关节两侧穿刺，经穿刺套管插入两根塑料管或硅胶管留置在关节腔内，一根为灌注管，一根为引流管，或在关节镜下冲洗后置管。每日经灌注管滴入抗生素溶液2000～3000ml，直至引流液清晰，待细菌培养阴性后停止灌洗。引流管再持续引流数日至无引流液流出，且局部症状和体征消失，可考虑拔管。

3）患肢制动：关节处于功能位，可采用皮牵引或石膏固定。既可缓解疼痛，也有利于炎症消散及预防关节畸形。

2.手术治疗

（1）关节镜手术：在关节镜下对关节腔脓苔、脓性渗液及组织碎片进行清理，彻底冲洗关节腔，并根据术中情况置管冲洗引流。

（2）关节切开引流：适用于较深大关节，如髋关节。及时做切口引流术。术中彻底清理关节腔内坏死组织、纤维性沉积物并用生理盐水进行冲洗，并在关节腔内放置两根引流管，术后持续性关节腔冲洗。

（3）关节矫形术：发生陈旧性病理性脱位者可行矫形术，髋关节发生强直可行人工全髋关节置换术。

【常见护理诊断/问题】

1.体温过高　与炎症刺激有关。

2.急性疼痛　与化脓性感染有关。

3.躯体移动障碍　与患肢疼痛及制动有关。

【护理目标】

1.病人体温维持在正常范围。

2.病人疼痛减轻或消失。

3.病人病变部位关节功能逐渐恢复。

【护理措施】

（一）术前护理

1.一般护理

（1）患肢制动：病人卧床休息，适当抬高患肢保持功能位并限制其活动，防止关节畸形及病理性脱位。

（2）饮食护理：给予易消化高蛋白、高维生素饮食，并保持体液平衡。

2.控制感染　遵医嘱予早期、足量、有效的广谱抗生素，注意给药浓度和时间，严密观察药物的副作用和毒性反应。

3.疼痛护理　可应用皮牵引或石膏托等方法固定患肢，防止感染扩散，缓解疼痛。

4.维持正常体温　发热时可采用物理降温，必要时按医嘱予药物降温，并注意观察体温变化。

（二）术后护理

1.功能锻炼　为防止关节粘连，最大限度保留关节功能，可进行持续性关节被动活动，可应用关节功能锻炼器进行持续被动运动。急性炎症消退时，鼓励病人3周后进行主动锻炼。

2.其他护理　参见化脓性骨髓炎中护理措施内容。

（三）健康指导

1.疾病指导　向病人及家属耐心讲解关于化脓性关节炎的疾病相关知识及预后恢复情况。

2.功能锻炼　鼓励并指导病人进行患肢关节功能锻炼，避免关节功能障碍。

3.复诊指导　指导病人进行自我病情监测，如出现体温升高，病变局部出现红、肿、热、痛等症状，及时来院就诊。

【护理评价】

通过治疗与护理，病人是否：①体温维持在正常范围；②疼痛减轻或消失；③病变部位关节功能逐渐恢复。

第三节　骨与关节结核病人的护理

骨与关节结核（bone and joint tuberculosis）是结核分歧杆菌侵入骨或关节而发生的一种继发性结核病。骨与关节结核的发病率约占结核病人总数的5%～10%。其中以脊柱结核最多见，约50%，其次是膝关节结核、髋关节结核。

【病因及发病机制】

骨与关节结核是继发性特异性感染，主要原发病灶为肺结核或胃肠道结核，经血液传播引起。结核分歧杆菌侵入骨与关节部位后，不一定会立即发病。它可以在骨关节内潜伏数年，当机体抵抗力下降，如发生外伤、营养不良、过度疲劳等存在诱发因素时，潜伏的结核分枝杆菌开始活跃，从而出现临床症状。

【病理生理】

骨关节结核根据病变部位和发展程度不同分为三种类型：单纯性骨结核、单纯性滑膜结核和全关节结核。骨与关节结核的最初病理变化是单纯性滑膜结核或单纯性骨结核。病变初期只局限于长骨干骺端，关节软骨尚未受到破坏。此阶段及时治疗，结核病得到控制，则关节功能不受影响。如病变持续进展，破坏关节软骨面，发展为全关节结核。全关节结核如不能控制，可出现破溃，产生瘘管或窦道，并引起继发感染。此时关节完全毁损，必定遗留各种关节功能障碍。

【护理评估】

（一）健康史

评估病人营养状态、日常活动能力以及此次发病诱因；询问既往是否有结核病病史和密切接触史；治疗过程以及抗结核药物使用情况；了解有无药物过敏史及手术史等。

（二）身体状况

1.症状

（1）全身症状：起病较缓慢，症状隐匿，可无明显全身症状或仅有轻微结核中毒症状。全身症状可表现为午后低热、乏力、盗汗。典型病例还可见食欲减退、消瘦、贫血等症状。少数起病急骤，出现高热，多见于儿童。

（2）局部症状：发病初期病变部位隐痛，活动时疼痛加重，逐渐转为持续性疼痛。由于髋关节与膝关节神经支配具有重叠现象，所以髋关节结核病人亦可主诉膝关节疼痛。部分病人病灶脓液破入关节腔而使疼痛加剧。儿童可有夜啼。

2.体征

（1）关节积液与畸形：浅表关节病变可见局部肿胀或关节积液，并有压痛。活动可加重疼痛，而出现肌肉痉挛。持久性肌肉痉挛可引起关节挛缩，后期发生肌肉萎缩，导致不同程度的关节功能障碍和畸形。

（2）脓肿与窦道：如病变破坏关节骨质，病灶处聚集大量脓液、结核性肉芽肿、死骨及干酪样坏死物，则形成脓肿；由于无红、热、压痛等急性炎症表现，称之为冷脓肿或寒性脓肿。脓肿向体表溃破形成窦道，经窦道流出米汤样脓液。脓肿与内脏器官相通，形成内瘘。寒性脓肿破溃后若出现混合性感染，局部则表现为急性炎症反应。

（3）常见骨与关节结核

1）脊柱结核：脊柱可呈局限性成角后凸畸形，以胸段多见。由于脓液、死骨和坏死的椎间盘可压迫脊髓，出现肢体感觉、运动和括约肌功能障碍，造成部分甚至完全截瘫。局部有压痛和叩击痛。

2）髋关节结核：早期症状为髋部疼痛，休息可缓解。随着病情发展，疼痛加剧，行走呈跛行。早期髋关节呈屈曲、外展、外旋畸形；随病情发展髋关节呈屈曲、内收、内旋畸形，并可引起病理性脱位，肢体相对变短。

3）膝关节结核：局部疼痛、肿胀明显，关节内渗液多时浮髌试验呈阳性。由于膝关节肿胀和肌萎缩明显，膝部可呈梭形畸形。晚期全关节结核时，膝关节功能严重障碍和畸形，因韧带毁损而发生病理性脱位。

3.后遗症　病变静止后可出现的各种后遗症，例如：关节腔纤维性粘连、强直而产生不同程度的关节功能障碍；关节挛缩于非功能位，最常见的畸形为关节屈曲挛缩畸形、椎体破坏发生脊柱后凸畸形（驼背）；儿童骨骼破坏后发生肢体不等长。

（三）辅助检查

1.实验室检查

（1）红细胞沉降率（血沉）：结核活动期明显加快，是监测病变静止和复发的重要指标。

（2）血常规检查：轻度贫血，少数病人可出现白细胞计数升高。

（3）C反应蛋白：与疾病的炎症反应程度密切相关，可作为结核活动性及临床治疗效果的判定。

（4）组织学检查：脓肿穿刺或病变部位的组织学检查是结核感染确诊的重要方法。脓液结核菌素培养阳性率约70%。从混合性感染病灶抽取的脓液结核分枝杆菌培养阳性率极低。

2.结核菌素试验　试验强阳性有助于对成年人结核病诊断，或考虑近期有结核感染，但未发病；对于儿童尤其是1岁以下幼儿可作为结核病诊断依据。

3.影像学检查

（1）X线检查：早期X线检查无明显变化，一般在发病6～8周后可见区域性骨质疏松和少量钙化的骨质破坏灶，周围有软组织肿胀影。随着病变发展，可见边界清楚的囊性变，并伴有明显硬化反应和骨膜反应。

（2）CT检查：可以发现X线片不能发现的病灶，明确软组织病变部位，软组织病变程度、死骨及寒性脓肿。

（3）MRI检查：可在炎性浸润阶段显示异常信号，有助于早期诊断。脊柱结核的MRI检查可发现脊髓有无受压及变性。

（四）心理-社会状况

评估病人是否因疾病产生自卑、沮丧、急躁和恐惧等不良情绪反应；评估病人日常生活能力是否受到疾病的影响；评估病人及家属对长期治疗的接受能力和治疗效果的信心；了解病人的家庭支持情况等。

（五）处理原则

应采用综合的治疗方法，而抗结核药物治疗贯穿于整个治疗过程，在骨与关节结核治疗中占主导地位。

1.非手术治疗

（1）全身支持疗法：充分休息，避免劳累，合理补充营养，每日摄入足量蛋白质及维生素，以增强抵抗力。贫血严重者应纠正贫血。

（2）抗结核药物治疗：早期、联合、适量、规律和全程应用是抗结核药物治疗必须遵循的原则。按规定疗程用药是确保疗效的前提。对于骨关节结核，主张疗程不得少于12个月，必要时延长至18～24个月。

（3）局部制动：有夹板、石膏绷带、支具固定和牵引等方法使患肢关节制动，保持关节处于功能位，缓解疼痛，防止病理性骨折和脱位，预防和矫正轻度关节畸形。小关节固定需要4周，大关节固定需要延长至12周左右。

（4）局部注射：主要适用于早期单纯性滑膜结核。局部注射抗结核药物具有用药量少、局部药物浓度高、增强杀菌效果、减轻全身不良反应的优点。注射次数根据关节积液量而定。常用药物为异烟肼。每次穿刺时如发现积液逐渐减少、颜色转清亮，说明有效。不主张对寒性脓肿进行反复抽脓及注入抗结核药物，以免诱发混合性感染和产生窦道。

2.手术治疗　在全身支持疗法与抗结核药物治疗基础上，应及时行手术治疗以缩短疗程，预防或矫正畸形。

（1）脓肿切开引流：冷脓肿发生混合感染、体温高、中毒症状严重者，以及因全身情况差，不能耐受病灶清除术者，可先施行脓肿切开引流术。待全身情况改善，再行病灶清除术。但脓肿切开引流后易形成慢性窦道。

（2）病灶清除术：将病灶部位的脓液、死骨、结核性肉芽组织和干酪样坏死物进行彻底清除。因手术可能造成结核分枝杆菌的血源性播散，为提高手术安全性，术前应规范使用抗结核药物治疗4～6周，至少2周。术后应继续完成规范化疗全疗程。

3.其他手术　如关节融合术、关节成形术、截骨术、脊柱融合固定术、脊柱畸形矫正术等。

【常见护理诊断/问题】

1.疼痛　与骨关节结核和手术创伤有关。

2.营养失调：低于机体需要量　与食欲缺乏和疾病长期消耗有关。

3.低效性呼吸型态　与胸膜损伤、颈椎结核及咽喉壁寒性脓肿有关。

4.躯体移动障碍　与患肢疼痛、关节功能障碍、手术、固定或截瘫有关。

5.潜在并发症：抗结核药物毒性反应。

【护理目标】

1.病人疼痛减轻或消失。

2.病人营养状况得到改善，体重维持在正常范围。

3.病人呼吸功能正常，未发生呼吸道并发症。

4.病人病变部位关节功能逐渐恢复。

5.病人未发生抗结核药物的毒性反应，或发生时能得到及时发现和处理。

【护理措施】

（一）非手术治疗的护理

1.改善营养状况

（1）饮食护理：保证充足的营养是结核病治愈的基本措施之一。鼓励病人摄入高蛋白、高热量、高维生素、易消化饮食，保证牛奶、鸡蛋、鱼、瘦肉、蔬菜、水果等均衡摄入。

（2）营养支持：如病人食欲减退，经口摄入不能满足机体需要，则根据医嘱提供肠内或肠外营养支持。

（3）输血治疗：对有严重贫血或低蛋白血症的病人，给予少量多次输新鲜血或白蛋白；对凝血功能不良者，术前遵医嘱给予维生素K和卡巴克洛等药物治疗以改善凝血功能。

2.体位护理　保证充足的休息，以减少机体的消耗。指导病人采取舒适体位，减少局部压迫和刺激以减轻疼痛。对疼痛严重者，局部制动，以防病理性骨折、关节畸形和截瘫的发生。

3.抗结核药物治疗护理

（1）观察治疗效果：病人用药后出现体温下降、食欲改善、体重增加、局部疼痛减轻及红细胞沉降率正常，说明治疗有效果。

（2）观察药物不良反应：异烟肼主要不良反应为出现末梢神经炎、肝脏损害和精神症状；利福平和吡嗪酰胺的不良反应为胃肠道反应和肝脏损害；链霉素主要损害第Ⅷ对脑神经、肾脏以及引起过敏反应；乙胺丁醇的不良反应为球后视神经炎和末梢神经障碍。用药过程中病人出现眩晕、口周麻木、肢端疼痛、耳鸣、听力异常、恶心、肝功能损害等反应，应及时通知医师调整药物。

4.皮肤护理　对行石膏固定、皮牵引及需卧床休息的病人，注意局部受压部位皮肤情况，协助翻身，以免发生压疮。形成窦道者，观察局部敷料情况并保持干燥，防止引起周围皮肤溃烂。

5.心理护理　该病病程漫长，病人可担心手术效果或者预后不良影响生活质量与工作，而出现焦虑、悲观、恐惧等不良情绪。护士应主动倾听病人的感受，帮助病人树立治疗疾病信心，并向病人及家属讲解手术意义，积极配合治疗。

（二）术后护理

1.严密观察病情　监测生命体征变化，加强对肢端皮肤颜色、温度、感觉活动等情况观察，如发现异常及时汇报医师并协助处理。

2.维持有效的气体交换

（1）观察病人呼吸情况：包括频率、节律及血氧饱和度等。胸椎结核病人在行病灶清除后如出现呼吸困难或者发绀，应及时通知医师并协助处理。

（2）保持呼吸道通畅：脊柱术后咳嗽可加重伤口疼痛，病人因不敢咳嗽、咳痰，易发生坠积性肺炎及窒息。病情允许情况下，定时翻身、拍背，以松动分泌物，使之易于咳出，或雾化吸入后给予拍背。出现呼吸困难可给予氧气吸入，严重者行气管插管或气管切开，呼吸机辅助通气。

3.功能锻炼　活动量根据病人病情和体力确定，制定个体化锻炼方案，循序渐进。鼓励病人适当主动活动病变以外的关节，防止关节粘连僵直；术后长期卧床者，应主动活动非限制部位，最大程度恢复肢体的功能。

（三）健康指导

1.用药指导　指导病人按医嘱服用抗结核药物，告知其坚持服药的重要性及停药后的严重后果。

2.功能锻炼　告知病人及家属坚持功能锻炼重要性。

3.复诊指导　定期复查，指导病人服药期间对药物不良反应进行观察，若出现眩晕、口周麻木、耳鸣、听力异常、恶心等应立即停药并及时就诊。

【护理评价】

通过治疗与护理，病人是否：①疼痛得到缓解或消失；②营养状况恢复正常，并维持体重在正常范围；③维持正常呼吸；④关节功能逐渐恢复；⑤未发生抗结核药物中毒反应，或发生能得到及时发现和处理。

（金占萍）

？思考题

1.张先生，76岁，10日前因"左膝关节炎"于外院行左膝关节穿刺抽液，穿刺后疼痛症状无明显减轻，3日前出现左膝肿胀伴寒战高热，不能行走。查体：T 39.7℃，左膝关节屈曲畸形，红肿，皮温升高，左膝压痛明显，主被动活动均受限。

请思考：

（1）针对该病人存在的主要护理诊断/问题，应采取哪些护理措施？

（2）该病人行膝关节镜手术+置管引流术，如何做好术后引流管护理？

2.刘女士，40岁，腰背部疼痛3个月，加重1个月，夜间盗汗，乏力，食欲减退。查体：T 37.5℃，腰椎3～4棘突处叩击痛；X线检查示$L_{3\sim4}$椎体溶骨性破坏、塌陷。

请思考：

（1）引起该病人腰背部疼痛的原因是什么？

（2）如何对该病人做好健康教育？

37-2思路解析及在线测试题（二维码）

育人学堂

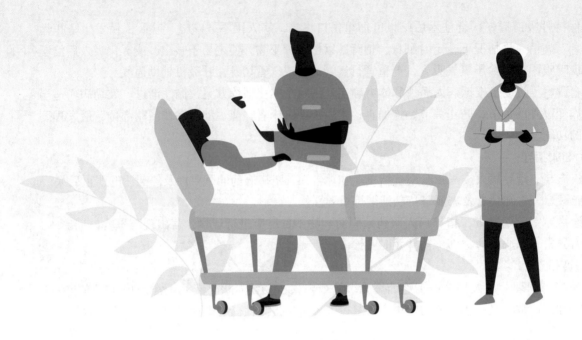

第三十八章 颈肩痛与腰腿痛病人的护理

38-1 数字资源

学习目标

◎ **知识目标**

1. 掌握颈肩痛和腰腿痛病人的症状、体征、常见护理诊断/问题、护理措施和健康指导。

2. 熟悉颈肩痛和腰腿痛病人的辅助检查和处理原则。

3. 了解颈肩痛和腰腿痛病人的病因、病理生理。

◎ **能力目标**

1. 能指导颈椎病病人进行正确地牵引护理；能指导腰腿痛病人进行腰背肌功能锻炼等方面的健康教育。

2. 能正确运用护理程序对颈肩痛和腰腿痛病人实施整体护理。

◎ **素质目标**

具有认真、严谨的工作态度及高尚的人文素养。

案例导入

周先生，42岁，因腰痛伴小腿疼痛、麻木3个月，加重3日。平时口服"止痛药"可稍缓解。3日前，搬重物后疼痛加重，休息后未缓解。查体：$L_{4\sim5}$椎间隙左侧旁1cm处有压痛，腰椎活动受限，左小腿外侧感觉减退，左侧直腿抬高试验阳性，加强试验阳性。MRI显示腰椎退行性改变，$L_{4\sim5}$椎间盘突出。

请思考：

1.作为责任护士，如何为该病人做好入院评估？

2.病人拟行$L_{4\sim5}$椎间盘切除术，围手术期主要护理诊断/问题有哪些？

3.如何指导病人进行术后功能锻炼？

颈肩痛和腰腿痛多由慢性劳损及无菌性炎症引起，是以病患部位疼痛、肿胀甚至功能受限为主的一组临床多见的症状。常见疾病包括颈椎病、肩周炎、腰椎间盘突出症、腰肌劳损等。因起病比较隐匿，其临床表现症状常不典型或疼痛时轻时重，部分病人可自行缓解。

第一节　颈肩痛病人的护理

颈椎病（cervical spondylosis）因颈椎间盘退行性改变及其继发性椎间关节退行性改变，刺激或压迫相邻脊髓、神经、血管等组织而引起一系列临床症状和体征。发病年龄以50岁以上人群多见，突出部位以$C_{5\sim6}$、$C_{4\sim5}$好发。

【病因及发病机制】

1.颈椎间盘退行性改变　是颈椎病发生和发展的最基本原因。颈椎功能单位由两个相邻椎体、椎间盘、关节突关节和钩椎关节构成。随着年龄增长，椎间盘的纤维环和髓核的水分逐渐减少，椎间盘逐渐变薄，椎间隙变窄，关节囊、韧带松弛，脊柱活动时稳定性下降，进而引起椎体、椎间关节及其周围韧带发生变性、增生、钙化，最后导致邻近的脊髓、神经、血管受到刺激或压迫。

2.损伤　①急性损伤：如颈椎不协调的活动，使已退变的颈椎和椎间盘损害加重而诱发颈椎病。②慢性损伤：如长期伏案工作，长时间低头作业等姿势，对已退变颈椎加速其退变过程。

3.先天性颈椎管狭窄　胚胎或在发育过程中椎弓根过短，可导致椎管的矢状径偏小。当颈椎管的矢状径小于正常（14～16mm）时，即使颈椎退行性变较轻，亦可出现压迫或刺激症状。

【护理评估】

（一）健康史

了解病人的性别、年龄、职业等一般资料；既往有无颈肩部急、慢性损伤史及其治疗方法与效果；家族中有无类似先天遗传病史等。

（二）身体状况

根据受压或刺激的组织及临床表现的不同，将颈椎病分为以下四种类型。如以其中一型临床表现为主，且同时伴有其他类型的表现，称为复合型颈椎病。

1.神经根型颈椎病　此型最常见，约占颈椎病的50%～60%。该型是由于颈椎间盘向后外侧突出，导致钩椎关节或椎间关节增生、肥大，刺激或压迫相应的神经根，引起神经根性刺激症状。

（1）症状：临床上开始多为颈部疼痛与僵硬，短期内加重，并向肩部及上肢放射。放射痛范围因受压神经根不同而表现在相应的区域。用力咳嗽、打喷嚏及颈部活动使疼痛加剧。可出现皮肤麻木、过敏等感觉异常表现。上肢肌力减退、肌肉萎缩，以大小鱼际和骨间肌最为明显，手指动作不灵活。

（2）体征：颈部肌肉痉挛，颈肩部可有压痛。出现上肢牵拉试验阳性及压头试验阳性。

2.脊髓型颈椎病　此型最严重，占颈椎病的10%～15%，是中央后突的髓核、椎体后缘增生的骨赘、肥厚的黄韧带及钙化的后纵韧带等结构压迫脊髓或压迫供应脊髓的血管而表现出的一系列临床症状。

（1）症状：手部麻木、运动不灵活，双手精细活动障碍，手握力减退。下肢乏力、步态不稳，有踩棉花样感觉。躯干有束带感。后期出现大小便功能障碍，表现为尿频或排尿、排便困难等。

（2）体征：有感觉障碍平面，肌力减退，四肢腱反射活跃或亢进，而浅反射减弱或消失。Hoffmann征、Babinski征、髌阵挛等病理征阳性。

3.椎动脉型颈椎病　占颈椎病10%～15%，是颈椎横突孔增生狭窄、颈椎退变导致的颈椎节段性不稳定性、椎间关节活动移位等原因使椎动脉受到刺激、牵拉或压迫，造成椎动脉狭窄或痉挛，椎-基底动脉供血不全而出现症状。

（1）症状：①眩晕：最常见，同时可伴有复视、耳鸣、耳聋、恶心呕吐等症状，颈部转动时可诱发或加重眩晕。②猝倒：此型特有的症状，表现为四肢麻木、软弱无力而发生跌倒。多由颈部突然活动时诱发猝倒，倒地后再站起仍可恢复正常活动。③头痛：表现为发作性胀痛，多以枕部、顶部为主。④视觉障碍：常表现为突发性弱视或失明、复视，短期内自行恢复。⑤自主神经功能紊乱症状：表现为恶心、呕吐、心慌、出汗等。

（2）体征：主要有颈部压痛和不同程度的活动受限。

4.交感神经型颈椎病　目前多认为是颈椎各种退变结构刺激或压迫颈部交感神经纤维而出现一系列交感神经症状。主要表现为：①交感神经兴奋症状：如头痛或偏头痛、视物模糊、眼球胀痛、心律失常、血压升高、耳鸣、听力下降等。②交感神经抑制症状：如畏光、眼花、流泪、鼻塞、心动过缓、血压下降等。

（三）辅助检查

1.X线检查　可见颈椎曲度改变，生理性前凸减少或消失，可见椎间孔狭窄及骨赘增生等。

2.CT和MRI检查　可见颈椎间盘突出、颈椎管矢状径变小、神经根管狭窄及脊髓、神经根受压情况。MRI检查对颈椎间盘突出症的诊断具有重要价值。

（四）心理-社会状况

评估病人及家属对颈椎病的认识，家庭对病人的支持程度。了解颈椎病的相关症状对病人情绪的影响，是否因病情的反复发作和慢性过程而出现焦虑、恐惧、烦躁等心理状态。

（五）处理原则

1.非手术治疗　神经根型、椎动脉型和交感神经型颈椎病临床主要采用非手术治疗，包括颈椎牵引、颈部制动、颈部理疗、改善不良工作体位和睡眠姿势等方法。也可配合应用非甾体抗炎药、肌松弛剂和镇静剂等对症治疗。

2.手术治疗

（1）手术指征：①神经症状反复发作，保守治疗半年无效或影响正常工作和生活者；②上肢症状明显重于颈部症状，至少经6周系统保守治疗效果不佳；③影像学表现有明显颈椎间盘突出，与临床表现相一致；④出现明显脊髓压迫症状并逐渐加重。

（2）手术方式：颈椎病手术入路根据临床表现、影像学改变及医师临床经验决定。主要包括两种：颈椎前路手术及颈椎后路手术。

（3）手术目的：切除对脊髓、神经造成受压的组织、颈椎间盘、增生骨赘、肥厚韧带切除或椎管扩大成形，使脊髓和神经得到充分减压，行植骨或内固定颈椎融合，恢复颈椎稳定性。

【常见护理诊断/问题】

1.疼痛　与炎症、神经受压或刺激有关。

2.躯体活动障碍　与颈肩痛及活动受限有关。

3.有受伤的危险　与肢体无力及眩晕有关。

4.低效性呼吸型态　与颈髓水肿、术后颈部水肿或植骨块脱落有关。

5.潜在并发症　术后出血、脊髓神经损伤等。

【护理目标】

1.病人疼痛减轻或消失。

2.病人肢体感觉和活动能力逐渐恢复正常。

3.病人安全，无眩晕和意外发生。

4.病人呼吸频率正常、有效。

5.病人未发生并发症，或并发症得到及时发现和处理。

【护理措施】

（一）术前护理

1.术前准备　包括气管食管推移训练、俯卧位训练、呼吸功能训练、床上大小便训练等。以适应前路手术术中对气管食管的牵拉、后路手术体位要求及对术后卧床等进行适应性训练。

2.安全护理　应防止肌力下降，四肢无力的病人发生跌倒和烫伤，告知病人不要自行倒开水；宜穿防滑鞋，保持地面干燥，日常生活环境设有扶手；对椎动脉型颈椎病病人应指导其头部转动不能过快，以防猝倒。

3.心理护理　向病人讲解治疗方案，手术目的和必要性，康复过程及注意事项，介绍目前医疗技术水平，增强病人的信心。多与病人交流，重视家庭和社会支持系统，给予安慰和鼓励，稳定病人情绪。

（二）术后护理

1.体位护理　术毕即佩戴颈托。行内固定植骨融合的病人，应注意颈部制动。术后取平卧位，颈部稍前屈位置，两侧颈肩部放置沙袋以固定头颈部。正确搬运病人和协助翻身，保持头、颈、躯干在同一平面，维持颈部相对稳定。

2.保持呼吸道通畅　常规进行雾化吸入，鼓励病人深呼吸和有效咳嗽，咳嗽、打喷嚏时用手轻按颈前部。

3.病情观察　严密监测生命体征，注意呼吸频率、深度的改变，脉搏节律、速率的改变。如有病情变化，及时报告医师。

4.伤口护理　观察颈部敷料，发现切口敷料渗血及时更换；观察颈部组织有无肿胀，注意病人有无呼吸困难、面部有无青紫、发音等有无异常表现，并及时通知医师，配合处理；保持切口引流管通畅，观察并记录引流液的量、颜色及性状。若术后24h内引流量超过200ml，提示可能存在活动性出血，应及时处理。

5.并发症的观察与护理

（1）呼吸困难：是颈前路手术最危急的并发症，多发生于术后1～3日。主要原因有切口内出血压迫气管，喉头水肿，术中损伤脊髓或移植骨块松动、脱落压迫气管等。因此床边应常规备置气管切开包，若病人出现呼吸困难、憋气、口唇发绀等表现，应立即通知医师，并做好气管切开及再次手术的准备。

（2）其他常见并发症：切口出血、脊髓神经损伤、植骨块移位脱落、切口感染、肺部感染等，术后应加强观察，及时发现问题并处理。

6.功能锻炼　鼓励病人积极进行肢体主动运动，以增强肌肉力量；对肢体不能活动者，根据病情协助并指导其进行各个关节的被动运动，以防止肌肉萎缩和关节僵硬。一般术后3～5日予拔出引流管，病人可在佩戴支具进行下地活动，日常活动能力的训练宜循序渐进。

7.心理护理　了解病人对术后心理反应，耐心向病人讲解关于疾病相关知识及治疗护理措施，消除焦虑与恐惧，使其积极配合治疗。

（三）健康指导

1.纠正不良姿势　在工作、学习等日常生活中应注意避免不良姿势，保持颈部平直。如低头工作超过1h，宜适当放松几分钟，可进行颈部运动或按摩，缓解颈部肌肉的慢性劳损。

2.选择合适枕头　枕头的选择以中间低、两端高、透气性好、长度超过肩宽10～16cm、高度以头颈部压下后一拳头高为宜。

3.颈部保暖　夜间睡眠时应注意颈部保暖；炎热季节，室内空调温度不宜过低。

4.避免外伤　行走或劳动时注意保护颈肩部。如发生损伤，应及时就诊。乘坐机动车时佩戴颈托保护，尽量避免乘坐高速汽车，以免紧急制动引起挥鞭性损伤而导致高位截瘫。

【护理评价】

经过治疗与护理，病人是否：①疼痛减轻或消失；②肢体感觉、运动功能逐渐恢复正常；③病人安全，未发生外伤；④呼吸频率正常、有效；⑤未发生并发症，或并发症得以及时发现和处理。

第二节　腰腿痛病人的护理

腰腿痛指下腰、腰骶、骶髂、臀部等处的疼痛，可伴有一侧或双侧下肢放射痛和马尾神经症状，是一组临床常见的症状。引起腰腿痛主要的疾病有腰椎间盘突出症和腰椎管狭窄症。

【病因及发病机制】

（一）腰椎间盘突出症（lumbar intervertebral dis cherniation）

腰椎间盘突出症是指腰椎间盘发生退行性改变后在外力影响下，纤维环部分或全部破裂，髓核组织突出刺激和压迫神经根或马尾神经，以腰腿痛为主要临床表现的一种综合征，是导致腰腿痛最常见的原因之一。腰椎间盘突出症可发生于任何年龄，以中年人最多见，20～50岁为多发年龄，男性多于女性，好发部位$L_{4～5}$和$L_5～S_1$，发生率90%。发生腰椎间盘突出与椎间盘退行性改变、损伤、妊娠、遗传等有关。

1.椎间盘退行性变　是腰椎间盘突出的基本原因。随着年龄的增长，椎间盘逐渐发生退变，纤维环和髓核的含水量逐渐下降，髓核失去弹性，椎间盘变薄，易于发生脱出。

2.损伤　长期腰部负荷过重、反复弯腰、扭转等动作最易引起椎间盘损伤，因此本病与职业具有一定的相关性。急性外伤是椎间盘突出的重要诱因。

3.长期震动　汽车驾驶员在驾驶过程中，长时间处于坐位及颠簸状态，使腰椎间盘承受的压力过大，而发生椎间盘退变和突出。

4.妊娠　妊娠期间体重增加，腹压增高，整个韧带系统处于相对松弛状态，而腰骶部又承受比平时更大的应力，增加了发生椎间盘突出的风险性。

5.其他　如遗传、吸烟以及糖尿病等诸多因素。

（二）腰椎管狭窄症（lumbar spinal stenosis）

这是一种临床综合征，指腰椎管因某种原因导致骨性或纤维性结构异常，出现一处或多处管腔狭窄，并引起马尾神经或神经根受压而出现症状。本病好发于40岁以上中年男性。

发病原因可分为先天性和后天性。先天性椎管狭窄是骨发育不良导致的，后天性椎管狭窄常见于椎管的退行性变。在椎管发育不良的基础上发生退行性变是引起腰椎管狭窄症最常见的病因。

【病理生理】

椎间盘由髓核、纤维环和软骨终板组成。因承受人体躯干及以上的重量，在日常生活及劳作中，椎间盘组织较其他组织更易发生劳损。且椎间盘仅有少量血液供应，营养甚为有限，从而极易发生退变。

一般人体在20岁以后，椎间盘就开始发生退变，髓核的含水量逐渐减少，椎间盘的弹性和抗负荷能力也随之开始减弱。椎间盘在外力及其他因素的影响下，发生继发病理性改变，纤维环发生破裂，髓核突出（或脱出）引起腰腿痛和神经功能障碍。根据腰椎间盘突出程度、影像学特征、病理变化及治疗方法可分为以下5型：

1.膨出型　纤维环有部分破裂，表层尚完整，髓核因压力向椎管内局限性突起，而表面光滑。该型保守治疗一般可缓解或治愈。

2.突出型　纤维环完全破裂，髓核突向椎管，仅有后纵韧带或一层纤维膜覆盖，表面不平整。该型临床常需要手术治疗。

3.脱出型　髓核穿破后纵韧带，但其根部仍然在椎间隙内。该型需手术治疗。

4.游离型　破裂突出的椎间盘组织或碎块脱入椎管内或完全游离。该型临床出现神经根症状，也可出现压迫马尾神经，一般均需要手术治疗。

5.Schmorl结节及经骨突出型　前者是指髓核通过上、下软骨终板的发育性或后天性裂隙突入椎体松质骨内；后者是髓核沿椎体软骨终板和椎体之间的血管通道向前纵韧带方向突出，形成椎体前缘的游离骨块。这两型临床上仅出现腰痛，而无神经根症状，无需手术治疗。

【护理评估】

（一）健康史

了解病人年龄、性别、职业、生活自理能力等一般情况；询问家族中有无类似病史，有无先天性椎间盘疾病、腰部手术史、慢性损伤史（如经常弯腰、搬运重物）和慢性腰部拉伤；评估有无腰部急性扭伤或损伤史，有无采取制动及治疗措施。

（二）身体状况

1.腰椎间盘突出症

（1）症状

1）腰痛：最早出现症状，范围主要在下腰部及腰骶部，多为持久性疼痛。

2）下肢放射痛：一侧下肢坐骨神经区域放射痛是主要症状，多为刺痛。疼痛从下腰部向臀部、大腿后方、小腿外侧至足背或足外侧放射，可伴有麻木感。腰椎间盘突出多发生在一侧，病人多表现为单侧疼痛。中央型椎间盘突出症可出现双侧坐骨神经痛。腹内压增高时如咳嗽、打喷嚏等可诱使疼痛加重。

3）马尾神经受压症状：当突出的髓核或脱垂游离的椎间盘组织压迫马尾神经，可出现鞍区感觉异常，大小便功能障碍。

（2）体征

1）腰椎侧凸：为了缓解神经根受压而出现的姿势性代偿畸形。

2）腰部活动受限：腰部各方向的活动均受到不同程度的影响，以前屈受限最为明显。

3）压痛、叩痛：在病变椎间隙的棘突间，棘突旁侧1cm处有压痛、叩击痛，并向下肢放射。

4）直腿抬高试验及加强试验阳性：病人仰卧，伸膝，被动抬高患肢，抬高在60°以内即可出现坐骨神经痛则为直腿抬高试验阳性。在直腿抬高试验阳性基础上，缓慢降低患肢高度，待放射痛消失，再被动背屈踝关节以牵拉坐骨神经，再次出现放射痛则为加强试验阳性。

5）感觉及运动功能减弱：神经根受累，导致其支配区域的感觉及运动功能减弱甚至消失。

2.腰椎管狭窄症

（1）症状

1）间歇性跛行：多见于中央型椎管狭窄或严重病人。表现为病人行走后（通常为数百米，严重时仅为数十米），出现一侧或双侧腰酸、腰痛、下肢麻木无力，行走呈跛行；需下蹲休息数分钟后，才能继续行走，行走后又可反复出现上述症状。

2）腰腿痛：腰部、腰骶部及下肢痛；伴有单侧或双侧大腿外侧放射性疼痛、感觉异常；站立或行走时间过长时疼痛可加重，平卧位或蹲位时疼痛缓解或消失。

3）马尾神经受压症状：表现为双侧大小腿、足跟后侧及会阴部感觉迟钝，大小便功能障碍。

（2）体征：病人症状常较体征严重。腰椎生理前凸减小，腰部背伸受限。

（三）辅助检查

1.X线检查　直接提示腰部有无侧突、椎间隙变窄等退行性变。

2.CT检查　可显示黄韧带是否增厚及椎间盘突出的大小、部位等。

3.MRI检查　可显示椎管形态，全面反应各个椎体、椎间盘有无病变及神经根和脊髓受压情况，具有较大的诊断价值。

（四）心理－社会状况

腰腿痛直接影响病人的工作与生活质量，评估病人是否因疼痛和活动受限而出现不良情绪反应。评估病人对疾病的认知程度，了解家庭及社会支持系统。

（五）处理原则

1.非手术治疗　适用于初次发病、病程较短且经休息后症状可以明显缓解，影像学检查无明显突出者。80%～90%的病人可采用保守治疗。治疗方法包括：卧床休息（一般卧床3周或至症状缓解后，可佩戴腰围逐步下地活动）、骨盆牵引、物理治疗、皮质激素硬膜外注射及髓核化学溶解法等。

2.手术治疗

（1）手术指征：①急性发作，具有明显马尾神经症状。②诊断明确，经半年以上系统性非手术治疗无效，或保守治疗有效但经常反复发作，且病情逐渐加重，影响工作和生活。③合并腰椎管狭窄症。

（2）手术方式：腰椎间盘突出者根据椎间盘位置及脊柱稳定性选择手术方式。如椎板切除术加髓核摘除术、椎间盘切除术、植骨融合术、经皮穿刺髓核摘除术、人工椎间盘置换术。腰椎管狭窄症常行椎管减压、脊柱融合内固定术。

【常见护理诊断／问题】

1.疼痛　与椎间盘突出压迫神经、肌肉痉挛、手术创伤等有关。

2.躯体移动障碍　与疼痛、肌肉痉挛、牵引或手术有关。

3.焦虑／恐惧　与担心预后及手术有关。

4.潜在并发症：脑脊液漏、神经根粘连等。

【护理目标】

1.病人疼痛减轻或消失。

2.病人能够使用适当的辅助器具增加活动范围。

3.病人对疾病治疗预后充满信心。

4.病人未发生并发症，或并发症得到及时发现和处理。

【护理措施】

（一）术前护理

1.疼痛护理

（1）体位要求：卧位可降低椎间盘承受的压力（比站立时降低50%），以缓解疼痛；卧硬板床，侧卧位时屈髋屈膝，双腿分开，膝、腿下可垫枕；避免头前倾、胸部凹陷等不良姿势。

（2）佩戴腰围：腰围能够加强腰椎稳定性，对腰椎具有保护和制动作用。卧床3周后，可戴腰围下床活动。

（3）有效牵引：注意观察体位、牵引力线及重量是否正确；检查牵引带压迫部位的皮肤有无疼痛、发红、破损、压疮等临床表现；牵引期间应加强基础护理，协助病人床上使用便盆等护理措施。

（4）镇痛：遵医嘱适当给予镇痛药物，缓解疼痛，避免因疼痛影响休息。

2.活动与功能锻炼

（1）指导起卧：协助并指导腰腿痛病人准确起卧：应先将病人身体移向床的一侧，用胳膊力量撑起身体，保持脊柱中立，移坐于床的一侧，将双脚放置于地上，利用腿部肌肉收缩使身体由坐位改为站立位；躺下时则按相反的顺序进行。

（2）指导活动锻炼：进行全范围关节活动，加强腰背肌功能锻炼；活动受限者，病情许可时协助病人活动各关节、按摩肌肉，以促进血液循环，防止肌肉萎缩和关节僵硬；能下床者逐渐增加活动量及范围。

（3）避免损伤：日常生活中避免弯腰、久站或上举重物等动作，以防止腰部肌肉痉挛，引起疼痛加重。

3.术前准备 告知病人手术方式及术后暂时性可能出现的问题，如切口疼痛、肢体麻木等现象。指导其正确翻身、卧床使用便盆及术后功能锻炼的方法。完善术前常规准备。

4.心理护理 向病人解释疾病的发生原因、影响因素以及手术方法；告知减少或预防疼痛发作的方法，减轻其心理恐惧；鼓励病人多与家属交流，释放心理压力；同时介绍成功病例，以增加病人的自尊和自信。

（二）术后护理

1.病情观察 严密观察生命体征、双下肢感觉运动及皮肤温度变化情况；观察切口敷料有无渗血渗液及渗出液量、颜色、性状等情况，保持敷料清洁干燥；准确评估术后疼痛程度，遵医嘱给以镇痛药物。

2.体位护理 术后取平卧位，麻醉清醒、生命体征平稳2h后，每隔2～3h后轴线翻身，即翻身时指导病人双手交叉放于胸前，双腿自然屈曲，一人扶肩背部，一人托臀部及下肢，同时将病人翻向一侧，肩背部及臀部各垫软枕支撑。

3.引流管护理 妥善固定引流管，保持引流通畅。观察并记录引流液的量、颜色、性状等，有无脑脊液流出，是否有活动性出血，发现异常及时报告医师并配合进行处理。

4.功能锻炼

（1）肢体关节锻炼：为防止关节僵硬，卧床期间应坚持有计划性活动四肢关节。

（2）直腿抬高锻炼：可防止神经根粘连和肌肉萎缩。术后第1日可开始进行股四头肌舒缩及直腿抬高锻炼。具体要求：每分钟2次，抬放时间相等，每次15～30min，每日2～3次，根据病人耐受程度逐渐增加抬腿幅度。

（3）腰背肌锻炼：可增强腰背肌肌力、预防肌萎缩和增强脊柱稳定性（图38-1）。应根据术式及医嘱，指导病人进行腰背肌锻炼。一般术后7日开始，用五点支撑法，1～2周后采用三点支撑法；每日3～4次，每次50下。应根据病人耐受情况循序渐进增加次数。如有腰椎破坏性改变、感染性疾病、内固定置入、年老体弱及心肺功能障碍的病人则不宜进行腰背肌锻炼。

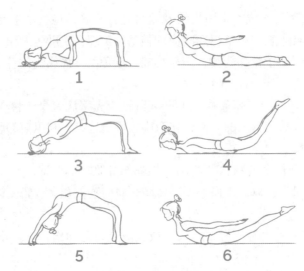

1.五点支撑法；2.头、上肢及颈后伸；3.三点支撑法；4.下肢及腰部后伸；5.四点支撑法；6.整个身体后伸

图38-1　腰背肌锻炼仰卧法和俯卧法

（4）行走训练：一般卧床2周后需佩戴腰围或支具适当下床活动，应根据手术情况适当缩短或延长下床时间。正确指导并协助病人起床，佩戴好腰围，注意防止病人因长期卧床而出现体位性低血压。

5.并发症的预防　脑脊液漏和神经根粘连是较为常见并发症，应严密观察临床表现，积极预防。

（三）健康指导

1.佩戴腰围　神经受压的病人，需戴腰围3～6个月，直至神经压迫症状消失。

2.正确姿势　指导正确坐、卧、立、行和劳动姿势，以减少急、慢性损伤发生的机会（图38-2）。

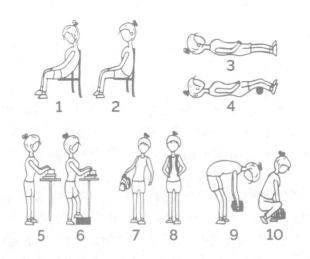

图38-2　腰部活动时错误（1、3、5、7、9）和正确（2、4、6、8、10）姿势示意图

（1）卧姿：①侧卧位：屈髋屈膝，两腿分开，上腿下垫枕，避免脊柱弯曲的蜷缩姿势。②仰卧位：可在膝、腿下垫枕，避免头前倾、胸部凹陷的不良姿势。③俯卧位：可在腹部及踝部垫薄枕，以使脊柱肌肉放松。

（2）走姿：行走时抬头、挺胸、收腹，利用腹肌收缩支持腰部。

（3）坐姿：选择高度合适、有扶手的靠背椅，注意身体与桌子的距离适当，使膝与髋保持在同一水平，身体靠向椅背并在腰部衬一软枕。

（4）站姿：站立时应尽量使腰部平坦伸直，收腹、提臀。

（5）体位变换：避免久站，站立一段时间后，应适当进行原地活动或腰背部活动，以减轻腰背肌疲劳。不适宜长时间穿高跟鞋站立或行走。

（6）合理应用人体力学原理：①站立举重物：应高于肘部，避免膝、髋关节过伸。②蹲位举重物：背部应伸直勿弯。③搬运重物：宁推勿拉。④搬抬重物：髋膝屈曲下蹲，伸直腰背，主要应用股四头肌力量，用力抬起重物再行走。

（7）采取保护措施：腰部劳动强度过大者及长途开车司机，应佩戴腰围保护腰部。

3.腰背肌锻炼　应逐步加强腰背肌功能锻炼，增强脊柱的稳定性。参加剧烈运动时，应有运动前预备活动和运动后恢复活动。

4.加强营养　可减缓机体组织和器官的退行性变。

【护理评价】

经过治疗与护理，病人是否：①疼痛减轻或消失；②肢体感觉、运动功能恢复；③对疾病治疗充满信心；④病人未发生并发症，或并发症得以及时发现和处理。

（金占萍）

思考题

1.王先生，58岁，因颈部酸胀不适5年，加重伴四肢麻木、乏力2周。体格检查：颈部僵硬、活动轻度受限，$C_{5\sim6}$棘突间明显压痛，压头试验及双侧臂丛牵拉试验阴性。MRI显示颈椎管矢状径变小，脊髓受压。入院后予行颈椎前路手术治疗。

请思考：

（1）该病人手术前护士应如何进行指导？

（2）该病人术后最危险并发症是什么？如何处理？

2.黄女士，48岁，因反复腰痛3个月，大小便失禁12h，入院后予留置导尿。MRI检查显示腰椎间盘突出症伴马尾神经明显受压。完善各项术前检查，行腰椎间盘髓核摘除术。

请思考：

（1）如何为病人进行轴线翻身护理？

（2）针对该病人存在主要的护理诊断/问题，应采取哪些护理措施？

38-2思路解析及在线测试题（二维码）

育人学堂

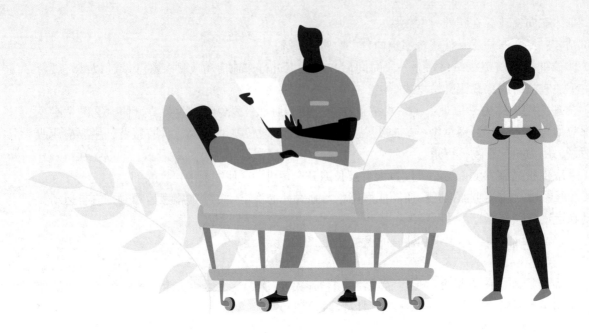

第三十九章 > 常见骨肿瘤病人的护理

39-1 数字资源

学习目标

◎ **知识目标**

1. 掌握常见骨肿瘤的症状、体征、常见护理诊断/问题、护理措施与健康指导。

2. 熟悉常见骨肿瘤的辅助检查和处理原则。

3. 了解常见骨肿瘤概念、病理生理及分类。

◎ **能力目标**

1. 能正确评估骨肿瘤病人的病情，协助医生处理。

2. 能运用护理程序对骨肿瘤病人实施整体护理。

◎ **素质目标**

具有良好的护患沟通能力，注重人文关怀。

案例导入

患儿，男，10岁，因右膝关节疼痛6周，加重伴肿胀1周，发病来，精神不佳，睡眠差，体重下降3kg。查体：右膝关节外侧肿胀，右大腿下端外侧可触及3cm肿块，压痛明显，基底界限不清。X线示右股远端溶骨性破坏，肿块近端有三角骨膜反应。

请思考：

1. 评估该患儿应重点关注哪些方面？

2. 针对该患儿存在护理诊断/问题，应采取哪些相应护理措施？

凡发生在骨内或起源于各种骨组织成分的肿瘤，包括从其他脏器恶性肿瘤转移至骨骼的肿瘤统称为骨肿瘤（bone tumors）。

骨肿瘤分为原发性和继发性两类。原发性骨肿瘤占身体全身肿瘤的2%～3%，以良性肿瘤多见。良性肿瘤中骨软骨瘤发病率最高，恶性肿瘤中以骨肉瘤发病率最高。骨肿瘤男性发病率稍高于女性，原因尚不明确，骨肿瘤的发病具有年龄和部位特点，如骨肉瘤多见于儿童和青少年，骨巨细胞瘤多见于成人，骨髓瘤则多见于老年人。大部分肿瘤生长于骨的干骺端，如股骨远端、胫骨近端和肱骨近端，而骨骺则很少受影响。

【病理及分类】

原发性骨肿瘤来源于骨及其附属组织，继发性骨肿瘤是由其他部位的恶性肿瘤经过血液或淋巴液转移而发生的恶性肿瘤。根据肿瘤组织的形态、细胞的分化程度及细胞间质的类型，可分为良性、交界性和恶性肿瘤三大类。

【护理评估】

（一）健康史

了解病人的年龄、性别、职业、生活环境和习惯，尤其注意有无发生肿瘤的相关因素，如长期接触化学致癌物质、放射线等。询问既往有无其他部位肿瘤病史、外伤史及骨折史，家族中有无骨肿瘤或其他肿瘤病史。

（二）身体状况

1.骨软骨瘤　一种常见的、软骨源性的良性肿瘤，是位于骨表面的骨性突起物，顶面有软骨帽，中间为髓腔。以长骨干骺端为好发部位，当骨骺线闭合后，骨软骨瘤也停止生长。早期无症状，随着骨骼生长发育而逐渐增大，当肿瘤压迫周围组织如肌腱、神经、血管等时引起相应症状。如病人出现疼痛加重，肿块突然增大，应考虑恶变可能。

2.骨巨细胞瘤　较为常见的原发性骨肿瘤，为交界性或行为不确定的肿瘤。可分为巨细胞瘤和恶性巨细胞瘤。多见于长骨干骺端和椎体，尤其是股骨远端和胫骨近端。主要症状为疼痛和肿胀，其严重程度与病情发展有关。病变局部可触及肿物，压之有乒乓球样感觉和压痛，病变关节活动受限。

3.骨肉瘤　最常见的原发性恶性骨肿瘤，恶性程度高，预后差。主要症状是进行性加重的疼痛，起初病变局部呈间歇性发作的隐痛，逐渐发展为持续性剧痛，夜间为甚。局部肿块，关节活动障碍，肿块表面皮温增高，局部浅静脉怒张。可伴有全身恶病质表现。

（三）辅助检查

1.X线检查　对骨肿瘤诊断有重要意义，能够显示骨与软组织的基本病变，可判断肿瘤良、恶性。①骨软骨瘤：X线检查显示在长骨干骺端可见由骨皮质突向软组织的骨性突起，由窄小或宽广的蒂与正常骨相连，两者髓腔相通，皮质相延续，突起表面为软骨帽，可出现不规则钙化影（图39-1）。②骨巨细胞瘤：示长骨骨骺端病灶处呈偏心性、溶骨性破坏，骨皮质膨胀变薄，界限较清晰且周围无骨膜反应，溶骨性破坏呈肥皂泡样改变（图39-2）。③骨肉瘤：示病变多起于长骨干骺端，出现成骨性、溶骨性或混合性骨质破坏，边界不清。肿瘤生长使骨膜突起，骨膜下产生新骨，表现为三角状骨膜反应阴影，称为Codman三

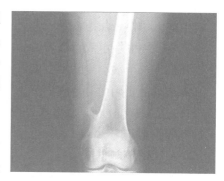

图39-1　股骨下端骨软骨瘤

角。骨肉瘤随着肿瘤生长超出骨皮质范围，同时血管随之长入，肿瘤骨与反应骨沿放射状血管方向沉积，可呈日光放射状阴影（图39-3）。

2.其他检查　CT、MRI或核素骨显像检查可辅助诊断。

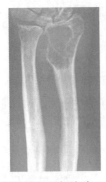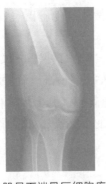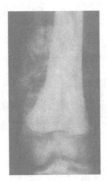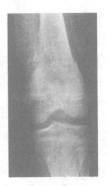

桡骨远端骨巨细胞瘤　　股骨下端骨巨细胞瘤　　可见日光放射状阴影　　可见骨破坏和骨膜增生

图 39-2　骨巨细胞瘤　　　　　　图 39-3　股骨下段骨肉瘤

（四）心理-社会状况

全面评估病人及家属对疾病的接受程度，尤其是恶性骨肿瘤多为青少年，能否承受截肢术后肢体外观形象的改变和遗留的残疾，是否了解手术前后化学治疗的相关知识，耐心给其讲解手术意义，使其积极配合治疗。

（五）处理原则

1.骨软骨瘤　一般无需治疗，但需要随访。如肿瘤过大、生长过快，产生压迫症状影响关节功能或有恶变可能者，应手术治疗。

2.骨巨细胞瘤　以手术治疗为主，主要手术方式包括刮除植骨术、瘤段切除术及截肢术。放射治疗可作为辅助治疗手段，因照射后易发生肉瘤变，故应慎重使用。化学治疗对该病无效。

3.骨肉瘤　采用手术治疗为主，化学治疗为辅的综合性治疗方法。术前进行新辅助化学治疗，根据肿瘤浸润范围做根治性切除瘤段、假体植入的保肢手术或截肢术。术后继续予大剂量化学治疗。

【常见护理诊断/问题】

1.焦虑/恐惧　与肢体功能丧失和担心预后有关。

2.疼痛　与肿瘤浸润或压迫周围组织、病理性骨折、手术创伤、术后患肢痛有关。

3.躯体活动障碍　与疼痛、肢体功能受限及制动有关。

4.身体意象紊乱　与手术及化学治疗引起的自我形象改变有关。

5.潜在并发症：病理性骨折。

【护理目标】

1.病人恐惧、焦虑减轻或者消除。

2.病人疼痛缓解或者消失。

3.病人关节活动得到恢复或重建。

4.病人能正确面对自我形象改变。

5.病人未发生病理性骨折，或者得到及时发现和处理。

【护理措施】

（一）术前护理

1.心理护理　骨肉瘤恶性程度很高，转移早，预后差，病死率高。一旦确诊，病人容易出现忧郁、恐惧、悲观心理，对治疗失去信心甚至拒绝治疗。护士应耐心与病人及家属沟通，理解病人的情绪反应，讲解目前骨肉瘤的治疗方法和进展，手术治疗和化学治疗的重要性，使病人建立战胜疾病的信心。

2.饮食指导　宜清淡，易消化。适量高蛋白、多维生素饮食。必要时进行少量多次输血，增强机体抵抗力。

3.活动与休息　患肢避免负重，以免发生病理性骨折和关节脱位；脊柱肿瘤的病人需卧床休息，以防止脊柱骨折造成截瘫；对疼痛影响休息者，必要时睡前给予适量的镇静止痛药物，以保证病人休息。

4.疼痛护理

（1）非药物镇痛：协助病人取舒适体位；肿瘤部位固定制动，以减轻疼痛；分散病人注意力，如看电视、听音乐等，消除其紧张情绪。

（2）药物镇痛：可按WHO推荐癌性疼痛三阶梯疗法，做好药物疗效及副作用观察，并及时给予处理。

（二）术后护理

1.病情观察　①严密观察病人意识、生命体征变化，持续心电监护，观察尿量、面色、皮肤黏膜色泽等情况。②密切观察患肢远端感觉活动有无异常、肢体有无肿胀及局部温度的改变。③注意观察肢体残端创口渗血情况，观察引流液的量、颜色和性质，保持引流有效性，及时更换敷料。

2.功能锻炼　①术后抬高患肢，高于心脏水平，促进静脉和淋巴回流，预防肢体肿胀。②保持肢体处于功能位，预防关节畸形。膝部手术后，膝关节屈曲5°～10°；髋部手术后，保持外展中立位，预防髋关节脱位。③制定康复训练计划，锻炼需循序渐进。下肢手术麻醉恢复即可行股四头肌等长收缩训练和踝关节跖屈、背伸、旋转运动，以促进血液循环，防止深静脉血栓形成及关节粘连；人工关节置换术后1～2日可进行关节功能训练。④有条件时可辅助理疗，教会病人正确使用辅助器材（如助行器、拐杖等）。

3.预防病理性骨折　由于骨质被破坏，骨肉瘤病人可能发生病理性骨折，应协助病人翻身，搬运时动作轻稳，注意保护患肢。病人进行站立或下地行走锻炼时需在旁保护，以防跌倒。

4.并发症观察　截肢术后可出现残肢端出血、伤口感染及幻肢痛，应密切观察病情，并及时处理。

5.心理护理　截肢术后，病人会出现应激性心理障碍，要防止病人发生意外。术后出现患肢痛，应向病人做好解释，并对症处理。

（三）动脉灌注病人的护理

主要用于四肢骨肉瘤的治疗。术前向病人说明动脉灌注的目的和方法。术后严密观察病人生命体征及切口情况，警惕大出血的发生；患肢伸直并抬高，平卧24h，观察术侧下肢足背动脉搏动情况、皮肤颜色、温度感觉变化；注意药物的毒性反应，出现异常应立即处理。

（四）化疗病人的护理

了解化学治疗药物的作用和毒性反应，掌握药物的浓度，密切观察化疗过程中出现的不良反应。定时复查血常规，了解骨髓抑制程度并采取相应治疗措施。定期检查肝、肾功能，了解药物对其损害情况。做好化疗并发症的护理。

（五）健康指导

1.心理指导　指导病人保持心态平和，建立战胜疾病的信心；可介绍类似病人对截肢病人现身说法，提高病人对治疗的自信心。

2.康复指导　避免患肢过早负重导致病理性骨折，帮助病人制定康复锻炼计划并遵循计划进行锻炼。指导病人正确佩戴义肢，正确使用各种辅助用具，最大限度提高病人生活自理能力。

3.自我监测　教会病人自我伤口检查，定期复诊；定期接受化学治疗；发现肢体肿胀、疼痛、伤口渗液等异常情况立即就诊。

4.复诊指导　骨肉瘤病人术后1年内每个月做1次患肢正侧位片和胸部X线检查；术后1～2年每2个月复查1次；以后每3个月复查1次，发现异常及时就诊。

【护理评价】

通过治疗和护理，病人是否：①心态平和，适应身心改变；②疼痛缓解；③肌肉关节功能恢复，能满足日常生活需要；④能准确面对自我形象的改变；⑤未发生病理性骨折，或得到及时发现和处理。

（金占萍）

? **思考题**

叶先生，21岁，因左膝关节疼痛2个月在外院行局部物理治疗未见明显好转，1周前疼痛加重，夜间不能入睡，来院就诊。查体：左膝部肿胀，局部皮温增高，左膝关节可触及3cm肿块，边界不清，活动度差，压痛明显，左膝关节活动受限。X线示左股骨下端骨质浸润性破坏，可见明显Codman三角和日光射线反应。需要手术治疗，病人及家属担心手术及疾病预后情况。

请思考：

（1）对该病人进行护理评估时应注意哪些问题？该病人现存的护理诊断/问题有哪些？

（2）如何做好病人的疼痛护理？

（3）该病人实施截肢手术，术后应采取哪些护理措施？

39-2 思路解析及在线测试题（二维码）

育人学堂

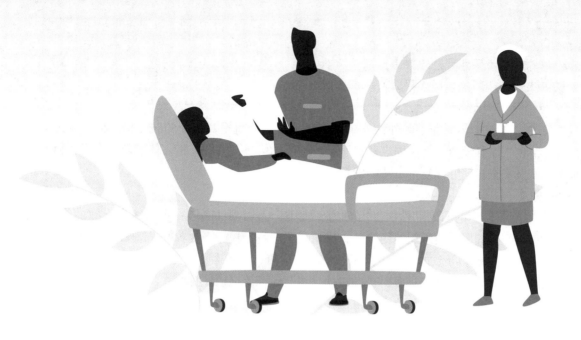

第四十章 断肢（指）再植病人的护理

40-1 数字资源

.... 学习目标 ....

◎ **知识目标**

    1.掌握断肢（指）再植病人的急救处理、护理措施和健康指导。

    2.熟悉断肢（指）再植病人的症状、体征、处理原则及常见护理诊断/问题。

    3.了解断肢（指）再植的病因与病理生理。

◎ **能力目标**

    1.能评估断肢（指）病人的病情，协助医生做好再植手术前准备和手术后护理，有效进行心理指导。

    2.能运用护理程序对断肢（指）再植病人实施围手术期的整体护理。

◎ **素质目标**

    具有高度责任感和同理心，尊重、关心病人，与病人进行良好的沟通。

> **案例导入**
>
>   赵女士，40岁，30min前因工作时操作不慎被切割机离断左手示指、中指，伤口流血。残指用毛巾包裹，来院急诊。

请思考：

1.应迅速对该病人采取哪些急救措施？

2.对该病人行断指再植术后应采取哪些护理措施？

完全或不完全肢（指）体离断多因外伤导致。断肢（指）再植是对离断的肢（指）体，通过显微外科技术进行清创、血管缝合、骨骼固定及对肌腱、神经的修复，将肢（指）体重新缝合至机体原位，恢复血供，使其完全存活并恢复一定功能的精细手术。

【病因和病理】

根据肢体发生离断损伤的原因和性质，可分为三大类：①切割性断肢：多由锐器导致的损伤。断面较整齐，污染较轻，周围重要组织挫伤较轻，再植成活率高，功能恢复较好。②碾压性断肢：多由运行机器、交通工具或重物导致的损伤。因组织破坏较严重，切除碾压部分后，离断面可变整齐，再植成功率仍较高。③撕裂伤性断肢：多因机械转动导致肢体广泛损伤伴有血管、神经、肌腱从不同平面撕脱，需进行复杂的血管移植或移位方能再植，成功率和功能恢复都较差。

【护理评估】

（一）健康史

了解病人年龄、性别、职业、身高及体重等一般情况；评估受伤的原因、时间、急救情况、损伤性质及离断肢（指）体保存情况等；询问病人有无高血压、糖尿病、冠心病等病史。

（二）身体状况

1.局部情况　①完全断肢（指）：离断部位的近端和远端无任何组织相连接或仅有少量组织相连，但是清创时必须切除者。②不完全断肢（指）：凡伤肢（指）断面有主要血管断裂合并骨折脱位，伤肢断面相连的软组织少于断面总量的1/4，伤指离断面相连皮肤不超过周径的1/8，不吻合血管、伤肢（指）远端发生坏死者。充分评估断面出血情况、软组织损伤严重程度、污染情况以及急救措施，如止血、包扎、固定等落实情况。

2.全身情况　与断肢（指）的原因、损伤部位损伤程度有关，严重者出现失血性休克或有创伤性休克的表现。评估有无其他部位受伤或脏器功能障碍。

（三）辅助检查

血常规、出凝血时间、肝肾功能等情况；X线、CT等影像学检查。

（四）心理-社会状况

评估病人有无恐惧、焦虑、自卑等不良心理反应；评估病人及家属对治疗与恢复期望值及对手术后功能锻炼知识的了解程度。

（五）处理原则

现场急救对再植成功具有非常重要的作用。现场需争分夺秒进行急救处理，包括止血包扎、断肢（指）保存、迅速转运。在积极抗休克同时做好术前准备，尽快手术，包括彻底清创、重建骨支架、缝合肌肉（腱）、重建血液循环、神经修复等。

【常见护理诊断/问题】

1.焦虑/恐惧　与肢体离断、担心手术成功与否有关。

2.组织灌注量改变　与血管痉挛、血管栓塞有关。

3.有废用综合征的危险　与不能进行有效功能锻炼有关。

4.潜在并发症：休克、急性肾衰竭、血管危象、感染等。

【护理目标】

1.病人恐惧、焦虑减轻或者消除。

2.病人再植肢体组织灌注正常，无血管痉挛或栓塞现象。

3.病人能主动进行功能锻炼，未出现废用综合征。

4.病人未发生并发症，或并发症得到及时发现及处理。

【护理措施】

（一）现场急救护理

1.病情判断　评估病人的全身情况，观察病人有无出现休克征象及其他危及生命的合并性损伤，并迅速抢救。昏迷病人注意保持呼吸道的通畅。

2.包扎止血　对肢（指）完全断离者应首先控制近端出血。采用加压包扎止血，可用敷料局部加压包扎。大动脉（如肱动脉、腘动脉）出血时采用止血带止血法，每隔1h放松5min，以免压迫时间过长发生肢体坏死。放松止血带时应注意创口出血，应按压肢体近端主干血管。若发生离断部位较高，如在肩下或髋下，即不能使用止血带，加压包扎又无法控制出血时，可使用止血钳夹住血管断端。注意保护残肢，避免造成继发损伤和减少污染。

3.离体肢（指）的处理　若断肢（指）仍在机器中，需拆机取出离体肢（指），切勿强行拉出或将机器倒转取出，以免加重损伤。完全离断的肢（指）体，原则上要求不做任何无菌处理，忌用任何液体冲洗、浸泡。保存方法根据转运距离而定。近距离运送，可用无菌敷料或清洁布类将离断的肢（指）体包好；需远距离运送，对断肢（指）进行干燥冷藏法保存（图40-1），用无菌或清洁敷料包好，放入塑料袋并做好标记，再将其置于加盖容器中，容器周围放入冰块和水各一半，避免离体肢（指）与冰块直接接触，防止冻伤。

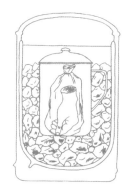

图40-1　断离肢体冷藏法

4.迅速转送　以最快的速度将病人和断肢（指）送至医院。争取6h内进行再植手术。转运过程中严密监测病人生命体征，保持呼吸道通畅，积极防治休克。到达医院后，立即检查断肢（指），冲洗消毒后用肝素盐水灌注，再用无菌敷料包好放置于无菌容器内，放入4℃冰箱冷藏，切记勿放入冰冻层。如为多指离断，应分别包好并做好标记，再放入冰箱。

（二）术前护理

1.心理护理　意外伤残给病人带来严重心理创伤。担心再植手术的是否成功、功能恢复程度。术前应向病人介绍手术目的和方法，关心安慰病人，告知坚持术后功能锻炼意义，最大程度解除病人及其家属忧虑，积极配合治疗。

2.病情观察　监测生命体征，严密观察其他器官是否发生损伤以及离断肢（指）体的局部情况。

3.全身支持　全面评估病人病情，按医嘱及时给予输血、输液及应用抗生素预防感染；有呼吸困难者，给予吸氧，积极对症处理。

4.环境准备　病房宜安静、舒适、保持空气新鲜，室温保持在20～25℃。避免寒冷刺激、禁止吸烟，以免出现血管痉挛。

（三）术后护理

1.体位护理　抬高患肢略高于心脏水平，以利于静脉回流，可减轻肢体肿胀。术后病人宜平卧10～14日，勿侧卧，避免患侧肢体血管受压影响患肢血液流动速度。

2.肢体加温　再植肢体局部用落地灯照射，即促进血液循环，也有利于局部保温。可用60～100W侧照灯，照射时距离保持30～40cm。患肢血液循环较差者不宜照射，以免增加局部组织代谢。

3.病情观察　术后48h内易发生血管危象，应严密观察。观察重点包括皮肤温度及颜色、毛细血管回流试验、指（趾）腹张力和指（趾）端侧方切开出血等情况。正常情况下，再植肢体的指（趾）腹饱满、颜色红润，早期颜色可比健侧稍红，皮温也可比健侧稍高，毛细血管回流良好，指（趾）端侧方切开1～2s有鲜红色血液流出。术后每1～2h观察1次。

（1）动脉血管危象及处理

1）动脉血管危象：①动脉血供中断（动脉危象）：患肢颜色变苍白，皮温下降，毛细血管回流消失，指（趾）腹切开不出血。②动脉血供不足：患肢颜色由红润变成紫灰色，指腹张力降低，毛细血管回流缓慢，皮温降低，指（趾）腹侧方切开缓慢流出淡红色血液。

2）处理：发现异常，应立即打开敷料，解除压迫因素，遵医嘱使用解痉药物如罂粟碱、山莨菪碱、妥拉唑林等，配合高压氧治疗。如经短期观察仍未见明显改善应立即手术探查。

（2）静脉血管危象及处理

1）静脉回流障碍（静脉危象）：指（趾）腹由红润变成暗紫色，且指（趾）腹张力高，毛细血管回流加快，皮温从略升高而逐渐降低，指（趾）腹侧方切开立即流出暗紫色血液，流速较快，指（趾）腹由紫逐渐变红。

2）处理：立刻解除血管外的受压原因，彻底放松包扎敷料。如血液循环仍无改善，再拆除部分缝线，可指腹侧方切开放血，必要时手术探查。

4.用药护理　按医嘱及时适量地应用抗凝解痉药物，以利于血液循环；应用镇痛药物，既可缓解疼痛，又可保持血管扩张，防止血管痉挛。应用抗生素预防感染。

5.病室环境　最好单间，限制探视。室温要求在20～25℃，室内相对湿度50%～60%，严禁主动或被动吸烟。

6.功能锻炼　①术后3周左右：再植肢体血供基本平稳，软组织已愈合，可采用红外线理疗等治疗方法以促进淋巴回流，减轻水肿；未制动的关节可进行轻微的伸屈活动。②术后4～6周：应以主动活动为主，可做患肢（指）伸屈、握拳等活动，以防关节僵直、肌肉粘连和萎缩，注意被动活动要轻稳并妥善保护再植部位。③术后6～8周：功能锻炼以促进神经功能恢复、瘢痕软化、减少粘连为重点。此时骨折已基本临床愈合，应重视受累关节主动活动，患手可做提、挂、抓的动作练习，可配合理疗、中药熏洗等方法，促进肢体的感觉及运动功能的恢复。

7.心理护理　应耐心倾听病人的内心感受，理解病人心理反应，讲解长期功能锻炼的重要性，让病人积极主动配合治疗和护理，使患肢功能得到最大限度恢复。

（四）健康指导

1.自我防护　注意安全，加强劳动保护；讲解病人术后康复注意事项，应坚持戒烟，避免去有吸烟人群的地方，做好患肢保暖。

2.功能锻炼　告知术后功能锻炼的意义和方法，协助病人制定功能锻炼计划并鼓励执行。

3.复诊指导　定期复查，发现异常及时就诊。

【护理评价】

通过治疗与护理，病人是否：①焦虑/恐惧减轻或消失；②再植肢（指）体组织灌流正常；③主动进行功能锻炼，废用综合征得到预防；④并发症得以预防或得到及时发现和处理。

（金占萍）

❓思考题

1.陈先生，48岁，因"左手中指电锯伤疼痛出血半小时"急救入院。查体：神志清，痛苦貌，左手中指不全离断，伤口挫伤明显，末梢循环及感觉差，皮肤颜色苍白。X线示：左中指末节骨折。完善相关术前检查，即刻入手术室在臂丛+颈丛麻醉下行"左手清创+肌腱血管神经探查修补+骨折内固定术"。

请思考：

（1）该病人再植术后的观察要点有哪些？

（2）该病人术后存在哪些护理问题？

2.张先生，25岁，因工作时被机器砸伤致右手中指不完全离断2h急诊入院。查体：一般情况可，右手中指不完全离断，断端出血，骨折端外露，远端皮肤苍白，感觉消失。急诊行断指再植手术。

请思考：

（1）该病人离断手指应如何保存？

（2）该病人再植术后患指病情观察包括哪些？

40-2 思路解析及在线测试题（二维码）

育人学堂

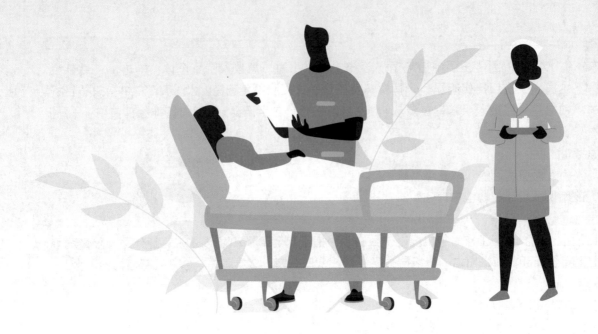

第四十一章 关节置换病人的护理

41-1 数字资源

学习目标

◎ **知识目标**

　　1.掌握常见关节置换病人的症状、体征、常见护理诊断/问题、护理措施和健康指导。

　　2.熟悉常见关节置换病人的辅助检查和处理原则。

　　3.了解常见关节置换的病因和病理生理，常见髋、膝关节置换术的适应证与禁忌证。

◎ **能力目标**

　　1.能对常见关节置换病人进行术后健康指导。

　　2.能够应用护理程序对关节置换病人围手术期实施整体护理。

◎ **素质目标**

　　1.注重人文关怀，尊重病人、关爱病人。

　　2.具有与病人有效沟通的能力，帮助病人树立信心。

　　随着社会老龄化，髋、膝骨关节病的发病率日益增高，人工关节置换术是目前治疗晚期骨关节病最有效的方法。关节置换术是运用外科手术的方法将人工关节替代和置换病损关节结构，从而达到减轻或消除疼痛、恢复关节功能，最终提高病人生活质量的目的。

第一节　人工髋关节置换病人的护理

案例导入

　　黄先生，69岁，左髋部疼痛、活动受限，行走呈跛行。X线检查示：股骨头无菌性坏死。入院后完善术前检查，行人工全髋关节置换术。

　　请思考：

　　1.作为责任护士，如何为该病人做好术前评估？

　　2.如何指导病人进行术后关节功能锻炼？

　　人体髋关节是由髋臼、股骨头及周围软组织构成。人工髋关节置换术（total hip arthroplasty, THA）是利用生物相容性和机械性能良好的金属、高分子材料及陶瓷等制成的人工材料，置换人体病损的股骨头或股骨头和髋臼，消除髋部疼痛，增强关节稳定性及其活动度，纠正关节畸形等作用，以提高病人生活质量。

　　人工髋关节置换的手术类型：①股骨头置换术：使用人工材料将病损的股骨头置换。②人工全髋关节置换术：利用人工材料将人体的股骨头和髋臼一同置换。③全髋关节翻修术：作为失败的人工髋关节置换术后的补救措施。④髋关节表面置换术（图41-1）。

　　适应证：①股骨颈骨折者。②原发性或继发性的骨关节炎。③类风湿性关节炎。④强直性脊柱炎引起的髋关节强直。⑤成人股骨头无菌性坏死。⑥骨肿瘤，包括股骨近端或髋臼的肿瘤。

　　禁忌证：①髋关节活动性感染性炎症者。②全身情况差或有严重疾病无法耐受手术者。③髋关节周围肌肉瘫痪。④各种进展迅速型骨损坏疾病者。

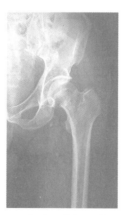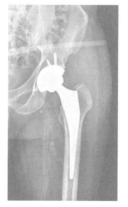

股骨颈骨折X片　　全髋关节置换术后X片

图41-1　股骨颈骨折全髋关节置换

【护理评估】

（一）健康史

　　评估病人年龄、职业、身高、体重、一般健康状况；有无吸烟、饮酒史等；有无糖尿病、高血压、心脏病、脑血管疾病等伴发疾病；药物使用及既往手术情况。

（二）身体状况

　　1.年龄　老年人对手术的耐受力比成年人差，术前应全面评估生理状态。

　　2.全身情况　观察生命体征、评估营养状况；有无严重心、肺、脑、肾等重要器官疾患；是否患有骨质疏松症等。

3.局部情况　如外伤引起疾病，需了解受伤部位、程度及受伤时间；如为髋关节骨病，需了解疾病性质，疼痛程度、活动受限程度等。

（三）辅助检查

了解实验室检验结果，包括血常规、出凝血时间、血型、红细胞沉降率、C反应蛋白、肝肾功能等；了解X线、CT及MRI等影像学检查结果；超声、心电图及其他特殊检查结果。

（四）心理-社会状况

评估病人及其家属对人工髋关节的认知程度，病人因关节疼痛、活动受限产生焦虑、恐惧等心理反应。了解家庭和社会对病人的支持程度。

【常见护理诊断/问题】

1.疼痛　与骨关节炎、术后创伤有关。

2.睡眠形态紊乱　与疼痛、对预后担忧有关。

3.躯体移动障碍　与患肢疼痛及活动受限有关。

4.有皮肤完整性受损的危险　与长期卧床及营养状态有关。

5.潜在并发症：术后出血、深静脉血栓形成、感染、假体脱位等。

【护理目标】

1.病人疼痛缓解或消失。

2.病人睡眠正常。

3.病人关节功能逐渐恢复正常。

4.病人皮肤完整。

5.病人未发生并发症，或发生时能得到及时发现和处理。

【护理措施】

（一）术前护理

1.心理护理　病人生活质量明显下降且对疾病知识缺乏，对手术治疗存在顾虑，易产生焦虑情绪。护士应耐心讲解关节置换的有关知识，也可介绍同病种的康复期病人现身说法，以增强病人对疾病和手术的认识和信心。

2.饮食护理　给予高钙、高蛋白、高热量、高维生素、易消化饮食，注意食物的多样性，以提高病人对手术的耐受力，增加抵抗力，减少并发症。

3.疼痛护理　教会病人正确表达疼痛程度的方法，及时采取有效镇痛措施。

4.术前准备

（1）根据病人全身评估情况，积极治疗并存疾病，如高血压、糖尿病等；完成各项检查检验。

（2）呼吸功能训练：指导深呼吸、有效咳嗽等锻炼方法。

（3）肢体功能锻炼：教会病人正确床上翻身，下肢肌肉锻炼及关节活动度锻炼方法。

（4）适应性锻炼：卧床大小便训练以适应术后卧床；教会病人正确上、下床方法和拐杖、助行器使用方法。

（二）术后护理

1.病情观察　严密监测生命体征，定时测量血压、心率、呼吸、体温；观察并记录24h液体出入量及血电解质状况；观察肢体肿胀，患肢末梢血运、感觉及运动情况。若出现患肢肿胀、皮肤发绀、皮温低、足背动脉搏动减弱或消失、感觉活动异常等情况，及时通知医师进行处理。

2.体位护理　术后平卧位，患肢保持外展15°～30°。中立位，禁止患肢外旋、内收，防止髋关节脱位。可在双腿中间放置楔形枕，避免向患侧翻身，以防止关节假体脱位。

3.切口护理　保持引流管固定通畅，注意观察切口敷料有无渗血、渗液现象和引流液的量、颜色、性状。

4.疼痛护理　准确及时评估病人疼痛程度、性质及时间，适当应用镇痛药物并观察药物作用及副作用。

5.并发症的预防与观察

（1）下肢深静脉血栓形成：人工髋关节置换术后最常见的并发症。发生率50%～70%，继发肺栓塞的发生率在4.6%～9.7%，导致THA术后发生猝死的主要原因之一，约占死亡病例的50%。因此术后应高度重视对该并发症的预防。术后麻醉作用消退后，应立即鼓励病人做踝、膝关节的主动、被动屈伸动作，股四头肌等长收缩训练；使用弹力袜、气压泵、遵医嘱予皮下注射低分子肝素等机械、药物治疗。如肢体出现肿胀、疼痛，腓肠肌压痛，应保持患肢制动，患肢立即行多普勒超声检查，警惕下肢深静脉血栓形成。

（2）切口感染：髋关节置换术后最严重的并发症，是造成手术失败的主要原因之一。术后密切观察体温及切口有无红、肿、热、痛等感染征象；保持切口敷料清洁、干燥，如伤口敷料有渗血渗液或被污染时应及时更换，换药时应严格无菌操作。围手术期合理使用抗生素。如切口发生感染，应取分泌物做细菌培养及药物敏感试验，宜选用敏感性抗生素。

（3）髋关节假体脱位：髋关节假体脱位多发生于术后1个月内，称为早期脱位，也有个别病人发生在术后2～3年。要求患肢保持外展中立位，避免内收屈曲；教会病人术后正确体位转移。观察双下肢是否等长、局部有无疼痛和异物感，如有以上情况发生，考虑发生脱位，应立即通知医师，根据情况采用闭合复位或切开复位，复位后患肢需牵引。

6.功能锻炼　以肌力、关节活动度和步态训练为主。视病人病情及体能开始转移能力的训练：由卧到坐，由坐到站，由站到走逐步过渡。病人病情稳定者于术后1日，遵医嘱床旁起坐；术后2～3日开始逐步练习站立及扶拐行走练习。应根据病情制订个体化功能锻炼计划，骨水泥型假体置换者，术后1日后即可遵医嘱床旁起坐、站立及扶拐行走练习。生物型假体置换者需术后1周开始逐步练习行走。

7.心理护理　耐心倾听病人的内心感受，理解并关心病人，讲解疾病相关知识及术后注意事项及功能锻炼的要求，使病人积极配合治疗及护理。

（三）健康指导

1.生活指导　术后3月内，患肢应避免坐矮凳、跷二郎腿、跪姿、盘腿、弯腰系鞋带等不良姿势，避免坐沙发，注意预防跌倒。

2.功能锻炼指导　需扶拐行走4～6周，当病人能在无辅助装置下离床走动时，可逐渐进行上下台阶训练，健侧肢体先上，患侧肢体先下，以减少髋关节的屈曲与负重。

3.运动指导　避免爬山、爬楼梯、跑步等有损关节的运动，避免负重情况下进行跳跃。

4.饮食指导　加强营养，多进食高蛋白、高维生素、富含钙、铁的食物。肥胖病人需适当控制体重，预防骨质疏松，以减少关节的负重。

5.复查指导　术后3月内，每月复查1次，术后4～9月，每3个月复查1次，之后每半年1次。按医嘱服用抗凝药物。当患肢出现胀痛、关节位置异常、局部出现红肿等异常情况，应及时就诊。

【护理评价】

通过治疗与护理，病人是否：①疼痛缓解或消失；②睡眠正常；③关节功能逐渐恢复；④皮肤完整；⑤术后未出现并发症，或发生时得到及时发现和处理。

第二节　人工膝关节置换病人的护理

人体膝关节是由股骨髁、胫骨平台、髌骨及其周围滑膜、关节囊、韧带、半月板和肌肉等组织共同构成，是人体最大、结构最复杂的关节，功能要求高。人工全膝关节置换术（total knee arthroplasty，TKA）是用人工膝关节假体代替已严重损坏的膝关节，目的是解除膝关节疼痛，恢复关节活动及原有的功能，是晚期膝关节病重要治疗手段。

人工膝关节置换的手术类型：①全膝关节置换术：主要用于严重的关节疼痛、不稳定、畸形，日常活动严重障碍，经过保守治疗无效或效果不显著的病人。②膝关节单髁置换术：主要用于膝关节诸韧带结构完整、非炎症性关节炎，只置换病损部位，其余结构均被完整保留下来，能较好地保留膝关节运动功能。③膝关节翻修术：作为失败的人工膝关节置换术后的补救措施（图41-2）。

适应证：①膝关节骨性关节炎，占全膝置换术的比例最大。②类风湿性关节炎。③强直性脊柱炎晚期膝关节病变者。④静止期的膝关节感染。⑤少数严重的创伤性关节炎。⑥涉及膝关节的骨肿瘤，切除后不能获得良好的关节功能重建者。

禁忌证：①全身和局部关节的任何活动性感染，为手术绝对禁忌证。②膝关节周围肌肉瘫痪或者周围组织严重疤痕。③膝关节已长时间融合于功能位，没有疼痛和畸形等症状。④全身情况差，有严重心、肺等重要脏器功能障碍，不能耐受麻醉和手术者。

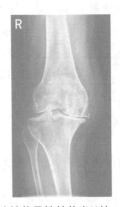
膝关节骨性关节炎X片

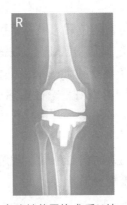
全膝关节置换术后X片

图41-2　全膝关节置换术

【护理评估】

（一）健康史

评估病人年龄、职业、身高、体重、一般健康状况；有无吸烟、饮酒史等；有无糖尿病、高血压、心脏病、脑血管疾病等伴发疾病；药物使用及既往手术情况。

（二）身体状况

1.年龄　老年人对手术的耐受力比成年人差，术前应全面评估生理状态。

2.全身情况　观察生命体征、评估营养状况；有无严重心、肺、脑、肾等重要器官疾患；是否患有骨质疏松症等。

3.局部情况　了解膝关节原发疾病发展及治疗情况，了解患侧肢体肌力、膝关节活动度，局部血循环及软组织情况等。

（三）辅助检查

了解实验室各项检查：如血、尿、便三大常规和血生化检查结果，了解X线、超声、CT及MRI

等影像学检查结果，以及心电图及其他特殊检查结果。

（四）心理-社会状况

评估病人及其家属对人工膝关节的了解程度，病人因膝关节疼痛、活动受限影响生活质量而出现不良情绪反应。评估病人的家庭及社会支持系统。

【常见护理诊断/问题】

1.疼痛　与膝关节骨病及术后创伤有关。

2.焦虑/恐惧　与担心预后及手术有关。

3.躯体移动障碍　与患肢疼痛及术后卧床有关。

4.知识缺乏：缺乏膝关节置换术后注意事项、康复训练相关知识。

5.潜在并发症：术后出血、深静脉血栓形成、关节不稳、感染、假体松动等。

【护理目标】

1.病人疼痛缓解。

2.病人情绪稳定，积极配合治疗。

3.病人逐渐恢复行动能力。

4.病人知晓膝关节置换术后相关知识。

5.病人未发生并发症，或并发症能够及时得到发现并处理。

【护理措施】

（一）术前护理

1.心理护理　病人对疾病知识缺乏，且因长期关节疼痛、活动受限容易出现焦虑情绪。向病人介绍手术必要性，告知术前准备、术中配合及术后需要注意的问题，以减轻其心理负担，以积极配合手术治疗。

2.饮食护理　给予高钙、高蛋白、高热量、高维生素、易消化饮食，注意食物的多样性，加强营养，以增加抵抗力。

3.大小便护理　保证每日充足饮水量，鼓励病人多吃水果、蔬菜，预防便秘。练习大小便器使用方法，有便秘者可遵医嘱给予药物辅助排便。

4.疼痛护理　教会病人正确表达疼痛程度的方法，重视疼痛控制，及时采取镇痛措施。

5.术前准备　全面评估病人，积极治疗并存疾病，如高血压、糖尿病等。完成各项术前检验检查。

（二）术后护理

1.疼痛护理　膝关节置换术后疼痛的处理比髋关节置换术后要求高，有效的镇痛措施有利于病人术后的康复。准确疼痛评估，适当应用镇痛药物并及时评价疗效。

2.病情观察

（1）严密监测生命体征变化，记录24h液体出入量及电解质平衡情况，如有异常，及时通知医师处理。

（2）患肢的观察：术后取平卧位，抬高患肢稍高于心脏水平，踝关节处垫枕，保持膝关节伸直位；严密观察肢体周径、肢端的颜色、温度；检查足背动脉搏动情况；观察患肢感觉运动情况。

（3）伤口的观察：密切观察伤口渗血情况，及时更换敷料以保持伤口敷料清洁干燥；妥善固定并保持引流通畅，观察引流液的量、颜色、性状。

3.并发症的预防与观察

（1）深静脉血栓形成：同髋关节置换病人的护理。

（2）感染：是膝关节置换术后最严重的并发症，感染率为1%～2%。术后密切观察切口局部情况有无红肿热痛等感染征象，保持切口敷料清洁干燥；密切观察体温变化。围手术期合理抗生素应用。一旦发生感染，应取分泌物细菌培养及药物敏感试验，选用敏感抗生素。

（3）腓总神经损伤：发生率1%～5%。症状多出现在术后1～3日，表现为小腿后外侧麻木、足趾背伸肌力下降，多见下肢过度牵拉或延长。密切观察患肢感觉及活动情况，一旦发现异常，立即通知医师处理。

4.功能锻炼　手术麻醉清醒即可进行股四头肌等长收缩训练和踝关节跖屈、背伸、旋转运动。术后2～3日可进行坐位主动伸膝、被动屈膝训练；无特殊情况术后第2日可下床站立，循序渐进在助行器或拐杖的辅助下行走，从患侧膝关节部分负重逐渐过渡到完全负重。

5.心理护理　护士应倾听病人的内心感受，具有同理心，关心安慰病人，耐心讲解膝关节置换相关知识及术后功能锻炼的重要性，使病人积极配合治疗与护理。

（三）健康指导

1.伤口护理　定期换药至伤口拆线，保持伤口敷料清洁干燥，伤口如出现疼痛加重、肿胀等，应及时就诊。

2.自我保护　控制体重，避免剧烈运动、避免负重过大、避免"下蹲站立"动作；预防骨质疏松，多晒太阳。

3.行走指导　病人需扶拐行走4～6周后可用手杖辅助行走。

4.复查指导　术后6月内，每月复查1次。1年后每年门诊随访1次。

（四）关节功能训练器的使用及护理

1.关节功能训练器使用的目的　通过持续被动运动，使髋、膝关节同步连续性活动，增加关节活动度，预防关节僵硬；促进局部静脉血液回流，有利于消除关节局部肿胀。

2.关节功能训练器活动范围及操作程序

（1）活动范围：膝关节角度活动范围：0°～120°，髋关节角度活动范围20°～110°，一般术后24～48h使用。

（2）操作程序：预先调节好杆件长度，或使杆膝关节角度处于0°～10°的位置。将患肢置于支架上，脚部固定于CPM锻炼器上远端的鞋套内，使踝关节呈90°，松紧适宜，尽可能将患侧臀部紧贴后部支架。操作时速度应由慢而快，幅度应由小至大，2次/日，60min/次，一般锻炼1～2周。

3.注意事项　①位置放置正确，避免腓总神经受压。②患肢放置引流管者，应妥善固定，以防脱管。③在不引起疼痛和不适的最大范围内活动。④机器运行时，防止大小腿杆件比例失调。⑤避免在强磁场、高温、潮湿的环境中使用。

【护理评价】

通过治疗与护理，病人是否：①疼痛缓解或消失；②情绪稳定，积极配合治疗；③关节功能逐渐恢复；④知晓膝关节置换术后相关知识；⑤术后未出现与膝关节置换术相关并发症，或发生时得到及时发现和处理。

（金占萍）

? **思考题**

1.张女士，68岁，因"左膝关节疼痛10年，加重伴活动受限8个月"，拟"左膝骨性关节炎"收入院。查体：跛行，左膝关节屈曲畸形，左膝关节周围皮肤无发红，关节内侧关节间隙压痛（+），活动受限。X线检查示：左膝关节间隙明显狭窄，关节表面不平整，边缘骨质明显增生。准备行左膝人工关节置换术。

请思考：

（1）该病人术前应采取哪些护理措施？

（2）该病人术后的可能出现哪些并发症？如何预防？

2.张先生，75岁，因右股骨颈骨折行全髋关节置换术后1个月，1周前右侧出现髋部红肿热痛，伤口渗液，收住入院。

请思考：

（1）该病人目前出现了什么问题，进一步需做哪些检查？

（2）护理病人过程中如何预防该并发症的发生？

41-2思路解析及在线测试题（二维码）

育人学堂

实训一：外科手消毒技术

外科手消毒的目的是清除或杀灭手表面暂居菌，减少常居菌，抑制手术过程中手表面微生物的生长，减少手部细菌的释放，防止病原微生物在医务人员和病人之间的传播，预防手术部位感染。

【实训目的】

1. 了解外科手消毒的目的。

2. 掌握外科手消毒的操作方法。

3. 树立无菌观念，严格执行无菌操作原则。

【操作前评估】

1. 参与手术者是否有上呼吸道感染，双手及手臂是否有感染和破溃。

2. 参与手术者对要参加的手术承受能力。

3. 参与手术者对使用的洗手液或消毒液有无过敏。

【操作准备】

1. 环境准备　刷手间用物摆放整齐，水温、室温适宜。

2. 用物准备

（1）刷手法：消毒肥皂液、无菌手刷、无菌毛巾（或擦手纸）、泡手桶（75%乙醇溶液）、指甲剪、时钟等。

（2）免刷手外科手消毒：皮肤清洗液、免刷洗外科手消毒剂、无菌擦手纸、无菌擦手纸收纳桶等。

3. 人员准备　着刷手衣裤，戴手术帽，戴口罩，摘除手部饰物，并修剪指甲，长度应不超过指尖。

【操作过程】

（一）刷手法

1. 普通洗手　流动水冲洗双手、前臂至肘上10cm，取适量肥皂液按七步洗手法从双手洗至肘上10cm，冲净皂液。

2. 刷手　取无菌手刷，蘸取肥皂液，从指尖至肘上10cm，顺序：指尖甲沟—手指—指间指蹼—手掌手背、腕部（环形）—前臂肘部（环形）、肘上10cm，分三段交替刷，两手交替进行，刷3min，轻弃手刷于水池内。用以上的方法刷手三遍。

3. 冲手　指尖向上，屈肘冲净手臂上的肥皂水。

4. 擦手　取无菌小毛巾，先擦干两手，小毛巾对折成三角，底边向上，呈拉锯式向上擦，一侧前臂—肘上10cm—毛巾换面—另一手前臂—肘上10cm。小毛巾轻弃于固定容器内。

5. 浸泡　用75%乙醇溶液浸泡双手、前臂至肘上6cm，手臂自然干燥。

6. 入手术间　保持拱手姿势，入手术间。

（二）免刷手外科手消毒

1. 用水湿润双手，取适量洗手液于掌心，按七步洗手法充分洗净双手，并认真揉搓前臂和上臂下1/3。清洁双手时，应注意清洁指甲下的污垢和手部皮肤的皱褶处。

2. 流动水冲洗双手、前臂和上臂下1/3。

3. 使用无菌毛巾或擦手纸擦干双手、前臂和上臂下1/3。

4. 接免刷洗外科手消毒剂2ml于左手掌心，将右手指尖（包括整个指甲部）浸于消毒剂中5s；将消毒剂涂抹整个右前臂和上臂下1/3。画圈揉搓整个右前臂和上臂下1/3以保证覆盖所有的皮肤，揉搓至干，需10～15s。

5. 同上法涂抹左手指尖、左前臂和上臂下1/3。

6. 接免刷洗外科手消毒剂 2ml 于左手掌心。双手互相揉搓至手腕部，整个过程需 20～30s。

7. 依据实际情况需要，重复以上步骤进行外科手消毒，每次手消毒时间不少于 60s。

【注意事项】

1. 先洗手，后消毒。

2. 不同病人手术之间、手套破损或手被污染时，应重新进行外科手消毒。

3. 遵循无菌操作原则。

【操作过程思维导图】

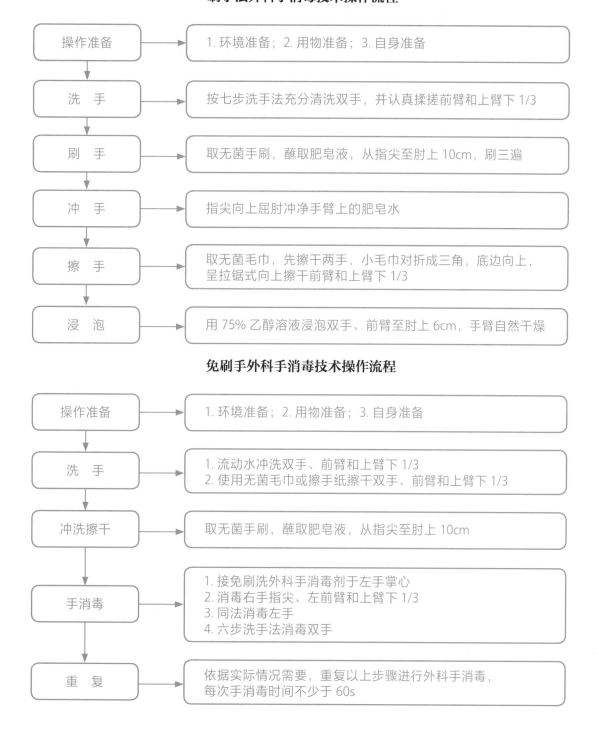

刷手法外科手消毒技术操作流程

操作准备	→	1. 环境准备；2. 用物准备；3. 自身准备
洗　手	→	按七步洗手法充分清洗双手，并认真揉搓前臂和上臂下 1/3
刷　手	→	取无菌手刷，蘸取肥皂液，从指尖至肘上 10cm，刷三遍
冲　手	→	指尖向上屈肘冲净手臂上的肥皂水
擦　手	→	取无菌毛巾，先擦干两手，小毛巾对折成三角，底边向上，呈拉锯式向上擦干前臂和上臂下 1/3
浸　泡	→	用 75% 乙醇溶液浸泡双手、前臂至肘上 6cm，手臂自然干燥

免刷手外科手消毒技术操作流程

操作准备	→	1. 环境准备；2. 用物准备；3. 自身准备
洗　手	→	1. 流动水冲洗双手、前臂和上臂下 1/3 2. 使用无菌毛巾或擦手纸擦干双手、前臂和上臂下 1/3
冲洗擦干	→	取无菌手刷，蘸取肥皂液，从指尖至肘上 10cm
手消毒	→	1. 接免刷洗外科手消毒剂于左手掌心 2. 消毒右手指尖、左前臂和上臂下 1/3 3. 同法消毒左手 4. 六步洗手法消毒双手
重　复	→	依据实际情况需要，重复以上步骤进行外科手消毒，每次手消毒时间不少于 60s

刷手法外科手消毒技术操作考核评分标准

项目	内容	分值	评分等级及分值				扣分
			A	B	C	D	
素质要求	报告考核项目，语言流畅，态度和蔼，面带微笑，仪表大方，举止端庄，轻盈矫健	2	2	1.5	1	0	
	护士准备：更换鞋子、洗手衣裤符合标准，戴帽子、戴口罩符合标准，取下饰物，指甲符合标准	3	2	1	—	0	
用物准备	消毒肥皂液、无菌手刷、无菌毛巾（或擦手纸）、泡手桶（75%乙醇溶液）、指甲剪、时钟等	2	2	1.5	1	0	
操作前准备	检查无菌手刷、皮肤清洗液、泡手桶（75%乙醇溶液）、擦手巾是否在有效使用期内，打开泡手桶的盖子，放置方法正确	2	2	1	—	0	
	将刷手衣衣袖挽至肘上10cm以上	3	3	2	1	0	
操作过程	用流动水冲洗双手至肘上10cm以上，冲洗方法正确	2	2	1	—	0	
	按七步洗手法，用皮肤清洗液洗手至肘上10cm以上	5	5	4	3	2～0	
	用流动水冲洗双手至肘上10cm以上，冲洗方法正确	2	2	1	—	0	
	取第一把手刷，方法正确	2	2	1	—	0	
	用无菌手刷蘸肥皂液刷手，按指尖、手、腕、前臂至肘上10cm以上顺序刷洗	10	10～9	8～7	6～5	4～0	
	动作快速用力，刷洗时间3min	5	5	4	3	2～0	
	刷完一遍后弃去手刷，用清水将清洗液冲净，冲洗时保持拱手姿势。	5	5	4	3	2～0	
	取第二把手刷，方法正确	2	2	1	—	0	
	同法刷洗第二、三遍，每遍3min	10	10～9	8～7	6～5	4～0	
	取无菌毛巾，由手部向上臂（肘上6cm处），按顺序擦干，方法正确	8	8～7	6～5	4～3	3～0	
	擦干一侧手臂，翻转毛巾再擦另一侧手臂。擦过肘部的毛巾不能再接触手和前臂	8	8～7	6～5	4～3	3～0	
	无菌毛巾用完后弃至收纳桶，方法正确	2	2	1	—	0	
	将手、前臂到肘上6cm处浸泡在泡手桶内（75%乙醇溶液），不可触碰到桶壁	5	5	4	3	2～0	
	浸泡时间5min（口述）	2	2	1	—	0	
	手臂退出泡手桶后保持拱手姿势，待其自然晾干	5	5	4	3	2～0	
综合评价	动作规范、熟练；无菌观念强，无菌操作正确	5	5	4	3	2～0	
	刷手衣未溅湿，洗手顺序正确	5	5	4	3	2～0	
	考核时间：10min，时间到操作停止	5	5	4	3	2～0	
总得分		100					

免刷手外科手消毒技术操作考核评分标准

项目	内容	分值	评分等级及分值 A	B	C	D	扣分
素质要求	报告考核项目，语言流畅，态度和蔼，面带微笑，仪表大方，举止端庄，轻盈矫健	2	2	1.5	1	0	
	护士准备：更换鞋子、洗手衣裤符合标准，戴帽子、戴口罩符合标准，取下饰物，指甲符合标准	3	2	1	—	0	
用物准备	皮肤清洗液、免刷洗外科手消毒剂、无菌擦手纸、无菌擦手纸收纳桶等	4	4	3	2	1～0	
操作前准备	检查皮肤清洗液、免刷洗外科手消毒剂、无菌擦手纸是否在有效使用期内，检查自动出液器是否可以正常使用	5	5	4	3	2～0	
	挽起衣袖至肘上10cm以上	5	5	4	3	2～0	
操作过程	用流动水冲洗双手至肘上10cm以上，冲洗方法正确	4	4	3	2	1～0	
	按七步洗手法，用皮肤清洗液洗手至肘上10cm以上	6	6	5	4	3～0	
	用流动水冲洗双手至肘上10cm以上，冲洗方法正确	4	4	3	2	1～0	
	正确抽取擦手纸，每次一至两张	4	4	3	2	1～0	
	取无菌擦手纸擦干双手，以转动的方式依次擦干一手的腕部、前臂、肘部至肘上10cm处，不得回擦	6	6	5	4	3～0	
	同样方法擦干另一双手的腕部、前臂、肘部至肘上10cm处，不得回擦	4	4	3	2	1～0	
	擦手纸用完后弃至收纳桶，方法正确	4	4	3	2	1～0	
	取2ml手消毒剂于左手手掌心，右手指尖浸于免洗手消毒剂中5s	5	5	4	3	2～0	
	左手掌将剩余的手消毒剂均匀揉搓右手的手腕部、前臂至肘上10cm	6	6	5	4	3～0	
	再取2ml手消毒剂于右手手掌心，左手指尖浸于免洗手消毒剂中5s	5	5	4	3	2～0	
	右手掌将剩余的手消毒剂均匀揉搓左手的手腕部、前臂至肘上10cm	6	6	5	4	3～0	
	最后再取2ml手消毒剂，按六步洗手法彻底搓揉手部，直至消毒液自行挥发至干燥	5	5	4	3	2～0	
	双手拱手姿势置于胸前，保持一定距离（>30cm）	5	5	4	3	2～0	
	擦洗规范熟练、用力恰当；洗手时看时间，时间不少于5min	6	6	5	4	3～0	
	操作过程流畅，未溅湿刷手衣及周围环境	6	6	5	4	3～0	
	冲洗双手方法正确，无污染；始终保持双手悬空在胸前，手指朝上	5	5	4	3	2～0	
总得分		100					

（李静静　周淑萍）

实训二：穿脱无菌手术衣、戴无菌手套技术

穿无菌手术衣、戴无菌手套是外科手臂消毒后进行的手术前操作准备，以防止在皮肤皱纹内和皮肤深层如毛囊、皮脂腺等存在的不易完全消灭的细菌污染手术野造成感染。

【实训目的】

1.掌握穿无菌手术衣、戴无菌手套的方法。

2.熟悉穿无菌手术衣、戴无菌手套的注意事项。

3.了解穿无菌手术衣、戴无菌手套的目的。

4.培养学生无菌观念。

【操作前评估】

1.评估病人手术术式，病人的一般情况。

2.评估手术室环境是否符合操作。

3.评估用物准备是否齐全，灭菌物品是否符合要求。

【操作准备】

1.环境准备　操作环境清洁、宽敞、明亮，操作台放置距墙30cm以上，避开回风口和前后门，固定刹车，操作台面清洁、干燥，适合无菌操作。

2.用物准备　无菌持物钳、无菌手术衣包、一次性无菌手套、医疗垃圾桶、生活垃圾桶、污染手术衣专用桶。

3.人员准备　操作者着刷手衣裤，戴口罩、帽子。

【操作过程】

1.规范手消毒后检查无菌手术衣包的名称、有效期、包外灭菌指示物，无菌包外包布是否松散、破损和潮湿等。

2.在器械台上打开无菌持物钳包、无菌手术衣包，检查包内灭菌指示物的变色情况。

3.检查无菌手套有效期、型号、包装是否完好。用无菌持物钳夹取手套内包投放入打开的无菌包内。

4.外科手消毒后，拱手姿势回到手术室。

5.抓取手术衣，选择宽敞处站立，认清衣服的上下和正反面，一手提起衣领抖开，手术衣内面朝向操作者，向上轻掷手术衣，顺势将双手及前臂伸入衣袖内，向前平行伸展，不可高举过肩，也不可左右侧撒开，以免触碰污染。

6.巡回护士在操作者身后把手术衣向后拉时，不能触及穿衣者已刷过手的手臂，穿衣者手不出袖口（方便闭合式戴手套），巡回护士系好手术衣领系带。

7.操作者隔着衣袖左手取出右手的无菌手套，倒置放于右手袖口上，手套口朝外，各手指相对。放上手套的手（右手）隔着衣袖抓住手套翻折边，另一手（左手）隔着衣袖捏住另一侧翻折边，把手套翻套于袖口上，手指迅速伸入手套内。然后以同法戴另一只手套。

8.解开腰间衣带的活结，右手捏住腰带，递给巡回护士，巡回护士用无菌持物钳夹住腰带的尾端递给穿衣者，穿衣者接传递来的腰带并系于腰间。

9.口述手术衣无菌区域。生理盐水冲去滑石粉，拱手于胸前，准备手术。

10.手术结束，脱手术衣，分类整理用物。

【注意事项】

1.穿手术衣时，须在手术间找一空间稍大的地方，避免触及他人及非无菌物品。

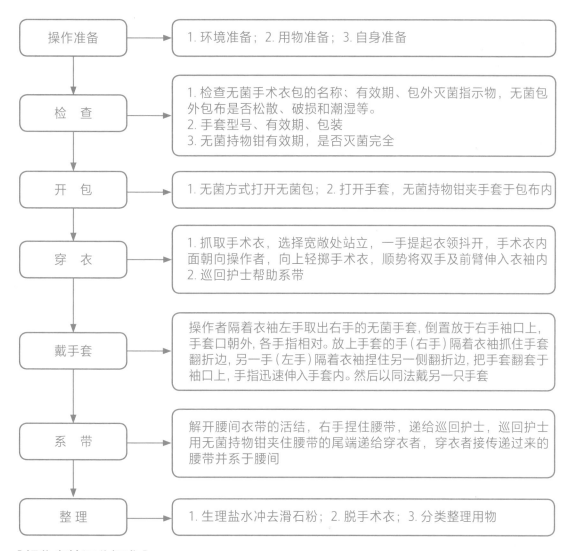

2.穿手术衣后，手术人员的背部、颈部、腰部以下是有菌区，故手术人员的手不可随意摆动，只能放于胸前，肘部内收，不能下垂。

3.戴手套时应注意未戴手套的手不可触及手套的外面，而戴手套的手不可触及未戴手套的手或另一手套的内面。

4.脱手套时，须将手套翻转脱下，不可用力强拉手套边缘或手指部分以免损坏。

【操作过程思维导图】

穿脱无菌手术衣、戴无菌手套技术操作流程

操作准备 → 1.环境准备；2.用物准备；3.自身准备

检 查 → 1.检查无菌手术衣包的名称、有效期、包外灭菌指示物，无菌包外包布是否松散、破损和潮湿等。
2.手套型号、有效期、包装
3.无菌持物钳有效期，是否灭菌完全

开 包 → 1.无菌方式打开无菌包；2.打开手套，无菌持物钳夹手套于包布内

穿 衣 → 1.抓取手术衣，选择宽敞处站立，一手提起衣领抖开，手术衣内面朝向操作者，向上轻掷手术衣，顺势将双手及前臂伸入衣袖内
2.巡回护士帮助系带

戴手套 → 操作者隔着衣袖左手取出右手的无菌手套，倒置放于右手袖口上，手套口朝外，各手指相对。放上手套的手（右手）隔着衣袖抓住手套翻折边，另一手（左手）隔着衣袖捏住另一侧翻折边，把手套翻套于袖口上，手指迅速伸入手套内。然后以同法戴另一只手套

系 带 → 解开腰间衣带的活结，右手捏住腰带，递给巡回护士，巡回护士用无菌持物钳夹住腰带的尾端递给穿衣者，穿衣者接传递过来的腰带并系于腰间

整 理 → 1.生理盐水冲去滑石粉；2.脱手术衣；3.分类整理用物

【操作考核评分标准】

穿脱无菌手术衣、戴无菌手套技术操作考核评分标准

项目	内容	分值	评分等级及分值				扣分
			A	B	C	D	
素质要求	报告考核项目，语言流畅，态度和蔼，面带微笑，仪表大方，举止端庄，轻盈矫健	3	3	2	1	0	
	护士准备：更换鞋子、洗手衣裤符合标准，戴帽子、戴口罩符合标准，取下饰物，指甲符合标准	3	5	4	3	2～0	

项目	内容	分值	评分等级及分值				扣分
			A	B	C	D	
用物准备	器械车、无菌手术衣、无菌手套、无菌持物钳、不同用途垃圾桶等用物按规定要求摆放有序	3	3	2	1	0	
核对检查	检查无菌包、无菌手套的灭菌日期是否在有效期内，灭菌指示标志的有效性。无菌包有无潮湿、破损，内容物有无外露	6	6	5	4	3～0	
操作前准备	打开无菌包外包布方法正确	3	5	4	3	2～0	
	取放无菌持物钳方法正确	3	4	3	2	1～0	
	打开内包布，查看指示标志的有效性	5	5	4	3	2～0	
	打开无菌手套外包装	2	2	1.5	1	0	
	用无菌持物钳取出无菌手套放于无菌包中，方法正确	4	4	3	2	1～0	
操作过程	外科手消毒后，进手术室方法正确、拱手姿势正确	2	2	1.5	1	0	
	抓取无菌手术衣，手提手术衣领并抖开，露出袖口	4	4	3	2	1～0	
	手术衣内面朝向操作者，对光检查手术衣是否完整	3	3	2	1	0	
	将手术衣向上轻掷的同时顺势将双手和前臂伸入衣袖内	3	3	2	1	0	
	两手臂向前平行伸展，双手伸入袖内，手不出袖口	4	4	3	2	1～0	
	巡回护士协助穿手术衣时不能触及穿衣者刷过手的手臂，系好手术衣颈部和背部带子（志愿者操作不计分）	—	—	—	—	—	
	打开手套，操作者隔着衣袖取手套，放置于另一手袖口上，手套的手指向上，手套各手指与手相对	5	5	4	3	2～0	
	一手隔着衣袖抓住手套翻折边，另一手隔着衣袖捏住另一侧翻折边，将手套翻套于袖口上，手指迅速伸入手套内	5	5	4	3	2～0	
	另一手套戴法同上两步	10	8	6	4	4～0	
	戴无菌手套后，检查手套无破损	2	2	1.5	1	0	
	解开腰间衣带的活结，右手捏住腰带，递给巡回护士，巡回护士用无菌持物钳夹住腰带的尾端递给穿衣者，穿衣者接传递过来的腰带并系于腰间	5	5	4	3	2～0	
	参加手术前，用无菌生理盐水冲净手套表面的滑石粉	2	2	1.5	1	0	
	手术结束，脱下手术衣、脱手套，方法正确、分类处理用物	6	6	5	4	3～0	
	整理用物、洗手	2	2	1.5	1	0	
综合评价	操作熟练、规范，动作轻巧、稳重、有条不紊	3	3	2	1	0	
	无菌观念强，全过程无污染	10	8	6	4	2～0	
	考核时间：6min，时间到操作停止	2	2	1.5	1	0	
总得分		100					

（李静静　周淑萍）

实训三：常用手术器械识别与传递技术

【实训目的】

1. 能够识别常用的手术器械、敷料和巾单。
2. 掌握常用手术器械的使用方法和传递要点。
3. 树立无菌观念，严格执行无菌操作原则。

【操作前评估】

1. 评估病人的手术术式。
2. 评估在手术中需要用到的器械、敷料、巾单等。

【操作准备】

1. 器械台准备　根据手术的性质、范围选择器械台大小并准备无菌台。
2. 无菌物品准备　无菌手术包、无菌器械包、无菌敷料包、无菌持物钳。
3. 人员准备　衣帽鞋穿戴整齐。

【操作过程】

1. 掌握常用手术器械的名称、用途。
2. 掌握手术器械的正确传递方法。
3. 掌握装卸刀片和穿针引线的方法。

【注意事项】

1. 任何器械的传递都要将器械柄传递给术者。
2. 将器械柄轻击术者手掌。
3. 注意无菌操作，勿离台面过高，不高于肩，不低于腰平面，切忌在背后传递。
4. 钳类的用法：右手拇指、无名指分别穿入把环，食指把持关节处固定，中指辅助。
5. 持针钳（持针器）穿针带线时要做到3个1/3。即缝线的返回线占总线长的1/3，缝针被夹在针尾的后1/3处，持针钳开口前端的1/3夹持缝针。
6. 使用拉钩时，应用湿纱垫将拉钩与组织隔开，以保护组织。
7. 由于一般缝针的针尾较粗，损伤性相对较大，故缝合血管、神经等精细的组织时，选用无损伤缝针，即一次性带线缝针。

【操作考核评分标准】

手术器械识别与传递技术操作考核评分标准

项目	内　　容	分值	评分等级及分值				扣分
			A	B	C	D	
素质要求	报告考核项目，仪表大方，举止端庄，语言流畅，态度得当	2	2	1.5	1	0	
	护士准备：衣帽鞋穿戴整齐	3	2	1	—	0	
用物准备	用物准备齐全；分类放置各种手术器械，质量符合要求；摆放有序，符合操作原则	5	4	3	2	1~0	
手术器械识别	识别手术刀：1）刀柄种类；2）持刀方法；3）安装刀片	5	5	4	3	2~0	

项目	内　　容	分值	评分等级及分值				扣分
			A	B	C	D	
手术器械识别	识别手术剪：1）种类与用途；2）正确持剪方式与传递	2	2	1	0	0	
	识别手术镊：1）种类与用途；2）正确持镊方式与传递	3	3	2	1	0	
	识别止血钳：1）种类与用途；2）正确持钳方式与传递	5	5	4	3	2～0	
	识别持针钳：1）种类与用途；2）正确持钳方式与传递	5	5	4	3	2～0	
	识别巾钳、组织钳、持物钳、肠钳和胃钳：1）种类与用途；2）正确持钳方式与传递	5	5	4	3	2～0	
	识别拉钩：1）种类与用途；2）正确持拉钩方式与传递	5	5	4	3	2～0	
	识别吸引器头：1）种类与用途；2）连接与使用	5	5	4	3	2～0	
	识别缝针：1）种类；2）根据手术如何选用	5	5	4	3	2～0	
	识别缝线：1）种类与作用；2）根据手术如何选用	5	5	4	3	2～0	
	识别敷料：1）种类与作用；2）根据手术部位如何选用	5	5	4	3	2～0	
手术器械使用方法	任何器械的传递都要将器械柄传递给术者	4	4	3	2	1～0	
	将器械柄轻击术者手掌	5	5	4	3	2～0	
	注意无菌操作，勿离台面过高，不高于肩，不低于腰，切忌在背后传递	4	4	3	2	1～0	
	钳类的用法：右手拇指、无名指分别穿入把环，食指把持关节处固定，中指辅助	4	4	3	2	1～0	
	持针钳：穿针带线时要做到3个1/3	4	4	3	2	1～0	
	使用拉钩时，应用湿纱垫将拉钩与组织隔开，以保护组织	4	4	3	2	1～0	
总体评价	操作者能掌握常用手术器械的名称及用途	5	5	4	3	2～0	
	熟悉常用手术器械的正确使用方法	5	5	4	3	2～0	
	能正确传递常用手术器械	5	5	4	3	2～0	
总得分		100					

（李静静　周淑萍）

实训四：手术体位安置技术

根据手术要求为病人安置合适的体位。安置体位的基本要求：①充分暴露手术区域，避免不必要的裸露，保护病人隐私和保暖；②病人肢体和托垫必须摆放平稳，不能悬空，保证病人安全；③维持正常呼吸功能，避免挤压胸部、颈部；④维持正常循环功能，避免因挤压或固定带过窄、过紧而影响血液循环；⑤避免压力性损伤、神经和肌肉受压等并发症。

【实训目的】

1.熟悉手术体位的安置方法。

2.能配合医生做好病人手术体位的安置。

3.知晓正确安置手术体位的重要性及注意事项。

4.培养学生团队协作意识。

【操作前评估】

1.评估病人的手术术式，选择合适的体位。

2.评估手术室环境是否适合操作。

3.评估体位安置的用物是否准备齐全。

4.病人评估：了解病人的病情、体重、意识状态、活动耐受能力以及合作程度。

【操作准备】

1.环境准备　手术间宽敞、明亮、符合无菌要求。

2.用物准备　①手术台：中单铺置于手术部位。②体位垫、海绵垫、软垫、腋垫、大枕头、约束带、麻醉架、双层木制托臂架、托腿架、布单等放置于平车上。

3.人员准备　衣帽鞋穿戴整齐。

【操作过程】

1.仰卧位　是最常见的手术体位，包括水平仰卧位、垂头仰卧位、斜仰卧位、侧头仰卧位、上肢外展仰卧位。

方法及步骤：

（1）病人仰卧于手术床上；

（2）双上肢自然放于身体两侧，中单固定肘关节部位；

（3）双下肢伸直，双膝下放一软垫，以免双下肢伸直时间过长引起神经损伤；

（4）约束带轻轻固定膝部。

2.侧卧位　适用于肺、食管、侧胸壁、侧腰部等手术。

方法及步骤：

（1）病人健侧卧90°，双手臂向前伸展于双层托手架上；

（2）腋下垫腋垫，距腋窝约10cm，防止上臂受压损伤腋神经，约束带固定双上肢，头下枕约20cm高的枕垫，使上臂三角肌群留有空隙，防止三角肌受压；

（3）胸背部两侧各垫一个大沙袋于中单下固定；

（4）下腿伸直，上腿屈曲90°，有利于固定和放松腿部，两腿之间放一大软垫，保护膝及骨突处；

（5）约束带固定髋部。

3.俯卧位　适用于后颅窝、颈椎后路、脊椎后路等手术。

方法及步骤：

（1）将弓形体位架调整到手术估计的需要角度；

（2）待病人麻醉后将其俯卧至弓形架上，头置于头托上，病人的胸腹部呈悬空状，保持胸腹部呼吸不受限制，同时避免因压迫下腔静脉回流不畅而引起的低血压；

（3）双上肢自然弯曲置于头侧，并用约束带固定；

（4）双足部垫软枕，使踝关节自然弯曲下垂，防止足背过伸引起的足背神经损伤。

4.膀胱截石位　适用于肛门、尿道、会阴部、经腹会阴联合切口、阴道手术、经阴道子宫切除、直肠等手术。

方法及步骤：

（1）病人仰卧；

（2）两腿屈髋，膝放于腿架上，腿与腿架之间垫一棉垫，并用约束带固定；

（3）两腿高度以病人腘窝的自然弯曲下垂为准，过高压迫腘窝，两腿跨度小于45°或大于90°时，可引起大腿内收肌拉伤；

（4）将膝关节摆正，防止腓总神经损伤。

【注意事项】

1.术前所有安置体位用具应按使用顺序清洁备用，置于取用方便处。安置体位前，与手术医生按病历核对手术部位，检查评估病人软组织完整性。

2.在术者指导下，根据体位安置标准和原则安置体位，原则如下：

（1）病人要安全舒适，骨隆突处要衬海绵或软垫，预防压疮。

（2）手术部位要充分暴露。但应避免过多或不必要的暴露。

（3）保持呼吸道通畅，呼吸运动不受限制。在胸腹部下面放置枕垫时，要留有一定空间。

（4）避免大血管神经受压，保持静脉回流通畅。肢体固定要加衬垫，不可过紧。

（5）四肢不可过度牵引，上肢外展不得超过90°，以免损伤臂丛神经。下肢要保护腓总神经，不可受压。四肢不可过分牵引，以防脱位及骨折。

（6）俯卧时，小腿要垫高，使足尖自然下垂，并注意乳房和会阴部是否受压。

3.术中每次调整手术床或调整病人体位后，要拉平床单并应再次评估病人肢体位置和软组织完整性。

4.术中注意观察体位是否固定良好，有无不良反应发生。

【操作考核评分标准】

手术体位安置技术操作考核评分标准

项目	内　容	分值	评分等级及分值 A	B	C	D	扣分
素质要求	报告考核项目，仪表大方，举止端庄，语言流畅，态度得当	2	2	1.5	1	0	
	护士准备：衣帽鞋穿戴整齐	3	2	1	—	0	
用物准备	（1）手术台：中单铺置于手术部位 （2）体位垫、海绵垫、腋垫、大枕头、约束带、麻醉架、双层木制托臂架、托腿架、布单等放置于平车上	5	4	3	2	1～0	
操作前准备	核对清点用物	5	5	4	3	2～0	
	了解病人手术术式	2	2	1	0	0	
	评估手术室环境是否适合操作	3	3	2	1	0	

续表

项目	内　容	分值	评分等级及分值				扣分
			A	B	C	D	
操作前准备	了解病人的病情、体重、意识状态、活动耐受能力以及合作程度	5	5	4	3	2～0	
操作过程	仰卧位： 1) 病人仰卧于手术床上； 2) 双上肢自然放于身体两侧，中单固定肘关节部位； 3) 双下肢伸直，双膝下放一软垫，以免双下肢伸直时间过长引起神经损伤； 4) 约束带轻轻固定膝部	20	1	4	3	2～0	
	侧卧位： 1) 病人健侧卧90°，双手臂向前伸展于双层托手架上； 2) 腋下垫腋垫，距腋窝约10cm，防止上臂受压损伤腋神经，约束带固定双上肢，头下枕约20cm高的枕垫，使上臂三角肌群留有空隙，防止三角肌受压； 3) 胸背部两侧各垫一个大沙袋于中单下固定； 4) 下侧下肢伸直，上侧下肢屈曲90°，有利于固定和放松腿部，两腿之间放一大软垫，保护膝及骨突处； 5) 约束带固定髋部	20	5	4	3	2～0	
	俯卧位： 1) 将弓形体位架调整到手术估计的需要角度； 2) 待病人麻醉后将病人俯卧至弓形架上，头置于头托上，病人的胸腹部呈悬空状，保持胸腹部呼吸不受限制，同时避免因压迫下腔静脉回流不畅而引起的低血压； 3) 双上肢自然弯曲置于头侧，并用约束带固定； 4) 双足部垫一大软枕，使踝关节自然弯曲下垂，防止足背过伸引起的足背神经损伤	20	5	4	3	2～0	
总体评价	操作过程方法正确，操作规范熟练	5	5	4	3	2～0	
	操作过程动作轻柔，注意人文关怀	5	5	4	3	2～0	
	手术病人体位摆放合理，安全、舒适，术野暴露充分	5	5	4	3	2～0	
总得分		100					

（李静静　周淑萍）

实训五：手术区皮肤准备

备皮（皮肤准备）是指在手术的相应部位剃除毛发，进行体表皮肤清洁和术前手术区域体表皮肤擦拭。操作目的是去除手术区毛发，避免切口周围的毛发影响手术操作；彻底清洁皮肤，为手术区域皮肤做准备，预防术后切口感染。

【实训目的】

1. 能正确评估备皮病人的皮肤情况，掌握备皮的适应证。
2. 能正确完成备皮的操作步骤，掌握备皮的注意事项。
3. 培养学生耐心细致的工作态度和关爱病人的意识。

【操作前评估】

1. 评估病人对皮肤准备的相关知识的了解情况。
2. 评估病人的情绪是否可以配合操作。
3. 评估病人备皮区域皮肤有无发红、皮疹等不适宜进行备皮的情况。

【操作准备】

1. 环境准备　环境清洁、安静，温湿度适宜，光线明亮，关闭门窗，拉围帘或用屏风遮挡。

2. 用物准备　推车1辆，治疗盘1个，手套1双，治疗巾1张，一次性使用备皮包1个（内有一次性备皮刀、一次性弯盘、肥皂液、滑石粉），手电筒1个，温水1盆，毛巾（纱布/湿巾）1条，棉签1包，松节油1瓶，生活垃圾桶（袋）、医疗垃圾桶（袋）。

3. 人员准备　衣帽鞋穿戴整齐，洗手，戴口罩。

【操作过程】

1. 核对医嘱：住院号、床号、姓名、性别、手术方式及手术部位。

2. 核对病人信息（手腕带），床尾卡，确认手术部位。

3. 向病人及家属解释备皮目的和过程，取得病人同意和配合。

4. 查看手术部位皮肤，协助病人饮水、如厕等。

5. 准备用物。

6. 七步洗手法洗手，戴口罩。

7. 携用物至病人床旁。再次核对病人信息。

8. 关闭门窗，请无关人员回避。拉上围帘。

9. 松开被尾，协助病人取平卧位或半卧位。

10. 协助病人脱去衣物，充分暴露手术部位皮肤。

11. 铺治疗巾于备皮区域下方。

12. 戴手套，用纱布蘸取肥皂液，擦拭手术部位皮肤。

13. 护士左手持纱布绷紧皮肤，右手持备皮刀，备皮刀与皮肤成45°，顺着毛发走向，从上往下依次剔除手术部位毛发。

14. 如为腹部手术，用棉签蘸取松节油，清洁脐部，再用清水棉签擦净。

15. 备皮完毕用温水清洗，再用电筒照射查看是否清理干净、有无皮肤破损。

16. 撤除治疗巾，脱手套。

17. 协助病人穿好衣物，并取舒适体位，再次核对病人信息。

18. 整理床单位和用物，询问病人需要，嘱咐注意事项。

19. 开门窗，拉床帘，整理治疗车，垃圾分类处理。

20.洗手，记录备皮时间。

【注意事项】

1.备皮范围不可少于手术切口周围15～20cm。

2.备皮过程中动作应轻柔，以免划破皮肤。

3.病人手术部位有伤口或者结痂的要避开。

4.剃毛刀片应锐利，剃毛时应绷紧皮肤，不能逆毛发生长方向剃除毛发，勿剃破皮肤。

5.上下肢手术病人需要协助病人剪指（趾）甲。

6.应密切观察病人病情，注意保暖，听取病人主诉，与病人多交流。有任何不适时，应停止操作，立即向医生报告。

【操作过程思维导图】

手术区皮肤准备操作流程

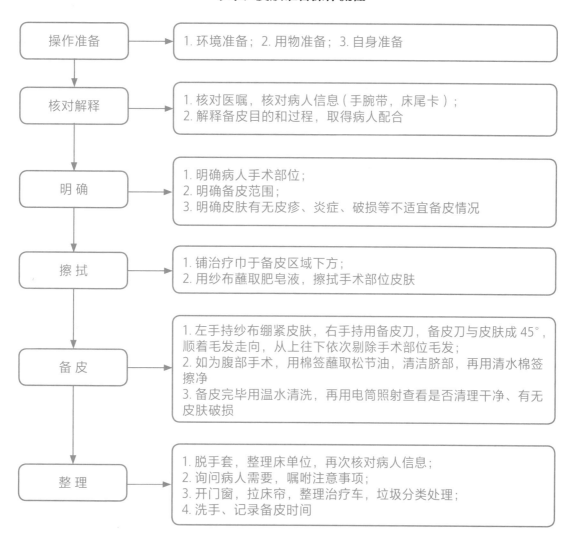

操作准备 → 1. 环境准备；2. 用物准备；3. 自身准备

核对解释 → 1. 核对医嘱，核对病人信息（手腕带，床尾卡）；
2. 解释备皮目的和过程，取得病人配合

明确 → 1. 明确病人手术部位；
2. 明确备皮范围；
3. 明确皮肤有无皮疹、炎症、破损等不适宜备皮情况

擦拭 → 1. 铺治疗巾于备皮区域下方；
2. 用纱布蘸取肥皂液，擦拭手术部位皮肤

备皮 → 1. 左手持纱布绷紧皮肤，右手持用备皮刀，备皮刀与皮肤成45°，顺着毛发走向，从上往下依次剔除手术部位毛发；
2. 如为腹部手术，用棉签蘸取松节油，清洁脐部，再用清水棉签擦净
3. 备皮完毕用温水清洗，再用电筒照射查看是否清理干净、有无皮肤破损

整理 → 1. 脱手套，整理床单位，再次核对病人信息；
2. 询问病人需要，嘱咐注意事项；
3. 开门窗，拉床帘，整理治疗车，垃圾分类处理；
4. 洗手、记录备皮时间

【操作考核评分标准】

手术区皮肤准备操作考核评分标准

项目	内容	分值	评分等级及分值				扣分
			A	B	C	D	
素质要求	报告考核项目，语言流畅、态度和蔼、面带微笑、举止得体、仪表大方、举止端庄、轻盈矫健	2	2	1.5	1	0	
	护士准备：着装规范，护士服、鞋帽穿戴整齐	3	2	1	—	0	
用物准备	推车1辆，治疗盘1个，手套1双，治疗巾1张，一次性使用备皮包1个（内有一次性备皮刀、一次性弯盘、肥皂液、滑石粉），手电筒1个，温水1盆，毛巾（纱布/湿巾）1条，棉签1包，松节油1瓶、生活垃圾桶（袋）、医疗垃圾桶（袋）	5	4	3	2	1～0	
操作前准备	推用物至床旁，核对病人，向病人解释操作内容和目的，取得病人的配合	5	5	4	3	2～0	
	拉围帘/屏风遮挡	2	2	1	0	0	
	安置病人取平卧位或半卧位，暴露备皮部位	3	3	2	1	0	
	洗手、戴口罩、戴手套	5	5	4	3	2～0	
操作过程	铺治疗巾	5	5	4	3	2～0	
	用肥皂液擦拭局部皮肤	5	5	4	3	2～0	
	左手用纱布绷紧皮肤，右手持备皮刀剃毛	5	5	4	3	2～0	
	刀架与皮肤成45°角剃净毛发	5	5	4	3	2～0	
	顺序顺着毛发走向，从上到下	5	5	4	3	2～0	
	用温水毛巾揩净备皮区皮肤	5	5	4	3	2～0	
	如为腹部手术，用棉签蘸取松节油，清洁脐部，再用清水棉签擦净	5	5	4	3	2～0	
	剃毕用手电筒仔细检查是否清理干净、有无皮肤破损	4	4	3	2	1～0	
	撤去治疗巾	5	5	4	3	2～0	
	脱手套，整理床单位，再次核对病人信息	4	4	3	2	1～0	
	询问病人需要，嘱咐注意事项	4	4	3	2	1～0	
	开门窗，拉床帘，整理治疗车，垃圾分类处理	4	4	3	2	1～0	
	洗手、记录备皮时间	4	4	3	2	1～0	
总体评价	规范操作：动作轻稳、流畅、规范、遵守操作原则	5	5	4	3	2～0	
	人文关怀：关爱病人、有效沟通、保护隐私	5	5	4	3	2～0	
	安全护理：安全意识强，注意职业防护	5	5	4	3	2～0	
总得分		100					

（周淑萍）

实训六：普通引流管护理技术

普通引流管可引流气体、液体（消化液、腹腔液、脓液、切口渗出液）至体外，降低局部压力，减少感染因素，促进愈合，还可作为检测、治疗途径。

【实训目的】

1.能正确评估病人术后引流管的情况。

2.能掌握普通引流管病人护理操作步骤及注意事项。

3.能正确完成普通引流管的护理操作。

4.培养学生严谨的工作态度和关爱病人的意识。

【操作前评估】

1.评估病人对普通引流管的认知和护理能力。

2.评估病人引流管是否通畅，有无扭曲、折叠、受压，评估引流液的量、颜色、性状。

3.评估病人引流管周围皮肤有无感染等。

【操作准备】

1.环境准备　环境清洁、安静，温湿度适宜，光线明亮，关闭门窗，拉围帘或用屏风遮挡。

2.用物准备　治疗车1辆、治疗盘1个、治疗巾1张、血管钳1把、一次性引流袋1只、手套1双、无菌消毒弯盘两只1底1盖（内置纱布1块、镊子1把）无菌碘伏，棉签、生活垃圾桶（袋）、医疗垃圾桶（袋）、手消毒液。

3.人员准备　衣帽鞋穿戴整齐，洗手，戴口罩。

【操作过程】

1.推用物至床旁，核对病人信息，向病人解释操作内容和目的，取得病人的配合。

2.关闭门窗，请无关人员回避。拉上围帘。

3.安置病人，取平卧位或低半卧位，适当暴露引流管及其周围皮肤。

4.洗手、戴口罩、戴手套。

5.检查伤口敷料有无渗血、渗液，敷料是否干燥。

6.再次检查引流袋外包装，打开取出后，检查引流袋有无破损或管子扭曲。

7.打开外包装，检查无菌引流袋是否密封，拧紧底部开关。将引流袋挂于床沿，引流袋接端管道塞于床垫下。

8.挤压引流管，由近及远挤压引流管（从近端挤压到与引流袋接口处，最后左手挤捏住不要松手），右手拿血管钳，用血管钳夹住引流管尾端上3～6cm。

9.左手拿引流管，右手拿棉签，垂直向下，消毒引流管连接处，以接口为中心，环形消毒一圈，向接口以上纵行消毒2.5cm，取第2根棉签，垂直向下，再次以接口环形消毒一圈，接口向下纵行消毒2.5cm。

10.右手取镊子夹无菌纱布包住消毒过的接口处，用左手捏住连接处的引流管部分，脱开连接处，轻轻向上提引流管，将新的引流袋盖帽套在脏的引流袋头部。

11.再取第3根棉签，消毒引流管管口的横截面。右手取新的无菌引流袋引流管，连接无菌引流袋，两个连接口连接紧密。

12.松开血管钳，由近端到远端挤压引流管，观察是否通畅，注明引流袋更换日期。

13.脱手套，协助病人取舒适体位，再次核对病人信息。

14.整理床单位和用物，询问病人需要，嘱咐注意事项。

15.妥善放置新的引流袋，取下旧的引流袋观察引流液的量、颜色、性状。关紧开关，扔入医疗垃圾桶。

16.开门窗，拉床帘，整理治疗车，垃圾分类处理。

17.洗手，记录操作时间。

【注意事项】

1.保持引流袋位置低于引流部位，引流袋一周更换1～2次（引流液有性状、颜色改变需每日更换）。

2.引流管妥善固定，以防滑脱，病人活动时勿将引流管拉脱。

3.严格无菌操作，操作时避免跨越无菌区。

4.保持引流管通畅，定时挤压，避免引流管扭曲，折叠。

5.观察初记录引流液的量、颜色、性状的变化，与病情是否相符等。发现异常，及时与医生联系。

【操作过程思维导图】

普通引流管护理技术操作流程

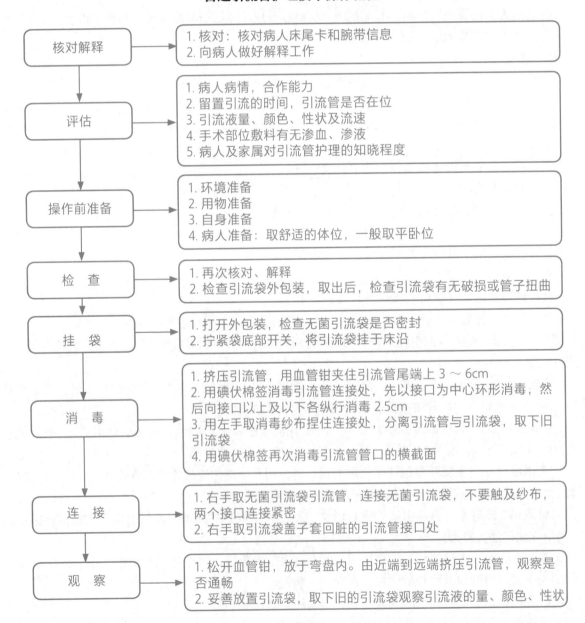

【操作考核评分标准】

普通引流管护理技术操作考核评分标准

项目	内容	分值	评分等级及分值 A	B	C	D	扣分
素质要求	报告考核项目，语言流畅、态度和蔼、面带微笑、举止得体、仪表大方、举止端庄、轻盈矫健	2	2	1	—	0	
	护士准备：着装规范，护士服、鞋帽穿戴整齐	3	3	2	1	0	
用物准备	治疗车、治疗盘，治疗巾，血管钳，一次性引流袋，手套，无菌弯盘（内放无菌纱布、镊子），棉签、无菌碘伏，生活垃圾桶（袋），医疗垃圾桶（袋），手消毒液	5	5	4	3	2～0	
操作前准备	评估环境安静、整洁，符合操作要求	2	2	1	—	0	
	核对病人床尾卡和腕带信息（（床号、姓名、住院号或生日））	3	3	2	1	0	
	评估病人的病情、意识和合作能力；评估手术部位敷料有无渗血、渗液；向病人解释引流管更换目的，告知配合要求	6	6	4	2	1～0	
	关门窗，拉床帘，安置病人体位（低半卧位或平卧位）	3	3	2	1	0	
操作过程	洗手、戴口罩、戴手套	3	3	2	1		
	暴露引流管，评估引流管（位置、固定）及引流液，注意保暖	4	4	3	2	0	
	检查无菌引流袋包装、有效期	3	3	2	1	0	
	打开外包装，检查引流袋质量，管道通畅性，拧紧引流袋底部开关，挂于床沿	4	4	3	2	0	
	保护引流管下的床单位，挤压引流管，挤压方法正确，观察引流管是否通畅	5	4	3	2	0	
	血管钳夹住引流管尾端上3～6cm处	3	3	2	1	0	
	消毒引流管连接处，以接口为中心环形消毒，再向接口以上及以下各纵行消毒至少2.5cm	10	10	8	6	2～0	
	无菌纱布包住连接处，分离引流管，合理放置	4	4	3	1	0	
	再次消毒引流管管口，消毒方法正确	4	4	3	1	0	
	连接更换新的引流袋，不污染	4	4	3	1	0	
	松开血管钳并挤压引流管，观察是否通畅	2	2	1	—	0	
操作后处理	取下引流袋，观察引流液量、颜色、性状，妥善放置、处理	3	3	2	1	0	
	脱手套，整理床单位，协助病人取舒适卧位，呼叫器放易取处	3	3	2	1	0	
	询问病人需要，嘱咐注意事项	3	3	2	1	0	
	开门窗，拉床帘，整理治疗车，垃圾分类处理	2	2	1	—	0	
	洗手、记录、签名	3	3	2	1	0	
综合评价	规范操作：动作轻稳、流畅、规范、遵守无菌操作原则	8	6	4	2	1～0	
	人文关怀：关爱病人、有效沟通、保护隐私	3	3	2	1	0	
	安全护理：安全意识强，注意职业防护	3	3	2	1	0	
	考核时间：6min，时间到操作停止	2	2	1	—	0	
总得分		100					

（周淑萍）

实训七：清创缝合术

清创缝合术是处理开放性损伤最重要、基本、有效的手段。通过清创缝合，可使污染伤口变为清洁伤口，开放性损伤变为闭合性损伤，争取伤口一期愈合，通常在局部浸润或全身麻醉下施行。

【实训目的】

1.能正确评估病人伤口情况。

2.能掌握清创病人护理操作步骤及注意事项。

3.能正确完成清创的护理操作。

4.培养学生严谨的工作态度和关爱病人的意识。

【操作前评估】

1.评估病人对清创的认知和配合程度。

2.评估病人全身情况、伤口情况（注意伤口大小、严重程度、有无感染等）。

【操作准备】

1.环境准备　环境清洁、安静，温湿度适宜，光线明亮，关闭门窗，必要时拉围帘或用屏风遮挡。

2.用物准备　治疗车，治疗盘，无菌清创包（内置血管钳、镊子、剪刀、洞巾），无菌缝合包（内置血管钳、手术镊、持针钳、线剪），缝针、缝线，无菌纱布，碘伏或聚维碘酮棉球，酒精棉球，生理盐水，3%过氧化氢溶液，肥皂水，洗手刷，无菌手套，清洁手套、胶布、绷带、棉签，洗手液。必要时备引流物、手术器械等。

3.人员准备　衣帽鞋穿戴整齐，洗手，戴口罩。必要时穿无菌手术衣、戴无菌手套。

【操作过程】

1.携用物至床旁，核对病人信息，做好解释工作。

2.安置合适体位，暴露病人伤口，必要时拉围帘或用屏风遮挡。

3.铺治疗巾，打开清创包，戴清洁手套。

4.用无菌纱布覆盖伤口，剃除创口周围毛发，清除油污等。用肥皂水洗伤口周围皮肤，再以生理盐水洗净皮肤。

5.去除伤口内敷料，分别用生理盐水、3%过氧化氢溶液反复交替冲洗伤口，用无菌纱布擦干伤口周围皮肤，术者更换无菌手套后常规消毒，铺无菌巾。

6.根据伤情选择麻醉方式。

7.仔细检查伤口，用血管钳或镊子去除血凝块及异物，去除失去活力和已游离的组织。用剪刀修剪出较整齐的健康组织创面和边缘，随时冲洗干净伤口各层，术中注意严格止血。

8.更换全部已用过的手术物品，重新消毒铺单实施手术。

9.对清创彻底的新鲜伤口，可按组织层次及时将伤口缝合：①缝合时左手执有齿镊，提起组织边缘，右手执持针钳，用腕臂力由外旋进，顺针的弧度刺入组织，持针器从针后部顺势前推，从对侧穿出。②用血管钳或持针钳夹住露出的针前端，顺针的弧度外拔，执有齿镊的左手改用中指、环指、小指三指握有齿镊，拇指和示指捏住针眼处的针和线。③把线从组织适当拉出，用手或持针钳或血管钳打结。

10.清创缝合后的伤口内还应酌情放置各种引流物，如引流条、引流管等，以促使渗出物排出、减少毒素吸收、控制感染、促进肉芽生长。

11.厚纱布垫覆盖伤口，用胶布按与伤口轴线相垂直的方向粘贴，不宜环行粘贴，以免组织肿胀发生血液循环障碍。骨折或广泛组织损伤时用石膏托或夹板固定、绷带包扎，注意观察末梢血液循环。

12.整理用物。

13.询问病人需要，告知注意事项。

【注意事项】

1.严格遵守无菌操作原则，避免医源性感染或交叉感染。

2.非功能性血管活动性出血应结扎止血，功能性血管出血可暂时钳夹，等待修复；清创后观察伤口的引流情况，如出血过多应及时检查并止血。

3.对伤口污染重，清创不彻底，感染危险大者，也可观察1～2日后考虑延期缝合。

4.要保证缝合创面或伤口的良好对合，缝合应分层进行，对齐伤口两侧皮肤，缝合时进针与出针距创缘的距离大致一致，针与针的间距大致相当，注意缝合处的张力，检查缝合伤口有无残腔，防止积液、积血及感染。

5.打结时一定要打方结、外科结或三重结，不能是活结、假结。

6.包扎时应注意引流物的固定并记录其数量，包扎时应注意松紧适宜，便于观察局部或肢体末梢循环，包扎后酌情使用外固定。

7.清创缝合后保持有利于引流的体位和关节的功能位。伤口引流物一般在术后24～48h引流停止时拔除。

8.指导病人早期活动，促进功能恢复。

【操作过程思维导图】

清创缝合术操作流程

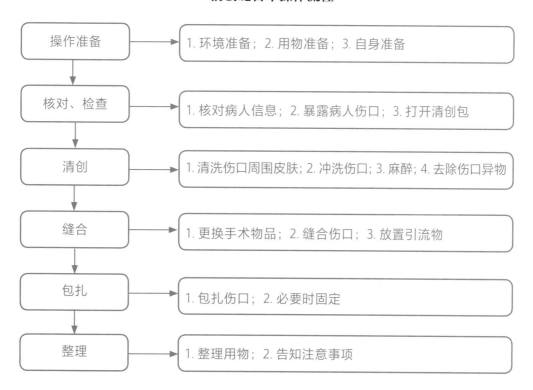

操作准备 → 1.环境准备；2.用物准备；3.自身准备

核对、检查 → 1.核对病人信息；2.暴露病人伤口；3.打开清创包

清创 → 1.清洗伤口周围皮肤；2.冲洗伤口；3.麻醉；4.去除伤口异物

缝合 → 1.更换手术物品；2.缝合伤口；3.放置引流物

包扎 → 1.包扎伤口；2.必要时固定

整理 → 1.整理用物；2.告知注意事项

清创缝合术操作考核评分标准

项目	内容	分值	A	B	C	D	扣分
			评分等级及分值				
素质要求	报告考核项目，语言流畅、态度和蔼、面带微笑、举止得体、仪表大方、举止端庄、轻盈矫健	2	2	1	—	0	
	护士准备：着装规范，护士服、鞋帽穿戴整齐	3	3	2	1	0	
用物准备	治疗盘，无菌清创包，无菌缝合包，缝针、缝线，无菌纱布，碘伏或聚维碘酮棉球，酒精棉球，生理盐水，3%过氧化氢溶液，肥皂水，洗手刷，无菌手套，清洁手套、胶布、绷带、棉签，洗手液，必要时备引流物、手术器械等	3	3	2	1	0	
操作前评估	评估环境安静、整洁，符合操作要求	2	2	1	—	0	
	核对病人床尾卡和腕带信息（（床号、姓名、住院号（或生日））	2	2	1	—	0	
	评估病人对清创的认知和配合程度；评估病人全身情况、伤口情况（注意伤口大小、严重程度、有无感染等）	3	3	2	1	0	
操作前准备	洗手、戴口罩	1	1	0.5	—	0	
	检查无菌清创包、无菌缝合包名称、有效期、包装袋的密闭性	3	3	2	1	0	
	向弯盘内正确夹取所需的无菌物品，注意取放原则和无菌原则	3	3	2	1	0	
操作过程	再次核对，解释，取舒适体位	2	2	1	—	0	
	暴露伤口，铺治疗巾，必要时拉围帘或用屏风遮挡	2	2	1		0	
	打开清创包，戴清洁手套，用无菌纱布覆盖伤口，剃除创口周围毛发，清除油污	5	5	4	3	2～0	
	用肥皂水洗伤口周围皮肤，再以生理盐水洗净皮肤	4	4	3	2	1～0	
	去除伤口内敷料，分别用生理盐水、3%过氧化氢溶液反复交替冲洗伤口，用无菌纱布擦干伤口周围皮肤	4	4	3	2	1～0	
	更换无菌手套后常规消毒，铺无菌巾	2	2	1	—	0	
	根据伤情选择麻醉方式	3	3	2	1	0	
	检查伤口，用血管钳或镊子去除血凝块、异物、坏死组织，用剪刀修剪出较整齐的健康组织创面和边缘，冲洗干净伤口各层	5	5	4	3	2～0	
	更换全部已用过的手术物品，重新消毒铺单实施手术	3	3	2	1	0	
	伤口缝合：左手执有齿镊，提起组织边缘，右手执持针钳，用腕臂力由外旋进，顺针的弧度刺入组织，持针器从针后部顺势前推、从对侧穿出	4	4	3	2	1～0	
	用血管钳或持针钳夹住露出的针前端，顺针的弧度外拔，执有齿镊的左手改用中指、环指、小指三指握有齿镊，拇指和示指捏住针眼处的针和线	4	4	3	2	1～0	
	把线从组织适当拉出，用手或持针钳或血管钳打结	4	4	3	2	1～0	
	清创缝合后的伤口内酌情放置引流物	2	2	1	—	0	

续表

项目	内容	分值	评分等级及分值				扣分
			A	B	C	D	
操作过程	厚纱布垫覆盖伤口，用胶布按与伤口轴线相垂直的方向粘贴；骨折或广泛组织损伤时用石膏托或夹板固定、绷带包扎	3	3	2	1	0	
操作后处理	用物妥善放置、处理	3	3	2	1	0	
	整理床单位，协助病人取舒适卧位，呼叫器放易取处	3	3	2	1	0	
	询问病人需要，嘱咐注意事项	3	3	2	1	0	
	整理用物，垃圾分类处理	2	2	1	—	0	
	洗手、记录、签名	3	3	2	1	0	
综合评价	规范操作：动作轻稳、流畅、规范、遵守无菌操作原则	6	6	4	2	1～0	
	人文关怀：关爱病人、有效沟通、保护隐私	4	4	3	2	1～0	
	安全护理：安全意识强，注意职业防护	5	5	4	3～2	1～0	
	考核时间：15min，时间到操作停止	2	2	1	—	0	
总得分		100					

（韩慧慧　周淑萍）

实训八：换药技术

换药技术，又称更换敷料，是对经过初期治疗的伤口（包括手术切口）做进一步处理的总称。其目的是动态观察伤口变化，保持引流通畅，控制局部感染，使肉芽组织健康生长，以利于伤口愈合或为植皮做好准备。

【实训目的】

1.能正确评估病人伤口敷料情况。

2.能掌握更换敷料护理操作步骤及注意事项。

3.能正确完成更换敷料的护理操作。

4.培养学生严谨的工作态度和沟通能力。

【操作前评估】

1.评估病人伤口敷料是否清洁、干燥，伤口是否有渗血、渗液、裂开、感染等情况，评估渗出液的性质、量、气味、颜色等。

2.评估病人伤口周围皮肤有无感染等。

3.评估病人全身状况、自理能力、意识及配合情况。

【操作准备】

1.环境准备　环境清洁、安静，温湿度适宜，光线明亮，关闭门窗，拉围帘或用屏风遮挡。

2.用物准备　治疗车1辆，治疗盘1个，换药包（内置弯盘2个、无齿镊2把），聚维碘酮棉球、碘伏棉球、生理盐水棉球、凡士林纱布、无菌纱布、胶布、绷带、治疗巾、清洁手套、洗手液。根据伤口类型准备引流物或药物纱布、所需溶液及药品，必要时准备血管钳、手术刀、手术剪等。

3.人员准备　衣帽鞋穿戴整齐，洗手，戴口罩。

【操作过程】

1.携用物至床旁，核对病人信息，向病人做好解释工作，取得配合。

2.帮助病人取舒适体位，充分暴露伤口、铺治疗巾、打开换药包，同时注意保暖，必要时用屏风遮挡。

3.严重损伤或大面积烧伤病人，必要时在换药前应用镇静剂或止痛剂。

4.去除伤口敷料　评估伤口辅料情况，戴清洁手套，揭去胶布，其方向与伤口纵轴方向平行，外层敷料用手揭去，内层用无菌镊除去；最内层敷料干燥，与创面粘贴紧密时，用生理盐水棉球浸湿软化敷料后再揭除。

5.处理伤面　用双手执镊操作，先用碘伏或聚维碘酮棉球消毒伤口周围皮肤，清洁伤口由内向外，感染伤口由外向内，消毒范围稍大于敷料范围，避免拭入伤口内。再以生理盐水棉球蘸吸除去创口内的分泌物及脓液，必要时剪除坏死组织、痂皮等，酌情取标本送细菌培养。视伤口深度和创面情况置入适宜的引流物。

6.包扎固定伤口　先用凡士林纱布覆盖伤口，再用无菌敷料覆盖，其大小以不暴露伤口并达伤口外3cm左右为宜，数量视渗出情况而定。最后用胶布固定，如创面广泛、渗液多，可加用棉垫及绷带包扎。

7.换药后整理　换药完毕，整理用物，协助病人卧于舒适体位，整理床单位。

【注意事项】

1.严格遵守无菌操作原则，凡接触伤口的器械均应灭菌，两把镊子必须分开操作，一把用来夹持无菌物品，一把接触伤口，避免医源性感染或交叉感染。

2.如有多个病人或病人有多处伤口需换药，先换清洁伤口，再换污染伤口，最后换感染伤口。特异性感染伤口应专人换药。

3.换药次数按伤口情况和分泌物多少而定。清洁伤口一般在缝合后第3日换药1次，至伤口愈合或拆线时，再度换药；肉芽组织生长健康，分泌物少的伤口，每日或隔日更换1次；放置引流的伤口，渗出较多时应及时更换；脓肿切开引流次日可不换药，以免出血；感染重脓液多时，一日需更换多次，保持外层敷料不被分泌物浸湿。

4.胶布固定时，粘贴方向应与病人肢体或躯体长轴垂直，伤口包扎不可固定太紧，以免影响局部血液循环。

5.换药过程中密切观察病情变化，出现异常及时报告医生。

6.更换下来的各种敷料集中于弯盘，倒入感染垃圾污物桶内；可重复使用的器械送消毒供应中心消毒灭菌。特殊感染的敷料如破伤风、铜绿假单胞菌敷料应随即单独特殊处理，器械、器皿做特殊灭菌处理。

【 操作过程思维导图 】

换药技术操作流程

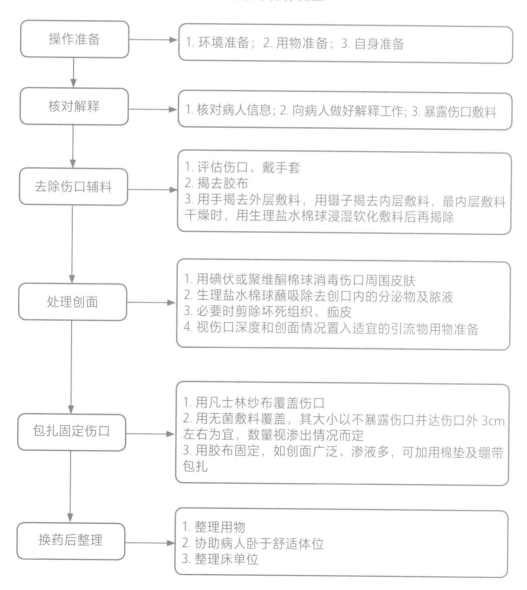

【操作考核评分标准】

换药技术操作考核评分标准

项目	内容	分值	评分等级及分值				扣分
			A	B	C	D	
素质要求	报告考核项目，语言流畅、态度和蔼、面带微笑、举止得体、仪表大方、举止端庄、轻盈矫健	2	2	1	—	0	
	护士准备：着装规范，护士服、鞋帽穿戴整齐	3	3	2	1	0	
用物准备	治疗车、治疗盘，治疗巾、换药包（内置弯盘2个、无齿镊2把）、碘伏棉球或聚维酮棉球、生理盐水棉球、无菌纱布、凡士林纱布、胶布、棉签、清洁手套	3	3	2	1	0	
操作前评估	评估环境安静、整洁，符合操作要求	2	2	1	—	0	
	核对病人床尾卡和腕带信息(床号、姓名、住院号（或生日）)	3	3	2	1	0	
	评估病人的病情、意识和合作能力；评估伤口敷料有无渗血、渗液，伤口有无红肿、注意保暖和保护隐私；向病人解释换药目的，告知配合要求	3	3	2	1	0	
操作前准备	洗手、戴口罩	1	1	0.5	—	0	
	检查换药包名称、有效期、包装袋的密闭性，打开换药包外包装，揭开弯盘，保持弯盘内无菌	2	2	1	—	0	
	向小弯盘内正确夹取所需的无菌物品，注意取放原则和无菌原则	5	5	4	3～2	1～0	
操作过程	再次核对，解释，取舒适体位	3	3	2	1	0	
	关门窗，拉床帘，注意保暖和保护隐私。暴露伤口，铺治疗巾，放置弯盘	4	4	3	2		
	用手纵向揭下外层敷料，用镊子揭下内层敷料，若粘连，应先用盐水棉球湿润后再行揭取（若感染伤口需戴手套）	8	8	6	4	2～0	
	用碘伏棉球消毒伤口周围皮肤，清洁伤口由内向外，感染伤口则由外向内消毒，消毒方法正确	10	10	7	4	2～0	
	用生理盐水棉球蘸吸除去伤口内分泌物、脓液和坏死组织	6	6	4	2	0	
	用凡士林纱布覆盖伤口	4	4	3	1	0	
	小纱布覆盖伤口，纱布光面朝下向伤口	4	4	3	1	0	
	大纱布覆盖伤口，内层纱布无外露，纱布光面朝上	4	4	3	1	0	
	用胶布固定纱布，方法正确	2	2	1	—	0	
操作后处理	用物妥善放置、处理	3	3	2	1	0	
	整理床单位，协助病人取舒适卧位，呼叫器放易取处	3	3	2	1	0	
	询问病人需要，嘱咐注意事项	3	3	2	1	0	
	开门窗，拉床帘，整理用物，垃圾分类处理	2	2	1	—	0	
	洗手、记录、签名	3	3	2	1	0	
综合评价	规范操作：动作轻稳、流畅、规范、遵守无菌操作原则	6	6	4	2	1～0	
	人文关怀：关爱病人、有效沟通、保护隐私	4	4	3	2	1～0	
	安全护理：安全意识强，注意职业防护	5	5	4	3～2	1～0	
	考核时间：8min，时间到操作停止	2	2	1	—	0	
总得分		100					

（韩慧慧　周淑萍）

实训九：胃肠减压技术

胃肠减压是将胃管从口腔或鼻腔插入，外接一次性胃肠减压器，在负压和虹吸原理的作用下将胃内容物引出体外的一种方法。可降低胃肠道梗阻病人胃肠道内的压力和膨胀程度，防止胃肠道穿孔而导致病人胃肠内容物经破口继续漏入腹腔，有利于胃肠吻合术后吻合口愈合。

【实训目的】

1.能正确评估病人的病情，掌握胃肠减压的适应证。

2.能正确完成胃肠减压操作步骤，评估胃肠减压引流的情况，掌握胃肠减压注意事项。

3.培养学生耐心细致的工作态度和关爱病人的意识。

【操作前评估】

1.评估病人病情、意识状态、合作程度。

2.评估病人鼻腔有无异常。

3.评估有无消化道狭窄或食管静脉曲张等。

4.评估病人是否有以往插管的经历。

【操作准备】

1.环境准备　环境整洁、干净。

2.用物准备　治疗车、治疗盘、治疗巾、一次性胃管、液状石蜡、纱布、注射器、听诊器、治疗碗内装生理盐水、棉签、胶布、负压引流器、管道标识、手套、污物杯、生活垃圾桶（袋）、医疗垃圾桶（袋）、手消毒液。

3.人员准备　着装符合病区护士礼仪要求，衣、帽、鞋穿戴整齐，洗手，戴口罩。

【操作过程】

1.携用物至病人床旁，核对病人身份，向病人或家属（昏迷病人）解释操作目的、过程及需要配合点并取得合作。

2.给病人取舒适卧位（半坐卧位、平卧位、坐位），将治疗巾或弯盘铺/垫于病人颌下，昏迷者取下假牙。

3.检查并清洁一侧鼻腔，准备好胶布备用。

4.检查并打开胃肠减压器、胃管、注射器外包装。

5.戴手套，用注射器注入少量空气，检查胃管是否通畅，测量胃管所需插入长度（鼻尖—耳垂—剑突或者前额发际—剑突）并做好标记，液状石蜡润滑胃管前端，将胃管末端封闭。

6.一手托住胃管，一手持胃管前端，沿选定侧鼻孔轻轻插入。经鼻腔插胃管至咽喉部（约15cm），嘱病人做吞咽动作（昏迷病人头部抬起，使下颌靠近胸骨柄），同时顺势将胃管向前推进至胃内。

7.插入过程中，若发现插入不畅，应检查胃管是否盘在口中；如病人出现恶心、呕吐，休息片刻，嘱深呼吸再插入；如出现剧烈呛咳、发绀、呼吸困难等现象，表明胃管误入气管，应立即拔出，让病人休息片刻后重插。

8.验证胃管是否在胃内：①抽出胃液（最可靠）；②听到气过水声；③将胃管末端置于水中，无气体逸出。

9.胃管位置放置合适，病人感觉舒适，并有效固定胃管确保安全。

10.打开减压器任一排气口，用手掌向下平压，将筒体压缩至最低限度，以形成负压。将引流管一端接排气口，一端接胃管，注意连接紧密，将减压器放于床边并有效固定，撤弯盘及治疗巾。

11.脱手套，导管标识上注明插管长度、日期和签名。

12.协助病人取舒适卧位，交代注意事项：如翻身时防止管道扭曲、受压、脱出；减压器位置保持低于胃部高度；胃肠减压期间禁饮、禁食等。

13.整理用物，洗手。观察引流液量、性状、颜色并记录（置管日期、时间、胃液的颜色、性质、量的变化等）。

【注意事项】

1.给昏迷病人插胃管时，应先撤去枕头，头向后仰。当胃管插入15cm时，将患者头部托起，使下颌靠近胸骨柄以增大咽喉部通道的弧度，便于胃管顺利通过会厌部。

2.插管时病人出现恶心，应休息片刻，嘱病人深呼吸再插入，出现呛咳、呼吸困难，发绀等情况，立即拔出，休息后重新插入。

3.保持胃肠减压装置通畅，定时挤压，防止管道扭曲、受压；妥善固定防止滑脱；减压装置每日更换1次。

4.胃肠减压期间禁饮、禁食，每日为病人做口腔护理2次。如需胃注药时，注药后夹管并暂停减压1h。

5.观察并记录引流管的色、质、量及腹部的症状、体征，如有异常应及时报告医生。

【操作过程思维导图】

胃肠减压技术操作流程

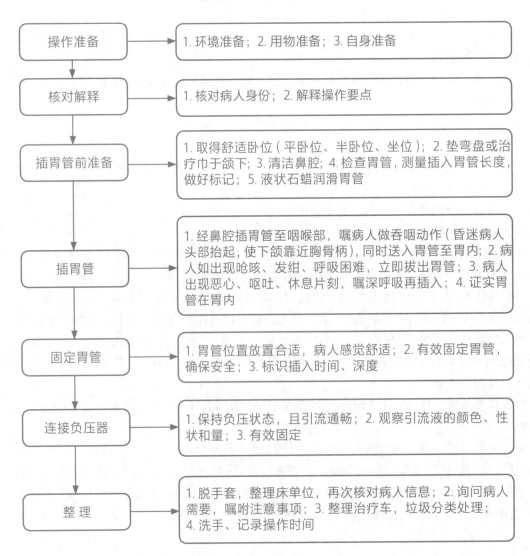

操作准备 → 1.环境准备；2.用物准备；3.自身准备

核对解释 → 1.核对病人身份；2.解释操作要点

插胃管前准备 → 1.取得舒适卧位（平卧位、半卧位、坐位）；2.垫弯盘或治疗巾于颌下；3.清洁鼻腔；4.检查胃管，测量插入胃管长度，做好标记；5.液状石蜡润滑胃管

插胃管 → 1.经鼻腔插胃管至咽喉部，嘱病人做吞咽动作（昏迷病人头部抬起，使下颌靠近胸骨柄），同时送入胃管至胃内；2.病人如出现呛咳、发绀、呼吸困难，立即拔出胃管；3.病人出现恶心、呕吐，休息片刻，嘱深呼吸再插入；4.证实胃管在胃内

固定胃管 → 1.胃管位置放置合适，病人感觉舒适；2.有效固定胃管，确保安全；3.标识插入时间、深度

连接负压器 → 1.保持负压状态，且引流通畅；2.观察引流液的颜色、性状和量；3.有效固定

整理 → 1.脱手套，整理床单位，再次核对病人信息；2.询问病人需要，嘱咐注意事项；3.整理治疗车，垃圾分类处理；4.洗手、记录操作时间

【**操作考核评分标准**】

胃肠减压技术操作考核评分标准

项目	内容	分值	评分等级及分值				扣分
			A	B	C	D	
素质要求	报告考核项目，语言流畅，态度和蔼，面带微笑，仪表大方，举止端庄，轻盈矫健	2	2	1	—	0	
	仪表整齐符合要求，规范洗手，戴口罩	2	2	1	—	0	
用物准备	治疗盘、一次性胃管、液状石蜡、手套、治疗巾、听诊器、治疗碗内盛生理盐水、纱布、棉签、胶布、负压引流器、注射器、污物杯，管道标识	3	3	2	1	0	
操作前准备	核对病人信息，解释到位，取得病人及家属配合	3	3	2	1	0	
操作过程	安置体位，颌下铺巾或垫弯盘	3	3	2	1	0	
	检查并清洁鼻腔，准备好胶布备用	3	3	2	1	0	
	检查并打开胃肠减压器、胃管、注射器外包装	3	3	2	1	0	
	戴手套，检查胃管是否通畅，测量胃管所需插入长度	5	5	4	3	2～0	
	液状石蜡润滑胃管前端，将胃管末端封闭	3	3	2	1	0	
	正确插入胃管：经鼻腔插胃管至咽喉部（约15cm），嘱病人做吞咽动作（昏迷病人头部抬起，使下颌靠近胸骨柄），同时顺势将胃管向前推进至胃内	10	10	8	6	4～0	
	插入过程中，如插入不畅时，应检查胃管是否盘在口中；如病人出现恶心、呕吐，休息片刻，嘱深呼吸再插入；如出现剧烈呛咳、发绀、呼吸困难等现象，表明胃管误入气管，应立即拔出，让病人休息片刻后重插（口述）	10	10	8	6	4～0	
	验证胃管是否在胃内，固定胃管	10	10	8	6	4～0	
	正确连接减压器	10	10	8	6	4～0	
	脱手套，导管标识上注明插管长度、日期和签名	5	5	4	3	2～0	
	协助病人取舒适卧位，交代注意事项	5	5	4	3	2～0	
	整理用物，洗手	3	3	2	1	0	
	正确记录置管日期、胃管插入深度，胃管内引流液的颜色、性状、量	5	5	4	3	2～0	
总体评价	规范操作：动作轻稳、流畅、规范、遵守操作原则	5	5	4	3	2～0	
	人文关怀：关爱病人，有效沟通	5	5	4	3	2～0	
	安全护理：安全意识强，注意职业防护	5	5	4	3	2～0	
总得分		100					

（张黎　周淑萍）

实训十：结肠造口护理技术

结肠造口有临时造口和永久性造口，造口早期都需要佩戴造口袋。护士不但要进行造口的护理，还需指导病人和家属学会造口的护理。

【实训目的】

1.能正确评估结肠造口、造口周围皮肤的情况。

2.能完成结肠造口袋的更换。

3.能正确处理造口护理中的问题。

4.培养学生关爱病人的意识。

【操作前评估】

1.评估病人对结肠造口的认知和护理能力。

2.评估病人的排便情况，大便的颜色、性状、量。

3.评估造口周围皮肤有无发红、皮疹。

4.评估结肠造口的颜色、造口外形，有无水肿、炎症、坏死等。

【操作准备】

1.环境准备　温湿度合适，光线明亮，拉围帘或用屏风遮挡

2.用物准备　推车1辆，托盘1个，手套1双，两件式闭口造口袋1个，造口卡纸1个，剪刀1把，手消液1一瓶，纸巾一盒，纱布/毛巾1块，温水1盆，污物桶两个，必要时备弹力胶贴、可塑贴环、防漏膏/条、粘胶去除喷剂、皮肤保护粉等。

3.人员准备　衣帽鞋穿戴整齐。

【操作过程】

1.推用物至床旁，核对病人，向病人解释操作内容和目的，取得病人的配合。

2.拉围帘。

3.安置病人卧位或半卧位，适当暴露造瘘口。

4.洗手、戴口罩、戴手套。

5.抓住造口袋突耳，由上而下取下造口袋，将造口袋扔入医疗垃圾桶。

6.由上而下揭去造口底盘，必要时用粘胶去除喷剂，检查底盘有无粪便渗透，粘胶是否被侵蚀。

7.用纸巾擦去造口周围分泌物，检查造口的颜色、造口外形，造口有无水肿、坏死等，检查造口周围皮肤有无发红、破损、皮疹，有异常及时报告医生。

8.毛巾/纱布浸温水后由外向内擦洗造口周围皮肤两次，擦干。需要者涂皮肤保护粉和可塑贴环。

9.用造口卡纸测量造口大小，在造口底盘剪出比实际测量大1～2mm的开口，用手抚平底盘内缘，避免毛刺损伤造口。

10.必要时将可塑贴环佩戴于造口周围。取下底盘粘贴保护纸，将造口底盘由下而上贴于造口皮肤上，压紧。

11.取两件式闭口袋，采用四点法让造口袋底部与底盘扣合，调节袋子至合适位置，扣紧锁扣（若使用开口式造口袋，须指导病人开口的关闭方法、排便方法及排便后清洁方法）。

12.脱手套，整理床单位。

13.洗手、记录。

14.向病人交代注意事项。

15.分类处理垃圾。

【注意事项】

1. 揭下底盘后，仔细检查有无渗漏，粘胶是否被侵蚀。若无渗漏，底盘可3～4日或一周更换。

2. 测量工具剪好后可交由病人自己保管。

3. 根据需要使用防漏膏/条、造口粉和皮肤保护膜。

4. 若底盘开口剪太大、造口内陷或者造口周围皮肤不平整，需使用防漏膏/条，并将其抹平。

5. 取下防漏膏/条前先用盐水软化。

6. 贴底盘时让病人鼓起腹部使底盘贴合紧密，贴好后让病人压10分钟。

【操作过程思维导图】

结肠造口护理技术操作流程

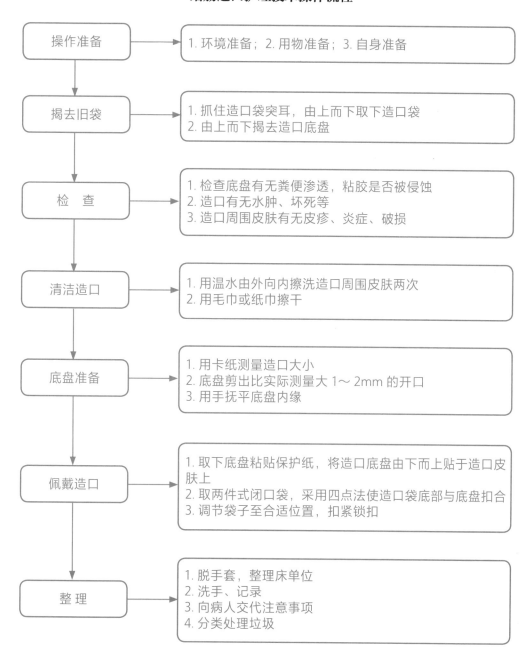

【操作考核评分标准】

结肠造口护理技术操作考核评分标准

项目	内容	分值	评分等级及分值				扣分
			A	B	C	D	
素质要求	报告考核项目，仪表大方，举止端庄，语言流畅，态度得当	2	2	1.5	1	0	
	护士准备：衣帽鞋穿戴整齐	3	2	1	—	0	
用物准备	皮推车1辆，托盘1个，手套1双，两件式闭口造口袋1个，造口卡纸1个，剪刀1把，手消液1一瓶，纸巾一盒，纱布1块，温水1盆，污物桶两个，必要时准备弹力胶贴、可塑贴环、防漏膏/条、粘胶去除喷剂、皮肤保护粉等	5	4	3	2	1～0	
操作前准备	推用物至床旁，核对病人，向病人解释操作内容和目的，取得病人的配合	5	5	4	3	2～0	
	拉围帘/屏风遮挡	2	2	1	0	0	
	安置病人卧位或半卧位，暴露造瘘口	3	3	2	1	0	
	洗手、戴口罩、戴手套	5	5	4	3	2～0	
操作过程	抓住造口袋突耳，由上而下取下造口袋	5	5	4	3	2～0	
	由上而下揭去造口底盘，检查底盘	5	5	4	3	2～0	
	用纸巾擦去造口周围分泌物，检查造口及造口周围皮肤有无异常	5	5	4	3	2～0	
	由外向内用温水擦洗造口周围皮肤两次，擦干	5	5	4	3	2～0	
	用卡尺测量造口大小	5	5	4	3	2～0	
	剪开造口底盘，抚平内缘	5	5	4	3	2～0	
	造口底盘由下而上贴于造口皮肤，压紧	5	5	4	3	2～0	
	用四点法将造口袋底部与底盘扣合	4	4	3	2	1～0	
	调节袋子至合适位置，扣紧锁扣	5	5	4	3	2～0	
	脱手套，整理床单位	4	4	3	2	1～0	
	洗手、记录	4	4	3	2	1～0	
	交代注意事项	4	4	3	2	1～0	
	分类处理垃圾	4	4	3	2	1～0	
总体评价	操作过程方法正确，操作规范熟练，用物处置得当，无污染	5	5	4	3	2～0	
	操作过程动作轻柔，注意人文关怀	5	5	4	3	2～0	
	沟通恰当，内容准确	5	5	4	3	2～0	
总得分		100					

（方志美）

实训十一：T型引流管护理技术

胆总管切开取石术后，在胆总管切开处放置T型管。T型管一端通向肝管，一端通向十二指肠，由腹壁穿出体外连接引流袋。主要是引流胆汁和减小胆总管压力，引流胆管及胆囊内残余结石，支撑胆道，防止胆总管切口瘢痕狭窄、管腔变小、粘连狭窄等。

【实训目的】

1.能正确评估病人术后T型管是否良好固定、通畅，正确观察引流情况。

2.能掌握T型管护理的操作步骤及注意事项。

3.能遵循无菌原则正确完成引流袋更换，防止胆道逆行感染。

4.培养学生关爱病人的意识。

【操作前评估】

1.评估病人的年龄、病情、意识状态、治疗情况。

2.评估病人T型管周围皮肤情况。

3.T型管固定状态：T型管有无破损、脱出，与引流袋连接是否完好，有无胆汁外漏。

4.T型管引流是否通畅：T型管有无受压、扭曲、折叠，挤捏T型管，观察是否通畅。

5.T型管引流液情况：T型管内是否有血块、结石、异物等；引流液的颜色、性状和量。

6.评估病人对T型管引流的认识、心理状态及合作程度。

【操作准备】

1.环境准备　环境安静、整洁、光线适宜，必要时遮挡病人。

2.用物准备

（1）治疗盘内：弯盘、无菌纱布、止血钳、引流袋。

（2）治疗盘外：弯盘、0.5%碘伏消毒液、棉签、一次性治疗巾、无菌手套2副、快速手消液。

3.人员准备

（1）护士素质：衣帽整齐、整洁，仪表端庄，姿势规范。

（2）修剪指甲，洗手，戴口罩。

【操作过程】

1.推用物至床旁，核对病人信息，向病人解释操作内容和目的，取得病人的配合。

2.关闭门窗，请无关人员回避。拉上围帘。

3.安置病人卧位或低半卧位，适当暴露T型管及其周围皮肤。

4.洗手、戴口罩、戴手套。

5.检查伤口敷料无渗血、渗液，敷料干燥。

6.再次检查引流袋外包装，打开取出后，检查引流袋有无破损或管子扭曲。

7.打开外包装，检查无菌引流袋是否密封，关紧下面开关拧。将引流袋挂于床沿，T型管塞于床垫下。

8.由近及远挤压T型管，（从近端挤压到与引流袋接口处，最后左手挤捏住不要松手），右手拿血管钳，用血管钳夹住T型管尾端上3～6cm。

9.左手拿T型管，右手拿棉签，垂直向下，消毒T型管连接处，以接口为中心，环形消毒一圈，再由接口处向上纵行消毒2.5cm，取第2根棉签，同法消毒第二次。

10.右手取镊子夹无菌纱布包住消毒过的接口处，用左手捏住连接处的T型管部分，脱开连接处，轻轻向上提T型管，将新的引流袋盖帽套在旧的引流袋头部。

11.再取第3根棉签，消毒T型管管口的横截面。右手取新的无菌引流袋T型管，连接无菌引流袋，两个连接口连接紧密。

12.松开血管钳，由近端到远端挤压T型管，观察是否通畅，注明引流袋更换日期。

13.脱手套，协助病人取舒适体位，再次核对病人信息。

14.整理床单位和用物，询问病人需要，嘱咐注意事项。

15.妥善放置新的引流袋，取下旧的引流袋观察引流液的颜色、量、性状。关紧开关，扔入污物桶。

16.开门窗，拉床帘，整理治疗车，垃圾分类处理。

17.洗手，记录操作时间。

【注意事项】

1.妥善固定T型管，操作时防止牵拉，以防T型管脱落。

2.坐位、站立或行走时T型管远端不可高于腹部切口，以防胆汁逆流引起感染。引流袋的位置也不可过低，以免使胆汁流出过多，影响脂肪的消化和吸收。

3.严格执行无菌操作，定期更换无菌引流袋，每日清洁消毒T型管口周围皮肤。

4.严密观察并记录引流液的色、性质和量。如果胆汁突然减少甚至无胆汁流出，则提示管道有受压、阻塞、扭曲、折叠或脱出，应立即查找原因。若引流胆汁量过多，提示胆道下端可能梗阻。

5.注意观察病人生命体征及腹部情况，如有发热、腹痛，及时报告医生。

6.T型管拔管前试夹闭1～2日，拔管后残留窦道口用凡士林纱布覆盖，并注意观察病人的反应。

【操作过程思维导图】

T型引流管护理技术操作流程

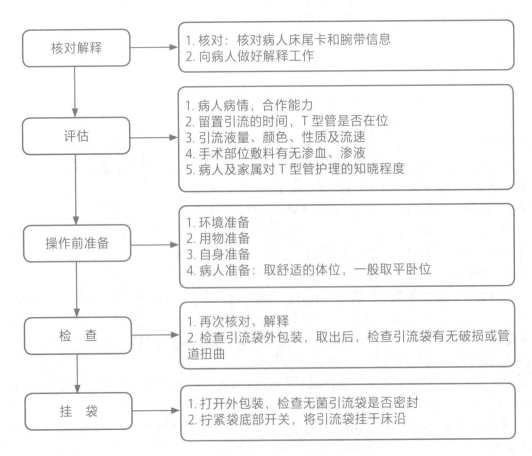

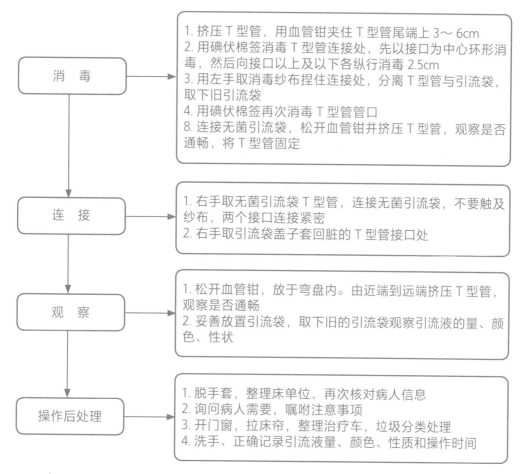

【操作考核评分标准】

T型引流管护理技术操作考核评分标准

项目	内容	分值	评分等级及分值				扣分
			A	B	C	D	
素质要求	报告考核项目，语言流畅、态度和蔼、面带微笑、举止得体、仪表大方、举止端庄、轻盈矫健	2	2	1	—	0	
	护士准备：着装规范，护士服、鞋帽穿戴整齐	3	3	2	1	0	
用物准备	治疗车、治疗盘、治疗巾，血管钳，一次性引流袋，手套，无菌弯盘（内放无菌纱布、镊子），棉签、消毒液，生活垃圾桶（袋），医疗垃圾桶（袋），手消毒液	5	5	4	3	2～0	
操作前准备	评估环境安静、整洁，符合操作要求	2	2	1	—	0	
	核对病人床尾卡和腕带信息(床号、姓名、住院号(或生日))	3	3	2	1	0	
	评估病人的病情、意识和合作能力；评估手术部位敷料有无渗血、渗液；向病人解释T型管更换目的，告知配合要求	6	6	4	2	1～0	
	关门窗，拉床帘，安置病人体位（低半卧位或平卧位）	3	3	2	1	0	
操作过程	洗手、戴口罩、戴手套	3	3	2	1	0	
	暴露T型管，评估T型管（位置、固定）及引流液，注意保暖	4	4	3	2	0	
	检查无菌引流袋包装、有效期	3	3	2	1	0	

项目	内容	分值	评分等级及分值				扣分
			A	B	C	D	
操作过程	打开外包装，检查引流袋质量，管道通畅性，拧紧引流袋底部开关，挂于床沿	4	4	3	2	0	
	保护T型管下的床单位，挤压T型管，挤压方法正确，观察T型管是否通畅	5	4	3	2	0	
	血管钳夹住T型管尾端上3～6cm处	3	3	2	1	0	
	消毒T型管连接处，以接口为中心环形消毒，再向接口以上及以下各纵行消毒至少2.5cm	10	10	8	6	2～0	
	无菌纱布包住连接处，分离T型管，合理放置	4	4	3	1	0	
	再次消毒T型管管口，消毒方法正确	4	4	3	1	0	
	连接更换新的引流袋，不污染	4	4	3	1	0	
	松开血管钳并挤压T型管，观察是否通畅	2	2	1	—	0	
操作后处理	取下引流袋，观察引流液量、颜色、性状、妥善放置	3	3	2	1	0	
	脱手套，整理床单位，协助病人取舒适卧位，呼叫器放易取处	3	3	2	1	0	
	询问病人需要，嘱咐注意事项	3	3	2	1	0	
	开门窗，拉床帘，整理治疗车，垃圾分类处理	2	2	1	—	0	
	洗手、记录、签名	3	3	2	1	0	
综合评价	规范操作：动作轻稳、流畅、规范、遵守无菌操作原则	8	6	4	2	1～0	
	人文关怀：关爱病人、有效沟通、保护隐私	3	3	2	1	0	
	安全护理：安全意识强，注意职业防护	3	3	2	1	0	
	考核时间：6min，时间到操作停止	2	2	1	—	0	
总得分		100					

（徐琳）

实训十二：脑室外引流护理技术

脑室外引流是经头颅骨钻孔或椎孔穿刺侧脑室后放置引流管，引流管的末端外接无菌引流瓶，将脑脊液引出体外的一项技术。这是神经外科常用的一种治疗和急救措施，用于挽救病人生命。该技术主要用于颅内压增高、脑室出血、急性脑积水的急救，暂时缓解颅内高压；脑室内手术后安放引流管，引流血性脑脊液，减轻脑膜刺激症状，预防脑膜和蛛网膜粘连等，还可以通过脑室外引流装置监测颅内压变化，必要时向脑室内注射药物进行治疗。

【实训目标】

1.知识目标　掌握脑室外引流的适应证、操作步骤及注意事项。

2.能力目标　熟练地完成脑室外引流管的护理，能对病人和家属进行正确的健康指导。

3.素质目标　有严格的无菌观念，具有高度责任感，能与病人和家属有良好的沟通。

【操作准备】

1.环境准备　安静、保护隐私，符合无菌操作。

2.用物准备　治疗车、治疗盘、治疗巾、一次性无菌引流装置1套、无菌弯盘2只（内备碘伏消毒棉球若干个、无菌手术镊2把、无菌纱布2块）及无齿血管钳1把、直尺1把、胶布、无菌手套、手消毒液、生活垃圾桶（袋），医疗垃圾桶（袋）等。

3.人员准备

（1）护士服、鞋帽整洁，举止端庄、语言和蔼、态度亲切，符合护士礼仪规范和无菌操作要求。

（2）洗手，戴口罩，必要时戴手套。

【操作过程】

1.核对、解释　核对病人床尾卡和腕带信息（床号、姓名、住院号或生日），向病人做好解释工作。

2.评估　评估病人的意识、瞳孔、生命体征等病情情况，合作能力，治疗措施；留置引流的时间，引流瓶高度，引流液量、颜色、性质及流速；手术部位敷料有无渗血、渗液等情况。

3.准备　用物准备。

4.更换脑室外引流装置的操作

（1）再次核对、解释。

（2）再次检查一次性无菌引流装置是否符合要求，打开引流装置并挂于床头的架子上，注意防止接头污染。

（3）暴露引流管与引流瓶连接处。

（4）引流管下铺治疗巾，放置弯盘。

（5）用血管钳夹住或反折引流管近端后，挤压引流管或挤压墨菲滴管。

（6）消毒引流管接口处、接口上及下各2.5 cm。

（7）用无菌纱布裹住连接处，分离引流管和引流瓶接头。

（8）再次消毒引流管的管口边。

（9）将引流管与三通、脑室引流装置相连接，接口处用无菌纱布包裹、固定。

（10）调整引流瓶高度，松开血管钳，观察引流是否通畅。

（11）再次核对病人，随时观察病人反应；询问病人需要，嘱咐注意事项；安置病人，整理床单位。

（12）取下引流装置，观察引流液量、颜色、性状，妥善放置。

（13）用物处理：引流液按医院规定处理，引流瓶毁形后集中处理。

（14）洗手，正确记录引流液量、性质。

【注意事项】
1.妥善固定　引流管开口需高于侧脑室平面10～15cm，以保持正常颅内压。

2.保持引流通畅　防止受压、扭曲、折叠、成角，翻身时应避免牵拉引流管。

3.注意引流速度和量　禁忌流速过快，避免颅内压骤降造成危险，每日引流量以不超过500ml为宜，因正常脑脊液每日分泌量是400～500ml。不可随意调整和提拎引流瓶，做CT等检查时，须关闭引流开关，检查后须及时打开，速度宜缓慢。

4.严格执行无菌操作　更换引流袋时先夹闭引流管，以防脑脊液逆流，注意整个装置无菌。

5.观察和记录　观察和记录脑脊液性状、量。正常脑脊液是无色透明。若有大量鲜血提示脑室内出血，若为混浊则提示感染。

6.拔管　引流管放置一般不宜超过5～7日，开颅术后脑室引流管一般放置3～4日。拔管前行夹管试验，观察有无颅内压增高征象；拔管后如有脑脊液漏，应告知医生妥善处理，以免引起颅内感染。

【操作过程思维导图】

脑室外引流护理技术操作流程

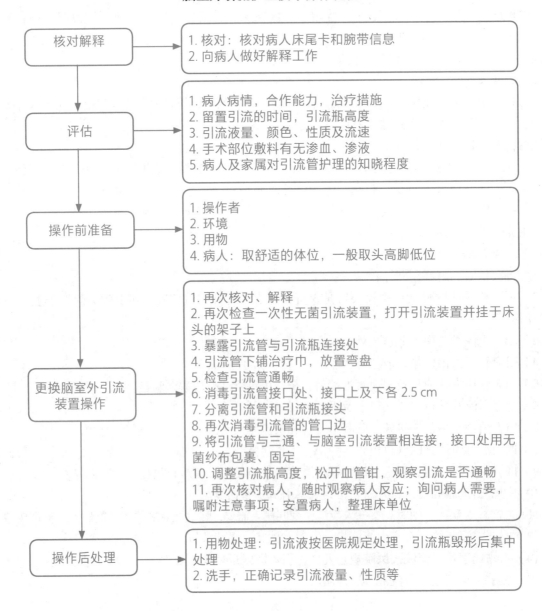

核对解释 →
1. 核对：核对病人床尾卡和腕带信息
2. 向病人做好解释工作

评估 →
1. 病人病情，合作能力，治疗措施
2. 留置引流的时间，引流瓶高度
3. 引流液量、颜色、性质及流速
4. 手术部位敷料有无渗血、渗液
5. 病人及家属对引流管护理的知晓程度

操作前准备 →
1. 操作者
2. 环境
3. 用物
4. 病人：取舒适的体位，一般取头高脚低位

更换脑室外引流装置操作 →
1. 再次核对、解释
2. 再次检查一次性无菌引流装置，打开引流装置并挂于床头的架子上
3. 暴露引流管与引流瓶连接处
4. 引流管下铺治疗巾，放置弯盘
5. 检查引流管通畅
6. 消毒引流管接口处、接口上及下各 2.5 cm
7. 分离引流管和引流瓶接头
8. 再次消毒引流管的管口边
9. 将引流管与三通、与脑室引流装置相连接，接口处用无菌纱布包裹、固定
10. 调整引流瓶高度，松开血管钳，观察引流是否通畅
11. 再次核对病人，随时观察病人反应；询问病人需要，嘱咐注意事项；安置病人，整理床单位

操作后处理 →
1. 用物处理：引流液按医院规定处理，引流瓶毁形后集中处理
2. 洗手，正确记录引流液量、性质等

【操作考核评分标准】

脑室外引流护理技术操作考核评分标准

项目	内容	分值	评分等级及分值				扣分
			A	B	C	D	
素质要求	报告考核项目，语言流畅、态度和蔼、面带微笑、举止得体、仪表大方、举止端庄、轻盈矫健	2	2	1	0	0	
	护士准备：着装规范，护士服、鞋帽穿戴整齐	3	3	2	1	0	
用物准备	治疗车、治疗盘、治疗巾、一次性无菌引流装置1套、无菌弯盘2只（内备碘伏消毒棉球若干个、无菌手术镊2把、无菌纱布2块）及无齿血管钳1把、直尺1把、胶布、无菌手套、手消毒液、生活垃圾桶（袋）、医疗垃圾桶（袋）等	5	5	4	3	2～0	
操作前准备	环境安静、整洁，符合操作要求	2	2	1	0	0	
	核对病人床尾卡和腕带信息（床号、姓名、住院号或生日）	3	3	2	1	0	
	向病人及家属解释脑室引流管更换目的，告知配合要求	2	2	1	0	0	
	评估病人的病情、意识、瞳孔、生命体征和合作能力 评估手术部位敷料有无渗血、渗液 评估留置引流时间、引流瓶高度 评估引流管位置、通畅情况，引流液量、颜色、性质及流速情况	8	8	6	4	2～0	
	安置病人体位	2	2	1	0	0	
操作过程	洗手、戴口罩，戴手套	2	2	1	0	0	
	再次核对、解释	2	2	1	0	0	
	检查无菌脑室引流装置包装、有效期	2	2	1	0	0	
	打开外包装，检查引流袋质量，管道通畅性，拧紧引流袋底部开关，挂于床头架子上，注意防止接头污染	3	3	2	1	0	
	检查脑室引流管引流通畅，方法正确	2	2	1	0	0	
	暴露引流管与引流装置连接处，引流管下铺治疗巾，放置弯盘	2	2	1	0	0	
	血管钳夹住引流管尾端上3～6cm处	2	2	1	0	0	
	撕开接口处的纱布	2	2	1	0	0	
	消毒引流管连接处，以接口为中心环形消毒，再向接口以上及以下各纵行消毒至少2.5cm	10	10	8	6	2～0	
	无菌纱布包住连接处，分离引流管和引流装置接头，合理放置	3	3	2	1	0	
	再次消毒引流管管口，消毒方法正确	3	3	2	1	0	
	引流管与三通、与脑室引流装置相连接	3	3	2	1	0	
	另取一块无菌纱布包裹接口处，胶布固定	3	3	2	1	0	
	调整引流瓶高度，松开血管钳，观察引流是否通畅	3	3	2	1	0	
	再次核对病人，随时观察病人反应	2	2	1	0	0	
	取下引流装置，观察引流液量、颜色、性状，妥善放置、处理	3	3	2	1	0	

续表

项目	内容	分值	评分等级及分值				扣分
			A	B	C	D	
操作后处理	脱手套，整理床单位，协助病人取舒适卧位，呼叫器放易取处	3	3	2	1	0	
	询问病人需要，嘱咐注意事项	3	3	2	1	0	
	整理治疗车，垃圾分类处理	2	2	1	1	0	
	洗手、记录、签名	3	3	2	0	0	
综合评价	规范操作：动作轻稳、流畅、规范、遵守无菌操作原则	5	5	4	3	1～0	
	人文关怀：关爱病人、有效沟通	5	5	4	3	1～0	
	安全护理：安全意识强，注意职业防护	3	3	2	0	0	
	考核时间：7min，时间到操作停止	2	2	1	1	0	
总得分		100					

（叶国英）

实训十三：胸腔闭式引流护理技术

胸腔闭式引流是指将引流管一端插入病人的胸膜腔内，引流管的另一端连接比其位置更低的水封瓶，以排出胸膜腔内气体或液体，重建胸膜腔负压，使肺组织重新复张，又称水封闭式引流。

胸腔闭式引流的目的是：①排出胸膜腔内气体、液体、血液，重建胸膜腔负压，使肺复张；②恢复和维持胸膜腔负压，维持纵隔的正常位置；③及时发现胸膜腔内出血、感染、支气管或食管胸膜瘘等病情变化。

胸腔闭式引流适用于：①中、大量气胸，开放性气胸，张力性气胸；②外伤性中等量血胸；③持续渗出的胸腔积液；④脓胸，支气管胸膜瘘或食管瘘；⑤剖胸术后。

【实训目的】

1.学生能熟练正确地更换胸腔闭式引流瓶，操作过程无污染。

2.学生能准确地向病人和家属解释胸腔闭式引流的目的、护理要点及注意事项。

3.培养学生的无菌观念、高度责任感和关爱病人的意识。

【操作前评估】

1.评估病人的病情、生命体征、治疗情况、意识与合作能力。

2.评估留置引流的日期，引流瓶的位置。

3.评估引流管周围有无皮下气肿、敷料有无渗血、渗液。

4.评估引流管是否在位、通畅，引流瓶内是否有气体溢出，引流液的量、颜色及性质。

【操作准备】

1.环境准备　安静，清洁、温湿度合适，光线明亮，拉围帘或用屏风遮挡。

2.用物准备

（1）治疗车1辆，车上放置：①胸腔闭式引流装置一套、500ml生理盐水1瓶；②治疗盘内备：消毒液、棉签、起瓶器、弯盘、无齿血管钳2把、胶布、治疗巾、无菌纱布、标签、治疗卡片、笔；③速干手消毒剂。治疗车下放置医疗垃圾桶、生活垃圾桶各1个。

（2）密闭水封瓶准备：①检查胸腔闭式引流瓶的有效期、包装密封完整性。打开水封瓶包装，正确连接水封瓶各管道。②按取无菌溶液法将生理盐水倒入胸腔闭式引流瓶内（长管浸入液面下3～4cm）。③检查水封瓶的密闭性。

3.人员准备　医护人员衣帽鞋穿戴整齐，洗手，戴口罩。

【操作过程】

1.核对、解释。将所准备用物放置治疗车上。推至床旁，再次核对病人，向病人解释取得合作。协助病人取合适卧位，铺治疗巾，放置弯盘。

2.将水封瓶放在床边，低于胸腔引流开口60～100cm。

3.挤压引流管，确定引流通畅后，用两把血管钳双重反向夹闭引流管。

4.消毒、连接。消毒引流管连接处、接口上下各2.5cm，用无菌纱布裹住连接处，分离引流管接头处，消毒引流管的管口。连接胸腔引流管与水封瓶。

5.检查与观察。松开血管钳，再次挤压胸腔引流管，观察水封瓶内水柱波动情况，确定引流通畅。

6.再次核对病人，观察病人反应。

7.整理床单位，告知病人注意事项。

8.整理用物、洗手、记录。

【注意事项】

1.严格无菌操作。

2.任何情况下引流瓶不能高于病人胸部，如需搬运病人，先用两把血管钳双重反向夹住引流管。

3.要避免引流管受压、折曲、脱落、阻塞和漏气等情况，鼓励病人适当翻身，并进行深呼吸和咳嗽，或吹气球，以促进肺组织扩张。

4.观察和记录水封瓶内水柱的波动情况，引流液的量、颜色和性状。

5.拔管后要观察引流口有无渗液、渗血、漏气、皮下气肿或气胸，病人有无气急、呼吸困难等情况。

【操作过程思维导图】

胸腔闭式引流护理技术操作流程

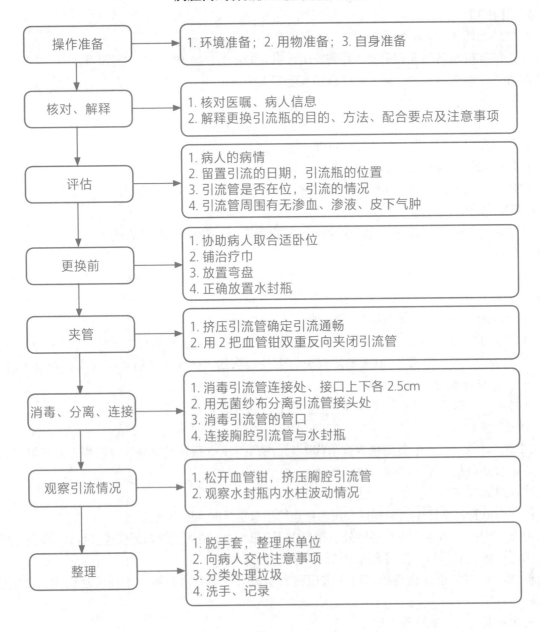

【操作考核评分标准】
胸腔闭式引流护理技术操作考核评分标准

项目	内容	分值	评分等级及分值				实际得分
			A	B	C	D	
素质要求	护士服、帽鞋穿戴整齐，举止端庄、语言柔和、态度和蔼	2	2	1	0.5	0	
用物准备	治疗车、治疗盘、治疗巾、弯盘1套（内装碘伏消毒棉球若干、手术镊2把、无菌小纱布1块）、大长血管钳2把、一次性胸腔闭式引流装置1套、生理盐水500ml一瓶、生活垃圾桶（袋）、污物桶（袋）、清洁手套1副、手消液一瓶等	3	3	2	1	0	
操作前评估	评估环境安静、整洁，符合操作要求、注意保暖和保护隐私	2	2	1	0.5	0	
	核对病人床号、姓名、住院号（或生日）；向病人解释胸腔闭式引流管更换目的，告知配合要求	4	4	3	2	1～0	
	评估病人的病情、胸痛、呼吸和合作能力；评估手术部位敷料有无渗血、渗液，引流管在位、通畅情况，引流液的情况	6	6	4	2	1～0	
操作前准备	洗手、戴口罩	1	1	0.5	—	0	
	检查名称、有效期、外包装袋的密闭性，正确拆开一次性胸腔闭式引流装置的包装袋，保持装置无菌	3	3	2	1	0	
	正确连接一次性胸腔闭式引流装置的管道，无污染	3	3	2	1	0	
	在水封瓶中倒入无菌生理盐水，倒水动作正确，无污染，水封瓶长玻璃管没入水中3～4cm	5	5	4	3～2	1～0	
	检查一次性胸腔闭式引流装置的密封性，检查方法正确	3	3	2	1	0	
操作过程	再次核对、解释	2	2	1	0.5	0	
	拉床帘，安置病人体位（低半卧位或平卧位），暴露操作部位（注意保暖及遮挡），铺治疗巾	2	2	1	0.5	0	
	检查、准备好一次性胸腔闭式引流装置，将水封瓶挂于床栏杆，确保引流管接口处无菌	2	2	1	0.5	0	
	戴手套、挤压引流管，挤压方法正确	4	4	3	2	1～0	
	用两把血管钳反向双重夹闭引流管连接处上3～6cm处，夹闭方法正确	4	4	3	2	1～0	
	消毒接口及上下各2.5cm，消毒方法正确	8	8～7	6～4	3～2	1～0	
	取无菌纱布包裹消毒后的管道，无污染	4	4	3	2	1～0	
	脱开连接处，保持接口无菌，正确放置更换的引流管	5	5	4	3～2	1～0	
	消毒引流管的管口，消毒方法正确	4	4	3	2	1～0	
	连接水封瓶的引流管，不污染，松开血管钳	5	5	4	3～2	1～0	
	挤压引流管，挤压方法正确，脱手套	5	5	4	3～2	1～0	

续表

项目	内容	分值	评分等级及分值				实际得分
			A	B	C	D	
操作后处理	安置病人，整理床单位、宣教	4	4	3	2	1～0	
	取下胸腔闭式引流瓶，观察引流液量、颜色、性状，分类处理用物	2	2	1	0.5	0	
	洗手、记录、签名	2	2	1	0.5	0	
综合评价	规范操作：动作轻稳、流畅、规范	3	3	2	1	0	
	人文关怀：关爱病人、有效沟通、保护隐私	3	3	2	1	0	
	无菌观念强、遵守无菌操作原则	5	5	4	3～2	1～0	
	安全护理：安全意识强，注意职业防护	2	2	1	0.5	0	
	考核时间：9min，时间到操作停止	2	2	1	0.5	0	
总得分		100					

（赵春阳　周淑萍）

实训十四：膀胱冲洗护理技术

膀胱冲洗是利用留置导尿管或者膀胱造瘘管，将溶液灌入到膀胱内，再利用虹吸原理将灌入的液体引流出来的方法。膀胱冲洗适用于长期留置导尿、膀胱手术和前列腺手术的病人。膀胱冲洗可以保持尿管引流通畅，治疗某些膀胱疾病，清除膀胱内的血凝块、黏液、细菌等异物，预防膀胱感染，预防前列腺及膀胱术后预防血块形成。

【实训目的】

1.能熟练掌握膀胱冲洗的操作步骤及注意事项。

2.能完成膀胱冲洗的护理操作。

3.能根据冲洗目的选择合适的冲洗溶液和冲洗速度。

4.培养学生关爱病人的意识，提高与病人良好沟通的能力。

【操作前评估】

1.评估病人的病情、治疗、意识与合作能力。

2.评估病人导尿管或膀胱造瘘管引流液量、颜色、性质及流速。

3.评估病人及家属对膀胱冲洗相关知识及注意事项的了解程度。

【操作准备】

1.环境准备　室内温湿度合适，光线明亮。

2.用物准备　推车1辆，托盘1个，手套1双，冲洗液1袋（温度为25～30℃的纯化水或0.9%生理盐水），冲洗器1套，无菌尿袋1个，无齿血管钳1把，复合碘消毒棉签1瓶，无菌纱布2块，弯盘1个，治疗巾1块，手消液1瓶，污物桶2个等。

3.人员准备　衣帽鞋穿戴整齐。

【操作过程】

1.携用物至床旁，核对病人身份信息，向病人解释操作内容和目的，取得病人的配合。

2.安置病人平卧位。

3.洗手、戴口罩、戴手套。

4.按无菌原则准备好冲洗液，连接冲洗液与冲洗器，排气后悬挂于输液架上，使冲洗液面距床面约60cm。

5.在尿管引流口下面铺治疗巾，用无齿血管钳夹闭尿管远端，夹闭引流管。

6.取无菌纱布，用纱布将尿管与引流管连接处包裹。

7.纱布包裹打开尿管与引流袋连接端接口，用安尔碘消毒棉签消毒尿管开口横截面。

8.取冲洗器与尿管连接。

9.断开无齿血管钳，打开冲洗器调节器，调节冲洗速度为80～100滴/min。

10.洗手、记录。

11.向病人交代注意事项。

12.冲洗液滴完，关闭冲洗液调节器，同时用无齿血管钳夹闭尿管。

13.断开冲洗接头，消毒尿管开口与引流袋接口处，连接尿管与引流袋接头。

14.撤去治疗巾和冲洗装置，观察尿液颜色、量、性状。

16.安置病人舒适卧位，向病人交代注意事项。

17.再次洗手、记录。

18.分类处理垃圾。

【注意事项】

1.严格执行无菌操作，防止医源性感染。

2.冲洗时病人如感觉不适，应减缓冲洗速度，必要时停止冲洗，密切观察。

3.寒冷气候，冲洗液加温至25～30℃，以防冲洗液温度过低刺激膀胱，引起膀胱痉挛。

4.引流管妥善固定于床边，保持尿管在髋关节以下，避免扭曲、受压，保持引流通畅。

5持续膀胱冲洗时，一般病人留置三腔导尿管，一腔为尿液引流腔，另外两腔连接有讲究：小口径的端口连接进入膀胱的冲洗液，大口径的端口连接收集冲洗液的引流装置，以保持冲洗液顺畅流出。

【操作过程思维导图】

膀胱冲洗护理技术操作流程

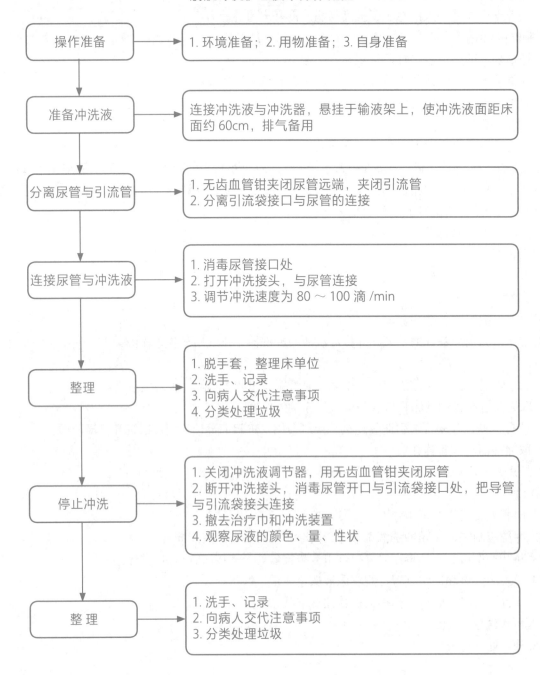

【操作考核评分标准】

膀胱冲洗护理技术操作考核评分标准

项目	内容	分值	评分等级及分值				扣分
			A	B	C	D	
素质要求	报告考核项目，仪表大方，举止端庄，语言流畅，态度得当	2	2	1.5	1	0	
	护士准备：衣帽鞋穿戴整齐	3	2	1	—	0	
用物准备	推车1辆，托盘1个，手套1双，冲洗液1袋，冲洗器1套，无菌尿袋1个，无齿血管钳1把，复合碘消毒棉签1瓶，无菌纱布2块，弯盘1个，治疗巾1块，手消液1瓶，污物桶2个	5	4	3	2	1～0	
操作前准备	推用物至床旁，核对病人，向病人解释操作内容和目的，取得病人的配合	5	5	4	3	2～0	
	安置病人卧位或半卧位	5	5	3	1	0	
	洗手、戴口罩、戴手套	5	5	4	3	2～0	
操作过程	连接冲洗液与冲洗器，调节冲洗器高度，排气	5	5	4	3	2～0	
	铺治疗巾，用无齿血管钳夹闭尿管远端，夹闭引流管	5	5	4	3	2～0	
	用安尔碘消毒棉签消毒尿管接口，取无菌纱布，用纱布将尿管与引流管连接处包裹	5	5	4	3	2～0	
	纱布包裹打开尿管连接端接口，用安尔碘消毒棉签消毒横截面	5	5	4	3	2～0	
	取冲洗器与尿管连接	5	5	4	3	2～0	
	断开无齿血管钳，打开冲洗器调节开关，调节冲洗速度	5	5	4	3	2～0	
	洗手、记录，向病人交代注意事项	4	4	3	2	1～0	
	冲洗液滴完，关闭冲洗液调节器，同时用无齿血管钳夹闭尿管	5	5	4	3	2～0	
	断开冲洗接头，与引流袋接头连接	5	5	4	3	2～0	
	撤去治疗巾和冲洗装置	4	4	3	2	1～0	
	观察尿液颜色、量、性状引流情况	4	4	3	2	1～0	
	洗手、记录，交代注意事项	4	4	3	2	1～0	
	分类处理垃圾	4	4	3	2	1～0	
总体评价	操作过程方法正确，操作规范熟练，用物处置得当，无污染	5	5	4	3	2～0	
	操作过程动作轻柔，注意人文关怀	5	5	4	3	2～0	
	沟通恰当，内容准确	5	5	4	3	2～0	
总得分		100					

（王卫红）

实训十五：小夹板固定护理技术

小夹板固定治疗骨折，是用与肢体外形相适应的特制夹板作外固定物，并结合现代医学运动学原理，间接固定骨折部位，达到骨折端复位、制动和解除肌肉痉挛等作用，重新恢复肢体内部动力的平衡。小夹板外固定是治疗四肢长骨闭合性骨折的一种简便、有效、可靠的方法，尤其是前臂骨折、肱骨骨折、稳定的小腿骨折。

【实训目的】

1.能正确评估骨折的情况和小夹板固定的适应证，选择合适的小夹板。

2.能根据骨折部位正确进行小夹板的固定和护理。

3.能正确指导病人和家属进行小夹板固定的护理。

4.培养学生关爱病人的意识。

【操作前评估】

1.评估病人的病情、治疗情况与合作能力。

2.评估患肢皮肤有无破损、溃疡等，患肢皮肤是否清洁。

3.评估患处血液循环情况，如感觉、肿胀、皮温、动脉搏动等情况。

4.评估有无并发症的发生。

5.评估病人及家属对小夹板固定的认知和护理能力。

【操作准备】

1.环境准备　安静，温湿度合适，光线明亮，拉围帘或用屏风遮挡。

2.用物准备　推车1辆，托盘1个，手套2双，不同型号的夹板（成人上肢、成人下肢、儿童各1套）、胶布、薄棉垫、压垫、外敷的药物、绷带、绑带等。

3.人员准备　医护人员衣帽鞋穿戴整齐；病人取舒适和易操作的体位。

【操作过程】

1.用物准备齐全，核对病人，向病人解释小夹板固定的目的、注意事项及必要的护理配合，取得病人的配合。

2.拉围帘。

3.安置病人合适体位。

4.洗手、戴口罩、戴手套，配合医生徒手复位并经X线检查证实复位良好，协助医生维持复位。

5.外敷消肿药物（有创面者不用）。

6.用薄棉垫包绕肢体一周或用绷带缠绕4～5层。

7.在适当位置放置压垫，用胶布固定在绷带上或夹板内面的相应位置。

8.放置所需的夹板，用绑带捆扎固定，先中间，后两端，绑带打活结于肢体外侧两块夹板间的缝隙处。绑带固定松紧适度，以提起绑带上下可移动1cm为宜。

9.患肢保持功能位，上肢固定后屈肘90°用三角巾或绷带悬吊于胸前，卧位时前臂自然伸直抬高，与心脏呈水平位；下肢固定后保持中立位，禁止外旋，并用软垫抬高使其略高于心脏水平。

10.观察末梢血液循环：按压指甲（趾甲）观察甲床毛细血管反应时间；用食指、中指指腹触顶病人指腹，以感觉指腹张力大小。

11.X线检查复位情况。

12.向病人交代注意事项。

13.分类处理用物，脱手套。

14.洗手、记录。

【注意事项】

1.整复固定后，搬运病人时，保护患肢，保持肢体正确的位置，防止因重力或搬运不当而使骨折端重新移位。

2.固定期间，注意抬高患肢并保持患肢功能位或所需特殊体位。

3.密切观察患肢血液循环，注意有无皮肤颜色、温度异常，患肢感觉、运动障碍等。

4.注意观察包扎的松紧度，以绑带上下移动1cm为标准，随着患肢肿胀的消退及时调整绑带松紧。

5.指导和协助病人循序渐进地进行功能锻炼。

6.注意保持夹板的清洁和皮肤卫生，并经常检查压垫的位置是否合适，避免夹板压迫形成压疮。

7.定期X线复查。固定后两周内每周复查两次，两周后每周复查一次，直至愈合。

【操作过程思维导图】

小夹板固定护理技术操作流程

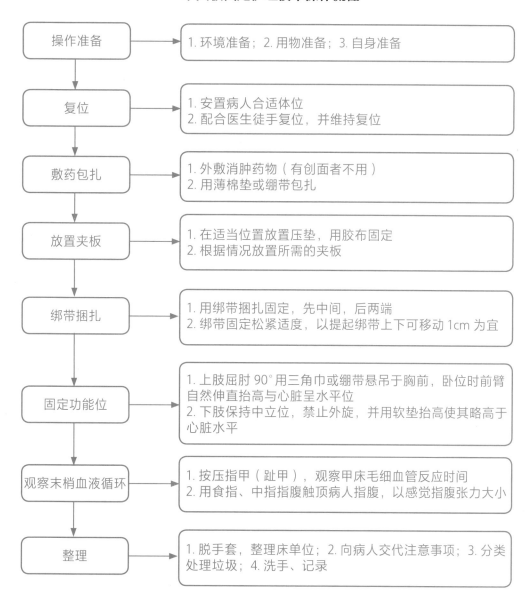

小夹板固定护理技术操作考核评分标准

项目	内容	分值	评分等级及分值 A	B	C	D	扣分
素质要求	报告考核项目，仪表大方，举止端庄，语言流畅，态度得当	2	2	1.5	1	0	
	护士准备：衣帽鞋穿戴整齐	3	2	1	—	0	
用物准备	推车1辆，托盘1个，手套2双，不同型号的夹板（成人上肢、成人下肢、儿童各1套）、胶布、薄棉垫、压垫、外敷的药物、绷带、绑带等	5	5	4	3	2～0	
操作前准备	推用物至床旁，核对病人，向病人解释操作内容和目的，取得病人的配合	5	5	4	3	2～0	
	拉围帘/屏风遮挡	2	2	1	0	0	
	安置病人卧位或坐位	3	3	2	1	0	
	洗手、戴口罩、戴手套	5	5	4	3	2～0	
操作过程	骨折整复	5	5	4	3	2～0	
	外敷消肿药物，包扎	5	5	4	3	2～0	
	放置压垫	6	6～5	4	3	2～0	
	放置夹板	10	10～8	7～5	4～3	2～0	
	绑带固定，调整松紧度	6	6～5	4	3	2～0	
	固定患肢于功能位	6	6～5	4	3	2～0	
	观察末梢血液循环	5	5	4	3	2～0	
	脱手套，整理床单位	4	4	3	2	1～0	
	交代注意事项	5	5	4	3	2～0	
	分类处理垃圾	4	4	3	2	1～0	
	洗手、记录	4	4	3	2	1～0	
总体评价	操作过程方法正确，操作规范熟练，用物处置得当	5	5	4	3	2～0	
	操作过程动作轻柔，注意人文关怀	5	5	4	3	2～0	
	沟通恰当，内容准确	5	5	4	3	2～0	
总得分		100					

（赵春阳　周淑萍）

实训十六：石膏固定护理技术

石膏固定是一种外固定方法，用来临时或长期固定肢体，达到肢体稳定的状态。主要适用于骨折，关节损伤或脱位，周围血管、神经、肌腱、韧带断裂或损伤，急、慢性骨、关节炎症，畸形等复位或术后的维持和固定等。其特点是坚固可靠，便于搬动和护理，不需经常更换和调整。

【实训目的】

1.能正确评估骨折的情况和石膏固定的适应证。

2.能正确进行石膏的固定和护理。

3.能正确指导病人和家属进行石膏固定的护理。

4.培养学生关爱病人的意识。

【操作前评估】

1.评估病人的病情、治疗情况、意识合作能力及相关影像学检查。

2.石膏固定的目的、时间、位置及类型。

3.评估病人患肢皮肤有无伤口、感染、溃疡，患肢的温度、颜色等情况。

4.评估有无并发症的发生。

5.评估病人及家属对石膏固定的认知和护理能力。

【操作准备】

1.环境准备　安静，温湿度合适，光线明亮，拉围帘或用屏风遮挡。

2.用物准备　推车1辆，托盘1个，手套2双，石膏绷带、水桶（内盛温水）、衬垫、绷带、三角巾、中单、胶布、石膏刀、卷尺、记号笔等。

3.人员准备　医护人员衣帽鞋穿戴整齐；病人取舒适和易操作的体位。

【操作过程】

1.用物准备齐全，推至床旁，核对病人，向病人解释石膏固定的目的、注意事项及必要的护理配合，取得病人的配合。

2.拉围帘，安置体位。

3.洗手、戴口罩、戴手套，清洁患肢皮肤，多毛者剃除毛发并洗净，有伤口者换药包扎固定。

4.配合医生复位并经X线检查证实复位良好，维持复位。

5.在石膏固定处的皮肤表面上覆盖一层衬垫，超过固定边界3～5cm，用衬垫保护骨性突出。

6.将石膏卷完全浸没水中2～5s，完全浸透后取出，挤出过多水分以加速凝固。

7.确保肢体位置正确，用石膏卷围绕肢体由近端向远端迅速包扎，每一圈绷带盖住上一圈绷带的下1/3，包扎时注意使石膏绷带各层贴合紧密，无缝隙且平滑无皱褶，并根据局部解剖特点适当捏塑及整理。必要时在局部检查或伤口引流，更换敷料处将石膏开窗。清洁暴露肢端皮肤。

8.自然风干几分钟，待石膏干燥硬固后用记号笔在石膏外标记石膏固定日期及预拆除日期。

9.抬高患肢使其处于功能位。

10.观察患肢血液循环及肢体活动情况。包括远端肢体色泽、温度、动脉搏动、毛细血管充盈的情况、有无疼痛、麻木的感觉等情况。并注意倾听病人的主诉，及时发现和处理问题。

11.X线检查复位情况。

12.向病人交代注意事项。

13.分类处理用物，脱手套。

14.洗手、记录。

【注意事项】

1.石膏干固前用手掌平托石膏固定的肢体，不可用手指压迫石膏表面。尽量不要搬动患者。为加速石膏干固，可提高室温、灯烤、红外线照射等，但避免烫伤。

2.抬高肢体，预防和减轻水肿。

3.四肢石膏固定时，将手指或足趾露出，以便观察患肢末端的血液循环、感觉、运动情况，同时便于功能锻炼。

4.保持石膏的清洁及干燥。告诉患者大小便后保持局部清洁，勿污染石膏，勿将石膏内衬垫取出。

5.在冬季暴露肢体注意保暖，以防冻伤。

6.加强功能锻炼。指导病人早期对固定部位进行肌肉等长收缩，未固定部位活动其关节，以循序渐进为原则。

【操作过程思维导图】

石膏固定护理技术操作流程

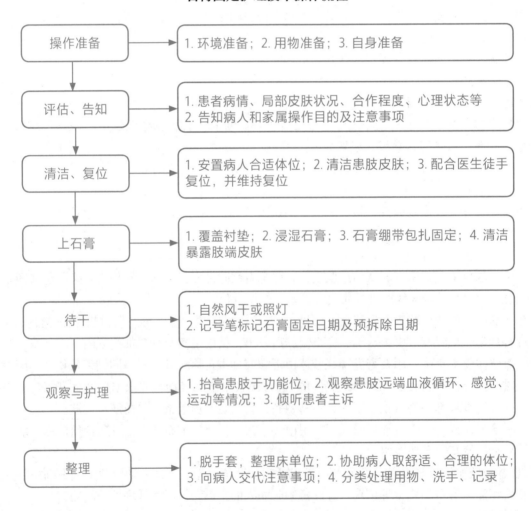

操作准备	→	1. 环境准备；2. 用物准备；3. 自身准备
评估、告知	→	1. 患者病情、局部皮肤状况、合作程度、心理状态等 2. 告知病人和家属操作目的及注意事项
清洁、复位	→	1. 安置病人合适体位；2. 清洁患肢皮肤；3. 配合医生徒手复位，并维持复位
上石膏	→	1. 覆盖衬垫；2. 浸湿石膏；3. 石膏绷带包扎固定；4. 清洁暴露肢端皮肤
待干	→	1. 自然风干或照灯 2. 记号笔标记石膏固定日期及预拆除日期
观察与护理	→	1. 抬高患肢于功能位；2. 观察患肢远端血液循环、感觉、运动等情况；3. 倾听患者主诉
整理	→	1. 脱手套，整理床单位；2. 协助病人取舒适、合理的体位；3. 向病人交代注意事项；4. 分类处理用物、洗手、记录

【操作考核评分标准】

石膏固定护理技术操作考核评分标准

项目	内容	分值	评分等级及分值				扣分
			A	B	C	D	
素质要求	报告考核项目，仪表大方，举止端庄，语言流畅，态度得当	2	2	1.5	1	0	
	护士准备：衣帽鞋穿戴整齐	3	2	1	—	0	
用物准备	推车1辆，托盘1个，手套2双，石膏绷带、水桶（内盛温水）、衬垫、绷带、三角巾、中单、胶布、石膏刀、卷尺、记号笔等	5	5	4	3	2～0	
操作前准备	推用物至床旁，核对病人，向病人解释操作内容和目的，取得病人的配合	5	5	4	3	2～0	
	拉围帘/屏风遮挡	2	2	1	0	0	
	安置病人卧位或坐位	3	3	2	1	0	
	洗手、戴口罩、戴手套	5	5	4	3	2～0	
操作过程	骨折整复	5	5	4	3	2～0	
	放置衬垫	5	5	4	3	2～0	
	浸湿石膏	6	6～5	4	3	2～0	
	石膏绷带包扎	10	10～8	7～5	4～3	2～0	
	清洁暴露肢端皮肤	6	6～5	4	3	2～0	
	抬高患肢	6	6～5	4	3	2～0	
	观察末梢血液循环	5	5	4	3	2～0	
	脱手套，整理床单位	4	4	3	2	1～0	
	交代注意事项	5	5	4	3	1～0	
	分类处理用物	4	4	3	2	2～0	
	洗手、记录	4	4	3	2	1～0	
总体评价	操作过程方法正确，操作规范熟练，用物处置得当	5	5	4	3	2～0	
	操作过程动作轻柔，注意人文关怀	5	5	4	3	2～0	
	沟通恰当，内容准确	5	5	4	3	2～0	
总得分		100					

（赵春阳）

实训十七：牵引固定护理技术

牵引术是用适当的持续牵引力和对抗牵引力达到整复和维持复位的治疗方法。牵引既有复位又有固定的作用，尤其是对不适宜手术的病人，也可以通过牵引达到治疗目的。主要的适应证包括：骨折、关节骨折或脱位的复位及维持复位后的稳定；骨、关节炎症性病变的制动、矫正及预防关节挛缩畸形；骨、关节疾病治疗前的准备，如改善静脉回流、消除肢体肿胀、解除肌痉挛等；防止因骨骼病变所致的病理性骨折；颈椎病和椎间盘突出症等。

【实训目的】

1.能正确评估骨折的情况和牵引固定的适应证。

2.能根据骨折部位和类型，选择合适的牵引固定方法。

3.能熟练、正确地完成牵引的固定和护理。

4.能正确指导病人和家属进行牵引的护理。

5.培养学生关爱病人的意识。

【操作前评估】

1.评估病人的病情、体重、治疗情况、合作程度及药物过敏史。

2.评估病人骨折部位及牵引处皮肤情况，如有无破损、溃疡，是否清洁。

3.评估病人所需牵引的时间、位置及类型等。

4.评估病人有无并发症的发生。

5.评估病人及家属对牵引固定的认知程度和护理能力。

【操作准备】

1.环境准备　安静，温湿度合适，光线明亮，拉围帘或用屏风遮挡。

2.用物准备　推车，托盘，无菌手套，皮肤牵引套，棉垫，消毒牵引包(据需要内置颅骨牵引弓、手摇钻、牵引针、骨锤)、牵引工具(牵引绳、滑轮、重锤及锤托、肢架、牵引架)、牵引床、枕头等。

3.人员准备　医护人员衣帽鞋穿戴整齐；病人取舒适和易操作的体位，药物（普鲁卡因）过敏试验、备皮。

【操作过程】

（一）骨牵引

1.用物准备齐全，核对病人及普鲁卡因皮试结果。

2.向病人解释牵引固定的目的、注意事项、操作过程及配合要求。

3.洗手、戴口罩、戴手套。

4.协助医生安置病人牵引体位，颅骨牵引抬高床头，下肢牵引抬高床尾，均使床整体倾斜15°～30°。

5.协助医生消毒局部皮肤、铺巾。

6.检查、打开无菌手套包及消毒骨牵引包。

7.局麻。

8.配合医生将牵引针钻入骨质，并穿过骨质从对侧皮肤穿出。

9.安装相应的牵引弓，系上牵引绳，通过滑轮，加上所需重量进行牵引。

10.牵引针的两端套上软木塞或有胶皮盖的小瓶。

11.皮肤针消毒后用无菌纱布覆盖，撤治疗巾。

12.安置患肢舒适体位。

13.向病人交代注意事项。

14.分类处理用物，脱手套。

15.洗手、记录。

（二）皮牵引

1.用物准备齐全，核对病人。

2.向病人解释牵引固定的目的、注意事项、操作过程及配合要求。

3.洗手、戴口罩。

4.协助医生安置病人牵引体位，颅骨牵引抬高床头，下肢牵引抬高床尾，均使床整体倾斜15°～30°。

5.协助医生清洁局部皮肤。

6.肢体放置棉垫，套上皮牵引套，绑紧，检查松紧是否合适。

7.将患肢置于功能位，安装牵引绳，通过滑轮，加上所需重量进行牵引。

8.向病人交代注意事项。

9.分类处理用物，脱手套。

10.洗手、记录。

【注意事项】

1.每日检查牵引装置及效果、包扎的松紧度、有无滑脱或松动。

2.应保持牵引锤悬空、滑车灵活。

3.嘱病人及家属不要擅自改变体位，不能随便增减牵引重量。

4.颅骨牵引者应每日将颅骨牵引弓的螺母拧紧0.5～1圈，防止颅骨牵引弓松脱。

5.肢体牵引时，应每日测量两侧肢体的长度，避免发生过度牵引。

6.密切观察牵引肢体的血液循环和感觉等，预防并发症的发生。

【操作过程思维导图】

骨牵引固定护理技术操作流程

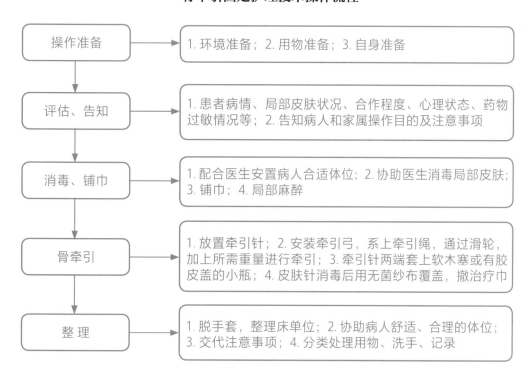

骨牵固定引护理技术操作考核评分标准

项目	内容	分值	评分等级及分值				扣分
			A	B	C	D	
素质要求	报告考核项目，仪表大方，举止端庄，语言流畅，态度得当	2	2	1.5	1	0	
	护士准备：衣帽鞋穿戴整齐	3	2	1	—	0	
用物准备	推车，托盘，无菌手套，消毒牵引包（据需要内置颅骨牵引弓、手摇钻、牵引针、骨锤）、牵引工具（牵引绳、滑轮、重锤及锤托、肢架、牵引架）等	5	5	4	3	2～0	
操作前准备	推用物至床旁，核对病人，向病人解释操作内容和目的，取得病人的配合	5	5	4	3	2～0	
	拉围帘／屏风遮挡	2	2	1	0	0	
	摆好牵引体位	3	3	2	1	0	
	洗手、戴口罩、戴手套	3	3	2	1	0	
操作过程	消毒皮肤	5	5	4	3	2～0	
	检查、打开无菌手套包及消毒骨牵引包	5	5	4	3	2～0	
	铺治疗巾	6	6～5	4	3	2～0	
	检查牵引用物	6	6～5	4	3	2～0	
	配合医生局麻	6	6～5	4	3	2～0	
	安装相应的牵引弓，系上牵引绳，加上所需重量进行牵引	10	10～8	7～5	4～3	2～0	
	牵引针两端套上软木塞或有胶皮盖的小瓶	5	5	4	3	2～0	
	皮肤针消毒，无菌纱布覆盖，撤治疗巾	6	6～5	4	3	2～0	
	安置患者体位，交代注意事项	5	5	4	3	1～0	
	整理床单位，分类处理用物	4	4	3	2	2～0	
	洗手、记录	4	4	3	2	1～0	
总体评价	操作过程方法正确，操作规范熟练，用物处置得当	5	5	4	3	2～0	
	操作过程动作轻柔，注意人文关怀	5	5	4	3	2～0	
	沟通恰当，内容准确	5	5	4	3	2～0	
总得分		100					

【操作过程思维导图】

皮牵引固定护理技术操作流程

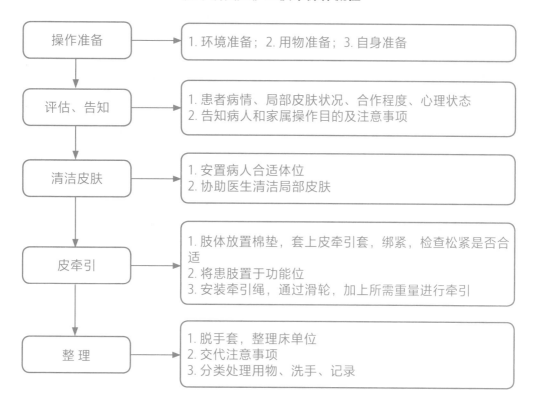

```
操作准备 ──→ 1. 环境准备；2. 用物准备；3. 自身准备

评估、告知 ──→ 1. 患者病情、局部皮肤状况、合作程度、心理状态
              2. 告知病人和家属操作目的及注意事项

清洁皮肤 ──→ 1. 安置病人合适体位
            2. 协助医生清洁局部皮肤

皮牵引 ──→ 1. 肢体放置棉垫，套上皮牵引套，绑紧，检查松紧是否合适
          2. 将患肢置于功能位
          3. 安装牵引绳，通过滑轮，加上所需重量进行牵引

整理 ──→ 1. 脱手套，整理床单位
        2. 交代注意事项
        3. 分类处理用物、洗手、记录
```

【操作考核评分标准】

皮牵引护理技术操作考核评分标准

项目	内容	分值	评分等级及分值				扣分
			A	B	C	D	
素质要求	报告考核项目，仪表大方，举止端庄，语言流畅，态度得当	2	2	1.5	1	0	
	护士准备：衣帽鞋穿戴整齐	3	2	1	—	0	
用物准备	推车，托盘，无菌手套，皮肤牵引套，棉垫，牵引工具（牵引绳、滑轮、重锤及锤托、肢架、牵引架），牵引床等	5	5	4	3	2～0	
操作前准备	推用物至床旁，核对病人，向病人解释操作内容和目的，取得病人的配合	5	5	4	3	2～0	
	拉围帘／屏风遮挡	2	2	1	0	0	
	摆好牵引体位	3	3	2	1	0	
	洗手、戴口罩、戴手套	3	3	2	1	0	

续表

| 项目 | 内容 | 分值 | 评分等级及分值 | | | | 扣分 |
			A	B	C	D	
操作过程	清洁皮肤	5	5	4	3	2～0	
	肢体放置棉垫	8	8～7	6～5	4～3	2～0	
	套上皮牵引套，绑紧，检查松紧是否合适	10	10～8	7～5	4～3	2～0	
	将患肢置于功能位	8	8～7	6～5	4～3	2～0	
	安装牵引绳，加上所需重量进行牵引	10	10～8	7～5	4～3	2～0	
	交代注意事项	8	8～7	6～5	4～3	2～0	
	整理床单位，分类处理用物	5	5	4	3	2～0	
	洗手、记录	5	5	4	3	2～0	
总体评价	操作过程方法正确，操作规范熟练，用物处置得当	6	6～5	4	3	2～0	
	操作过程动作轻柔，注意人文关怀	6	6～5	4	3	2～0	
	沟通恰当，内容准确	6	6～5	4	3	2～0	
总得分		100					

（赵春阳　周淑萍）

参考文献

[1] Lisa Maxey, Jim Magnusson. Rehabilitation for the postsurgical orthopedic patient. 蔡斌，蔡永裕，译. 北京：人民卫生出版社，2017.

[2] 曹伟新，李乐之. 外科护理学.4版.北京：人民卫生出版社，2006.

[3] 常金兰，袁爱娣. 成人护理. 杭州：浙江大学出版社，2019.

[4] 陈谦，刘延国，刘联，等.2021年非小细胞肺癌内科治疗进展.精准医学杂志,2022,37(1):85-92.

[5] 陈孝平，汪建平，赵继宗. 外科学. 9版. 北京：人民卫生出版社，2018.

[6] 陈孝平.外科学.8版.北京：科学出版社，2013.

[7] 党世民.外科护理学.北京：人民卫生出版社，2014.

[8] 刚海菊.外科护理. 武汉：华中科技大学出版社，2015

[9] 郭莉.手术室护理实践指南（2020年版）.北京：人民卫生出版社，2020.

[10] 郭书芹，方志美，潘娟娟.外科护理.2版.北京：高等教育出版社，2019.

[11] 郭书芹，王叙德.外科护理.北京：人民卫生出版社，2017.

[12] 红英，丁炎明，郑一宁.外科护理技能实训.4版.北京：科学出版社，2016.

[13] 黄健，王建业，孔垂泽，等.中国泌尿外科和男科疾病诊断治疗指南.北京：科学出版社，2019.

[14] 黄人健.外科护理学高级教程.北京：中华医学电子音像出版社，2016.

[15] 李乐之，路潜.外科护理学.5版.北京：人民卫生出版社，2012.

[16] 李乐之，路潜.外科护理学.6版.北京：人民卫生出版社，2017.

[17] 李乐之，路潜.外科护理学.7版.北京：人民卫生出版社，2021.

[18] 李梦樱.外科护理学. 北京：人民卫生出版社，2001.

[19] 刘华平，梁涛.内外科护理学（上册）.北京：中国协和医科大学出版社，2011.

[20] 刘梦清，佘金文.外科护理.北京：科学出版社，2018.

[21] 罗先武，王冉.2018全国护士执业资格考试轻松过.北京：人民卫生出版社，2017.

[22] 孟凡勇，徐琳，李飞.外科学.上海：上海科学技术出版社，2020.

[23] 裴福兴.骨科学.北京：人民卫生出版社，2016.

[24] 全国护士执业资格考试用书编写专家委员会.2018年全国护士执业资格考试指导.北京：人民卫生出版社，2017.

[25] 全国护士执业资格考试用书编写专家委员会. 2021年全国士执业资格考试指导.北京：人民卫生出版社，2020.

[26] 任蔚虹.临床骨科护理学.北京：中国医药科技出版社，2007.

[27] 盛芝仁.康复护理专科实践.北京：人民卫生出版社，2019.

[28] 王冰，张伟伟，孙志强.外科护理项目化实训教程.2版.济南：山东人民出版社，2017.

[29] 王亦璁.骨与关节损伤.4版.北京：人民卫生出版社，2007.

[30] 王玉升.2018全国护士执业资格考试考点与试题精编.北京：人民卫生出版社，2017.

[31] 吴孟超，吴在德，吴肇汉，等.外科学.9版.北京：人民卫生出版社，2018.

[32] 吴孟超，吴在德，黄家驷.外科学.7版.北京：人民卫生出版社，2008.

[33] 吴孟超，吴在德，黄家驷.外科学.8版.北京：人民卫生出版社，2020.

[34] 吴在德，吴肇汉.外科学.7版.北京.人民卫生出版社，2007.

[35] 吴肇汉.实用外科学.北京：人民卫生出版社，2017.

[36] 熊云新，叶国英.外科护理.3版.北京：人民卫生出版社，2014.

[37] 熊云新，叶国英.外科护理.4版.北京：人民卫生出版社，2018.

[38] 胥少汀.实用骨科学.4版.北京：人民军医出版社，2012.

[39] 徐琴鸿，刘丽萍，袁赛霞，等.护理技能操作流程与评分标准.宁波：宁波出版社，2019.

[40] 闫廷飞，孙晨曦，杨勇，等.胸腰椎骨折的治疗进展.中国矫形外科杂志,2017,25(12):1113–1116.

[41] 叶国英，曾斌. 病理基础与护理.杭州：浙江大学出版社，2014.

[42] 叶国英，胡建伟. 内外科护理.杭州：浙江大学出版社，2011.

[43] 叶国英，熊云新.外科护理学实训与学习指导.北京：人民卫生出版社，2019.

[44] 詹明杰，朱波，华旭，等.微量元素与肺癌研究进展.生命科学,2022,34(05):506–516.

[45] 张振香，蔡小红.成人护理学.2版. 北京：人民卫生出版社，2014.

[46] 赵小义.外科护理.西安：第四军医大学出版社，2014.

[47] 中华医学会肿瘤学分会,中华医学会杂志社.中华医学会肿瘤学分会肺癌临床诊疗指南(2021版).中华肿瘤杂志,2021,43(06):591–621.

[48] 周淑萍，韩慧慧.围手术期护理.杭州:浙江大学出版社，2017.

[49] 周总光，赵玉沛.外科学.北京:高等教育出版社,2010.